COMPREENDENDO A
SAÚDE GLOBAL

Nota: A medicina é uma ciência em constante evolução. À medida que novas pesquisas e a experiência clínica ampliam o nosso conhecimento, são necessárias modificações no tratamento e na farmacoterapia. Os autores desta obra consultaram as fontes consideradas confiáveis, num esforço para oferecer informações completas e, geralmente, de acordo com os padrões aceitos à época da publicação. Entretanto, tendo em vista a possibilidade de falha humana ou de alterações nas ciências médicas, os leitores devem confirmar estas informações com outras fontes. Por exemplo, e em particular, os leitores são aconselhados a conferir a bula de qualquer medicamento que pretendam administrar, para se certificar de que a informação contida neste livro está correta e de que não houve alteração na dose recomendada nem nas contraindicações para o seu uso. Essa recomendação é particularmente importante em relação a medicamentos novos ou raramente usados.

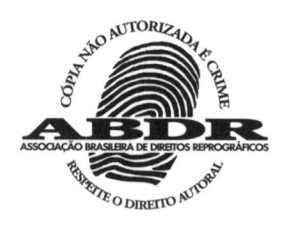

M346c Markle, William H.
         Compreendendo a saúde global / William H. Markle, Melanie A. Fisher, Raymond A. Smego Jr. ; tradução: Alba Helena de Mattos Mercadante Guedes ; revisão técnica: Airton Tetelbon Stein. – 2. ed. – Porto Alegre : AMGH, 2015.
         xiv, 586 p. : il. color. ; 25 cm. – (Compreendendo)

         ISBN 978-85-8055-466-3

         1. Epidemiologia. I. Fisher, Melanie A. II. Smego Jr., Raymond A. III. Título. IV. Série.

         CDU 616-036.22

Catalogação na publicação: Poliana Sanchez de Araujo – CRB 10/2094

WILLIAM H. MARKLE
MELANIE A. FISHER
RAYMOND A. SMEGO, JR.†

COMPREENDENDO A
SAÚDE GLOBAL

2ª EDIÇÃO

Tradução:
Alba Helena de Mattos Mercadante Guedes

Revisão técnica desta edição:
Airton Tetelbon Stein
Médico de família e comunidade, epidemiologista. Professor titular do Departamento de Medicina Preventiva da Universidade Federal de Ciências da Saúde de Porto Alegre (UFCSPA). Professor adjunto de Saúde Coletiva da Universidade Luterana do Brasil (Ulbra). Coordenador do Núcleo de Avaliação em Tecnologia do Grupo Hospitalar Conceição. Mestre em Saúde Comunitária pela London School of Hygiene and Tropical Medicine. Doutor em Clínica Médica pela Universidade Federal do Rio Grande do Sul (UFRGS).

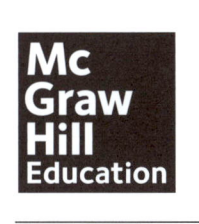

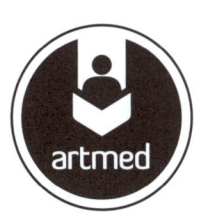

AMGH Editora Ltda.
2015

Obra originalmente publicada sob o título
Understanding global health, 2nd Edition
ISBN 0071791000 / 9780071791007

Original edition copyright ©2014, McGraw-Hill Global Education Holdings, LLC., New York, New York 10121.
All rights reserved.

Portuguese language translation copyright ©2015, AMGH Editora Ltda., a Grupo A Educação S.A. company.
All rights reserved.

Gerente editorial: *Letícia Bispo de Lima*

Colaboraram nesta edição:

Editora: *Mirian Raquel Fachinetto Cunha*

Capa: *Márcio Monticelli*

Preparação de originais: *Alda Rejane Barcelos Hansen*

Leitura final: *Heloísa Stefan*

Editoração: *Techbooks*

Reservados todos os direitos de publicação, em língua portuguesa, à
AMGH EDITORA LTDA., uma parceria entre GRUPO A EDUCAÇÃO S.A. e McGRAW-HILL EDUCATION
Av. Jerônimo de Ornelas, 670 – Santana
90040-340 – Porto Alegre – RS
Fone: (51) 3027-7000   Fax: (51) 3027-7070

É proibida a duplicação ou reprodução deste volume, no todo ou em parte, sob quaisquer formas ou por quaisquer meios (eletrônico, mecânico, gravação, fotocópia, distribuição na Web e outros), sem permissão expressa da Editora.

Unidade São Paulo
Av. Embaixador Macedo Soares, 10.735 – Pavilhão 5 – Cond. Espace Center
Vila Anastácio – 05095-035 – São Paulo – SP
Fone: (11) 3665-1100   Fax: (11) 3667-1333

SAC 0800 703-3444 – www.grupoa.com.br

IMPRESSO NO BRASIL
PRINTED IN BRAZIL

Autores

William H. Markle, MD, FAAFP, DTM&H (Capítulo 2)
Clinical Associate Professor Family Medicine
University of Pittsburgh School of Medicine
Senior Associate Director Family Medicine Residency
UPMC McKeesport
marklew@upmc.edu

Melanie A. Fisher, MD, MSc
Professor of Medicine, Section of Infectious Diseases
Director of the International Health Program
Robert C. Byrd Health Sciences Center
West Virginia University

Raymond A. Smego, Jr.[†], MD, MPH, FACP, FRCP, DTM&H (Capítulo 1)
Former Professor and Head, School of Medicine
University of the Free State
South Africa

Alain J. Montegut, MD (Capítulo 8)
Associate Professor Family Medicine
Boston University
Vice President, Primary Care Development, Martins Point Health Care
Portland, Maine
alain.montegut@martinspoint.org

Amany Refaat, MD, MSc, MHPE, PhD (Capítulo 4)
Public Health Faculty
College of Health Sciences
Walden University
Minneapolis, MN
Amany.Refaat@walden.edu

Amir A. Khaliq, MBBS, MSHS, MSc, PhD (Capítulo 1)
Associate Professor of Public Health
Health Administration & Policy
College of Public Health
University of Oklahoma Health Sciences Center
Oklahoma City, Oklahoma
amir-khaliq@ouhsc.edu

Anvar Velji, MD, FRCP(c), FACP, FIDSA (Capítulo 21)
Associate Dean, Global Health Sciences
California Northstate University School of Medicine, Elk Grove, California
Chief Infectious Disease
Kaiser Permanente, South Sacramento
Clinical Professor of Medicine
University of California, Davis
Sacramento, California
anvarali.velji@kp.org

Arif R. Sarwari, MD, MSc, MBA (Capítulo 12)
Associate Professor
West Virginia University
Robert C. Byrd Health Sciences Center
Morgantown, West Virginia
asarwari@hsc.wvu.edu

Christopher Martin, MD, MSc (Capítulo 3)
Professor and Director, International Programs
Robert C. Byrd Health Sciences Center
West Virginia University School of Medicine
Morgantown, West Virginia
cmartin@hsc.wvu.edu

Clydette Powell, MD, MPH, FAAP (Capítulos 5, 7 e 15)
Associate Professor
Department of Pediatrics
George Washington University School of Medicine and Health Sciences
Washington, DC
CPowell@USAID.gov

[†] Falecido.

AUTORES

David Zakus, BSc, MES, MSc, PhD (*Capítulo 20*)
Professor of Preventive Medicine and Director, Office of Global Health
Faculty of Medicine and Dentistry
University of Alberta
Edmonton, Alberta, Canada
davidzakus@med.ualberta.ca

Deyanira Gonzalez de Leon, MD, MPH (*Capítulo 4*)
Professor, Department of Health Care
Universidad Autónoma Metropolitana Xochimilco
Mexico DF, Mexico
dgonzal@correo.xoc.uam.mx

Doruk Ozgediz, MD, MSc (*Capítulo 14*)
Assistant Professor of Surgery
Yale University School of Medicine
Co-Founder of Global Partners in Anesthesia and Surgery (GPAS)
New Haven, Connecticut
doruk.ozgediz@yale.edu

Edward Winant, PE, PhD (*Capítulo 6*)
US Department of State, Vice-Consul
US Consulate General
Almaty, Kazakhstan
Winanteh@state.gov

Eileen S. Natuzzi, MD, MS, FACS (*Capítulo 14*)
San Diego State University, School of Public Health
Surgical Education Coordinator
San Diego, California
esnmd@mac.com

Emmanuel Elobu, MBBS, MMED (Surgery) (*Capítulo 14*)
Senior Scholar
Global Partners in Anesthesia and Surgery
Mulago National Referral Hospital
Kampala, Uganda
elobuemmy@yahoo.co.uk

Gary Snyder, MS (*Capítulo 18*)
Assistant Dean, Health Affairs Communications and Marketing
Geisel School of Medicine at Dartmouth
Hanover, New Hampshire
Adjunct Faculty Member
Ohio University Tropical Disease Institute
Gary.Snyder@dartmouth.edu

Georges Ntakiyiruta, MMed, FCSECSA (*Capítulo 14*)
Academic Head of the Department of Surgery,
National University of Rwanda
Kigali, Rwanda
georgentakiyiruta@yahoo.co.uk

Godfrey Woelk, BSc (Soc), MCOMMH, PhD (*Capítulo 10*)
Former Professor of Epidemiology
Department of Community Medicine
University of Zimbabwe
Harare, Zimbabwe
Adjunct Associate Professor
The University of North Carolina at Chapel Hill
Gillings School of Global Public Health
Department of Health Behavior and Health Education
Chapel Hill, North Carolina
gwoelk@gmail.com

Gregory Juckett, MD, MPH (*Capítulo 11*)
Professor of Family Medicine
West Virginia University School of Medicine
Director, WVU International Travel Clinic
Morgantown, West Virginia
gjuckett@hsc.wvu.edu

Jané D. Joubert, MA (*Capítulo 16*)
Specialist Scientist
Burden of Disease Research Unit
South African Medical Research Council
PhD scholar, School of Population Health
The University of Queensland
jane.joubert@uqconnect.edu.au

Jeffrey F. Markuns, MD, EdM, FAAFP (*Capítulo 8*)
Assistant Professor
Boston University
Executive Director, Boston University Family Medicine Global Health Collaborative
Boston, Massachusetts
Jeffrey.Markuns@bmc.org

Jeffrey K. Griffiths, MD, MPH&TM (*Capítulo 6*)
Director, Global Health
Associate Professor of Public Health, and of Medicine
Department of Public Health and Family Medicine
Tufts University School of Medicine
Boston, Massachusetts
Jeffrey.Griffiths@tufts.edu

Jeffry P. McKinzie, MD, FACEP (*Capítulo 13*)
Assistant Professor of Emergency Medicine & Pediatrics
Vanderbilt University
Nashville, Tennessee
jeff.mckinzie@vanderbilt.edu

Jessica Evert, MD (*Capítulo 22*)
Clinical Faculty, UCSF Department of Family and Community Medicine
Medical Director, Child Family Health International
San Francisco, California
jevert@fcm.ucsf.edu

AUTORES

John H. Bryant, MD (*Capítulo 21*)
Adjunct Associate Professor
Department of Public Health Sciences
Senior Faculty Associate, Department of
 International Health
University of Virginia School of Medicine
Charlottesville, Virginia
Johns Hopkins University School of Public Health
Baltimore, Maryland
jbryantwcbr@gmail.com

John R. Butterly, MD, FACP, FACC (*Capítulo 7*)
Executive Medical Director, External Affairs
Dartmouth-Hitchcock Medical Center
Associate Professor, Dartmouth Medical School and
 The Dartmouth Institute of Healthcare Policy and
 Clinical Practice
Lebanon, New Hampshire
john.r.butterly@hitchcock.org

Jordi Alonso, MD, PhD (*Capítulo 17*)
IMIM – Institut Hospital del Mar d'Investigacions
 Mèdiques, Pompeu Fabra University (UPF)
CIBER en Epidemiología y Salud Pública
Barcelona, Spain
jalonso@imim.es

Judy Lewis, MPhil (*Capítulo 4*)
Director Global Health Education
Professor, Departments of Community Medicine and
 Pediatrics
University of Connecticut School of Medicine
Farmington, Connecticut
LewisJ@nso.uchc.edu

Kathleen Casey, MD (*Capítulo 14*)
Director, Operation Giving Back
American College of Surgeons
Chicago, Illinois
kcasey@facs.org

Kathryn Chu, MD, MPH, FACS (*Capítulo 14*)
Assistant Professor of Surgery
Johns Hopkins Medical Institutions
Baltimore, Maryland
Honorary Assistant Professor of Surgery, National
 University of Rwanda
Adjunct Faculty, Brigham and Women's Hospital
 Center for Surgery and Public Health
Instructor in Surgery, Harvard Medical School
kathryn.chu@joburg.msf.org

Kevin Chan, MD, MPH, FAAP, FRCPC (*Capítulo 19*)
Assistant Professor, Department of Pediatrics
Faculty of Medicine, Hospital for Sick Children, and
University of Toronto
Toronto, Ontario, Canada
kevinjchan@aol.com

Lisa V. Adams, MD (*Capítulo 10*)
Associate Dean for Global Health
Assistant Professor, Section of Infectious Disease and
 International Health, Department of Medicine,
 and Coordinator, Global Health Initiative, Geisel
 School of Medicine at Dartmouth
Hanover, New Hampshire
Lisa.V.Adams@Dartmouth.edu

Mark W. Meyer, MD (*Capítulo 9*)
UPMC Shadyside Family Medicine Residency
 Program
Director, UPMC Family Medicine Global Health
 Tracts
Shadyside, PA
meyermw@upmc.edu

Monika Doshi, MPH (*Capítulo 4*)
Principal, Saath
West Hartford, Connecticut
mdoshi@saath.co

Onil Bhattacharyya, MD, PhD (*Capítulo 20*)
Assistant Professor, Department of Family and
Community Medicine
Clinical Scientist, Li Ka Shing Knowledge Institute
St. Michael's Hospital, University of Toronto
Toronto, Ontario, Canada
BhattacharyyaO@smh.ca

Paul R. Larson MD, MS, DTMH (*Capítulo 9*)
UPMC St. Margaret Family Medicine Residency
 Program
Director, Global Health Education
UPMC St. Margaret
New Kensington, Pennsylvania
larsonpr@upmc.edu

Philip S. Wang, MD (*Capítulo 17*)
Division of Services and Intervention Research
National Institute of Mental Health
Bethesda, Maryland

Rashida A. Khakoo, MD, MACP (*Capítulo 12*)
Professor and Section Chief
West Virginia University
Robert C. Byrd Health Sciences Center
Morgantown, West Virginia
rkhakoo@hsc.wvu.edu

Robin Petroze, MD (*Capítulo 14*)
Resident in General Surgery
Research Fellow, National University of Rwanda
University of Virginia
Charlottesville, Virginia
rtp3z@virginia.edu

AUTORES

Ronald Kessler, PhD (*Capítulo 17*)
McNeil Family Professor of Health Care Policy
Department of Health Care Policy
Harvard Medical School
Boston, Massachusetts
kessler@hcp.med.harvard.edu

Rooney Jagilly, MBBS, MMED (Surgery) (*Capítulo 14*)
General Surgeon
National Referral Hospital
Honiara, Solomon Islands
rjagilly@gmail.com

Scott Loeliger, MD, MS (*Capítulo 22*)
Faculty, Contra Costa Family Medicine Residency
Martinez, California
sloeliger@ccfamilymed.com

Sebastiana Kalula, MBChB, MRCP, MMed, MPhil (*Capítulo 16*)
Clinical Head of Division of Geriatric Medicine
Department of Medicine
Institute of Aging in Africa
University of Cape Town, South Africa
Kalula@uctgsh1.uct.ac.za

Sheri Fink, MD, PhD (*Capítulo 15*)
Senior Fellow, Harvard Humanitarian Initiative and New America Foundation
New York, New York
sherifink@gmail.com

Somnath Chatterji, MD (*Capítulo 17*)
World Health Organization
Geneva, Switzerland
chatterjis@who.int

Thomas E. Novotny, MD, MPH (*Capítulo 14*)
Professor and Associate Director for Border and Global Health
Graduate School of Public Health
Co-Director, Joint Global Health PhD Program
San Diego State University
San Diego, California
tnovotny@mail.sdsu.edu

Thuy D. Bui, MD (*Capítulo 2*)
University of Pittsburgh School of Medicine
Director of the Global Health and Underserved Populations Track
Internal Medicine Residency Program
University of Pittsburgh Medical Center
Pittsburgh, Pennsylvania
buit@upmc.edu

Vera Sistenich, MD (*Capítulo 15*)
Program on Humanitarian Policy and Conflict Research, Harvard University
Emergency Physician, Research Associate
Cambridge, Massachusetts
vsisteni@hsph.harvard.edu

Wayne A. Hale, MD, MS, FABFP, CAQ Geriatrics (*Capítulo 16*)
Associate Professor, Department of Family Medicine
University of North Carolina at Chapel Hill
Cone Health System Family Medicine Residency Program
Area Health Education Centers
Greensboro, North Carolina
wayne.hale@conehealth.com

Xiaolin Wei, MBBS, MPH, PhD, FFPH(UK) (*Capítulo 20*)
Assistant Professor, Jockey Club School of Public Health and Primary Care, Chinese University of Hong Kong
Hong Kong, China
xiaolinwei@cuhk.edu.hk

Yanling He, MD (*Capítulo 17*)
Director, Department of Epidemiology
Shanghai Mental Health Center
Shanghai, People's Republic of China
heyl2001@yahoo.cn

Dedicatória

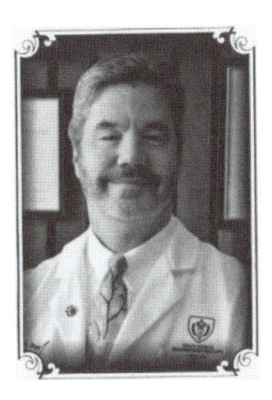

Dr. Raymond A. Smego (1952-2012)

Dedicamos esta edição ao Dr. Raymond A. Smego Jr., que foi um dos organizadores deste livro. Dr. Smego foi apaixonadamente comprometido com a saúde global durante toda sua carreira médica. Importava-se profundamente com as pessoas de todos os lugares. Dedicou sua vida à melhoria da saúde das pessoas ao redor do mundo por meio da educação, de serviços e de estudos. Honramos seu legado com a escrita deste livro.

Melanie Fisher
William Markle

Prefácio

A 1ª edição deste livro foi bem recebida e usada no mundo todo. Depois de seis anos, sentimos a necessidade de uma nova edição para refletir as mudanças na saúde global. À medida que escrevíamos este prefácio, com a maior parte do livro concluída, o novo estudo Global Burden of Disease 2010 foi publicado. De muitas maneiras, a saúde no mundo melhorou. Vemos avanços na expectativa de vida, especialmente no mundo em desenvolvimento, uma redução contínua nas doenças infecciosas e na desnutrição e um maior interesse em saúde global entre as agências financiadoras e os governos. As mortes de crianças são agora muito menos frequentes, e 43% das mortes no mundo ocorrem, atualmente, aos 70 anos de idade ou mais (em comparação a 33% em 1990). A epidemia de HIV/AIDS não cresceu tão rapidamente quanto originalmente se previa, ainda que continue sendo um problema importante em muitas das áreas de menos recursos do mundo. Embora a tuberculose e a malária ainda tenham causado em 2010, cada uma, de 1 a 2 milhões de mortes e o HIV/AIDS tenha causado cerca de 1,5 milhão de mortes, esses números são muito menores do que a carga de doenças crônicas não transmissíveis. Em 2010, duas em cada três mortes se deveram a doenças crônicas. Uma em cada quatro mortes deveu-se à doença cardíaca ou acidente vascular encefálico (AVE) (mais de 13 milhões). Oito milhões de pessoas morreram de câncer (38% mais do que em 1990), e as mortes em decorrêcia do diabetes dobraram desde 1990, levando 1,3 milhão de vidas. As mortes no trânsito aumentaram em quase 50%.

Em determinados locais ainda existem muitas preocupações na área da saúde, sendo que muitos países hoje estão envolvidos na transição epidemiológica. Eles devem continuar a direcionar recursos para combater as antigas causas infecciosas e perinatais de morbidade e mortalidade, tentando interromper o crescimento das doenças crônicas e não transmissíveis. Os principais fatores de risco continuam sendo a hipertensão arterial, o tabagismo, o álcool e a dieta inadequada. A redução desses fatores de risco exige muito tempo e esforço dos profissionais de saúde pública do mundo inteiro.

Portanto, temos o prazer de apresentar esta nova edição de *Compreendendo a saúde global*. É indicada para todos que tenham interesse no assunto e redigida especialmente para estudantes. Continuamos a relacionar objetivos de aprendizado para cada capítulo com questões de estudo no final, para estimular o pensamento e a discussão. Os capítulos originais foram atualizados, a maioria pelos autores originais. Temos uma dívida com cada um dos autores que cederam tempo e experiência para a produção de um texto competente e útil. Cada autor fez um esforço significativo para incluir as informações mais atuais. Novos capítulos sobre malária e doenças tropicais negligenciadas – problemas que continuam a afetar milhões no mundo todo – foram acrescentados a esta edição. Questões cirúrgicas com frequência estão no topo da lista dos serviços necessários, de modo que um novo capítulo sobre cirurgia, do ponto de vista da saúde pública, foi incluído. Questões de saúde mental, especialmente depressão, são fontes importantes de anos de vida ajustados por incapacidade (AVAI), e um novo capítulo nos ajuda a compreender essa área. Há um grande interesse, atualmente, no problema do tráfico humano. Essa é uma questão de saúde global abordada com perícia em um novo capítulo. Finalmente, novos autores foram acrescentados a vários capítulos e trouxeram mais experiência ao livro.

Com pesar informamos o falecimento de um dos organizadores, Dr. Ray Smego. Ele faleceu subitamente, em 15 de dezembro de 2012, na África do Sul. Ray trabalhava como Reitor da School of Medicine, Faculty of Health Sciences na University of the Free State em Bloemfontein. Teve uma longa carreira em educação médica internacional e ministrou aulas em escolas de vários países ao redor do mundo. Trabalhou como bolsista Fulbright* no Paquistão, no campo de medicina tropical e saúde pública, além de ter sido diretor fundador do programa de saúde internacional na West Virginia University. Ray tinha vontade real de melhorar a saúde para todos ao redor do mundo e especial-

---

* N. de R.T. O Fulbright é um programa de bolsas de estudo fundado pelo senador J. William Fulbright e patrocinado pelo Bureau of Educational and Cultural Affairs do Departamento de Estado dos Estados Unidos, governos de outros países e setor privado. O programa foi estabelecido para incrementar a mútua compreensão entre o povo norte-americano e de outros países por meio do intercâmbio de pessoas, conhecimentos e técnicas.

mente para as pessoas necessitadas, onde quer que estivessem. Os demais organizadores sentiram falta de sua experiência nos estágios finais de produção deste livro e desejam dedicá-lo a ele. Todos que o conheceram sentirão muito a sua falta.

Agradecemos a ajuda da equipe da McGraw-Hill, especialmente Jim Shanahan, Cindy Woo e Laura Libretti, por seu estímulo ajuda e assistência. Esperamos que este livro continue a contribuir para a melhor compreensão das pessoas ao redor do mundo e para a melhor saúde para todos.

William H. Markle
Melanie A. Fisher
Raymond A. Smego[†]

---

[*] Falecido.

Sumário

1 Saúde global: passado, presente e futuro — 1
Amir A. Khaliq e Raymond A. Smego Jr.

2 Carga global da doença — 32
Thuy D. Bui e William H. Markle

3 Epidemiologia, bioestatística e vigilância — 51
Christopher Martin

4 Saúde de mulheres/mães e crianças — 80
Judy Lewis, Monika Doshi, Deyanira Gonzalez de Leon e Amany Refaat

5 Tráfico humano — 131
Clydette Powell

6 Saúde ambiental no contexto global — 158
Jeffrey K. Griffiths e Edward Winant

7 Nutrição — 179
Clydette Powell e John R. Butterly

8 Atenção primária na saúde global — 216
Jeffrey F. Markuns e Alain J. Montegut

9 Malária — 244
Paul R. Larson e Mark W. Meyer

10 Tuberculose e HIV/AIDS — 263
Lisa V. Adams e Godfrey B. Woelk

11 Doenças tropicais negligenciadas — 300
Gregory Juckett

12 Doenças emergentes e resistência a antimicrobianos — 318
Arif R. Sarwari e Rashida A. Khakoo

SUMÁRIO

13 Lesões e saúde global — 336
Jeffry P. McKinzie

14 Questões cirúrgicas na saúde global — 346
Eileen S. Natuzzi, Rooney Jagilly, Kathryn Chu, Doruk Ozgediz, Emmanuel Elobu, Kathleen Casey, Robin Petroze, Georges Ntakiyiruta e Thomas E. Novotny

15 Assistência humanitária e auxílio a desastres — 368
Sheri Fink, Vera Sistenich e Clydette Powell

16 Envelhecimento da população e doenças crônicas — 405
Wayne A. Hale, Jané D. Joubert e Sebastiana Kalula

17 Doença mental global: a perspectiva dos inquéritos de saúde mental mundial — 432
Jordi Alonso, Somnath Chatterji, Yanling He, Philip S. Wang e Ronald C. Kessler

18 Comunicações, *marketing* social e tecnologias emergentes em comunicação na saúde global — 456
Gary Snider

19 Economia e saúde global — 488
Kevin Chan

20 Sistemas de saúde, gestão e organização na saúde global — 500
David Zakus, Onil Bhattacharrya e Xiaolin Wei

21 Ética na saúde global — 520
Anvar Velji e John H. Bryant

22 Educação e carreiras em saúde global — 547
Jessica Evert e Scott Loeliger

Índice — 573

Saúde global: passado, presente e futuro

1

Amir A. Khaliq e Raymond A. Smego Jr.

OBJETIVOS DE APRENDIZADO

- Compreender a história da saúde global e o papel das forças e intervenções que ajudaram a formar o estado atual da saúde no mundo
- Identificar e discutir os principais problemas e desafios de saúde que o mundo enfrenta hoje
- Propor e discutir soluções adequadas e promissoras para esses desafios, a serem consideradas por gestores, planejadores e profissionais de saúde ao redor do mundo

DEFININDO A SAÚDE GLOBAL

Há diferentes visões sobre as definições de "saúde global." Para enfatizar a necessidade de ações colaborativas entre as nações e limites geográficos, Beaglehole e Bonita[1] propuseram que a Saúde Global é "pesquisa e ação colaborativa transnacional para promoção da saúde para todos." Outros autores[2] a definiram como "questões de saúde que transcendem os limites e governos nacionais e pedem ações sobre as forças globais que determinam a saúde das pessoas." Outros ainda[3] a consideram a "melhoria mundial da saúde, redução das disparidades e proteção contra ameaças globais que desconsideram os limites nacionais." Koplan e colegas[4] sugerem que "o Global em saúde global refere-se ao escopo dos problemas, não à sua localidade. Assim... saúde global pode focar nas disparidades de saúde domésticas, assim como em questões transnacionais." Propõem que "saúde global é uma área para estudo, pesquisa e prática que coloca uma prioridade na melhoria da saúde e na obtenção da equidade na saúde para todas as pessoas no mundo todo."

Embora exista uma sobreposição considerável na estrutura da ação oferecida por várias das definições, alguns especialistas fazem uma distinção de termos com a afirmação de que a saúde internacional foca nas questões de saúde em países de baixa renda, enquanto a saúde pública foca na saúde da população de um país ou comunidade específica. Outros,[5] porém, desafiam essas distinções e argumentam que a saúde global, internacional e pública tentam todas abordar os mesmos fatores sociais, econômicos e ambientais subjacentes que afetam a saúde de populações local, nacional ou globalmente.

PERSPECTIVA HISTÓRICA

Durante toda a história da humanidade, vários avanços melhoraram a qualidade e a longevidade da vida ao redor do globo. Voltando às civilizações antigas, há evidências de sociedades que trabalhavam para melhorar a saúde do público em geral. Os sistemas de esgoto babilônios estavam entre os primeiros a serem projetados para proteger o suprimento de água de contaminação e doença. A descoberta da pasteurização por Louis Pasteur, na década de 1860, ajudou a garantir a segurança dos suprimentos de alimentos em todo o mundo. Com a implementação da constituição da Organização Mundial de Saúde (OMS) em 1948, a campanha de imunização em massa contra tuberculose (TB) com a vacina do bacilo Calmette-Guérin, em 1950, e o início do Programa de Erradicação da Malária, em 1955, muitos dos desenvolvimentos importantes relacionados à saúde global nos tempos modernos ocorreram no período após a Segunda Guerra Mundial, nas décadas de 1940 e

1950. Em 1980, a varíola foi oficialmente erradicada do planeta e, embora a pólio e o sarampo ainda não tenham sido erradicados, há um rápido progresso global em direção ao objetivo de proteger inteiramente crianças e comunidades dessas doenças, que antes eram debilitantes.

Antes desses desenvolvimentos da segunda metade do século XX, as melhorias nas condições de vida e a disponibilidade de novas tecnologias já tinham um efeito considerável sobre a qualidade de vida e os indicadores de saúde nos países industrializados da Europa, América do Norte e Oceania. A saúde pública tem o crédito de ter acrescentado quase 30 anos à expectativa de vida de pessoas nos Estados Unidos no último século e mais de 22 anos em outros lugares do mundo. Como testemunho das notáveis contribuições do campo da saúde pública para todas as pessoas ao redor do mundo, em 1999, o Centro de Controle e Prevenção de Doenças dos Estados Unidos (CDC – Centers for Disease Control and Prevention) formulou sua lista de dez grandes conquistas de saúde pública no século XX.[6] Uma lista expandida de marcos da saúde pública é mostrada na Tabela 1-1.

Em comparação ao impacto coletivo das melhores condições de vida, incluindo nutrição, saneamento, habitação, educação e renda, o impacto da atenção médica centrada nas doenças sobre o *status* geral de saúde de um país foi relativamente pequeno. Agora, há um reconhecimento disseminado da inextricável relação entre saúde, desenvolvimento e estabilidade sociopolítica. Fatores tecnológicos, socioeconômicos e políticos contribuem para o bem-estar geral de uma comunidade. Lutas internas e conflitos políticos prolongados em um país, em contraste, levam à instabilidade econômica, que afeta negativamente a saúde e o bem-estar de seus cidadãos. Infelizmente, países em desenvolvimento ao redor do mundo possuem registros de conflitos antigos e corrupção disseminada. Todo ano, bilhões de dólares são drenados de países em desenvolvimento para bancos em países desenvolvidos. Alguns sugeriram que a melhoria no *status* de saúde de populações, particularmente de países em desenvolvimento, pode ocorrer apenas por meio da mudança sociopolítica, do alcance global e do empoderamento local. Agências internacionais de auxílio e grupos voluntários são parceiros significativos nesse esforço. No entanto, a falta de vontade política e a instabilidade geopolítica são importantes barreiras para uma mudança positiva.

No começo do século XX, os problemas de saúde pública mais importantes no mundo todo eram, em grande parte, de natureza infecciosa. A expectativa de vida para um cidadão dos Estados Unidos era de 45,2 anos, e as cinco principais causas de morte eram influenza e pneumonia, tuberculose, diarreia e enterite, doença cardíaca e acidente vascular encefálico (AVE) (Figura 1-1). A expectativa de vida e a sobrevida mediana* para pessoas que viviam em países menos desenvolvidos eram ainda menores. Porém, cem anos depois, a expectativa de vida e o *status* de saúde das pessoas no mundo todo melhoraram consideravelmente. Em 2009, o japonês médio vivia 83 anos, o americano médio, 79 anos, o norueguês médio, 81 anos e o malaio médio, 73 anos. Vários dos países empobrecidos na África, Ásia e América Latina também tiveram ganhos impressionantes de saúde pública nos últimos cem anos.[7]

Esses ganhos, infelizmente, não foram distribuídos de maneira uniforme entre os continentes ou entre os países em um mesmo continente. Em alguns países em desenvolvimento marcados pela pobreza e por lutas políticas, as conquistas em condições socioeconômicas e os indicadores de saúde foram menos do que dramáticos. Em 2009, a expectativa de vida média de uma pessoa no Afeganistão era 48 anos, em Bangladesh, 65 anos, no Chade, 48 anos e na Guatemala, 69 anos (Figura 1-2). É triste observar que a pandemia do vírus da

Tabela 1-1 Marcos selecionados de saúde pública durante o século XX

Imunizações
Controle de doenças infecciosas
Pasteurização
Fluoração da água potável
Intervenções materno-infantis
Planejamento familiar
Sistemas de águas residuais
Prevenção e tratamento de doença cardíaca e acidente vascular encefálico
Segurança com veículos motorizados
Segurança no local de trabalho
Alimentos mais seguros e saudáveis
Controle do tabaco
Redução das lesões relacionadas a armas de fogo
Prevenção de anormalidades congênitas*

*N. de R.T. Anormalidade congênita, um descritor de ciências da saúde, é definido como malformação de órgãos ou partes do corpo durante o desenvolvimento intrauterino.

*N. de R.T. Sobrevida mediana é o termo utilizado para expressar o tempo (em meses ou anos) em que espera-se que metade dos pacientes estejam vivos.

1900

- Pneumonia
- Tuberculose
- Diarreia e enterite
- Doença cardíaca
- AVE
- Doença hepática
- Lesões
- Câncer
- Senilidade
- Difteria

(Porcentagem, eixo 0–40)

1997

- Doença cardíaca
- Câncer
- AVE
- Doença pulmonar crônica
- Lesão não intencional
- Pneumonia e influenza
- Diabetes
- Infecção por HIV
- Suicídio
- Doença hepática crônica

(Porcentagem, eixo 0–40)

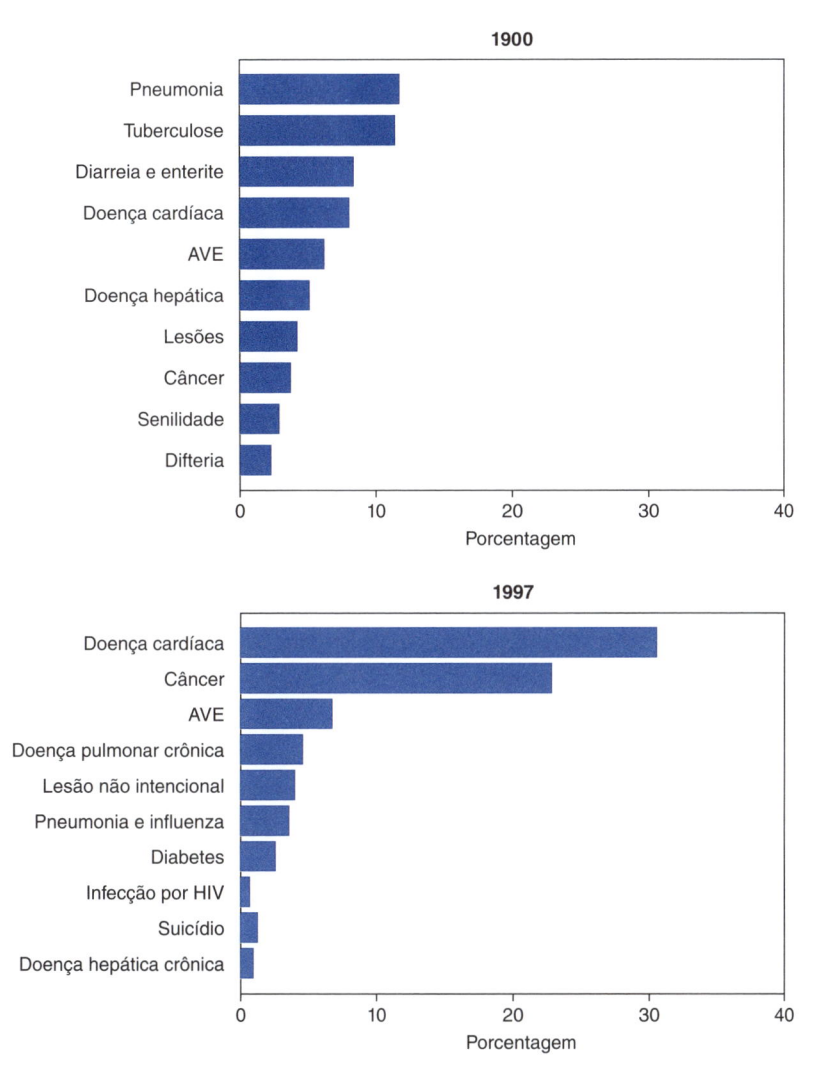

▲ **Figura 1-1** As dez principais causas de morte como porcentagem de todas as mortes: Estados Unidos, 1900 e 1997. De *Centers for Disease Control and Prevention. Achivements in Public Health, 1900-1997: Control of Infectious diseases. MMWR* 48;621-629:1999. (Reproduzida com permissão.)

imunodeficiência humana/síndrome da imunodeficiência adquirida (HIV/AIDS), com seu epicentro na África durante as décadas de 1980 e 1990, contribuiu com enormes retrocessos na longevidade em grande parte do continente africano e em outros países nos 30 anos desde seu reconhecimento. Por exemplo, a expectativa de vida de um homem em Uganda era aproximadamente 47,4 anos entre 1980 e 1985; 39,7 anos de 1985 a 1990 e 38,9 anos entre 1995 e 2000. Em 2009, a expectativa de vida de um homem em Uganda havia voltado para apenas 48 anos.[7]

Na transição para a modernidade, as populações globais estão trocando um conjunto de doenças por outro. Em muitos países, as melhores condições socioeconômicas que levaram a uma redução na prevalência de doenças infecciosas e reduções associadas na morbidade e mortalidade levaram a um aumento enorme em doenças relacionadas ao estilo de vida, como obesidade, doença coronariana, hipertensão e diabetes. Na maioria dos países de média e baixa renda na Ásia, África e América Latina, as doenças transmissíveis (p. ex., pneumonia, doenças

Tendências de expectativa de vida, por região

Expectativa de vida no nascimento, em anos

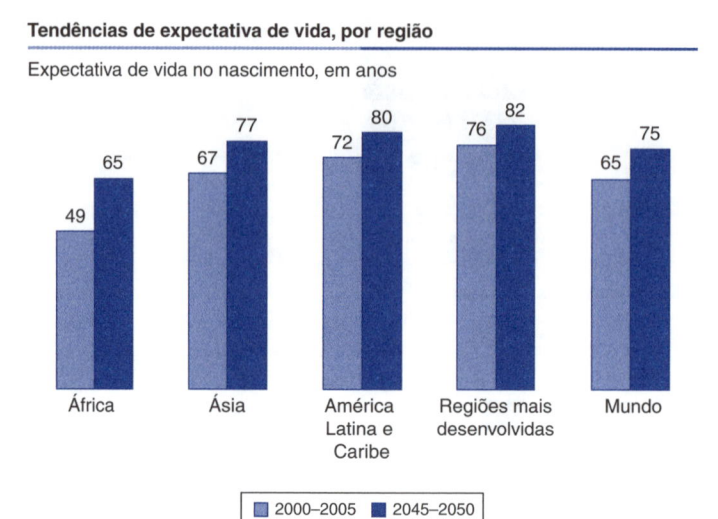

Região	2000–2005	2045–2050
África	49	65
Ásia	67	77
América Latina e Caribe	72	80
Regiões mais desenvolvidas	76	82
Mundo	65	75

Fonte: Nações Unidas, *World Population Prospects: The 2004 Revision* (medium scenario), 2005.
® 2006 Population Reference Bureau

▲ **Figura 1-2** Tendências na expectativa de vida por região do mundo. Do Population Reference Bureau, 2006. http://www.prb.org/presentations/g-trends-in-life-expect.ppt. (Reproduzida com permissão.)

diarreicas, HIV/AIDS, tuberculose e malária) e as doenças não transmissíveis (doença cardíaca, câncer, diabetes) representam importantes desafios de saúde pública, conforme esses países continuam suas transições de desenvolvimento, demografia e epidemiologia.

As principais causas de mortalidade na maioria dos países desenvolvidos hoje são doença cardíaca, câncer, AVE, doença pulmonar crônica e lesão não intencional. Em 2009, essas doenças, coletivamente, eram responsáveis por 64% de todas as mortes nos Estados Unidos, enquanto pneumonia, influenza e HIV/AIDS são responsáveis por apenas 4,5% das mortes anuais. No entanto, a Divisão de População das Nacões Unidas estima que "doenças do grupo 1", que incluem doenças maternas, perinatais, nutricionais e comunicáveis, são, em grande parte, responsáveis por uma redução de mais de 15 anos na expectativa de vida em países africanos. Se os níveis de doenças do grupo 1 dos países desenvolvidos pudessem ser atingidos em países africanos, sua expectativa de vida no nascimento aumentaria para cerca de 72 anos.[8-10] Em todas as partes do globo, ocorre uma transição de doenças de primeira geração ou "grupo 1" (p. ex., infecções comuns da infância, desnutrição e riscos reprodutivos) para doenças de segunda geração (p. ex., doenças cardiovasculares e cerebrovasculares, cânceres e doenças degenerativas) e doenças de terceira geração (p. ex., violência, uso de drogas e doenças mentais e psicossociais).[11] Com esse *background*, nas seções a seguir discutiremos algumas das notáveis conquistas de saúde pública e os desafios de saúde global.

CONQUISTAS E DESAFIOS DE SAÚDE GLOBAL

▶ Doenças infecciosas

A mudança do século XIX na população que acompanhou a industrialização e migração da área rural para as cidades levou à superpopulação em habitações inadequadas, servidas por suprimentos públicos de água e sistemas de descarte de água impróprios ou inexistentes. Essas condições resultaram em repetidos surtos de cólera, disenteria, TB, febre tifoide, influenza, febre amarela e malária. A urbanização global acelerou dramaticamente durante as últimas quatro décadas do século XX, colocando mais e mais pessoas em risco de surtos de doenças em grande escala. Em 1960, estimava-se que 70% da população mundial vivia em áreas rurais. Hoje, quase a mesma porcentagem vive em cidades e grandes áreas metropolitanas. Em 1994, a cidade de Shangai, China, sofreu um surto de hepatite A viral que envolveu mais de 400 mil casos. Em todo o subcontinente indiano, praticamente todas as cidades importantes sofreram surtos de hepatite E viral relacionados a sistemas de água municipais contaminados, envolvendo até 200 mil pessoas por surto.

O controle de saúde pública de doenças infecciosas depois de 1900 baseou-se na descoberta, no século XIX, de microrganismos como causa de várias doenças graves, como cólera e tuberculose.[12,13] O sucesso no controle das doenças resultou, em grande parte, de melhorias no saneamento e higiene, da descoberta de antibióticos e da implementação de programas universais de vacinação infantil. Os avanços científicos e tecnológicos tiveram uma grande participação em cada uma dessas áreas e são a base dos sistemas atuais de vigilância e controle de doenças. Nos países ocidentais, a incidência de várias doenças infecciosas começou a diminuir notavelmente em 1900, devido às melhorias de saúde pública, cuja implementação continuou no século XX.

As mortes por doenças infecciosas nos países ocidentais continuaram a diminuir em ritmo estável durante o século XX. Em particular, houve uma queda notável na mortalidade de bebês e crianças e um aumento de 29,2 anos na expectativa de vida. Por exemplo, nos Estados Unidos, em 1900, 30,4% de todas as mortes ocorreram entre crianças com menos de 5 anos; em 1997, essa porcentagem foi de apenas 1,4%. Em 1900, as três causas principais de morte foram pneumonia, tuberculose e diarreia e enterite, que (juntamente com difteria) causaram um terço de todas as mortes. Dessas mortes, 40% foram entre crianças com menos de 5 anos. Em 1997, a doença cardíaca e os cânceres foram responsáveis por 54,7% de todas as mortes, com menos de 5% atribuíveis à pneumonia, influenza e infecção por HIV.[6]

Apesar desse progresso notável, as doenças infecciosas continuam entre as maiores ameaças a pessoas que vivem em países em desenvolvimento. Mais de 60% das crianças que morrem com menos de 5 anos morrem por causa de pneumonia, diarreia ou sarampo. Juntas, a pneumonia e a diarreia ainda são responsáveis por 40% das mortes infantis no mundo, e apenas 39% das crianças com diarreia recebem terapia de reidratação oral.[14] Ainda que o número de casos de TB esteja em um nível mais baixo do que em outras épocas nos Estados Unidos, a prevalência global de tuberculose está em um nível mais alto do que em todos os tempos, com cerca de 8 milhões de novos casos e 3 milhões de mortes por ano.[7] HIV/AIDS se tornou a epidemia mais devastadora na história da humanidade, superando a pandemia de influenza de 1918, que resultou em 20 milhões de mortes. Desde 1981, estima-se que 33 milhões de vidas tenham sido perdidas para HIV/AIDS, e acredita-se que quase 35 milhões de outras pessoas estejam infectadas no mundo todo, especialmente na África subsaariana, na Índia e no sudeste da Ásia.[15-17] Essa pandemia ainda está em progresso. Além disso, mais de 30 novas doenças foram descobertas nos últimos 30 anos (Tabela 1-2), demonstrando a volatilidade das doenças infecciosas e a imprevisibilidade da emergência de doenças. Muitas das doenças infecciosas emergentes, como SRAG gripe aviária, síndrome respiratória aguda grave (síndrome hemolítico-urêmica) e são zoonóticas.

Em várias áreas urbanas e rurais da Ásia, África e América Latina, serviços básicos de saúde pública, como o fornecimento de água potável, esgoto e descarte de resíduos sólidos, segurança alimentar e educação pública sobre práticas de higiene (p. ex., manuseio dos alimentos e lavagem das mãos), ainda estão em falta ou são inadequados. Essas deficiências contribuem para uma carga global contínua de importantes doenças transmitidas pela água e pelos alimentos, como doença diarreica aguda

Tabela 1-2 Doenças ou patógenos recém-reconhecidos desde 1981

Influenza aviária
Acantamebíase
Lyssavirus do morcego australiano
Babesiose
Bartonella henselae
Coronavírus/síndrome respiratória aguda grave (SRAG)
Erliquiose
Síndrome pulmonar por hantavírus
Helicobacter pylori
Vírus de hendra ou morbilivírus equino
Vírus da hepatite C
Vírus da hepatite E
HIV/AIDS
Herpes-vírus humano 8
Herpes-vírus humano 6
Vírus linfotrópico de célula-T humano I
Vírus linfotrópico de célula-T humano II
Borrelia burgdorferi
Microsporídia
   Encephalitozoon cuniculi
   Encephalitozoon hellem
   Enterocytozoon bieneusi
Vírus da doença de Nipah
Parvovírus B19
Doença de Creutzfeldt-Jakob variante

(responsável por aproximadamente 1,9 milhão de mortes por ano), hepatite viral, febre entérica e brucelose. Um terço da população mundial sofre de doenças causadas por alimentos contaminados, e muitas dessas pessoas apresentam complicações de longo prazo ou morrem. Além disso, programas de controle de animais e pestes são inadequados no mundo todo e contribuem para a persistência de doenças como malária, encefalite viral, tripanossomíase, peste e antraz.[7,9,10]

▶ Agentes antimicrobianos e resistência a medicamentos

Os medicamentos antibacterianos estão em uso civil há mais de 60 anos e salvaram as vidas de milhões de indivíduos com infecções estreptocócicas e estafilocócicas, gonorreia, sífilis e outras infecções. Também foram desenvolvidos medicamentos para tratar doenças virais (p. ex., herpes e infecção por HIV), doenças fúngicas (p. ex., candidíase e aspergilose) e doenças parasíticas (p. ex., malária). A penicilina, descoberta por acaso por Sir Alexander Fleming em 1928, não foi desenvolvida para uso médico até a década de 1940, mas logo mudou a face da medicina. O medicamento rapidamente se tornou um produto médico de disponibilidade disseminada para doenças bacterianas que antes eram incuráveis, com um espectro mais amplo e menos efeitos colaterais do que os medicamentos de sulfa.

O sucesso na redução da morbidade e mortalidade de doenças infecciosas durante os três primeiros terços do século XX levou à complacência quanto à necessidade de continuação das pesquisas sobre o tratamento e controle de micróbios infecciosos. No entanto, o aparecimento global da AIDS, a emergência de TB resistente a multimedicamentos (MDR) e da TB extensivamente resistente a medicamentos (XDR) e um aumento geral na mortalidade de doenças infecciosas durante as décadas de 1980 e 1990 forneceram mais evidências de que, enquanto os micróbios puderem evoluir, novas doenças surgirão.

A genética molecular ofereceu *insights* valiosos sobre a notável capacidade dos microrganismos de evoluir, se adaptar e desenvolver resistência a medicamentos de maneira imprevisível e dinâmica. Os genes da resistência são transmitidos de uma bactéria para outra em plasmídeos, e os vírus evoluem por meio de erros de replicação, rearranjo dos segmentos de genes e cruzamento das barreiras entre espécies. Exemplos recentes de evolução microbiana incluem o desenvolvimento de uma cepa virulenta da influenza aviária em Hong Kong (1997-1998)[18] e da cepa MDR W de *Mycobacterium tuberculosis* nos Estados Unidos em 1991. A emergência de cepas de *Staphylococcus aureus* com resistência intermediária à vancomicina (VISA, do inglês *vancomycin-intermediate* Staphylococcus aureus) ou resistentes à vancomicina (VRSA, do inglês *vancomycin-resistant* Staphylococcus aureus) e de infecções bacterianas gram-negativas extensivamente resistentes a medicamentos tornaram-se causas importantes de preocupação global entre médicos e microbiólogos.

O aumento no desenvolvimento e uso de agentes antimicrobianos acelerou o desenvolvimento da resistência a antimicrobianos. A emergência da resistência a antimicrobianos em muitos microrganismos está revertendo alguns dos milagres terapêuticos dos últimos 50 anos e ressaltou a importância da prevenção de doenças. A resistência a multimedicamentos antimicrobianos é um problema grave e crescente no mundo todo para infecções baseadas na comunidade causadas por espécies de *Plasmodium, M. tuberculosis, Streptococcus pneumoniae, Salmonella* e espécies de *Campylobacter, Neisseria gonorrhoeae, Helicobacter pylori* e HIV, assim como para infecções nosocomiais devidas a estafilococos, enterococos, enterobactérias, *Clostridium difficile* e fungos sistêmicos. (Veja o Capítulo 12 para mais informações sobre resistência a antimicrobianos.)

Para o sucesso contínuo no controle de doenças infecciosas, o sistema de saúde pública global deve se preparar para tratar diversos desafios, incluindo a emergência de novas doenças infecciosas, a reemergência de doenças antigas (às vezes em formas resistentes a medicamentos), os grandes surtos alimentares e os atos de bioterrorismo. A proteção contínua da saúde exige melhoria da capacidade para vigilância de doenças e resposta a surtos nos níveis local, estadual, nacional e global; o desenvolvimento e a disseminação de novos métodos laboratoriais e epidemiológicos; o desenvolvimento contínuo de agentes antimicrobianos e vacinas e pesquisas contínuas sobre fatores ambientais que facilitam a emergência de doenças.[19] A resposta da saúde pública global ao surto de SRAG em 2004 e de gripe aviária em 2010 demonstrou cooperação sem precedentes de vigilância e disseminação de informações. As pesquisas em andamento sobre o possível papel de agentes infecciosos (p. ex., *Chlamydia trachomatis*, vírus) na causa ou intensificação de determinadas doenças crônicas, como diabetes melito tipo 1, alguns cânceres e doença cardíaca aterosclerótica, também são imperativas.

▶ Imunizações

O desenvolvimento de vacinas para prevenir a disseminação de doenças transmissíveis é provavelmente a conquista mais importante em ciências biomédicas e a intervenção de saúde pública mais efetiva na história da humanidade. No começo do século XX, as doenças infecciosas cobraram um enorme preço da população global. Foi apenas a partir da metade do século XX que foram obtidas conquistas sem precedentes no controle de muitas doenças que podem ser prevenidas por vacinas.[20] A erradicação da varíola e a redução de 95% ou mais na morbidade e complicações resultantes de doenças que podem ser prevenidas por vacinas incluídas no Programa Expandido de Imunizações (PEI), iniciado pela OMS em 1974, atestam a notável eficácia das vacinas.

Embora a primeira vacina contra varíola tenha sido desenvolvida por Edward Jenner em 1796, mais de cem anos depois, seu uso ainda não estava disseminado, como evidenciado por um surto nos Estados Unidos entre 1900 e 1904 que resultou em mais de 48 mil casos em cada 1 dos 4 anos. Quatro outras vacinas – contra raiva, tifo, cólera e peste – foram desenvolvidas no final do século XIX, mas também não foram amplamente usadas até 1900. Desde 1900, vacinas foram desenvolvidas ou licenciadas contra outras 22 doenças (Tabela 1-3). Em 2012, uma criança americana precisava de 27 doses de vacinas até os 15 meses de idade para ser protegida contra 14 doenças infantis.[21]

Em 1974, quando o PEI foi lançado pela OMS, menos de 5% das crianças do mundo eram imunizadas contra as seis doenças-alvo iniciais – difteria, tétano, pertússis (coqueluche), pólio, sarampo e tuberculose – durante seu primeiro ano de vida. Até então, os programas de imunização estavam, em grande parte, restritos a países industrializados, e mesmo neles eram implementados apenas parcialmente. Em 1990, e depois de uma pequena queda provisória nas taxas de cobertura, mais uma vez nos últimos anos, quase 80% dos 130 milhões de crianças nascidas por ano eram imunizadas antes de seu primeiro aniversário. Apenas em 2010, 109 milhões de crianças com menos de 1 ano foram inoculadas com as três doses da vacina contra difteria-pertússis-tétano (DPT3).[22]

Conforme a cobertura para cada uma das vacinas da infância aumentou, envolvendo agora 500

Tabela 1-3 Doenças que podem ser prevenidas por vacinas por ano de desenvolvimento de vacina ou aprovação nos Estados Unidos

Doença	Ano
Varíola[a]	1798[b]
Raiva	1885[b]
Tifoide	1896[b]
Cólera	1896[b]
Peste	1897[b]
Difteria[a]	1923[b]
Coqueluche[a]	1926[b]
Tétano[a]	1927[b]
Tuberculose	1927[b]
Influenza[a]	1945[c]
Febre amarela	1953[c]
Poliomielite[a]	1955[c]
Sarampo[a]	1963[c]
Caxumba[a]	1967[c]
Rubéola[a]	1969[c]
Antraz	1970[c]
Meningite meningocócica	1975[c]
Pneumocócica[a]	1977[c]
Adenovírus	1980[c]
Hepatite B[a]	1981[c]
Haemophilus Influenzae tipo B[a]	1985[c]
Encefalite B japonesa	1992[c]
Hepatite A[a]	1995[c]
Varicela[a]	1995[c]
Doença de Lyme	1998[c]
Rotavírus[a]	1998[c], 2006[c,d]
Papilomavírus humano	2005[c]
Herpes-zóster	2006[c]

[a]Vacina recomendada para uso universal em crianças nos Estados Unidos. A vacinação de rotina contra varíola terminou em 1971.
[b]Vacina desenvolvida (ou seja, primeiros resultados publicados de uso da vacina).
[c]Vacina licenciada para uso nos Estados Unidos. A primeira vacina contra rotavírus foi retirada do mercado em 1999. A vacina contra doença de Lyme foi retirada do mercado em 2001.
[d]Vacina pentavalente oral viva.
Adaptada de *Centers for Disease Control and Prevention. Achievements in Public Health, 1900-1999: Impact of vaccines universally recommended for children – United States, 1990-1998. MMWR* 1999;48:243-248.

milhões de contatos de imunização com crianças por ano, houve uma queda correspondente na incidência das doenças infecciosas alvo. O PEI (que, hoje, inclui vacinas contra febre amarela e hepatite B) agora previne as mortes de pelo menos 3 milhões de crianças por ano. Além disso, pelo menos 750 mil crianças a menos ficam cegas, com deficiência física ou retardo mental, como resultado de doenças que podem ser prevenidas com vacinas. De fato, o Objetivo de Desenvolvimento do Milênio #4 da OMS (ODM 4) depende essencialmente do sucesso da imunização disseminada de crianças para reduzir em dois terços a carga global de mortalidade com menos de 5 anos até o ano 2015.[22,23]

O sucesso dos programas de vacinação nos Estados Unidos e na Europa inspirou o conceito de erradicação de doença, a ideia de que uma doença atacada cautelosamente poderia ser eliminada em todas as populações humanas por meio da cooperação global. Em 1980, aproximadamente uma década depois de ter sido eliminada dos Estados Unidos e do resto do Hemisfério Ocidental, a varíola foi erradicada no mundo todo, após uma campanha de uma década envolvendo 33 nações. Parcerias internacionais abrangendo nações industrializadas ricas, a OMS e o Rotary International agora procuram erradicar a pólio. A poliomielite causada por vírus do tipo selvagem foi quase eliminada de todos os países, com exceção do Afeganistão, da Nigéria e do Paquistão. Casos de sarampo e *Haemophilus influenzae* tipo b (Hib) entre crianças com menos de 5 anos foram reduzidos a recordes de números baixos. A doença desfigurante e debilitante conhecida como dracunculíase também mostra promessa de ser erradicada em um futuro próximo.[23,24]

Outros alvos para controle e erradicação de doenças são apresentados pelo licenciamento relativamente recente de vacinas, como a vacina pneumocócica conjugada sete-valente, as vacinas meningocócicas tetravalentes e a vacina contra o papilomavírus humano. Novas vacinas previstas incluem as vacinas contra influenza, parainfluenza e doenças crônicas (p. ex., úlceras gástricas e câncer causado por *Helicobacter pylori* e doença cardíaca reumática que ocorre como sequela de infecção estreptocócica do grupo A). Devido à restrição dos recursos nacionais de saúde na década de 1990, muitos países em desenvolvimento foram forçados a reexaminar os dados epidemiológicos para estabelecer suas prioridades de doenças infecciosas e escolher entre acrescentar a vacina contra Hib ou hepatite B aos seus programas nacionais de PEI.[24]

Já há ensaios clínicos em andamento para uma vacina para prevenir e/ou tratar a infecção por HIV. O desafio global de imunização deste século será encontrar uma maneira de financiar o suprimento de uma vacina efetiva contra HIV para alguns dos países mais pobres do mundo, onde é mais necessária. Estratégias criativas e inovadoras para financiar a distribuição mundial de uma vacina efetiva contra HIV, quando se tornar disponível, estão sendo agressivamente discutidas com financiadores em potencial, como o Banco Mundial, o Fundo Monetário Internacional e a Gates Foundation. O número de pessoas que serão candidatas a uma vacina contra HIV dependerá de a resposta imunológica ser estritamente preventiva ou terapêutica.

Adicionalmente, os esforços para controlar o sarampo, que causa cerca de 1 milhão de mortes por ano, e para expandir os programas de vacinação contra rubéola também estão em andamento ao redor do mundo. O uso de vacinas existentes nos programas de vacinação infantil no mundo deve ser expandido, e o sucesso da introdução de novas vacinas deve ocorrer, quando forem desenvolvidas. Esses esforços relacionados ao controle e à prevenção de doenças infecciosas podem beneficiar países riscos e pobres, diminuindo as importações de doenças de países em desenvolvimento. No Ocidente, ocorrem milhões de casos potencialmente evitáveis de influenza, doença pneumocócica e hepatite B por ano, em populações adultas e adolescentes. Novas vacinas serão direcionadas para esses grupos etários.

Apesar dos cerca de 3 milhões de vidas salvas pelas vacinas contra DTP3 e sarampo todos os anos e das altas taxas de imunizações relatadas na maioria dos países,[23] há sérios desafios em termos de disparidades dentro e entre países. Em particular, países no sul da Ásia e África enfrentam desafios que, às vezes, são chamados "falácia da cobertura."[25] Especificamente, os desafios têm a ver com imunizações apropriadas para a idade menos do que ideais, iniquidade social e de gênero nas imunizações, acesso ruim, educação das mulheres e dos pais e baixas taxas de eficácia das vacinas que, em algumas áreas, foram consideradas de até 41,5%. Para lidar com esses e outros desafios, em 2006, a OMS e o Fundo das Nações Unidas para a Infância (UNICEF) lançaram uma nova iniciativa, intitulada *Global Immunization Vision Strategy* (Estratégia de Visão da Imunização Global).[22] Outros desafios incluem estratégias para populações de difícil acesso, priorização baseada em evidências de iniciativas globais para introduzir novas vacinas e fortalecimento e expansão da infraestrutura de vigilância e imunização global.[26]

Os financiamentos e os sistemas de entrega de vacinas nacionais devem ser capazes de implementar com sucesso um calendário de vacinação cada vez mais complexo. Como ocorre com outras intervenções de saúde pública, os esforços nacionais e internacionais para promover o uso de vacinas dependem, em grande parte, da infraestrutura de saúde pública, do desenvolvimento econômico e da estabilidade política. Com o pensamento e o estabelecimento de prioridades corretos, até mesmo países de baixa renda podem atingir taxas notáveis de cobertura de vacinação para suas populações.

▶ Doença cardíaca coronariana e AVE

Estima-se que 17,3 milhões de mortes – ou 30% do total de mortes globais em 2008 – resultaram de várias formas de doença cardiovascular (DCV): doença cardíaca coronariana ou isquêmica, doença cerebrovascular ou AVE, hipertensão, insuficiência cardíaca e doença cardíaca reumática. Dessas, 7,3 milhões de mortes se deveram à doença cardíaca isquêmica, 6,2 milhões à doença cerebrovascular e outros 3,9 milhões à doença hipertensiva e outras condições cardíacas.[27,28] Pelo menos 20 milhões de pessoas sobrevivem a ataques cardíacos e AVEs por ano, com uma proporção significativa exigindo atenção clínica dispendiosa, o que representa uma enorme carga para os recursos de saúde de longo prazo. A DCV afeta pessoas na meia-idade, limitando o desenvolvimento socioeconômico não apenas para os indivíduos afetados, mas também para as famílias e nações. Grupos socioeconômicos menos favorecidos geralmente apresentam maior prevalência de fatores de risco, doenças e mortalidade em países desenvolvidos. Um padrão similar está emergindo conforme a epidemia de DCV amadurece também nos países em desenvolvimento.

As DCVs não são mais apenas um problema do mundo desenvolvido. Em 2005, cerca de 80% de todas as mortes por DCV no mundo inteiro ocorreram em países em desenvolvimento de baixa e média renda, e esses países foram responsáveis por mais de 86% da carga global de doença da DCV. Mais de 60% de todas as doenças cardíacas coronarianas ocorrem em países em desenvolvimento, parcialmente como resultado do aumento da longevidade, urbanização e mudanças de estilo de vida. Além disso, a DCV é responsável por 10% dos anos de vida ajustados por incapacidade (AVAIs) perdidos em países de baixa e média renda e por 18% em países de alta renda. Os AVAIs representam anos saudáveis perdidos e indicam a carga total de uma doença, em oposição a simplesmente a morte resultante. Projeta-se que a carga global da doença cardíaca coronariana crescerá de 46 milhões de AVAIs em 1990 para 82 milhões em 2020. O aumento na prevalência de DCV reflete uma combinação significativa de hábitos alimentares não saudáveis, aumento no consumo de tabaco no mundo todo e redução dos níveis de atividade física como resultado da industrialização, urbanização, desenvolvimento econômico e globalização do mercado de alimentos.[7,28]

Mais de metade das mortes e incapacidades de doença cardíaca e AVE por ano pode ser reduzida com uma combinação de esforços nacionais simples e custo-efetivos e ações individuais para diminuir fatores de risco importantes, como pressão arterial alta, diabetes melito, colesterol alto, obesidade e tabagismo. A obesidade é uma das mais novas epidemias globais, especialmente em países desenvolvidos e transicionais. Devido à associação da obesidade com DCV e diabetes, o controle da obesidade e a perda de peso devem ser considerados uma importante estratégia global para melhorar a saúde e o bem-estar de pessoas no mundo todo.

A OMS, em colaboração com o CDC, atualmente trabalha para oferecer informações que possibilitem ações para desenvolver e implementar políticas nacionais e internacionais apropriadas relacionadas à epidemia global de ataque cardíaco e AVE. Como parte desses esforços, a OMS produziu *The Atlas of Heart Disease and Stroke* (Atlas de Doenças Cardíacas e Acidente Vascular Encefálico),[28] que aborda o problema da doença cardíaca e do AVE em formato claro e acessível para uma grande audiência. Esse material de referência valioso foi planejado para uso de gestores, organizações nacionais e internacionais, profissionais de saúde e público em geral. Esse atlas pitoresco é dividido em seis partes: as DCVs, os fatores de risco, a carga, a ação, o futuro e o passado e as tabelas mundiais.[28]

No Ocidente, os principais marcos no manejo de *angina pectoris* e ataque cardíaco, incluindo intervenções caras ou invasivas, como angiografia diagnóstica da coronária, terapia trombolítica, estatinas, medicamentos bloqueadores do receptor de plaquetas IIb/IIIa, angioplastia percutânea transluminal da coronária, colocação de *stent* na artéria coronária, cirurgia de derivação do miocárdio e dispositivos para assistir o ventrículo, resultaram em impressionantes declínios na mortalidade dessas condições nas últimas duas décadas. A tecnologia futura tem ainda mais promessas para o tratamento de DCV. No entanto, esses serviços diagnósticos e terapêuticos são amplamente inacessíveis para a maioria das populações que vivem na Ásia, África e América Latina. Não importa quais avanços sejam feitos na medicina de alta tecnologia, importantes reduções globais em mortes e deficiências causadas pela DCV apenas virão de medidas preventivas envolvendo a modificação dos fatores de risco – não da cura. Os métodos mais custo-efetivos de redução do risco são intervenções para toda a população combinando políticas efetivas econômicas, educacionais e de saúde ampla e programas que enfatizem a redução do consumo alimentar de gorduras, cessação do tabagismo e restrição do sal.

▶ HIV/AIDS

Muito progresso foi feito desde o início da década de 1980 na melhoria da nossa compreensão da etiologia, epidemiologia, história natural e tratamento de HIV/AIDS. Esforços globais para combater a disseminação da AIDS também se tornaram mais organizados e coordenados. Na última década, mais recursos financeiros e farmacológicos se tornaram disponíveis a organizações governamentais e não governamentais internacionalmente. Por exemplo, em 2004, apenas 700 mil pessoas em países de baixa e média renda tiveram acesso ao tratamento antirretroviral, mas o número em 2011 aumentou para 8 milhões (Figura 1-3). Desde 2001, a incidência de HIV caiu em 22 países na África subsaariana e em 33 países ao redor do mundo. Além disso, o número total de mortes relacionadas à AIDS no mundo caiu de 2,2 milhões, em 2005, para 1,8 milhão, em 2010. No mundo desenvolvido, a disponibilidade do tratamento antirretroviral levou a uma queda significativa na morbidade, incapacidade e mortalidade resultante de AIDS. Por exemplo, a combinação de dose fixa de dois medicamentos antirretrovirais, tenofovir e entricitabina, está sendo usada de maneira efetiva para tratar e prevenir infecções por HIV. A combinação dos dois agentes em um comprimido reduz o custo da pílula e aumenta a adesão com a terapia antirretroviral.

Nos primeiros dias dessa pandemia, um paciente não poderia esperar viver mais de seis meses depois de ser diagnosticado com AIDS. Agora, a maioria dos pacientes que têm acesso ao tratamento adequado pode ter a expectativa de viver durante muitos anos, se não o período inteiro de vida. Fora o tratamento e manejo efetivos da doença, a meta real é o desenvolvimento e a disponibilidade disseminada de uma vacina. O uso de microbicidas tópicos em mulheres tem obtido sucesso profilático limitado. No entanto, seu uso disseminado representa muitos desafios práticos e culturais.[15-17]

De acordo com dados da UNAIDS, no final de 2010, estimava-se que 34 milhões de pessoas no mundo estavam vivendo com HIV, o que representa um aumento de 17% comparado com os dados de 2001. Esse aumento se deve, em grande parte, ao melhor acesso de pacientes com AIDS à terapia antirretroviral.[16,17] O Relatório do Dia Mundial da AIDS de 2011 da UNAID estimou

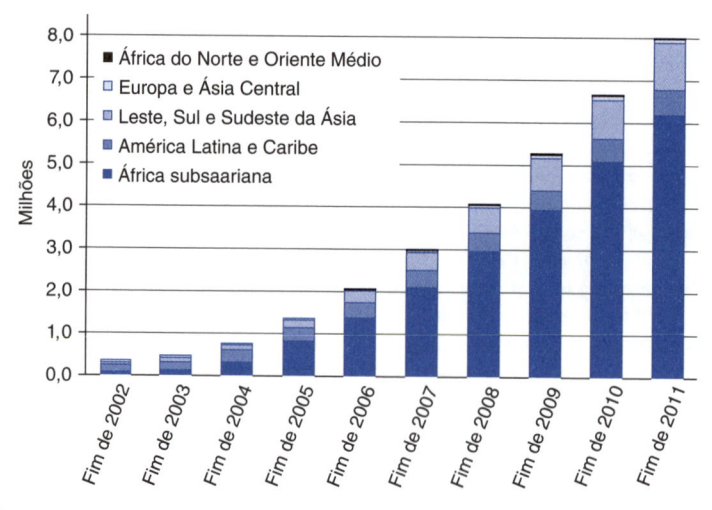

▲ **Figura 1-3** Número de pessoas que receberam terapia antirretroviral (TARV) em países de baixa e média renda, por região, 2002-2011. Organização Mundial da Saúde. *http://www.who.int/hiv/topics/treatment/data/em/index1.html.* (Reproduzida com permissão.)

que, desde 1997, 2,5 milhões de mortes haviam sido evitadas em países de baixa e média renda e, somente em 2010, 700 mil mortes relacionadas à AIDS foram evitadas. Em 2010, houve 2,7 milhões de novas infecções, incluindo 390 mil entre crianças. O número de novas infecções também caiu 21%, em comparação ao pico, em 1997. Porém, houve 7 mil novas infecções por dia em 2009, das quais 97% foram em países de baixa e média renda, e mil em crianças com menos de 15 anos. Notavelmente, entre 2001 e 2010, as mortes relacionadas à AIDS aumentaram dramaticamente, de 7.800 para 90 mil na Ásia Central e Europa Oriental e de 24 mil para 56 mil no leste da Ásia. Além disso, o número de mortes relacionadas à AIDS no Oriente Médio aumentou 60% no mesmo período, de 22 mil para 35 mil.[7,15]

Desde 2004, a iniciativa Global de AIDS dos Estados Unidos, também conhecida como Plano de Emergência Presidencial para Alívio da AIDS (PEPFAR), disponibilizou mais de 30 bilhões de dólares para combater a epidemia global de HIV/AIDS. O programa funciona em parceria com os governos nacionais e o setor privado em mais de 30 países ao redor do mundo, mas principalmente na África e no Caribe. Apesar das muitas controvérsias a respeito do PEPFAR, até o final de 2008, estima-se que a iniciativa tenha sustentado, pelo menos parcialmente, o tratamento antirretroviral para mais de 2 milhões de pessoas, evitando a infecção de 240 mil recém-nascidos e 1,1 milhão de mortes no mundo todo.[29,30]

A epidemia de HIV/AIDS tornou-se um obstáculo importante na luta contra a fome e a pobreza em países em desenvolvimento. Como a maioria das pessoas infectadas pelo HIV com AIDS é composta de adultos jovens que normalmente trabalham em colheitas agrícolas, a produção de alimentos caiu drasticamente em países com altas taxas de prevalência de HIV/AIDS. Em metade dos países na África subsaariana, estima-se que o crescimento econômico *per capita* esteja caindo entre 0,5 e 1,2% por ano como resultado direto da AIDS. Adultos infectados também deixam para trás crianças e parentes idosos com poucos meios de se sustentarem. Em 2003, 12 milhões de crianças ficaram órfãs na África subsaariana, um número que aumentou para 14,8 milhões em 2010.[31] Desde que a epidemia começou, 30 milhões de pessoas morreram de AIDS e mais de 18 milhões de crianças perderam pelo menos um dos pais para a doença. A expressão da UNICEF *lares comandados por crianças*, que significa menores que foram feitos órfãos pelo HIV/AIDS e que criam seus irmãos, ilustra a gravidade da situação.[31,32] Aproximadamente 68% dos 34 milhões de pessoas infectadas por HIV no mundo hoje vivem na África subsaariana.

▶ Pobreza e fome no mundo

A fome é a manifestação mais extrema da pobreza, quando indivíduos ou famílias não são capazes de suprir sua necessidade mais básica de alimento. Manifesta-se de muitas outras maneiras além da fome e da falta de alimentos. A subnutrição afeta negativamente a saúde, a produtividade e a sensação de esperança e bem-estar geral das pessoas. A falta de comida pode prejudicar o crescimento, aumentar a suscetibilidade a doenças, retardar o pensamento, aumentar o consumo de energia, prejudicar o desenvolvimento fetal e contribuir para o retardo mental. Economicamente, a garantia constante de alimento consome tempo e energia valiosos, deixando menos tempo para trabalho e geração de renda. Socialmente, a falta de alimento acaba com relacionamentos e causa vergonha, de forma que os mais necessitados de apoio, com frequência, são os menos capazes ou menos dispostos a buscá-lo.[33] Estima-se que, a cada dia, mais de 16 mil crianças morrem de causas relacionadas à fome (uma criança a cada 5 segundos).

A má nutrição e as deficiências calóricas fazem com que quase 1 em cada 3 pessoas morra prematuramente ou apresente incapacidades, de acordo com a OMS.[34] Gestantes, lactantes e crianças estão entre os grupos em maior risco de desnutrição. A cada ano, quase 11 milhões de crianças morrem antes de seu quinto aniversário. Quase todas essas mortes ocorrem em países em desenvolvimento, três quartos deles na África subsaariana e no sul da Ásia, as duas regiões que também sofrem das maiores taxas de fome e desnutrição. A maioria dessas mortes é atribuível não à inanição em si, mas a doenças que afligem, de maneira oportunista, crianças vulneráveis com as defesas enfraquecidas pela fome. Por ano, mais de 20 milhões de bebês com baixo peso nascem em países em desenvolvimento. Esses bebês apresentam maior risco de morrer na infância, e aqueles que sobrevivem costumam sofrer de deficiências físicas e cognitivas por toda a vida.

As quatro doenças mais comuns da infância são diarreia, doença respiratória aguda, malária e sarampo. Todas podem ser prevenidas e tratadas. Ainda assim, a pobreza interfere com o acesso das pessoas às imunizações e aos medicamentos. A subnutrição crônica sobreposta ao tratamento inadequado aumenta muito o risco de morte de uma criança. No mundo em desenvolvimento, 27% das crianças com menos de 5 anos estão moderada a gravemente abaixo do peso, 10% estão extremamente abaixo do peso, 10% estão moderada a gravemente abaixo do peso para a altura, e alarmantes 31% estão gravemente raquíticas ou extremamente abaixo da altura normal para a idade.[35]

Proclamando que estar livre da fome e má nutrição é direito inalienável de todos os homens, mulheres e crianças, os delegados da Conferência Mundial de Alimentação, em 1974, haviam estabelecido uma meta para erradicar a fome, insegurança alimentar e desnutrição em uma década. Em 1996, na Cúpula Mundial da Alimentação, em Roma, foi estabelecida uma meta para reduzir o número de pessoas desnutridas no mundo de 800 milhões para 400 milhões, até o ano 2015.[36,37] Endossados por 189 países em 2000, os Objetivos de Desenvolvimento do Milênio da OMS, a serem atingidos até 2015, incluem a redução pela metade do 1,2 bilhão de pessoas no mundo que vive com menos de US$ 1 por dia e dos 852 milhões de pessoas que sofrem de fome diariamente.

O Instituto Internacional de Política e Pesquisa de Alimentação observou que o mundo enfrenta uma nova economia de alimentação, que provavelmente envolve preços de alimentos mais altos e voláteis. Depois da crise do preço dos alimentos em 2007-2008, os preços começaram a subir novamente em junho de 2010, com os preços internacionais do milho e trigo quase dobrando até maio de 2011. O pico ocorreu em fevereiro de 2011, com uma alta que foi ainda mais pronunciada do que a de 2008, de acordo com o índice de preços da Organização de Alimentos e Agricultura das Nações Unidas. Em geral os preços das *commodities* específicas são ajustados pela inflação; no entanto, o pico de preço de 2011 não atingiu os níveis de 2008 (Figura 1-4). Como os preços de alimentos subiram, a situação da fome mundial piorou, conforme testemunhado pela fome no chifre da África em 2011-2012, resultante de uma seca prolongada.

Em 2005, o número de pessoas em regiões em desenvolvimento que viviam com menos de US$ 1,25 por dia era 1,4 bilhão, e estima-se que, em 2015, 920 milhões de pessoas no mundo todo estarão vivendo abaixo da Linha Internacional de Pobreza de US$ 1 por dia. Mais de metade (51%) da população da África subsaariana e 39% no sul da Ásia em 2005 viviam com menos de US$ 1,25 por dia. A crise financeira global que começou em 2008 na América do Norte e Europa também afetou gravemente os países em desenvolvimento devido a um declínio nas exportações, no comércio e em investimentos, o que levou à pobreza extrema 64 milhões de pessoas no mundo todo. Em 2005, 1,5 bilhão de pessoas no mundo trabalhavam como autônomas ou trabalhadores familiares sem renda. No período de 2005 a 2007, 16% da população mundial (830 milhões de pessoas) e 26% da população da África subsaariana estavam desnutridos; 1 em cada 4 crianças nos países em desenvolvimento estava abaixo do peso. Crianças em áreas

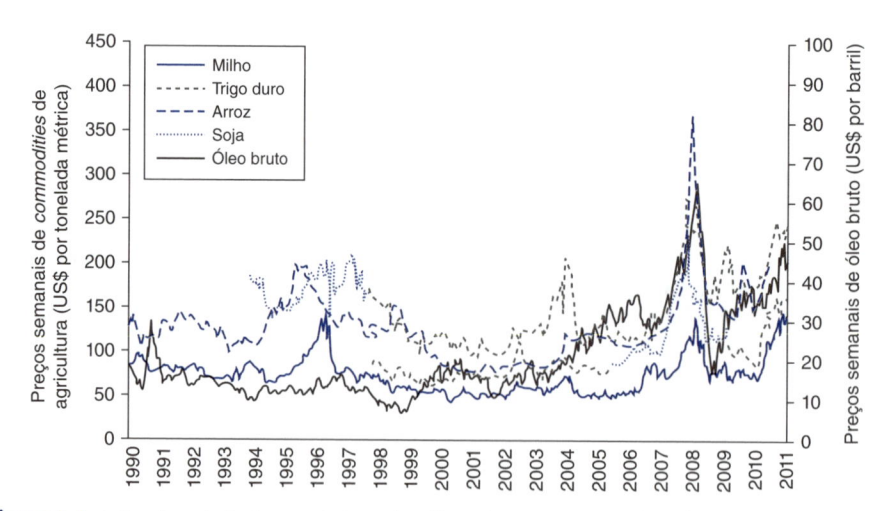

▲ **Figura 1-4** Ações dos principais exportadores de milho, trigo e arroz, 2008. *http://www.ifpri.org/node/8436*. (Reproduzida com permissão de *Torero M. "Food Prices: Riding the Rollercoaster." No Relatório da Política Global de Alimentos de 2011, Figura 1. Washington, DC: International Food Policy Research Insitute, 2011.*)

rurais apresentam probabilidade duas vezes maior de serem desnutridas do que em áreas urbanas. No entanto, há um lampejo de esperança resultante de melhorias observadas em alguns países em desenvolvimento. Por exemplo, o Relatório de ODM de 2010 observou que a pobreza na China cairá para apenas 5% da população em 2015 e, na Índia, de 51% em 1990 para 24% em 2015. Além disso, projeta-se que, globalmente, até 2015, o número de pessoas em pobreza extrema diminuirá em 188 milhões.[38]

▶ Mortalidade materna e infantil

Há cem anos, a maioria dos partos e intervenções cirúrgicas ao redor do mundo era realizada sem medidas de saneamento e antissepsia adequadas. Como resultado, um grande número de mortes maternas era causado por sepse após o parto ou aborto ilegalmente induzido, e as mortes restantes eram atribuídas principalmente à hemorragia e toxemia. As complicações da gestação e parto ainda são uma importante causa de morte e incapacidade entre mulheres em idade reprodutiva nas regiões mais pobres do mundo.[39,40] Sangramento grave, infecções, abortos inseguros e doenças hipertensivas (pré-eclâmpsia e eclâmpsia) são responsáveis por 70% das mortes maternas no mundo. A cada ano, mais de 136 milhões de mulheres no mundo todo – das quais 16 milhões são meninas entre 15 e 19 anos – dão à luz, e 20 milhões delas apresentam doenças relacionadas à gestação e ao parto, incluindo infecção, anemia, fístula, incontinência e depressão.

Estima-se que 287 mil mulheres, quase 800 por dia, tenham morrido no mundo todo, em 2010, de causas maternas, e 99% dessas mortes ocorreram em países em desenvolvimento. O número de mortes em 2010 representa um declínio de 47% das 543 mil mortes maternas estimadas em 1990. A África subsaariana e o sul da Ásia foram responsáveis por 85% das mortes maternas em 2010, com a Índia e Nigéria, sozinhas, sendo responsáveis por um terço de todas as mortes maternas, e 40 países apresentando taxas de 300 ou mais mortes maternas em cada cem mil nascidos vivos. No mesmo ano, o Chade e a Somália apresentaram taxas extremamente altas de mil ou mais mortes maternas em cada cem mil nascidos vivos. Atualmente, apenas 23 dos 181 países estão a caminho de atingir o Objetivo de Desenvolvimento do Milênio das Nações Unidas de reduzir a mortalidade materna global em 75% entre 1990 e 2015. Os ganhos mais importantes foram em países como a China, onde a taxa de mortalidade materna caiu de 87, em 1990, para 40, em 2008, o Vietnã, onde caiu de 158 para 64, e a Bolívia, onde caiu de 439 para 180 no mesmo período.

Como no resto do mundo, a mortalidade materna diminuiu dramaticamente nos Estados Unidos nos últimos cem anos. Porém, os ganhos não mantiveram o passo desde 1990, e as disparidades entre grupos raciais e socioeconômicos continuaram a persistir no século XXI. A taxa de mortalidade materna nos Estados Unidos relatada para 1987 era 6,6 para cada cem mil nascidos vivos, enquanto em 2007, o ano mais recente para o qual há dados disponíveis do CDC, a taxa foi relatada como 12,7 mortes para cada cem mil nascidos vivos. Entre mulheres negras não hispânicas, a taxa foi 28,4, enquanto para mulheres brancas, foi 10,5.

As justificativas para o risco materno costumam ser baseadas na juventude. As mulheres com déficit estrutural pela má nutrição crônica são vulneráveis a parto distócico. A anemia predispõe a hemorragia e sepse durante o parto e foi implicada em pelo menos 20% das mortes maternas pós-parto na África e Ásia. O risco do parto é ainda maior para mulheres que foram submetidas à mutilação genital; estima-se que 2 milhões de meninas sejam mutiladas por ano. A má educação obstétrica e as práticas inadequadas de parto são responsáveis, principalmente, pelos altos números de mortes maternas, cuja maioria pode ser evitada. Em muitos países de baixa renda, os serviços obstétricos são supridos, em geral, por profissionais de treinamento deficiente ou sem treinamento. Por exemplo, na República da África Central, apenas 44% dos bebês nascem com auxílio de atendentes capacitados. A maioria dos partos ocorre em casa, com assistência de parteiras ou auxiliares de parto tradicionais. Em grande parte do mundo, o acesso consistente à atenção pré-natal e pós-natal, que beneficia a mãe e o bebê, é inadequado ou ausente.

A mortalidade infantil está intimamente relacionada à pobreza e à falta de educação, e mais de um terço das mortes de crianças com menos de 5 anos está relacionado à desnutrição.[41] É importante enfatizar que foi feito um progresso considerável na redução da mortalidade infantil desde 1990, com o número de mortes de crianças com menos de 5 anos reduzido de quase 12 milhões para 6,9 milhões em 2011, uma queda de 41% (Figura 1-5). No entanto, os números para 2011 ainda indicam as mortes, em grande parte evitáveis, de 19 mil crianças no mundo todos os dias, ou 51 mortes em cada mil nascidos vivos globalmente.[41] De modo

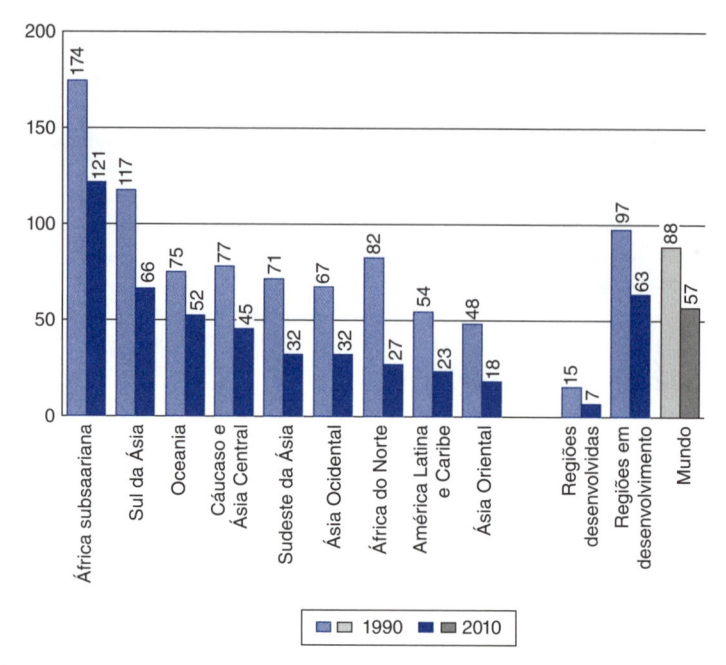

▲ **Figura 1-5** A mortalidade antes dos 5 anos de idade (mortes em cada mil nascidos vivos) declinou em todas as regiões entre 1990 e 2010. http://www.childinfo.org/files/Child_Mortality_Report_2011.pdf. (Reproduzida com permissão.)

similar às tendências na taxa de mortalidade materna, grande parte da melhoria na mortalidade de crianças com menos de 5 anos ocorreu no Leste da Ásia, África do Norte, América Latina e no Caribe, com uma redução de mais de 50% na mortalidade em menores de 5 anos. Nessas regiões, o crescimento econômico, melhor nutrição e melhor acesso à saúde ajudaram a promover as melhorias na sobrevida infantil (Tabela 1-4). No entanto, na África subsaariana, 1 em cada 9 crianças e, no sul da Ásia, 1 em cada 16 crianças morrem antes dos 5 anos de idade. Esse é um contraste intenso com países desenvolvidos, onde a taxa é de 1 morte em cada 152 crianças com menos de 5 anos. No lado positivo, a taxa de declínio na mortalidade com menos de 5 anos na África subsaariana foi muito mais rápida nas duas últimas décadas, com a duplicação da taxa entre 1990 e 2000 e 2000 e 2011. Uma estimativa diz que quase metade de todas as mortes em menores de 5 anos agora ocorre em apenas cinco países: Índia, Nigéria, República Democrática do Congo, Paquistão e China. A maioria dessas mortes se deve à pneumonia (18%), complicações do parto prematuro (14%), diarreia (11%), complicações durante o parto (9%) e malária (7%). Porém, a taxa de mortalidade em menores de 5

anos de idade em cada mil nascidos vivos, conforme estimada pelo Banco Mundial para 2011, foi maior para Serra Leão (185), Somália (180), Mali

Tabela 1-4 Intervenções médicas e ambientais que contribuíram para o declínio da mortalidade infantil no século XX

Melhorias nos padrões de vida
Redução das doenças que podem ser prevenidas por vacinas
Controle das doenças transmitidas por meio do leite
Melhorias na nutrição
Declínio das taxas de fertilidade
Maior espaço entre partos
Avanços na medicina clínica
    Descoberta de antibióticos e terapias de fluidos e eletrólitos
    Avanços tecnológicos na medicina neonatal
Melhorias no acesso à saúde
Aumentos na vigilância e no monitoramento de doenças
Posicionamento dos bebês deitados de costas
Regionalização dos serviços perinatais
Melhorias nos níveis de educação

(176) e Chade (169). Em contraste, o número de mortes em menores de 5 anos em muitos dos países desenvolvidos, como Japão, Finlândia, Cingapura, Alemanha, França, Dinamarca e Bélgica, foi apenas entre 3 e 4 mortes em cada mil nascidos vivos.

A taxa de mortalidade infantil nos Estados Unidos declinou mais de 90% desde 1915 até 1997, para 7,2 em cada mil nascidos vivos. A taxa de mortalidade infantil em 2010 era 6,14 mortes em cada mil nascidos vivos, o que representa uma redução de 3,9% da taxa de 6,39 em 2009. Entre 1958 e 2010, com exceção de 2002 e 2005, a taxa de mortalidade infantil nos Estados Unidos declinou ou permaneceu a mesma, a cada ano sucessivo. Infelizmente, para bebês negros, a taxa de mortalidade em 2010 era 11,6, em comparação a 5,19 para bebês brancos.

A conquista do ODM4 envolve a redução da mortalidade em menores de 5 anos de idade em dois terços entre 1990 e 2015. No entanto, quase cem países, incluindo mais de 40 na África subsaariana, não estão no caminho de atingir esse objetivo (Tabela 1-5). Na realidade, esse ODM está atrasado em relação a todos os outros ODMs, particularmente na Oceania, África subsaariana e Ásia Central ou sul da Ásia. As melhorias nos serviços de saúde pública, incluindo água potável segura, melhor saneamento e educação, são críticas para a sobrevida infantil no mundo todo. (Veja o Capítulo 4 para mais informações sobre mulheres e crianças.)

▶ Obesidade

Nas últimas três décadas, as taxas de obesidade, definida como índice de massa corporal (IMC) de 30 kg/m^2 ou mais, em muitos países desenvolvidos, aumentaram até o ponto em que a obesidade está se tornando um problema tão grave quanto a desnutrição na maioria dos países em desenvolvimento. Até 1980, menos de 10% da população na maioria das nações desenvolvidas eram obesos. Entre 1980 e 2008, a prevalência global de obesidade quase dobrou. As projeções indicam que 2 de 3 pessoas em alguns dos países da Organização para Cooperação e Desenvolvimento Econômico (OCDE) estarão obesas ou acima do peso até 2020. Os dados da OCDE para 2003 mostraram que 30,6% da população dos Estados Unidos e 24,2% do México estavam obesos. Além disso, as mulheres em todos os países apresentaram maior probabilidade de obesidade do que os homens.

Em 2008, mais de 40 milhões de crianças em idade pré-escolar e 1,4 bilhão de adultos no mundo todo estavam acima do peso (IMC 25 kg/m^2 ou mais), e mais de 500 milhões (12% da população global) estavam obesas. Todos os anos, 2,8 milhões de pessoas morrem como resultado direto de estarem acima do peso ou obesas. Além disso, 44% dos casos de diabetes, 23% de doença cardíaca isquêmica e de 7 a 41% de alguns cânceres são atribuídos ao excesso de peso ou à obesidade. Globalmente, 1 a cada 6 adultos está obeso, 1 de 3 está hipertenso e 1 entre 10 está diabético. Em média, pessoas severamente obesas apresentam probabilidade de morrer de 8 a 10 anos mais cedo do que pessoas de peso normal, e o risco de morte aumenta em 30% em cada 15 quilos extras de peso corporal. Em termos de custos para a sociedade, acredita-se que a obesidade seja de 1 a 3% responsável pelos custos de saúde na maioria dos países e de 5 a 10% nos Estados Unidos. Além disso, uma pessoa obesa ganha até 18% menos em um ano do que uma pessoa de peso normal, mas tem despesas 25% maiores com a saúde.[42] Estudos também mostram uma associação entre obesidade na infância, baixa autoestima e desempenho acadêmico inferior.[43-45]

Em alguns dos países da OCDE, a epidemia de obesidade diminuiu ou estabilizou nos últimos três anos.[42] Essas mudanças podem ser atribuídas a um número de fatores, incluindo medidas mais agressivas de saúde pública e maior conscientização do público. Um exemplo de iniciativas de políticas planejadas para obter desfechos de saúde pública é o crescente interesse entre países desenvolvidos em cobrar impostos mais altos sobre alimentos com alto teor de açúcar e gordura.

Para lidar com essa epidemia global de obesidade, estratégias abrangentes envolvendo a comunidade e ambientes de apoio são fundamentais. As evidências mostram que políticas sociais e econômicas, nacional e internacionalmente, afetam os hábitos alimentares e os padrões de atividade física. Portanto, a política pública multissetorial baseada na população é crítica para a prevenção e contenção da epidemia de obesidade. Nos Estados Unidos, o programa *Let's Move*, liderado pela Primeira Dama Michelle Obama, está começando a ter algum impacto. Perto de 500 comunidades no país todo inscreveram-se na iniciativa *Let's Move Cities and Towns* e assumiram o compromisso de provocar mudanças saudáveis em suas comunidades. Várias organizações, como a Academia Americana de Pediatria, garantiram seu apoio a esse programa e estão ajudando a disseminar a mensagem, solicitando que a totalidade de seus médicos façam rastreamentos de IMC durante as consultas infantis. Outras organizações, incluindo a Liga Nacional de Futebol Americano, a Liga Nacional de Hóquei e a

Tabela 1-5 Níveis e tendências da taxa de mortalidade em menores de 5 anos, por região dos Objetivos de Desenvolvimento do Milênio, entre 1990 e 2010 (mortes em cada mil nascidos vivos)

Região	1990	1995	2000	2005	2009	2010	Alvo ODM 2015	Declínio (porcentagem) 1990-2010	Taxa anual média de redução (porcentagem) 1990-2010	Progresso em 2010 para o alvo do Objetivo de Desenvolvimento do Milênio 4
Regiões desenvolvidas	15	11	10	8	7	7	5	53	3,8	A caminho
Regiões em desenvolvimento	97	90	80	71	64	63	32	35	2,2	Progresso insuficiente
África do Norte	82	62	47	35	28	27	27	67	5,6	A caminho
África subsaariana	174	168	154	138	124	121	58	30	1,8	Progresso insuficiente
América Latina e Caribe	54	44	35	27	22	23	18	57	4,3	A caminho
Cáucaso e Ásia Central	77	71	62	53	47	45	26	42	2,7	Progresso insuficiente
Leste da Ásia	48	42	33	25	19	18	16	63	4,9	A caminho
Excluindo a China	28	36	30	19	18	17	9	39	2,5	A caminho
Sul da Ásia	117	102	87	75	67	66	39	44	2,9	Progresso insuficiente
Excluindo a Índia	123	107	91	80	73	72	41	41	2,7	Progresso insuficiente
Sudeste da Ásia	71	58	48	39	34	32	24	55	4,0	A caminho
Oeste da Ásia	67	57	45	38	33	32	22	52	3,7	A caminho
Oceania	75	68	63	57	53	52	25	31	1,8	Progresso insuficiente
Mundo	88	82	73	65	58	57	29	35	2,2	**Progresso insuficiente**

Fonte: Reproduzida com autorização de http://www.childinfo.org/files/Child_Mortality_Report_2011.pdf. Copyright Childinfo, UNICEF.

principal liga de beisebol, estão apoiando esforços para promover atividade física e mudanças ativas de estilo de vida.

▶ Vício

O dicionário Merriam-Webster *on-line* define o vício como "*a necessidade e uso compulsivos de uma substância formadora de hábito (como heroína, nicotina ou álcool) caracterizados pela tolerância e por sintomas fisiológicos bem-definidos na retirada*" ou, mais amplamente, como "*o uso compulsivo persistente de uma substância que o usuário sabe ser nociva.*" Com frequência, o termo é usado no contexto limitado de dependência física de uma substância alteradora do ânimo, como cocaína, heroína, nicotina ou álcool, mas, na realidade, um indivíduo pode criar dependência fisiológica, psicológica, comportamental ou emocional de praticamente qualquer coisa; o jogo é um tipo de vício sem substância.

Para ilustrar a magnitude do problema do uso do álcool e de abuso de drogas ilícitas no mundo, estima-se que cerca de 2 bilhões de pessoas consumam bebidas alcoólicas no mundo todo e 76,3 milhões apresentem um transtorno diagnosticável de abuso do álcool. Todos os anos, cerca de 2,5 milhões de pessoas, incluindo 320 mil jovens entre 15 e 29 anos, morrem por abuso do álcool. Na verdade, o abuso do álcool é responsável por 9% das mortes globais no grupo etário entre 15 e 29 anos, resulta na perda de 58,3 milhões de AVAIs e está causalmente relacionado a mais de 60 doenças e lesões, incluindo de 20 a 30% dos casos de câncer no esôfago, câncer no fígado, cirrose hepática, homicídios, convulsões epiléticas e acidentes com veículos motorizados.[46] Dados do CDC indicam que 1 em cada 13 gestantes relata consumir álcool e entre 0,2 e 1,5 casos de síndrome alcoólica fetal são relatados para cada mil nascidos vivos.[47]

A OMS também estima que pelo menos 15,3 milhões de pessoas no mundo tenham um problema de abuso de drogas. O Relatório Mundial de Drogas de 2012, publicado pelo Gabinete de Drogas e Crimes das Nações Unidas (UNODC, UN Office on Drugs and Crime), indica que, apenas em 2010, 230 milhões de pessoas no mundo, ou 1 em 20 adultos, usaram uma droga ilícita pelo menos uma vez. O número estimado de indivíduos com problema de abuso de substâncias é aproximadamente 27 milhões, e cerca de 200 mil pessoas morrem, por ano, como resultado do uso de drogas ilícitas.[48] Entre os usuários de drogas injetáveis, 20% são infectados por HIV, 47% têm hepatite C e 15% têm hepatite B. O UNODC relata que as drogas ilícitas mais utilizadas são a maconha e estimulantes do tipo anfetamina, incluindo *ecstasy*. Em 2010, o número global estimado de usuários dessas substâncias foi de 119 a 224 milhões e 14 a 52 milhões, respectivamente. A produção, a distribuição e o uso de drogas ilícitas estão intimamente associados ao crime, prostituição, tráfico humano, rompimento socioeconômico, destruição de florestas e terras para agricultura, carga sobre os sistemas de saúde e separação de famílias no mundo todo.

Estudos de pesquisas demonstram consistentemente que as taxas de alcoolismo entre parentes de primeiro grau são muito maiores do que entre terceiros na população. Um estudo comparativo indicou que filhos de alcoólatras apresentam probabilidade 3 a 5 vezes maior de desenvolver alcoolismo do que filhos de não usuários de álcool. Estima-se que de 20 a 25% dos filhos de usuários de álcool e cerca de 5% das filhas se tornem usuárias de álcool. Da mesma forma, cerca de 20 a 25% dos irmãos de usuários de álcool e 5% das irmãs se tornem usuárias de álcool. Esses estudos oferecem evidências de que uma história familiar de alcoolismo representa o maior fator de risco conhecido para a doença.[49]

▶ Acidentes de trânsito e mortes

Os acidentes de trânsito são uma das principais causas de morte e lesões no mundo todo. O crescimento populacional, a rápida urbanização, infraestrutura deficiente e aumento do número de veículos em países de baixa e média renda tornam os acidentes de trânsito uma questão de saúde pública urgente. A cada ano, os acidentes tiram 1,3 milhão de vidas no mundo todo (mais de 3 mil por dia) e ferem ou incapacitam até mais 50 milhões.[50] Em pessoas entre 5 e 29 anos de idade, os acidentes de trânsito são a segunda maior causa de morte no mundo, e 90% deles ocorre em países de baixa e média renda. O impacto econômico negativo das batidas de carro é estimado entre 1 e 3% do produto interno bruto (PIB) dos respectivos países e globalmente atinge mais de US$ 500 bilhões por ano. Estudos anteriores mostraram que as taxas de causalidade e fatalidade nos países em desenvolvimento são muito maiores do que nos países desenvolvidos. Além disso, nos países do golfo do Oriente Médio, as taxas de lesão e morte são muito maiores do que nos países desenvolvidos, com níveis comparáveis de propriedade de veículos. Por exemplo, no Reino Unido e nos Estados Unidos, em 2004, houve 0,72 e 1,51 fatalidades no trânsito em cada cem milhões de quilômetros de veículos, respectivamente, enquanto os Emirados Árabes Unidos registraram desproporcionais 3,3 mortes em cada cem milhões de quilômetros.[51] Em 2011, Omã apresentou um total de 1.051 mortes em acidentes de trânsito, elevando a taxa de mortalidade no trânsito para cerca de 42 mortes em cada população de cem mil, muito mais do que a média global de 19 em cada cem mil pessoas. Mais de um terço daqueles que morreram tinham menos de 25 anos. O Global Status Report de 2009 da OMS estimou que, em números absolutos, a Índia, com 105.725 fatalidades, esteve no topo da lista, seguida pela China (96.611), Estados Unidos (42.642) e Rússia (35.972). No entanto, em termos da taxa de fatalidades em cada população de cem mil, os cinco países no topo da lista foram Eritreia (48,4), Ilhas Cook (45,0), Líbia (34,7), África do Sul (33,2) e Irã (32,2).

De acordo com a OMS, com 29 mortes em cada cem mil habitantes, a Arábia Saudita tem uma das mais altas taxas de mortalidade no trânsito no mundo.[52] As lesões no trânsito são agora a principal causa de morte para homens sauditas entre 16 e 36 anos de idade. Relatórios da mídia sugeriram que um terço de todos os leitos hospitalares no país são ocupados por vítimas de acidentes de trânsito a um custo anual estimado de US$ 7 bilhões.[53] A Diretoria Geral Saudita de Trânsito relatou, em 2008 e 2009, que 17 pessoas morreram em acidentes de trânsito todos os dias, com um número total de mortes de 6.485. Outros relataram, no começo da última década, que 81% das mortes e 20% da ocupação de leitos do Ministério da Saúde Saudita se deveram a acidentes de trânsito.[54]

As pesquisas na última metade de século forneceram uma clara compreensão das circunstâncias que envolvem as lesões de trânsito entre crianças e os fatores que influenciam a probabilidade de uma criança se ferir. O transporte sem cinto de segurança é a mais importante causa de morte entre crianças envolvidas em acidentes de trânsito. Nos Estados Unidos, em 2010, houve 30.196 acidentes fatais, com 32.885 mortes. Das 22.187 pessoas mortas em veículos de passageiros, 47,5% não estavam usando cinto de segurança, e das 291 crianças com menos de 5 anos que foram mortas, 26,5% não usavam dispositivos de segurança. Em contraste, dos 35.149 sobreviventes de acidentes fatais de veículos de passageiros, 74,4% usavam cinto de segurança e, entre 1.469 crianças com menos de 5 anos que sobreviveram, 85,1% usavam o cinto. Na maioria dos países em desenvolvimento, o uso de cintos de segurança de bebês e crianças ou cadeirinhas é ainda menor.

Durante as últimas décadas, o *design* e as características de segurança dos automóveis, como materiais que absorvem o impacto, cintos de segurança, cadeirinhas infantis voltadas para a traseira, *air bags*, alarmes e sinalizadores de velocidade, câmeras traseiras e sistemas de frenagem automáticos, diminuíram em grande parte o risco de morte e lesões resultantes de acidentes com automóveis no mundo todo. A implementação efetiva de regras de trânsito incluindo limites de velocidade e um melhor projeto de sistemas de estradas e rodovias também contribuiu substancialmente para a redução do número de acidentes em cada cem milhões de milhas* dirigidas. Nos Estados Unidos[55] em 2010, houve 1,09 fatalidade em cada cem milhões de milhas dirigidas e 32.885 mortes, em comparação a 1,46 fatalidade em cada cem milhões de milhas dirigidas e 43.510 mortes em 2005, representando uma redução de 26% nas mortes no trânsito durante o período de cinco anos.

A maior parte das mudanças positivas nas estatísticas de fatalidades em países desenvolvidos é atribuída a automóveis mais seguros e ao uso mais frequente de cintos de segurança. Acredita-se que o número de fatalidades seria ainda menor sem a distração na direção devido ao uso de telefones celulares e digitação de mensagens ao dirigir. Nos Estados Unidos, a Administração Nacional de Segurança do Trânsito em Rodovias estimou que, em 2010, 3.092 pessoas (9,4% de todas as fatalidades de trânsito) morreram devido a acidentes associados à distração na direção, e 12% (4.280 indivíduos) das fatalidades no trânsito foram entre pedestres. Em resposta aos altos números de lesões e fatalidades atribuídos ao comportamento dos pedestres e motoristas, foram tomadas medidas legislativas e políticas em vários estados. Por exemplo, 37 dos 50 estados americanos proibiram as mensagens em telefones celulares ou outros dispositivos eletrônicos; 10 estados tornaram ilegal o uso de telefones celulares ao dirigir (o uso de fones com sistemas de viva voz foi isento dessa regra). Em comparação, as fatalidades no trânsito também caíram de maneira estável nos últimos 10 anos na União Europeia (UE). Por exemplo, no Reino Unido, em 2010, apenas 1.905 pessoas morreram em fatalidades no trânsito, em comparação a 3.598 mortes em 2001, uma melhoria de 43%[56] (veja o Capítulo 13 para mais informações sobre lesões).

---

*N. de R.T. Uma milha equivale a 1,6093 km; portanto, cem milhões de milhas equivalem a 160.930.000 km.

Em 2010, a Assembleia Geral das Nações Unidas proclamou o período de 2011 a 2020 como sendo a Década de Ação para Segurança no Trânsito e, em 2011, a OMS, em parceria com a Colaboração para Segurança no Trânsito das Nações Unidas, produziu um documento de orientação para os estados membros com o objetivo de estabilizar e reduzir o número de fatalidades em acidentes de trânsito no mundo todo.

▶ Riscos ocupacionais e segurança no local de trabalho

A segurança no local de trabalho é uma grave preocupação global, já que uma força de trabalho formal constitui aproximadamente 50 a 60% da população de um país. Trabalhadores em muitas ocupações no mundo todo enfrentam muitos riscos. Em consequência, há leis específicas, protocolos, procedimentos e medidas de segurança em vários países para minimizar o nível de risco a que os trabalhadores são expostos. É responsabilidade de todos os envolvidos, incluindo os trabalhadores, empregadores, regulamentadores e agências de cumprimento da lei, cumprir suas obrigações profissionais, éticas e legais para garantir a segurança de todos os trabalhadores. Em reconhecimento da importância das questões de saúde ocupacional, em 1994,[31] os Centros de Colaboração em Saúde Ocupacional da OMS em 27 países adotaram uma proposta para uma Estratégia Global para *Occupational Health for All* (*Saúde ocupacional para todos*).[57] Da mesma forma, em 23 de maio de 2007, a 60ª Assembleia de Saúde Mundial da OMS endossou um Plano de Ação Global sobre a Saúde dos Trabalhadores do período de 2008 a 2017 e solicitou ao diretor geral da OMS a promoção da implementação desse plano de ação em níveis nacionais e internacionais. A Assembleia observou a existência de grandes lacunas entre e dentro dos países com respeito ao *status* de saúde dos trabalhadores e sua exposição aos riscos ocupacionais.[58]

As doenças e lesões relacionadas ao trabalho costumam estar associadas a equipamentos ou ambientes que expõem os indivíduos a riscos específicos. Assim, os trabalhadores em algumas ocupações estão em maior risco de doença e lesão do que outros. A lista de ocupações em alto risco de doenças ou lesões relacionadas ao trabalho inclui mineração, construção, agricultura, combate a incêndios, pesca comercial e transporte. Em alguns países, um ambiente de trabalho inseguro e a falta de proteção do trabalhador resultam em enormes quantidades de ônus desnecessário à saúde, sofrimento e perda econômica. Globalmente, o custo de lesões e mortes relacionadas ao trabalho foi estimado entre 4 e 5% do PIB.[59] O relatório da OMS sugere que até cem milhões de trabalhadores são feridos e 200 mil morrem por ano devido a acidentes e lesões relacionadas ao trabalho. As lesões e doenças ocupacionais são de preocupação muito maior em países em desenvolvimento, onde vivem 70% de todos os trabalhadores do mundo. Apesar dos muitos casos que não são relatados, a Organização Internacional do Trabalho estima que, a cada ano, 2,3 milhões de indivíduos morrem como resultado de acidentes e doenças relacionadas ao trabalho ao redor do mundo, e somente a exposição a materiais perigosos causa mais de 650 mil mortes. No geral, aproximadamente 340 milhões de acidentes ocupacionais envolvendo 160 milhões de vítimas ocorrem por ano.[60]

Nos Estados Unidos, dados do Conselho Nacional de Segurança de 1993 até 1997 indicam que as mortes por lesões não intencionais relacionadas ao trabalho caíram 90%, de 37 em cada cem mil trabalhadores para 4 em cada cem mil.[61,62] O número anual correspondente de mortes diminuiu de 14.500 para 5.100. Durante o mesmo período, a força de trabalho mais do que triplicou, de 39 milhões para aproximadamente 130 milhões. De acordo com o Gabinete de Estatísticas do Trabalho dos Estados Unidos, em 2010 houve 4.690 fatalidades relacionadas ao trabalho, que caíram de uma alta de 6.632 em 1994.[63] Das mortes em 2010, 40% foram relacionadas a acidentes de transporte, 16% envolveram contato com um objeto ou equipamento e 14% envolveram quedas (38% das quedas foram de escadas ou telhados). Infelizmente, agressões e violência no local de trabalho foram responsáveis por 18% das fatalidades em 2010. As lesões fatais no local de trabalho na indústria privada de mineração aumentaram em 74%, de 99 em 2009 para 172 em 2010 e de 12,4 em cada cem mil equivalentes a período integral (FTE, do inglês *full time equivalent*) de trabalhadores em 2009 para 19,9 em cada cem mil FTES em 2010. Desde 2007, as quedas fatais na indústria da construção privada nos Estados Unidos diminuíram 42%. Porém, os acidentes fatais relacionados a transporte envolvendo pedestres aumentaram. Os dados relatados pelo Gabinete de Estatísticas de Trabalho dos Estados Unidos indicam que a pesca comercial, com 116 e 129 mortes em cada cem mil trabalhadores em 2010 e 2008, respectivamente, foi a ocupação de maior risco.[63] Outras ocupações de alto risco são as dos lenhadores, pilotos de aeronaves, agricultores e mineradores. Nos últimos 2 e 3 anos, houve uma série de acidentes relacionados à mineração amplamente divulgada nos Estados Unidos, Chile, China, África do Sul, Austrália e Reino Unido.

▶ **Populações deslocadas e refugiadas**

De acordo com a Convenção das Nações Unidas sobre o Status de Refugiados, um refugiado é definido como uma pessoa que, "devido ao receio bem-fundamentado de ser perseguido por motivos de raça, religião, nacionalidade, participação de um grupo social em particular ou opinião política, está fora do país de sua nacionalidade e não pode ou, por causa desse receio, não está disposto a recorrer à proteção daquele país." Pessoas internamente deslocadas (PIDs) são pessoas que foram similarmente forçadas a sair de suas casas, mas não cruzaram uma fronteira internacionalmente reconhecida.

Devido a conflitos não resolvidos e crises de emergência recente em vários países, até o fim de 2001 havia 42,5 milhões de pessoas internamente deslocadas, incluindo 26,4 milhões de PIDs e 15 milhões de refugiados.[64-66] No mesmo ano, 22 países aceitaram 79.800 indivíduos para reassentamento. De acordo com o Centro de Monitoramento de Deslocamento Interno do Conselho de Refugiados da Noruega, em 2011 havia 26,4 milhões de PIDs no mundo.[66] Por exemplo, no Iraque, mais de um milhão de pessoas continuam em um estado de deslocamento interno prolongado. Com 3,9 milhões de PIDs em 2011 (fontes não governamentais ajustam o número em 5,3 milhões), a Colômbia foi o país com o maior número de PIDs no mundo. No Afeganistão, 60% dos milhões de PIDs são crianças. Os dados relatados pela Alta Comissão de Refugiados das Nações Unidas (UNHCR) indicam que, no começo de 2011, havia 10,5 milhões de refugiados no mundo todo. Além disso, 4,8 milhões de refugiados registrados continuam a viver em campos no Oriente Médio que foram estabelecidos em 1949 pela Agência de Trabalhos e Auxílio para Refugiados da Palestina das Nações Unidas no Oriente Próximo para cuidar dos palestinos deslocados.[65]

Além dos indivíduos anteriormente deslocados, os conflitos em vários países africanos e do Oriente Médio em 2011, incluindo Líbia, Síria, Sudão e Mali, causaram o deslocamento de mais de 4,3 milhões de pessoas, das quais quase 1 milhão fugiu para países vizinhos. Embora mais de metade dos refugiados no mundo estejam na Ásia e 20% estejam na África, em 2011 a África ainda era a região com o maior número de PIDs. O número de PIDs somente na África subsaariana foi 9,7 milhões, uma melhoria sobre o número de 11,1 milhões de PIDs nos anos anteriores. Juntas, mulheres e crianças somam aproximadamente 80% da população de refugiados.[67] O UNHCR relata que, em média, os refugiados passam 17 anos fora de seu país e atualmente mais de metade dos refugiados no mundo vivem em áreas urbanas.

O conflito interno que teve início no começo de 2011 na Síria havia resultado, no final de julho de 2012, no deslocamento interno de mais de 1 milhão de pessoas e incontáveis outros que fugiram do país e buscaram refúgio no Líbano, Turquia e Jordânia. Famílias e indivíduos anteriormente deslocados de países como Iraque, Afeganistão, Colômbia e República Democrática do Congo continuam a viver em estados temporários ou semipermanentes de reassentamento em terras estrangeiras, incluindo Irã, Jordânia, Paquistão e Quênia. Quase todos os refugiados originam-se de países em desenvolvimento e mais de 80% são abrigados por esses países. Em vez de acampados em áreas remotas e fronteiriças rurais, mais e mais refugiados e PIDs nos últimos anos têm vivido em áreas urbanas dos países de destino ou originários e, em muitos casos, foram absorvidos nas favelas e bairros mais pobres de grandes cidades como Cabul, Nairóbi, Cartum e Bogotá.

Os refugiados e PIDs enfrentam terríveis riscos econômicos, sociais e de saúde que acompanham o deslocamento forçado (Tabela 1-6). Os programas de auxílio têm como alvo as necessidades específicas de mulheres, crianças e adolescentes, refugiados mais velhos e grupos étnicos ou sociais em particular. Crianças desacompanhadas e aquelas com apenas um dos pais estão em maior risco, pois lhes falta proteção, atenção física e apoio emocional oferecido pela família.[68,69] A segurança e o bem-estar são especialmente difíceis na presença de elementos armados entre as populações deslocadas ou refugiadas. Além disso, muitos PIDs e refugiados autoassentados estão em países cujo governo é indiferente ou ativamente hostil às suas necessidades de assistência e proteção. Em pelo menos 13 países nos últimos anos, incluindo Mianmar, Sudão, Uganda e Zimbábue, as forças estaduais ou as milícias apoiadas pelo governo atacaram populações deslocadas e outras populações civis.

Ao acrescentar carga aos recursos locais, as PIDs e os refugiados representam vários desafios para as comunidades e países de destino, mas também para as agências de auxílio nacionais e internacionais. Agora, há um crescente reconhecimento da necessidade de integrar PIDs e refugiados aos sistemas de saúde existentes por suas necessidades

Tabela 1-6 Fatores que colocam os refugiados e as pessoas internamente deslocadas em risco de graves consequências de saúde pública e humanitária

Deslocamento e separação das famílias
Instabilidade social
Aumento da mobilidade
Violência sexual e baseada no sexo
Exploração e abuso (incluindo HIV/AIDS)
Pobreza e insegurança alimentar
Falta de acesso aos serviços de saúde, educação e assistência básica
Falta de informações de saúde apropriadas ao idioma e à cultura
Trabalho forçado ou escravidão
Recrutamento forçado por grupos armados
Tráfico
Abdução
Detenção e negação de acesso a procedimentos de asilo ou reunificação familiar

de saúde e encontrar novos mecanismos de financiamento, incluindo seguros de saúde. Um modelo experimental de seguro de saúde para os refugiados do Afeganistão foi recentemente introduzido no Irã, com resultados promissores em termos de quase 347 mil refugiados, 40% dos refugiados afegãos registrados no país, serem inscritos e receberem acesso à saúde de níveis secundário e terciário.[64]

▶ Crescimento populacional

A população humana aumentou no século XX em ritmo sem precedentes, de 1,6 bilhões para 6 bilhões. Em meros 13 anos, entre 1999 e 2011, a população mundial cresceu de 6 para 7 bilhões; oficialmente, cruzamos a marca dos 7 bilhões em 31 de outubro de 2011. Pela quarta vez nos últimos 50 anos, foram acrescentados 1 bilhão de pessoas à população mundial, em um período de 14 anos ou menos. A projeção de crescimento pelas Nações Unidas indica que, nesse ritmo, haverá 8 bilhões de pessoas no planeta até 2024 e mais de 9 bilhões até 2042.[36] Como a falta de educação, pobreza e dependência da mão de obra humana, em oposição a processos mecanizados de produção, estão intimamente relacionadas ao crescimento populacional, os países em desenvolvimento da África e Ásia foram os que apresentaram crescimento mais rápido da população. Em contraste, alguns dos países mais desenvolvidos da Europa, nos últimos anos, apresentaram crescimento negativo da população.

Nos próximos anos, o contínuo crescimento populacional será acompanhado por urbanização acelerada e migração internacional. Essas mudanças demográficas colocarão pressão enorme sobre os recursos humanos e a infraestrutura. A atividade humana não fiscalizada para explorar os recursos naturais para consumo humano já está cobrando um alto preço do meio ambiente em termos de poluição, desflorestamento e rápida diminuição da biodiversidade. Devido ao aumentos nos preços de *commodities* e alimentos e aos desafios de produtividade econômica nos últimos dez anos, os prognósticos para padrões de vida das massas pobres e vulneráveis no mundo em desenvolvimento são mais do que preocupantes.

Serão necessárias fortes medidas nacionais e internacionais para proteger e preservar os recursos naturais, incluindo água, terra, florestas e meio ambiente, para evitar as sombrias crises de piora da falta de alimentos, fome e pobreza. As características do crescimento populacional e evolução da demografia terão profundas implicações para os sistemas de saúde no século XXI. Nas décadas por vir, o envelhecimento da população na América, Japão, China, Índia e outros locais terá dramáticas ramificações sociais, de saúde e econômicas. A capacidade do mundo de se alimentar dependerá não apenas da produção de alimentos, mas também da distribuição de recursos e dos padrões de consumo humano.[11]

▶ Poluição ambiental

Poluição em ambientes internos

Mais de três bilhões de pessoas no mundo todo (42% da população total, 21% da população urbana e 76% da população rural em 2007) continuam a depender de combustíveis sólidos, incluindo combustíveis de carvão e biomassa, como lenha, esterco, palha e resíduos de agricultura para suas necessidades de energia. Dos mais de três bilhões de pessoas que contam com combustíveis sólidos, 0,4 bilhão utilizam carvão e 2,7 bilhões utilizam lenha, esterco animal e resíduos de colheitas.[70] Cozinhar e aquecer com combustíveis sólidos em fogo aberto ou fogões tradicionais resulta em altos níveis de poluição do ar em ambientes internos. Em unidades de habitação com pouca ventilação, os níveis internos de partículas pequenas podem ser cem vezes maiores do que os níveis aceitáveis. A fumaça de combustíveis sólidos em ambientes internos contém uma variedade de poluentes nocivos à saúde, como partículas pequenas, monóxido de carbono, óxidos nitrosos, óxidos sulfurosos (especialmente do carvão), formaldeído e carcinógenos (como benzo[a]pireno e benzeno). Quase dois milhões de mortes prematuras por ano, no mundo, são atribuídas a doenças relacionadas à poluição do ar em ambientes internos resultante do uso de combustíveis sólidos.[70]

Sabe-se que a matéria de partículas pequenas e outras substâncias na fumaça de combustíveis sólidos em ambientes internos afeta a capacidade de transportar oxigênio do sangue e causa inflamação das vias aéreas e dos pulmões. Evidências emergentes sugerem que a poluição do ar em ambientes internos em países em desenvolvimento também pode aumentar o risco de outros problemas de saúde importantes em adultos e crianças, incluindo asma, otite média e outras infecções de vias aéreas superiores, baixo peso ao nascer e mortalidade perinatal, TB, câncer na nasofaringe e laringe, catarata (cegueira) e DCV.

Além disso, fogueiras abertas e fogões de baixa qualidade aumentam o risco de queimaduras e lesões. A OMS relatou que 50% das mortes por pneumonia entre crianças com menos de 5 anos resultou da presença de partículas pequenas no ar de ambientes internos.[71] Há consistentes evidências de que a exposição à poluição do ar em ambientes internos pode levar a infecções respiratórias inferiores agudas (IRIAs), particularmente pneumonia, em crianças menores de 5 anos. Na realidade, as IRIAs são a causa mais importante de morte em crianças menores de 5 anos de idade e são responsáveis por pelo menos dois milhões de mortes por ano nesse grupo etário. A poluição do ar em ambientes internos resultante da queima de carvão também está relacionada à doença pulmonar obstrutiva crônica e a câncer de pulmão em adultos. Cerca de 1,5% dos cânceres de pulmão a cada ano são atribuídos a substâncias carcinogênicas no ar de ambientes internos carregados de fumaça.

De acordo com a OMS, a poluição do ar em ambientes internos é responsável por quase dois milhões de mortes, principalmente de mulheres e crianças, em países em desenvolvimento, e estima-se que cause 3,1% da carga geral de doença em países em desenvolvimento e 2,7% globalmente (Figura 1-6).[70] Na maioria das sociedades, são as mulheres que cozinham e passam tempo perto do fogo. Nos países em desenvolvimento, as mulheres muitas vezes são expostas a níveis muito altos de poluição do ar em ambientes internos durante 3 a 7 horas por dia ao longo de muitos anos. Crianças pequenas costumam ser carregadas nas costas da mãe enquanto cozinha. Como consequência, muitas crianças na primeira infância também são expostas a altos níveis de fumaça em ambientes internos. Claramente, algumas das regiões menos desenvolvidas do mundo contam, em grande parte, com o uso de combustíveis sólidos em nível doméstico, enquanto outras regiões fizeram uma transição quase completa para combustíveis mais limpos, como gás e eletricidade. Por exemplo, mais de 75% da população na Índia, China e países próximos e de 50 a 75% de pessoas em partes da América do Sul e África continuam a cozinhar com combustíveis sólidos. Essas diferenças no uso doméstico de combustíveis sólidos são refletidas, de maneira correspondente, na distribuição desigual da carga de doenças relacionadas à poluição do ar em ambientes internos, com a África, sudeste da Ásia e região do oeste do Pacífico assumindo o maior número de mortes. Mais de metade do total de AVAIs perdidos devido à exposição à poluição do ar em ambientes internos ocorre na África, enfatizando a necessidade urgente de intervenção. A OMS desenvolveu um Programa de Poluição do Ar em Ambientes Internos abrangente para apoiar os países em desenvolvimento. Muitos gestores afirmam que lidar com o problema da poluição do ar em ambientes internos ajudará a atingir os ODMs relacionados à mortalidade infantil e mater-

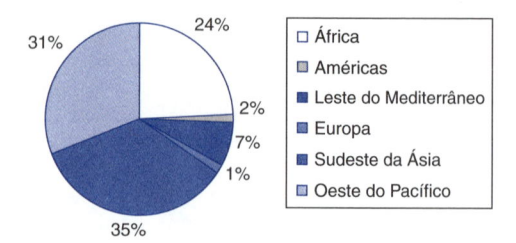

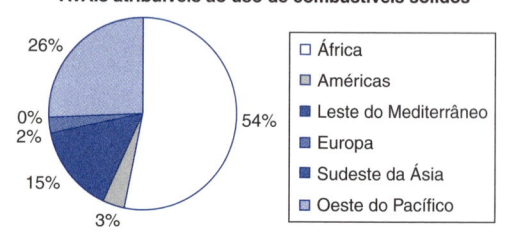

▲ **Figura 1-6** Mortes e anos de vida ajustados por incapacidade (AVAIs) atribuíveis ao uso de combustíveis sólidos. De *http://www.who.int/mediacentre/factsheets/fs292/en/* (Reproduzida com permissão.)

na (ODM 4 e 5), igualdade entre os sexos (ODM 3) e sustentabilidade ambiental (ODM 7).[70]

Poluição da água

Em 2008, 78% da população rural do mundo, mas apenas 48% da população rural na região da África, tinham acesso à água potável. O acesso ao saneamento era ainda menor, com apenas 45% da população rural global e 26% na região africana. Em países como Etiópia, República Democrática do Congo, Angola e Afeganistão, o acesso à água potável era de apenas entre 26 e 39%, e o acesso ao saneamento melhorado era entre 8 e 30%.[72] De acordo com algumas estimativas, a cada dia, dois milhões de toneladas de dejetos humanos são descartados nos cursos de água do mundo e, nos países em desenvolvimento, 70% dos resíduos industriais também são descartados nos cursos de água. Ao todo, a cada ano 6,36 milhões de toneladas de resíduos, incluindo esgoto municipal, lama, óleo e resíduos industriais são jogados nos oceanos do mundo.[73,74]

Uma parte significativa da carga de doenças relacionadas à água (em particular, doenças propagadas por agentes vetores relacionados à água) é atribuível à maneira com que os recursos hídricos são desenvolvidos e manejados. A agricultura é responsável por cerca de 70 a 90% do uso de água doce no mundo, e cerca de 7 a 8% de toda a energia produzida no mundo são usados para levantar, distribuir e tratar a água subterrânea e residual.[75] Em muitas partes do mundo, os efeitos adversos à saúde da construção de açudes, desenvolvimento de irrigação e controle de inundações incluem o aumento na incidência de malária, encefalite japonesa, esquistossomose, filariose linfática e outras doenças. Outras questões de saúde indiretamente associadas ao desenvolvimento de recursos hídricos incluem o *status* nutricional, a exposição a defensivos agrícolas e seus resíduos e acidentes/lesões.

Doenças infecciosas relacionadas à água são uma importante causa de morbidade e mortalidade no mundo todo. Para tratar o problema global de doenças transmitidas pela água, o Programa Água, Saneamento e Saúde da OMS concentra-se na qualidade da água potável, recursos hídricos e manejo de águas residuais em vários países. Entre 1972 e 1999, 35 novos agentes de doença foram descobertos, e muitos outros ressurgiram. Entre esses patógenos, há vários que podem ser transmitidos por meio da água. Os patógenos descobertos recentemente e as novas cepas de patógenos estabelecidos apresentam desafios adicionais para os setores de manejo da água e de saúde pública.

▶ Mudança climática e desastres naturais

Apesar do polêmico debate e dos desafios por aqueles que não estão convencidos pelas evidências do aquecimento global e suas causas, dados cumulativos indicam que a superfície da Terra passou por um aquecimento sem precedentes no último século e, mais ainda, nas duas últimas décadas. Todos os anos desde 1992 têm estado na lista dos 20 anos mais quentes já registrados. Nos Estados Unidos, vários recordes climáticos anteriores em termos de temperatura média e número de dias consecutivos de temperaturas acima dos 40 °C foram quebrados em 2012 em vários Estados. Além disso, vários Estados americanos sofreram seca disseminada "excepcional" e/ou "extrema" no verão de 2012. Em seu relatório de 2001, o *Intergovernmental Panel on Climate Change* (IPCC – Painel Intergovernamental sobre Mudança Climática) declarou que "há novas e fortes evidências de que a maior parte do aquecimento observado nos últimos 50 anos é atribuível a atividades humanas"[76] e que o aquecimento global alterou os padrões naturais do clima.

O dióxido de carbono da queima de combustíveis fósseis e limpeza de terrenos tem se acumulado na atmosfera, onde atua como uma manta, mantendo a Terra quente e aquecendo a superfície, os oceanos e a atmosfera (o efeito estufa). Os níveis atuais de dióxido de carbono são maiores do que em qualquer momento durante os últimos 650 mil anos. Os oceanos do mundo absorveram cerca de 20 vezes mais calor do que a atmosfera na última metade do século, resultando em temperaturas mais altas não apenas nas águas superficiais, mas também na água 500 m abaixo da superfície. As mudanças climáticas, físicas e ecológicas observadas incluem um aumento na temperatura média da superfície global de cerca de 0,8°C no século XX, um aumento no nível médio global do mar, um aumento nas temperaturas da água oceânica, aumento nos níveis de chuvas e outros níveis de precipitação em determinadas regiões do mundo.[77,78] Os cientistas preveem que o aquecimento global contínuo na ordem de 1,4 a 5,8 °C nos próximos cem anos (conforme projetado pelo Terceiro Relatório de Avaliação do IPCC) provavelmente resultará no seguinte:

- Um aumento no nível do mar entre 3,5 e 34,6 polegadas (9-88 cm), resultando em mais erosão costeira, alagamentos durante tempestades e inundação permanente
- Estresse severo em várias florestas, mangues, regiões alpinas e outros ecossistemas naturais

- Maiores ameaças à saúde humana, como mosquitos e outros insetos e roedores transmissores de doenças, espalhando doenças em regiões geográficas mais amplas
- Desestruturação da agricultura em algumas partes do mundo devido ao aumento da temperatura, escassez de água e aumento do nível do mar em áreas baixas, como Bangladesh ou o delta do Rio Mississippi.

Os desastres naturais têm sido importantes fontes de morbidade e mortalidade humana na história de todas as regiões do mundo. Alagamentos, terremotos, furacões, tornados, incêndios e outros desastres semeiam destruição nas populações globais todos os anos. O tsunami que atingiu 11 países no sul da Ásia em dezembro de 2004 resultou em devastação de proporções alarmantes: mais de 150 mil mortos (especialmente na Indonésia e Sri Lanka), dezenas de milhares de desaparecidos, milhares de milhas de litoral destruídas e perda de subsistência para milhões de sobreviventes desesperados. Embora essa catástrofe tenha sido incomumente vasta, foi um desastre natural clássico de muitas maneiras, não complicado por guerra ou terrorismo. As necessidades de curto prazo de saúde pública da população sobrevivente eram familiares (embora massivas): água, saneamento, alimento, abrigo e atenção médica apropriada administrada a pessoas que permaneceram no local e a milhares que viviam em comunidades que se estabeleceram em outros locais.[79]

Além da perda imediata de vida e propriedade, em muitos desastres naturais, o número de problemas pode aumentar em até o dobro, como resultado da disseminação de doenças transmissíveis nas comunidades superlotadas que geralmente são criadas no período que segue. O modelo de saúde pública para desastres naturais enfatiza um ciclo de preparação, mitigação, resposta e recuperação. As intervenções de curto prazo após desastres naturais de larga escala incluem o suprimento dos 20 L de água recomendados por pessoa por dia e a garantia de instalações de saneamento adequadas e culturalmente apropriadas para prevenir surtos de cólera, disenteria e hepatite A; vacinação contra sarampo orientada a populações não vacinadas, com suplementação de vitamina A, quando indicada; controle de doenças transmitidas por vetores, como malária e dengue, por meio do tratamento precoce e medidas de controle do mosquito; diagnóstico precoce e tratamento de infecções respiratórias e gastrintestinais agudas, particularmente entre bebês e crianças pequenas; entrega de quantidades adequadas de rações alimentares de emergência apropriadas à cultura; aconselhamento para sobreviventes sofrendo luto, perda e culpa; e vigilância epidemiológica para detectar o aparecimento inicial de doenças transmissíveis. As necessidades de prazo mais longo de recuperação e reabilitação em áreas afetadas por desastres são menos compreendidas do que as necessidades de curto prazo, mas são geralmente estratégicas, e não logísticas, e envolvem uma transição de atividades de auxílio de emergência para atividades sustentáveis de reconstrução e desenvolvimento.

▶ **Minas terrestres**

Em 2010, 79 países ou territórios disputados em várias regiões do mundo foram afetados por minas terrestres, munições não deflagradas (UXO, do inglês *unexploded ordnance*) ou ambas. Na última década, alguns dos países mais contaminados por minas incluíram Afeganistão, Angola, Bósnia e Herzegovina, Camboja, Chechênia, Colômbia, Iraque, Somália, Sri Lanka e Sudão.[80,81] No entanto, a coleta de dados foi muito inadequada ou inexistente em 64 dos 68 países com lesões/mortes registradas.[82-84] Além disso, alguns dos países afetados, como Mianmar, Índia e Paquistão, optam por fornecer pouca informação ao público sobre a extensão de seus problemas.

As minas terrestres matam ou mutilam, indiscriminadamente, civis, soldados, mantenedores da paz, trabalhadores auxiliares e afins. Nas últimas 5 ou 6 décadas, as mortes e lesões por minas terrestres totalizaram centenas de milhares. De acordo com o relatório *Landmine Monitor 2011* (Monitor de Minas Terrestres de 2011), publicado pela International Campaign to Ban Landmines (ICBL – Campanha Internacional pela Proibição de Minas Terrestres), foi relatado um total de 4.191 lesões/mortes em 2010, representando um aumento de 5% em relação às lesões/mortes relatadas nos anos anteriores, de 4.010, mas menos do que as 5.502 lesões/mortes relatadas em 2008.[82] Estima-se que 75% ou mais das vítimas das minas terrestres sejam civis. No Camboja, por exemplo, mais de 45 mil lesões por minas terrestres foram registradas entre 1979 e 2005, e cerca de 20 mil pessoas foram mortas por minas terrestres durante o mesmo período. Mais de 75% das lesões/mortes totais eram civis.

Minas terrestres antipessoais ainda estão sendo produzidas e colocadas hoje e, juntamente com as minas de conflitos anteriores, fazem vítimas todos os dias, em todos os cantos do mundo. Entre 2010 e 2011, o *Landmine and Cluster Munition*

Monitor[82] (Monitor de Minas Terrestres e Munições de Fragmentação), uma iniciativa da ICBL, identificou os governos de Israel, Líbia e Mianmar como governos que colocam minas antipessoais. Grupos armados não estatais no Afeganistão, Paquistão, Mianmar e Colômbia também foram identificados como usuários de minas terrestres antipessoais no mesmo período. Relatos do conflito em andamento na Síria, em 2012, indicaram o uso de minas terrestres pelos dois lados do conflito. Doze países são identificados no relatório do "Monitor de Minas Terrestres de 2011" como produtores atuais de minas antipessoais: China, Cuba, Índia, Irã, Mianmar, Coreia do Norte, Paquistão, Rússia, Cingapura, Coreia do Sul, Estados Unidos e Vietnã.

Não se sabe o número preciso de dispositivos explosivos ainda não detonados. Aproximadamente 200 km^2 de áreas minadas foram limpos por 45 grupos, que destruíram mais de 388 mil minas antipessoais apenas em 2010. Mais de 80% das áreas limpas estavam no Afeganistão, Camboja, Croácia, Iraque e Sri Lanka. Porém, essas conquistas foram parcial ou praticamente anuladas pelos conflitos contínuos e emergentes em várias partes do mundo. Estima-se que mais de 160 milhões de minas terrestres estejam armazenadas em pilhas por vários países. Em 1997, o Comitê Internacional da Cruz Vermelha estimou que, enquanto mais de cem mil minas estavam sendo removidas por ano, outros dois milhões estavam sendo plantados, a cada ano, e um número estimado de 110 milhões de minas ativas estavam espalhadas em mais de 70 países ao redor do mundo. Embora 160 países tenham assinado o Tratado de Proibição de Minas de Ottawa, em 1997, 36 países, incluindo China, Cuba, Egito, Índia, Israel, Paquistão, a Federação Russa, Arábia Saudita e os Estados Unidos, não o assinaram.[81] Estima-se que custe entre US$ 3 e US$ 30 para produzir uma mina terrestre, mas sua remoção pode custar entre US$ 300 e US$ 1000. Em 1996, o secretário-geral da ONU estimou que seriam necessários cerca de US$ 50 bilhões para remover todas as minas existentes; no mesmo ano, os fundos totais disponíveis para operações globais de desminagem eram de apenas US$ 150 milhões. Em 2010, a ICBL relatou que todos os países doadores e afetados combinados haviam fornecido cerca de US$ 637 milhões em suporte nacional e internacional para operações de desminagem. Considerando essas estatísticas, parece mais provável que as minas antipessoais e as UXOs continuarão a ser um problema global nos próximos anos e que ainda há um longo caminho a percorrer para um mundo livre de minas.

▶ Terrorismo químico e biológico

O bioterrorismo é a liberação deliberada de vírus, bactérias ou outros agentes biológicos projetados para causar doença ou morte em larga escala em pessoas, animais ou plantas. Os agentes biológicos podem ser disseminados pelo ar, água ou alimentos. Assim, a proteção dos sistemas de suprimento e distribuição de alimentos e água tem sido fonte de preocupação para muitos países. Conforme demonstrado pela disseminação de esporos do antraz por meio do serviço postal dos Estados Unidos, em 2001, mesmo ataques biológicos ou químicos de pequena escala podem causar enormes perturbações socioeconômicas. Alguns agentes potenciais de bioterrorismo – como vírus da varíola e vírus da febre hemorrágica – podem ser disseminados de pessoa para pessoa. Com base em sua capacidade de transmissão e na gravidade dos efeitos à saúde, esses agentes são classificados em três categorias (Tabela 1-7).[85] Os agentes da Categoria A são microrganismos ou toxinas que representam o maior risco à saúde pública e à segurança global, enquanto os agentes da categoria C são aqueles considerados ameaças emergentes.

Os agentes da *categoria A* (1) são facilmente transmitidos de pessoa para pessoa, (2) resultam em altas taxas de morte e têm o potencial de importante impacto à saúde pública, (3) podem causar pânico público e perturbação social e (4) exigem ação especial para preparação de saúde pública.

Os agentes de *categoria B* (1) são moderadamente fáceis de disseminar, (2) resultam em taxas moderadas de doença e baixas taxas de morte e (3) exigem aprimoramentos específicos da capacidade laboratorial existente e um eficiente monitoramento de doença.

Os agentes de *categoria C* (1) são facilmente disponíveis, (2) são facilmente produzidos e disseminados e (3) têm o potencial de altas taxas de morbidade e mortalidade e grande impacto sobre a saúde pública.

Terrorismo químico refere-se à liberação intencional de uma substância química perigosa no meio ambiente para fins de danos públicos. Os tipos e categorias de agentes químicos para fins bélicos em potencial incluem biotoxinas, agentes bolhosos/vesicatórios, agentes do sangue, cáusticos (ácidos), agentes de sufocação/pulmões/pulmonares, agentes incapacitantes, anticoagulantes de longa duração, venenos metálicos, agentes nervosos, solventes orgânicos, alcoóis tóxicos e agentes que provocam vômito. A proteção do público do terrorismo biológico e químico envolve a preparação

Tabela 1-7 Agentes microbianos com potencial para bioterrorismo

Categoria A	Categoria B (cont.)

Bacillus anthracis (antraz)
Clostridium botulinum (botulismo)
Yersinia pestis (peste)
Variola major (varíola) e outros vírus do tipo
Francisella tularensis (tularemia)
Vírus de febre hemorrágica viral
   Arenavírus
      Vírus da febre LCM, Junin, Machupo, Guanarito e Lassa
   Buniavírus
   Hantavírus
      Vírus da febre do vale do Rift
   Flavivírus
      Vírus da dengue
   Filovírus
      Vírus Ebola
      Vírus Marburg
	Bactérias
	   Escherichia coli causadora de diarreia, *Vibrio spp.* patogênico, *Shigella spp.*, *Salmonella spp.*, *Listeria monocytogenes*, *Campylobacter jejuni*, *Yersinia enterocolitica*
	Vírus
	   Caliciviruses, vírus da hepatite A
	Protozoários
	   Cryptosporidium parvum, *Cyclospora cayetanensis*, *Giardia lamblia*, *Entamoeba histolytica*, *Toxoplasma gondii*, microsporídia
	Vírus de encefalite viral
	   Vale do Nilo, LaCrosse, encefalite da Califórnia, encefalite equina da Venezuela, encefalite equina oriental, encefalite equina ocidental, encefalite B japonesa e vírus da floresta de Kyasanur

Categoria B *Burkholderia pseudomallei* (melioidose) *Coxiella burnetii* (febre Q) *Brucella species* (brucelose) *Burkholderia mallei* (mormo) Toxina de rícino (de *Ricinus communis*) Toxina Epsilon (de *Clostridium perfringens*) Enterotoxina estafilococo B *Rickettsia prowazekii* (febre do tifo) Patógenos transmitidos por alimentos e água	**Categoria C** Vírus Nipah e antavírus adicionais Vírus da febre hemorrágica transmitido pelo carrapato Vírus da febre hemorrágica da Crimeia e do Congo Vírus da encefalite transmitida pelo carrapato Febre amarela *Mycobacterium tuberculosis* resistente a multimedicamentos Influenza Outras *rickettsiae* Vírus da raiva Coronavírus associado à síndrome respiratória aguda grave (SRAG-CoV)

De Pesquisas de Biodefesa do Instituto Nacional de Alergia e Doenças Infecciosas (*National Institute of Allergy and Infectious Diseases* – NIAID). Patógenos das categorias A, B e C do NIAID. http://www3.niaid.nih.gov/biodefense/bandc_priority.htm.

bem-orquestrada para desastres, incluindo melhoria da educação, reconhecimento de doenças, vigilância e notificação de emergência pelos primeiros respondentes, médicos, laboratórios e profissionais de saúde pública.

Nos últimos 12 anos, tem havido uma série de incidentes de terrorismo, incluindo os ataques de 11 de setembro de 2001, nos Estados Unidos, a disseminação de esporos de antraz letal por meio de cartas enviadas pelo correio nos Estados Unidos em 2001, o ataque de 7 de julho de 2007 no Reino Unido e o ataque de 26 de novembro de 2008 em Mumbai, Índia. Até o momento, o número de incidentes nos quais agentes biológicos ou químicos foram usados por terroristas foi relativamente pequeno. Um dos casos mais notáveis foi o uso do sarin, gás neurotóxico organofosforado, pelo culto religioso Aum Shinrikyo em Matsumoto, no Japão, em 1994 e novamente em 1995, em Tóquio. No ataque de 1994, sete pessoas foram mortas e mais de 200 foram feridas e, no ataque de 1995 em um metrô, 12 pessoas morreram e centenas precisaram ser hospitalizadas.[86] No passado, também houve exemplos de contaminação deliberada de alimentos por grupos não estatais ou indivíduos atuando de maneira independente. Por exemplo, em 1984, membros de um culto religioso foram responsáveis pela contaminação de restaurantes de saladas nos Estados Unidos, causando mais de 750 casos de salmonela e, em 1996, um funcionário de laboratório, agindo sozinho, contaminou alimentos com *Shigella dysenteriae*, o que fez com que 12 pessoas ficassem doentes.

O risco de varíola como arma biológica para terrorismo, apesar de pequeno, é uma possibilidade distinta e um importante motivo para a manutenção de estoques de vacinas e do próprio vírus em locais seguros nos Estados Unidos e na Rússia.

Depois que relatórios da mídia sugeriram que alguns governos como Coreia do Norte, Rússia e Iraque haviam mantido vírus da varíola secretamente, o governo dos Estados Unidos, em junho de 2001, realizou um exercício de simulação de ataque de varíola em larga escala. Tal exercício revelou que o país estava bastante mal preparado para esse tipo de ameaça. Desde então, medidas preparatórias aprimoradas foram tomadas, incluindo o fornecimento de centenas de milhões de doses adicionais de vacinas para o estoque nacional existente. Desde 2003, exercícios multinacionais conjuntos de acompanhamento também foram conduzidos para melhorar a preparação no caso de um ataque.

QUESTÕES DE ESTUDO

1. Trace o aumento e a queda da importância de doenças infecciosas para a saúde global e enumere algumas das novas ameaças infecciosas no mundo.
2. Como o saneamento, a saúde ambiental e a atenção às necessidades básicas, como alimentos e água, melhoraram a saúde global e como são ameaçados hoje?
3. Escolha um desafio à saúde global deste capítulo e estenda-se sobre suas causas, tendências e as ações corretivas necessárias, levando em consideração a limitação de recursos no mundo em desenvolvimento.

QUADRO 1-1

Zimbábue: um estudo de caso de um país devastado pelo HIV

Como bem se sabe, a saúde pública resulta dos efeitos cumulativos e interativos de fatores científicos, sociais, culturais, econômicos e políticos em uma população. Por causa de seu efeito sobre os membros mais econômica e socialmente produtivos da sociedade, a atual pandemia de HIV/AIDS teve um impacto sem precedentes sobre a estrutura de nações individuais e sobre o desenvolvimento socioeconômico do planeta como um todo. Este estudo de caso de um país na África subsaariana, o Zimbábue, ilustra a interação de uma quantidade de fatores que podem levar a uma catástrofe de saúde pública.

Com 14,3% da população adulta portadora de HIV/AIDS, 1,2 milhão de pessoas afetadas e 83 mil mortes em 2009, o Zimbábue ocupa o quinto lugar nas estatísticas de prevalência e mortalidade de HIV/AIDS. Em 2009, o UNICEF relatou que, por causa do HIV/AIDS, havia um milhão de crianças órfãs no Zimbábue. A prevalência geral de HIV, que era de até 34% em 2000, caiu nos últimos anos. Ainda assim, quase 1.600 pessoas morrem de AIDS por semana, e as doenças relacionadas à AIDS são responsáveis por cerca de três quartos das internações. Acredita-se que aproximadamente um terço de todos os professores e mais de metade dos soldados do Zimbábue sejam soropositivos para HIV.[87,88]

O Zimbábue (antiga Rodésia) declarou, unilateralmente, sua independência da Grã-Bretanha em 1965 e obteve liberdade e condição de Estado nacional do regime de *apartheid* branco dominante em 1980. Desde então, a União Nacional Africana do Zimbábue – Frente Patriótica está no poder, sob a presidência de Robert Mugabe. Em 2009, o Zimbábue tinha uma população de 12,52 milhões de pessoas, com idade mediana de 19 anos, 6% da população com mais de 60 anos e 38% da população vivendo em áreas urbanas. A taxa de fertilidade total por mulher adulta, em 2009, era de 3,4, e a taxa de fertilidade adolescente em cada 1.000 meninas entre 15 e 19 anos era de 101. Atualmente, a expectativa de vida média no Zimbábue é de apenas 52 anos, cerca de nove anos menos do que a mais alta em sua história, de 61 anos, em 1990. Além disso, o país apresentava uma das maiores taxas de mortes maternas (730 mortes/1.000 nascidos vivos) e taxas de mortalidade infantil (51/1.000 nascidos vivos) no mundo.[7,87,88]

Desde a década de 1990, a queda da economia antes próspera do Zimbábue afetou severamente um grande segmento da população. O PIB *per capita* em 2009 era estimado em US$ 323 e, em 2010, era US$ 500.[89] Aproximadamente 56% da população vive com menos de US$ 1 por dia, e 80% vivem com menos de US$ 2 por dia. Em 2002, o desemprego entre os jovens no setor formal entre 15 e 24 anos de idade era cerca de 25%, mas a taxa de desem-

(continua)

QUADRO 1-1 *Continuação*

prego geral em 2009 era estimada em até 95%. Aproximadamente 68% da população em 2004 estava abaixo da linha de pobreza. Após um período de hiperinflação e uma década (1998–2008) de contração econômica, a economia demonstrou crescimento real de 6% em 2011. A mudança na política monetária de 2009 permitiu que moedas como o rand sul-africano e o dólar americano fossem usadas localmente e ajudou a frear a inflação futura e, de alguma forma, estabilizou a situação econômica. Na realidade, o dólar do Zimbábue saiu de circulação, efetivamente, no começo de 2009.[87]

Antes de 2009, o PIB havia caído dramaticamente nos dez anos anteriores, com a inflação anual aproximando-se de um recorde de 1000% em maio de 2006. A alta inflação contínua prejudicava gravemente o desenvolvimento, atingindo, com mais força, os mais pobres. A produção agrícola também caiu nos últimos dez anos. Por exemplo, entre 2000 e 2004, o rebanho nacional de gado diminuiu 90%, e a produção de tabaco *flue-cured* caiu de 237 milhões de quilos para 70 milhões de quilos. A frequência da desnutrição aguda declinou em 2004, parcialmente como resultado da ajuda alimentar de larga escala, embora a situação tenha continuado a piorar em algumas áreas. Com um escore de 0,376 no Índice de Desenvolvimento Humano, o Zimbábue ocupa, atualmente, a 173ª posição entre os 187 países na lista e está abaixo do índice regional de 0,463 para a África subsaariana.

A agricultura é o setor mais importante da economia do Zimbábue, mas foi gravemente perturbada pelas políticas de reassentamento de terras mal-orientadas do Presidente Mugabe. Isso causou um colapso na confiança dos investidores e a fuga de capital. A ausência de moeda estrangeira levou a faltas críticas de combustível e outras *commodities* importadas, incluindo energia elétrica. O custo da educação aumentou dramaticamente, representando sérios desafios para famílias de baixa renda. O declínio no investimento interno e na assistência ao desenvolvimento compromete ainda mais os prospectos para recuperação da economia. A falta de alimentos afeta até metade da população do Zimbábue. Uma avaliação da vulnerabilidade nacional em novembro de 2005 estimou que 2,8 milhões de zimbabuanos enfrentariam falta de alimentos na "estação da fome" (de janeiro a março) até a próxima colheita. Depois de chuvas muito melhores, esperava-se que a colheita de 2006 fosse melhor do que a de 2005. Devido à hiperinflação, mesmo quando há comida disponível, muitos não podem pagar por ela. No entanto, o impacto de doenças crônicas, as inundações localizadas e o alto preço das sementes e fertilizantes significam que muitas pessoas precisam de auxílio em um período posterior do ano.

O Fundo Monetário Internacional (FMI) suspendeu os pagamentos ao Zimbábue em 2000, após a decisão do governo de abandonar as diretrizes de gastos públicos do FMI (incluindo pagamentos a veteranos de guerra, cujo custo chegava a 3% do PIB). O país entrou em atraso com as dívidas no Banco Mundial em 2000 e no FMI no ano seguinte, cortando efetivamente a cooperação com as duas instituições. O país é tomado pela corrupção no governo até o nível presidencial. De acordo com o Índice de Percepção de Corrupção de 2003 da Transparência Internacional, o Zimbábue ocupava a posição 106 de 133 na lista global de nações mais corruptas.

Apesar desses obstáculos, o Zimbábue está a caminho de cumprir os ODMs de HIV e AIDS, especificamente, "ter cessado até 2015, e começado a reverter, a disseminação de HIV/AIDS." O declínio da prevalência de HIV, provavelmente, é resultado das altas taxas de mortalidade e de mudanças no comportamento sexual. É improvável que a maioria dos outros ODMs do Zimbábue sejam atingidos até 2015, a menos que a situação política e social melhore de modo significativo. Os indicadores de mortalidade materna e infantil mostram uma situação que piora constantemente, exacerbada pelo HIV/AIDS.[7]

As prioridades atuais de auxílio internacional incluem lutar contra HIV/AIDS (incluindo aumentar o acesso à terapia antirretroviral), insegurança alimentar (incluindo aumentar o acesso dos indivíduos a sementes e fertilizantes, hortas e água segura) e apoiar órfãos e crianças vulneráveis (incluindo alimentação na escola e programas baseados nas residências).

REFERÊNCIAS

1. Beaglehole R, Bonita R. What is global health? *Global Health Action* 2010;3:5142. http://www.globalhealthaction.net/index.php/gha/article/view/5142.
2. Kickbush I. The need for a European strategy on global health. *Scandinavian J Public Health* 2006;34:561–565.
3. Macfarlane SB, Jacobs M, Kaaya EE. In the name of global health: trends in academic institutions. J Public Health Policy 2008;29:383–401.
4. Koplan JP, Bond TC, Merson MH, et al. Towards a common definition of global health. Lancet 2009;373(9679): 1993–1995.
5. Fried LP, Bentley ME, Buekens P, et al. Global health is publichealth. Lancet 2010;375:535–537.
6. Centers for Disease Control and Prevention. Ten great public health achievements – United States, 1900–1999. MMWR 1999;48:241–243.
7. World Health Organization. World Health Statistics, 2011. http://www.who.int/whosis/whostat/EN_WHS2011_Full.pdf.
8. Sachs J. Primary health care in low-income countries: building on recent achievements. JAMA 2012;307(19):2031–2032.
9. World Health Organization. The Global Burden of Disease: 2004 Update, 2008. http://www.who.int/healthinfo/global_ burden_disease/GBD_report_2004update_full.pdf.
10. United Nations Department of Economic and Social Affairs. Changing Levels and Trends in Mortality: The Role of Patterns of Death by Cause, 2012. http://www.un.org/esa/population/ publications/levelsandtrendsinmortality/Changing%20levels%20and%20trends%20in%20mortality.pdf.
11. Chen LC. World population and health. In: Institute of Medicine, ed. 2020 Vision: Health in the 21st Century. New York: National Academies Press, 1996:16–23.
12. Hinman A. 1889 to 1989: a century of health and disease. Public Health Rep 1990;105:374–380.
13. Centers for Disease Control and Prevention. Achievements in public health, 1900–1999: control of infectious diseases. MMWR 1999;48:621–629.
14. United Nations Children's Fund/World Health Organization. Diarrhoea: why children are still dying and what can be done, 2009. http://whqlibdoc.who.int/publications/2009/9789241598415_ eng.pdf.
15. World Health Organization. Global HIV/AIDS response: epidemic update and health sector progress towards Universal Access, 2011. http://www.who.int/hiv/pub/progress_report2011/en/index.
16. UNAIDS. UNAIDS Report on the Global AIDS Epidemic, 2010. http://www.unaids.org/documents/20101123_globalreport_em.pdf.
17. UNAIDS. World AIDS Day Report, 2011. http://www.unaids.org/en/media/unaids/contentassets/documents/unaidspublication/2011/JC2216_WorldAIDSday_report_2011_en.pdf.
18. World Health Organization. Influenza at the human-animal interface. Geneva: World Health Organization, 2012. http://www.who.int/influenza/human_animal_interface/en/.
19. National Center for Infectious Diseases. Preventing Emerging Infectious Diseases: A Strategy for the 21st Century. Atlanta: US Department of Health and Human Services, 1998. http://www.cdc.gov/mmwr/PDF/rr/rr4715.pdf.
20. Centers for Disease Control and Prevention. Achievements in public health, 1900–1999: impact of vaccines universally recommended for children – United States, 1990–1998. MMWR 1999;48:243–248. http://www.cdc.gov/mmwr/preview/mmwrhtml/00056803.htm.
21. Centers for Disease Control and Prevention. Recommended Immunizations for Babies, 2012. http://www.cdc.gov/vaccines/parents/rec-iz-babies.html.
22. World Health Organization. Global immunization vision and strategy: progress report and strategic direction for the decade of vaccines. Report by the secretariat, 2011. http://apps.who.int/gb/ebwha/pdf_files/WHA64/A64_14-en.pdf.
23. World Health Organization. Global immunization data, 2012. http://www.who.int/immunization_monitoring/Global_Immunization_Data.pdf.
24. World Health Organization. WHO immunization work: 2006–07 highlights. http://whqlibdoc.who.int/publications/2008/9789241596749_eng.pdf.
25. Mhatre SL, Schryer-Roy A. The fallacy of coverage: uncovering disparities to improve immunization rates through evidence. Results from the Canadian International Immunization initiative Phase 2 – Operational Research Grants. BMC Int Health Human Rights 2009;9(Suppl 1):S1. http://www.biomedcentral.com/1472-698X/9/S1/S1.
26. Duclos P, Okwo-Bele J, Gacis-Dobo M, et al. Global immunization: status, progress, challenges and future. BMC Int Health Human Rights 2009; 9(Suppl):S2. http://www.biomedcentral.com/1472--698X/9/S1/S2.
27. Mackay J, Mensah GA. Global burden of coronary heart disease. In: WHO & CDC. The Atlas of Heart Disease and Stroke. Geneva: World Health Organization, 2004.http://www.who.int/entity/ cardiovascular_diseases/en/cvd_atlas_13_coronaryHD.pdf.
28. World Health Organization. The Atlas of Heart Disease and Stroke. Geneva: World Health Organization, 2012.http://www.who.int/cardiovascular_diseases/resources/atlas/en/.
29. Bendavid E, Bhattacharya J. The president's emergency plan for AIDS Relief in Africa: an evaluation of outcomes. Ann Intern Med 2009;150(10): 688–695. http://annals.org/article.aspx?volume=150&page=688.
30. United States President's Emergency Plan for Aids Relief. Celebrating Life: Fifth Annual Report to Congress, 2009. http://2006–2009.pepfar.gov/.
31. UNAIDS. UNAIDS report on the global AIDS epidemic, 2010 http://www.unaids.org/globalreport/global_report.htm.
32. World Health Organization. Central African Republic, 2004. http://www.who.int/disasters/repo/15100.pdf.
33. Food and Agriculture Organization of the United Nations. State of Food Insecurity in the World, 2005. ftp://ftp.fao.org/docrep/fao/008/a0200e/a0200e00.pdf.
34. United Nations Children's Fund. State of the World's Children 2005: Childhood Under Threat. New

35. United Nations Children's Fund. HIV/AIDS and children, 2003. http://www.unicef.org/aids/index_action.html.
36. World Population Institute. From 6 billion to 7 billion: how population growth is changing and challenging our world, 2011. http://www.populationinstitute.org/newsroom/news/view/45/.
37. Food and Agriculture Organization. World Food Summit 1996: Rome Declaration on World Food Security. http://www.fao.org/docrep/003/w3613e/w3613e00.htm.
38. United Nations Educational, Scientific and Cultural Organization: MDG Report, 2010. http://www.uis.unesco.org/Library/Documents/MDGR_2010_En.pdf.
39. WHO, UNICEF, UNFPA, and the World Bank. Trends in Maternal Mortality 1990 to 2010. Geneva: World Health Organization, 2012. http://www.unfpa.org/webdav/site/global/shared/documents/publications/2012/Trends_in_maternal_mortality_A4-1.pdf.
40. United National Population Fund. Maternal Mortality Estimates.2012. http://www.unfpa.org/public/home/mothers/MMEstimates2012.
41. United Nations Children's Fund. Levels and trends in child mortality, 2012.http://www.childinfo.org/files/Child_Mortality_Report_2011.pdf.
42. Organization for Economic Cooperation and Development. Obesity Update, 2012. http://www.oecd.org/health/healthpoliciesanddata/49716427.pdf.
43. Crosnoe R, Muller C. Body mass index, academic achievement, and school context: examining the educational experiences of adolescents at risk of obesity. J Health Soc Behav 2004;45(4):393–407.
44. Datar A, Sturm R. Childhood overweight and elementary school outcomes. Int J Obes (Lond) 2006;30:1449–1460.
45. Datar A, Sturm R, Magnabosco JL. Childhood overweight and academic performance: national study of kindergartners and first-graders. Obes Res 2004:12(1):58–68.
46. World Health Organization. Global Status Report on Alcohol, 2004. http://whqlibdoc.who.int/publications/2004/9241562722_(425KB).pdf.
47. Centers for Disease Control and Prevention. Fetal Alcohol Spectrum Disorders (FASDs), 2012. http://www.cdc.gov/ncbddd/fasd/index.html.
48. United Nations Office on Drugs and Crime. The World Drug Report, 2012. http://www.unodc.org/documents/data-andanalysis/WDR2012/WDR_2012_web_small.pdf.
49. National Institute on Alcohol Abuse and Alcoholism. Alcohol Alert, 1992. http://pubs.niaaa.nih.gov/publications/aa18.htm.
50. World Health Organization, Regional Office for the Eastern Mediterranean. WHO Launches the World Report on Road Traffic Injury Prevention. Geneva: WHOPress Release no. 10, July 12, 2005. http://www.searo.who.int/LinkFiles/whd04_Documents_summary_en_rev.pdf.
51. Bener A, Crundall D. Road traffic accidents in the United Arab Emirates compared to Western countries. Adv Transport Studies 2005; A6:5–12.
52. World Health Organization—Country Profiles, Saudi Arabia, 2010. http://www.who.int/violence_injury_prevention/road_safety_status/country_profiles/saudi_arabia.pdf.
53. Baxter E. Saudi hospitals struggling to cope with traffic victims, 2010. http://new.arabianbusiness.com/saudi-hospitals-strugglingcope-with-traffic--victims157591.html?tab = Article.
54. Ansari S, Akhdar F, Mandoorah M, Moutaery K. Causes and effects of road traffic accidents in Saudi Arabia. Public Health 2000; 114(1):37–39.
55. National Highway Traffic Safety Administration. Traffic Safety Facts 2010 data. Washington, DC: NHTSA, 2010. http://www-nrd.nhtsa.dot.gov/Pubs/811625.pdf.
56. European Commission. Road Fatalities in the EU since 2001. Directorate General for Mobility and Transportation, 2012. http://ec.europa.eu/transport/road_safety/specialist/statistics/index_en.htm.
57. World Health Organization. Declaration on Occupational Health for All, 1994. http://www.who.int/occupational_health/publications/declaration/en/index.html.
58. World Health Organization. Workers' Health: Global Plan of Action, 2007. http://www.who.int/occupational_health/WHO_health_assembly_en_web.pdf.
59. World Health Organization. Occupational Health, 2012. http://www.who.int/occupational_health/en/.
60. International Labor Organization. World Statistics: The Enormous Burden of Poor Working Conditions, 2011. http://www.ilo.org/public/english/region/eurpro/moscow/areas/safety/statistic.htm.
61. Centers for Disease Control and Prevention. Achievements in public health, 1900–1999: improvements in workplace safety – United States, 1900–1999. MMWR 1999;48: 461–469.
62. National Safety Council. Accident Facts. Itasca, IL: National Safety Council, 1998.
63. Bureau of Labor Statistics. National Census of Total Occupational Injuries in 2010 (Preliminary Results). U.S. Department of Labor, 2011. http://www.bls.gov/news.release/pdf/cfoi.pdf.
64. Guterres A, Spiegel P. The state of the world's refugees: adapting health responses to urban environments. JAMA 2012; 308(7):673–674.
65. United Nations High Commissioner for Refugees. Global Trends 2011: A Year of Crises. Geneva: UNHCR, 2011. http://www.unhcr.org/4fd6f87f9.html.
66. Internal Displacement Monitoring Centre. Global overview, 2011: People internally displaced by conflict and violence. http://www.internal-displacement.org/8025708F004CFA06/(httpPublications)/B7F783CA2B399F1EC12579E400579423?OpenDocument.
67. United Nations High Commissioner for Refugees. UNHCR Global Appeal 2006. Geneva: UNHCR, 2006. http://www.unhcr.org/4a0ad61f6.html.
68. Joint United Nations Programme on HIV/AIDS (UNAIDS) and the United Nations High Commissioner for Refugees. Strategies to Support the HIV--Related Needs of Refugees and Host Populations. Geneva: UNAIDS, 2005.
69. United Nations High Commissioner for Refugees. Refugee Children. Report of the Global Consultations on International Protection, 4th meeting. EC/GC/02/9, 25 April 2002, p.1.

70. World Health Organization. Indoor Air Pollution and Health. Geneva: WHO Media Center: FactSheet No. 292, 2011. http://www.who.int/mediacentre/factsheets/fs292/en/index.html.
71. World Health Organization. Air Quality and Health. Geneva: WHO Media Center: Fact Sheet 313, 2011. http://www.who.int/mediacentre/factsheets/fs313/en/.
72. World Health Organization. Water Supply, Sanitation and Hygiene Development. Geneva: WHO, 2012. http://www.who.int/water_sanitation_health/hygiene/en/.
73. World Health Organization. Global Analysis and Assessment of Sanitation and Drinking Water. Geneva: WHO, 2012. http://whqlibdoc.who.int/publications/2012/9789241503365_eng.pdf.
74. UN-Water. Statistics: Graphs and Maps. Water Pollution, Environmental Degradation and Disasters. New York: UNWater, 2012. http://www.unwater.org/statistics_pollu.html.
75. United Nations Educational, Scientific and Cultural Organization. Facts and Figures: Managing Water Under Uncertainty and Risk. New York: UNESCO, 2012. http://unesdoc.unesco.org/images/0021/002154/215492e.pdf.
76. Intergovernmental Panel on Climate Change. Climate Change 2001: IPCC Third Assessment Report. New York: Cambridge University Press, 2002.
77. U.S. National Aeronautics and Space Administration Goddard Institute for Space Studies. Global Temperature Trends: 2005 Summation. New York: NASA GISS, 2006. http://data.giss.nasa.gov/gistemp/2005.
78. U.S. National Oceanic and Atmospheric Administration National Climate Data Center. Climate of 2005: Annual Report. Ashville: National Climate Data Center, 2005. http://www.ncdc.noaa.gov/oa/climate/research/2005/ann/global.html.
79. VanRooyen M, Leaning J. After the tsunami—facing the public health challenges. N Engl J Med 2005;352:435–438.
80. International Campaign to Ban Landmines. http://www.icbl.org/country.
81. International Campaign to Ban Landmines. Landmine Monitor Report 2005: Toward a Mine-Free World. Ottawa: Mines Action Canada, 2005. http://www.icbl.org/lm/2005/report.html.
82. International Campaign to Ban Landmines. Global Landmine Overview 2010–2011. Geneva:Landmine and Cluster Munition Monitor, International Campaign to Ban Landmines, 2011. http://www.the-monitor.org/index.php/publications/display?url=lm/2011/es/Major_Findings.html.
83. Canadian Red Cross. The Landmine Epidemic. Ottawa: Canadian Red Cross, 2008. http://www.redcross.ca/article.asp?id=1945&tid=006.
84. International Committee of the Red Cross. Anti-personnel Landmines. Geneva: International Committee of the Red Cross, 2010. http://www.icrc.org/eng/war-and-law/weapons/anti-personnel-landmines/.
85. National Institute of Allergy and Infectious Diseases (NIAID) Biodefense Research. NIAID category A, B, and C pathogens. Washington, DC: U.S. Department of HHS, NIH, 2003. http://www.niaid.nih.gov/topics/BiodefenseRelated/Biodefense/Documents/categorybandc.pdf.
86. World Health Organization. Smallpox, Bioterrorism and the World Health Organization. Geneva: WHO, 2006. http://www.who.int/global_health_histories/seminars/paper02.pdf.
87. United Nations Children's Fund. Zimbabwe: Statistics. New York: UNICEF, 2003. http://www.unicef.org/infobycountry/zimbabwe_statistics.html.
88. Central Intelligence Agency. The World FactBook, Zimbabwe. Washington, DC: CIA, 2012. https://www.cia.gov/library/publications/the-world-factbook/geos/zi.html.
89. United Nations. World Statistics Pocketbook. New York: The United Nations, 2010. http://unstats.un.org/unsd/pocketbook/PDF/Zimbabwe.pdf.

2

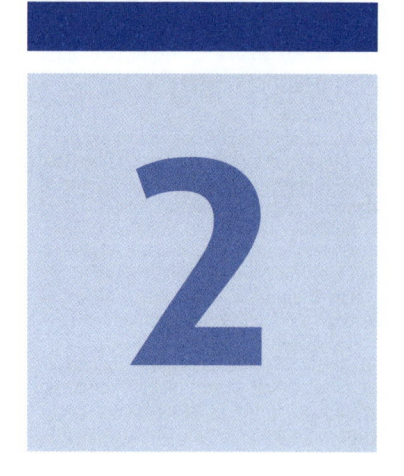

Carga global da doença

Thuy D. Bui e William H. Markle

OBJETIVOS DE APRENDIZADO

- *Reconhecer os fundamentos para as medidas sumárias de saúde populacional*
- *Compreender os atributos de mortalidade, morbidade e deficiência conforme se aplicam à carga da doença*
- *Descrever várias medidas compostas da carga da doença, seus pontos fracos e fortes relativos e como são usados na literatura de saúde pública, nos relatórios da Organização Mundial de Saúde e na imprensa leiga*
- *Identificar os riscos de saúde global em mudança e as intervenções efetivas para prevenir doenças e lesões*
- *Compreender como os dados sobre medidas de saúde global afetam o desenvolvimento internacional, a mudança de política e suas limitações*
- *Aplicar o estudo da carga global da doença à compreensão da pobreza e das desigualdades de saúde global*

FUNDAMENTOS PARA INDICADORES COMPOSTOS

A medição do impacto das doenças sobre as populações é um pré-requisito para a determinação de maneiras efetivas de reduzir a carga da doença. Métodos tradicionais de quantificação da doença em populações, como incidência, prevalência, mortalidade, taxa de natalidade e taxa de mortalidade infantil, não captam desfechos de saúde não fatais. Nas três últimas décadas, esforços internacionais foram empreendidos no desenvolvimento de indicadores compostos que incluam medidas de mortalidade e morbidade para se chegar a conclusões sobre a saúde de populações e identificar quais intervenções teriam o maior efeito.

O crescimento das populações em envelhecimento e o aumento das doenças crônicas associadas ofereceram um ímpeto para examinar os desfechos de saúde não fatais e a qualidade de vida associada. A deficiência e o sofrimento são difíceis de ser quantificados porque envolvem noções complexas e subjetivas de dor, desconforto e perturbação emocional que são interpretadas em um contexto social e cultural. Trabalhos anteriores sobre as medidas de qualidade de vida relacionada ao trabalho (HRQL, do inglês *health-related quality-of-life*), medidas de utilidade ou medidas ponderadas pela preferência, a Classificação Internacional das Deficiências, Incapacidades e Desvantagens de 1980 pela Organização Mundial de Saúde (OMS) e a mais recente Classificação Internacional de Funcionamento, Incapacidade e Saúde, uma classificação de saúde e domínios relacionados à saúde, estabeleceram a estrutura para o desenvolvimento de medidas de morbidade que seriam incorporadas às medidas sumárias de saúde populacional.

Os benefícios de uma moeda comum para medir a magnitude dos problemas de saúde incluem as seguintes capacidades:

- Comparar a saúde das populações
- Monitorar as tendências com o tempo
- Conduzir análises de custo-efetividade
- Medir os benefícios de intervenções de saúde para toda a população

Implícita nas aplicações dessas medidas está a capacidade de avaliar as desigualdades na saúde global; informar debates sobre as prioridades para oferta do serviço de saúde e para o planejamento, pesquisa e desenvolvimento no setor da saúde; e melhorar os currículos e treinamentos em saúde pública.[1]

A captura de dados precisos, de maneira oportuna, é uma preocupação em particular, especialmente em contextos com poucos recursos. As informações sobre mortalidade provavelmente são o tipo de informação de saúde mais amplamente disponível, obtido por meio de certidões de óbito, registros vitais e estudos de necropsia verbal, mas mesmo esse tipo de dado é considerado incompleto e pouco confiável. Um adulto que se apresenta com febre, diarreia e hipotensão a um hospital distrital e morre antes de qualquer exame diagnóstico definitivo pode ter morrido de malária, disenteria, sepse e/ou síndrome da imunodeficiência adquirida (AIDS). Os dados sobre morbidade apresentados na literatura costumam ser baseados em avaliações autopercebidas ou observadas, pesquisas nos domicílios e informações de entrevistas. Como este capítulo examina o método usado para avaliar a carga global da doença, é preciso considerar que todas essas medidas de saúde populacional envolvem escolhas e julgamentos de valor em sua construção e aplicação.[2]

EXPECTATIVAS DE SAÚDE E LACUNAS DE SAÚDE

Os dois tipos de medidas compostas são as expectativas de saúde e as lacunas de saúde (*health gaps*). A Figura 2-1 ilustra uma curva de sobrevivência típica para uma população hipotética.[1] A área sob a curva do meio (linha preta pontilhada) é dividida em dois componentes: H, que representa a expectativa de saúde (tempo vivo com saúde total) e D, que representa o tempo vivido em cada idade, em algum nível definido de incapacidade. A expectativa de vida no nascimento (a curva do meio [linha preta pontilhada]) é simplesmente H + D. A curva superior (linha azul contínua) significa uma meta ideal de saúde total até a morte, para a população. A área G, entre a curva do meio (expectativa de vida) e a curva superior, é equivalente à mortalidade prematura. Uma lacuna de saúde, portanto, está entre a área G e alguma função da área D. Como se define a área D (pesos de incapacidade) é uma questão importante, debatida pelas várias medidas compostas. Este capítulo aborda o ano de vida ajustado por qualidade (AVAQ) e a expectativa de vida ajustada à saúde (HALE, do inglês *health-adjusted life expectancy*) como exemplos de medidas de expectativa de vida e concentra-se nos anos de vida ajustados por incapacidade (AVAIs) como exemplo de medida de lacuna de saúde.

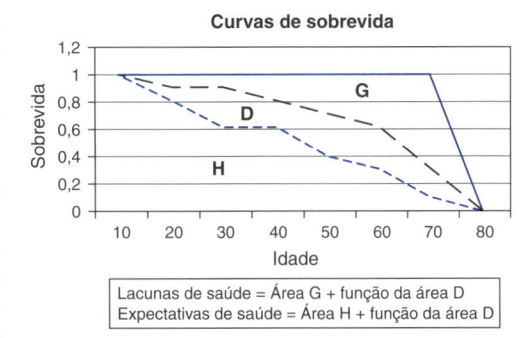

Curvas de sobrevida

▲ **Figura 2-1** As curvas de expectativa de saúde, lacuna de saúde e sobrevivência para uma população hipotética. *Fonte*: Murray CJL, Salomon J, Mathers CD, Lopez AD, eds. *Summary Measures of Population Health*. Genebra: Organização Mundial da Saúde, 1999.

▶ Expectativas de saúde

Ano de vida ajustado por qualidade

AVAQ é uma medida de desfecho de saúde que incorpora a qualidade e quantidade de vida vivida em um único número índice, originalmente desenvolvida há 30 anos para análise de custo-efetividade. O cálculo de AVAQ é derivado da mudança no valor de utilidade (preferência individual por desfechos de saúde não fatais diferentes) induzido pelo tratamento multiplicado pela duração do efeito do tratamento para oferecer o número de AVAQs ganhos. Um ano de saúde perfeita é considerado igual a 1 AVAQ. O valor de um ano de má saúde é descontado. Por exemplo, um ano restrito ao leito pode ter valor igual a 0,5 AVAQ. Estender a vida de alguém por um ano em metade de saúde total é igual a 0,5 AVAQ, que também é igual a estender as vidas de duas pessoas em um quarto de saúde total! Para permitir a agregação de mudanças de AVAQ, uma melhoria de 0,4 para 0,6 AVAQ é numericamente equivalente a uma melhoria de 0,7 para 0,9. Como outro exemplo, uma mulher saudável em seus primeiros 60 anos de vida com HRQL valorado em 0,95 sofre pneumonia grave com complicações, que diminui seu HRQL para 0,7 até sua morte, aos 62 anos. Apesar de viver até os 62 anos, obtém apenas 58 AVAQs em sua vida toda: $(0,95 \times 60) + (0,7 \times 2)$.

Os AVAQs tradicionais são elaborados utilizando-se pesos de HRQL que *não* são vinculados a qualquer doença ou condição em particular, mas ao *status* de saúde do indivíduo. Várias abordagens – *standard gamble*, *time trade-off* ou escalas de classificação – foram usadas para gerar as valorações de qualidade de vida, também chamadas utilidades de saúde. O método *time trade-off* requer que os respondentes valorem os estados de saúde tornando explícito o que estariam dispostos a sacrificar em termos de tempo ou risco de morte para retornar à saúde melhor ou perfeita. O índice de utilidade de saúde (HUI, do inglês *Health Utility Index)*, o EuroQoL* EQ-5D, o Qualidade de Vida da OMS (WHOQoL, do inglês World Organization Quality of Life) e o SF-36 representam instrumentos comumente utilizados para medição e valoração do HRQL e incluem domínios importantes como a função física, psicológica e do papel social, as percepções de saúde e os sintomas (Tabela 2-1).

Finalmente, os AVAQs podem, então, ser incorporados às despesas médicas para chegar a um denominador comum final de custo/AVAQ, ou análise de custo-utilidade. Se, por exemplo, uma intervenção-padrão permitir que um paciente viva 1 ano a mais do que sem qualquer intervenção, mas com peso de qualidade de vida de apenas 0,8, então a intervenção confere $1 \times 0,8 = 0,8$ AVAQ ao paciente. Se uma nova intervenção confere 2 anos a mais de vida em um peso de qualidade de vida de 0,6, então confere $2 \times 0,6 = 1,2$ AVAQs adicionais ao paciente. O benefício líquido da intervenção nova em relação à padrão é, portanto, $1,2 - 0,8 = 0,4$ AVAQ. A diferença em custos do tratamento ($10.000) é dividida pelos AVAQs ganhos (0,4) para calcular o custo por AVAQ, ou $25.000 por AVAQ.

Exemplo: A relação custo-efetividade do rastreamento voluntário rotineiro do vírus da imunodeficiência humana na África do Sul

Em 2011, mais da metade de todos os sul-africanos que viviam com o vírus da imunodeficiência humana (HIV) permaneciam não conscientes de sua infecção e incapazes de obter a orientação e a atenção que poderiam salvar vidas. Utilizando um modelo de simulação de detecção e tratamento de caso de HIV, Walensky e colegas examinaram três cenários de rastreamento de HIV, além da prática atual: uma vez, a cada cinco anos e anualmente.[3] Encontraram uma prevalência de HIV de 16,9%, incidência anual de 1,3%, taxa de aceitação do exame de 49%, custos do teste de HIV de $6,49/paciente e taxa de ligação à atenção de 47% (incluindo dois regimes de terapia antirretroviral sequenciais) para os casos identificados. O rastreamento anual de rotina de HIV na África do Sul aumenta a expectativa de vida (EV) ajustada à qualidade por pessoa de um indivíduo infectado com HIV em 16,6 meses, mesmo assumindo taxas altamente limitadas de aceitação e ligação à atenção. O rastreamento anual é muito custo-efetivo ($1.720/AVAQ). Esse estudo começou a abordar a questão crítica sobre se o rastreamento frequente de HIV tem benefício clínico e viabilidade econômica para a África do Sul, enquanto os pesquisadores e gestores resolvem as estratégias maiores de "tratamento de HIV como prevenção" globalmente.

Exemplo: Custo-efetividade do tratamento de hepatite C assintomática em coortes dos EUA

Usando um modelo de Markov, Salomon e colegas estimaram o custo/AVAQ incremental ganho de $29.300 para homens e $48.800 para mulheres sem fibrose na biópsia, utilizando uma terapia combinada de interferon e ribavirina, em comparação a nenhum tratamento, na infecção com o vírus da hepatite C (HCV).[4] Os benefícios esperados da terapia são derivados, em sua maioria, das melhorias em HRQL e não de desfechos de sobrevida. Embora considerados razoavelmente custo-efetivos, esses resultados dependem de presunções de qua-

*N. de R.T. Visite a página do EuroQoL Brasil: www.qalybrasil.org/wpress/euroqol.

Tabela 2-1 Principais domínios das medidas de utilidade

HUI	SF-36	EuroQoL EQ-5D	WHOQoL
Visão	Função física (FF)	Mobilidade	Saúde física
Audição	Papel-física (PF)	Autocuidado	Psicológica
Fala	Dor corporal (DC)	Atividades usuais	Nível de independência
Ambulação	Saúde geral (SG)	Dor/desconforto	Relações sociais
Destreza	Vitalidade (VT)	Ansiedade/depressão	Meio ambiente
Emoção	Função social (FS)		Espiritualidade/religião/ crenças pessoais
Cognição	Papel-emocional (PE)		
Dor	Saúde mental (SM)		

HUI, Health Utility Index; WHOQoL, Wordl Health Organization Quality of Life Project.

lidade de vida associadas à infecção leve com HCV e tratamento e variam muito entre os diversos subgrupos de pacientes. São necessárias mais informações sobre os pesos de qualidade associados à doença hepática crônica e aos decréscimos na qualidade de vida associados ao seu tratamento.

Expectativas de vida saudável

A expectativa de vida saudável (HLE, do inglês *health life expectancy*) na combinação de duração e qualidade de vida tornou-se uma medida sumária padrão de saúde populacional em muitos países desenvolvidos. O monitoramento das expectativas de saúde permite que os países avaliem a saúde de suas populações para verificar se a vida mais longa está sendo passada com saúde boa ou má. As expectativas de saúde podem ser criadas ajustando-se a EV (expectativa de vida) quanto à incapacidade, doença específica ou saúde autopercebida. As pesquisas de saúde populacional avaliam a saúde ou o *status* funcional autopercebido. Os níveis de má saúde relatados são combinados com os dados de mortalidade para estimar o número de anos de vida saudável que um indivíduo terá. A HLE, anteriormente conhecida como expectativa de vida ajustada por incapacidade, também é conhecida como expectativa de vida ajustada à saúde (HALE).

Existem vários métodos para calcular as expectativas de saúde. O método Sullivan é o único para o qual há dados amplamente disponíveis. Exige apenas uma tábua de vida da população que pode ser construída utilizando-se as taxas de mortalidade observadas em cada idade para um determinado período, os dados de prevalência para cada tipo de incapacidade em cada idade e o peso atribuído a cada tipo de incapacidade. Essas taxas de prevalência podem ser obtidas prontamente de pesquisas transversais de saúde ou incapacidade realizadas para uma população em um ponto do tempo. Os níveis autorrelatados de saúde variam sistematicamente com o tempo e com os grupos sociais, dificultando as comparações. O método Sullivan, que usa estimativas de prevalência observadas, é criticado por não produzir um indicador puro. As taxas de prevalência dependem parcialmente de condições de saúde anteriores de cada coorte etária e, por não considerarem as taxas de transição dentro e fora dos estados de saúde, não são capazes de detectar mudanças rápidas na saúde populacional.[5]

A Rede Internacional de Expectativas de Saúde (REVES, do francês Réseau Espérance de Vie en Santé) desenvolveu e promoveu o conceito e os métodos de expectativas de saúde, que os estados membros da União Europeia (UE) adotaram para monitorar as tendências de saúde na UE. A OMS utiliza dados do *Global Burden of Disease* (GBD – Estudo da Carga Global de Doença), do *Multi-Country Survey Study* (Estudo de Levantamento Multinacional) da OMS e do *World Health Survey* (Levantamento Mundial de Saúde) para fazer estimativas independentes da prevalência ajustada à gravidade por idade e sexo para os países do levantamento e tábuas de vida construídas com o método Sullivan para computar a HALE para 193 países. De acordo com a OMS, em 2007, a amplitude de EV saudável era mais do que o dobro, variando de 35 anos em Serra Leoa a 76 anos no Japão (Figura 2-2). A HLE global no nascimento era de 85 anos em 2002 e 59 em 2007.

O Estudo *Global Burden of Disease Study 2010*, publicado depois que a maior parte deste capítulo foi redigida, observava a expectativa de vida saudável para 187 países. Concluiu que a HALE havia aumentado mais lentamente do que a EV nos últimos 20 anos, com um aumento de 1 ano na EV sendo associado a um aumento de 0,8 ano na HALE. O HALE masculino global em 2010 era 58,3 anos e o HALE feminino global era 61,8 anos. Entre 1990 e 2010, o HALE masculino havia aumentado pelo menos cinco anos em 42 países e o HALE feminino havia aumentado em 37 países. No entanto, o HALE masculino havia diminuído em 21 países e o HALE feminino havia diminuído em 11.[6]

É difícil relatar as expectativas de vida de volta para a doença e as causas de fator de risco, já que toda doença e lesão contribuem com o risco de morte ou incapacidade em cada idade, e a expectativa de saúde é uma soma ponderada desses riscos em todas as idades em uma tábua de vida da população. No entanto, estudos que envolvem a decomposição da HLE em condições específicas, estilo de vida e comportamentos de saúde podem levar a intervenções focadas para comprimir a incapacidade e/ou reduzir a mortalidade com potenciais para abordar as disparidades na saúde entre grupos sociodemográficos. Na Europa, Reino Unido e Canadá, a HLE está desempenhando um importante papel no planejamento da saúde fiscal de um país, como despesas com benefícios de pensão/aposentadoria e atenção de longo prazo. Nos Estados Unidos, pesquisadores e gestores estão começando a defender a adoção da HLE nos níveis de sistemas de saúde nacional, estadual e comunitário para guiar os esforços de melhoria da saúde.[7]

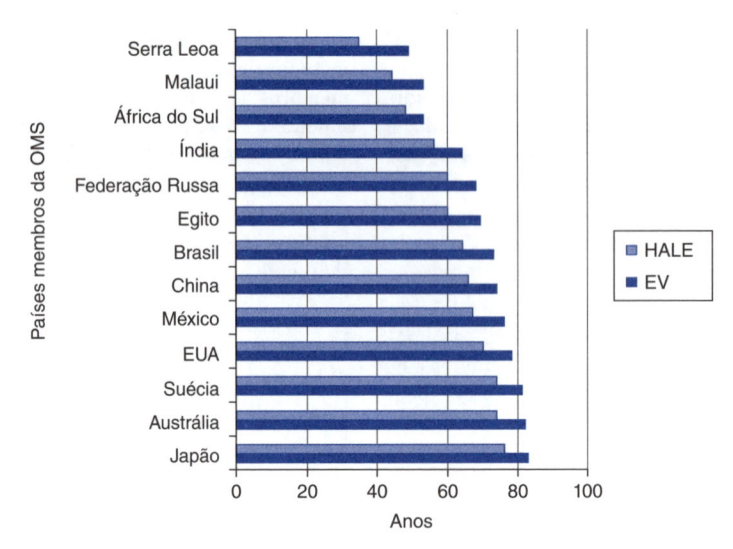

▲ **Figura 2-2** Expectativa de vida saudável no nascimento, 2007, para países membros selecionados da Organização Mundial de Saúde (OMS). HALE, expectativa de vida ajustada à saúde; EV, expectativa de vida. *Fonte: World Health Statistics 2010, WHO.*

▶ Lacunas na saúde

Anos potenciais de vida perdidos

Os anos potenciais de vida perdidos (APVP, do inglês *potencial years of life lost* – PYLL) são uma medida sumária simples da mortalidade prematura, definida como o número total de anos perdidos devido à falha dos indivíduos ao viver seu número esperado de anos. A vantagem da APVP sobre as taxa de mortalidade bruta é que essa taxa é ponderada pelo grande número de mortes que ocorre em idosos. A APVP permite que os tomadores de decisão e outros avaliem seletivamente as principais causas de mortalidade em grupos etários mais jovens. Por exemplo, se definirmos a morte prematura como morte antes dos 65 anos, uma pessoa que morre aos 52 anos de doença cardíaca representaria 13 APVP. A maior limitação da abordagem de APVP é que não contabiliza a morte no potencial ou acima dele (65 ou 75 anos) e, assim, não pode medir os benefícios de intervenções de saúde nesse grupo etário. Além disso, a morbidade e a incapacidade não são consideradas nesse indicador. Os US Centers for Disease Control and Prevention (CDC – Centros de Controle e Prevenção de Doenças dos Estados Unidos) publicou estatísticas sobre os anos potenciais de vida perdidos (APVP) por raça, sexo, região/estado e pelas causas e fatores de risco principais (http://webappa.cdc.gov/sasweb/ncipc/ypll10.html).

Exemplo: Carga global de doença de lesões atribuíveis ao consumo de álcool De acordo com dados sobre indicadores do consumo de álcool do Estudo de Avaliação de Risco Comparativo da OMS, ocorreram 851.900 mortes e 19.051.000 APVP para pessoas com 15 anos de idade ou mais devido a lesões atribuíveis ao consumo de álcool em 2004.[8]

Exemplo: De acordo com o Instituto Nacional do Câncer, em média, estima-se que cada pessoa que morreu de câncer em 2007 tenha perdido 15,4 anos de vida. As mortes por câncer foram responsáveis por mais de 8,6 milhões de APVPs, o que é mais do que para doença cardíaca e todas as outras causas de morte combinadas. O câncer de pulmão foi responsável por quase 2,4 milhões de APVP, muito mais do que qualquer câncer, em parte devido à porcentagem relativamente baixa de sobrevida e da idade relativamente precoce na instalação.[9]

Anos de vida ajustados por incapacidade

A métrica AVAI foi desenvolvida no Estudo GBD original de 1990, sob a liderança de Murray e Lopez, Banco Mundial, OMS e Escola de Saúde Pública de Harvard, para avaliar a carga de doença consistentemente entre as doenças, fatores de risco e regiões. Desde 2000, a OMS publicou atualizações regulares do GBD para 14 regiões. O Estudo Carga Global de Doenças, Lesões e Fatores de Risco (*Global Burden of Diseases, Injuries, and Risk Factors Study*), de 2010, financiado pela Fundação Bill and Melinda Gates e liderado pelo Instituto para Métrica e Avaliação de Saúde, é o primeiro esforço importante desde o Estudo GBD original de 1990 para realizar uma avaliação sistemática completa dos dados globais para 220 doenças e lesões e mais de 60 fatores de risco para 21 regiões do mundo.

AVAI pertence ao segundo grupo de indicadores compostos chamados lacunas de saúde e envolve estimativas de HRQL ligadas a doenças específicas, e não a estados de saúde (como o AVAQ). Os AVAIs para uma doença ou condição de saúde são calculados como a soma dos anos de vida perdidos (YLL) devido à mortalidade prematura para cada doença e os anos perdidos para incapacidade (YLD) com base na *incidência* de casos da condição de saúde. AVAI = YLL + YLD. YLL = N × L, onde N é o número de mortes e L é a EV padrão na idade da morte, em anos. YLD = I × DW × L, onde I é o número de casos incidentes, DW (*desability weight*) é o peso da incapacidade e L é a duração média do caso até a remissão ou morte, em anos. No Estudo GBD de 2010, os YLDs são computados como a prevalência de diferentes sequelas de doenças e sequelas de lesões multiplicada pelo DW para aquela sequela.

No estudo original, os escores de gravidade para incapacidade ou pesos de preferência de incapacidade para 22 amostras de diagnósticos ou condições indicadoras foram determinados por um painel internacional de especialistas. Foi usada uma abordagem interativa de "compensação de pessoa" – os participantes escolhiam se era mais desejável tratar um determinado número de pessoas com uma condição do que tratar um determinado número com outra condição. Então, criavam sete classes de incapacidade e, uma vez que os escores de preferência para um conjunto de condições índices fossem estabelecidos, os pesos para centenas de outras condições eram mapeados por extrapolação. Os pesos de 1 são equiparados a incapacidade total ou morte e 0 a nenhuma incapacidade ou saúde total, na escala de AVAI. Esses DWs são considerados iguais ou universais entre os países e as culturas. Com o Estudo *Global Burden of Disease Study 2010*,[10] foi feita uma reavaliação dos DWs com levantamentos em países representativos; 30.230 pessoas participaram de levantamentos baseados em casa ou na internet. Houve um alto grau de consistência, e os maiores pesos de incapacidade foram dados à esquizofrenia e esclerose múltipla grave. Considerou-se que os novos pesos, no geral, concordaram com os antigos, embora, na incapacidade leve, muitas condições tenham recebido taxas menores do que antes. Veja a Tabela 2-2 para uma comparação das amostras de sequelas e seus DWs do GBD 2004. Uma extensa relação de pesos de incapacidades para 220 estados de saúde exclusivos pode ser encontrada no Estudo GBD 2010.[10]

Os arquitetos originais do AVAI fizeram mais dois ajustes. O primeiro deles é uma ponderação de idade que confere mais valor aos anos vividos no início da vida adulta e menos aos anos vividos no

Tabela 2-2 Amostra de pesos de incapacidade para doenças e condições* (atualização do GBD 2004)

Sequela	Peso médio da incapacidade	Variação	Fonte
DL, episódio limitante de DL	0,061	0,165-0,469	Estudo dos Países Baixos
Casos de AIDS em TARV	0,167		GBD 2004
Glaucoma, visão subnormal	0,170		GBD 2004
Transtornos depressivos unipolares, episódio depressivo moderado	0,350		Estudo dos Países Baixos
Doença cardíaca isquêmica, infarto agudo do miocárdio	0,439	0,405-0,477	GBD 1990
DPOC, casos sintomáticos graves	0,530		Estudo dos Países Baixos
Doença cerebrovascular, primeiros casos de AVE	0,920		GBD 1990

AIDS, síndrome da imunodeficiência adquirida; TARV, terapia antirretroviral; DPOC, doença pulmonar obstrutiva crônica; GBD, carga global de doença; DL, dor lombar.
De http://www.who.int/healthinfo/global_burden_disease/GBD2004_DisabilityWeights.pdf.

começo e fim da vida. O valor da vida de uma pessoa saudável tem seu pico perto dos 25 anos, por esse cálculo. O ajuste final à fórmula do AVAI é o desconto do tempo no futuro, a uma taxa de 3%. A ideia é que um benefício futuro vale menos do que um benefício que se obtém agora. Um tratamento que estende a vida de uma pessoa de 65 para 75 é mais custo-efetivo se oferecido a uma pessoa de 65 anos do que a uma pessoa de 50 anos, que não verá benefícios por 15 anos.

Exemplo: A carga nacional de lesões no trânsito na Tailândia Utilizando as estimativas de mortalidade de lesões no trânsito (RTI) do estudo verbal de necropsia, registros vitais e a proporção e gravidade de incapacidades de longo prazo de um estudo tailandês, Ditsuwan e colegas concluíram que a perda total de AVAIs devido a RTIs foi de 673.000 em 2004.[11] A mortalidade contribuiu com 88% desse ônus. O uso de dados locais levou a uma estimativa significativamente maior da carga de incapacidade de longo prazo devido a RTIs (74.000 vs. 43.000 AVAIs) usando métodos-padrão de GBD.

O Estudo GBD 2010[10] pretendia abordar algumas das críticas de estudos passados da carga da doença. Inquéritos em domicílios, incluindo entrevistas face a face em vários países e uma disponibilizada na internet permitiram um conjunto diverso de contextos culturais, demográficos e linguísticos. Os inquéritos pediam aos respondentes que julgassem a gravidade relativa dos estados de saúde em uma série de comparações pareadas e perguntas *time trade-off*, por exemplo: "Imagine duas pessoas – a primeira é completamente cega e a segunda sofre de dor intensa constante nas costas. No geral, qual é a mais saudável?" As respostas são usadas para calcular um peso de gravidade de estado de saúde para cada sequela. Poderiam, então, ser feitas comparações entre DWs novos e antigos para cerca de 120 sequelas comuns aos novos e antigos estudos de GBD. O Estudo GBD 2010 identificou 1.160 sequelas de 291 doenças e lesões. Por exemplo, a retinopatia diabética é uma sequela do diabetes melito. Os pesquisadores precisaram estabelecer uma escala ordinal contínua entre DW 0 (saúde perfeita) e DW 1 (morte) para cada sequela.[12] A equipe do GBD 2010 se beneficiou de metodologias novas e antigas desde o último Estudo GBD, incluindo dados ausentes de modelagem, estimativa de DW, atribuição de causa de morte e técnicas de coleta de dados que oferecem melhores estimativas de mortalidade e do YLD, globalmente. O caso base para AVAIs nesse estudo também foi simplificado para omitir os descontos e o peso da idade. Os YLLs foram calculados com referências às novas expectativas de vida de referência-padrão em cada idade. Por exemplo, uma morte aos 5 anos conta como 81,4 YLLs e uma morte aos 60 anos conta como 27,8 YLLs.

Exemplo: A carga global da trematodíase transmitida por alimentos Por meio da revisão sistemática da literatura, foram extraídos dados sobre prevalência humana, morbidade e mortalidade da trematodíase transmitida por alimentos. Fürst, Keiser e Utzinger desenvolveram modelos simplificados de doença e fizeram metanálises sobre as proporções e razões de chance de sequelas específicas e estimaram que 56,2 milhões de pessoas foram infectadas com trematódeos transmitidos por alimentos em 2005; 7,9 milhões apresentaram sequelas graves e 7.158 morreram, a maioria de colangiocarcinoma e infecção cerebral.[13] Estimam que a carga global de trematodíase transmitida por alimentos seja de 665.352 AVAIs. Esse Estudo GBD de 2010 preliminar foi escolhido para enfatizar a relevância desse grupo de doenças tropicais negligenciadas.

A Tabela 2-3 oferece uma comparação das características essenciais das várias medidas sumárias. Os AVAIs são diferentes dos AVAQs em sua perspectiva populacional. A partir do trabalho do Estudo GBD, os AVAIs permitem comparações globais das principais doenças e fatores de risco. Os AVAIs são aditivos no sentido em que podem ser aditivamente decompostos em relação às causas e são uma medida mais sensível de mudanças na carga. No entanto, os estados de incapacidade nos AVAIs não levam em consideração as condições comórbidas. Não existe uma maneira de capturar a carga do diabetes, da hipertensão e da doença da artéria coronária no mesmo indivíduo. Os AVAIs levam 82,5 anos para as mulheres e 80 anos para os homens como sua EV padrão no nascimento, com base na EV média dos japoneses, que atualmente apresentam a maior EV geral no mundo. Isso leva a uma superestimativa de YLL em países de alta mortalidade. Por meio dessas presunções sobre o valor social de pessoas em diferentes idades e EV uniforme em países diferentes, Murray e Lopez tentaram manter uma noção moral e política de igualdade e comparabilidade para essa medida de saúde populacional.

O Estudo GBD 1990 apresentou estimativas de mortalidade, YLL e anos vividos com incapacidade devido a doenças e lesões para oito regiões do mundo. O Estudo GBD 2010 apresentou estimativas em 21 regiões geográficas. Todas as doenças e

Tabela 2-3 Comparação de medidas sumárias de saúde populacional

Características	AVAQs	HALE	AVAI
Origem e organizações	1976, Academia/pesquisa, América do Norte e Europa	2000, REVES, UE, OCDE, OMS	1993, OMS, Banco Mundial
Tipo	Expectativa de saúde	Expectativa de saúde	Lacuna de saúde
Instrumento de *status* de saúde	Sim	Sim	Não
Pesos de incapacidade	Sim	Classes de incapacidade genérica ou gravidade de deficiência	Levantamentos comunitários e especialistas; dados epidemiológicos
Medidas de incapacidade	Sim	Autorrelato de incapacidade	Derivado para cada estado de saúde associado a condições específicas
Estimando carga	Não	*Status* geral de saúde; difícil de relacionar a expectativa de saúde à doença e aos fatores de risco	Sim; medida mais sensível de mudanças na carga do que ganhos nas expectativas de vida por meio da eliminação de doenças
Nível de uso	Avalia desfechos individuais de intervenções	Avalia e compara cargas nacionais de doenças	Compara a carga da doença entre as populações
Aditivo de causas	Não	Não	Sim
Prevalência vs. incidência	Variável	Incapacidade prevalente	Com base na incidência
Multicausalidade ou comorbidades	Sim	Potencial	Não

Fonte: AVAQ, anos de vida ajustados por qualidade; HALE, expectativa de vida ajustada à saúde; AVAIs, anos de vida ajustados por incapacidade; REVES, Réseau Espérance de Vie en Santé; UE, União Europeia; OCED, Organização para Cooperação Econômica e Desenvolvimento; OMS, Organização Mundial de Saúde.

os desfechos de saúde foram categorizados nos três grupos a seguir:

1. Comunicáveis, maternas, perinatais e nutricionais
2. Não comunicáveis
3. Acidentes e lesões

As Tabelas 2-4a e 2-4b mostram que, conforme se passa de um país de baixa para média e então alta renda, as causas de morte e AVAIs do grupo 1 tendem a diminuir em importância, enquanto o grupo 2 tende a aumentar. No entanto, as causas do grupo 2 já têm importância significativa na maioria dos países, e as causas do grupo 3 figuram de forma proeminente em países de baixa e média renda. A importância das causas neuropsiquiátricas de AVAIs é óbvia. O uso de taxas padronizadas para a idade é necessário para comparar as taxas de países sem ser afetado pela diferença nas distribuições etárias de país para país.

RISCOS À SAÚDE GLOBAL

A compreensão dos riscos à saúde é vital para prevenir doenças e lesões. O relatório *Riscos à Saúde Global* da OMS, de 2009, fornece as últimas estimativas da carga de doença e lesões da exposição a riscos, conhecido como carga "atribuível" de doença e lesão. A carga atribuível é calculada por meio da estimativa da fração atribuível da população (FAP), a redução proporcional de doenças ou mortalidade da população que ocorreria se a exposição a um fator de risco fosse reduzida a um cenário ideal alternativo de exposição. O número de mortes ou AVAIs atribuíveis a um fator de risco é quantificado pela aplicação da FAP ao número

Tabela 2-4a Mortes, taxas de morte e taxas de morte padronizadas para a idade de quatro países por grupos 1, 2 e 3

	Burkina Faso Baixa renda			Egito Renda média-baixa			Federação Russa Renda média-alta			Estados Unidos Renda alta		
	Morte	Taxa de morte	Taxa padrão de idade	Morte	Taxa de morte	Taxa padrão de idade	Morte	Taxa de morte	Taxa padrão de idade	Morte	Taxa de morte	Taxa padrão de idade
Todas as causas	207,9	1364,9	1718,9	453,7	556,5	859,6	2083,7	1473,7	1027,0	2547,8	817,5	504,9
Grupo 1: Comunicáveis, Maternas e Perinatais	151,0	991,4	801,1	56,4	69,2	76,0	106,2	75,1	71,4	154,1	49,5	33,7
Infecciosas e parasíticas	91,9	603,2	492,1	24,4	30,0	36,9	75,4	53,3	49,1	71,2	22,9	15,4
HIV/AIDS	8,2	53,7	72,7	0,4	0,5	0,6	45,0	31,8	30,0	11,6	3,7	3,4
Maternas	4,0	26,4	29,4	1,6	2,0	1,9	0,5	0,4	0,4	1,2	0,4	0,4
Perinatais	17,5	114,6	52,4	16,6	20,4	15,5	8,9	6,3	10,6	17,5	5,6	7,1
Deficiência nutricional	7,3	47,7	27,4	1,5	1,9	2,0	1,0	0,7	0,6	6,3	2,0	1,0
Grupo 2: Não comunicáveis	43,2	283,9	810,1	371,1	455,2	749,3	1718,3	1215,3	796,8	2205,5	707,7	418,4
Neoplasias malignas	6,0	39,4	96,7	50,9	62,4	90,5	269,8	190,8	129,8	590,1	189,3	123,8
Diabetes	2,5	16,3	55,3	11,4	14,0	23,6	9,9	7,0	4,8	75,3	24,2	15,2
Neuropsiquiátricas	2,6	16,9	32,7	7,5	9,2	13,9	19,9	14,1	11,6	239,2	76,7	39,2
Cardiovasculares	17,3	113,4	399,8	178,4	218,8	388,0	1264,5	894,3	568,4	872,4	279,9	155,7
Grupo 3: Lesões	13,7	89,6	107,7	26,2	32,1	34,3	259,2	183,3	158,8	188,1	60,4	52,8

Mortes em milhares; Taxa de morte e taxa de morte padronizada para a idade em cada população de 100.000. Dados da OMS.

Tabela 2-4b AVAIs, taxas de AVAI e taxa de AVAI padronizada por idade de quatro países por grupos 1, 2 e 3

	Burkina Faso Baixa renda			Egito Renda média-baixa			Federação Russa Renda média-alta			Estados Unidos Renda alta		
	AVAIs	Taxa de AVAI	Taxa padrão de idade	AVAIs	Taxa de AVAI	Taxa padrão de idade	AVAIs	Taxa de AVAI	Taxa padrão de idade	AVAIs	Taxa de AVAI	Taxa padrão de idade
Todas as causas	7.402	54.802	45.867	13.318	18.613	20.261	40.348	27.885	25.305	41.372	13.937	12.844
Grupo 1: Comunicáveis, Maternas e Perinatais	5.411	40.060	26.584	3.257	4.552	3.891	3.412	2.358	2.722	2.527	851	896
Infecciosas e parasíticas	3.017	22.336	15.706	952	1.330	1.209	1.792	1.238	1.229	1.036	347	330
HIV/AIDS	254	1.881	2.456	11	15	16	533	368	378	368	124	121
Maternas	236	1.751	1.806	333	465	444	159	110	110	277	93	104
Perinatais	645	4.774	2.290	1.134	1.585	1.181	380	263	484	745	251	321
Deficiência nutricional	324	2.397	1.405	311	435	379	511	353	537	135	45	45
Grupo 2: Não comunicáveis	1461	10.816	15.601	8.959	12.521	14.927	27.571	19.055	16.295	34.650	11.673	10.481
Neoplasias malignas	113	835	1.585	595	832	1.043	3.109	2.149	1.702	5.085	1.713	1.384
Diabetes	37	273	582	225	314	414	361	249	204	1.332	449	374
Neuropsiquiátricas	364	2.692	2.673	2.220	3.103	3.054	5.810	4.015	3.954	11.709	3.945	3.963
Cardiovasculares	273	2.020	3.858	2.276	3.181	4.370	11.774	8.137	6.296	5.853	1.972	1.525
Grupo 3: Lesões	530	3.926	3.681	1.102	1.540	1.443	9.365	6.472	6.288	4.196	1.413	1.467

AVAIs em milhares; Taxa de AVAI e taxa de AVAI padronizada para a idade em cada população de 100.000. Dados da OMS.

total de mortes ou à carga total de doença. Esse relatório oferece uma atualização para o ano 2004 da avaliação de risco comparativa (ARC) para 24 fatores de risco globais. No Estudo GBD atualizado, a carga do fator de risco foi quantificada de acordo com a atribuição contrafactual, conforme mencionado antes; a carga de doença e lesão foi relatada de acordo com a atribuição categórica, seguindo principalmente o sistema da Classificação Internacional de Doenças.

Uma doença ou lesão em particular com frequência é causada por mais de um fator de risco. De maneira similar, a maioria dos fatores de risco está associada a mais de uma doença, e estabelecer esses fatores como alvos pode reduzir múltiplas causas de doença. Por exemplo, as quatro doenças não transmissíveis (NCDs, do inglês *noncommunicable diseases*) responsáveis por pelo menos metade das mortes globais são as doenças cardiovasculares, diabetes, cânceres e doenças respiratórias crônicas. Compartilham quatro comportamentos de risco subjacentes que poderiam ser estabelecidos como alvos por intervenções de saúde pública: uso de tabaco, sedentarismo, dieta não saudável e uso nocivo de álcool, que resulta em aumento da pressão arterial, sobrepeso/obesidade, aumento da glicemia e aumento do colesterol. O diabetes é um exemplo de uma doença cuja carga total inclui sua carga diretamente atribuível e seu papel como fator de risco para outras doenças. Malária, tuberculose, hepatite B e C, HIV e infecções transmitidas sexualmente também estão entre um grupo selecionado de doenças sujeitas à estimativa contrafactual e os métodos de ARC.[14]

Os riscos globais à saúde estão em transição e são orientados pela globalização, urbanização, longevidade, declínio das taxas de fertilidade, mudança climática e outros fatores sociais e de estilo de vida. A Figura 2-3 mostra os principais riscos globais para mortalidade no mundo, incluindo pressão arterial alta, uso de tabaco, sedentarismo, sobrepeso e obesidade. Os principais riscos globais para carga da doença (AVAIs) no mundo são baixo peso e sexo não seguro, seguidos pelo uso de álcool e falta de segurança na água, saneamento e higiene. Os riscos de doenças crônicas causam a maior parte das mortes e AVAIs em países de alta e média renda, embora, para países de média renda, riscos como sexo não seguro e falta de segurança na água e saneamento também causem uma parte maior da carga de doença, apesar de não no mesmo nível observado para países de baixa renda (Figura 2-4a e 2-4b). No Estudo GBD 2010, os pesquisadores fizeram uma estimativa de mortes de causas específicas e AVAIs atribuídos a 67 fatores de risco e conglomerados de fatores de risco em 21 regiões. Estimaram as distribuições de exposição, analisando e sintetizando de forma sistemática os dados publicados e não publicados. Concluíram que, em 2010, os três principais fatores de risco para carga da doença foram hipertensão, tabagismo, incluindo tabagismo passivo, e

Principais causas de mortalidade global e carga de doença atribuíveis, 2004

Mortalidade atribuível	%
1. Pressão arterial alta	12,8
2. Uso de tabaco	8,7
3. Glicemia alta	5,8
4. Sedentarismo	5,5
5. Sobrepeso e obesidade	4,8
6. Colesterol alto	4,5
7. Sexo não seguro	4,0
8. Uso de álcool	3,8
9. Baixo peso infantil	3,8
10. Fumaça de combustíveis sólidos em ambientes internos	3,3
59 milhões de mortes globais totais em 2004	

AVAIs atribuíveis	%
1. Baixo peso infantil	5,9
2. Sexo não seguro	4,6
3. Uso de álcool	4,5
4. Água contaminada, falta de saneamento e higiene	4,2
5. Pressão arterial alta	3,7
6. Uso de tabaco	3,7
7. Amamentação abaixo do ideal	2,9
8. Glicemia alta	2,7
9. Fumaça de combustíveis sólidos em ambientes internos	2,7
10. Sobrepeso e obesidade	2,3
1,5 bilhão de AVAIs globais totais em 2004	

▲ **Figura 2-3** Principais causas de mortalidade e carga de doença atribuíveis, 2004. AVAI, anos de vida ajustados por incapacidade.

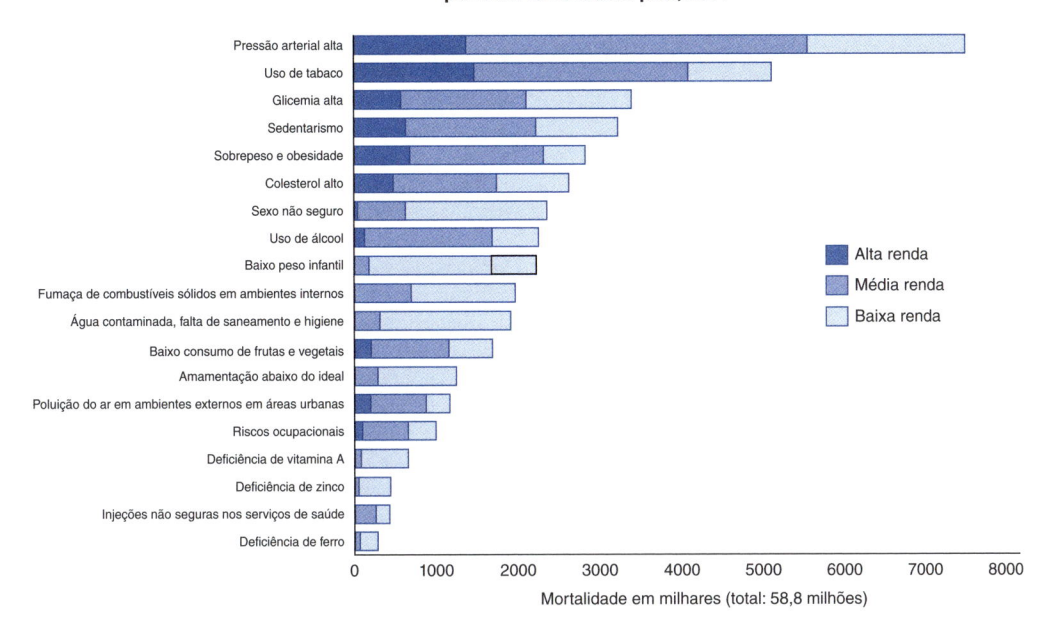

CARGA GLOBAL DA DOENÇA — CAPÍTULO 2

Mortes atribuídas a 19 principais fatores de risco, por nível de renda do país, 2004

Fator de risco	
Pressão arterial alta	
Uso de tabaco	
Glicemia alta	
Sedentarismo	
Sobrepeso e obesidade	
Colesterol alto	
Sexo não seguro	
Uso de álcool	
Baixo peso infantil	
Fumaça de combustíveis sólidos em ambientes internos	
Água contaminada, falta de saneamento e higiene	
Baixo consumo de frutas e vegetais	
Amamentação abaixo do ideal	
Poluição do ar em ambientes externos em áreas urbanas	
Riscos ocupacionais	
Deficiência de vitamina A	
Deficiência de zinco	
Injeções não seguras nos serviços de saúde	
Deficiência de ferro	

Legenda: Alta renda / Média renda / Baixa renda

Mortalidade em milhares (total: 58,8 milhões)

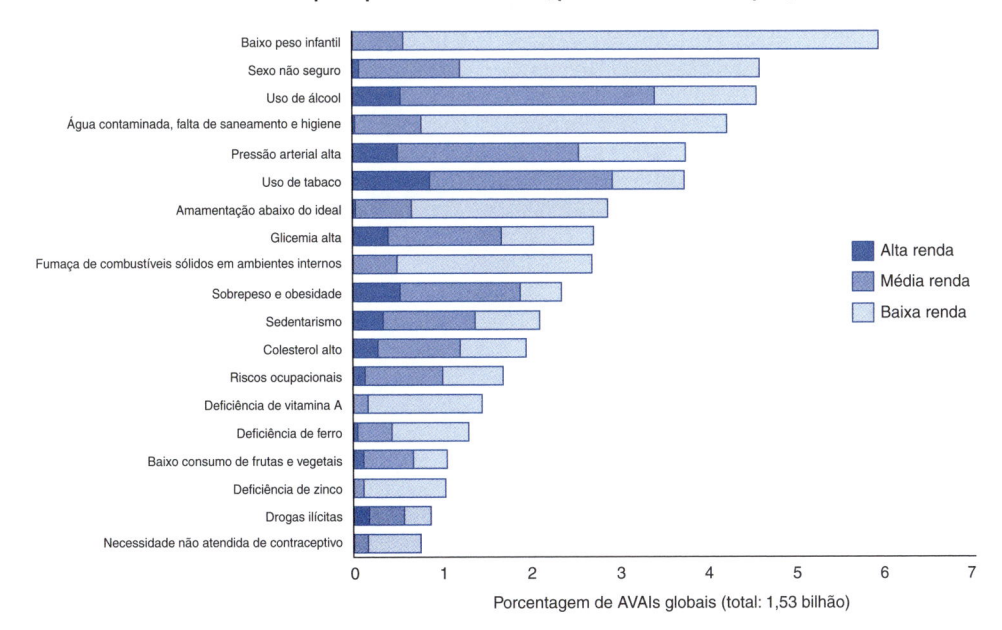

Porcentagem de anos de vida ajustados por incapacidade (AVAIs) atribuídos a 19 principais fatores de risco, por nível de renda do país, 2004

Fator de risco	
Baixo peso infantil	
Sexo não seguro	
Uso de álcool	
Água contaminada, falta de saneamento e higiene	
Pressão arterial alta	
Uso de tabaco	
Amamentação abaixo do ideal	
Glicemia alta	
Fumaça de combustíveis sólidos em ambientes internos	
Sobrepeso e obesidade	
Sedentarismo	
Colesterol alto	
Riscos ocupacionais	
Deficiência de vitamina A	
Deficiência de ferro	
Baixo consumo de frutas e vegetais	
Deficiência de zinco	
Drogas ilícitas	
Necessidade não atendida de contraceptivo	

Legenda: Alta renda / Média renda / Baixa renda

Porcentagem de AVAIs globais (total: 1,53 bilhão)

▲ **Figura 2-4** (a) Mortes atribuídas aos 19 principais fatores de risco por nível de renda do país, 2004. (b) Porcentagem de anos de vida ajustados por incapacidade (AVAIs) atribuídos aos 19 principais fatores de risco por nível de renda do país, 2004.

uso de álcool. Para fins de comparação, em 1990, os principais riscos eram baixo peso infantil, poluição do ar doméstico com combustíveis sólidos e tabagismo.[15] Os riscos variam substancialmente em áreas diferentes do mundo mas, em geral, a contribuição dos fatores de risco com a carga da doença está mudando de riscos de doenças transmissíveis em crianças para doenças não transmissíveis em adultos.

Os pesquisadores e as autoridades de saúde pública costumam estudar e abordar os grupos de doenças ou condições e seus fatores de risco associados (cânceres, doenças cardiovasculares, mortes infantis) devido a efeitos conjuntos daqueles fatores de risco e aos potenciais esforços sinérgicos de prevenção. Vale observar que a soma da mortalidade ou carga de doença atribuível a cada um dos fatores de risco *separadamente* costuma ser mais do que a combinação da mortalidade ou carga de doença atribuível aos grupos desses fatores de risco. Como ilustrado na Tabela 2-5, as principais causas de morte entre crianças com menos de 5 anos são infecções respiratórias agudas e doenças diarreicas. A desnutrição é o fator contribuinte subjacente em mais de um terço de todas as mortes infantis. A falta de água potável, saneamento e higiene, fumaça de combustíveis sólidos em ambiente interno, juntamente com riscos nutricionais e amamentação abaixo do ideal causaram 39% das mortes infantis no mundo todo em 2004. Há evidências, porém, de que a taxa de mortalidade geral para crianças com menos de 5 anos está diminuindo, de acordo com as novas estimativas para 2008 (8,795 milhões de mortes de 10,6 milhões por ano entre 2000 e 2003, apesar de um aumento populacional).

Exemplo: Efeito do sedentarismo sobre a carga de doença e a expectativa de vida Sabe-se que o sedentarismo aumenta o risco de doença cardíaca, diabetes tipo 2 e cânceres de mama e colo. Lee e colegas calcularam as PAFs associadas ao sedentarismo para cada uma das principais NCDs por país, para estimar quanto da doença poderia ser evitado se o sedentarismo fosse eliminado.[16] Estimam que o sedentarismo cause 6% da carga de doença de doença cardíaca coronariana, 7% de diabetes tipo 2, 10% de câncer de mama e 10% de câncer de colo. O sedentarismo causa 9% de mortalidade prematura, ou mais do que 5,3 milhões das mortes que ocorreram no mundo todo em 2008. A eliminação do sedentarismo aumentaria a EV global em 0,68 ano. Os anos acrescentados parecem poucos, mas representam ganhos para toda a população, incluindo pessoas sedentárias e ativas. *O ganho para os sedentários que se tornam ativos seria maior*. Esses achados tornam o sedentarismo similar aos fatores de risco estabelecidos para o tabagismo e a obesidade.

Exemplo: Carga global de cânceres atribuíveis a infecções De acordo com de Martel e colegas, dos 12,7 milhões de novos casos de câncer que ocorreram em 2008, 2 milhões foram atribuíveis a infecções.[17] Essa fração de atribuição da população foi maior em países menos desenvolvidos do que em países mais desenvolvidos. *Helicobacter pylori*, vírus da hepatite B e C e vírus do papiloma huma-

Tabela 2-5 Principais fatores de risco e causas de morte em crianças: exemplo de contribuição conjunta de fatores de risco

Causa de morte	Fatores de risco	% de mortes infantis	
Pneumonia, infecções respiratórias agudas	Baixo peso ao nascer Desnutrição Criança não amamentada Condições de superpopulação	Baixo peso Deficiência de micronutriente Amamentação abaixo do ideal	35%
Diarreia infantil	Criança não amamentada Contaminação de água e alimentos Más práticas de higiene Desnutrição		39%
		Falta de água potável e saneamento Fumaça em ambiente interno	23%

no foram responsáveis por 1,9 milhão de casos, principalmente cânceres gástricos, hepático e do colo do útero. Em mulheres, o câncer do colo do útero foi responsável por cerca de metade da carga de câncer relacionado à infecção; em homens, os cânceres hepático e gástrico foram responsáveis por mais de 80%. Cerca de 30% dos casos atribuíveis a infecções ocorrem em pessoas com menos de 50 anos.

PROJEÇÕES DA OMS PARA 2030

O projeto GBD da OMS oferece projeções atualizadas para o ano 2030 e projeta que a carga global de doença *per capita* deverá diminuir. A diminuição será menor do que a projetada se as tendências favoráveis de fatores de risco e o crescimento econômico forem menores do que o previsto no modelo.

Projeta-se que as cinco principais causas de morte em 2030 serão doença cardíaca isquêmica, AVE, doença pulmonar obstrutiva crônica (DPOC), infecções do trato respiratório inferior e cânceres de pulmão (Tabela 2-6). Espera-se que as mortes por doenças diarreicas, HIV/AIDS, tuberculose, condições maternas e perinatais e deficiências nutricionais diminuam. O impacto de doenças infecciosas nos próximos 20 anos dependerá, em última instância, do controle da resistência microbiana, do desenvolvimento de novos antibióticos e vacinas e da vigilância e resposta nacional e global a doenças.

A Tabela 2-7 mostra as mudanças nos principais AVAIs de 2004 a 2030. As principais causas de AVAIs em 2030 são projetadas como transtorno depressivo unipolar, doença cardíaca isquêmica, acidentes de trânsito, doença cerebrovascular e DPOC. As causas do grupo 1 representarão apenas 20% do total de AVAIs perdidos em 2030; as causas do grupo 2 (doenças não transmissíveis) representarão 66% do total de AVAIs perdidos em todos os grupos de renda.[18] Isso se deve, em parte, à transição demográfica e epidemiológica e à convergência de padrões de morbidade e mortalidade para países de baixa a alta renda. A doença cardíaca isquêmica era a principal causa de AVAIs no mundo em 2010, seguida por infecções respiratórias inferiores, AVE, doenças diarreicas e HIV/AIDS[19] (Tabela 2-8).

Tabela 2-6 As dez principais causas de morte no mundo todo, 2008, e projeções para 2030

Classi-ficação	Morte ou lesão	% de mortes, 2008	Classi-ficação	Morte ou lesão	% de mortes, 2030
1	Doença cardíaca isquêmica	12,8	1	Doença cardíaca isquêmica	14,1
2	Doença cerebrovascular	10,8	2	Doença cerebrovascular	12,1
3	Infecções respiratórias inferiores	6,1	3	DPOC	8,6
4	DPOC	5,8	4	Infecções respiratórias inferiores	4,2
5	Doenças diarreicas	4,3	5	Cânceres de traqueia, brônquios e pulmão	3,4
6	HIV/AIDS	3,1	6	Diabetes melito	3,3
7	Cânceres de traqueia, brônquios e pulmão	2,4	7	Acidentes de trânsito	3,2
8	Tuberculose	2,4	8	Doença cardíaca hipertensiva	2,2
9	Diabetes melito	2,2	9	Câncer de estômago	1,9
10	Acidentes de trânsito	2,1	10	HIV/AIDS	1,8

DPOC, doença pulmonar obstrutiva crônica; HIV/AIDS, vírus da imunodeficiência humana/síndrome da imunodeficiência adquirida. De World Health Organization *The Global Burden of Disease: 2004 Update*. A classificação das causas de morte para as projeções de 2030 é feita pelos autores e não pela OMS.

Tabela 2-7 Principais causas de AVAIs, 2004 e 2030

2004 doença ou lesão	Como % do total de AVAIs	Classificação	Classificação	Como % do total de AVAIs	2030 doença ou lesão
Infecções respiratórias inferiores	6,2	1	1	6,2	Transtornos depressivos unipolares
Doenças diarreicas	4,8	2	2	5,5	Doença cardíaca isquêmica
Transtornos depressivos unipolares	4,3	3	3	4,9	Acidentes de trânsito
Doença cardíaca isquêmica	4,1	4	4	4,3	Doença cerebrovascular
HIV/AIDS	3,8	5	5	3,8	DPOC
Doença cerebrovascular	3,1	6	6	3,2	Infecções respiratórias inferiores
Prematuridade e baixo peso ao nascer	2,9	7	7	2,9	Perda de audição, início na vida adulta
Asfixia no parto e trauma no parto	2,7	8	8	2,7	Erros de refração
Acidentes de trânsito	2,7	9	9	2,5	HIV/AIDS
Infecções neonatais e outras[a]	2,7	10	10	2,3	Diabetes melito
DPOC	2,0	13	11	1,9	Infecções neonatais e outras[a]
Erros de refração	1,8	14	12	1,9	Prematuridade e baixo peso ao nascer
Perda de audição, início na vida adulta	1,8	15	15	1,9	Asfixia no parto e trauma no parto
Diabetes melito	1,3	19	18	1,6	Doenças diarreicas

http://www.who.int/healthinfo/global_burden_disease/GBD_report_2004update_part4.pdf
[a]Essa categoria também inclui outras causas não infecciosas que surgem no período perinatal, além de prematuridade, baixo peso ao nascer, trauma e asfixia no parto. Essas causas não infecciosas são responsáveis por cerca de 20% dos AVAIs mostrados nessa categoria.

A OMS e o Programa Conjunto das Nações Unidas de HIV/AIDS ajustaram para menos as projeções de mortalidade de AIDS devido ao crescente número de pessoas que recebem terapia antirretroviral e ao fortalecimento das medidas preventivas. A última previsão da OMS espera que o número de mortes por AIDS seja reduzido para 1,2 milhão em 2030.[18] Estimou-se que as mortes por AIDS seriam 1,77 milhão em 2010, de acordo com UNAIDS, 21% mais do que a 1,47 morte estimada pelo Estudo GBD de 2010.[20] Essas projeções são sujeitas a mudanças, dependendo do financiamento disponível para acesso universal ao tratamento, das novas opções terapêuticas e ampliação de programas como tratamento, preventivo e profilaxia pré-exposição. Veja o Capítulo 11 para obter mais informações sobre HIV/AIDS.

A OMS projetou que o uso de tabaco causará 8,4 milhões de mortes até 2020, 70% das quais ocorrerão nos países em desenvolvimento. O número de mulheres que fumam (atualmente, 9% dos fumantes) continuará a aumentar de 250 para 340 milhões, até 2020.[21] De acordo com outra análise, a mortalidade mundial por tabaco aumentará para aproximadamente 10 milhões por ano ou 100 milhões por década, por volta de 2030.[22] Doenças cardiovasculares, câncer de pulmão e DPOC são as principais causas de morte de tabagismo, globalmente. O tabaco consome uma porcentagem significativa das despesas domésticas, especialmente em países de baixa e média renda, desviando recursos da educação, alimentos e saúde; no entanto, a relação entre o tabaco e a pobreza é frequentemente ignorada. As compa-

Tabela 2-8 Classificação de AVAI global com intervalo de incerteza (UI) de 95% para as 20 causas principais em 2010

Doença	Classificação média (UI 95%)
1 Doença cardíaca isquêmica	1 (1 – 2)
2 Infecções respiratórias inferiores	2 (1 – 3)
3 AVE	3,2 (2 – 5)
4 Diarreia	4,9 (4 – 8)
5 HIV/AIDS	6,6 (4 – 9)
6 Dor lombar	6,7 (3 – 11)
7 Malária	6,7 (3 – 11)
8 Complicações de parto prematuro	8 (5 – 11)
9 DPOC	8,1 (5 – 11)
10 Lesões de trânsito	8,4 (4 – 11)
11 Transtorno depressivo importante	10,8 (7 – 14)
12 Encefalopatia neonatal	13,3 (11 – 17)
13 Tuberculose	13,4 (11 – 17)
14 Diabetes	14,2 (12 – 16)
15 Anemia por deficiência de ferro	15,2 (11 – 22)
16 Sepse neonatal	15,9 (10 – 26)
17 Anomalias congênitas	17,3 (14 – 21)
18 Autolesão	18,8 (15 – 26)
19 Quedas	19,7 (16 – 25)
20 Desnutrição de proteína-energia	20 (16 – 26)

Dados de Murray CJL, et al. *Disability-adjusted life years (DALYs) for 291 diseases and injuries in 21 regions, 19902010: a systematic analysis for the Global Burden of Disease Study 2010.* Lancet 2012; 380: 2197-2223.

nhias transnacionais de tabaco podem tirar vantagem da liberação do comércio e empreendem esforços massivos nas economias de mercados emergentes. Mais do que nunca, medidas custo-efetivas de controle do tabaco, como controle da publicidade, aumentos de preço e impostos, legislação de áreas com fumo proibido e outras regulamentações comerciais, conforme defendidas pela Convenção do Plano de Controle do Tabaco da OMS (http://www.who.int/fctc/en/), são absolutamente críticas para diminuir o consumo do tabaco no mundo.

POBREZA E CARGA GLOBAL DE DOENÇA

As autoridades de saúde pública reconheceram, há muito tempo, que a saúde humana é a base do crescimento econômico e do desenvolvimento. Nas projeções feitas pelo Estudo GBD, as "doenças da pobreza", como malária, tuberculose e AIDS, ainda afetarão os países de baixa renda de maneira desproporcional, mais do que os países ricos. Isso perpetuará o eterno ciclo que começa com *status* de saúde deficiente, subdesenvolvimento da força de trabalho e falta de crescimento econômico e resultará em pobreza e piora do *status* geral de saúde. O sudeste da Ásia e a África, juntos, arcaram com 54% da carga global de doença em 2004, embora sejam responsáveis por apenas cerca de 40% da população do mundo. As crianças arcam com mais de metade da carga de doença em países de baixa renda, e quase metade da carga de doença em países de baixa e média renda, agora, é de doenças não transmissíveis.[18]

Os oito Objetivos de Desenvolvimento do Milênio (ODM) são um conjunto internacional de metas de desenvolvimento, acordadas por 193 estados membros da ONU e várias organizações internacionais para eliminar a pobreza, fome e doença até 2015. Quatro dos oito ODMs são particularmente pertinentes à carga de doença e aos fatores de risco discutidos neste capítulo (http://www.un.org/millenniumgoals/).

ODM 1: A erradicação da pobreza extrema e fome inclui metas de água potável e desnutrição infantil.

ODM 4: Redução da mortalidade infantil. Em 2004, dos 10,4 milhões de mortes de crianças com menos de 5 anos no mundo todo, 4,7 milhões (45%) estão na região africana e 3,1 milhões (30%) no sudeste da Ásia. Em outras palavras, mais de 7 em cada 10 mortes estão na África e sudeste da Ásia e são de causas que podem ser prevenidas, como doenças diarreicas, pneumonia, malária, sarampo e HIV/AIDS.

ODM 5: Melhoria da saúde materna. A razão de mortalidade materna em grupos de países de baixa renda melhorou para 410/100.000 nascidos vivos em 2010; foi cortada pela metade desde 1990, mas ainda é 29 vezes maior do que a taxa dos países de alta renda.

ODM 6: Combate ao HIV/AIDS, malária e outras doenças. Há necessidade de mais dados sobre a carga de doenças negligenciadas e tropicais

(NTDs – *neglected tropical diseases*), e o AVAI foi criticado por subestimar os DWs para doenças crônicas como as NTDs, não levando em consideração a importância do contexto social, cultural e ambiental da pobreza naqueles estados de saúde.[23]

Coletivamente, as causas relacionadas aos ODMs da carga de doença são responsáveis por 29,8% da carga total de doença em 2010. Isso reflete um progresso, com um declínio de quase 32% desde 1990, apesar de ser improvável atingir a maioria das metas até 2015.[19] De acordo com a análise do Centro para Desenvolvimento Global, a maior parte da população pobre do mundo (definida como aquela que vive com menos de US$1,25 por dia) agora vive em países de média renda (PMRs). Na realidade, há até um bilhão de pessoas pobres ou "um novo bilhão inferior" vivendo não nos países mais pobres do mundo, mas em PMRs.[24] A maioria das pessoas pobres do mundo vive em países populosos que saíram do *status* de baixa a média renda – China, Paquistão, Índia, Nigéria e Indonésia. Isso tem implicações para a política de desenvolvimento internacional por doadores e parcerias público-privadas, como o Fundo Global e a Aliança Global para Vacinas e Imunização.

Há muito tempo, os pesquisadores estão interessados em estimar os potenciais benefícios à saúde da erradicação da pobreza, com a crença de que a pobreza é um importante determinante subjacente da saúde. Na realidade, é provável que a associação de qualquer fator socioeconômico específico com fatores de risco para doença seja confundida com outras variáveis, como educação, idade e etnia, por meio de fatores contextuais relacionados ao governo e ao desenvolvimento de infraestrutura, e por períodos longos de tempo (ou seja, o tempo que leva para a melhoria da renda se manifestar como mudança na exposição a fatores de risco).

Exemplo: A carga da pobreza Para quantificar a carga da doença de posição socioeconômica, Blakely, Hales e Woodward utilizaram o "Risco atribuível à população" para estimar o impacto da melhoria da pobreza de renda sobre a desnutrição infantil como fator de risco de saúde no Paquistão.[25] Com base no pressuposto de que os riscos relativos dos estados de doença costumam ser comparáveis por diferentes fatores socioeconômicos, estimaram que 60% da população vivem com US$1 a 2 por dia. O cenário contrafactual exige que as pessoas que vivem com menos de US$2 por dia adotem o perfil de fator de risco daquelas que vivem com mais de US$2 por dia. As frações de impacto ou o risco atribuível à população é, então, 50%. Ou seja, 50% da desnutrição infantil são atribuíveis à pobreza por esse cálculo, reforçando a importância da pobreza de renda como um determinante da prevalência de fator de risco (e como substituto para saúde). Os autores reconhecem que isso pode ser uma superestimativa. Outros estudos sugerem que programas de erradicação da pobreza e de saúde pública orientados a comunidades pobres devem melhorar a saúde e reduzir as desigualdades socioeconômicas na saúde.

DISPARIDADES NA SAÚDE GLOBAL

A OMS está interessada em medir as desigualdades na saúde separadamente da medição dos níveis médios de saúde como indicações do desempenho de um país em saúde. A conquista da igualdade na saúde traduz-se em igualdade de tempo de vida saudável e igualdade de riscos de saúde, que envolvem fatores que não podem ser evitados e escolhas individuais. As desigualdades na saúde têm sido medidas, de modo geral, de forma *bivariável*, por exemplo, diversos níveis de saúde entre grupos de renda. Gakidou, Murray e Frenk propõem uma estrutura para estudar a desigualdade na saúde como a distribuição da expectativa de vida entre indivíduos na população.[26] Esses defensores das desigualdades *univariáveis* na saúde oferecem um quadro geral da desigualdade na saúde na população de maneira comparável entre populações. Uma medida sumária de desigualdade na saúde ainda não foi formalizada até o o momento desta publicação.

A carga da doença nos Estados Unidos entre minorias raciais ou étnicas espelha de maneira perturbadora a carga de países de baixa renda e reflete as desigualdades globais em saúde. Em comparação a outros países de alta renda, sua falta de cobertura universal de saúde e as disparidades resultantes no acesso à saúde e aos serviços de saúde preventiva são bem documentados. O relatório de *Desigualdades e Disparidades na Saúde* de 2011 do CDC define as persistentes tendências em disparidades de saúde por raça e etnia, renda e educação, estado de incapacidade e outras características sociais.[27] Em 2006, a taxa de mortalidade infantil nos Estados Unidos era de 6,68 mortes em cada mil nascidos vivos, com uma taxa mais alta para mulheres negras não hispânicas 2,4 vezes maior do que para mulheres brancas não hispânicas. Homens e mulheres negros também apresentam taxas de morte maiores de doença cardíaca coronariana e AVEs do que homens e mulheres de outras raças. Durante o período de nove anos do estudo (1999-2007), as taxas de homicídio foram consistentemente maiores entre homens jovens negros não hispânicos. Disparidades similares foram encontradas em obesidade, prevalência de asma, infecção por HIV, diabetes, controle de hipertensão, tabagismo, gravidez na adolescência, consumo compulsivo de bebidas, riscos ambientais e determinantes sociais de saúde.

As pessoas mais pobres e vulneráveis no mundo ainda são afetadas por doenças infecciosas que podem, em grande parte, ser tratadas e prevenidas. Infecções do trato respiratório inferior, tuberculose, doenças diarreicas, HIV, infecções neonatais e malária continuam entre as principais causas de morte e carga de doença em países de baixa e média renda. Ao mesmo tempo, doenças crônicas tornaram-se mais proeminentes, devido ao desenvolvimento social e econômico e ao consumo associado de tabaco, álcool e alimentos ricos em açúcar e gorduras. Essas doenças colocam uma carga ainda maior sobre os recursos de saúde e infraestrutura nesses países que, agora, precisam lidar com uma carga tripla de doença. Também há evidências de uma carga tripla de doença, conhecida como doença transmissível, doença não transmissível e doença sociocomportamental ou o aumento da incidência de lesões, particularmente de acidentes de trânsito. Pandemias do tipo influenza têm o potencial de infligir mortalidade catastrófica e custos econômicos no mundo todo, especialmente nos países mais pobres, com recursos limitados para vigilância, associados à deficiência da infraestrutura e do status de saúde.

Estamos em uma encruzilhada crítica na saúde global em que os esforços para reformar os sistemas de saúde e controlar os fatores de risco exigirão o comprometimento e a coordenação de legisladores, gestores, pesquisadores, ministros da saúde, OMS, Banco Mundial, doadores privados e organizações não governamentais para melhorar a saúde de todos os cidadãos ao redor do mundo. As medidas sumárias de saúde populacional, como AVAIs, ainda precisam provar seu valor em afetar as mudanças na política de saúde e alocação de recursos no mundo todo, especialmente nas regiões mais pobres. Essas medidas sumárias também devem ser sensíveis a mudanças no *status* de saúde atual e a mudanças nos fatores de risco por intervenções particulares. Não obstante, a maioria dos especialistas acredita e defende melhores dados de saúde e vigilância de doenças como primeiro passo para melhorar o *status* de saúde e reduzir as desigualdades na saúde.

QUESTÕES DE ESTUDO

1. Tente obter as mais recentes taxas de mortalidade por idade e por sexo de um país de baixa renda. Você foi capaz de decifrar as fontes de dados?

2. Examine os dados nas Estatísticas Mundiais de Saúde de 2010. Qual é a EV no nascimento para uma pessoa do sexo masculino no país de seu interesse em 2008? E o HALE no nascimento em 2007? Qual é a EV média para a população global (ambos os sexos)? Como a EV é calculada? Isso envolve tábuas de vida, e você pode ler mais sobre isso em http://www.who.int/en/.

3. Quais informações seriam necessárias para calcular a carga de doença de HIV/AIDS para um país específico, em um único ano? Invente um conjunto hipotético de números para HIV/AIDS para um país africano e compute a carga como AVAIs em cada população de mil pessoas por ano. O Dr. Neal Nathanson, da Universidade da Pensilvânia, forneceu essa questão de estudo e um conjunto de dados para HIV/AIDS para Botswana no ano 2000. Os dados necessários para essa tabela são (1) a distribuição etária da população para o ano 2000, (2) a incidência específica para a idade de infecções por HIV, (3) a EV após a infecção por HIV e o peso para cada ano vivido com HIV/AIDS (estimativas conjecturais arbitrárias) e (4) a EV para a população saudável (a idade média de infecção com HIV é considerada ao redor dos 20 anos e uma EV saudável de 65 anos aos 20 anos). A principal estimativa conjectural necessária é a conversão da prevalência específica para a idade de infecções por HIV, pois não havia medidas diretas da incidência de HIV disponíveis em Botswana.

4. Cientistas tentaram estimar os impactos da mudança climática na saúde. Que tipo de desfechos de saúde ou doenças estariam associados à mudança climática? Que lacunas do conhecimento deveriam ser abordadas para melhorar as avaliações futuras? (Veja http://www.who.int/globalchange/publications/climatechangechap7.pdf)

REFERÊNCIAS

1. Murray CJL, Salomon J, Mathers C. A critical examination of summary measures of population health. http://www.who.int/healthinfo/paper02.pdf.

2. Field MJ, Gold M; Institute of Medicine Committee on Summary Measures of Population Health. Summarizing Population Health: Directions for the Development and Application of Population Metrics. Washington, DC: National Academy Press,1998.
3. Walensky RP, Wood R, Fofana MO, et al. The clinical impact and cost-effectiveness of routine, voluntary HIV screening in South Africa. J Acquir Immune Defic Syndr 2011;56(1):26–35.
4. Salomon JA, Weinstein MC, Hammitt JK, Goldie SJ. Costeffectiveness of treatment for chronic hepatitis C infection in an evolving patient population. JAMA 2003;290:228–237.
5. Jagger C, Reyes-Frausto S. Monitoring health by healthy active life expectancy – a user's guide. Trent Public Health Observatory, March 2003.
6. Salomon JA, Wang H, Freeman MK, et al. Healthy life expectancy for 187 countries, 1990-2010: a systematic analysis for the Global Burden of Disease Study 2010. The Lancet 2012;380(9859):2144-2162.
7. Stiefel MC, Perla RJ, Zell BL. A healthy bottom line: healthy life expectancy as an outcome measure for health improvement efforts. Milbank Q 2010;88(1):30–53.
8. Shield KD, Gmel G, Patra J, Rehm J. Global burden of injuries attributable to alcohol consumption in 2004. Popul Health Metr 2012;10:9.
9. National Cancer Institute. Cancer trends progress report – 2011/2012 update. Person-years of life lost (through 2008). http://progressreport.cancer.gov/doc_detail.asp?pid=1&did=2007&chid=76&coid=730&mid=.
10. Salomon JA, Vos T, Hagan DR, et al. Common values in assessing health outcomes from disease and injury: disability weights measurement study for the Global Burden of Disease Study 2010. The Lancet 2012;380:2129-2143.
11. Ditsuwan V, Veerman LJ, Barendregt JJ, Bertram M, Vos T. The national burden of road traffic injuries in Thailand. Popul Health Metr 2011;9:2.
12. Institute of Health Metrics and Evaluation. GBG Study Operations Manual-Final Draft. 2009. Global Burden of Disease Study. http://www.global-burden.org/GBD_Study_Operations_Manual_Jan_20_2009.pdf.
13. Fürst T, Keiser J, Utzinger J. Global burden of human foodborne trematodiasis: a systematic review and meta-analysis. Lancet Inf Dis 2012;12:210–221.
14. World Health Organization. Global Health Risks. Mortality and Burden of Disease Attributable to Selected Major Risks. Geneva: World Health Organization, 2009.
15. Lim SS, Vos T, Flaxman AD, et al. A comparative risk assessment of burden of disease and injury attributable to 67 risk factors and risk factor clusters in 21 regions, 1990-2010: a systematic analysis for the Global Burden of Disease Study 2010. The Lancet 2012;380:2224-2260.
16. Lee IM, Shiroma EJ, Lobelo F, Puska P, Blair SN, Katzmarzyk PT. Effect of physical inactivity on major non-communicable disease worldwide: an analysis of burden of disease and life expectancy. Lancet 2012;380:219–229.
17. de Martel C, Ferlay J, Franceschi S, et al. Global burden of cancers attributable to infections in 2008: a review and synthetic analysis. Lancet Oncol 2012;13:607–615.
18. World Health Organization. The Global Burden of Disease 2004 Update. Geneva: World Health Organization, 2008.
19. Murray CJL, Vos T, Lozano R, et al. Disability-adjusted life years (DALYs) for 291 diseases and injuries in 21 regions, 1990-2010: a systematic analysis for the Global Burden of Disease Study 2010. The Lancet 2012;380:2197-2223.
20. Lozano R, Naghavi Mohsen, Foreman K, et al. Global and regional mortality from 235 causes of death for 20 age groups in 1990 and 2010: a systematic analysis for the Global Burden of Disease Study 2010. Lancet 2012;380:2095-2128.
21. World Health Organization. Trade, foreign policy, diplomacy and health. Tobacco. http://www.who.int/trade/glossary/story089/en/index.html.
22. Jha P. Avoidable global cancer deaths and total deaths from smoking. Nat Rev Cancer 2009;9: 655–664.
23. King CH, Bertino AM. Asymmetries of poverty: why global burden of disease valuations underestimate the burden of neglected tropical diseases. PLoS Negl Trop Dis 2008:2(3):e209.
24. Glassman A, Duran D, Sumner A. Global health and the new bottom billion. Center for Global Development,October 2011. http://www.cgdev.org/files/1425581_file_Glassman_Duran_Sumner_MIC_global_health_FINAL.pdf.
25. Blakely T, Hales S, Woodward A. Poverty: Assessing the Distribution of Health Risks by Socioeconomic Position at National and Local Levels. Geneva: World Health Organization, 2004. http://www.who.int/quantifying_ehimpacts/publications/ebd10/en/index.html.
26. Gakidou EE, Murray CJ, Frenk J. Defining and measuring health inequality: an approach based on the distribution of health expectancy. Bull World Health Organ 2000;78(1):42–54.
27. Centers for Disease Control and Prevention MMWR supplement. Health disparities and inequalities reports – United States, 2011. Published January 14, 2011. http://www.cdc.gov/mmwr/pdf/other/su6001.pdf.

Epidemiologia, bioestatística e vigilância

3

Christopher Martin

OBJETIVOS DE APRENDIZADO

- *Compreender as importantes contribuições do acaso, do viés e do confundimento como fontes potenciais de falsas associações epidemiológicas e aplicar métodos para controlar esses fatores*
- *Descrever as medidas comumente utilizadas de morbidade e mortalidade como são usadas no contexto global*
- *Discutir os vários tipos de desenhos de estudo epidemiológico juntamente com seus relativos pontos fortes e fracos, assim como as medidas de associação que fornecem*
- *Interpretar os resultados de testes no contexto do rastreamento e da vigilância com atenção à sensibilidade, à especificidade e ao valor preditivo*
- *Aplicar métodos epidemiológicos ao controle de doenças infecciosas*
- *Distinguir os dois tipos de vigilância e descrever os componentes de um programa útil de vigilância*

EPIDEMIOLOGIA E ABORDAGEM DE SAÚDE PÚBLICA

Epidemiologia relaciona-se com a identificação, medição e análise de fatores que possam estar associados às diferenças no *status* de saúde de populações. O objetivo dessas investigações é modificar esses fatores para melhorar o *status* de saúde dos indivíduos. A *epidemiologia clássica* tem o enfoque nas populações, procura identificar os fatores de risco e tem sido descrita como a "ciência básica" da saúde pública. Portanto, alguma familiaridade com métodos epidemiológicos é essencial para a compreensão da saúde pública e global. A abordagem de saúde pública pode ser ilustrada pela tríade epidemiológica, como aplicada à malária (Figura 3-1).

De acordo com esse modelo, a doença surge por meio de interações entre um hospedeiro, o meio ambiente e agente. No caso de muitas doenças infecciosas, um vetor, por meio do qual o agente é transmitido, também é relevante. Esse modelo permite oportunidade para esclarecimento da interrupção da transmissão da doença. Por exemplo, no caso da malária, as oportunidades podem incluir o uso de mosquiteiros tratados com inseticidas para o hospedeiro, a redução de áreas de água parada no meio ambiente, a destruição do vetor, o mosquito *Anopheles*, com o uso de pesticidas e a quimioprofilaxia orientada para o plasmódio.

Observe que o modelo de saúde pública assume uma visão muito ampla do que constitui um fator de risco de doença. Enquanto um paradigma biomédico tradicional tende a se concentrar em um pequeno número de causas para uma doença, como um microrganismo específico, a saúde pública considera fatores sociais, econômicos e ambientais mais diversos como participantes com um papel potencialmente causal no desenvolvimento de doenças, cada um oferecendo uma oportunidade de intervenção.

Potencialmente, há um número infinito de fatores causais, cada um atuando em vários pontos ao longo da linha do tempo, conforme mostrado na Figura 3-2, que retrata dois desses fatores, para simplicidade. Para cada fator, há um *período de indução* entre quando o fator atua e quando a doença se inicia. Depois do início da doença, segue um *período latente*, correspondente a uma fase pré-clínica, antes que a doença seja reconhecida.

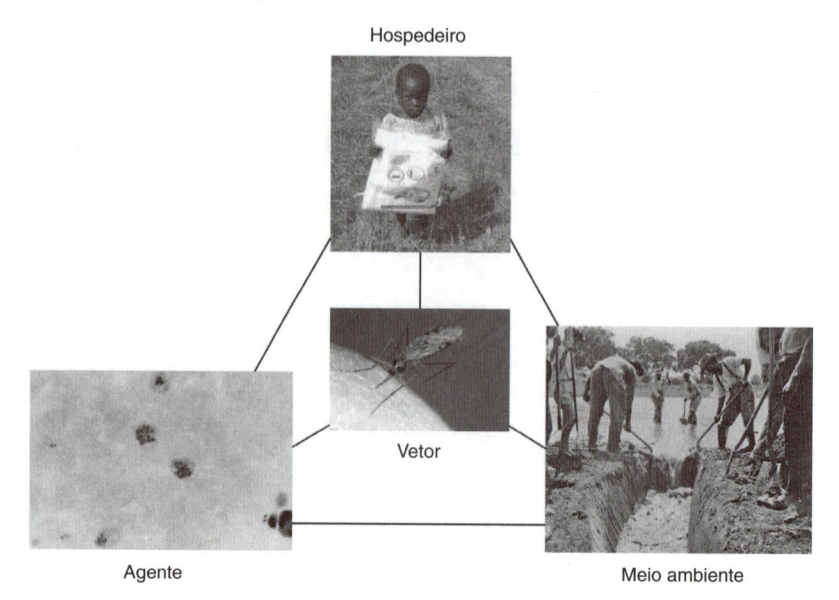

Figura 3-1 Tríade epidemiológica para a malária.

As estratégias preventivas podem ser posicionadas em três grupos, com base nessa cronologia. A abordagem preferida é sempre a *prevenção primária*, pois as intervenções são feitas antes do início da doença, como a vacinação para conferir imunidade ao sarampo. O rastreamento é, por definição, uma forma de *prevenção secundária*, pois tenta identificar indivíduos assintomáticos com doença, com a intenção de melhorar os desfechos do tratamento com uma intervenção precoce. Por último, a *prevenção terciária* não altera a manifestação completa de uma doença, mas busca limitar as sequelas de longo prazo. Essas medidas podem incluir terapia física e ocupacional após hemiplegia resultante de um acidente vascular encefálico (AVE).

Embora a distinção entre epidemiologia e bioestatística nem sempre seja aparente, a bioestatística tem uma ênfase relativamente maior na coleta e análise de dados. Em consequência, esse campo oferece uma variedade de medidas usadas para quantificar os desfechos da doença (morbidade) e morte (mortalidade). Além disso, a bioestatística oportuniza métodos para examinar as relações entre as variáveis, especialmente se essas relações poderiam ter surgido apenas como resultado do acaso, um procedimento conhecido como *inferência estatística*.

▶ **Acaso, viés e confundimento**

Antes de analisar os métodos de epidemiologia e bioestatística, é necessária alguma compreensão das considerações sobre a determinação da validade e causalidade das associações. Uma *associação*

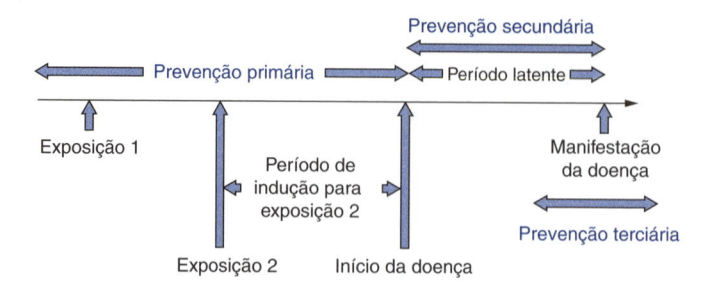

Figura 3-2 Linha do tempo da doença com níveis de prevenção.

refere-se a uma relação na qual uma mudança na frequência de uma variável está associada a uma mudança na frequência de outra. Por exemplo, *x* e *y* podem ser descritos como associados se um aumento em *x* também resultar em um aumento em *y*. A *causalidade* é um tipo especial de associação em que uma condição precede a outra e deve estar presente para que o desfecho ocorra.

Embora todas as relações causais sejam formas de associações, o contrário não é verdadeiro; ou seja, há vários motivos adicionais que podem ser responsáveis por qualquer associação observada. Para ilustrar a diferença, epidemiologistas classicamente se referem ao exemplo de cegonhas e bebês. Pode-se demonstrar que, para muitas partes do mundo, as taxas de natalidade são maiores nas regiões com populações maiores de cegonhas. No entanto, embora essas duas variáveis possam estar associadas de maneira positiva, esta claramente não é uma relação causal. A distinção é importante porque a estatística e a epidemiologia oferecem apenas *insights* sobre as associações. A determinação da causalidade de uma associação depende da aplicação de princípios não epidemiológicos. Os mais utilizados hoje são os critérios de Bradford Hill.[1] Os mais importantes deles estão relacionados na Tabela 3-1.

Além da causalidade, as três fontes potenciais mais importantes de uma associação falsa são o acaso, o viés e o confundimento. Para interpretar de maneira crítica os estudos epidemiológicos, é essencial abordar a contribuição potencial de cada um desses três fatores. Se o acaso, o viés e o confundimento não forem considerados responsáveis por uma associação, os achados são considerados *válidos*.

Acaso se refere a uma associação de sorte. Sempre que se coletam dados em um experimento, resultados não usuais podem ser obtidos de maneira randômica. Por exemplo, uma moeda pode ser atirada quatro vezes e produzir coroa em todas elas. Claramente, essas associações não usuais são mais prováveis de ocorrer quando o tamanho da amostra de um experimento for pequeno. O papel do acaso é bem abordado pela bioestatística, que oferece informações sobre a probabilidade de qualquer associação observada ter surgido por acaso por meio de testes de significância estatística. Geralmente, um valor de 0,05 (5%) é considerado um ponto de corte importante na determinação da existência ou não de uma associação.

Mesmo quando resultados de estudo são relatados como estatisticamente significativos, ainda devemos determinar se a associação é real. Em alguns estudos, um número muito grande de associa-

Tabela 3-1 Critérios de Bradford Hill

Força	Associações maiores (grandes razões relativas de chance ou risco, geralmente acima de 1,5) são observadas. Nesses casos, é menos provável que outras influências, como viés e confundimento, sejam responsáveis por uma associação.
Consistência	A mesma associação é observada repetidamente. Observe que esse critério é útil apenas quando populações diferentes são estudadas utilizando-se diversos desenhos experimentais.
Especificidade	Uma associação detalhada em vez de alegações de desfechos múltiplos para uma intervenção. Por esse critério, com frequência dispensamos os chamados remédios universais defendidos para uma infinidade de doenças.
Temporalidade	A causa deve preceder o efeito. Esse é o único critério obrigatório para causalidade.
Gradiente biológico	Observa-se uma relação de resposta à dose em que a associação se torna mais forte com aumentos na quantidade do fator causal.
Plausibilidade	Pode-se avançar um mecanismo para explicar a associação.
Evidências experimentais	Outros tipos de investigações, como estudos com animais, apoiam a associação.

De Bradford Hill A. *A Short Textbook of Medical Statistics*. 11ª ed. 1977 Londres: Hodder e Stoughton. (Reproduzida com permissão.)

ções independentes é explorado. Com frequência, essas associações não foram especificadas *a priori* como hipóteses em estudo. Se 20 dessas comparações foram feitas, em média, uma parecerá estatisticamente significativa com o uso de um ponto de corte de 5%, ou 1 em 20, para significância. Esses achados são mais bem descritos como *ponto de corte de hipóteses*, pois exigem mais estudos, nos quais a hipótese específica é apresentada antes da coleta dos dados para determinar se a associação é real.

No entanto, um *estudo negativo* refere-se a nenhuma associação observada no estudo. Duas explicações potenciais devem ser consideradas nesse cenário. O primeiro fator é o tamanho insuficiente da amostra. Uma justificativa de tamanho de amostra deve ser incluída em qualquer estudo que explicite as presunções subjacentes aos métodos por meio dos quais o número de participantes foi escolhido. Esse cálculo de tamanho de amostra depende da magnitude do efeito em estudo (efeitos menores exigem tamanhos maiores de amostra), assim como informações sobre a frequência da exposição e desfecho no estudo.

Quando um estudo é realizado, os investigadores propõem a chamada *hipótese nula*, denotada como H_0, que afirma não haver qualquer associação entre o fator de risco e o desfecho estudado na população da qual a amostra foi retirada. Depois que os dados são coletados e analisados, a hipótese nula será aceita (os achados não são estatisticamente significativos) ou rejeitada (os achados são estatisticamente significativos). Portanto, quatro situações podem surgir, como mostrado na Tabela 3-2. Se a hipótese nula é aceita quando verdadeira, foi tomada a decisão correta. Se a hipótese nula é aceita quando, na verdade, é falsa, cometeu-se um erro do tipo II, conhecido como beta. Beta é convencionalmente ajustado em 20% no cálculo do tamanho apropriado da amostra.

Por outro lado, se rejeitar a hipótese nula e concluir que há uma relação estatisticamente significativa entre duas variáveis quando, na realidade, a hipótese nula é verdadeira, comete-se um erro tipo I, representado por alfa. Alfa é ajustado em 5%, mais uma vez por convenção, e corresponde ao limiar em que os valores *p* calculados a partir de testes estatísticos de significância serão comparados. Se o valor *p* calculado for inferior ao alfa, a hipótese nula é rejeitada. Finalmente, se a hipótese nula é rejeitada quando, na verdade, é falsa, tomou-se uma decisão correta.

Observe que os erros tipo I e tipo II são contrabalanços, pois são ações opostas. Portanto, uma diminuição na probabilidade de um aumenta a probabilidade do outro. Como geralmente se considera que os erros que envolvem rejeição incorreta da hipótese nula são piores, o alfa é estabelecido em um nível inferior ao beta. Ao planejar um estudo, os investigadores querem estar confiantes da inclusão de um número suficiente de sujeitos para que, se houver, verdadeiramente, uma associação, esta possa ser detectada. Como pode ser observado na Tabela 3-2, isso se refere à força estatística do estudo e é calculado como $1-\beta$.

O que esses valores de alfa e beta realmente significam? Oferecem distribuições que refletem os valores dos testes estatísticos se não houver relação entre duas variáveis, ou seja, sob a hipótese nula. O processo de *inferência estatística* envolve o cálculo de parâmetros como z, t ou estatística de qui-quadrado, que envolvem uma diferença entre os resultados observados e aqueles esperados sob a hipótese nula. Conforme os resultados observados se tornam mais distantes daqueles previstos sob a hipótese nula, a probabilidade de atingir significância estatística aumenta. Valores *p* inferiores correspondem às estatísticas de teste que caem perto de uma extremidade dessa distribuição e, portanto, a achados improváveis de serem obtidos por acaso. Deve-se ter sempre em mente que a escolha do valor *p* inferior a 0,05 como justificativa para significância estatística é totalmente arbitrária e histórica, com origens em publicações desde o início de 1900.

O *confundimento* ocorre quando há uma terceira variável independentemente associada ao fator de risco e ao desfecho da doença em estudo. Por exemplo, estudos epidemiológicos publicados há alguns anos relataram uma associação entre o consumo de café e o desenvolvimento de determinados tipos de câncer. No entanto, subsequentemente se mostrou que os achados foram confundidos pela falha no controle do tabagismo. Os indivíduos que bebem café também apresentam maior probabilidade de fumar, e o tabagismo é um fator de risco independente para câncer. Embora os investigadores acreditassem estar comparando grupos diferentes na quantidade de café consumido, na realidade, estavam comparando grupos com números diferentes de cigarros consumidos, e foi esse último fator de risco que resultou na diferença observada em câncer entre os grupos.

Tabela 3-2 Tipos de erro

	H_0 é verdadeira	H_0 é falsa
Não rejeite H_0 (não estatisticamente significativo)	Correto!	Erro tipo II (β)
Rejeite H_0 (estatisticamente significativo)	Erro tipo I (α)	Correto! Poder estatístico

O confundimento pode ser tratado utilizando-se uma variedade de abordagens, relacionadas na Tabela 3-3. Porém, para controlar um confundidor, deve-se ter conhecimento dele. O único método disponível para controlar confundidores desconhecidos é a *randomização* em um ensaio clínico. Com a randomização apropriada, os grupos serão equivalentes com respeito a todas as variáveis incluindo confundidores conhecidos e desconhecidos e diferirão apenas com respeito à intervenção estudada.

Finalmente, o *viés* é um erro sistemático que afeta um grupo preferencialmente, em comparação a outro. Por exemplo, o *viés de memória* refere-se à observação que pessoas doentes tendem a se lembrar mais de quaisquer exposições, mesmo aquelas que nada têm a ver com a doença. Existem vários tipos de viés; algumas das formas mais comuns estão relacionadas na Tabela 3-4. Como é difícil quantificar ou medir o viés, ele não é facilmente tratado com métodos estatísticos. Portanto, os esforços são orientados para a minimização do viés no desenho do estudo com o uso de ferramentas de avaliação objetivas e padronizadas. Um ensaio clínico oferece um dos métodos mais poderosos para reduzir o viés por meio do *cegamento*. Como o nome sugere, com essa técnica, uma pessoa (o sujeito ou investigador do estudo) não tem conhecimento da intervenção (se houver uma) sendo alocada.

Se o acaso, o viés e o confundimento não forem considerados responsáveis por uma associação, os achados são considerados *válidos*. No entanto, vários outros fatores devem ser considerados antes que se possa concluir que os resultados válidos são causais e relevantes. Esses fatores são discutidos na seção de desenho de estudo, mais adiante neste capítulo. Os resultados válidos podem não se aplicar a populações além daquelas incluídas no estudo. Essa consideração está relacionada com a *generalização* dos achados.

INDICADORES BÁSICOS DE SAÚDE

Para estudar as causas de doença, é necessário começar examinando os indicadores básicos de saúde, que incluem medidas de mortalidade e morbidade. Apesar do uso disseminado desses indicadores, particularmente para comparar o *status* de saúde dos diversos países, é importante reconhecer que a saúde envolve muito mais do que se reflete nas estatísticas. Em 1948, a Organização Mundial de Saúde (OMS) definiu a saúde como "um estado de bem-estar físico, mental e social e não meramente a ausência de doença ou enfermidade." Embora essa definição tenha sido criticada como utópica, enfatiza o conceito de que a boa saúde é uma noção muito mais complexa do que simplesmente não apresentar uma doença.

Em um sentido geral, a maioria das medidas de morbidade e mortalidade consiste em um numerador como o número de casos ou mortes divididos por um denominador que representa a população em risco. Para medir o tamanho da população, a maioria dos países faz um censo periódico, geralmente a cada dez anos. Dados sobre nascimentos e mortes são coletados de forma contínua e, junto com o estado civil, são chamados coletivamente de *estatísticas vitais*.

Do ponto de vista prático, costuma ser mais difícil obter dados confiáveis para a população em risco (denominador para as medidas) relativos

Tabela 3-3 Métodos para controlar o confundimento

Método	Exemplo	Limitação
Pareamento	Para cada caso com doença, um controle é selecionado, com o mesmo nível de confundidor	Não permite qualquer medição da força do confundidor
Estratificação	Divide os sujeitos em diferentes níveis de confundidor	Praticável apenas para um pequeno número de confundidores
Randomização	Aloca randomicamente os sujeitos para receber a intervenção estudada	Exige controle da intervenção por parte do investigador
Análise multivariada	Influência de controle de outras variáveis utilizando *software* estatístico para isolar e examinar o efeito de uma delas	Os métodos são complexos
Restrição	Um estudo de doença cardiovascular inclui apenas homens	Reduz a generalização dos achados do estudo

Tabela 3-4 Formas de viés

Tipo de viés	Definição
Viés de seleção	Erro em como os sujeitos são incluídos em um estudo.
O efeito do trabalhador saudável	Populações que trabalham parecem mais saudáveis quando comparadas à população em geral devido à retirada de pessoas doentes da força de trabalho.
Viés de voluntário	Sujeitos que concordam em participar de um estudo diferem daqueles que recusam, geralmente por serem mais saudáveis.
Viés de Berkson	Pacientes que recebem tratamento médico são diferentes daqueles na população em geral. Por exemplo, pacientes com condições comórbidas podem apresentar maior probabilidade de procurar tratamento do que aqueles com um único diagnóstico, levando a falsas associações entre as duas doenças se apenas populações tratadas forem estudadas.
Viés de informação ou do observador	Erro em como os dados são reunidos sobre exposição ou doença.
Viés de memória	Os sujeitos doentes se lembram mais de exposições passadas, independentemente de qualquer papel causal.
Viés do entrevistador	Os investigadores podem, preferencialmente, levantar informações sobre a exposição ou os desfechos se tiverem consciência do *status* do sujeito no estudo.
Má classificação sistemática ou diferencial	Erros na determinação do *status* de exposição ou desfecho.
Perda de seguimento	Erro introduzido se a perda do seguimento em um estudo estiver relacionada ao desfecho em investigação.

ao número de casos ou mortes (numerador). Por exemplo, de acordo com a Divisão de Estatística das Nações Unidas, o último censo concluído na nação da Somália foi em 1987. Essa falta de informação representa uma importante limitação à compreensão do *status* de saúde desses países.

A OMS fornece indicadores básicos de saúde, junto com estatísticas adicionais de saúde, para todos os estados membros, no Relatório de Saúde Mundial, produzido anualmente desde 1995 e disponível em vários idiomas *on-line*, em http://www.who.int/whr/.

▶ Medidas de morbidade

As duas principais medidas de frequência de doença são a prevalência e a incidência. Enquanto a *prevalência* se refere ao número de casos existentes em qualquer momento, a *incidência* é restrita ao número de novos casos que ocorrem em um período definido.

Os dois tipos de prevalência são a prevalência pontual e de período. A *prevalência pontual* é calculada como o número de casos existentes dividido pela população em risco ao mesmo tempo. Porém, obter essas informações instantâneas costuma ser bastante difícil, especialmente para populações maiores. Na prática pode exigir um período prolongado de tempo simplesmente para avaliar a população para o número de casos. Suponha que um levantamento tenha sido realizado em 2012 em uma província da Indonésia para determinar o número de casos de tuberculose. O número de casos, dividido geralmente pela população em meados de 2012 da província, é uma *prevalência por período*. Observe que, para qualquer tipo de prevalência, não há unidades de tempo. Portanto, a prevalência não é uma taxa.

A significativa limitação no uso da prevalência com respeito à compreensão das tendências na doença é que não reflete as diferenças no fato de um caso ser diagnosticado recentemente ou diagnosticado em algum momento do passado. Por esse motivo, em geral é preferível examinar o número de casos novos determinando-se a incidência e não a prevalência.

O denominador para incidência costuma ser expresso como *pessoa-anos*. Essa é uma métrica comum que permite que dados de observações separadas sejam agrupados quando há seguimento variável de cada indivíduo. Para populações menores, cada sujeito pode ser considerado separadamente, e não presumindo que o seguimento seja uniforme. Nessas situações, utiliza-se uma *densidade de incidência* quando há seguimento variável entre os voluntários. Considere o exemplo mostrado na Figura 3-3. Apenas o sujeito A é seguido durante todo o estudo, contribuindo com 8 pessoa-anos de tempo livre de doença. No entanto, cada um dos outros pode ser adicionado, por um total de

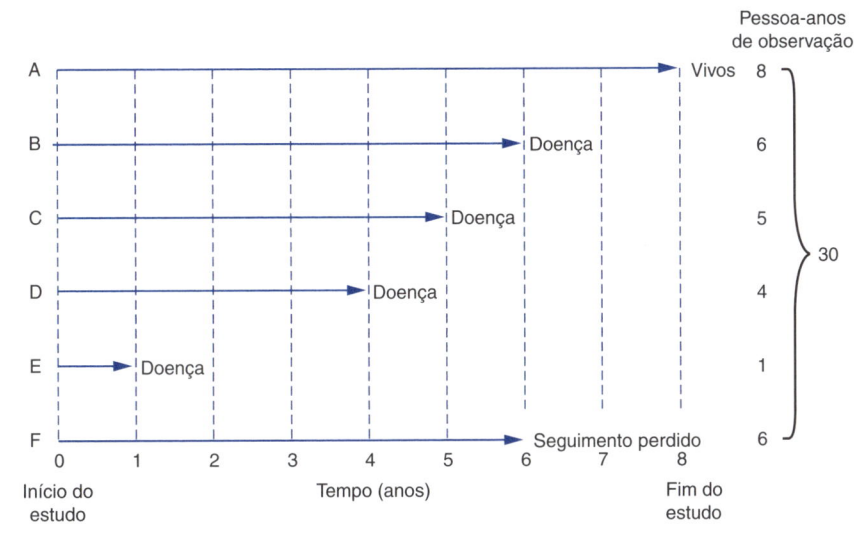

▲ **Figura 3-3** Cálculo da taxa de incidência ou densidade em um estudo de oito anos de seis pessoas (A a F).

30 pessoa-anos. A taxa de incidência ou densidade de incidência é, então, calculada como quatro casos divididos por 30 pessoa-anos, ou 0,13 caso por ano-pessoa.

Há uma clara relação entre a incidência e a prevalência, ou seja, a prevalência é igual à incidência vezes a duração, P = I × D. Portanto, fatores que aumentam a duração da doença aumentam a prevalência, independentemente de qualquer alteração na incidência. Os vários fatores que podem influenciar a prevalência e a incidência, além de alterações na frequência de novos casos, são mostrados na Tabela 3-5.

▶ **Medidas de mortalidade**

As medidas de mortalidade oferecem a vantagem óbvia de serem baseadas em um desfecho objetivo e facilmente reconhecido. Três medidas genéricas – taxas, razões e proporções – costumam ser usadas (Figura 3-4). Porém, o uso incorreto desses termos (especialmente *taxa*) é muito comum na literatura de saúde.

A medida de morte mais simples é o que geralmente se chama de *taxa bruta de morte* que, por não conter unidade de tempo, não é, na verdade, uma taxa. Como o número calculado costuma ser muito pequeno, o valor é, convencionalmente, expresso em cada mil pessoas. Por exemplo, a OMS relatou que a taxa bruta de morte para Botswana foi 12,6 mortes em cada mil pessoas em 2010. Em contraste, o número correspondente para o Brasil foi de 6,4 mortes em cada mil pessoas.

Obviamente esses valores não podem ser comparados diretamente, pois muitas outras diferenças entre esses dois países podem influenciar a mortalidade de maneira independente. Talvez mais importante, o Brasil tem uma população mais velha do que Botswana, um confundidor que impede uma comparação direta significativa das taxas. Em outras palavras, a comparação das taxas brutas de morte pode, na realidade, *subesti-*

Tabela 3-5 Fatores que podem aumentar a incidência e a prevalência, independentes de mudanças no número de novos casos

Fatores que aumentam a incidência e a prevalência	Fatores que aumentam apenas a prevalência
Maior definição de caso	Tratamento melhorado (não curativo)
Métodos diagnósticos aprimorados	Emigração de pessoas saudáveis da população
Critérios mais liberais na definição de doença (exemplos: AIDS; limiares de índice de massa corporal para obesidade nos Estados Unidos)	Imigração de pessoas com doenças para a população

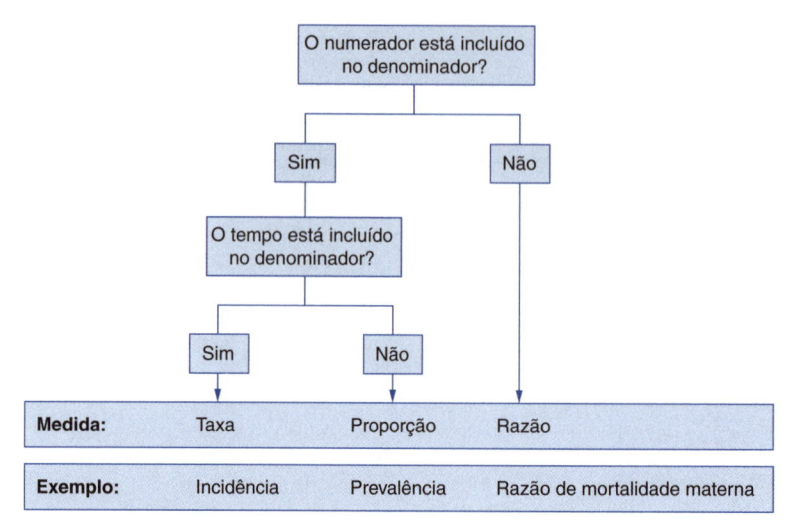

Figura 3-4 Distinção entre taxas, proporções e razões.

mar a diferença real no *status* de saúde dessas duas populações. Pode-se usar várias abordagens para lidar com essa limitação. Uma delas é comparar as taxas de morte específicas para a idade (como mortes de pessoas entre 25 – 30 anos de idade) ou taxas de morte de causa específica (como mortes por pneumonia).

Outro método é a *padronização*, que pode ser feita direta ou indiretamente. Os dois tipos envolvem o mesmo cálculo, mas são feitos em direções diferentes, conforme ilustrado utilizando-se dados hipotéticos na Tabela 3-6. Observe que a taxa bruta de morte da cidade A é menor do que a da cidade B. Porém, uma inspeção mais atenta da taxa em cada faixa etária mostra que todas são maiores na cidade A do que na cidade B. A explicação para esse paradoxo está na diferença da estrutura etária das duas cidades: há mais pessoas nos grupos mais velhos na cidade B. Com a padronização direta, a taxa de morte da cidade A é multiplicada pelo número de pessoas naquela faixa etária na cidade B. O número que resulta é o número de mortes devido à taxa de morte da cidade A para o escalão etário, mas utilizando a estrutura da população geral da cidade B. Essa é a taxa de morte diretamente padronizada para a

Tabela 3-6 Dados para exemplo de padronização. (veja texto)

Idade	Cidade A			Cidade B		
	População	Mortes	Taxa de morte em cada 1.000	População	Mortes	Taxa de morte em cada 1.000
1-14	500	2	4	400	1	2,5
15-29	2.000	8	4	300	1	3,3
30-44	2.000	12	6	1.000	5	5
45-59	1.000	10	10	2.000	18	9
60-74	500	20	40	2.000	70	35
75+	100	15	150	400	50	125
Total	6.100	67	11,0	6.100	145	23,8

De Bradford Hill A. *A Short Textbook of Medical Statistics.* 11a ed. Londres: Hodder and Stoughton. (Modificada com permissão.)

cidade A, utilizando a cidade B como padrão. Esse valor é calculado da seguinte forma:

$$(4/1.000) \times 400 = 1,6 \text{ morte}$$
$$(4/1.000) \times 300 = 1,2 \text{ morte}$$
$$(6/1.000) \times 1.000 = 6 \text{ mortes}$$
$$(10/1.000) \times 2.000 = 20 \text{ mortes}$$
$$(40/1.000) \times 2.000 = 80 \text{ mortes}$$
$$(150/1.000) \times 400 = 60 \text{ mortes}$$

Total de 168,8 mortes em cada 6.100 = 27,7 mortes em cada mil pessoas

Esse valor agora é maior do que a taxa de 23,8 na cidade B. A conclusão é que, quando corrigida para a idade, a mortalidade é maior na cidade A do que na B. Esse desaparecimento ou inversão de uma diferença observada quando os dados são estratificados e padronizados por meio de diferentes níveis de um confundidor ilustra um conceito que os epidemiologistas chamam de *paradoxo de Simpson*.

Uma abordagem alternativa é tomar as taxas de morte da cidade B e aplicá-las à estrutura etária da cidade A. As mortes para cada faixa etária podem, então, ser somadas para produzir o número de mortes "esperadas" se as pessoas na cidade A estivessem morrendo na mesma frequência que as pessoas na cidade B. O número observado de mortes produz a *razão de mortalidade padronizada* (SMR, do inglês *standardized mortality ratio*). Nesse caso, o cálculo é o seguinte:

$$(2,5/1.000) \times 500 = 1,25$$
$$(3,3/1.000) \times 2.000 = 6,6$$
$$(5/1.000) \times 2.000 = 10$$
$$(9/1.000) \times 1.000 = 9$$
$$(35/1.000) \times 500 = 17,5$$
$$(125/1.000) \times 100 = 12,5$$
$$\text{Total} = 56,9$$
$$\text{SMR} = 67/56,9 = 1,18$$

A SMR de 1,18 (às vezes multiplicada por 100 e expressa como 118) é uma razão indiretamente padronizada para a cidade A, utilizando a cidade B como padrão. Como esse valor é superior a 1 (ou 100), fornece o mesmo resultado das taxas indiretamente padronizadas: a mortalidade parece maior na cidade A do que B, quando corrigida para as diferentes estruturas etárias. No geral, a padronização indireta é usada quando as populações estudadas são menores. Além disso, a SMR oferece uma comparação intuitiva em um valor, em vez de duas taxas contrastantes.

Como observado antes, uma vez que é difícil obter dados do denominador, a *razão de mortalidade proporcional* (PMR, do inglês *proportional mortality ratio*) é usada com frequência por exigir somente dados de morte mais prontamente disponíveis. A PMR é calculada como o número de mortes de uma causa específica dividido pelo número total de mortes na mesma população. Se há um total de 4 mil mortes em uma população e 200 dessas são como o resultado de lesão, a PMR é 0,05 ou 5%. A desvantagem óbvia dessa medição é que um declínio em uma causa significativa de morte deve elevar a PMR de outra, o que pode resultar em impressões errôneas. Por exemplo, uma campanha de sucesso para reduzir as taxas de lesões pode aumentar a PMR de câncer apenas porque muitos indivíduos que anteriormente poderiam ter morrido jovens por lesões podem, agora, estar vivendo tempo suficiente para desenvolver uma causa alternativa de morte.

Também é útil saber a *taxa de fatalidade de caso*, que é o número de pessoas diagnosticadas com uma doença que morrem dela. Por último, algumas taxas de fatalidade reprodutiva e perinatal são comumente utilizadas na saúde global, porque esses indicadores são bastante sensíveis a perturbações significativas que afetam o *status* de saúde de populações e porque as mortes das pessoas muito jovens têm um enorme impacto sobre a saúde pública. A Figura 3-5 ilustra os oito períodos fetais e infantis que se sobrepõem usados para calcular essas taxas de morte. Observe que, por motivos práticos, o denominador usado é o número total de nascidos vivos, não o número de gestações. Portanto, uma mulher que morre durante o parto de gêmeos nascidos vivos constituiria uma taxa de mortalidade materna de 50%.

▶ Análise de sobrevida

O conceito da taxa de fatalidade-caso é realmente significativo apenas para períodos mais curtos de observação, ou seja, para doenças agudas. Em outras situações, é importante ter uma medição mais refinada que fatore quanto tempo cada pessoa viveu antes de morrer. A técnica usada é conhecida como *análise de sobrevida,* que envolve o seguimento de um grupo de indivíduos por um período de tempo para determinar a experiência de mortalidade.

No sentido mais amplo, isso pode ser feito do nascimento até a morte. Porém, seria muito difícil obter esses dados devido à extensão e ao esforço do seguimento necessário. Como substituto, as populações em um tempo são divididas em grupos etários menores, para criar uma *tábua de vida*. A OMS fornece tábuas de vida para to-

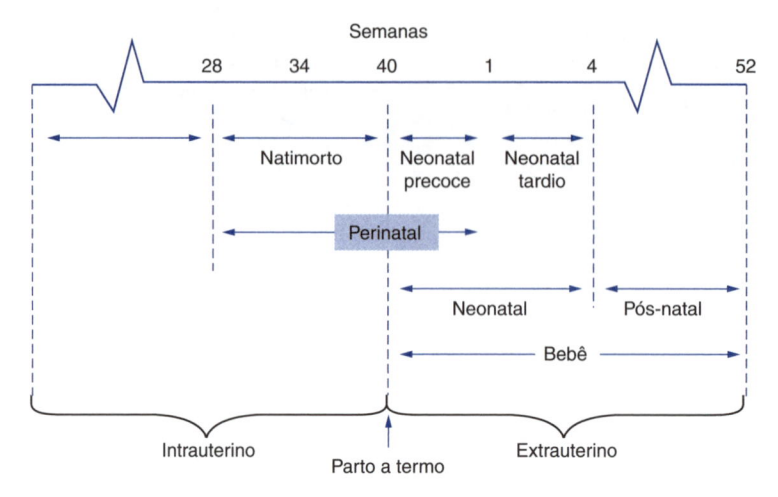

▲ **Figura 3-5** Períodos sobrepostos para mortes infantis e fetais.

dos os países – membros em http://www.who.int/countries/. Nesse tipo de análise de sobrevida, a população é dividida no intervalo menor do primeiro ano de vida por causa da maior mortalidade nesse grupo e, após, é dividida em intervalos de cinco anos.

A coluna e_x é a expectativa de vida em uma idade específica e o número citado com maior frequência de uma tabela de vida. Esse é, claramente, um número hipotético, pois é extraído de uma seção transversal de pessoas nascidas em momentos diferentes e presume que as condições que afetam a mortalidade serão estáveis durante toda a vida de uma pessoa. Se e_x for tirado da primeira linha de uma tábua de vida, representa a expectativa de vida geral para alguém nascido naquele ano. Se e_x for tirado das duas linhas inferiores de uma tábua de vida, o número deve ser somado ao grupo etário para aquela fileira, para calcular a expectativa de vida geral. Por exemplo, a expectativa de vida adicional de uma pessoa de 50 anos (e_{50}) pode ser relacionada como 30,3 anos; isso significa que a expectativa geral de vida é 80,3 anos (50 + 30,3 anos). Observe que, em cada faixa etária, sempre há um período adicional de expectativa de vida, mesmo na linha para aqueles com mais de 100 anos de idade. A expectativa de vida geral sempre aumenta, portanto, para cada categoria etária sucessiva e é maior do que no nascimento, já que as causas de morte que podem afetar populações mais jovens, como as causas perinatais, não se aplicam mais a populações mais velhas.

Em vez de dividir uma grande população em intervalos de tempo arbitrários e examinar quantos sobreviveram ao começo de cada intervalo, pode-se examinar uma população menor e determinar a duração exata da sobrevida para cada membro do grupo. O procedimento é muito parecido com o utilizado para calcular uma densidade de incidência, mostrado antes. Em vez do nascimento, como usado em uma tábua de vida, o ponto inicial pode ser o momento do diagnóstico de uma doença ou o momento em que um tratamento foi administrado. Desfechos além da morte também podem ser considerados e, nesse caso, usa-se a *análise de tempo até o evento*. Por exemplo, após o tratamento de câncer de mama com mastectomia, a análise de tempo até o evento pode ser usada como ponto final da recorrência do tumor.

Sempre que um grupo é seguido em análise de sobrevida, há aqueles que são perdidos durante o seguimento, o que pode ocorrer se um voluntário é perdido antes do fim do estudo ou para voluntários ainda vivos na conclusão do estudo. Em qualquer hipótese, não conhecemos o *status* desses indivíduos quando deixam de ser observados. Na análise de sobrevida, esses indivíduos são conhecidos como censurados. No entanto, o refinamento da análise de sobrevida é que a contribuição do tempo de sobrevida antes da *censura* é conservada para cada indivíduo.

No exemplo da Tabela 3-7, 20 voluntários são seguidos por dez dias. No dia 4, um voluntário morre, no dia 6 um voluntário é perdido no seguimento, no dia 7 ocorrem mais duas mortes, no dia 8 outro se perde no seguimento, no dia 9 ocorrem três mortes e no dia 10 ocorrem outras quatro mor-

Tabela 3-7 Dados de sobrevida utilizando o método Kaplan-Meier

Dias	Desfecho	Número em risco no início do dia	Probabilidade de morrer naquele dia (%)	Probabilidade de sobreviver naquele dia (%)	Probabilidade cumulativa de sobrevida (%)
1	Nenhum	20	0	100	100
2	Nenhum	20	0	100	100
3	Nenhum	20	0	100	100
4	1 morte	20	5	95	95
5	Nenhum	19	0	100	95
6	1 censurado	19	0	100	95
7	2 mortes	18	11	89	85
8	1 censurado	16	0	100	85
9	3 mortes	15	20	80	68
10	4 mortes	12	33	67	46

tes. Podemos gerar uma curva de Kaplan-Meier (Figura 3-6) mostrando a probabilidade sucessiva de sobrevida para cada um desses períodos. De acordo com essa análise, a probabilidade cumulativa de sobrevida de um indivíduo para esse período é 46%. Múltiplas curvas de sobrevida podem ser comparadas para permitir uma inspeção visual das diversas experiências de sobrevida.

DESENHO DO ESTUDO

O reconhecimento do desenho do estudo é uma importante pré-condição para a interpretação clínica dos achados de qualquer estudo. Embora o ensaio clínico duplo-cego randomizado seja, claramente, o superior, a aplicação desse desenho de estudo pode ser limitada por questões práticas ou preocupações éticas. Talvez mais do que em outros campos, a saúde global utilize uma grande variedade de desenhos adicionais de estudos epidemiológicos para fornecer informações essenciais e valiosas.

Por exemplo, diversos países mostram uma acentuada variação na prevalência de doença. Uma das maiores diferenças foi observada para câncer do esôfago, que tem prevalência muito maior no Irã do que em outras partes do mundo.[2] Esses tipos

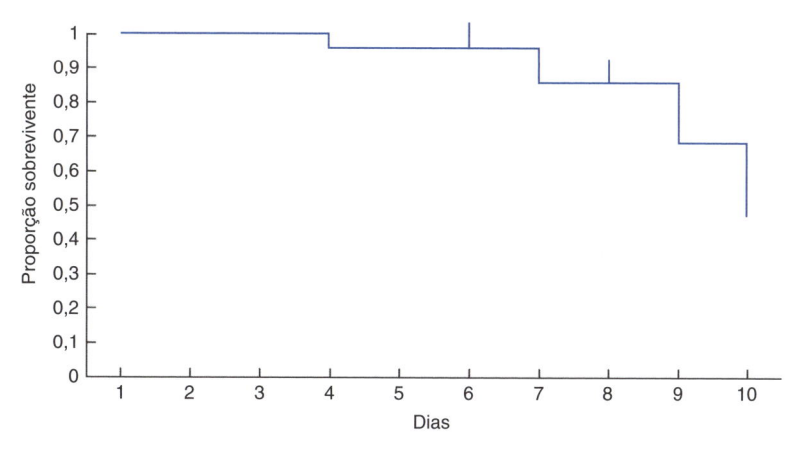

▲ **Figura 3-6** Curva de Kaplan-Meier utilizando dados da Tabela 3-7.

de estudos são conhecidos como *estudos descritivos* porque são simplesmente tentativas iniciais de descrever as características gerais de doença. Não envolvem uma hipótese explícita porque os investigadores não testam especificamente por que um país pode apresentar mais doença do que outro.

Os achados de estudos descritivos geralmente precisam ser investigados com mais profundidade, utilizando desenho de *estudos analíticos* mais rigorosos que articulem e explorem uma relação específica entre doença e exposição. No exemplo anterior, suponha que houvesse uma suspeita de que o consumo de chá muito quente fosse um motivo potencial para a alta prevalência de câncer esofágico no Irã. Uma variedade de desenhos de estudos analíticos poderia ser aplicada, envolvendo a comparação de diferenças no câncer do esôfago entre indivíduos com níveis diferentes de consumo de chá quente.

Estudos epidemiológicos descritivos

Relatos de caso e séries de caso

Um *relato de caso* é uma descrição de um caso da doença, enquanto uma *série de casos* consiste em mais de um caso da mesma doença. Esse tipo de estudo é simplesmente uma descrição cautelosa da doença e das circunstâncias em que ocorreu. Relatos de caso ou séries de caso podem ser extraídos da experiência clínica ou da vigilância de rotina.

Vale lembrar que algumas das primeiras evidências da pandemia do vírus da imunodeficiência humana surgiram de uma série de casos relatada por um médico e de dados de vigilância.[3] Portanto, embora conclusões definitivas raramente possam ser extraídas desse tipo de desenho de estudo, pode ser a primeira indicação de uma nova doença. Com frequência, quando grupos de controle para comparação apresentam dificuldade logística, como intervenções cirúrgicas, os únicos estudos disponíveis podem ser as séries de caso.

Estudos correlacionais

Estudos correlacionais comparam a frequência da doença com relação a outro fator demográfico, como local ou tempo. O exemplo oferecido antes, de um estudo que observava a maior prevalência de câncer do esôfago no norte do Irã, é um exemplo de um estudo correlacional ou ecológico.

Esses estudos são econômicos e podem ser realizados com rapidez, sem necessidade de examinar ou seguir indivíduos. Estudos correlacionais forneceram as primeiras evidências de importantes novos fatores de risco para doenças. Porém, os resultados devem ser interpretados com cautela. Como os dados são agregados e em nível populacional, não sabemos o que está ocorrendo no nível dos indivíduos dentro da população do estudo. O motivo pelo qual os iranianos do norte parecem apresentar mais câncer esofágico pode ser resultado de fatores genéticos ou ambientais, ou ambos. Além disso, esses achados não excluem a possibilidade de que pode haver subpopulações menores no norte do Irã que apresentam risco muito menor de câncer esofágico. O ponto essencial é que as associações observadas para as populações não são necessariamente verdadeiras para indivíduos. Quando são feitas inferências incorretas desse tipo, diz-se que foi cometida uma *falácia ecológica*.

Estudos transversais

Em um desenho de *estudo transversal*, a seção transversal é através do tempo, com *status* de exposição e doença (prevalência) em uma população determinados simultaneamente. Com frequência isso é obtido por meio de inquéritos de grandes números de indivíduos.

Estudos transversais são o tipo de desenho de estudo mais importante para compreensão da magnitude atual de um problema de saúde pública e para planejamento de intervenções. Um dos estudos transversais mais bem-conhecidos é o *National Health and Nutritional Examination Survey* (NHANES – Inquérito de Exame Nacional de Saúde e Nutrição) nos Estados Unidos. O NHANES fornece dados estatísticos atuais sobre "a quantidade, distribuição e os efeitos da doença e incapacidade nos Estados Unidos" em uma amostra de 5 mil pessoas, levantados durante 12 meses.[4] A amostra inclui uma entrevista em casa e um exame de saúde, com investigações e exames feitos por um médico.

Sucessivos estudos transversais realizados em intervalos na mesma população podem demonstrar o que se conhece como *efeito de coorte* ou *geração* (que não deve ser confundido com estudos de coorte, discutidos mais adiante). Considere os dados apontados na Figura 3-7 para mortalidade por úlcera gástrica, úlcera duodenal e colite ulcerativa no Reino Unido, que mostram a mortalidade para úlcera gástrica em pico para aqueles nascidos por volta de 1880.[5] Algumas exposições ambientais compartilhadas no nascimento são preditivas de morte muitos anos depois. Esse achado foi observado na década de 1960, muito antes de qualquer

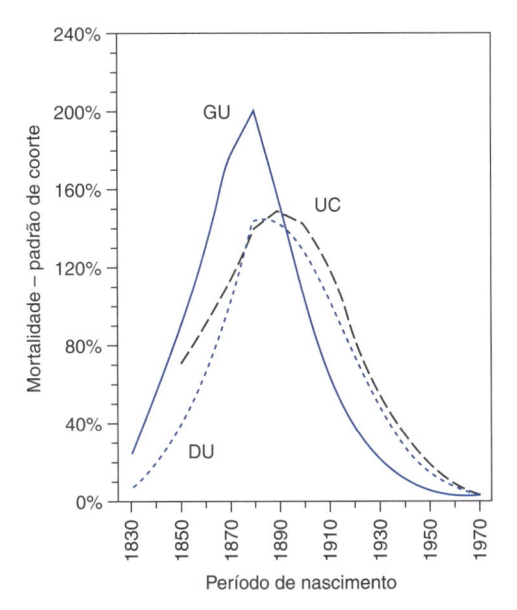

▲ **Figura 3-7** Efeitos de coorte de nascimento para úlcera gástrica (GU), colite ulcerativa (UC) e úlcera duodenal (DU). De Sonnenberg A, Cucino C, Bauerfeind P. *Commentary: the unresolved mystery of birth-cohort phenomena in gastroenterology. Int J Epidemiol* 2002;31(1):23–26. (Reproduzida com permissão.)

conhecimento sobre a importante contribuição do *Helicobacter pylori*. Embora a explicação para essas observações continue incompletamente compreendida, esses estudos foram os primeiros a chamar atenção para os fatores de risco ambientais para essas doenças.

A limitação óbvia de estudos transversais é um dilema. Como a exposição e a doença são estudadas ao mesmo tempo, não está necessariamente claro qual veio primeiro. Além disso, devido ao grande número de indivíduos incluídos, os estudos transversais podem se tornar caros e não são eficientes, pois costumam ser realizados sem considerar o *status* da doença ou exposição. Por esse motivo, os métodos de avaliação costumam ser limitados a ferramentas de medição simples e econômicas, como questionários.

▶ **Epidemiologia analítica**

Estudos analíticos costumam ser necessários para testar hipóteses de maneira definitiva, que podem ter sido geradas por abordagens descritivas anteriores. Em *estudos analíticos observacionais*, o investigador não tem controle de qual grupo na população estudada recebeu a exposição em estudo. Em contraste, *estudos analíticos experimentais* (ensaios clínicos) envolvem a administração deliberada de uma exposição aos voluntários do estudo. Os dois tipos de estudos analíticos observacionais são o estudo de caso-controle e o estudo de coorte.

Estudos de caso-controle

Em estudos de caso-controle, como o nome sugere, os voluntários são selecionados com base na apresentação da doença em estudo (casos) ou não apresentação da doença em estudo (controles). Os investigadores, então, observam o passado para determinar se há diferenças nas exposições anteriores entre os dois grupos.

É importante oferecer e aplicar consistentemente uma definição clara de um caso. Os critérios de inclusão devem ser descritos em detalhes e, em geral, devem ser muito rigorosos, para evitar erros de classificação de controles como casos. Também podem ser necessários critérios de exclusão; esses também devem ser explícitos e aplicados à seleção de casos e controles. Os casos podem ser derivados de registros de doenças, populações de clínicas ou hospitais ou da população em geral. A seleção de controles é uma consideração importante para reduzir o viés e o confundimento. A regra é que os controles devem se parecer com os casos de todas as maneiras, apenas não apresentando a doença estudada.

Se a doença em estudo é rara, mais controles do que casos podem ser inscritos, como forma de aumentar a força estatística do estudo. O maior ganho ocorre em uma razão de quatro controles por caso; além disso, os custos adicionais geralmente não justificam o modesto ganho em força estatística.

Os resultados de um estudo que investiga uma exposição e uma doença em particular são mostrados na Tabela 3-8. Se esse for um estudo de caso-controle, não tem sentido calcular uma prevalência a partir desses dados. A prevalência aparente é artificial, pois depende inteiramente da razão de

Tabela 3-8 Resultados de um estudo que investiga a doença e a exposição

	Doença presente	Doença ausente
Exposição presente	*a*	*b*
Exposição ausente	*c*	*d*

casos para controles selecionados pelos investigadores. Em vez disso, a medida da associação usada em estudos de caso-controle é a *razão de chances* (RC). A maioria das pessoas tem alguma familiaridade com chances de jogos, embora o conceito seja usado de forma um pouco diferente na epidemiologia. Se a chance de um cavalo for determinada como de 4 em 1, isso significa que, se apostar $1 no cavalo e ele vencer a corrida, deve receber $4. Observe que, conforme afirmado, isso ocorreu porque se acreditava que o cavalo tinha probabilidade quatro vezes maior de não vencer a corrida do que de vencê-la. Portanto, a chance no jogo representa a probabilidade de um evento não acontecer contra a probabilidade de acontecer. Em termos de probabilidade *(p)*, esse tipo de chance pode ser expresso como $(1-p):p$. Assim, o cavalo tem probabilidade de 20% de vencer a corrida, pois 80%: 20% = 4:1.

Em um estudo de caso-controle, em vez de relacionar um cavalo à vitória, os investigadores usam a RC para relacionar a doença à exposição. Em segundo lugar, em vez de as chances expressarem a probabilidade do evento não acontecer contra a probabilidade de acontecer, a razão é calculada ao contrário: os epidemiologistas calculam as chances de um indivíduo ter a exposição em relação a não ter a exposição. Isso é feito separadamente para casos e controles, e os resultados são comparados como uma razão.

Utilizando a Tabela 3-8, as chances de exposição para casos são simplesmente *a/c* e as chances de exposição para controles, *b/d*. A razão é, portanto

$$\frac{a/c}{b/d} = \frac{ad}{bc}$$

Uma RC superior a 1 significa que a doença está associada a mais exposição, um valor igual a 1 significa que não há associação, e um valor inferior a 1 indica que a doença está associada a menos exposição. O cálculo de uma medida de associação como uma RC não deve ser confundido com o conceito de influência ou significância estatística, discutido mais adiante. Mesmo se for observada uma RC muito elevada, isso não significa, necessariamente, que os achados são considerados estatisticamente significativos.

Estudos de caso-controle são escolhidos para doenças com períodos longos de indução entre uma exposição causativa e a instalação da doença, como câncer ou doença cardiovascular. Como os investigadores inscrevem pessoas que atualmente apresentam a doença, não precisam esperar até que se desenvolva, e não é necessário seguimento futuro. Por motivos similares, esse tipo de desenho de estudo é mais adequado para doenças raras. Múltiplas exposições diferentes podem ser estudadas para qualquer doença. Estudos de caso-controle também são mais econômicos do que outros estudos analíticos.

A maior desvantagem de um estudo de caso-controle é o potencial de viés, por parte dos participantes e dos investigadores, porque o *status* da doença não é conhecido antes da determinação do *status* da exposição.

Estudos de coorte

Em estudos de coorte, são selecionados indivíduos livres da doença do estudo no momento de início da observação. Seu *status* de observação, então, é estabelecido, e são seguidos a partir daí para determinar seu *status* subsequente de doença. Os estudos de coorte podem ser prospectivos ou retrospectivos.

Em um estudo prospectivo, os sujeitos são, no momento, livres de doença no estudo e são seguidos no futuro, para determinar quem, mais tarde, desenvolve doença. Um estudo de coorte prospectivo bem-conhecido é o *Framingham Heart Study* (Estudo Cardíaco de Framingham), que foi iniciado em 1948 com a inscrição de 5.209 residentes adultos de Framingham, Massachusetts. Para serem elegíveis para participar, esses indivíduos deveriam ser livres de doença cardiovascular em 1948. Desde então, cada um deles foi submetido a um exame cardiovascular bianual padronizado. Foi feita uma vigilância diária de internações, mortes e informações de outros prestadores de serviços de saúde para determinar o *status* de doença. Desse estudo, surgiu uma riqueza de informações importantes, incluindo boa parte de nosso *insight* atual sobre os fatores de risco – padrão da doença cardíaca coronariana. A limitação prática muito óbvia desse estudo é que anos ou, na maioria dos casos, décadas, passaram-se antes que números suficientes de sujeitos desenvolvessem doença cardiovascular para oferecer um tamanho de amostra grande o suficiente para análise estatística. Uma solução para esse problema é aplicar um desenho de estudo de coorte retrospectivo. Nesse caso, alguns dos sujeitos do estudo desenvolveram doença no presente. Porém, os investigadores percorrem as etapas na mesma ordem, tirando vantagem das informações históricas para evitar a necessidade de seguimento futuro. Uma coorte de indivíduos livres de doença é identificada a partir de registros passados e, então, seguida no futuro por um período definido de tempo, para determinar quem, mais tarde, desenvolveu doença. No entanto, todos esses eventos ocorreram no passado relativo ao momento do estudo.

Por exemplo, os investigadores na China estavam interessados em aprender se o uso de chaminés para fornecer ventilação de fornos a carvão reduziria a incidência de doença pulmonar obstrutiva crônica. Examinaram dados históricos de indivíduos, de 1976 até 1992, que haviam trocado um forno não ventilado por um forno ventilado e identificaram a redução na incidência de doença pulmonar obstrutiva crônica. Como o desenvolvimento da doença ocorreu antes do início desse estudo, esse estudo de coorte é retrospectivo.[6]

Retornando à Tabela 3-8, se esses resultados são de um estudo de coorte, a incidência pode ser calculada diretamente, pois todos os indivíduos são livres de doença na inscrição. A medida de associação de um estudo de coorte, conhecida como *risco relativo* (RR), é simplesmente a incidência de doença nos indivíduos expostos dividida pela incidência de doença nos indivíduos não expostos:

$$\frac{a/(a+b)}{c/(c+d)}$$

De muitas maneiras, os estudos de coorte representam uma imagem espelhada de estudos de caso-controle. As pessoas não expostas e as expostas devem parecer umas com as outras de todas as formas, exceto pela exposição do estudo. Os estudos de coorte são bons para exposições raras, e muitas doenças podem ser estudadas para qualquer exposição. Como o *status* de exposição é determinado antes do *status* de doença, o viés é uma preocupação a menos em um estudo de caso-controle.

No entanto, estudos de coorte não são, obviamente, adequados para desfechos de doenças raras.

Os estudos prospectivos são mais caros e prolongados, pois é necessário seguimento futuro. Para estudos de coorte retrospectivos, a qualidade dos dados quando a coorte é montada a partir de fontes históricas pode ser uma preocupação. Finalmente, os sujeitos sempre podem se perder no seguimento, o que pode influenciar os achados.

Ensaios clínicos

Um estudo de intervenção ou ensaio clínico é o desenho de estudo padrão-ouro na epidemiologia. Como os investigadores determinam quem recebe a exposição em estudo, há um maior grau de controle experimental do que em qualquer outro estudo epidemiológico.

Falando amplamente, os dois objetivos de qualquer ensaio clínico são determinar a eficácia e a segurança da intervenção em estudo. Como ocorre com um estudo de coorte, um grupo homogêneo sem o desfecho estudado é montado primeiro. Se o ensaio clínico envolve um agente farmacológico, os estudos ocorrem em quatro fases (Tabela 3-9). Embora a distinção entre as fases nem sempre seja clara, há uma ênfase relativamente maior sobre a eficácia e menor sobre a segurança na progressão da fase 1 para a 4. A aprovação regulatória de uma substância farmacêutica para uso clínico geralmente ocorre após desfechos satisfatórios do estudo de fase 3.

Antes de os sujeitos receberem a intervenção, várias considerações são importantes. Como os sujeitos receberão uma intervenção aplicada deliberadamente, há questões éticas significativas envolvidas em um ensaio clínico; deve haver supervisão adequada, e um formulário de consentimento informado por escrito deve ser obtido de todos os

Tabela 3-9 Fases de um ensaio clínico de um agente farmacológico

Fase	Número de sujeitos	Tipo de sujeitos	Metas
I	< 100	Voluntários saudáveis ou pacientes com doença em estágio final no contexto hospitalar	Determinar a segurança, investigar a farmacocinética e determinar a dosagem apropriada
II	Centenas	Voluntários saudáveis; pacientes com doença menos grave	Investigar mais a fundo a segurança, começar a determinar a eficácia preliminar
III	Centenas a milhares	Pacientes	Comparar novas substâncias farmacêuticas à terapia existente
IV	Centenas a dezenas de milhares	Pacientes em estudos de longo prazo	Investigar outras indicações para tratamento, explorar o prazo mais longo e efeitos adversos mais raros

participantes. É essencial que um ensaio clínico inclua uma justificativa do tamanho da amostra para garantir que a força estatística seja suficiente. Essa justificativa deve ser explícita sobre os pressupostos feitos na escolha de um número particular de participantes. Finalmente, o fato de os investigadores poderem determinar quem recebe a exposição de interesse permite que apliquem duas ferramentas muito poderosas: a randomização e o seguimento.

A importância do *cegamento* foi apreciada pela primeira vez por Benjamin Franklin em 1784. Ele reconheceu que, se os indivíduos tivessem uma expectativa de melhoria, efeitos benéficos poderiam ser falsamente atribuídos a intervenções não efetivas, um fenômeno agora conhecido como *efeito placebo*. Assim, um aspecto essencial de qualquer ensaio clínico é um grupo de controle apropriado para comparação. O grupo de controle pode receber a terapia-padrão nos casos em que não seja ético que qualquer participante não seja tratado durante o estudo. Se o grupo-controle receber uma intervenção inativa, isso se chama *placebo* para um agente farmacológico e se chama tratamento *fictício** para uma intervenção procedimental. Para maximizar o efeito do cegamento, pode-se optar por um *placebo ativo* que tenha efeitos colaterais similares aos do medicamento em estudo.

No cegamento simples, os sujeitos do estudo não sabem se estão alocados para o tratamento ou placebo/intervenção fictícia. Se os investigadores também não sabem, o estudo é descrito como duplo-cego. O cegamento triplo inclui os indivíduos que fazem a análise dos dados. Claramente, o cegamento é o método final para lidar com viés no desenho do estudo.

A *randomização* em ensaios clínicos oferece o grande benefício de que os sujeitos do estudo diferem apenas com respeito ao recebimento da intervenção em estudo. Portanto, a randomização é o método mais desejável para lidar com o problema de confundidores, já que todas as variáveis serão equivalentes entre os grupos de tamanho suficiente com randomização apropriada.

Três desenhos gerais são usados em um estudo de intervenção: simples ou paralelo (Figura 3-8a), cruzado (Figura 3-8b) ou fatorial (Figura 3-8c). Em um *estudo cruzado*, cada voluntário serve como seu próprio controle, e a variação entre eles nos braços de intervenção e controle é eliminada. Portanto, esse desenho é o mais eficiente e exige o menor tamanho de amostra. De maneira similar, também o desenho mais robusto, pois os resultados são afetados em menor extensão

*N. de R.T. Em português, também é utilizada a expressão tratamento Sham.

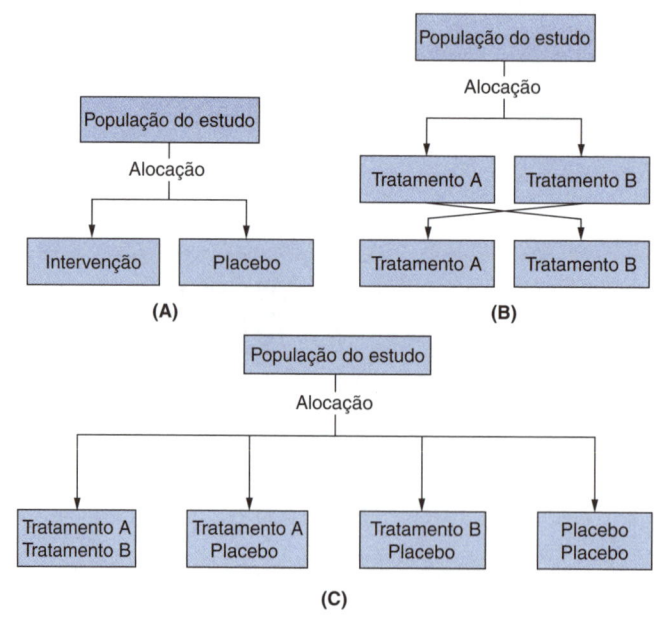

▲ **Figura 3-8** Três desenhos gerais de estudos de intervenção. (a) Estudo de intervenção simples ou paralela. (b) Estudo de intervenção cruzada. (c) Estudo de intervenção fatorial de dois tratamentos.

quando os voluntários se perdem no seguimento. Obviamente, a principal desvantagem de um desenho cruzado é um *efeito carry-over*, no qual uma influência residual pode persistir depois que os sujeitos são cruzados. Esse tipo de efeito pode obscurecer as diferenças entre os dois tratamentos estudados em um estudo cruzado.

Uma reflexão mais profunda indicaria que um efeito de repercussão também pode ocorrer em estudos simples ou paralelos, pois ensaios clínicos são realizados em indivíduos que recebem algum tipo de tratamento antes da inscrição no estudo. Um método para lidar com esse problema é incluir com frequência *washout* antes ou entre os tratamentos do estudo, durante o qual os sujeitos recebem apenas placebo.

O *desenho fatorial* permite interações entre os dois tratamentos a serem estudados, que podem ser sinérgicas ou antagonistas. Em qualquer dos casos, é importante obter mais informações. Um exemplo bem conhecido de um desenho de estudo fatorial é o *Physicians' Health Study* (Estudo de Saúde dos Médicos). O primeiro Estudo de Saúde dos Médicos, que terminou em 1995, examinou o uso de aspirina e betacaroteno para prevenir doença cardiovascular e câncer. O Estudo de Saúde dos Médicos II, concluído em dezembro de 2007, foi um ensaio clínico de vitaminas C e E, betacaroteno e suplementação com multivitamínicos em um desenho fatorial com 16 grupos de estudo diferentes.[7]

Não adesão e desistências Uma vez que um grupo de estudo de tamanho apropriado é montado e randomizado e o cegamento é aplicado aos participantes e investigadores, as únicas ameaças restantes à validade são a não adesão e as desistências.

Uma variedade de métodos está disponível para lidar com a não adesão. Pode-se incluir um período experimental antes da randomização, durante o qual todos os participantes recebem um placebo. Apenas os voluntários que mantiverem a adesão às instruções são randomizados e incluídos no estudo. Obviamente, essa abordagem não pode ser usada para tratamentos que devem ser administrados de forma aguda. Além disso, esse método influenciaria a generalização dos achados, pois um grupo selecionado que mostra maior adesão do que a população em geral foi inscrito no estudo. Quando possível, a adesão pode ser monitorada com contagens de comprimidos ou medição direta do agente farmacológico nos sujeitos. Sujeitos de alto risco, que presumivelmente seriam mais motivados à adesão ao protocolo do estudo, podem ser selecionados para inscrição. Incentivos financeiros e contato regular com os participantes também podem ser usados para manter a adesão durante todo o estudo.

Sujeitos perdidos no seguimento durante o andamento do estudo representam outro dilema. Suponha, por exemplo, que uma mulher inscrita no braço de medicamento de um estudo que compara esse medicamento a um placebo morra em um acidente de carro durante o andamento do estudo. Embora possa parecer intuitivo excluir sua morte do estudo, de acordo com uma abordagem amplamente utilizada conhecida como *análise de intenção de tratar*, sua morte é atribuída ao medicamento. Essa abordagem exige que todos os sujeitos em cada grupo sejam seguidos e analisados de acordo com sua atribuição no início do estudo, mesmo quando não concluírem ou mantiverem a adesão à terapia designada.

A análise de intenção de tratar protege contra tentativas conscientes ou inconscientes de influenciar os resultados do estudo, excluindo desfechos estranhos, como a morte da mulher no acidente de carro. Na realidade, não sabemos o motivo da sua morte. É concebível que um efeito colateral do medicamento possa ter prejudicado sua capacidade de dirigir e, nesse caso, seria importante manter sua morte como devida ao medicamento.

E quanto aos desfechos, como homicídio, para os quais não há, absolutamente, qualquer possibilidade de relação com o protocolo do estudo? Mais uma vez, aplicando a análise de intenção de tratar, as mortes são contadas para o braço do estudo em que ocorreram. Como esses desfechos estranhos ocorrem de forma randômica, a probabilidade de ocorrerem é igual em todos os braços do estudo e, portanto, não deve criar falsas diferenças entre eles.

Finalmente, na análise de intenção de tratar, é necessário preservar a homogeneidade basal obtida no início do estudo por meio da randomização. Considere um estudo de pacientes com câncer avançado nos quais a quimioterapia é comparada à cirurgia. Como uma morte que ocorresse antes de o paciente chegar ao centro cirúrgico poderia ser tratada para um paciente randomizado para receber cirurgia? A análise de intenção de tratar nos diz que sua morte seria atribuída à cirurgia. Se todos os pacientes que morressem antes de chegar ao centro cirúrgico fossem excluídos, o benefício da randomização seria perdido. Em vez de comparar dois grupos que diferem apenas no tratamento recebido, estaríamos comparando um grupo de pacientes com doença menos agressiva no braço cirúrgico porque esses indivíduos precisaram sobreviver tempo suficiente para chegarem ao centro cirúrgico.

A análise de intenção de tratar também oferece uma melhor reflexão de qual será o desempenho de um tratamento na população em geral, ignorando a adesão quando os dados são analisados. Isso se relaciona com uma distinção feita pelos epidemiologistas entre efetividade e eficácia. *Eficácia* refere-se ao caso de o tratamento funcionar nas condições idealizadas do ensaio clínico randomizado. A capacidade de um tratamento funcionar no mundo real se chama *efetividade*. A análise de intenção de tratar, portanto, oferece uma aproximação maior da efetividade.

Número necessário para tratar Para completar o que foi chamado de "os três Es" de uma intervenção, deve-se considerar a *eficiência*, ou a relação entre custo e benefício, de um tratamento em particular. Uma maneira de medir a eficiência é o *número necessário para tratar* (NNT), um conceito muito útil na saúde global com recursos escassos. Para compreender o NNT, é essencial apreciar a distinção entre risco absoluto e relativo (veja o exemplo dado adiante). Uma redução muito drástica no risco relativo não pode ser interpretada sem algum conhecimento do risco basal. Por exemplo, uma redução de duas vezes no risco é consistente com uma mudança na prevalência de 2 em um milhão para 1 em um milhão, ou de 20 para 10%. Claramente, em termos da eficiência de uma terapia, há uma grande diferença entre essas duas situações.

O NNT refere-se ao número de pessoas que precisariam receber um determinado tratamento por um período definido para prevenir um desfecho específico. O cálculo é simplesmente a recíproca da redução do risco absoluto.

Em um estudo duplo-cego randomizado de 84 pacientes com sarampo durante uma epidemia em Guiné-Bissau, a administração profilática de um curso de sete dias de sulfametoxazol-trimetoprima foi comparada a placebo na prevenção de complicações.[8] Um dos 46 participantes (2%) que receberam o antibiótico desenvolveu pneumonia, em comparação a 6 dos 38 participantes (16%) no grupo do placebo. Enquanto a redução do risco relativo é 16%/2%, ou 8, a redução absoluta do risco é 16% − 2% = 14%. O NNT é 1/0,14 ou 7. A profilaxia com sulfametoxazol-trimetoprima de sete pacientes com sarampo previne uma complicação de pneumonia em 1 deles. A Tabela 3-10 relaciona os NNTs para uma variedade de intervenções utilizadas em diversos países.

Finalmente, devem ser considerados critérios para a interrupção de um ensaio clínico. Como,

Tabela 3-10 Número necessário para tratar (NNT) para uma variedade de intervenções

Intervenção	Número necessário para tratar	Referência
Telefonemas bissemanais para promover a adesão à terapia para asma no Brasil	4,5	Chatkin JM, Blanco DC, Scaglia N, Wagner MB, Fritscher CC. Impact of a low-cost and simple intervention in enhancing treatment adherence in a Brazilian asthma sample. *J Asthma* 2006;43(4):263–266.
Modificação no estilo de vida para prevenir diabetes tipo 2 entre pessoas com intolerância à glicose na Índia	6,4	Ramachandran A, Snehalatha C, Mary S, et al. The Indian Diabetes Prevention Programme shows that lifestyle modification and metformin prevent type 2 diabetes in Asian Indian subjects with impaired glucose tolerance (IDPP-1). *Diabetologia* 2006;49(2):289–297.
Sulfametoxazol-trimetoprima profilático em pacientes com sarampo para prevenir pneumonia em Guiné-Bissau	7	Garly ML, Bale C, Martins CL, et al. Prophylactic antibiotics to prevent pneumonia and other complications after measles: community based randomised double blind placebo controlled trial in Guinea-Bissau. *BMJ* 2006;333 (7581):1245.
Aconselhamento telefônico a pais que fumam e com crianças menores de 5 anos em Hong Kong	13	Abdullah AS, Mak YW, Loke AY, Lam TH. Smoking cessation intervention in parents of young children: a randomised controlled trial. *Addiction* 2005;100(11):1731–1740.
Sulfametoxazol-trimetoprima para prevenir tuberculose em adultos HIV-positivos na África do Sul	24	Grimwade K, Sturm AW, Nunn AJ, et al. Effectiveness of cotrimoxazole prophylaxis on mortality in adults with tuberculosis in rural South Africa. *AIDS* 2005;19(2):163–168.

com frequência, há cegamento envolvido, é necessário um grupo de monitoramento de dados para seguir continuamente os resultados enquanto o estudo está em andamento. O término antes do fim do estudo pode ser necessário se houver uma clara demonstração de benefício ou um nível inaceitavelmente alto de efeitos adversos.

Devido às grandes vantagens oferecidas pela randomização e pelo cegamento, não há desvantagens inerentes a um ensaio clínico com respeito à epidemiologia. No entanto, o uso desse desenho apresenta limitações práticas ou preocupações éticas. Por exemplo, no estudo de um tratamento cirúrgico, pode não ser possível cegar os sujeitos de controle da maneira apropriada. O cegamento desses sujeitos pode significar submetê-los a procedimentos invasivos que, apesar de serem terapias fictícias, podem ser dolorosos ou arriscados.

Revisões sistemáticas e metanálises

Os sumários das melhores evidências disponíveis relacionadas a uma terapia são chamados *revisões sistemáticas*. Todas essas revisões incluem uma afirmação da pergunta a ser abordada, bem como uma descrição explícita e transparente de como as evidências foram selecionadas e avaliadas. As revisões sistemáticas podem ser qualitativas ou quantitativas, sendo a última uma metanálise. *Metanálise* é uma abordagem em que vários estudos menores são agrupados e tratados estatisticamente como se todos os sujeitos estivessem em um estudo maior. As etapas incluem a identificação de estudos, uma crítica da qualidade de cada estudo e a realização de uma análise estatística sumária dos dados agregados.

A estratégia de busca usada deve ser explícita. Além de bancos de dados eletrônicos, como *Medline*, também pode ser importante buscar na chamada *literatura cinzenta**, como dissertações, manuscritos não publicados ou apresentações de resumos. Portanto, uma metanálise também pode incluir consultas com especialistas, buscas manuais e artigos identificados por meio de listas de referências.

No entanto, estudos publicados podem oferecer uma visão distorcida da verdadeira medida de uma associação. Esse efeito surge porque artigos publicados apresentam maior probabilidade de conter achados positivos do que negativos, um fenômeno conhecido como *viés de publicação*.

Para determinar se há viés de publicação em uma metanálise, é útil examinar um *gráfico em funil*. Na ausência de viés de publicação, um gráfico em funil deve ter distribuição do tipo pirâmide. Estudos menores apresentam resultados mais variáveis; conforme o tamanho da amostra do estudo aumenta, a estimativa do efeito deve estreitar, próximo do valor verdadeiro. Porém, com o viés de publicação, pode haver assimetria na pirâmide, com uma ausência de estudos negativos menores. Na Figura 3-9a, os resultados de estudos publicados são demonstrados com o símbolo ○. Observe que, conforme o tamanho da amostra de cada estudo aumenta, os resultados passam para mais perto de um risco relativo de 1, sugestivo de ausência de diferença. Porém, o gráfico sugere que há muitos estudos pequenos que mostram uma redução do risco relativo que não foram publicados. Para corrigir essa observação, um número desses estudos hipotéticos foi acrescentado e denotado com o símbolo •, simplesmente como imagem espelhada dos estudos positivos menores na Figura 3-9b. A falha na correção do viés de publicação pode levar a resultados enganosos se a metanálise contar apenas com os resultados de estudos publicados. Nesse exemplo, o viés de publicação teria resultado na falsa conclusão de um alto risco relativo.

Cada um dos estudos deve ser avaliado quanto à qualidade e adequação para inclusão na metanálise, utilizando uma abordagem padronizada. A Tabela 3-11 fornece alguns dos critérios.

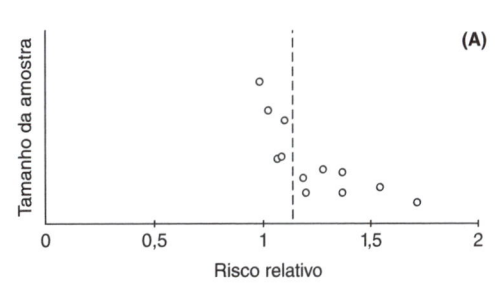

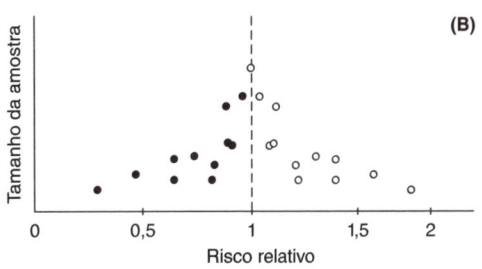

▲ **Figura 3-9** Gráficos em funil. (a) Viés de publicação com risco relativo falsamente elevado. (b) Gráfico corrigido com inserção de pequenos estudos hipotéticos.

---

*N. de R.T. Literatura informal, do inglês *Fugitive Literature* ou *Gray Literature*.

Tabela 3-11 Critérios para avaliação de uma metanálise

Desenho de estudo: ensaios clínicos geralmente preferidos
Ano de publicação
Idioma
Tamanho de amostra
Adequação do seguimento
Similaridade da exposição ou tratamento
Similaridade das medidas de desfecho
Integridade dos dados
Viés de publicação múltipla: os resultados de um estudo podem ser publicados em mais de um trabalho

Finalmente, deve ser feita uma análise estatística nos dados, para resumir os resultados. Há três componentes para essa análise. O primeiro é o cálculo de uma medida sumária de efeito, que pode ser risco relativo, razão de chances ou alguma alteração em um parâmetro importante e amplamente utilizado, como pressão arterial. Os resultados de uma metanálise em dois testes usados para leishmaniose visceral são mostrados na Figura 3-10 como um gráfico de escada. A sensibilidade é mostrada na esquerda e a especificidade na direita. Esses dois conceitos são discutidos em uma seção posterior. Para cada estudo individual, o tamanho de amostra é refletido no tamanho do quadro usado para denotar a estimativa pontual. O intervalo de confiança de 95% é a linha sólida que se estende horizontalmente. Observe que, conforme o tamanho da amostra do estudo aumenta, o intervalo de confiança de 95% se torna mais estreito. A medida sumária do efeito é mostrada na parte inferior, como um diamante.

Em segundo lugar, testes estatísticos, conhecidos como *testes de homogeneidade*, são aplicados para determinar se os estudos individuais são similares o suficiente para serem agrupados juntos. Finalmente, uma *análise de sensibilidade* deve ser realizada para determinar até que ponto as alterações nas presunções importantes influenciam os resultados finais. Os resultados de uma metanálise apresentam maior probabilidade de serem válidos se forem encontrados achados similares, mesmo quando os pressupostos são modificados.

EPIDEMIOLOGIA DE DOENÇAS INFECCIOSAS

A doença infecciosa tem importância particular na saúde global e, portanto, é apropriado discutir especificamente como os métodos epidemiológicos podem ser aplicados para investigação e controle. Embora muitos dos mesmos princípios epidemiológicos já discutidos se apliquem, há algumas considerações adicionais e exclusivas devido ao envolvimento de um agente infeccioso. Várias definições são fornecidas na Tabela 3-12.

▶ Reservatórios

Os agentes infecciosos podem estar presentes em *reservatórios*, que representam ambientes onde os microrganismos podem sobreviver e replicar em longo prazo, se não indefinidamente. O reservatório pode ser um objeto inanimado (solo, água ou alimento contaminado), animais ou humanos. Como será visto adiante, se um agente infeccioso pode ou não persistir em um reservatório tem implicações enormes para as medidas de controle.

Do reservatório, o agente infeccioso pode ser transmitido para o hospedeiro. Para um determinado agente infeccioso, o número de reservatórios e as vias de transmissão são limitadas, pois o micróbio evoluiu para replicar e ser transmitido em condições altamente específicas. Não obstante, por causa da rápida reprodução, a capacidade de esses microrganismos serem submetidos a alterações no material genético para permitir sua adaptação a novos hospedeiros e novos modos de transmissão é bem reconhecida.

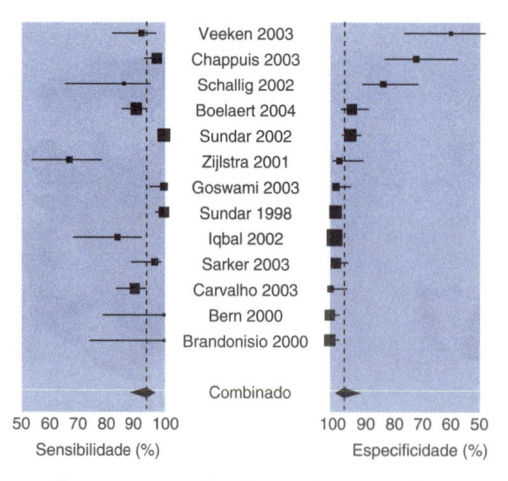

▲ **Figura 3-10** Gráfico de escada mostrando os resultados de uma metanálise. De Chappuis F, Rijal S, Soto A, Menten J, Boelaert M. A meta-analysis of the diagnostic performance of the direct agglutination test and rK39 dipstick for visceral leishmaniasis. *BMJ* 2006;333(7571):723. *(Reproduzido com permissão.)*

EPIDEMIOLOGIA, BIOESTATÍSTICA E VIGILÂNCIA — CAPÍTULO 3

Tabela 3-12 Definições usadas na epidemiologia de doenças infecciosas

Infecção: Presença de um micróbio em um hospedeiro para benefício do micróbio, com alguma resposta detectável por parte do hospedeiro, clínica ou sorológica.
Colonização: Presença de micróbio em um hospedeiro sem resposta pelo hospedeiro. Exemplo: flora GI.
Infecção latente: Persistência de um micróbio no hospedeiro com possibilidade de doença clínica no futuro, sem eliminação do micróbio no intervalo. Exemplo: herpes por *Varicella zoster*.
Infecção inaparente: Persistência de um micróbio em um hospedeiro sem doença clínica com eliminação do micróbio. Exemplo: transmissor da febre tifoide.
Infecciosidade: A capacidade de um micróbio causar infecção nos indivíduos expostos. Calculada como o número de pessoas com infecção (clínica ou sorológica) dividido pelo número de pessoas expostas.
Patogenicidade: A capacidade do micróbio de causar doença clinicamente aparente, em geral usada sem relação com a gravidade dessa doença. Calculada como o número de casos com sinais e sintomas clínicos dividido pelo número de pessoas infectadas.
Virulência: O grau de gravidade da doença em casos diagnosticados de uma doença infecciosa. Calculado como o número de fatalidades dividido pelo número de casos diagnosticados.
Epidemia: Um aumento súbito na frequência da infecção em uma população ou região em particular.
Pandemia: Uma epidemia que afeta populações em grandes regiões – continentes ou todo o globo.
Endemia: Uma infecção que ocorre em taxa estável, elevada em uma população ou região em particular.

▶ Métodos de transmissão

Uma infecção alimentar, como salmonela, resulta da ingestão do microrganismo e subsequente estabelecimento do micróbio no hospedeiro. Nesses casos, a doença ocorre com início aproximado de 24 horas depois da ingestão do alimento contaminado e é acompanhada de sinais e sintomas constitucionais, como febre. Em contrapartida, outros microrganismos, como estafilococos, produzem uma toxina ao crescerem em produtos alimentares, causando uma doença mais rápida (após cerca de seis horas) sem sintomas constitucionais. Falando de maneira estrita, essa não é uma infecção, mas o que comumente se chama intoxicação alimentar.

As infecções podem se disseminar por secreções do trato respiratório contendo o microrganismo, que se torna aéreo como resultado de espirros, tosse ou até mesmo fala. Com a evaporação da água, pequenas partículas residuais respiráveis, conhecidas como *gotículas*, podem ser formadas, e podem permanecer suspensas no ar por muitas horas. As gotículas disseminam algumas doenças, como tuberculose, em grandes distâncias da fonte.

Uma *zoonose* é uma infecção normalmente presente em outros animais vertebrados que pode, em algumas circunstâncias, disseminar e causar doença em humanos. Como o agente infeccioso evoluiu para infectar, replicar e disseminar em hospedeiros não humanos, a transmissão para humanos geralmente exige exposição extensa; a disseminação de pessoa para pessoa é rara, e a doença em humanos saudáveis costuma ser leve.

Uma *infecção nosocomial* é uma infecção adquirida em um hospital. Como esse termo é muito estreito, a terminologia preferida agora é *infecção associada ao serviço de saúde*. Nesse caso, a doença clínica costuma ocorrer com mais frequência ou com maior gravidade em hospedeiros imunocomprometidos, e os patógenos podem ser resistentes a uma ou mais terapias antimicrobianas.

▶ Controle de doença infecciosa

Há diferentes cursos de tempo com respeito à capacidade de um hospedeiro de disseminar uma doença infecciosa (infecciosidade) e o curso clínico associado para a mesma doença infecciosa, conforme representado na Figura 3-11. O tempo entre a infecção e o desenvolvimento de doença sintomática é chamado *período de incubação*, enquanto o tempo entre a infecção e a capacidade de um hospedeiro de disseminar o agente infeccioso para ou-

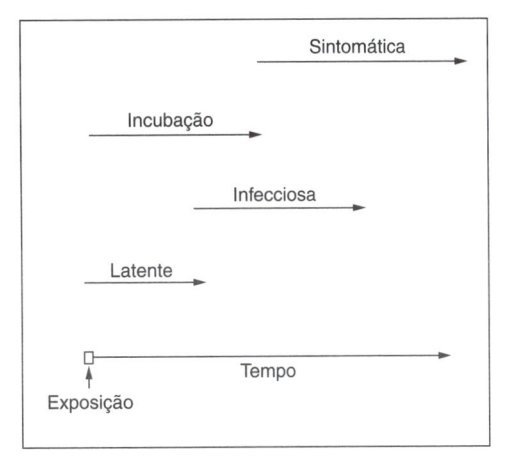

▲ **Figura 3-11** Linha do tempo para uma doença infecciosa.

tros é definido como *período latente*. Observe que o período infeccioso precede o período sintomático.

Portanto, os esforços para controlar a disseminação de uma doença infecciosa com base na pronta identificação dos indivíduos clinicamente afetados não costumam ter sucesso, já que esses indivíduos já tiveram a oportunidade de disseminar a doença antes de desenvolver sintomas.

Número reprodutivo básico

O número reprodutivo básico (R_0) é um cálculo essencial para a compreensão de como as doenças infecciosas se disseminam em uma população e serve como uma importante métrica por meio da qual a efetividade de estratégias de controle pode ser avaliada. R_0 é o número médio de pessoas em uma população totalmente suscetível infectada por um caso durante todo o período infeccioso daquele caso. R_0 é influenciado pelo número de contatos que uma pessoa infecciosa tem por unidade de tempo, a probabilidade de transmissão com cada contato e a duração da infecciosidade em unidades de tempo.

Por exemplo, o R_0 durante um ponto de um surto de sarampo pode ter valor de 8, o que significa que uma pessoa com sarampo introduzida em uma população não imune produzirá oito novas *infecções secundárias* de sarampo antes que aquele indivíduo se recupere ou morra. As infecções subsequentes (conhecidas como ondas ou gerações) não são incluídas no cálculo de R_0. Em vez disso, são formulados números reprodutivos básicos para cada onda subsequente e denotados como R_1, R_2, R_3 e assim por diante.

Observe que R_0 é um número altamente dinâmico; muda com o tempo e com as mudanças de circunstância. Um R_0 de 1 representa um limiar crítico e alvo para medidas de controle. Se R_0 puder ser mantido abaixo de 1, a disseminação da infecção está sendo reduzida e o surto eventualmente acabará.

Um dos principais determinantes do R_0 é o grupo de hospedeiros suscetíveis. Normalmente, conforme uma doença infecciosa se dissemina, o número de hospedeiros suscetíveis declina, por morte ou pelo desenvolvimento de imunidade, até que R_0 caia para menos de 1 e a epidemia acabe. Quando R_0 está alto, a epidemia tem aumentos explosivos, mas, pelo mesmo motivo, deteriora o reservatório de indivíduos suscetíveis com a mesma rapidez e apresenta declínios proporcionalmente súbitos. Em contrapartida, quando R_0 está baixo, os surtos são mais prolongados.

Voltando à Figura 3-4, está claro que R_0 não é uma taxa (embora seja com frequência chamado taxa reprodutiva básica) porque uma medida não contém unidades de tempo. Portanto, embora R_0 nos diga sobre as tendências na disseminação de uma infecção, não oferece informações sobre a duração ou o curso de tempo de um surto.

Investigação de epidemia

O primeiro passo em qualquer investigação de um surto de doença infecciosa é definir um caso. Nesse contexto, uma definição de caso é operacional, adequada para uso rápido em condições de campo. Duas abordagens podem, então, ser tomadas. A primeira se baseia na busca de uma variável de exposição comum em um surto. Nessas circunstâncias, a diferença nas taxas de ataque é calculada entre aqueles que foram e aqueles que não foram expostos. Esse método é comumente usado na investigação de doença alimentar, para determinar qual alimento específico é a fonte da doença.

Se não está claro como a doença está se disseminando, pode ser útil gerar uma curva de epidemia, colocando em um gráfico o número de casos no eixo *y* contra o tempo no eixo *x*, para orientar os esforços preventivos. Vários tipos de curvas de epidemia são reconhecidos. O primeiro é o *surto de doença a partir de um ponto de origem* (Figura 3-12a), que em geral ocorre quando há uma fonte de infecção comum sem transmissão de pessoa para pessoa. Em uma *epidemia propagada* (Figura 3-12b), ocorre a transmissão de pessoa para pessoa, com picos sucessivos no número de casos observados. O tempo entre esses picos corresponde aproximadamente ao período médio de incubação para o agente infeccioso. Por fim, as curvas *contínuas*, também chamadas *intermitentes* ou *epidêmicas* (Figura 3-12c), consistem em um número relativamente estável de casos elevados com o tempo. Por definição, isso corresponde ao padrão observado para uma endemia. As curvas de epidemia não são mutuamente exclusivas. Por exemplo, uma infecção pode começar um surto de doença a partir de um ponto de origem e então se tornar propagada com transmissão subsequente entre os hospedeiros.

Imunidade em massa*

R_0 fornece *insight* útil sobre como controlar uma doença infecciosa. Não é necessário interromper completamente a transmissão do agente (reduzir R_0 para zero), apenas manter um nível de R_0 inferior a 1 por um período suficiente para interromper a disseminação do agente.

---

*N. de R.T. Do inglês *herd immunity*.

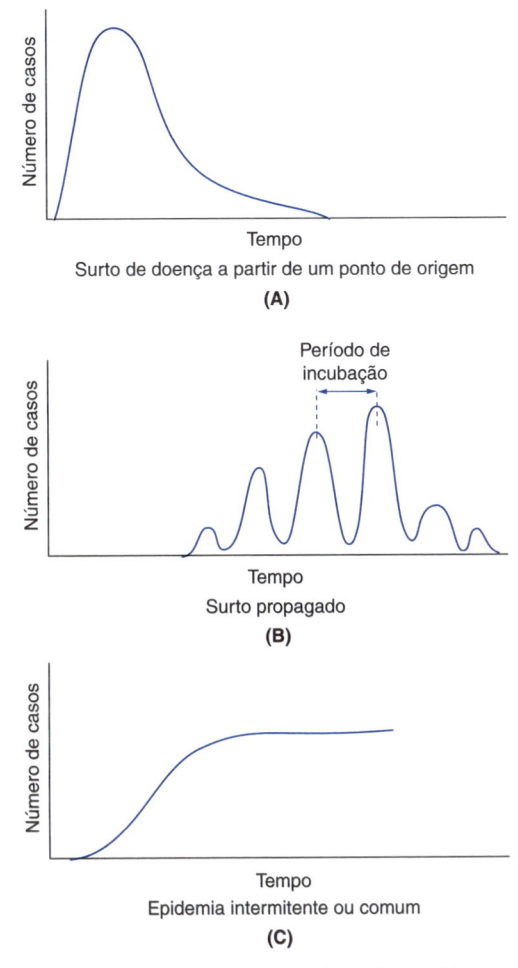

EPIDEMIOLOGIA, BIOESTATÍSTICA E VIGILÂNCIA — CAPÍTULO 3

▲ **Figura 3-12** Tipos de curva de epidemia. (a) Curva de epidemia de origem a partir de um ponto de origem. (b) Curva de epidemia propagada. (c) Curva de epidemia contínua.

tegidos da infecção por uma preponderância de membros imunes.

A imunidade em massa nos diz que uma população inteira pode ser protegida de uma doença infecciosa se um número suficientemente alto de membros daquela população tem imunidade. Portanto, não é necessário vacinar 100% de uma população, mas um número suficientemente alto para atingir a imunidade em massa.

O *tratamento de anel** é um método de controle de infecção baseado na imunidade em massa. Utilizando essa abordagem, quando um caso é identificado, são feitos esforços agressivos para imunizar todos os indivíduos que podem entrar em contato com o caso. De fato, um anel de imunidade é criado para prevenir a disseminação da infecção para indivíduos suscetíveis. O tratamento em anel foi usado com sucesso nos estágios finais do esforço de erradicação da varíola.

Medidas de controle

Duas estratégias básicas são orientadas para o hospedeiro para controlar uma doença infecciosa. A primeira é a *quarentena*, que se refere à restrição das atividades de pessoas saudáveis com base na exposição. Além disso, a quarentena com frequência inclui medidas para detecção precoce de infecção, como medições periódicas de temperatura. A quarentena pode seguir um espectro de *quarentena absoluta*, com restrição completa das atividades, até *quarentena modificada*, que pode envolver o confinamento de indivíduos em suas casas. A última abordagem foi usada pelas autoridades de saúde pública em Toronto durante o grave surto de síndrome respiratória aguda, que envolveu uma quarentena modificada com mais de 15 mil pessoas confinadas às suas casas.

Em contraste, *isolamento* refere-se à restrição das atividades de um indivíduo com base na apresentação de uma infecção durante todo o período infeccioso. O isolamento pode ser completo ou específico ao modo de transmissão do agente infeccioso (isolamento respiratório, precauções entéricas, etc.).

▶ Erradicação de doença

Erradicação significa uma redução permanente para incidência zero de uma doença. Como o tratamento e as medidas preventivas nunca serão necessários no futuro, a erradicação tem tremendo be-

Para apreciar o papel das medidas de controle, é importante compreender a significância da *imunidade em massa* (Figura 3-13). Na população à esquerda, uma pessoa com infecção é introduzida em uma população com baixo nível de imunidade. Contanto que cada pessoa infectada tenha uma probabilidade razoavelmente alta de entrar em contato com um hospedeiro suscetível, a doença pode se disseminar. Em contrapartida, na população à direita, devido a uma prevalência suficientemente alta de imunidade, a probabilidade de contato com uma pessoa suscetível é tão baixa que a doença não é capaz de se propagar. Muitos indivíduos suscetíveis nessa população estão pro-

*N. de R.T. Do inglês *ring treatment*.

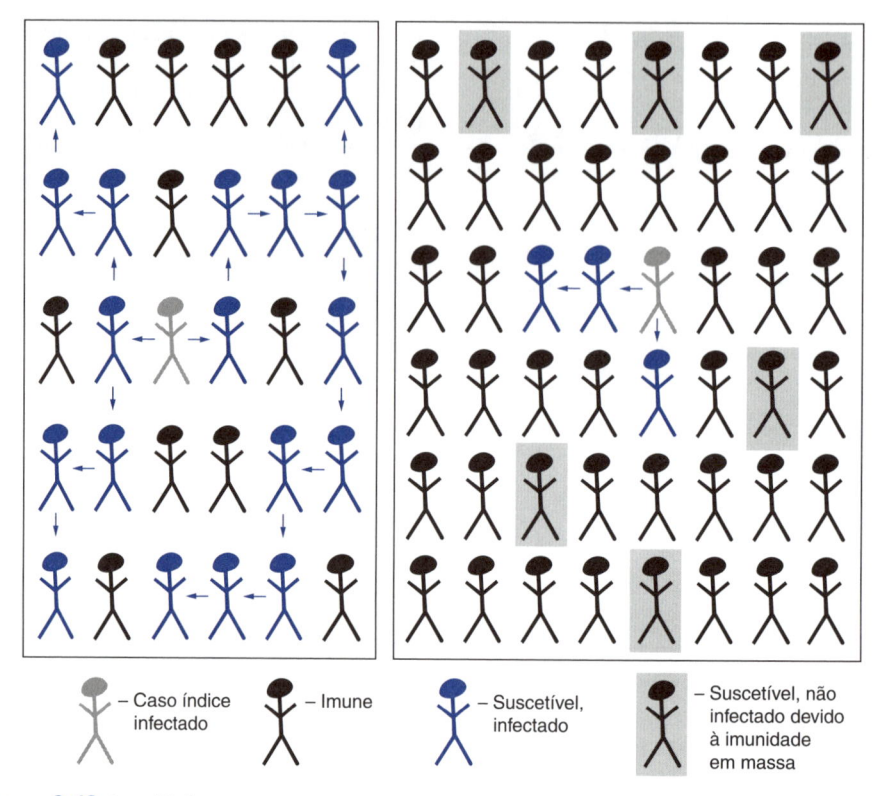

▲ **Figura 3-13** Imunidade em massa.

nefício de longo prazo relativo ao custo. É intuitivo que as únicas doenças que podem ser erradicadas são aquelas que se devem a uma causa infecciosa. Outros tipos de doenças, como a silicose, podem ser reduzidos aos níveis mais baixos viáveis, um *status* chamado pela OMS de *eliminação*.

Os esforços para erradicação de doença envolvem campanhas não sustentáveis, com enormes quantidades de recursos dedicados por um período definido de tempo, na esperança de controle permanente. Duas doenças infecciosas foram declaradas erradicadas até hoje: a varíola, em 1980, e a peste bovina, uma infecção viral do gado, em 2011.

Algumas considerações devem ser levadas em conta ao escolher uma doença infecciosa para erradicação:

- A doença deve ser facilmente reconhecida, com base nos sinais e sintomas.
- Deve haver uma intervenção de controle que confira proteção de longo prazo e que seja adequada para aplicação disseminada no campo.
- Todas as populações que apresentem a doença infecciosa ou risco devem ser acessíveis.
- Não deve haver qualquer reservatório não humano para a doença.

Atualmente, a OMS está tentando erradicar a pólio, e o fez com sucesso na Europa, nas Américas e no Pacífico ocidental. A maioria dos casos, atualmente, é relatada na Nigéria, periodicamente passando para países vizinhos. A transmissão local também persiste no Afeganistão e Paquistão.

A única outra doença atualmente tida como alvo pela Assembleia Mundial de Saúde para erradicação é dracunculíase, ou doença larvar da Guiné, com esforços centrados no uso de filtros e de um larvicida para água potável. Nesse caso, quase toda a doença transmitida localmente está no sul do Sudão. Foi feito um progresso permanente nos últimos anos e, se as tendências atuais persistirem, essa doença provavelmente será o segundo patógeno humano a ser declarado erradicado.

EPIDEMIOLOGIA DE EXAMES

A interpretação correta de qualquer exame médico exige uma compreensão das propriedades do exame e do contexto em que o exame é aplicado.

▶ Propriedades dos exames

A *acurácia* de um teste é definida como até que ponto o valor medido se aproxima do valor real do parâmetro sendo medido. A *confiabilidade* ou *reprodutibilidade* refere-se à consistência nos resultados dos testes, quando são feitas medições repetidas da mesma amostra. A *validade* se refere à extensão em que um teste mede realmente o que é indicado para medir. Por exemplo, é possível medir uma variedade de metais no cabelo. No entanto, como é difícil, com a lavagem, retirar os metais que possam ser fontes de contaminação externa, essa geralmente não é considerada uma medida válida da exposição humana.

Ao avaliar um teste, é importante considerar como ele se compara a um determinado padrão-ouro. O padrão-ouro representa o mais próximo que alguém pode chegar da verdade, para um teste em particular. O motivo pelo qual o padrão-ouro não pode ser usado está relacionado a limitações práticas. Por exemplo, o teste padrão-ouro para diagnóstico da demência do tipo Alzheimer é obter uma amostra de tecido cerebral para exame neuropatológico. Claramente, essa abordagem não pode ser usada como rotina. Portanto, pode-se comparar os resultados de uma bateria não invasiva de exames neuropsicológicos ao padrão-ouro obtido na necropsia. Os resultados geralmente são dicotomizados como positivos (anormais) ou negativos (normais), gerando a contingência ou tabela de 2×2 mostrada na Tabela 3-13. Os indivíduos na célula *a* são verdadeiro-positivos; na célula *b*, falso-positivos; na célula *c*, falso-negativos e na célula *d*, verdadeiro-negativos. É possível obter, porém, quatro cálculos essenciais: sensibilidade, especificidade, valor preditivo positivo e valor preditivo negativo.

A *sensibilidade* é calculada como $a/(a + c)$ e refere-se à capacidade do teste de identificar corretamente os indivíduos com doença. A *especificidade* é calculada como $d/(b + d)$ e refere-se à capacidade de excluir corretamente a doença ou identificar os indivíduos saudáveis. Apesar de ser evidente que as duas propriedades devem ser maximizadas em um teste, um aumento em uma delas significa uma diminuição na outra e vice-versa.

Considere o exemplo extremo de um novo teste usado para diagnosticar a morte. Como os desenvolvedores não desejavam jamais perder um caso de morte, a sensibilidade foi maximizada para 100%, para que o teste sempre indicasse que uma pessoa estava morta. O teste da tabela indica que, como o teste é sempre positivo, o valor da célula *c* é zero e a sensibilidade $(a/[a + c])$ se torna a/a, ou 100%. O teste nunca falhará na identificação de um morto. Porém, o valor da célula *d* também é zero, então a especificidade é 0%, o que significa que o teste nunca será capaz de identificar corretamente uma pessoa viva.

A sensibilidade e a especificidade são propriedades fixas do teste e não mudam quando o mesmo teste é aplicado em contextos diferentes. Suponha que o exame discutido há pouco tenha sido usado em um paciente ambulatorial padrão que foi então levado para um necrotério. Em qualquer local, o teste sempre indica que uma pessoa está morta e, portanto, nunca falhará na identificação correta de morte, mas sempre classificará, de forma errônea, as pessoas vivas como mortas (100% de sensibilidade, 0% de especificidade, respectivamente). No entanto, embora o teste sempre forneça respostas erradas na clínica, está sempre correto no necrotério, embora o teste, em si, não tenha mudado.

A alteração no desempenho do teste é resultado da prevalência ou *probabilidade pré-teste* do desfecho na população sendo examinada. Nesse caso, quando a prevalência aumentou de 0% para 100%, o teste passou da geração de somente resultados falso-positivos no consultório para a geração somente de verdadeiro-positivos. Essa propriedade do teste é conhecida como *valor preditivo positivo* e é calculada como $a/(a + b)$. Mede a proporção de resultados positivos de testes que são corretos.

Como o exemplo mostra, o valor preditivo positivo aumenta conforme a prevalência de doença na população testada aumenta, um fenômeno de enorme significância clínica. Deve-se selecionar com cautela os testes a serem usados em indivíduos para os quais uma avaliação clínica identifica uma probabilidade suficientemente alta de doença, de forma que os resultados positivos do teste sejam mais prováveis de serem verdadeiros do que falso-positivos.

Tabela 3-13 Tabela de contingência

	Padrão-ouro positivo	Padrão-ouro negativo
Teste positivo	*a*	*b*
Teste negativo	*c*	*d*

O *valor preditivo negativo* é calculado como $d/(c + d)$ e mede a proporção de resultados negativos de testes que são corretos. Conforme a prevalência da doença aumenta, o valor preditivo negativo diminui. A prevalência da probabilidade pré-exame de doença é $a + c/(a + b + c + d)$. Finalmente, a acurácia do teste é calculada como $a + d/(a + b + c + d)$.

▶ Aplicação de testes

Um teste médico pode ser realizado em três contextos: diagnóstico, rastreamento e vigilância. Nesta seção, somente o rastreamento e a vigilância serão considerados.

Rastreamento

O objeto de qualquer teste de rastreamento é identificar a doença em um ponto de tempo anterior ao desenvolvimento de sinais e sintomas. Retornando à Figura 3-2 e avançando o conhecimento à frente do *status* da doença, os testes de rastreamento encurtam o período latente. A quantidade de tempo em que o conhecimento do *status* da doença é avançado é conhecida como *tempo de espera**. Em outras palavras, o tempo de espera é a diferença entre o período em que a doença é detectada com fundamentos clínicos e o período em que a doença é detectada por meio de um resultado positivo de teste de rastreamento. Os indivíduos identificados por um teste de rastreamento geralmente são submetidos a outros testes para confirmar que apresentam a doença ou identificar resultados de teste falso-positivos (Figura 3-14). Portanto, os testes de rastreamento devem ter alta sensibilidade, mesmo à custa da especificidade. Na prática clínica, muitas das doenças que rastreamos são raras, o que significa que a probabilidade pré-teste da doença é baixa. Portanto, a maioria dos testes de rastreamento positivos é considerada com resultados falso-positivos após investigação adicional.

Há várias considerações práticas importantes antes da aplicação de testes de rastreamento. Estas incluem as seguintes:

- Alta sensibilidade
- Baixo custo
- Aceitabilidade
- Adequada para aplicação ambulatorial ou comunitária

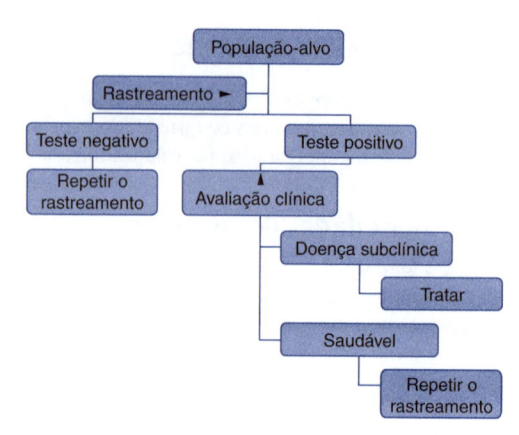

*N. de R.T. Do inglês *lead time*.

▲ **Figura 3-14** Aplicação de um teste de rastreamento.

- A doença rastreada tem impacto adverso significativo
- A identificação precoce leva a desfechos melhores nos pacientes rastreados ou evita maior disseminação da doença para outros
- Há recursos suficientes disponíveis para fornecer o seguimento apropriado para os indivíduos com resultados positivos

Em termos de validade, os dois tipos de viés específicos para os exames de rastreamento são o viés do tempo de espera e o viés da duração. Os dois são fontes de erro que pode fazer com que os resultados nas populações rastreadas pareçam, falsamente, ter melhorado a sobrevida, quando comparados às populações não rastreadas.

Por definição, para qualquer indivíduo com rastreamento positivo, teremos conhecimento de seu *status* de doença antes de um indivíduo não rastreado. Parte desse tempo é, simplesmente, o tempo de espera. Portanto, uma demonstração de que uma população rastreada sobrevive por um período maior do que uma população não rastreada *a partir do momento do diagnóstico* não significa que o rastreamento tenha sido necessariamente útil quando o ponto de partida para a população rastreada é o teste de rastreamento positivo e, para a população não rastreada, o desenvolvimento de sintomas. Essas comparações devem mostrar que o aumento da sobrevida está além daquilo que surge exclusivamente por causa do tempo de espera.

O viés de duração surge porque nem todos os casos da mesma doença seguem uma história natural idêntica; alguns são mais agressivos e outros mais brandos. Como o tempo entre o desenvolvimento dos sintomas e a morte pode variar entre doenças, o mesmo ocorre com a fase pré-clínica, proporcionalmente. Como a fase pré-clínica representa a janela de oportunidade para um indivíduo ser rastreado como positivo em um teste, segue-se que os indivíduos rastreados como positivos têm maior probabilidade de apresentar cursos mais brandos de doença. A forma mais extrema de viés de duração é o sobrediagnóstico. Ele identifica os indivíduos que jamais saberiam que apresentam a doença se não fossem rastreados como positivos em um teste.

Vigilância

A vigilância envolve a realização de testes em populações para identificar surtos de doença. Portanto, enquanto o rastreamento é voltado para indivíduos, a vigilância é voltada para populações. O objetivo da vigilância é a pronta identificação de exposições compartilhadas para evitar outros casos de doença. Finalmente, a vigilância é uma forma de prevenção primária; o objetivo é prevenir novos casos de doença.

Há quatro componentes essenciais para qualquer programa de vigilância:

1. Relato de caso
2. Análise de dados
3. Comunicação dos resultados
4. Aplicação dos achados

Relatos de caso Os sistemas de *vigilância passiva* contam com o relato de casos por profissionais de saúde. A maioria das jurisdições possui relações especificadas de condições que devem ser relatadas às autoridades de saúde pública. Essas relações envolvem, principalmente, mas não apenas, doenças infecciosas. Outras condições com potencial para serem relatadas incluem doenças resultantes da superexposição a substâncias tóxicas, como envenenamento por chumbo, ou determinados tipos de câncer. Embora o relato dessas condições seja exigido por lei e a não adesão seja punível por multas, a adesão costuma ser muito baixa.

A *vigilância ativa* busca melhorar a verificação por meio de medidas complementares para promover os relatos de casos. As autoridades de saúde pública podem entrar em contato com os profissionais de saúde para estimular os relatos, ou podem ser realizados inquéritos em larga escala. Embora a determinação de caso seja superior utilizando a vigilância ativa, esses programas consomem tempo e recursos financeiros.

Análise de dados Os dados devem ser compilados e analisados de forma contínua por uma agência central para garantir que as tendências importantes sejam prontamente reconhecidas. Para doenças infecciosas, essa é uma pré-condição essencial para medidas efetivas de contenção. Em alguns casos, como o do vírus Ebola,* mesmo um único caso vale a pena ser observado. No entanto, no caso de doenças como influenza, que ocorrem em taxa subjacente regular, a determinação principal é se o número de casos é maior do que o esperado, um parâmetro conhecido como *limiar epidêmico*.

Comunicação de resultados Os resultados da análise dos dados de vigilância devem ser disseminados de forma rápida e ampla para todos que

---

* N. de R.T. A doença pelo vírus Ebola (antes conhecida como febre hemorrágica Ebola) é grave e muitas vezes fatal, com uma taxa de letalidade que pode chegar a até 90%. O vírus Ebola é introduzido na população humana pelo contato direto com sangue, secreções, órgãos ou outros fluidos corporais de animais infectados, sendo o morcego seu principal hospedeiro natural. A infecção ocorre pelo contato direto com sangue ou outros fluidos corporais ou secreções (fezes, urina, saliva, sêmen) de pessoas infectadas, e também se a pele ou as membranas mucosas de uma pessoa saudável entrarem em contato com objetos contaminados com fluidos infecciosos de um paciente infectado, como roupa suja, roupa de cama ou agulhas usadas. As epidemias ocorrem primariamente nas regiões mais remotas da África Central e Ocidental, próximo das florestas tropicais, e os pacientes com doença grave precisam de suporte intensivo. Ainda não existe tratamento ou vacina para essa condição.

Os profissionais de saúde são frequentemente expostos ao vírus ao cuidar de pacientes infectados, sobretudo quando não usam equipamentos de proteção individual adequados, como luvas e máscaras.

No momento da produção desta obra, uma epidemia alarmante de Ebola se manifestava no oeste da África, e os conteúdos do presente livro possibilitam vislumbrar estratégias para lidar com uma epidemia como esta (Capítulos 1 [p. 26], 12 [p. 320 e 324] e 15 [p. 390-391]). É relevante discutir com os profissionais de saúde sobre as dificuldades de trabalhar com situações que tenham impacto em todo o mundo, especialmente em países como Guiné, Libéria e Serra Leoa, onde o sistema de saúde apresenta poucos recursos de infraestrutura.

As estratégias do plano da OMS para países não afetados pelo Ebola, como o Brasil, envolvem o aconselhamento dos viajantes que planejam visitar as áreas afetadas pelo Ebola com informação relevante sobre risco e medidas para minimizá-lo; a definição das estratégias a serem seguidas para os potenciais indivíduos expostos; a identificação de uma unidade de isolamento onde qualquer caso de Ebola deva ser investigado adequadamente; a verificação de acesso e capacidade diagnóstica em um laboratório reconhecido pela OMS; o estabelecimento de uma estratégia para identificar e monitorar os contatos de qualquer caso suspeito de Ebola; e a garantia de atividades de prontidão, as quais incluam planos de contingência para os centros de saúde, escolas e outros serviços de infraestrutura essenciais.

RESUMO

A epidemiologia é com frequência descrita como a ciência básica da saúde pública, e é essencial haver alguma familiaridade com esse campo para compreender as causas da doença na saúde global e orientar as estratégias preventivas. A bioestatística fornece importantes medidas de morbidade e mortalidade que servem como indicadores do *status* de saúde geral de populações e países. Porém, são necessárias várias técnicas, como estratificação e análise de sobrevida, para oferecer maior *insight* na realização das comparações.

Há vários desenhos de estudo disponíveis, cada um com vantagens, desvantagens e limitações práticas. Quando uma associação de doença é relatada por um estudo, é importante abordar primeiro os papéis do acaso, do viés e do confundimento, como explicações potenciais. Se esses três fatores não forem considerados responsáveis pela associação, total ou parcialmente, a associação é considerada válida. Outros critérios são aplicados para determinar se a associação é causal.

A epidemiologia tem aplicações importantes para o manejo da doença infecciosa e a detecção precoce de doença por meio do rastreamento e da vigilância. Como a prevenção primária da doença é sempre preferida, a epidemiologia e a bioestatística oferecem ferramentas muito poderosas na saúde global.

precisam ter conhecimento deles. Portanto, um sistema de vigilância que funcione adequadamente envolve um fluxo bidirecional de informações: o relato de caso a uma agência de saúde pública central e o relato dos resultados da agência para os profissionais de saúde e outros. Nos Estados Unidos, um importante veículo para comunicação dos resultados da vigilância é o *Morbidity and Mortality Weekly Report* (Relatório Semanal de Morbidade e Mortalidade) do Centers for Disease Control and Prevention, que circula em formato eletrônico e em papel.

Em um contexto global, os sistemas de vigilância também deveriam ser projetados para estabilidade, pois podem ser mais necessários durante tempos de perturbações substanciais na sociedade e na infraestrutura. A flexibilidade é outra consideração importante e pode ser ilustrada por meio do conceito de *vigilância sindrômica*, uma abordagem que tem sido aplicada em resposta a preocupações com bioterrorismo. Em vez de relatar doenças específicas, que podem ser muito raras, são implementados sistemas para relatar sintomas compartilhados.

Aplicação dos achados Os sistemas de vigilância possuem várias utilizações, incluindo as seguintes[9]:

- Desencadear intervenções rápidas, conforme apropriado
- Medir a carga da doença
- Orientar as medidas de controle
- Avaliar a política relacionada à saúde
- Priorizar a alocação de recursos
- Caracterizar a história natural da doença
- Dar início a mais pesquisas

QUESTÕES DE ESTUDO

1. Uma doença tem taxa de incidência anual de 50 casos por ano, mortalidade de 10 casos por ano e prevalência de 200 casos (em cada 1 milhão de pessoas). Qual é a duração média da doença?

2. Você está trabalhando em um hospital na África que interna aproximadamente 50 pacientes por dia. Há uma preocupação porque as mortes por malária aumentaram de forma acentuada no último ano, e lhe pedem que analise os dados, para explorar essa suspeita. Dizem-lhe que dados de mortalidade de qualidade razoavelmente boa foram mantidos por vários anos, incluindo idade e sexo do indivíduo falecido. Porém, os dados de morbidade são limitados. Além disso, não foi feito um censo no país em mais de 25 anos. Nessas circunstâncias, que medida de mortalidade por malária você recomendaria que fosse calculada? Qual é a limitação dessa medida?

3. O ministro da saúde de um país da América Central está preocupado porque uma grande quantidade de cidadãos tem dieta de baixa qualidade e pensa em gastar fundos adicionais no orçamento do próximo ano em um esforço de educação alimentar baseado na comunidade, que mostrou muito sucesso em outras partes da América Central. Ele conhece bem os efeitos adversos à saúde de uma

dieta deficiente, mas quer saber realmente quanto dinheiro será necessário. Qual é a melhor opção de desenho de estudo que você recomendaria para auxiliar o ministro, nessas circunstâncias?

4. Um estudante de medicina não familiarizado com epidemiologia propõe a realização de um estudo de caso-controle envolvendo entrevistas pessoais com pacientes de quimioterapia (casos) e pacientes com doença crônica não maligna (controles). Você destaca que alguns dos sinais da quimioterapia, como perda de cabelo, são muito óbvios. Assim, determinar o *status* de exposição dessa maneira pode introduzir que limitações à validade dos achados?

5. É realizado um estudo que examina a relação entre o consumo de vitamina A e o sarampo. Um total de 140 crianças é inscrito no nascimento e as mães são entrevistadas. Com base nessa entrevista, a dieta de cada criança é categorizada como adequada em relação à vitamina A ou deficiente em relação à vitamina A. As crianças são seguidas, então, até os 5 anos, e o número de casos de sarampo é registrado. Qual é o risco de sarampo como resultado de uma dieta deficiente em vitamina A?

	Sarampo	Sem sarampo
Dieta deficiente em vitamina A	20	20
Dieta apropriada em vitamina A	40	60

6. Três horas depois de um piquenique, 30 de 100 pessoas desenvolvem vômitos e diarreia, sem febre. Todo o alimento é descartado, imediatamente. Que tipo de curva de epidemia seria observado para esse surto?

7. Investigadores estão estudando o uso de um novo teste rápido de campo para identificar pacientes com cisticercose. A tabela associada resume os resultados da pesquisa inicial, envolvendo 200 voluntários.

	Presença de cisticercose	Ausência de cisticercose	Total
Resultado positivo do teste	60	40	100
Resultado negativo do teste	20	80	100
Total	80	120	200

Qual é a sensibilidade desse teste para cisticercose?

REFERÊNCIAS

1. Bradford Hill A. A Short Textbook of Medical Statistics. 11th ed. London: Hodder and Stoughton, 1977.
2. Kmet J, Mahboubi E. Esophageal cancer in the Caspian littoral of Iran: initial studies. Science 1972;175(4024):846–853.
3. Centers for Disease Control and Prevention. Pneumocystis pneumonia – Los Angeles. MMWR 1981; 30(21):1–3.
4. Centers for Disease Control and Prevention, National Center for Health Statistics. National Health and Nutrition Examination Survey Data. Hyattsville, MD: U.S. Department of Health and Human Services, Centers for Disease Control and Prevention, 2012. http://www.cdc.gov/nchs/about/major/nhanes/DataAccomp.htm.
5. Sonnenberg A, Cucino C, Bauerfeind P. Commentary: the unresolved mystery of birth-cohort phenomena in gastroenterology. Int J Epidemiol 2002; 31(1):23–26.
6. Chapman RS, Hex, Blair AE, Lan Q. Improvement in household stoves and risk of chronic obstructive pulmonary disease in Xuanwei, China: retrospective cohort study. BMJ 2005;331(7524):1050.
7. Christen WG, Gaziano JM, Hennekens CH. Design of Physicians' Health Study II – a randomized trial of beta-carotene, vitamins E and C, and multivitamins, in prevention of cancer, cardiovascular disease, and eye disease, and review of results of completed trials [abstract]. Ann Epidemiol 2000;10(2): 125–134.
8. Garly ML, Bale C, Martins CL, et al. Prophylactic antibiotics to prevent pneumonia and other complications after measles: community based randomized double blind placebo controlled trial in Guinea-Bissau. BMJ 2006;333(7581):1245.
9. Centers for Disease Control and Prevention. Updated guidelines for evaluating surveillance systems. MMWR 2001;50(RR13):1–35.

4

Saúde de mulheres/mães e crianças

Judy Lewis, Monika Doshi,
Deyanira Gonzalez de Leon e Amany Refaat

☑ OBJETIVOS DE APRENDIZADO

- *Compreender os termos básicos e as definições dos indicadores*
- *Compreender as principais causas de mortalidade e morbidade ao longo do ciclo de vida de mulheres e crianças*
- *Descrever o contexto social, econômico e cultural da saúde materna e infantil*
- *Distinguir as questões e intervenções de saúde materna de outras questões de saúde feminina e descrever as relações entre elas*
- *Identificar abordagens baseadas na comunidade de baixo custo e efetivas para as intervenções*

INTRODUÇÃO

▶ Contexto global

Saúde materna e infantil (SMI) refere-se ao *status* de saúde e aos serviços de saúde oferecidos às mulheres e crianças. O foco tradicional das disciplinas de SMI tem sido as mulheres em seus papéis de mães (gestação e criação) e as crianças (principalmente a sobrevida saudável de bebês e crianças pequenas). Os indicadores de SMI costumam ser usados para medir o *status* social, econômico e educacional de mulheres, assim como o acesso à atenção primária no nível comunitário. A SMI foi o pilar dos programas internacionais de saúde e desenvolvimento até que o vírus da imunodeficiência humana/síndrome da imunodeficiência adquirida (HIV/AIDS) tornou-se uma epidemia em muitas partes do mundo.

Foram atingidas conquistas notáveis na redução da mortalidade e morbidade infantil e materna. Porém, dos oito Objetivos de Desenvolvimento do Milênio (ODMs), os únicos três que não serão atingidos até 2015 são os relacionados à SMI: ODMs 3, promover a igualdade entre os sexos e conferir autonomia às mulheres; 4, reduzir a mortalidade infantil e 5, melhorar a saúde das gestantes.[1]

Ainda há uma grande disparidade nos indicadores de SMI entre países de baixa e alta renda. Os maiores níveis de saúde materna e infantil podem ser encontrados na Europa e em países de maior renda na Ásia. Esses também são os países que oferecem saúde e serviços sociais de alta qualidade e acessíveis. Taxas de mortalidade infantil (TMIs) inferiores a 4/1.000 são observadas em Cingapura, Islândia, Japão, Suécia, Finlândia e Noruega, e taxas de mortalidade materna (TMMs) inferiores a 5/100.000 podem ser observadas na Estônia, Grécia, Cingapura, Itália, Áustria e Suécia. Apesar de haver uma grande melhoria nos indicadores de SMI em países de baixa renda nos últimos dez anos, as taxas permanecem muito superiores. Em 2000, 18 países apresentavam TMMs superiores a 1.000/100.000, mas em 2010, apenas dois. Esses eram 1.100/100.000 no Chade e 1.000/100.000 na Somália. Serra Leoa, que apresentava a maior taxa em 2000 (2.000/100.000), caiu para 890, em 2010. Havia mais oito países com TMMs muito altas (acima de 600) – todos na África subsaariana (Serra Leoa, República Central Africana, Burundi, Guiné-Bissau, Libéria, Sudão, Camarões e Nigéria).[2,3] A grande parte dos países com as maiores taxas de mortalidade são também aqueles que sofrem guerras e conflitos. Quase todas as mortes maternas (99%) ocorrem em países de baixa renda. As regiões com as maiores mortes maternas são a África e as partes mais pobres da Ásia (Tabela 4-1).[2] Dois

Tabela 4-1 Comparação entre a razão de mortalidade materna de 1990 e 2010 e o número de mortes maternas por região de ODM da ONU

Região	1990[a] TMM	1990[a] Mortes maternas	2010[a] TMM	2010[a] Mortes maternas	Mudança % na TMM entre 1990 e 2010[a]	Mudança % anual média na TMM entre 1990 e 2010[a]
Mundo	400	543.000	210	287.000	−47	−3,1
Regiões desenvolvidas	26	4.000	16	2.200	−39	−2,5
Regiões em desenvolvimento	440	539.000	240	284.000	−47	−3,1
Norte da África	230	8.500	78	2.800	−66	−5,3
África subsaariana	850	192.000	500	162.000	−41	−2,6
Leste da Ásia	120	30.000	37	6.400	−69	−5,7
Leste da Ásia excluindo a China	53	610	45	400	−15	−0,8
Sul da Ásia	590	233.000	220	83.000	−64	−4,9
Sul da Ásia excluindo a Índia	590	70.000	240	28.000	−59	−4,4
Sudeste da Ásia	410	50.000	150	17.000	−63	−4,9
Oeste da Ásia	170	7.000	71	3.500	−57	−4,2
Cáucaso e Ásia Central	71	1.400	46	740	−35	−2,1
América Latina e Caribe	140	16.000	80	8.800	−41	−2,6
América Latina	130	14.000	72	7.400	−43	−2,8
Caribe	280	2.300	190	1.400	−30	−1,8
Oceania	320	620	200	510	−38	−2,4

ODM, Objetivos de Desenvolvimento do Milênio; TMM, taxa de mortalidade materna. Fonte OMS (2).
[a]As estimativas de TMM foram arredondadas de acordo com o seguinte esquema: menos de 100, nenhum arredondamento; 100 a 999, arredondada para o 10 mais próximo e mais de 1.000, arredondada para o 100 mais próximo. Os números de mortes maternas foram arredondados da seguinte forma: menos de 1.000, arredondado para o 10 mais próximo; 1.000 a 9.999, arredondado para o 100 mais próximo e mais de 10.000, arredondado para o 1.000 mais próximo. Valores negativos para mudanças % indicam uma redução da TMM de 1990 para 2010; valores positivos indicam um aumento na TMM. As porcentagens foram calculadas utilizando estimativas não arredondadas.

países, Índia e Nigéria, são responsáveis por um terço das mortes maternas globais.[2] As disparidades na mortalidade infantil mostram a mesma tendência, embora não no mesmo nível extremo. As maiores taxas de mortalidade infantil (TMIs) são observadas nos mesmos países com alta mortalidade materna, sendo a maior relatada em 2011, em Serra Leoa, com 119/1.000 – que foi uma redução significativa comparando com 2003, quando a TMI era 166. Quatro países (Serra Leoa, Somália, República Democrática do Congo, República Central Africana) apresentaram TMIs superiores a 100/1.000, em comparação a 24 em 2003. Vinte e um países apresentaram taxas superiores a 70/1.000.[4,5]

Os meios para melhorar os desfechos de SMI foram bem demonstrados em países de alta renda. Não se trata apenas de uma questão de tecnologia; a saúde de mães e crianças está inexoravelmente associada ao *status* e à educação das mulheres e ao bem-estar socioeconômico geral das comunidades. Este capítulo explora alguns dos motivos para as disparidades que existem entre as regiões desenvolvidas e em desenvolvimento e examina algumas questões emergentes de saúde feminina. Fornece uma ênfase sobre as intervenções que fizeram diferença.

UMA CARTILHA BÁSICA DOS INDICADORES E TERMOS DE SAÚDE MATERNA E INFANTIL

Antes de explorar as questões, é importante ter uma compreensão básica de alguns dos termos e indicadores usados na saúde materna e infantil.

- **Taxa de mortalidade materna:** O número de mortes maternas em cada 100 mil nascimentos. A definição formal de mortalidade materna é a morte durante a gestação ou em 42 dias do término da gestação, independentemente da duração ou do local da gestação. A morte pode ser de qualquer causa relacionada ou agravada pela gestação ou seu manejo, mas não de causas acidentais ou incidentais.
- **Taxa de mortalidade infantil:** O número de mortes infantis em cada mil nascimentos. Definido como a morte de uma criança desde o nascimento até 1 ano de idade.
- **Taxa de mortalidade perinatal (TMPN):** O número de mortes perinatais em cada mil nascimentos. As mortes perinatais são definidas como aquelas que ocorrem no final da gestação (em 22 semanas completas de gestação ou depois), durante o parto e até sete dias completos de vida.
- **Taxa de mortalidade neonatal (TMN):** O número de mortes durante o primeiro mês de vida em cada mil nascimentos.
- **Taxa de mortalidade pós-neonatal (TMPN):** O número de mortes pós-natais (1 mês até 12 meses) em cada mil nascimentos.
- **Taxa de mortalidade de crianças (TMC):** O número de mortes entre crianças menores de 5 anos em cada mil nascimentos. Também chamada taxa de mortalidade de crianças menores de 5 anos (TMC5A).
- **Nascimento prematuro:** Nascimento em idade gestacional inferior a 37 semanas.
- **Baixo peso ao nascer (BPN):** Menos de 2.500 g, conforme definido pela Organização Mundial de Saúde (OMS); pode se dever a parto prematuro ou à condição de pequeno para a idade gestacional (retardo do crescimento intrauterino) ou a uma combinação de ambos.
- **Peso muito baixo ao nascer (PMBN):** Menos de 1.500 g; esses bebês são muito pequenos e fisiologicamente subdesenvolvidos para sobreviver na maioria dos países em desenvolvimento.
- **Taxa de fertilidade total (TFT):** O número de crianças que nasceriam de cada mulher se vivesse até o fim de sua idade fértil e tivesse filhos em cada idade em taxa igual à de fertilidade específica para a idade existente. A TFT é usada para estimar as taxas de crescimento da população.
- **Taxa de prevalência de contraceptivo (TPC):** A porcentagem de mulheres casadas em idade fértil (15 a 49) que, ou cujos parceiros, usam contracepção.
- **Parteiro tradicional (PT):** Uma pessoa que auxilia a mãe durante o trabalho de parto e o parto. Essa pessoa, que pode ser do sexo masculino ou feminino, dependendo do país e da cultura, geralmente é treinada por meio de aprendizado. Um *PT treinado* refere-se a PT que tenha recebido algum treinamento formal em parto higiênico, geralmente por meio de *kits* de parto da OMS.
- **Assistência especializada no parto:** Parto feito por um enfermeiro, enfermeiro de maternidade ou médico licenciado para praticar a medicina que tenha recebido treinamento específico.

Advertência sobre dados de mortalidade e morbidade: As questões de medição costumam ser um problema; as estatísticas vitais de muitos países não são confiáveis ou não coletadas de forma consistente. Nessas situações, há duas abordagens para estimar a mortalidade: tamanhos de amostra muito grandes e entrevistas para determinar as mortes maternas ou infantis e métodos que usam tamanhos de amostra menores, como o Método da Irmandade, que foi desenvolvido na década de 1980 para estimativa da TMM. O Método da Irmandade pergunta sobre as mortes de irmãs na gestação, parto e pós-parto e tem sido usado em várias partes do mundo para fornecer dados.[6] Se os dados de mortalidade são difíceis de serem determinados, os dados de morbidade, obviamente, são ainda menos confiáveis.

PERSPECTIVA HISTÓRICA

A SMI sempre foi usada como indicador da saúde geral de uma sociedade. Começou a melhorar por volta do começo do século XX nos países desenvolvidos, quando as melhorias na saúde pública em geral reduziram a disseminação de doenças infecciosas e o desenvolvimento econômico aumentou o acesso a alimentos e a melhores condições de moradia. Essa visão geral foca no período após a Segunda Guerra Mundial, quando foram iniciados esforços globais após a fundação das Nações Unidas.

Antes da Segunda Guerra Mundial, os sistemas de saúde dos países desenvolvidos e em desenvolvimento eram mais ou menos similares. Um aumento gradual no padrão de vida entre os países desenvolvidos levou à melhoria dos serviços de saúde, inclusive aqueles relacionados à SMI. Depois da Segunda Guerra Mundial, os sistemas de saúde de muitos países em desenvolvimento enfatizaram a atenção terciária, modelada a partir dos sistemas que existiam nas nações industrializadas. Isso resultou no aumento da especialização médica e em uma hierarquia nos sistemas de saúde, na qual a maioria dos recursos ia para a atenção terciária e tecnologia. A maior ênfase para as agências de desenvolvimento internacional durante esse período foi na erradicação de doenças específicas, como varíola, tuberculose (TB) e malária. Embora houvesse algum sucesso com essa abordagem, não fez muito para melhorar o acesso à saúde no nível comunitário, e os indicadores de saúde da SMI não melhoraram muito. Além disso, a carga geral de doença dos pobres não estava sendo abordada. As limitações dos programas verticais de doença foram afinal reconhecidas. Em 1978, a Declaração de Alma-Ata estabeleceu a importância de uma abordagem holística à saúde (bem-estar físico, mental e social completo) e identificou o papel do desenvolvimento econômico e social e a responsabilidade individual e do governo. A atenção primária em saúde foi proposta como meio de atingir a meta da Saúde para Todos até 2000.[7] Infelizmente, essa meta louvável não foi cumprida, mas a busca pelo cumprimento continua.

Muitas iniciativas globais focaram nas questões de SMI: White Ribbon Alliance, Saving Newborn Lives, Family Care International, The Partnership for Maternal, Newborn and Child Health, Women Deliver, The Global Campaign for the Health Millennium Development Goals e Saving Newborn Lives, para mencionar apenas algumas. Isso inclui, também, correntes de saúde materna, de recém-nascidos e crianças em iniciativas maiores, como o Fundo Global para o Combate à AIDS, Tuberculose e Malária.

IDADE PRECOCE NO CASAMENTO

A idade da mulher no primeiro casamento é um importante indicador de seu *status* social, educacional e econômico e tem implicações significativas para sua saúde reprodutiva, especificamente com respeito à maternidade. A gestação e o parto seguem de perto o início do casamento. Em vários países em desenvolvimento, entre 50 e 75% de todos os partos de mulheres casadas ocorrem menos de dois anos depois de sua primeira união.[8] O casamento precoce, portanto, coincide com a maternidade em idade precoce. A gestação precoce gera vários riscos à saúde para uma jovem e seu bebê, se levar a gestação a termo. Além disso, para mulheres que se casam jovens, a maternidade limita as oportunidades de educação, emprego e crescimento pessoal. A idade precoce no primeiro casamento com frequência está associada a uma probabilidade maior de divórcio e separação. Com a dissolução do casamento, as mulheres enfrentam desafios econômicos e sociais porque assumem a responsabilidade integral pelos membros dependentes da família ou são expulsas da família de origem e da família de casamento, deixando-as sem apoio.

▶ Prevalência do casamento precoce

Embora a situação varie muito por país e região, o casamento durante a adolescência é comum nos países em desenvolvimento, com 20 a 50% das mulheres casando ou assumindo uma união até os 18 anos e 40 a 70% até os 20 anos.[8] Singh e colegas fizeram um extenso trabalho sobre o casamento precoce e fornecem os dados para as informações no restante deste parágrafo. As mulheres apresentam a maior probabilidade de casarem jovens na África subsaariana, onde 60 a 92% de todas as mulheres entre 20 e 24 anos assumiram sua primeira união antes dos 20 anos. Uma alta prevalência de casamento precoce também foi encontrada em alguns países de outras regiões. Em Bangladesh, Guatemala, Índia e Iêmen, 60 a 82% de todas as mulheres entre 20 e 24 anos casaram-se antes dos 20 anos. Em comparação à África subsaariana, o casamento durante a adolescência é menos comum na América Latina, Ásia, África do Norte e Oriente Médio. Cerca de 20 a 33% das mulheres entre 20 e 24 anos nessas regiões haviam se casado pela primeira vez antes dos 18 anos e 33 a 50% haviam se casado antes dos 20 anos. Mesmo na França e nos Estados Unidos, 11% das mulheres entre 20 e 24 anos estavam casadas ou morando junto antes dos 18 anos, e 32% antes dos 20 anos. A única exceção para essas taxas tão altas de casamento durante a adolescência pode ser observada no Japão, onde apenas 2% das pessoas entre 20 e 24 anos haviam se casado antes dos 20.[8]

▶ Determinantes do casamento precoce

Os dados indicam claramente que há variações no momento do casamento dentro das regiões e entre elas. Há três fatores, no entanto, que se acredita estarem intimamente relacionados e que sejam relevantes à idade da mulher no primeiro casamento: a obtenção de educação formal pela mulher, a sua participação na força de trabalho e a urbanização. A exposição à educação formal ajuda a formar valores e ideias e em geral resulta na adoção de valores e comportamentos ocidentais. Além disso, o acesso e a obtenção de educação costumam levar a melhores empregos e maiores salários, o que, por sua vez, aumenta a estabilidade econômica e reduz a motivação para o casamento precoce. Com o acesso à educação superior e conhecimento em áreas como reprodução, as mulheres têm maior capacidade de controlar sua própria fertilidade.

Outra importante variável relevante à idade da mulher no primeiro casamento é sua participação no setor formal de trabalho. A participação da mulher no setor formal de trabalho costuma expô-la a novas ideias e normas que desestimulam o casamento precoce. A estabilidade e/ou independência econômica como resultado da participação na força de trabalho podem aumentar a capacidade da mulher de adiar o casamento. Há um incentivo econômico para os pais estimularem suas filhas a permanecerem solteiras e continuarem a trabalhar. Portanto, a pressão familiar para se casar diminui ou desaparece.

A urbanização é o terceiro fator que influencia a idade da mulher no primeiro casamento. Pesquisas mostram que há diferenças significativas na idade no casamento entre mulheres que vivem em cenários urbanos em comparação àquelas que vivem em cenários rurais. Mulheres que vivem em áreas urbanas casam-se mais tarde. As possíveis explicações para isso incluem a sensação de independência obtida do maior acesso à força de trabalho, aumento do acesso à educação superior, distância do controle social baseado na sociedade e no parentesco e a exposição a valores e crenças modernos.

▶ **Casamento infantil**

O termo *casamento infantil* é utilizado para descrever uma união legal ou de costume entre duas pessoas, em que um ou ambos os cônjuges têm menos de 18 anos.[9] O casamento infantil limita as oportunidades educacionais e impacta o desenvolvimento social de meninas jovens. Como afeta meninas em maior quantidade e com consequências mais graves do que para os meninos, o casamento infantil traz mais dimensões que exacerbam ainda mais o *status* da saúde das mulheres. Além da falta de acesso a informações sobre questões básicas de saúde reprodutiva, o isolamento social, a limitação do apoio social e a falta de autonomia representam riscos maiores à saúde reprodutiva. A falta de autonomia nos movimentos e tomada de decisão entre as jovens esposas pode agravar os riscos de mortalidade e morbidade materna para adolescentes grávidas que já enfrentam gestações de alto risco. Há uma forte correlação entre a idade da mãe e a mortalidade e morbidade maternas. Meninas entre 10 e 14 anos apresentam probabilidade cinco vezes maior de morrer na gestação ou parto do que mulheres entre 20 e 24 anos.[10] Meninas entre 15 e 19 anos apresentam probabilidade duas vezes maior de morrer (Figura 4-1).[10] Além disso, meninas que têm filhos antes do desenvolvimento completo de seus corpos apresentam maior risco de fístula obstétrica, uma condição médica debilitante, com frequência causada pelo trabalho de parto prolongado ou obstruído. A capacidade de negociar relações sexuais,

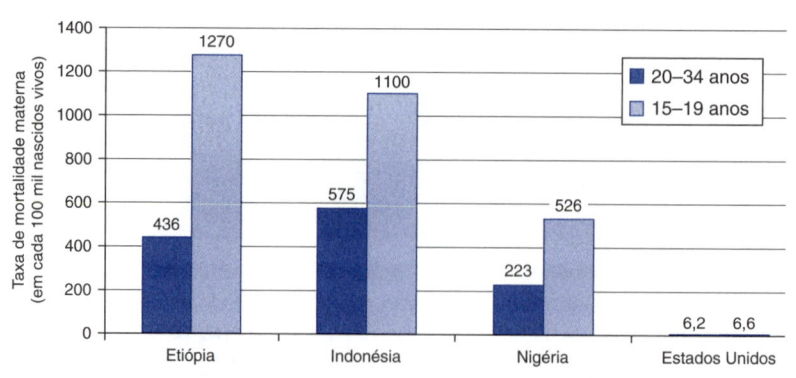

▲ **Figura 4-1** Casamento infantil e mortalidade materna: mortalidade materna por idade.[10]

contracepção e gestação, assim como outros aspectos da vida doméstica, diminui conforme a idade do primeiro casamento diminui. A vulnerabilidade ao HIV e outras infecções sexualmente transmissíveis também aumenta com a falta de capacidade de negociar o uso de preservativo com um parceiro mais velho e sexualmente experiente. Mulheres que se casam mais jovens apresentam maior probabilidade de serem vítimas de violência doméstica e de acreditarem que a violência é justificada.[10]

Embora a maioria dos países tenha declarado 18 anos como a idade mínima legal para o casamento, em alguns países em desenvolvimento, o casamento antes dos 18 anos continua comum. Os casamentos infantis continuam comuns em áreas rurais e entre grupos com menos recursos econômicos. Nos anos 2000 a 2011, pouco mais de um terço das mulheres entre 20 e 24 anos nas regiões em desenvolvimento estavam casadas ou unidas antes de completarem 18 anos, equivalente a aproximadamente 67 milhões de mulheres em 2010. Cerca de 12% delas estavam casadas ou unidas antes dos 15 anos. A prevalência do casamento infantil varia substancialmente entre países, de apenas 2% na Argélia a 75% no Níger. Em 41 países, 30% ou mais das mulheres entre 20 e 24 anos casaram-se ou uniram-se quando ainda crianças.[9] O casamento infantil é mais comum no sul da Ásia e na África Ocidental e Central, onde 2 de cada 5 meninas se casam ou se unem antes dos 18 anos (46% e 41%, respectivamente). Nos últimos dez anos, o casamento infantil no nível global permaneceu relativamente constante (cerca de 50% em áreas rurais e 23% em áreas urbanas).[9] Se as tendências atuais continuarem, até 2030 o número de noivas crianças casando-se por ano terá aumentado 14% desde 2010, de 14,2 para 15,1 milhões.[9]

Alguns fatores perpetuam a prática do casamento infantil. Fatores de risco como pobreza e baixos níveis de educação estão diretamente correlacionados com taxas maiores de casamento infantil. Em partes da África e Ásia, o casamento de crianças é valorizado como meio de consolidar relações poderosas entre as famílias, para selar acordos de terras ou outras propriedades ou até mesmo para acabar com disputas ou disputas entre famílias ou clãs.[11] O casamento infantil também pode ser valorizado como uma estratégia de sobrevivência econômica para reduzir os custos da criação de filhas. Os benefícios econômicos do preço da noiva (dinheiro, gado ou propriedade dada à família da noiva pela família do noivo) podem agir como mais motivação para o casamento infantil em regiões da África subsaariana. Em muitas regiões ao redor do mundo, o casamento infantil é tradicionalmente reconhecido como necessário para controlar a sexualidade e a reprodução das meninas. As normas sociais, tradicionais e culturais sobre os casamentos infantis costumam resultar em pressões para que as famílias se conformem. Por último, o desejo de garantir o futuro de uma menina em situações de insegurança e pobreza aguda, particularmente durante desastres como guerra e fome, contribuem ainda mais para a prática do casamento infantil.[11]

As abordagens para lidar e eventualmente eliminar o casamento infantil incluem o aumento da educação e renda, a criação de espaços seguros e a redução do isolamento de meninas/mulheres. O uso da mídia social e de técnicas de mudança comportamental para conferir autonomia às meninas, ajudando-as a compreender seus direitos, o fornecimento de acesso a conhecimento e serviços de planejamento familiar e saúde reprodutiva e o trabalho nas comunidades para mudar atitudes e comportamentos também são abordagens promissoras.

EMPODERAMENTO E EDUCAÇÃO DAS MULHERES

▶ Empoderamento

A ONU identificou cinco componentes do empoderamento das mulheres: (1) a sensação de autoestima; (2) o direito de ter e determinar escolhas; (3) o direito de ter acesso a oportunidades e recursos; (4) o direito de ter o poder de controlar suas próprias vidas, dentro e fora de casa; e (5) a capacidade de influenciar a direção da mudança social para criar uma ordem econômica e social mais justa, nacional e internacionalmente.[12]

O Programa das Nações Unidas para o Desenvolvimento (PNUD) foca na igualdade entre os sexos e no empoderamento das mulheres, não apenas como direitos humanos, mas porque são o caminho para atingir os ODMs e o desenvolvimento sustentável.[13] A natureza do empoderamento torna-o difícil de ser definido. Costuma ser chamado meta para programas/projetos de desenvolvimento, mas também é um processo de desenvolvimento individual que contribui com a conquista de direitos identificados pela ONU. O empoderamento é uma questão complexa com interpretações variadas em diversos contextos sociais, nacionais e culturais. Foram desenvolvidos indicadores para os níveis social, comunitário, familiar e individual. Os indicadores para os níveis familiar e individual incluem a participação em processos cruciais de tomada de decisão; controle das mulheres sobre suas funções reprodutivas e decisões sobre o tamanho da família; controle da mulher sobre as despesas de sua própria renda; sensação de orgulho e valor de seu trabalho; construção da autoconfiança e autoestima; capacidade de evitar a violência e participação dos homens no trabalho doméstico.

▶ Empoderamento das mulheres pela educação

"A educação é um dos meios mais importantes de empoderamento das mulheres com o conhecimento, habilidades e autoconfiança necessários para participar totalmente do processo de desenvolvimento."[14] A educação é importante para todos, mas especialmente para meninas e mulheres. Como discutido antes, a educação e o casamento precoce estão intimamente relacionados. Porém, há vários fatores de saúde e econômicos que são influenciados pela educação feminina.

A educação da mulher foi associada a melhores desfechos de saúde para mães e filhos, maior idade no casamento e aumento da renda familiar. Em termos de saúde feminina, o aumento do nível de educação feminina foi relacionado a reduções na mortalidade materna. Mulheres entre 25 e 44 anos na África subsaariana mostraram um aumento na educação de 1,5 ano em 1980 para 4,4 em 2008 e declínios concomitantes na TMM.[15] Outros estudos mostraram que existe uma relação entre níveis menores de educação materna e maior mortalidade materna, mesmo entre mulheres que podem ter acesso a instalações que oferecem atenção intraparto. Em um estudo de 2004-2005 de 287 mil mulheres que deram à luz em instalações em 24 países na África, Ásia e América Latina, o risco de mortalidade materna foi maior para mulheres sem educação (2,7 vezes maior). Aquelas entre 1 e 6 anos de educação apresentaram o dobro de risco de mortalidade materna, em comparação a mulheres com mais de 12 anos de educação.[16,17] A igualdade entre os sexos também contribui para o risco de uma mulher contrair HIV. Quase metade das pessoas que vivem com o vírus no mundo todo são mulheres, e a subordinação das mulheres aos homens não apenas aumenta seu risco de infecção, mas também limita seu acesso ao tratamento.[18] Em muitas partes do mundo, o maior risco de contrair HIV, para uma mulher, é estar casada.

O Relatório de 2001 da UNESCO, *Education Counts: Towards the Millennium Development Goals*[19] (Educação Conta: Rumo aos Objetivos de Desenvolvimento do Milênio) documenta claramente os muitos benefícios da educação de meninas e mulheres. Os maiores níveis de educação feminina foram associados a:

- Menores taxas de fertilidade, mais partos em hospital, melhor intervalo entre os partos e maiores níveis de atenção pré-natal.
- Maior conhecimento sobre HIV e maior utilização de retrovirais, quando HIV-positivas.
- Menores TMIs e TMCs, maiores taxas de vacinação e menos atrasos no crescimento por desnutrição.
- Redução da pobreza; cada ano adicional de escolaridade pode aumentar a renda em 10%.

A educação e o empoderamento são fortemente associados à saúde feminina e infantil e se fortalecem mutuamente. Filhos de mães com mais educação apresentam maior probabilidade de concluir a educação. Mães educadas apresentam maior probabilidade de conhecer os benefícios da educação e contribuir com os custos da educação por meio de sua participação na força de trabalho.[20]

Melhoria na educação das mulheres, participação na força de trabalho e oportunidades sociais e políticas são cruciais para fortalecer sua saúde.[21] Acredita-se que a falta de autonomia das mulheres para tomar decisões pode restringir seu uso de contraceptivos modernos. Em um estudo que usa dados da *Demographic Health Survey* (DHS – Pesquisa de Demografia e Saúde) da Namíbia, Zâmbia, Gana e Uganda, foram encontradas associações positivas entre o escore de empoderamento geral e o uso de contracepção.[22]

Embora alguns estudos tenham demonstrado que a violência doméstica contra mulheres está negativamente associada ao nível educacional, isso não é uma verdade universal. As discrepâncias educacionais entre os cônjuges também podem ter uma participação. Em um estudo recente na Índia e Bangladesh, esposas com mais educação do que seus maridos apresentaram menor probabilidade de sofrer violência, em comparação a dois cônjuges com menos educação. Igualmente, casais com alta escolaridade revelaram a menor probabilidade de a mulher sofrer violência.[23] Outro estudo no Egito concluiu que maiores níveis de educação tiveram um efeito positivo de 28 vezes na melhoria das vidas e no empoderamento das mulheres. Mulheres não educadas apresentaram probabilidade cinco vezes maior de serem expostas à violência. Maridos não educados apresentaram probabilidade quatro vezes maior de ferirem suas esposas.[24] Um estudo mais antigo na Finlândia sugeriu que a expectativa de vida, assim como a expectativa de vida livre de incapacidade, mostrou uma relação direta com o nível de educação: quanto maior o nível de educação, maior a expectativa de vida e a expectativa de vida livre de incapacidade.[25]

VISÃO GERAL DAS PRINCIPAIS QUESTÕES DE SAÚDE FEMININA E INFANTIL

Esta seção aborda os principais problemas na saúde feminina e infantil. Apresenta informações sobre epidemiologia, causação, prestação de cuidados de saúde e intervenções e tratamentos básicos. Esses tópicos são organizados ao redor de uma abordagem de ciclo de vida que começa com o planejamento familiar e termina com a idade avançada. As principais questões que afetam a saúde materna e infantil são anemia, gestação, parto e saúde perinatal, infantil, de crianças e adolescentes.

▶ Acesso ao planejamento familiar

A escolha reprodutiva é um direito humano básico. O objetivo dos programas de planejamento familiar é permitir que os indivíduos decidam de forma livre e responsável o número e o intervalo de tempo entre seus filhos, tenham informações e meios de fazê-lo, façam escolhas informadas e escolham a partir de uma grande variedade de métodos seguros e efetivos de contracepção.[26] No entanto, o acesso a informações relevantes e serviços de alta qualidade é limitado em muitas regiões do mundo. A maioria dos programas de planejamento familiar foi voltada para as mulheres; portanto, esta seção se concentra nelas.

Durante a Conferência sobre População e Desenvolvimento de 1994, 180 nações adotaram um programa de ação que incluía, entre seus principais objetivos, a melhoria de serviços de saúde reprodutiva e planejamento familiar universalmente disponíveis.[26]

Mulheres com idades entre 15 e 49 anos são consideradas mulheres em idade reprodutiva (MIRs), e esse grupo é a base da população usada para estimar a necessidade e a utilização de planejamento familiar. Em 2012, havia uma estimativa de 1,5 bilhão de MIRs. Entre elas, 645 milhões estavam usando métodos contraceptivos modernos. Isso representa um aumento de 42% em relação a 2008. Porém, a necessidade de planejamento familiar não atendida aumentou na maior parte da África, América Latina e Caribe. Há 220 milhões de mulheres, principalmente em países em desenvolvimento e nas repúblicas da antiga União Soviética, que não estão usando contracepção, apesar do desejo expresso de espaçar ou limitar o número de seus partos.[27] Essas mulheres são consideradas como apresentando uma "necessidade não atendida de planejamento familiar."

Antes de examinar as estimativas globais, assim como o impacto da necessidade não atendida sobre a SMI, é importante compreender como a necessidade não atendida de planejamento familiar é estimada. Convencionalmente, foi estimado, a partir de inquéritos baseados na população representativa de mulheres no momento casadas como a soma de mulheres grávidas que relatam que sua gestação não foi planejada (aquelas que desejam limitar seus partos) e o número de mulheres não grávidas que não estão usando contracepção e não gostariam de ter mais filhos ou que não gostariam de tê-los nos próximos dois anos (aquelas que desejam espaçar seus partos).[28] Esse método para estimar a necessidade não atendida foi criticado porque se acredita que subestima os números reais. Além disso, exclui as mulheres no momento casadas que não estão grávidas e que estão usando métodos de contracepção não efetivos ou insatisfatórios e mulheres sexualmente ativas que não são no momento casadas e que não desejam engravidar pelo menos nos próximos dois anos.

O debate sobre a expansão da definição de necessidade não atendida continua. Ross e Winfrey usaram uma definição expandida para oferecer uma estimativa atualizada de necessidade não atendida no mundo em desenvolvimento e nas antigas repúblicas soviéticas.[29] De acordo com sua definição, o grupo inclui todas as mulheres férteis, casadas ou vivendo em união, que não estejam usando qualquer método de contracepção e que não querem ter mais filhos ou que desejam adiar seu próximo parto por pelo menos mais dois anos. O grupo também inclui todas as gestantes casadas e mulheres que deram à luz recentemente e ainda estão amenorreicas. São incluídas se seu parto ou sua gestação não foi desejada ou planejada porque não estavam usando contracepção. Essa abordagem ainda pode subestimar o número de mulheres com necessidades não atendidas porque o grupo não inclui usuárias de métodos tradicionais que possam ter uma necessidade não atendida de métodos modernos. Sua inclusão resultaria em estimativas consideravelmente maiores, especialmente em regiões onde o uso de métodos tradicionais é popular.

A Tabela 4-2 mostra o número e a porcentagem de mulheres com necessidade não atendida de contracepção em várias regiões e as mudanças entre 2008 e 2012.[27] O número de mulheres no

Tabela 4-2 Número de mulheres com necessidade não atendida de métodos modernos e proporção com necessidade não atendida por região para os 69 países de menor renda, 2008 e 2012

Região e sub-região	Mulheres entre 15-49 anos com necessidades não atendidas de métodos modernos, milhões			% de mulheres entre 15-49 anos que precisam de contracepção com necessidade não atendida de métodos modernos		
	2008	2012	Mudança % anual	2008	2012	Mudança % anual
Mundo em desenvolvimento	226	222	-0,5	27	26	-1,5
África	55	58	1,6	54	53	-0,5
África subsaariana*	50	53	1,6	62	60	-0,9
África Oriental	19	20	0,4	63	54	-3,5
África Central	10	10	1,3	82	81	-0,1
Sul da África	2	2	-6,2	25	17	-8,1
África Ocidental	18	19	2,6	74	74	0,0
Norte da África	6	8	5,8	25	32	7,8
Ásia	147	140	-1,1	23	21	-1,9
Ásia Oriental	24	16	-7,8	8	6	-7,7
Ásia Central	3	2	-3,1	30	28	-1,4
Sul da Ásia	79	83	1,1	34	34	-0,4
Sudeste da Ásia	25	25	-0,6	33	28	-4,2
Ásia Ocidental	15	14	-2,8	54	50	-1,8
Oceania	< 1	1	2,1	39	49	6,8
América Latina	24	23	-1,4	25	22	-2,8
Caribe	2	2	-2,4	31	30	-0,8
América Central	5	5	1,3	23	23	0,0
América do Sul	17	16	-2,0	25	21	-3,8
69 países mais pobres	153	162	1,5	40	39	-0,6

*África subsaariana inclui Sudão e Sudão do Sul, ambos na região norte da África.
Fonte: Singh S e Darroch JE[27]. Adding it Up: Costs and Benefits of Contraceptive Services – Estimates for 2012. Nova York: Guttmacher Institute and United Nations Population Fund (UNFPA), 2012, Tabela 2.

grupo de idade fértil varia por região, com 63% do total para o mundo em desenvolvimento na Ásia, que contém 140 milhões de MIRs com necessidade não atendida. É importante considerar que a Ásia contém vários países com populações muito grandes (Índia, Indonésia, Paquistão e Bangladesh). A África subsaariana contém 53 milhões de MIRs com necessidade não atendida (26% do total). Na América Latina existem 23 milhões de MIRs com necessidades não atendidas (10%), quase metade das quais vive no México e no Brasil. Os 69 países mais pobres do mundo têm 162 milhões de mulheres com necessidades não atendidas (73% do total), o que sugere que a necessidade não atendida continuará a ter um grande impacto sobre o crescimento da população naqueles países.

As variações regionais na prevalência entre mulheres que desejam espaçar ou limitar os partos são evidentes. Ross e Winfrey concluíram que, na África subsaariana, 65% das necessidades não atendidas são de espaçamento, em contraste com a América Latina, onde é de apenas 42%. Em outras regiões, como Ásia, as necessidades de espaçamento e limitação são claramente iguais. Mulheres solteiras são consideradas como dentro do grupo de necessidade não atendida, sendo responsáveis por 7% do total do mundo em desenvolvimento.[29] A proporção de mulheres solteiras sexualmente ativas varia por região, de 4% na Ásia a 16% na África subsaariana. Essas diferenças na demanda afetam os tipos de suprimentos de contraceptivos necessários e as alocações orçamentárias.

Há vários benefícios comprovados associados ao planejamento familiar, incluindo saúde materna, sobrevida infantil, igualdade entre os sexos e prevenção de HIV. Além disso, o planejamento familiar pode melhorar o bem-estar familiar, aumentar a produtividade econômica feminina e reduzir a fertilidade, reduzindo, assim, a pobreza e promovendo o crescimento econômico.[26] Apesar desses desfechos, a necessidade não atendida de planejamento familiar ainda persiste. As causas para isso incluem falta de serviços acessíveis; falta de equipamentos, mercadorias e pessoal; falta de opções de métodos apropriados para a situação da mulher e sua família; falta de conhecimento sobre segurança, efetividade e disponibilidade de opções; falta de apoio da comunidade ou do cônjuge (oposição social); informações erradas e rumores; preocupações de saúde sobre possíveis efeitos colaterais e restrições financeiras.[26,30]

Uma variedade de obstáculos sociais, culturais e relacionados ao sexo pode impedir que uma mulher perceba suas preferências quanto à maternidade. No nível político, por exemplo, os legisladores e gestores podem não colocar em alta prioridade o financiamento de serviços contraceptivos, pois os consideram "programas femininos." As leis podem exigir que a mulher peça aprovação do marido para usar alguns métodos. No nível dos centros de saúde, o viés do prestador de serviços pode limitar as opções de contracepção. No nível comunitário, os contraceptivos podem ser considerados contribuintes da promiscuidade feminina. Além disso, os homens costumam ter maior poder de decisão para determinar o tamanho da família. As normas sociais relacionadas à fertilidade e virilidade e o baixo *status* geral das mulheres impedem que muitas mulheres e homens busquem o planejamento familiar.[31]

Com o passar dos anos, a OMS e a U.S. Agency for International Development (USAID – Agência para Desenvolvimento Internacional dos Estados Unidos) fizeram recomendações variadas sobre o espaçamento entre partos. Essas recomendações, que tradicionalmente têm sido baseadas nos desfechos da gestação, causaram confusão devido às diferenças no intervalo de tempo recomendado entre os partos por cada agência. Um relatório de 2006 da OMS, com apoio da USAID, recomenda um intervalo de pelo menos 24 meses após o nascimento de um bebê vivo até a próxima gestação, para reduzir o risco de desfechos adversos maternos, perinatais e infantis. Recomenda-se um intervalo mínimo de seis meses para a próxima gestação em caso de aborto espontâneo ou induzido.[32]

A necessidade não atendida de espaçamento tem múltiplas consequências sobre a SMI. Primeiro, a depleção materna, definida como um amplo padrão de desnutrição materna, resultado dos efeitos combinados de inadequação da dieta, cargas de trabalho pesadas e custos de energia da repetição da gravidez pode levar à maior morbidade e mortalidade maternas. Há, no entanto, evidências empíricas limitadas para apoiar a teoria da depleção materna. As consequências para os bebês nascidos após um breve intervalo entre partos podem incluir crescimento intrauterino deficiente e aumento no risco de parto prematuro.[33] Em segundo lugar, o curto espaço entre partos pode onerar ainda mais os limitados recursos familiares. Em terceiro lugar, um bebê nascido após um breve intervalo também pode sofrer de déficits nutricionais, já que a mãe interrompe a amamentação para se concentrar no recém-nascido. Em quarto lugar, a probabilidade de transmissão de doenças infecciosas aumenta, como resultado da sobrelotação e da presença de crianças de idades similares.

Como ocorre com a necessidade não atendida de espaçamento, algumas consequências estão associadas à necessidade não atendida de limitar os partos. A OMS estima que aproximadamente 38% de todas as gestações que ocorrem no mundo todo, a cada ano, não são planejadas. Em 2012, estima-se que 80 milhões de gestações não planejadas tenham ocorrido no mundo em desenvolvimento, devido à falha e ao não uso de contraceptivo entre mulheres com necessidades não atendidas. Cerca de 6 em cada 10 dessas gestações não planejadas resultam em aborto induzido. As gestações não planejadas aumentam o risco de mortalidade materna durante a vida. Também podem levar a abortos não seguros, má saúde infantil e menores investimentos na criança. Os benefícios da prevenção da contracepção são bem documentados. Em 2012, a contracepção moderna evitou 218 milhões de gestações não planejadas, 55 milhões de partos não planejados, 138 milhões de abortos induzidos (40 milhões desses inseguros), 25 milhões de abortos espontâneos, 118 milhões de mortes maternas, 1,1 milhão de mortes neonatais e 700 mil mortes neonatais.[27]

▶ Anemia

A anemia é um problema de saúde pública global. É a redução da capacidade dos glóbulos vermelhos de fornecerem oxigênio adequado aos tecidos do corpo e se caracteriza por uma concentração de hemoglobina (Hb) abaixo dos níveis de corte estabelecidos (Tabela 4-3). A hemoglobina é a molécula de transporte de oxigênio dos glóbulos vermelhos. A anemia afeta países em desenvolvimento e desenvolvidos, com a maior carga em áreas pobres em recursos, onde se presume que proporções significativas de crianças pequenas e mulheres em idade fértil sejam anêmicas. Em 2002, a anemia por deficiência de ferro (ADF) foi considerada um dos fatores contribuintes mais importantes para a carga global de doença.[34]

É importante diferenciar entre anemia, deficiência de ferro e anemia por deficiência de ferro (Quadro 4-1).[35] A deficiência alimentar de ferro é a causa mais comum de anemia; no entanto, não é o único contribuinte. Fatores que reduzem as concentrações de Hb no sangue, como perda de sangue intensa devido à menstruação ou infecções parasíticas, estão entre outras causas de anemia. Infecções agudas ou crônicas, como malária, câncer, TB e HIV, também podem diminuir as concentrações de Hb no sangue. A anemia é reconhecida como um fator de risco independente para morte precoce entre indivíduos infectados com HIV/AIDS.[36] Deficiências de micronutrientes, além do ferro, incluindo vitaminas A, B_{12}, folato, riboflavina e cobre, podem aumentar o risco de anemia. Em algumas populações, o impacto das hemoglobinopatias sobre a anemia também precisa ser considerado.

A medição da concentração de Hb é a maneira mais confiável, fácil e econômica de avaliar a anemia. As estimativas de taxas de prevalência de ADF costumam usar taxas de anemia como substitutas porque a concentração de Hb é relativamente fácil de ser determinada. No entanto, como a anemia pode ser causada por fatores além da deficiência de ferro, sua etiologia deve ser interpretada com cautela se o único indicador usado for a concentração de Hb.

Prevalência

A OMS estima que a anemia afete 1,6 bilhão de pessoas no mundo todo, quase um quarto da população mundial, e que aproximadamente 50% de todos os casos podem ser atribuídos à deficiência de ferro.[37] Globalmente, a maior prevalência de anemia é observada entre crianças em idade pré-escolar (47,4%), e a menor prevalência entre homens (12,7%); a prevalência global entre homens é fundamentada em estimativas baseadas em regressão, pois os dados disponíveis para esse grupo populacional são limitados (Tabela 4-4). As mulheres não gestantes representam o grupo populacional com o maior número de indivíduos afetados, embora a taxa de prevalência seja menor entre esse grupo em comparação às gestantes.[37] As estimativas regionais da OMS para crianças em idade pré-escolar e mulheres não gestantes, com base em uma revisão sistemática de todos os dados coletados e publicados entre 1993 e 2005, indicam que a maior proporção de indivíduos afetados está na África (44-64%) (Tabela 4-5). O maior número afetado está na Ásia, onde 520 milhões de indivíduos nestes três grupos populacionais são afetados:[37]

Tabela 4-3 Valores de corte para a definição de anemia da OMS

Grupo de idade ou sexo	Hemoglobina inferior a, g/dL	Hematócrito inferior a, %
Crianças, 0,5 – 4,99 anos	11,0	33
Crianças, 5 – 11,99 anos	11,5	34
Crianças, 12 – 14,99 anos	12,0	36
Mulheres não gestantes, ≥ 15 anos	12,0	36
Gestantes	11,0	33
Homens, ≥ 15 anos	13,0	39

Do United Nations Children's Fund. Prevention and control of iron deficiency anaemia in women and children. Geneva: Report of the UNICEF/WHO regional consultation, 1999.

QUADRO 4-1

Definições e diferenças: anemia, deficiência de ferro e anemia por deficiência de ferro

Anemia: Nível anormalmente baixo de hemoglobina devido a condição(ões) patológica(s). A deficiência de ferro é uma das causas mais comuns de anemia, mas não a única. Outras causas de anemia incluem infecções crônicas, particularmente malária, hemoglobinopatias hereditárias e outras deficiências de micronutrientes, em especial deficiência de ácido fólico. Vale observar que múltiplas causas de anemia podem coexistir em um indivíduo ou em uma população e contribuir para a gravidade da anemia.

Deficiência de ferro: Deficiência de ferro em tecido funcional e ausência de estoques de ferro, com ou sem anemia. A deficiência de ferro é definida pela bioquímica anormal do ferro, com ou sem a presença de anemia. Costuma ser resultado do consumo inadequado de ferro biodisponível, do aumento da exigência de ferro durante um período de crescimento rápido (gestação e infância) e/ou do aumento da perda de sangue, como sangramento gastrintestinal devido à teníase ou perda de sangue na urina devido à esquistossomose.

Anemia por deficiência de ferro: A deficiência de ferro, quando suficientemente grave, causa anemia. Embora algumas consequências funcionais possam ser observadas em indivíduos com deficiência de ferro sem anemia, o déficit cognitivo, a redução da capacidade física e a redução da imunidade são comumente associados à anemia por deficiência de ferro. Na anemia por deficiência de ferro grave, a capacidade de manter a temperatura corporal também pode ser reduzida. A anemia grave também é um risco potencial à vida.

Fonte: Yip R, Lynch S. Iron Deficiency Anemia Technical Consultation. Nova York: UNICEF, outubro de 1998.

60% de todas as crianças em idade pré-escolar e gestantes anêmicas e 70% de todas as mulheres não gestantes anêmicas.

A principal causa de anemia em países desenvolvidos é a deficiência de ferro. No entanto, em países em desenvolvimento, fatores como malária e infecções parasíticas costumam ter um papel. As taxas de anemia sofrem impacto ainda maior, especialmente em países em desenvolvimento, em consequência do baixo *status* socioeconômico, como

Tabela 4-4 Prevalência de anemia por grupo populacional

Grupo populacional	Prevalência de anemia		População afetada	
	%	IC 95%	Número, milhões	IC 95%
Crianças em idade pré-escolar	47,4	45,7–49,1	293	283–303
Crianças em idade escolar*	25,4	19,9–30,9	305	238–371
Gestantes	41,8	39,9–43,8	56	54–59
Mulheres não gestantes	30,2	28,7–31,6	468	446–491
Homens*	12,7	8,6–16,9	260	175–345
Idosos*	23,9	18,3–29,4	164	126–202
População total	**24,8**	**22,9–26,7**	**1620**	**1500–1740**

IC, intervalo de confiança.
Fonte: Organização Mundial de Saúde.[37]
*A prevalência para essas populações é fundamentada em estimativas baseadas em regressão.

Tabela 4-5 Prevalência de anemia por região

Região da ONU[a]	Crianças em idade pré-escolar[b]		Gestantes[b]		Mulheres não gestantes[b]	
	Prevalência, %	Nº afetado, milhões	Prevalência, %	Nº afetado, milhões	Prevalência, %	Nº afetado, milhões
África	64,6	93,2	55,8	19,3	44,4	82,9
Ásia	47,7	170,0	41,6	31,7	33,0	318,3
Europa	16,7	6,1	18,7	1,4	15,2	26,6
América Latina e Caribe	39,5	22,3	31,1	3,6	23,5	33,0
América do Norte	3,4	0,8	6,1	0,3	7,6	6,0
Oceania	28,0	0,7	30,4	0,2	20,2	1,5
Global	**47,4**	**293,1**	**41,8**	**56,4**	**30,2**	**468,4**

Fonte: Organização Mundial de Saúde.[37]
[a]Regiões da ONU: África, Ásia, Europa, América Latina e Caribe (LAC), América do Norte e Oceania.
[b]Subgrupos populacionais: Crianças em idade pré-escolar (0-4,99 anos); gestantes (nenhuma faixa etária definida); mulheres não gestantes (15-49,99 anos).

falta de segurança alimentar, acesso inadequado ou ausente aos serviços de saúde e saneamento ambiental e higiene pessoal deficientes.

Consequências à saúde

As consequências da ADF na população em geral incluem o aumento de morbidade de doenças infecciosas, pois a anemia afeta adversamente o sistema imune. Também reduz a capacidade do corpo de monitorar e regular a temperatura corporal quando exposto ao frio. Além disso, o desempenho cognitivo é prejudicado em todos os estágios da vida, e a capacidade de trabalho físico é significativamente reduzida como resultado da deficiência de ferro.

As mulheres, em particular, apresentam risco de anemia devido à perda de sangue menstrual periódica e ao aumento da necessidade de ferro durante a gestação.[38-40] A anemia afeta aproximadamente 42% (mais de 56 milhões) das gestantes no mundo.[41] A ADF durante a gestação tem sérias consequências clínicas. Está associada a múltiplos desfechos adversos para a mãe e o bebê, incluindo retardo do crescimento intrauterino, aumento do risco de hemorragia, sepse, mortalidade materna, infantil e perinatal, aumento do número de natimortos, baixo peso ao nascer e prematuridade. Quarenta por cento de todas as mortes perinatais maternas estão associados à anemia.[42] Desfechos favoráveis à gestação ocorrem com frequência de 30 a 45% menor em mães anêmicas, e seus bebês possuem menos da metade das reservas normais de ferro.[42] Gestantes gravemente anêmicas apresentam menor capacidade de suportar a perda de sangue e podem exigir transfusões. A disponibilidade e a segurança do sangue representam um dilema em países mais pobres, que costumam ter maior prevalência e etiologia mais complexa da anemia.

Consequências de longo prazo à saúde, como o desenvolvimento de doença crônica não comunicável na vida adulta (p. ex., doenças cardiovasculares, diabetes melito, hipertensão e câncer), foram associadas a deficiências nutricionais precoces e retardo do crescimento intrauterino entre bebês de mães com anemia.[43] Além disso, bebês que se tornam anêmicos podem apresentar déficit permanente do desenvolvimento cognitivo. Foram observados escores cognitivos inferiores em crianças pequenas com anemia. Esses desfechos não melhoram quando a anemia é corrigida ou conforme o desenvolvimento progride.

Prevenção e controle

Várias estratégias são usadas para controlar e prevenir a anemia. O aumento da conscientização e do conhecimento entre os agentes de saúde e o público em geral em relação aos riscos associados à anemia é uma estratégia importante. Outras estratégias incluem abordagens baseadas em alimentos, fortificação de alimentos e suplementação de ferro. Essas estratégias podem não ser viáveis ou sustentáveis, especialmente em cenários de poucos recursos, onde desafios como a segurança alimentar e o baixo *status* social das mulheres ainda são problemas.

▶ Gestação e parto

A gestação e o parto são parte natural do ciclo de vida humano. No entanto, podem ser muito perigosos para mulheres com complicações e que não tenham acesso à atenção de emergência. O parto e o período imediato do recém-nascido são momentos similarmente perigosos para os bebês. Dois fatores que têm importantes papéis nos desfechos maternos e neonatais do parto são onde e por quem o parto é feito. Embora os partos hospitalares com prestação de cuidados médicos sejam a norma para países de alta renda, a maioria das mulheres, especialmente nos países de renda mais baixa, dão à luz em casa, com auxílio de cuidadores não qualificados. Atingir o ODM5 exige a melhoria de muitos indicadores, conforme mostrado na Figura 4-2.

Atenção pré-natal

A relação entre a prestação precoce e frequente de atenção pré-natal e melhores desfechos de SMI foi documentada, mas está sujeita à revisão constante com relação ao número e ao teor das consultas.[44]

A OMS recomenda um mínimo de quatro consultas pré-natais com agentes de saúde qualificados (enfermeiros, enfermeiros especializados em obstetrícia ou médicos) e que os serviços mínimos básicos incluam a medição da pressão arterial, exames de sangue de sífilis e anemia e exame de urina de bacteriúria e proteinúria.[45] A finalidade dessas consultas é oferecer o acesso precoce à saúde, com imunização, monitoramento materno, rastreamento, tratamento e encaminhamento. O contato precoce e mais frequente com agentes de saúde oferece a oportunidade de aumentar o conhecimento em saúde e melhorar os comportamentos de saúde, assim como o acesso aos seguintes serviços:

- Monitoramento materno, incluindo nutrição e peso, e identificação de tratamento de outros problemas, como anemia e hipertensão. Em alguns programas de atenção pré-natal, a atenção inclui suplementos alimentares.
- Rastreamento e tratamento de doenças sexualmente transmissíveis (DSTs) e HIV e a oferta às gestantes HIV-positivas de tratamento antirretroviral para evitar transmissão de mãe para filho.
- Tratamento de malária, TB e outras doenças que possam causar problemas para uma gestante e seu feto.

A atenção pré-natal é capaz de identificar mulheres em alto risco com base em sua história obstétrica, complicações e estado de saúde geral. É importante observar que aproximadamente 40% de todas as gestantes apresentam algum tipo de complicação, e 15% apresentam um problema grave que exige atenção obstétrica imediata.[46] Na maioria dos casos, os riscos não podem ser previstos adequadamente, o que requer que todas as mulheres recebam atenção qualificada para prevenir mortes maternas e neonatais. Em 2010, apenas 55% das mulheres em regiões em desenvolvimento receberam as quatro consultas pré-natais recomendadas.[1]

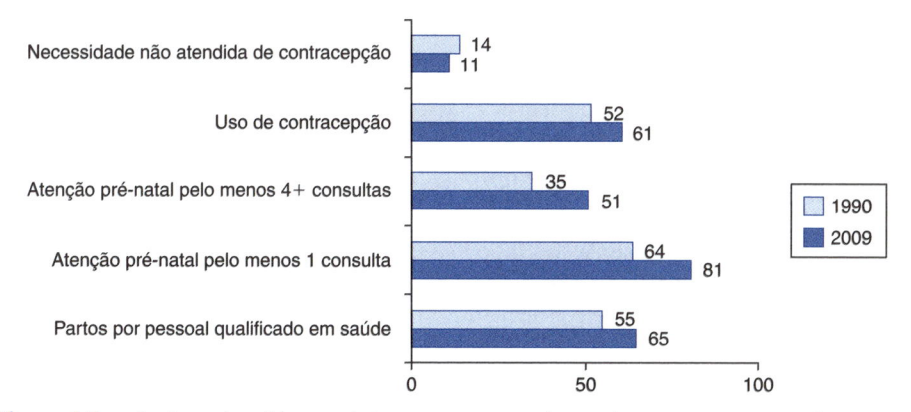

▲ **Figura 4-2** Indicadores de saúde reprodutiva em regiões em desenvolvimento, 1990 e 2009 (porcentagem). (Reproduzida de WHO, UNICEF, UNFPA, World Bank.Trends in Maternal Mortality, 1990–2010.Geneva: World Health Organization, 2012: 28.)

O papel das parteiras tradicionais

As parteiras tradicionais (PTs) costumam ser aprendizes de uma PT experiente para aprender as habilidades de fazer o parto. Em alguns países, o treinamento em técnicas de parto mais sanitárias, como o uso de lâminas novas, e o reconhecimento de sinais de perigo e de quando encaminhar, foi oferecido às PTs que, então, são chamadas PTs treinadas. A OMS forneceu *kits* de parto doméstico (sabão, lâminas novas, gaze e outros materiais) a muitos programas que trabalham com PTs. Esses *kits* também podem ser montados no local. As PTs oferecem atenção acessível e baseada na comunidade, que incorpora crenças e tradições locais. Muitas mulheres preferem dar à luz em casa com suas famílias, onde podem seguir as práticas tradicionais com relação ao cuidado da mãe e do bebê e ao descarte da placenta.

As PTs, em geral, não oferecem atenção pré-natal, embora isso tenha sido incorporado ao treinamento de PTs para que possam identificar as mulheres em risco. No entanto, tem havido uma controvérsia considerável quanto ao papel das PTs e se é possível melhorar os desfechos maternos e pré-natais durante os partos em casa por PTs.[47-49] Uma questão importante é que até mesmo PTs treinadas que observam as melhores práticas não são capazes de encaminhar e transportar mães e bebês à atenção de nível superior quando ocorrem emergências.[50]

Como resultado, a OMS recomenda que as mulheres sejam auxiliadas no parto por agentes de saúde qualificados (um profissional de saúde credenciado, enfermeira especializada em obstetrícia, médico ou enfermeiro instruído e treinado para manejar gestações normais e partos e encaminhar complicações). Essas metas foram incorporadas nos ODMs, que estabelecem o objetivo de 80% de todos os partos assistidos por auxiliares qualificados até 2005; porém, essa meta não foi atingida, e nem é provável que a meta de 95% seja atingida até 2015 (veja Figura 4-3).[1]

Atualmente, 65% das mulheres nos países em desenvolvimento dão à luz com auxílio qualificado, mas isso não reflete a situação em países como Haiti ou regiões como a África subsaariana, onde 80 a 90% dos partos ocorrem em casa, com PTs. Os ODMs também estabelecem a redução da mortalidade materna em 75% entre 1990 e 2015. Embora a mortalidade materna tenha sido reduzida em 47%, em 2010, o ODM para as regiões em desenvolvimento era 240/100.000 e parece improvável que a meta seja atingida até 2015.[1]

Acesso limitado à atenção primária e a serviços hospitalares Relacionado à questão do parto em casa por PTs, está o acesso à atenção primária e a serviços hospitalares. A atenção pré-natal, especialmente a imunização contra tétano e a suplementação de ferro, demonstrou melhorar os desfechos gestacionais, mas exige que as mulheres tenham acesso aos serviços básicos de atenção primária. Como observado antes, a recomendação é que as mulheres tenham no mínimo quatro consultas pré-natais. Pelo menos 27% das mulheres nos países em desenvolvimento não recebem qualquer atenção pré-natal durante a gestação, e 35% dão à luz sem um auxiliar qualificado.[1] Há menos informações disponíveis sobre a atenção pós-parto, que é importante para as mães e os recém-nascidos. Foi estimado que 42% das mortes maternas, 32% dos natimortos e 23% das mortes neonatais ocorrem entre o nascimento e o período imediatamente após o parto. A maioria das mulheres e dos bebês não recebe atenção pós-parto, e isso é especialmente verdadeiro para aquelas sem auxílio qualificado durante o parto.[51] Durante o parto e nos dias imediatamente após o parto há maior probabilidade de surgirem complicações potencialmente fatais. As recomendações da OMS pedem que as mães e os bebês sejam levados à consulta em 72 horas do parto, mas dados recentes de 47 países da África subsaariana mostram que apenas 51% deles rastreiam a atenção pós-natal para partos não hospitalares. Nenhum apresentou taxa de cobertura superior a 32%, e a maioria estava abaixo de 15%.[52]

Atenção no parto

Conforme mencionado anteriormente, a maioria das complicações maternas ocorre em 24 horas do parto, exigindo acesso à atenção imediata. Embora a porcentagem de partos com auxílio qualificado tenha aumentado em todas as regiões do mundo, ainda há uma grande lacuna entre os países de alta e baixa renda (Figura 4-4).[1]

É importante que as instalações do parto possuam as medicações e a tecnologia apropriadas e equipes bem-treinadas. Essas instalações devem ser acessíveis do ponto de vista local e econômico, e transporte de emergência deve ser oferecido para as mulheres que não moram próximo a elas. Uma abordagem tem sido o desenvolvimento de lares de espera materna, onde as mulheres que estão apresentando problemas durante a gestação e as muito jovens ou de idade muito avançada possam ficar perto de um hospital, recebendo tratamento e boa nutrição.

SAÚDE DE MULHERES/MÃES E CRIANÇAS — CAPÍTULO 4

Razão de mortalidade materna, 1990, 2000 e 2010 (Mortes maternas em cada 100 mil nascidos vivos, mulheres entre 15–49 anos)

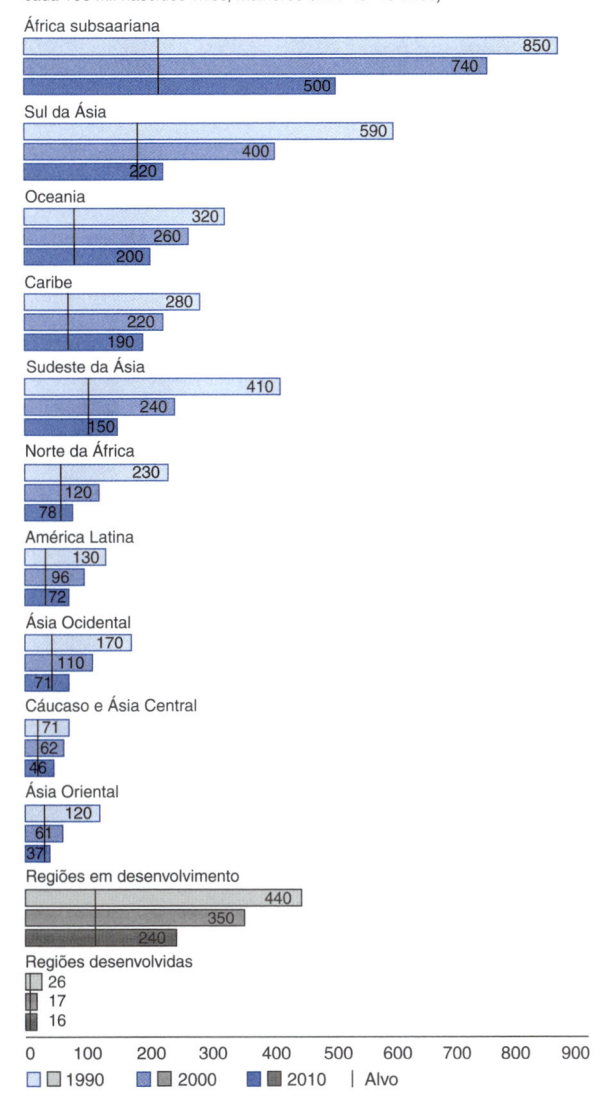

África subsaariana
- 1990: 850
- 2000: 740
- 2010: 500

Sul da Ásia
- 1990: 590
- 2000: 400
- 2010: 220

Oceania
- 1990: 320
- 2000: 260
- 2010: 200

Caribe
- 1990: 280
- 2000: 220
- 2010: 190

Sudeste da Ásia
- 1990: 410
- 2000: 240
- 2010: 150

Norte da África
- 1990: 230
- 2000: 120
- 2010: 78

América Latina
- 1990: 130
- 2000: 96
- 2010: 72

Ásia Ocidental
- 1990: 170
- 2000: 110
- 2010: 71

Cáucaso e Ásia Central
- 1990: 71
- 2000: 62
- 2010: 46

Ásia Oriental
- 1990: 120
- 2000: 61
- 2010: 37

Regiões em desenvolvimento
- 1990: 440
- 2000: 350
- 2010: 240

Regiões desenvolvidas
- 1990: 26
- 2000: 17
- 2010: 16

▲ **Figura 4-3** Razão de mortalidade materna, 1990, 2000 e 2010 (mulheres com idades entre 15-49 anos).[1]

Uma intervenção intermediária, quando o auxílio qualificado em um hospital ou clínica não é possível, tem sido treinar as PTs para oferecer serviços melhores durante o parto, reconhecer as complicações e encaminhar. Isso tem sido objeto de controvérsia considerável, pois algumas pesquisas não encontraram diferenças entre PTs treinadas e não treinadas.[47-49] Mesmo o auxílio qualificado não é, necessariamente, suficiente para fazer diferença, e depende de outros fatores sistêmicos.[53]

Quando o parto com auxílio qualificado está disponível em instalações clínicas estéreis, parteiras e enfermeiras, assim como médicos, podem oferecer intervenções mais apropriadas, como o manejo ativo do terceiro estágio do parto. Isso inclui o manejo fisiológico e medicamentoso para limitar o tempo do parto e reduzir as complicações maternas e infantis, como hemorragia pós-parto e morte do bebê. Isso pode ser feito com medicações de custo relativamente baixo (ocitócicos) e mano-

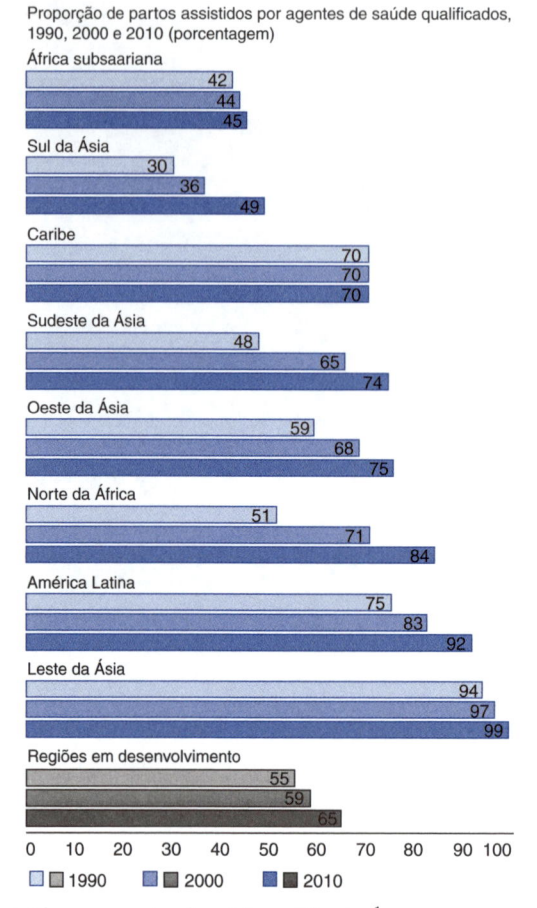

Figura 4-4 Partos assistidos por agentes de saúde qualificados.[1]

bras físicas simples em contexto hospitalar e não exige muitos equipamentos ou treinamento.

Os recursos financeiros não são a única resposta para reduzir a mortalidade materna. Sri Lanka e Malásia são exemplos de intervenções precoces na década de 1950, quando ambos eram países de baixa renda com baixas TMMs.[54] Outros exemplos, mais recentes, são Bolívia, China, Egito, Honduras, Indonésia, Jamaica e Zimbábue.[55] Esses exemplos sugerem que há muitas maneiras de melhorar a mortalidade materna em contextos pobres em recursos. Outro fator que deve ser considerado é a iniquidade entre os grupos de renda no acesso e recebimento dos serviços.[56]

Quase seis milhões de mulheres desenvolveram complicações graves da gestação e parto em 2012, e 287 mil morreram.[57] Hemorragia e distúrbios hipertensivos são os contribuintes mais comuns para as mortes maternas no mundo em desenvolvimento.[58] As causas mais comuns de morbidade e mortalidade maternas foram hemorragia (24%), infecções (15%), abortos sem segurança (13%), distúrbios hipertensivos (12%) e parto obstruído (8%). Essas cinco condições são responsáveis por mais de 70% da TMM. A atenção inadequada, o estado de saúde deficiente e a nutrição inadequada são as principais causas subjacentes.[2]

Com recursos limitados e sistemas de saúde deficientes, muitas emergências que podem ser evitadas ocorrem pela falta de tratamento ou pela demora na atenção.[59] O modelo das três razões para o atraso (Three Delays Model) foi desenvolvido por Thaddeus e Maine para descrever as complexas questões que impedem que as gestantes recebam a atenção adequada.[60] A fase 1 envolve o atraso na decisão de buscar a atenção (falta de conscientização das complicações, aceitação da morte materna e fatores socioculturais, como crenças, costumes e capacidade de tomar decisões das mulheres); a fase 2 envolve a demora em obter a atenção (devido a estradas ruins, barreiras geográficas e má organização do serviço), e a fase 3 envolve a demora no recebimento da atenção adequada (por causa de problemas no sistema de saúde, incluindo falta de instalações e pessoal e falta de capacidade da família de pagar pelos serviços). Esses atrasos complexos levaram às causas de morte relacionadas anteriormente, resultando em 287 mil mortes maternas em 2012.[2] A Figura 4-5 ilustra a proporção de mortes atribuíveis a essas causas e as intervenções que foram desenvolvidas para evitá-las ou tratá-las.

- **Hemorragia:** O sangramento intenso/hemorragia pós-parto (HPP) foi identificado como a causa mais importante de morte materna. A maioria (60%) das mortes maternas ocorre durante o parto, e metade delas em 24 horas do parto,[61] sendo a maioria dessas mortes devido à hemorragia. A anemia é um importante fator contribuinte para as mortes maternas de hemorragia. Como o risco de hemorragia não pode ser previsto com elevada acurácia, recomendam-se assistência qualificada e acesso a serviços hospitalares para todas as mulheres. As mulheres devem ser monitoradas quanto a complicações de hemorragia durante o período pós-parto imediato. Se ocorrer sangramento intenso, devem ser estabilizadas e encaminhadas para o próximo nível de atenção.[31] Uterotônicos e o Manejo Ativo do Terceiro Estágio do Parto (MATEP) oferecem intervenções efetivas para prevenir a HPP. Os uterotônicos incluem ocitocina, usada no nível hospitalar, e misoprostol, que demonstrou ser efetivo para partos domésticos. Uma pesquisa recente em 37 países concluiu que o uso de uterotônicos e do MATEP aumentou. A ocitocina estava disponível em 87% dos países, e o MATEP fazia parte das diretrizes clínicas nacionais de serviços para 99% dos países (embora apenas 48% atendessem a todas as exigências). O misoprostol foi menos comumente aceito, com apenas 57% dos países apresentando-o na relação de medicamentos essenciais e apenas poucos países promovendo ativamente o seu uso.[62]

- **Infecção:** Endometrite pós-parto, sepse puerperal e infecção do trato urinário são as infecções mais comuns após o parto. Essas infecções podem ser evitadas pela boa atenção pré-natal, no parto e pós-parto, especialmente com a manutenção das técnicas estéreis no parto. As infecções devem ser tratadas imediatamente após a ocorrência, para evitar problemas que incluem infertilidade e morte por sepse generalizada.[63]

- **Aborto sem segurança:** Em 2008, foram feitos 43,8 milhões de abortos, dos quais 49% não tinham segurança, resultando em 47 mil mortes maternas em países em desenvolvimento.[64,65] O aborto sem segurança é um procedimento

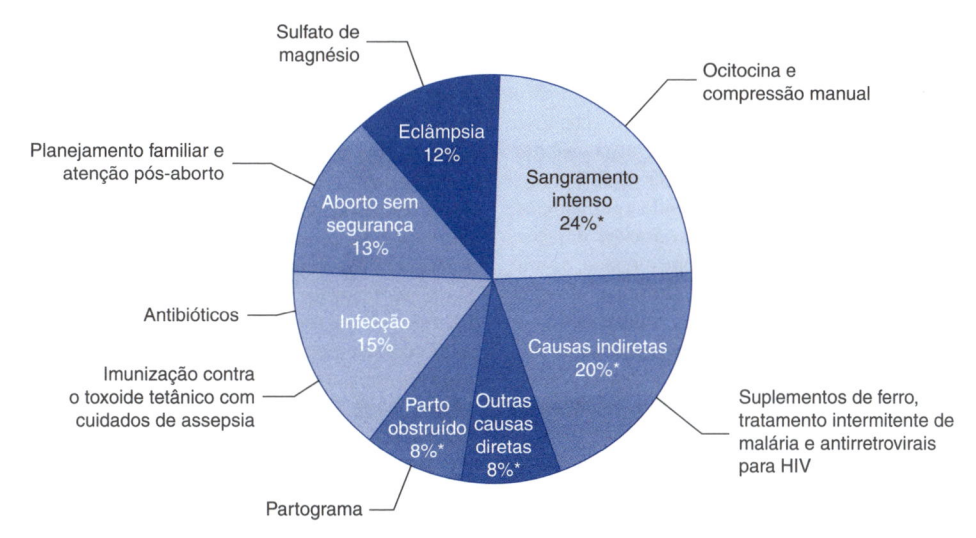

▲ **Figura 4-5** Causas de mortalidade materna e intervenções efetivas. (*Reproduzida de Maternal and Child Health.* USAID. http://transition.usaid.gov/our_work/global_health/mch/mh/techareas/maternal_mortality.html.)

para terminação de uma gestação não desejada por pessoas que não possuem as habilidades necessárias ou em um ambiente sem as normas médicas mínimas, ou ambos.[64] Os riscos são determinados pela saúde da mulher, o método usado, a higiene dos instrumentos e o contexto. Várias complicações, como infecção, hemorragia, perfuração do útero e envenenamento devido à ingestão de substâncias nocivas podem resultar em morte ou incapacidade permanente.[66]

- **Fístula obstétrica:** *Fístula* refere-se a qualquer conexão anormal entre dois órgãos do corpo. Os dois tipos de fístula obstétrica são vesicovaginal e retovaginal. Uma fístula vesicovaginal é um orifício entre a parede da vagina e a bexiga, resultando em incontinência urinária. Uma fístula retovaginal é um orifício entre a parede da vagina e o reto, resultando em incontinência fecal. Os dois tipos de fístula obstétrica são causados pela pressão anormal da cabeça do feto durante o parto obstruído, que interrompe o fluxo de sangue para os tecidos adjacentes na pelve da mãe. O casamento precoce na infância é a causa mais comum de parto obstruído resultando em fístula.[67] Mulheres muito jovens não são fisicamente desenvolvidas o suficiente para permitir a passagem fácil de um bebê. O resultado é que a criança morre no parto e a mãe sofre pelo resto da vida de ostracismo e negligência devido a infecções crônicas, má higiene e estigma social. Outro fator contribuinte é o corte ou mutilação genital feminina, quando o corte da parede vaginal é muito profundo.[68]

- **Eclâmpsia:** Eclâmpsia e pré-eclâmpsia são distúrbios hipertensivos da gestação. A eclâmpsia é uma convulsão ou coma em uma gestante com pré-eclâmpsia. A pré-eclâmpsia é caracterizada por pressão arterial alta e proteinúria. A pré-eclâmpsia ocorre em 5 a 8% das gestações: os sintomas incluem inchaço, ganho súbito de peso, dores de cabeça e alterações na visão, embora algumas mulheres possam ser assintomáticas. A causa específica dessas condições não é bem compreendida.[69] Dois importantes projetos de pesquisa colaborativa nos últimos 12 anos examinaram a efetividade do tratamento. O primeiro projeto, *The Collaborative Eclampsia Trial* (Ensaio Clínico Colaborativo de Eclâmpsia), concluiu que o sulfato de magnésio foi o tratamento mais efetivo para controle de convulsões eclâmpticas.[70–72]

Mais recentemente, o Magpie Trial conduziu um ensaio clínico controlado randomizado do sulfato de magnésio em comparação a um placebo em 33 países e encontrou uma redução de 50% na eclâmpsia em resposta ao sulfato de magnésio.[73] Um comentário na mesma edição da *Lancet* pediu a implementação global do tratamento com sulfato de magnésio para mulheres com pré-eclâmpsia, afirmando que é seguro, efetivo e relativamente econômico, não custando mais de US$5 por paciente.[74] O sulfato de magnésio fez parte do regime de todos os 37 países pesquisados em um estudo recente, embora não estivesse disponível rotineiramente em instalações para mais de 50% dos países respondentes.[62]

Além da perda de vidas de mulheres, as mortes maternas afetam diretamente a saúde e o bem-estar das crianças. De acordo com um relatório da OMS de 2004, 1 milhão de crianças morre em resultado da morte de suas mães a cada ano. Grande número de órfãos torna-se responsabilidade de famílias estendidas e comunidades que, com frequência, não possuem os recursos para oferecer a atenção adequada.[67]

Na continuidade da atenção maternal, a atenção pré-natal e perinatal costuma preceder a atenção pós-parto/pós-natal. No entanto, 77% das mortes maternas e 40% das mortes neonatais ocorrem nas primeiras 48 horas após o trabalho de parto e parto; portanto, a atenção à mãe e à criança não deve ser interrompida após o parto.[75] A atenção e o seguimento pós-parto/pós-natal são essenciais para a saúde da mãe e de seu bebê. Deve haver uma colaboração entre os pais, familiares, cuidadores (treinados ou tradicionais), agentes de saúde, planejadores e administradores de saúde e outros setores relacionados, como grupos comunitários, gestores, legisladores e políticos.[75] A atenção pós-parto/pós-natal básica inclui aquecimento e limpeza do recém-nascido e tratamento de complicações como asfixia no parto, atenção higiênica ao cordão e infecções. As imunizações, amamentação exclusiva, nutrição materna adequada (incluindo suplementação de micronutrientes), aconselhamento e outros serviços de planejamento familiar, como espaçamento entre os partos e intervenções para prevenção de transmissão de infecções da mãe para o bebê, também são importantes.[76]

▶ Mortalidade perinatal e neonatal

As *mortes perinatais* ocorrem durante o parto e a primeira semana de vida; a *mortalidade neonatal* ocorre durante os primeiros 28 dias de vida e inclui a mortalidade perinatal. Esses períodos também são conhecidos como mortalidade neonatal precoce e tardia. As causas de morte na primeira semana e no primeiro mês são similares, embora o papel das doenças infecciosas aumente com a idade no primeiro mês.

Mortes perinatais

Houve 6,7 milhões de mortes perinatais em 2004. Esse número foi dividido quase uniformemente entre natimortos (3 milhões) e neonatais (3,7 milhões), e 75% das mortes neonatais ocorreram na primeira semana de vida.[77] Quase 98% das mortes ocorreram em países em desenvolvimento, com 30% delas nos países menos desenvolvidos. A África apresentou as maiores taxas regionais de morte perinatal (56/1.000), seguida pela Ásia (47/1.000), Oceania (42/1.000), Caribe (29/1.000) e América Latina (19/1.000).[77,78] Na realidade, a situação é ainda pior. Nos países em desenvolvimento, muitos bebês que morrem no útero ou logo após o parto não são relatados. Apenas um terço dos países do mundo possui registros vitais confiáveis, e os natimortos e mortes neonatais precoces são os que têm menor probabilidade de serem relatados.[79]

As causas mais comuns de mortalidade perinatal são morte intrauterina não explicada na gestação, morte intrauterina devido a complicações maternas, morte intraparto devido a complicações obstétricas, manejo inadequado do parto, asfixia no parto, parto prematuro, sepse, anomalias congênitas e baixo peso ao nascer. As mortes no período neonatal precoce (durante a primeira semana de vida) são, em grande parte, resultado de atenção inadequada ou inapropriada durante a gestação, parto ou nas primeiras horas críticas após o parto.[75]

A mortalidade perinatal geralmente é mais alta na maioria dos países em desenvolvimento devido às baixas condições socioeconômicas e à falta de serviços neonatais e obstétricos de emergência.[44] A TMPN é usada como indicador da qualidade da atenção pré-natal e perinatal e do *status* geral de saúde das gestantes, novas mães e recém-nascidos.[80] Esse indicador é um importante marcador da atenção materna, saúde materna e nutrição; também é influenciado pela disponibilidade e qualidade da atenção hospitalar de neonatos.

A mortalidade perinatal varia com o país e a região. Alguns países em desenvolvimento reduziram a TMPN com a revisão regular da mortalidade e auditoria das práticas de parto e pós-parto. Intervenções técnicas e comunitárias efetivas são importantes para reduzir a incidência e a gravidade de complicações importantes associadas à gestação e ao parto, incluindo a mortalidade perinatal.[2] Outras morbidades graves de recém-nascidos resultam de tétano neonatal, distúrbios de termorregulação, icterícia, oftalmia neonatal, infecção neonatal por herpes, hepatite B e HIV; as duas últimas resultam de transmissão vertical. A Figura 4-6 ilustra a proporção relativa de mortes neonatais por causa.[80]

Os fatores de saúde materna que têm participação nas mortes neonatais incluem o acesso ao planejamento familiar e à atenção pré-natal (rastreamento de sífilis, suplementação de folato e nutricional, vacinação contra tétano, tratamento para malária e promoção da amamentação exclusiva).

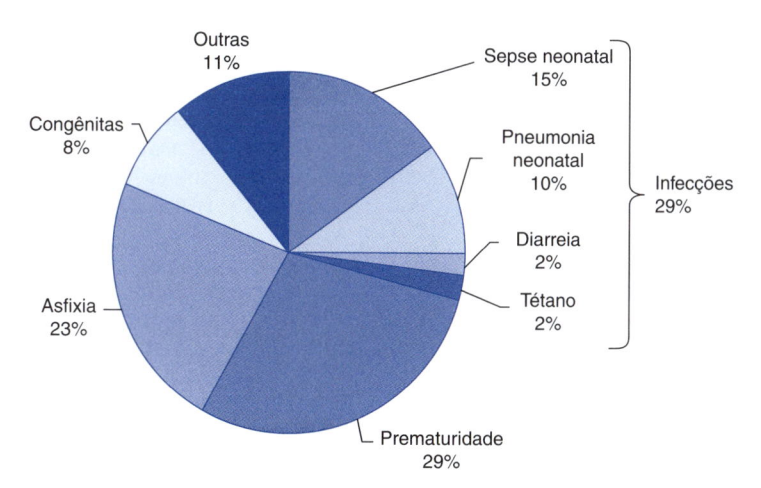

▲ **Figura 4-6** Principais causas de mortes neonatais.[80]

O acesso às intervenções de saúde, como práticas de parto seguras, atenção oftalmológica, método mãe-canguru (discutido mais adiante, neste capítulo) e tratamento de infecções, também é crítico para o recém-nascido. Alguns dos desenvolvimentos recentes mais importantes na SMI abordam essas questões de forma abrangente.

Mortalidade pós-neonatal e infantil

Mortalidade pós-neonatal refere-se às mortes infantis durante o período entre 1 e 12 meses. As mortes nesse grupo etário devem-se principalmente à infecção, desnutrição e desidratação. Essas condições são similares àquelas da primeira infância e são abordadas na próxima seção. É importante observar que, no primeiro ano de vida, a gravidade dessas condições costuma ser maior, assim como a probabilidade de resultarem em morte. A nutrição é crítica durante o primeiro ano de vida, em termos da promoção da amamentação exclusiva nos primeiros seis meses de vida e da transição para outros alimentos, que costuma ser um momento de redução do crescimento para bebês, devido à má qualidade dos alimentos de desmame. Essas questões são abordadas mais completamente no Capítulo 7. *Mortalidade infantil* refere-se a todas as mortes de crianças menores de 1 ano de idade e, assim, é a soma da mortalidade neonatal e pós-natal.

▶ Primeira infância

A primeira infância é definida como o período do nascimento até os 8 anos de idade, embora a maioria das estatísticas tenha como foco crianças menores de 5 anos, pois esse é o período em que ocorre a maior parte das vacinações e outras intervenções. Durante esse período, as crianças passam por um rápido crescimento, e esse é o período mais intenso de desenvolvimento cerebral; portanto, estimulação e nutrição adequadas são essenciais. No entanto, a cada ano, mais de 200 milhões de crianças menores de 5 anos não atingem seu potencial cognitivo e social completo.[81] A maioria dessas crianças vive no sul da Ásia e na África subsaariana. O desenvolvimento deficiente durante esses anos cruciais tem desfechos negativos de longo alcance na sociedade adulta. Problemas de saúde mental, obesidade/déficit de crescimento, doença cardíaca, criminalidade e competência em alfabetização e numeracia foram associados ao desenvolvimento na primeira infância.[82] Muitos fatores podem prejudicar o desenvolvimento na primeira infância; no entanto, 20 a 25% dos bebês e das crianças pequenas nos países em desenvolvimento são afetados pelos quatro fatores a seguir:

- Desnutrição crônica e grave o suficiente para causar déficit de crescimento
- Estimulação ou oportunidades de aprendizagem inadequadas
- Deficiência de iodo
- Anemia por deficiência de ferro

Outros fatores de risco são malária, restrição do crescimento intrauterino, depressão materna, exposição à violência e metais pesados.[81,83]

Em 2011, 6,9 milhões de crianças menores de 5 anos morreram, e mais da metade dessas mortes resultou de condições que poderiam ser evitadas ou tratadas com acesso a intervenções simples e baratas.[84] O risco de morte durante o período neonatal é o maior, com 43% das mortes infantis abaixo dos 5 anos ocorrendo durante esse período.[84] As disparidades geográficas nas mortes no começo da infância são aparentes porque crianças na África subsaariana apresentam probabilidade 16,5 vezes maior de morrer abaixo dos 5 anos do que crianças em regiões desenvolvidas.[84] Com os maiores níveis de mortalidade abaixo dos 5 anos, 1 em cada 8 crianças na África subsaariana morre antes dessa idade (129 mortes em cada mil nascidos vivos) e 1 em cada 14 crianças morre no sul da Ásia, que tem a segunda maior taxa (69 mortes em cada mil nascidos vivos). Nesses países, a mortalidade infantil é maior nas áreas rurais e entre as famílias mais pobres e menos instruídas.[85] Em 2000, os líderes mundiais comprometeram-se com a redução da mortalidade abaixo dos 5 anos em dois terços, entre 1990 e 2015, por meio do ODM4. Houve um progresso substancial, reduzindo a mortalidade abaixo dos 5 anos para 41%, de 87 mortes em cada mil nascidos vivos em 1990 para 51 em 2011; no entanto, a taxa de redução ainda é insuficiente para atingir a meta do ODM para 2015.[86] O sucesso no impacto sobre a sobrevida infantil exige mais ação para abordar as principais causas de morte.

Principais causas de mortalidade e morbidade

Parto prematuro, complicações relacionadas ao período intraparto (asfixia no parto ou falta de respiração no parto) e infecções causam a maioria das mortes neonatais. Pneumonia, diarreia e malária são as principais causas de morte desde o fim do período neonatal e nos primeiros 5 anos de vida (Tabela 4-6). A desnutrição é o fator contribuinte

Tabela 4-6 Principais causas de morte de crianças menores de 5 anos no mundo, 2011

	Morte de crianças menores de 5 anos
Pneumonia	18
Complicações do parto prematuro	14
Diarreia	11
Asfixia no parto	9
Malária	7
Outras causas	41

Fonte: Organização Mundial de Saúde.[84]

subjacente em mais de um terço de todas as mortes, tornando as crianças mais vulneráveis a doenças graves.

A desnutrição (subnutrição), a causa subjacente de mais de um terço das mortes entre crianças menores de 5 anos, resulta em 2,6 milhões de mortes por ano.[87] O *status* nutricional de uma mulher durante a adolescência, gestação e lactação tem impacto direto sobre a saúde infantil, assim como sobre sua própria saúde. Em muitos países em desenvolvimento, o *status* nutricional de grandes segmentos da população, especialmente mulheres, é inadequado. A subnutrição das mulheres pode ser atribuída à discriminação em termos de alocação dos alimentos, à pesada carga do trabalho físico e à reprodução.[75] Indicadores nutricionais, como baixo peso ao nascer, caquexia, déficit de crescimento e peso abaixo do normal, são discutidos no Capítulo 7. A desnutrição por micronutrientes também tem significância para a saúde pública. As deficiências de micronutrientes são responsáveis por um terço de todas as mortes infantis relacionadas à desnutrição e por 10% de todas as mortes infantis. Quase todas as mortes relacionadas à deficiência de micronutrientes ocorrem devido à falta de vitamina A, zinco ou ferro.[87] Garantir a nutrição adequada para a mãe e o bebê é essencial. Com respeito às práticas de alimentação infantil, a OMS e o UNICEF recomendam a amamentação materna exclusiva nos primeiros seis meses. A partir de então, os bebês devem receber alimentos complementares com continuação da amamentação até os 2 anos ou mais ou 12 meses para mães consideradas infectadas pelo HIV em regiões em que as mães recebem antirretrovirais (ARVs) e as autoridades nacionais promovem a amamentação.[88,89] A amamentação promove desenvolvimento sensorial e cognitivo. Além disso, bebês amamentados exclusivamente apresentam maior probabilidade de sofrer apenas um quarto dos episódios de diarreia e infecção respiratória do que aqueles não amamentados.[88] A amamentação também contribui para a saúde e o bem-estar das mães. Ajuda a aumentar o intervalo entre os filhos e reduz o risco de câncer de mama e ovário.

As infecções respiratórias agudas (IRAs) são a causa mais importante de mortalidade de bebês e crianças pequenas, responsáveis por cerca de 2 milhões de mortes por ano.[90] Embora as infecções respiratórias superiores (IRSs) ocorram com mais frequência, as infecções respiratórias inferiores (IRIs) são responsáveis por doenças mais graves, como influenza, pneumonia, TB e bronquiolite. A pneumonia é responsável por cerca de 18% de todas as mortes em crianças menores de 5 anos, com número estimado de 1,4 milhão de crianças morrendo por ano.[91] O risco de adquirir pneumonia aumenta se a criança apresentar baixo peso ao nascer ou desnutrição ou não for amamentada. O risco também é maior entre crianças que vivem em condições de superlotação. Crianças e famílias no mundo todo são afetadas pela pneumonia, mas esta é mais prevalente no sul da Ásia e na África subsaariana. O tratamento é possível com antibióticos. No entanto, a acessibilidade e a viabilidade econômica aos cuidados de saúde são um problema em muitos países em desenvolvimento.

A doença diarreica é a segunda causa principal de mortes infantis, matando 1,5 milhão de crianças por ano, mais do que AIDS, malária e sarampo combinados.[92,93] Como ocorre com a IRA, a maior carga das doenças diarreicas está no mundo em desenvolvimento; a África e o sul da Ásia são responsáveis por mais da metade dos casos de diarreia infantil e mais de 80% das mortes infantis devido à diarreia.[93] Definida como a eliminação de três ou mais fezes moles ou líquidas por dia (ou eliminação mais frequente do que o normal para o indivíduo), a diarreia pode ser evitada e tratada. Suas causas incluem infecções bacterianas, virais e parasíticas, água e alimentos contaminados e desnutrição (crianças desnutridas apresentam maior probabilidade de adoecerem de diarreia). A diarreia pode durar vários dias, causando a depleção de líquidos e de sais minerais no organismo. A maioria das mortes relacionadas à diarreia resulta de desidratação e perda de fluidos intensas. A desidratação da diarreia pode ser evitada administrando-se fluidos extras em casa.[94] Com a exceção de casos graves, a diarreia pode ser tratada com a administração de uma solução adequada de glicose-eletrólitos. A terapia de reidratação oral (TRO), administração de fluidos para prevenir ou tratar a desidratação, combinada com orientação sobre as práticas apropriadas de alimentação, é a principal estratégia recomendada pela OMS para obter uma redução na mortalidade relacionada à diarreia e desnutrição em crianças. A TRO pode ser administrada por agentes de saúde da comunidade e praticadas em casa pelas mães, com alguma orientação. Em 2006, a OMS e o UNICEF anunciaram uma nova fórmula para sais de reidratação oral (SRO), que combatem melhor as doenças diarreicas agudas e promovem um avanço dos ODMs na redução da mortalidade infantil em dois terços antes de 2015. Além disso, suplementos de zinco reduzem a duração e a gravidade dos episódios de diarreia, assim como o volume das fezes e a necessidade de atenção médica avançada.[94]

A malária, causada por parasitas transmitidos para as pessoas pelas picadas de mosquitos infectados, é outra das principais causas de mortalidade entre crianças menores de 5 anos de idade. Noventa por cento das mais de um milhão de mortes devidas à malária por ano ocorrem na África subsaariana, principalmente entre crianças pequenas.[95] Gestantes e seus filhos ainda não nascidos também são particularmente vulneráveis à malária, que é uma importante causa de mortalidade perinatal, baixo peso ao nascer e anemia materna. O grande problema é que, se as pessoas forem capazes de ter acesso à atenção, essa é uma doença que pode ser prevenida, tratada e controlada por meio de efetivas estratégias de baixo custo. O controle do vetor (ou seja, com mosquiteiros tratados com inseticida, pulverização de ambientes internos com inseticidas residuais) é a principal forma de reduzir a transmissão da malária no nível comunitário. No nível individual, a proteção pessoal contra picadas de mosquito representa a primeira linha de defesa. Medicamentos antimalária também podem ser usados. A OMS recomenda o tratamento preventivo intermitente para gestantes que vivem em áreas de alta transmissão. Para bebês que vivem nessas áreas, a OMS também recomenda tratamentos preventivos intermitentes, juntamente com as vacinações de rotina. O melhor tratamento disponível é a terapia combinada baseada em artemisina. Porém, a rápida disseminação da resistência a medicamentos antimalária, especialmente às gerações anteriores dos medicamentos, combinada com a pobreza e a fraca infraestrutura de saúde, significa que a mortalidade de malária continua a crescer nos países em desenvolvimento. Veja o Capítulo 9 para obter mais informações sobre esse assunto.

O sarampo, causado por um vírus altamente contagioso, continua sendo uma das principais causas de morte entre crianças menores de 5 anos de idade nos países em desenvolvimento, apesar da disponibilidade de uma vacina segura e eficaz. Estima-se que 139.300 mil pessoas tenham morrido de sarampo em 2010, a maioria crianças menores de 5 anos.[96] Mais de 95% das mortes de sarampo ocorrem em países de baixa renda que possuem fraca infraestrutura de saúde. Crianças pequenas com alimentação deficiente, especialmente aquelas com deficiência de vitamina A ou cujos sistemas imunológicos foram enfraquecidos pelo HIV/AIDS ou outras doenças, são mais vulneráveis a apresentar sarampo grave. O sofrimento, as complicações e a morte causados pelo sarampo podem ser facilmente evitados pela imunização, que é importante na redução da mortalidade e morbidade infantis. A vacinação contra o sarampo resultou em uma queda de 74% nas mortes pela doença entre 2000 e 2010 no mundo todo.[96] Além do sarampo, as imunizações contra TB, difteria, tétano, coqueluche, poliomielite e hepatite B também são recomendadas. Existem programas de vacinação internacionalmente aceitos que devem ser seguidos durante os períodos pré-natal e pós-natal. No entanto, no mundo em desenvolvimento, há muitos obstáculos para a realização desses programas.

▶ Anos entre a infância e adolescência e adolescência

Os usos e significados dos termos *jovens*, *juventude*, *adolescente* e *adolescência* variam de acordo com a região e dependem do contexto político, econômico e cultural. As definições a seguir são as mais comumente aceitas[97]:

- Adolescência: Período entre os 10 e 19 anos de idade
- Juventude: Pessoas com idades entre 15 e 24 anos
- Adolescente: Pessoas com idades entre 13 e 19 anos
- Jovens: Pessoas com idades entre 10 e 24 anos
- 10 a 14 anos (fase inicial da adolescência)
- 15 a 19 anos (adolescência tardia)
- 20 a 24 anos (fase jovem adulta)

De acordo com a OMS, os jovens (10-24 anos) compreendem mais de um quarto da população do mundo,[97] tornando essa coorte maior do que jamais foi. De 1,8 bilhão de jovens no mundo todo, 86% vivem em países de baixa e média renda.[98] Os adolescentes (10-19 anos) contabilizam 18% da população mundial. Do total de 1,2 bilhão de adolescentes, mais de metade vive na Ásia (Figura 4-7); cerca de 243 milhões vivem na Índia, 201 milhões vivem na China e 90 milhões em outros países no sul da Ásia.[99]

A maior proporção de adolescentes, 23% da população da região, encontra-se na África subsaariana. Os dois países com a maior proporção de adolescentes no mundo (26%) são a Suazilândia e o Zimbábue. Os adolescentes compreendem 23% da população dos países menos desenvolvidos, 19% dos países em desenvolvimento e 12% dos países industrializados. As diferenças entre as regiões são explicadas pela transição demográfica que ocorre quando um declínio na taxa de mortalidade é seguido por um declínio na taxa de fertilidade; o período provisório de menores taxas de mortalidade e taxas de fertilidade ainda altas resulta em uma grande proporção de jovens em uma população, às vezes chamado *explosão juvenil*.[99]

De modo geral, os adolescentes são considerados saudáveis porque sobreviveram às doenças do início da infância e têm muitos anos antes do início dos problemas de saúde associados ao envelhecimento. Ainda assim, mais de 2,6 milhões de jovens com idades entre 10 e 24 anos morrem por ano.[100] Um número ainda maior apresenta doenças que impactam na sua capacidade de crescimento e desenvolvimento. Muitos jovens apresentam comportamentos (p. ex., uso de tabaco, álcool e drogas, sedentarismo, sexo sem proteção) que prejudicam sua saúde atual e futura; quase dois terços das mortes prematuras e um terço da carga de doença total nos adultos estão associados a condições ou comportamentos que começaram na juventude.[99] As tendências na morbidade e mortalidade infantil mudaram de etiologias predominantemente infecciosas para sociais.[101]

Tendências e desafios

Um aumento global na sobrevida infantil levou a um crescimento da população jovem. A distribuição de jovens começou a passar para os países em desenvolvimento, com maior concentração na África subsaariana e Ásia. Uma mudança demográfica, resultante da migração da área rural para urbana e entre países, também esteve evidente nos últimos 25 anos. A migração de jovens é uma importante causa de migração da área rural para urbana e predispõe a juventude a significativos riscos de saúde comportamentais que se originam do desemprego e da pobreza, como violência, prostituição, DSTs/HIV e abuso de substâncias.[101] (Veja o Capítulo 5 para obter mais informações.)

Outras tendências que têm grande impacto sobre a saúde dos adolescentes incluem casamento, educação e globalização. A prevalência e as con-

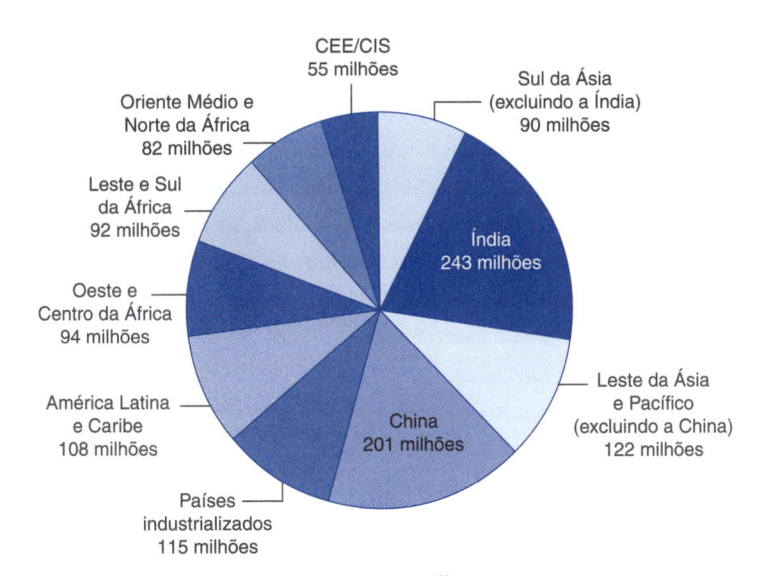

▲ **Figura 4-7** População de adolescentes por região, 2010.[99] CEE/CIS, Europa Central e do Leste/Comunidade de Estados Independentes.

sequências do casamento precoce e educação já foram abordadas. Os aspectos culturais da globalização têm grande influência sobre os valores e os estilos de vida dos adolescentes. Como resultado da rápida globalização na última década ou perto disso, surgiram novos padrões de doença no mundo. Por exemplo, as morbidades relacionadas ao tabaco cresceram, principalmente porque as companhias multinacionais fabricantes de cigarros têm como alvo os adolescentes nos países em desenvolvimento, onde há menos restrições no *marketing* e na distribuição.[101] A crescente prevalência de obesidade no mundo, parcialmente originária da maior disponibilidade de óleos e gorduras vegetais baratos, é outro impacto da globalização sobre a saúde dos adolescentes.[101] Um dos efeitos mais prejudiciais da globalização foi a epidemia de AIDS que se disseminou para todas as partes do mundo por meio de viagens e migração.

Com os avanços massivos na tecnologia de informação e comunicação (p. ex., telefones celulares, Internet, redes sociais) e seu acesso relacionado, os jovens em regiões de baixa, média e alta renda possuem maneiras de se engajar ativamente uns com os outros, por meios menos tradicionais e/ou menos controlados.[97] Os riscos à saúde para os jovens, como resultado do intenso engajamento com a mídia, incluem diminuição da atividade física, distúrbios do sono, *bullying* cibernético, pornografia e *sexting* (o ato de enviar mensagens ou fotografias sexualmente explícitas pelo celular).[97]

Um importante desafio enfrentado por muitos jovens é encontrar empregos adequados. Em 2009, 81 milhões de jovens no mundo todo estavam desempregados e, em 2010, jovens com idades entre 15 e 24 anos formavam cerca de um quarto dos trabalhadores pobres do mundo (Figura 4-8). Além disso, muitos adolescentes estão deixando a escola com habilidades que não se encaixam às necessidades da economia global. Mais de 20% das companhias internacionais que operam em países em desenvolvimento estudados recentemente citaram a educação inadequada dos trabalhadores como um obstáculo significativo para maiores níveis de investimento corporativo e crescimento econômico mais rápido.[102] Ainda, a recente crise da economia global exacerbou as dificuldades de encontrar empregos para todos mas, especialmente, para os adolescentes.

Causas de mortalidade

Em comparação às crianças menores, a saúde dos adolescentes melhorou em menor extensão nos últimos 50 anos.[97] A cada ano, ocorre 1,4 milhão de mortes entre indivíduos entre 10 e 19 anos.[103] Os riscos à saúde dos adolescentes originam-se de várias causas, incluindo acidentes, AIDS, gestação precoce, abortos sem segurança, comportamentos de risco, como consumo de tabaco e uso de drogas, problemas de saúde mental e violência. As lesões são a principal causa de morte entre jovens de 10 a 19 anos, responsáveis por quase 400 mil mortes por ano.[102] Incluem lesões do trânsito, lesões de acidentes recreativos e esportivos, quedas, queimaduras, envenenamento e afogamento e lesões de violência, incluindo violência armada.[99,101] Os pobres, nos países de baixa e média renda, apresentam a maior carga de fatalidades relacionadas a lesões.

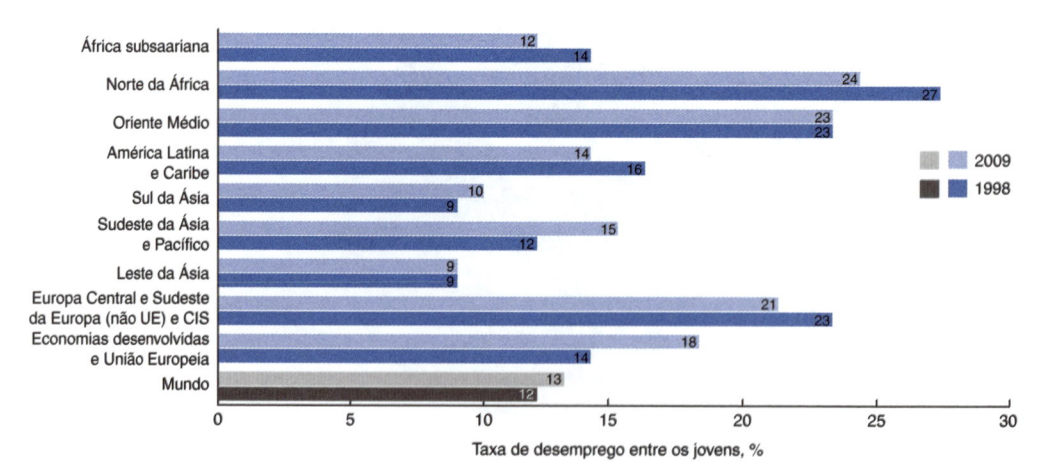

▲ **Figura 4-8** Tendências globais de emprego na juventude. (*Reproduzida com permissão da International Labour Organization.* Global Trends in Youth Employment. Geneva: ILO, 2010. Anexo 1, Tabela A5). UE, união europeia.

Os meninos são mais propensos do que as meninas a lesões e morte por acidentes e violência.[102] Estima-se que 430 jovens entre 10 e 24 anos morrem todos os dias, vítimas da violência interpessoal. Para cada morte, estima-se que 20 a 40 jovens exijam tratamento hospitalar para uma lesão relacionada à violência.[100]

Cerca de 16 milhões de meninas com idades entre 15 e 19 anos dão à luz todos os anos, quase 11% de todos os partos no mundo todo.[4] As complicações relacionadas à gestação e parto são responsáveis pelas mortes de aproximadamente 50 mil adolescentes por ano. Na África, o parto é o principal causador de morte de meninas adolescentes, com as causas maternas sendo responsáveis pela maior proporção de mortes entre as mulheres em todos os grupos etários. Em contraste, nos países de média e alta renda, os carros são os maiores causadores de morte, com as lesões do trânsito sendo a principal causa de morte entre meninas adolescentes.[99]

O suicídio é a maior causa de morte entre adolescentes no mundo todo. Globalmente, estima-se que 71 mil adolescentes cometem suicídio por ano; até 40 vezes esse número cometem tentativas de suicídio.[102]

Um dos desafios mais importantes para a sobrevida e saúde dos adolescentes é a prevenção da transmissão de HIV. Estima-se que a AIDS seja a oitava maior causa de morte entre adolescentes de 15 a 19 anos e a sexta maior causa entre os de 10 a 14 anos; porém, tem um impacto desproporcionalmente alto nos países de alta prevalência.[102] Em 2009, os jovens (15-24 anos) contabilizaram 40% de todas as novas infecções de HIV entre adultos. Globalmente, cerca de 2,2 milhões (2-2,5 milhões) adolescentes estavam vivendo com HIV em 2010.[99] Devido à dimensão da epidemia no leste e sul da África, a AIDS é a causa proeminente de morte para mulheres com idades entre 15 e 29 anos no mundo todo, assim como uma das principais causas de morte para homens nesse grupo etário.[102] As meninas adolescentes e jovens mulheres estão em maior risco de contrair HIV do que meninos e jovens do sexo masculino. Isso é resultado de sua maior suscetibilidade fisiológica e também porque podem ter parceiros sexuais mais velhos, que podem ter sido expostos ao vírus. Também enfrentam alto risco de violência sexual e estupro e não são capazes de negociar o uso do preservativo. Atualmente, apenas 36% dos jovens do sexo masculino e 24% das jovens têm conhecimento abrangente e correto de que precisam se proteger para não contrair o vírus.[100]

O risco de morte aumenta conforme os adolescentes ficam mais velhos. Em 2004, por exemplo, a taxa de mortalidade para adolescentes entre 10 e 14 anos era 95 mortes em cada 100 mil pessoas; entre 15 e 19 anos, 139 e, entre 20 e 24 anos, 224.[99]

Causas de morbidade

Para os adolescentes, as causas de morbidade concentram-se nos problemas de saúde reprodutiva (gestação e maternidade, aborto, DSTs e várias práticas reprodutivas tradicionais). Outras causas incluem violência (coerção e abuso sexual), saúde mental e abuso de tabaco/substâncias. A gestação e maternidade precoces foram abordadas anteriormente neste capítulo, assim como o aborto. De acordo com estimativas da OMS, 1 em cada 20 adolescentes no mundo todo adquire uma DST por ano. No entanto, na sequência da epidemia de HIV e AIDS, deu-se pouca atenção às outras DSTs, embora possam causar grave morbidade reprodutiva e mortalidade. Como as DSTs em geral não são detectadas e tratadas, são consideravelmente pouco relatadas. A prevalência real entre adolescentes no mundo não é conhecida. Outros problemas de saúde reprodutiva que afetam especificamente os adolescentes são as práticas reprodutivas tradicionais, como a mutilação genital feminina (MGF). A MGF é examinada em detalhes mais adiante neste capítulo.

A coerção e o abuso sexual não foram bem estudados devido à natureza sensível do assunto. Embora as meninas apresentem maior probabilidade de serem vítimas de abuso ou coerção sexual, vários estudos mostram que grande número de meninos também sofre disso. O abuso e a coerção sexual podem levar a várias consequências negativas à saúde, incluindo problemas comportamentais e psicológicos, disfunção sexual, baixa autoestima, problemas de relacionamento, pensamentos de suicídio, abuso de álcool e substâncias e assunção de riscos sexuais. Além disso, a violência sexual foi associada a vários problemas graves de saúde física, como lesões, síndromes de dor crônica e distúrbios gastrintestinais.[101]

A cada ano, estima-se que 20% dos adolescentes apresentem um problema de saúde mental.[100] De acordo com as estimativas da OMS, até o ano 2020 os transtornos psiquiátricos adolescentes terão aumentado em mais de 50% no mundo todo, tornando-se uma das cinco principais causas de incapacidade entre adolescentes.[101] Depressão e ansiedade são os transtornos mentais mais comuns que afetam adolescentes e jovens no mundo.

A maior preocupação com a depressão entre adolescentes é que com frequência é combinada com o abuso de substâncias, o que os coloca em risco ainda maior de suicídio.[101]

O abuso de tabaco e substâncias (abuso de álcool e outras drogas) é bastante prevalente entre adolescentes, particularmente entre jovens do sexo masculino. As tendências recentes mostram uma idade ainda mais precoce de início e aumento das taxas de prevalência de tabagismo entre crianças e adolescentes.[101] No mundo todo, 150 milhões de jovens usam tabaco. Esse número está aumentando, particularmente entre as mulheres jovens. Com base nos dados disponíveis, o uso de álcool também é iniciado em idade precoce; relata-se que 14% das meninas adolescentes e 18% dos meninos entre 13 e 15 anos de idade em países de baixa e média renda já usaram álcool.[100] Essa é a principal causa de lesões, violência e morte prematura.[100] A maconha parece ser a substância ilícita mais amplamente usada no mundo. Similar ao uso de tabaco e álcool, estudos também mostraram que mais meninos do que meninas envolvem-se no uso de drogas ilícitas.[101]

▶ Violência doméstica/violência por parceiro íntimo

A ONU define a violência contra mulheres como "qualquer ato de violência baseada no sexo que resulte em, ou provavelmente resulte em, dano físico, sexual ou mental ou sofrimento às mulheres, incluindo ameaças desses atos, coerção ou privação arbitrária da liberdade, ocorrendo na vida pública ou privada." A ONU relatou que a violência contra mulheres continua disseminada no mundo, exacerbada por tradições e práticas costumeiras que determinam a maneira com que as mulheres são tratadas em família, nos locais de trabalho e nas comunidades.[104]

Até recentemente, a maioria dos governos, legisladores e gestores observava a violência contra as mulheres como um problema social relativamente pequeno, em particular a violência "doméstica" pelo marido ou outro parceiro íntimo. Desde a década de 1990, porém, os esforços das organizações femininas, dos especialistas e dos governos comprometidos resultaram em uma profunda transformação de alerta público sobre esse problema. Essa violência é, agora, amplamente reconhecida como um grave problema de direitos humanos e de saúde pública que envolve todos os setores da sociedade.[105] O termo *violência doméstica* agora está sendo substituído por *violência por parceiro íntimo* (VPI), que se refere ao comportamento em uma relação íntima que cause dano físico, sexual ou psicológico, incluindo agressão física e verbal e coerção sexual. Um estudo multinacional da OMS concluiu que entre 15 e 71% das mulheres entre 15 e 49 anos de idade relataram violência física e/ou sexual por um parceiro íntimo em algum momento de suas vidas.[106,107]

Tipos

A VPI inclui diversos tipos de formas físicas, emocionais/psicológicas e sexuais. O abuso físico, que é o tipo mais observado, ocorre quando o marido/parceiro estapeia, bate, empurra, chuta, morde ou atira objetos sobre a mulher. Pode atingir níveis graves, como queimadura, sufocação ou uso de arma. O abuso emocional/psicológico inclui depreciação, insultos ou ameaças de causar problemas graves para a mulher ou aqueles com quem ela se importa, como seus filhos. A violência sexual inclui o ato ou comportamento sexual forçado.

Fatores de risco para a experiência de violência doméstica

A violência é o controle forçado de uma pessoa por outra. Portanto, sempre é direcionada para a pessoa mais fraca ou frágil. Mulheres mais pobres, não educadas e com menos autonomia apresentam maior probabilidade de serem vítimas de VPI. Mulheres casadas em idade precoce e aquelas que têm muitos filhos também apresentam maior probabilidade de relatar a experiência de violência. Um estudo de nove países (Camboja, Colômbia, República Dominicana, Haiti, Egito, Índia, Nicarágua, Peru e Zâmbia) utilizou dados do DHS sobre 164.295 mulheres para examinar a prevalência e os fatores de risco para violência doméstica.[108] Mulheres que sofreram violência de seus maridos variaram de 17,5% no Camboja a 48,4% na Zâmbia. Mulheres que sofreram violência nos últimos 12 meses variaram de 10,6% na Índia a 26,5% na Zâmbia. A maioria das mulheres não procurou ajuda para o abuso (77,5% no Camboja; 40,5% na Nicarágua). A razão principal foi "não adianta", seguida pela vergonha e não saber aonde ir. Em todos os países, as mulheres que haviam se casado mais de uma vez ou que haviam se divorciado ou separado apresentaram maiores taxas de violência do que as mulheres que eram no momento casadas e que se casaram apenas uma vez.[108] Isso não é surpresa, pois a violência doméstica pode ser um importante motivo para dissolução do casamento. A riqueza de um lar tem relação inconsistente e em geral não linear com a experiência de violência. Os perpetradores são, com maior probabilidade, homens, menos educados, desempregados ou sob a influência de álcool ou outras substâncias intoxicantes.[109-114]

Consequências da VPI à saúde

O papel da VPI nas lesões e má saúde da mulher tornou-se uma importante preocupação de saúde pública.[115] Uma bibliografia substancial oferece uma visão geral das diversas consequências à saúde para as mulheres expostas à VPI. Estas incluem aumento dos problemas de saúde física (p. ex., lesões, dor crônica, problemas gastrintestinais e ginecológicos, incluindo doenças sexualmente transmissíveis) e problemas de saúde psicológica (p. ex., depressão, transtorno de estresse pós-traumático e tentativas de suicídio).[116-118] Não existe uma maneira padrão de classificar a gravidade das lesões. Estudos que usam o DHS usam uma abordagem, e outros tipos de pesquisas usam outras. As lesões variam de hematomas, abrasões, cortes, perfurações e mordidas a ossos quebrados, lesões nos ouvidos, olhos ou órgãos internos. A gestação aumenta o risco de VPI e resulta em desfechos gestacionais adversos, incluindo baixo peso ao nascer e mortalidade materna e infantil.[119,120]

Ciclo de violência

Pesquisas demonstraram que crianças que crescem em uma família abusiva apresentam maior probabilidade de usar violência como solução para disputas ou conflitos. Crianças que sofrem abuso e negligência apresentam maior probabilidade de cometer abusos contra seus filhos quando se tornarem pais. Mulheres expostas à VPI apresentam maior probabilidade de cometer abusos contra seus filhos. Em muitos países, as mulheres são expostas à violência não apenas de seus maridos, mas também das famílias dos maridos ou de suas próprias famílias. Ter uma história familiar de violência doméstica aumenta significativamente a probabilidade de sofrer violência.[121-123]

Rastreamento e manejo de VPI

Mulheres que sofreram abuso geralmente procuram atenção para outras reclamações quando vão a departamentos de emergência ou clínicas. Sentem vergonha ou medo de admitir que suas lesões foram resultado de VPI. O rastreamento de rotina para VPI é endossado por diversas organizações profissionais de saúde. As taxas de rastreamento nos contextos de saúde, porém, permanecem baixas. As barreiras ao rastreamento de VPI, conforme percebidas pelos agentes de saúde, incluem a falta de educação com relação à VPI, falta de tempo, falta de intervenções efetivas e fatores relacionados ao paciente, como falta de disposição de divulgar e medo de ofender o paciente.[124-127]

A maioria das pesquisas sobre rastreamento e encaminhamento foi realizada em países desenvolvidos, mas alguns estudos examinaram o treinamento do prestador em VPI, rastreamento e encaminhamento em países em desenvolvimento. Esses estudos demonstraram a importância do treinamento, da compreensão dos pontos de vista femininos e da disponibilidade de recursos para intervenção e apoio. Uma intervenção-piloto recente em uma clínica ambulatorial na Tanzânia concluiu que o rastreamento de VPI era viável e que os agentes de saúde o consideravam útil, alguns dizendo que "só perguntar nos faz sentir bem."[128] Outro estudo no Hospital Nacional de Kenyatta, no Quênia, teve resultados similares em termos de viabilidade e aceitabilidade do rastreamento. Essa pesquisa concluiu que as pacientes e famílias definiram a VPI mais amplamente do que os agentes de saúde. Essa definição mais ampla será incorporada aos treinamentos futuros. O Hospital de Kenyatta possui um dos vários Centros de Recuperação da Violência Baseada no Sexo (CRVBS) de balcão único no Quênia. O CRVBS oferece apoio médico, social, legal e outros para mulheres que sofreram VPI.[129]

▶ Escolha do sexo

Outra forma de violência baseada no sexo é a escolha do sexo antes do nascimento. Mais de 180 países são signatários do Programa de Ação da Conferência Internacional sobre População e Desenvolvimento de 1994, que inclui acordos para *"eliminar todas as formas de discriminação contra as meninas e as causas de preferência por filhos do sexo masculino, que resultam em práticas prejudiciais e não éticas relacionadas ao infanticídio feminino e à escolha pré-natal do sexo"* (Nações Unidas (1994); parágrafo 4.16).[130]

Embora a determinação do sexo para fins de escolha de sexo seja ilegal nos dois países em que é mais comum (Índia e China), a determinação do sexo e o aborto continuam a criar uma importante disparidade nas proporções entre os sexos. O número de bebês do sexo masculino nascidos para cada cem bebês do sexo feminino é chamado proporção entre os sexos no nascimento. Normalmente, essa é uma proporção de 102 a 106 do sexo masculino para cada 100 do sexo feminino.[130]

Nos países afetados, essa razão é de 110 para 120 e, por causa de variações étnicas e culturais, chega a 130 em algumas regiões (Tabela 4-7). Estimou-se que 1,5 milhão de meninas são perdidas no parto a cada ano. A falta de meninas não leva a um aumento em seu *status* como indivíduos, mesmo se aumentar seu valor como "produto". Ao contrário, a falta de meninas costuma contribuir para o maior controle familiar e mais restrições sobre seu movimento e comportamento, além de aumentar o tráfico feminino e os casamentos precoces e forçados.[131]

Três fatores influenciam a escolha do sexo antes do nascimento: a preferência por filhos do sexo masculino, a tecnologia de escolha de sexo e os baixos níveis de fertilidade. A preferência pelo sexo masculino é a principal determinante, já que muitos países apresentam baixa fertilidade e acesso à tecnologia de escolha de sexo, mas não apresentam esses desequilíbrios extremos entre os sexos.[132] A preferência pelo sexo masculino é tão fortemente enraizada em algumas culturas que não é influenciada pelo aumento da renda, educação ou urbani-

Tabela 4-7 Estimativas mais recentes de razão entre os sexos no nascimento (RSN) em vários países, 2007-2011

País/Região	RSN	Período	Fonte de dados
Leste e Sudeste da Ásia			
China	117,8	2011	Estimativa anual
Província de Anhui	128,7	2010	Censo de 2010
Província de Fujian	125,6	2010	Censo de 2010
Província de Hainan	125,5	2010	Censo de 2010
Hong Kong	116,2	2011	Registro de nascimento*
Taiwan	108,4	2009	Registro de nascimento
Cingapura	107,5	2009	Registro de nascimento
Coreia do Sul	106,7	2010	Registro de nascimento
Vietnã	111,2	2010	Levantamento demográfico anual
Região do Delta do Rio Vermelho	116,2	2010	Levantamento demográfico anual
Sul da Ásia			
Índia	110,5	2008-10	Registro de amostra
Estado de Punjab	120,3	2008-10	Registro de amostra
Estado Haryana	117,9	2008-10	Registro de amostra
Estado Uttar Pradesh	114,9	2007	Levantamento populacional e demográfico
Paquistão	109,9	2007	Levantamento populacional e demográfico
Oeste da Ásia			
Azerbaijão	116,5	2011	Registro de nascimento
Armênia	114,9	2010	Registro de nascimento
Geórgia	113,6	2009-11	Registro de nascimento*
Sudeste da Europa			
Albânia	111,7	2008-10	Registro de nascimento*
Montenegro	109,8	2009-11	Registro de nascimento

Fonte: National Statistical Offices, Eurostat. Sex Imbalances at Birth: Current Trends, consequences and policy implications. UNFPA Asia and the Pacific Regional Office. 2012. http://www.unfpa.org/public/home/publications/pid/12405 *Dados provisórios.

zação. Isso sugere que a regulamentação do acesso ao ultrassom e outras tecnologias de determinação de sexo não diminuirá a escolha do sexo e poderá afetar de forma adversa o acesso a importantes intervenções médicas durante a gestação. Sugeriu-se que a escolha do sexo exige a mesma abordagem usada para a MGF – envolver uma grande variedade de atores em um esforço concentrado trabalhando em vários níveis de ação.[130] Essa abordagem também deve considerar os fatores que levam à maior perda de meninas após o nascimento, incluindo infanticídio e negligência.

▶ Mutilação genital feminina

A MGF, como definida pela OMS, "compreende todos os procedimentos que envolvem a remoção parcial ou total da genitália feminina externa ou outras lesões aos órgãos genitais femininos por motivos não médicos. É realizada com maior frequência em meninas menores de 15 anos, mas isso varia de uma comunidade para outra. Não possui benefícios para a saúde e causa danos às meninas e mulheres de várias maneiras. Envolve remoção e danos ao tecido genital feminino saudável e normal e, assim, interfere com a função natural dos corpos das meninas e mulheres."[133] A Anistia Internacional, apoiada pela ONU, definiu a MGF como uma violação aos direitos humanos.[134] Em 20 de dezembro de 2012, a Assembleia Geral da ONU aprovou com unanimidade uma resolução que proíbe a prática da MGF. Isso foi amplamente aclamado como um primeiro passo em direção às mudanças culturais e comportamentais necessárias para eliminar essa prática.[135] A MGF afeta entre 100 e 140 milhões de mulheres e meninas e, a cada ano, mais três milhões de meninas estão em risco.

A MGF, às vezes, é chamada circuncisão feminina (CF). O termo CF foi amplamente usado, durante muitos anos, para descrever a prática; no entanto, foi abandonado, em grande parte, porque implica equivalência com a circuncisão masculina. Em contraste com a circuncisão masculina, que é considerada uma afirmação da masculinidade de acordo com muitas regulamentações religiosas e de saúde, a CF costuma ser usada para limitar as atividades sexuais pré-maritais. Em meados da década de 1990, várias comunidades praticantes locais e ativistas decidiram passar para o uso do termo mais neutro corte genital feminino (CGF), pois consideravam MGF preconceituoso e pejorativo, não conduzindo à discussão ou colaboração sobre o abandono da prática.[136] MGF é o termo mais comumente usado pelos defensores dos direitos e saúde das mulheres que desejam enfatizar os danos causados pelo procedimento.

A MGF não se baseia em uma exigência de observância religiosa, embora os pais costumem buscá-la, de boa fé, para as filhas. É direcionada para o controle social da sexualidade feminina ou, com a preservação da virgindade, como um tipo de "rito de passagem." O procedimento reduz o desejo sexual de uma mulher, ajudando, assim, a manter a virgindade de uma menina antes do casamento e sua fidelidade, subsequentemente. As principais motivações parecem ser o controle dos impulsos sexuais da mulher e a crença de que torna a mulher mais feminina.[137,138] A prática é anterior à fundação do Cristianismo e do Islamismo. Apesar de confinada principalmente aos muçulmanos, também é praticada por algumas comunidades cristãs na África e entre os judeus da Etiópia (Falashas). A prática parece ser enraizada na tradição africana e nas crenças islâmicas, embora muitos países islâmicos não pratiquem a circuncisão feminina.[139]

Na maioria dos países em que a MGF é praticada, é realizada por circuncisadoras tradicionais, PTs e, às vezes, por funcionários de saúde. Evidências mostraram o aumento de uma tendência de medicalização da prática, sendo realizada por agentes de saúde treinados em alguns países como Egito, Quênia e Guiné. No Egito, por exemplo, 77,4% de todas as MGFs foram realizadas por agentes de saúde treinados, em 2008, em comparação a 17% em 1996, de acordo com dados do Levantamento Demográfico e de Saúde do Egito.[140,141] É provável que vários fatores estejam influenciando a medicalização da prática, incluindo a influência cultural e a pressão da comunidade, assim como o desejo dos médicos de reduzir as consequências negativas do procedimento para a saúde e de obterem benefícios financeiros.[142]

Classificação

Em 2008, a OMS/UNICEF/UNFPA reiterou os quatro tipos de mutilação genital feminina em sua Declaração Conjunta, desenvolvida pela primeira vez em 1997.[143]

- Tipo I: Clitoridectomia: remoção parcial ou total do clitóris e, em casos muitos raros, apenas do prepúcio.

- Tipo II: Excisão: remoção parcial ou total do clitóris e dos pequenos lábios, com ou sem excisão dos grandes lábios.

- Tipo III: Infibulações: estreitamento da abertura vaginal por meio da criação de uma vedação

de cobertura. A vedação é formada pelo corte e reposicionamento dos lábios internos ou externos, com ou sem a remoção do clitóris.
- Outros: todos os outros procedimentos que causem danos à genitália feminina por motivos não médicos (ou seja, perfuração, furo, incisão, raspagem e cauterização da área genital).

Prevalência e tendências

Os 100 a 140 milhões de mulheres que foram submetidas à MGF estão em 27 países da África, assim como imigrantes na Europa, Austrália, Canadá, Nova Zelândia e Estados Unidos. A MGF também é praticada em alguns países da Ásia, especialmente entre certas populações na Índia, Indonésia e Malásia.[144] A prática também foi relatada na Ásia Ocidental, particularmente no Iraque, sul da Jordânia, norte da Arábia Saudita e Iêmen. De acordo com o UNICEF,[145] aproximadamente três milhões de meninas estão em risco de serem mutiladas/cortadas por ano. A prevalência de MGF/C entre mulheres dos 15 aos 49 anos varia amplamente (Figura 4-9), de 98% na Somália a 1% em Uganda e Camarões.[146]

O UNICEF relatou que a prevalência de MGF, em geral, diminuiu, com variações entre os países.[147] As gerações mais novas apresentam menor probabilidade de serem submetidas a qualquer forma de MGF do que mulheres nos grupos etários mais velhos, e menos filhas são circuncisadas, em comparação às mães (Figura 4-10). Em alguns países, o baixo apoio à MGF pelas mães está correlacionado com a maior prevalência entre as filhas. Isso provavelmente ocorre porque a decisão da MGF é controlada pelas gerações mais velhas, sogras e avós. As mães podem se opor realmente à MGF, mas podem não ser capazes de evitá-la, devido ao complexo conjunto de crenças e restrições sociais que envolvem a prática.

Consequências à saúde

Há uma quantidade substancial de literatura abrangendo as diversas complicações à saúde física e psicossexual dessa prática que causa danos:

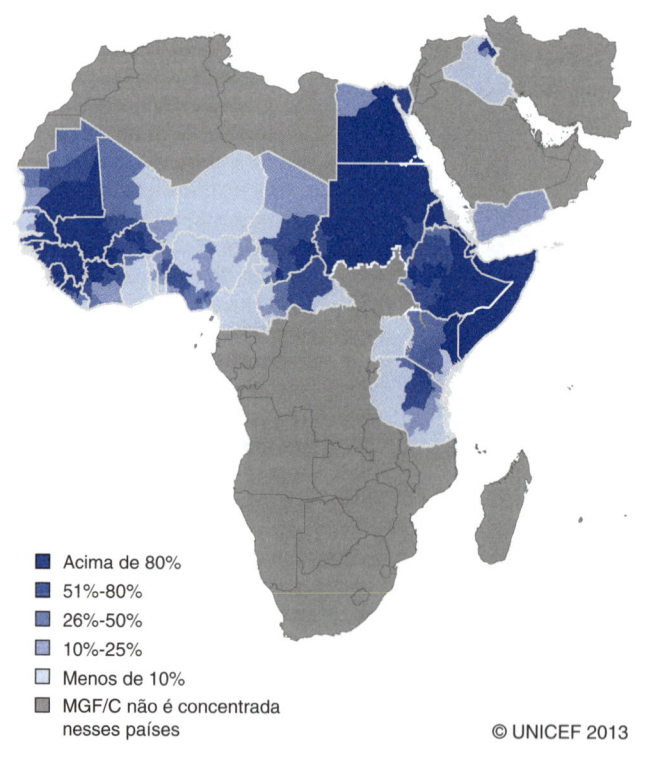

▲ **Figura 4-9** Porcentagem de meninas e mulheres entre 15 e 49 anos submetidas à MGF/C, por região nos países. Mapa sem escala. Fonte: United Nations Children's Fund (UNICEF). Female Genital Mutilation/Cutting: A statistical overview and exploration of the dynamics of change. UNICEF. New York, NY: 2013. (Reproduzida com permissão.)

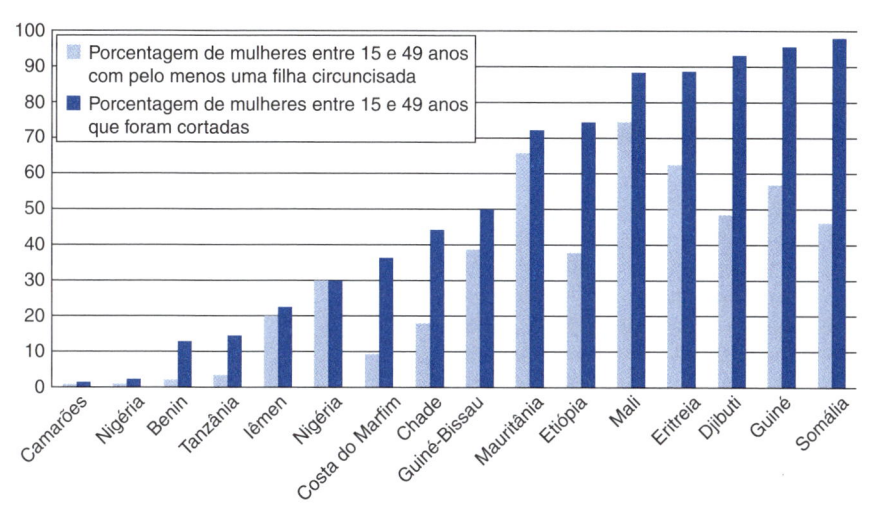

▲ **Figura 4-10** Porcentagem de mulheres entre 15 e 49 anos que foram cortadas e porcentagem de mulheres entre 15 e 49 anos com pelo menos uma filha circuncisada, em países selecionados com dados disponíveis.[147]

- Complicações físicas: Complicações imediatas podem incluir dor intensa, choque, hemorragia, tétano ou sepse, retenção urinária, feridas abertas na região genital e lesões ao tecido genital adjacente. As consequências de longo prazo podem incluir infecções recorrentes na bexiga e no trato urinário; cistos; infertilidade; maior risco de complicações no parto e morte de recém-nascidos e necessidade de cirurgias posteriores. Por exemplo, o procedimento de MGF que sela ou estreita uma abertura vaginal (tipo III) precisa ser aberto com um corte mais tarde, para permitir a relação sexual e o parto. Às vezes, é suturado novamente várias vezes, incluindo após o parto; assim, a mulher passa por repetidos procedimentos de abertura e fechamento, aumentando ainda mais os riscos imediatos e de longo prazo.[148–154]

- Consequências psicossociais e sexuais: Alguns estudos mostraram um aumento na probabilidade de medo de relação sexual, transtorno de estresse pós-traumático, ansiedade, depressão e perda de memória. A significância cultural da prática pode não proteger de complicações psicológicas. A dor, o choque e o uso de força física por aqueles que realizam o procedimento são mencionados como motivos pelos quais muitas mulheres descrevem a mutilação genital feminina como um evento traumático. A remoção do, ou danos ao, tecido genital altamente sensível, especialmente o clitóris, pode afetar a sensibilidade sexual e causar problemas sexuais, como redução do prazer sexual e dor durante o sexo. A formação de cicatriz, dor e lembranças traumáticas associadas ao procedimento também podem levar a esses problemas.[155–159]

Embora muito progresso tenha sido feito na redução dessa prática que causa dano, ainda há mais a ser feito para eliminar completamente a MGF. A Resolução da ONU de dezembro de 2012 para proibir a prática pode conferir ainda mais apoio para as iniciativas de defesa e políticas. Sites sugeridos de grupos de defesa e organizações não governamentais internacionais:

1. OMS: **http://www.who.int/reproductivehealth/publications/fgm/en/**
2. UNICEF: **http://www.unicef.org/protection/57929_58002.html**
3. UNDP: **http://www.undp.org/content/undp/en/home/ourwork/womenempowerment/overview.html**
4. Equality Now: **http://www.equalitynow.org/fgm**
5. FGM Education and Networking: **http://www.fgmnetwork.org/index.php**
6. Global Alliance Against Female Genital Mutilation: **http://www.global-alliance-fgm.org/**
7. Tostan: **http://www.tostan.org/web/page/586/sectionid/547/parentid/585/pagelevel/3/interior.asp**

8. Stop FGM/C: http://www.stopfgmc.org/
9. Stop FGM now: http://www.stop-fgm-now.com/who-is-fighting-fgm
10. End FGM: http://www.endfgm.eu/en/

▶ **Doenças crônicas**

A carga de doenças crônicas está crescendo rapidamente na maioria dos países de baixa e média renda. As causas subjacentes são os altos níveis de pobreza, exclusão social, condições de vida adversas, aumento da exposição a riscos à saúde e acesso limitado à atenção de qualidade e medicações. Apesar das concepções erradas, comuns, de que as doenças crônicas afetam principalmente os idosos, milhões de jovens adultos e crianças de ambos os sexos são vulneráveis ao desenvolvimento de doenças crônicas precocemente na vida. Essas doenças resultam em complicações de longo prazo que podem ser evitadas e morte precoce, em comparação às pessoas nos países de alta renda. Cerca de 25% das mortes globais de doenças crônicas ocorrem abaixo dos 60 anos. Dos 57 milhões de mortes estimadas em 2008, quase dois terços – 36 milhões – foram atribuídos a doenças crônicas.[160] Esse número é o dobro do número de mortes por doenças infecciosas, condições maternas e perinatais e deficiências nutricionais combinados. Atualmente, 80% da mortalidade associada a doenças crônicas estão concentrados em países em desenvolvimento. A relação entre pobreza e doenças crônicas também é evidente em países ricos, onde as desigualdades sociais na morbidade e mortalidade aumentaram nas últimas décadas.[161]

As doenças crônicas, incluindo obesidade, atualmente são responsáveis por uma carga excessiva de morbidade e mortalidade entre mulheres em países de baixa e média renda. Isso ocorre devido a disparidades socioeconômicas e fatores culturais baseados no sexo, que incluem acesso desigual à educação, trabalho, renda e saúde. Outros fatores são nutrição deficiente, baixo controle sobre os recursos domésticos, mobilidade limitada e decisões tardias para buscar atenção médica associados aos seus papéis de cuidadoras na família.[160,161]

Grande parte da carga de doenças crônicas enfrentada pelas mulheres poderia ser evitada, abordando-se seis fatores de risco críticos: pressão arterial alta, glicemia alta, sedentarismo, uso de tabaco, sobrepeso e obesidade e colesterol alto. Em 2004, esses seis fatores de risco foram responsáveis por 63% das mortes por doença cardiovascular e diabetes, mais de 75% das mortes por doença cardíaca isquêmica e um número substancial de mortes por vários tipos de câncer e doenças respiratórias crônicas (veja Tabela 4-8). A maioria das mortes atribuídas a doenças crônicas ocorre em idades mais avançadas, mas a maior parte da exposição aos fatores de risco começa mais cedo.[162]

A alta carga de doenças crônicas que afetam as mulheres tem sido amplamente negligenciada, apesar do fato de que as mulheres são expostas a mais fatores de risco para doenças crônicas do que os homens.[163] As doenças cardiovasculares, por exemplo, têm sido tradicionalmente consideradas um problema masculino, e as mulheres foram excluídas da maioria dos ensaios clínicos para desenvolvimento de novas abordagens de tratamento.

Tabela 4-8 Mortes em mulheres de 20 anos e mais velhas atribuídas aos seus fatores de risco principais para doenças crônicas, 2004

Risco	Mundo	Países de baixa renda	Países de média renda	Países de alta renda
% de mortes				
Pressão arterial alta	18	13	22	19
Glicemia alta	8	8	8	7
Sedentarismo	8	6	8	8
Uso de tabaco	7	2	8	14
Sobrepeso e obesidade	7	4	9	9
Colesterol alto	6	5	6	6

Fonte: Organização Mundial da Saúde. *Women and Health: Today's Evidence Tomorrow's Agenda*. Genebra: OMS, 2009. http://www.who.int/gender/documents/9789241563857/en/index.html

No entanto, a doença cardíaca coronariana (DCC) atualmente é uma das principais causas de morte entre mulheres na maioria dos países ricos e está se tornando um importante problema de saúde para mulheres em um número cada vez maior de países em desenvolvimento.[164] As estimativas globais indicam que cerca de 3,6 milhões de mulheres morreram de DCC em 2005 e 80% dessas mortes foram em países de baixa e média renda.[165]

Está claro que as doenças crônicas e seus efeitos sobre as mulheres devem receber mais atenção. Uma análise de dados de nove países – Argentina, Chile, Colômbia, Equador, México, Peru, África do Sul, China e Índia – concluiu que, exceto pela Índia e África do Sul, três doenças crônicas (doença cardiovascular, câncer e diabetes) foram responsáveis por mais de 20% das mortes gerais para mulheres entre 15 e 34 anos; as causas maternas e HIV/AIDS foram responsáveis por cerca de 10%. Entre as mulheres mais velhas, nas idades entre 35 e 44 anos em todos os países, exceto a Índia, as doenças crônicas foram responsáveis por um número de mortes mais de quatro vezes maior do que o de mortes causadas por condições reprodutivas e HIV/AIDS. À luz desses resultados e outras evidências relevantes sobre as crescentes taxas de doenças crônicas entre mulheres, os autores deste estudo pediram a expansão do conceito de saúde feminina além do foco tradicional sobre a saúde reprodutiva.[163]

▶ Cânceres reprodutivos

Câncer de mama

O câncer de mama é o câncer mais comum em mulheres no mundo todo. Apesar das concepções erradas de que o câncer de mama é, em sua maior parte, um problema de países industrializados, ele atualmente é responsável por uma crescente proporção de morbidade e mortalidade relacionadas ao câncer em todas as regiões em desenvolvimento. De acordo com as mais recentes estimativas globais[166]:

- Mais de 1 milhão de novos casos ocorrem por ano no mundo todo; 1,38 milhão de novos casos foram diagnosticados em 2008, representando 23% de todos os cânceres.
- A incidência é quase igual em regiões desenvolvidas e em desenvolvimento – com cerca de 690 mil novos casos em cada região – mas as taxas variam de 19,3 em cada 100 mil mulheres no leste da África a 89,7 em cada 100 mil mulheres na Europa Ocidental.
- O câncer de mama foi responsável por 458 mil mortes em 2008; dessas mortes, 269 mil – mais de 50% – ocorreram em países de baixa e média renda.
- A sobrevida do câncer de mama está diretamente relacionada aos níveis de renda do país, com uma estimativa de 80% de sobrevida em países de alta renda, 60% em países de média renda e 40% em países de baixa renda.[167]

As causas para um aumento na incidência global de câncer de mama são desconhecidas, embora muitos casos estejam associados a fatores genéticos e à suscetibilidade individual.[168] As evidências mostraram que os riscos de desenvolvimento de câncer de mama incluem longa história menstrual, com menarca precoce e menopausa tardia; nunca ter tido filhos, ou ter o primeiro filho após os 30 anos; estar acima do peso ou obesa; uso de terapia hormonal pós-menopausa, em particular terapia combinada de estrogênio e progesterona; pouca atividade física e consumo de álcool. Entre esses fatores, aqueles relacionados à reprodução foram associados principalmente às maiores taxas de câncer de mama no período de pós-menopausa entre mulheres em regiões desenvolvidas.[169] As estimativas globais recentes mostram que uma grande proporção de casos em países de baixa e média renda é de mulheres na pré-menopausa. Um exemplo é a América Latina e o Caribe, onde metade de todos os novos casos e 40% das mortes ocorrem entre mulheres com menos de 54 anos.[168] Além disso, o sobrepeso e a obesidade, juntamente com fatores reprodutivos, também foram sugeridos como fatores de risco relevantes para câncer de mama entre mulheres na pós-menopausa em alguns países em desenvolvimento, como o Brasil[170] e o México.[171]

O câncer de mama não foi reconhecido como prioridade nas políticas de saúde em países de baixa e média renda, e a maioria das mulheres é diagnosticada quando a doença está avançada. A detecção precoce inclui o autoexame das mamas, o exame clínico das mamas e a mamografia de rastreamento. O autoexame das mamas não se mostrou efetivo na redução das taxas de mortalidade, e o exame clínico e a mamografia de rastreamento exigem pessoal bem-treinado e tecnologia dispendiosa, o que os coloca fora de alcance para a maioria das mulheres nos países em desenvolvimento. O tratamento do câncer de mama é sempre caro, especialmente quando a doença é detectada em estágios avançados. As taxas de câncer de mama continuaram a aumentar no mundo todo, mas as taxas de sobrevida também aumentaram em lugares onde as mulheres têm acesso à mamografia e a tratamento precoce com qualidade.[167,168,172,173]

Câncer do colo do útero

O câncer do colo do útero é o terceiro câncer mais comum em mulheres no mundo todo – depois dos cânceres de pulmão e de mama – e o primeiro ou segundo câncer mais comum entre mulheres nos países em desenvolvimento. O câncer do colo do útero está associado à pobreza e falta de acesso a serviços de saúde reprodutiva de qualidade. As disparidades na carga de câncer do colo do útero persistem em alguns países desenvolvidos onde as mulheres de grupos de renda mais baixa são afetadas de maneira desproporcional.[174] As últimas estimativas da Agência Internacional para Pesquisas de Câncer (2008) mostram o seguinte:[166]

- Mais de meio milhão de casos novos ocorrem por ano, 530.232 em 2008. Mais de 85% do câncer cervical está nos países em desenvolvimento, onde é responsável por 13% de todos os cânceres femininos.
- O câncer cervical foi responsável por 275 mil mortes em 2008.
- A cada ano, mais de 88% do total de mortes ocorrem em países em desenvolvimento; até 2030, essa proporção atingirá 98%.
- As regiões com as maiores taxas de mortes por câncer cervical são o leste, oeste, centro e sul da África, centro-sul da Ásia, América Latina e Caribe.

O papilomavírus humano (HPV), um vírus sexualmente transmissível amplamente disseminado, é a causa subjacente do câncer cervical. Os 13 tipos oncogênicos mais comuns do HPV são responsáveis por 98% de todos os novos casos de cânceres cervicais no mundo todo, dos quais os tipos 16 e 18 são os mais prevalentes. A maioria das infecções por HPV é de curto prazo e se resolve espontaneamente, mas a infecção crônica pode levar a lesões pré-cancerosas. O lento progresso de infecção para câncer invasivo – 10 a 20 anos – permite a detecção de câncer cervical em estágios precoces, e as taxas de sobrevida são altas em locais onde as mulheres têm acesso ao rastreamento e pronto tratamento de qualidade.[174–176] A infecção por HPV parece necessária para o desenvolvimento do câncer cervical, mas fatores adicionais estão associados à progressão de lesões pré-cancerosas para câncer invasivo. Esses fatores incluem início precoce de atividade sexual, idade mais avançada, uso de longo prazo de contraceptivos orais, alta paridade, tabagismo, múltiplos parceiros sexuais e infecção por HIV. Outros fatores que podem aumentar o risco de câncer cervical são infecções anteriores com *Chlamydia trachomatis* e o herpes-vírus tipo 2.[175]

O câncer cervical é um dos cânceres mais evitáveis e tratáveis, mas não foi prioridade em políticas de saúde pública. A chance de uma mulher sobreviver depende muito do estágio em que seu diagnóstico ocorre. O tratamento costuma ser rápido e efetivo nos estágios iniciais da doença, mas, em estágios mais avançados, é sempre dispendioso e, em grande parte, inatingível para mulheres em países em desenvolvimento. Portanto, o diagnóstico e tratamento precoces são cruciais para dar às mulheres mais chances de recuperação e sobrevida.[173,174,177]

Programas de rastreamento baseado em citologia que utilizam o exame de Papanicolaou – o esfregaço colpocitológico – têm sido altamente efetivos nos países industrializados, mas, na maioria dos países em desenvolvimento, não têm sido efetivos devido aos altos custos associados à oferta e ampla cobertura e às tecnologias necessárias para garantir padrões de rastreamento de qualidade.[174,176–178]

Extensas evidências sugerem que a morbidade e mortalidade por câncer cervical poderiam ser substancialmente reduzidas em contextos de poucos recursos utilizando opções mais simples e custo-efetivas para rastreamento e tratamento precoces. As opções para rastreamento incluem a inspeção visual com ácido acético ou Lugol (conhecido como VIA ou VILI) seguida imediatamente por crioterapia para o tratamento de lesões pré--cancerosas. O tratamento precoce com crioterapia demonstrou ser seguro e efetivo, resultando em taxas de sucesso de pelo menos 85%. Uma grande vantagem dessas opções é que o rastreamento e o tratamento podem ser realizados em uma única consulta em clínicas de nível primário por médicos capacitados e profissionais de nível médio, incluindo enfermeiras e enfermeiras especializadas em obstetrícia. A abordagem de consulta única é especialmente apropriada para contextos de poucos recursos, já que as mulheres costumam enfrentar dificuldades para chegar às clínicas e para consultas adicionais.[176,177,179]

Muitos estudos concluíram que apenas o exame de DNA do HPV acabará sendo a melhor opção para rastreamento de mulheres com mais de 30 anos para câncer cervical. Uma tecnologia efetiva, portátil e de baixo custo para rastreamento do HPV-DNA, o *care*HPV, foi testado para uso em contextos de baixos recursos e estará disponível nos próximos anos. Enquanto isso, a inspeção visual, especialmente VIA, pode ser usada como um método de alta efetividade para reduzir a incidência de câncer cervical até que o exame de DNA de HPV de baixo custo torne-se acessível.[176,177]

As vacinas contra HPV introduzidas recentemente são um meio seguro e efetivo de prevenir o câncer cervical quando administradas a meninas entre 9 e 13 anos, antes de iniciarem sua atividade sexual. As vacinas disponíveis comprovaram ser altamente efetivas na prevenção de infecção dos tipos 16 e 18 de HPV, que são responsáveis por mais de 70% de todos os cânceres cervicais.[175,180,181] As vacinas contra HPV, no entanto, têm sido assunto de intensos debates. A implementação dessas vacinas para populações vulneráveis nos países em desenvolvimento enfrenta múltiplas barreiras, como alto custo, infraestrutura de entrega deficiente e cobertura e acesso limitados e desiguais. As informações públicas sobre essas vacinas concentram-se em meninas e no câncer cervical, sugerindo que a infecção por HPV é um problema somente feminino e ignorando o fato de que essas vacinas também podem ser úteis na prevenção de outros cânceres. Na realidade, as infecções por HPV afetam mulheres e homens heterossexuais, assim como lésbicas, gays, bissexuais e transexuais e podem causar outros tipos de câncer, incluindo na vulva, garganta, ânus e pênis. Além disso, os tipos 6 e 11 de HPV causam verrugas genitais que não são letais, mas são dolorosas e difíceis de tratar. Uma das vacinas disponíveis é efetiva contra esses vírus.[182]* As recomendações recentes do CDC incluem a vacinação de meninos para sua própria proteção, assim como de suas futuras parceiras sexuais.[183]

Deve-se lembrar que as vacinas contra HPV não podem substituir o rastreamento. A OMS e outras agências globais recomendam que os países melhorem a qualidade e a cobertura dos programas de rastreamento para mulheres com mais de 30 anos, as mais vulneráveis ao desenvolvimento de câncer cervical, mesmo quando há um programa de vacinação estabelecido. Finalmente, as vacinas disponíveis protegem apenas contra os tipos 16 e 18 de HPV, então o rastreamento precoce de câncer cervical causado por outros tipos oncogênicos de HPV deve continuar.[175]

▶ Mulheres em processo de envelhecimento

A OMS declarou que, entre 2000 e 2050, a proporção da população mundial com mais de 60 anos dobrará de cerca de 11% para 22%, com o número absoluto aumentando de 605 milhões para 2 bilhões. Em média, as mulheres vivem 6 a 8 anos a mais do que os homens.[184] Conforme envelhecem, as mulheres e os homens compartilham as necessidades e preocupações básicas relacionadas ao aproveitamento dos direitos humanos: abrigo, alimento, acesso a serviços de saúde, dignidade, independência e ausência de abuso. As evidências mostram, porém, que, quando consideradas em termos da probabilidade de serem pobres, vulneráveis e não terem acesso a serviço de saúde acessível, as mulheres idosas merecem atenção especial. Aproximadamente 80% das mortes por doenças crônicas ocorrem em países de média e baixa renda, onde vive a maioria das mulheres em processo de envelhecimento no mundo. Embora as mulheres não apresentem mais doenças mentais do que os homens, são mais propensas a determinados tipos de transtornos, incluindo depressão e ansiedade. O início da depressão nos anos tardios de vida pode estar relacionado a fatores psicossociais (como *status* socioeconômico) e eventos estressantes de vida (como luto e cuidados com membros da família e amigos com doenças crônicas).

Como os homens em processo de envelhecimento, as mulheres podem permanecer sexualmente ativas até o fim da vida, mas podem ter menos oportunidades, já que a maioria sobrevive aos parceiros. Muitas DSTs são transmitidas fisicamente com mais eficiência em todas as idades de homens para mulheres do que de mulheres para homens. A epidemia de HIV/AIDS teve devastadores impactos econômicos, sociais, de saúde e psicológicos sobre as mulheres idosas, especialmente na África subsaariana. Idosas que cuidam de doentes com HIV/AIDS e então de seus filhos órfãos também apresentam risco de infecção. Estudos mostram que cuidadores idosos sofrem intenso estresse financeiro, físico e emocional resultante das dificuldades financeiras que levam à incapacidade de pagar por alimentos, roupas, medicamentos essenciais e saúde básica. Não têm informações sobre autoproteção enquanto oferecem cuidado aos seus filhos e netos infectados.[185]

---

*As duas vacinas disponíveis para prevenção primária dos tipos oncogênicos de HPV 16 e 18 são Gardasil ou Silgard, produzidas pela Merck e distribuídas desde 2006, e Cervarix, produzida pela GlaxoSmithKline e distribuída desde 2007. Gardasil também protege contra os tipos não oncogênicos de HPV, 6 e 11, que causam verrugas genitais. Em 2006, a *Food and Drug Administration* (FDA – Administração de Alimentos e Medicamentos) autorizou o uso de Gardasil para indivíduos do sexo masculino entre 9 e 26 anos.[182]

A saúde de mulheres que residem em países em desenvolvimento não se limita a condições de saúde reprodutiva ou doenças infecciosas. Essas doenças continuam sendo graves ameaças à vida saudável, mas, conforme a população envelhece, as condições crônicas adquirem importância cada vez maior. A qualidade de vida relacionada à saúde entre idosas que vivem em países em desenvolvimento foi considerada inferior à dos homens, especialmente em termos de limitações físicas para aqueles que vivem em áreas rurais.[186-190]

A fragilidade em vários sistemas fisiológicos é prevalente na idade avançada e caracteriza-se pela maior vulnerabilidade à incapacidade e mortalidade.[191] Teoriza-se que os déficits nos hormônios anabólicos contribuem para o envelhecimento e a fragilidade entre mulheres.[192]

Menopausa

A menopausa é uma alteração normal na vida de uma mulher, quando seu período menstrual é interrompido. Uma mulher atingiu a menopausa quando não tem menstruação por pelo menos 12 meses contínuos. Durante a menopausa, o corpo da mulher lentamente produz menos hormônios estrogênio e progesterona. Isso costuma ocorrer entre os 45 e os 55 anos de idade.[193] Há uma grande variação na experiência da menopausa e dos sintomas da pós-menopausa nas mulheres ao redor do mundo. Essa variação na experiência da menopausa indica que diferentes grupos culturais de mulheres têm compreensões e necessidades diferentes durante a transição da menopausa.[194-200] Os planos de manejo também diferem ao redor do mundo. A terapia de reposição hormonal (TRH), também conhecida como terapia hormonal da menopausa, costuma ser usada para aliviar esses sintomas. A TRH é considerada uma opção de tratamento efetiva para os sintomas relacionados à menopausa e prevenção da osteoporose em muitos países desenvolvidos. Porém, a TRH também apresenta riscos de aumento de câncer de mama e doença cardiovascular, acidente vascular encefálico (AVE), doenças tromboembólicas, doença da vesícula biliar e incontinência urinária.[201]

As mulheres nos países em desenvolvimento apresentam menor probabilidade de usar qualquer medicação para sintomas da pós-menopausa; um exemplo é o Egito, onde menos de 2% das mulheres relataram uso de medicação.[202] Como a preocupação com o risco da TRH aumentou, as mulheres e seus médicos, nos países desenvolvidos, preferiram usar abordagens alternativas, como fitoestrogênios e intervenções alimentares, para aliviar os sintomas da pós-menopausa. Esses tratamentos evitam os riscos da TRH e são econômicos. Grupos de apoio também têm sido efetivos.[203-205]

Maus-tratos a idosos

Os maus-tratos a idosos são um ato único ou repetido, ou a falta de ação apropriada, ocorrendo em qualquer relação em que exista a expectativa de confiança, que causa dano ou sofrimento a um idoso. Esse tipo de abuso é uma violação dos direitos humanos e inclui violência física, sexual, psicológica e emocional; abuso financeiro e material; abandono; negligência e perda grave de dignidade e respeito. Embora existam poucas informações com relação à extensão dos maus-tratos nas populações idosas, especialmente nos países em desenvolvimento, estima-se que 4 a 6% dos idosos nos países de alta renda tenham sofrido alguma forma de maus-tratos em casa. Com frequência os idosos têm medo de relatar casos de maus-tratos à família, a amigos ou a autoridades. Os riscos no nível individual incluem demência e incapacidade da vítima, situação de moradia compartilhada e transtornos mentais do cuidador, além de abuso de álcool e substâncias. Os idosos do sexo masculino também apresentam risco de abuso, mas, em culturas nas quais as mulheres têm *status* social inferior, idosas viúvas estão em alto risco de negligência por abandono e confisco de bens. As mulheres também podem estar em maior risco de formas mais persistentes e graves de abusos e lesões.[206]

ABORDAGENS INOVADORAS BASEADAS NA COMUNIDADE PARA A SMI

Embora várias intervenções com base em centros de saúde contribuam para a melhoria da saúde feminina e dos desfechos de SMI, esta seção concentra-se nas abordagens na comunidade com a compreensão de que precisam estar intimamente relacionadas à atenção em instalações de alta qualidade. Essas abordagens têm o potencial de maior impacto em base populacional. A melhoria da tecnologia, de suprimentos, equipamentos adequados e treinamento de profissionais são necessários para instalações clínicas e hospitalares, para reduzir a mortalidade e morbidade em mulheres e crianças.

▶ Manejo de caso na comunidade

O Manejo de Caso na Comunidade (MCC) é uma importante nova iniciativa para abranger crianças em comunidades em 24 horas do início da doença.

Concentra-se nas três maiores causas de mortalidade e morbidade de crianças pequenas: doença diarreica, pneumonia e malária. O MCC baseia-se no nível comunitário/familiar da estratégia Manejo Integrado de Doenças da Infância (MIDI), que é o fundamento da maioria dos programas nacionais e de política de saúde infantil nos países em desenvolvimento; foi adotado por mais de cem países.[207] O MIDI foi desenvolvido pela OMS, UNICEF e outros parceiros em meados da década de 1990 para reduzir a mortalidade abaixo dos 5 anos de idade. Foi uma resposta a programas verticais de doenças específicas que aborda, separadamente, as principais causas de morte infantil. O princípio básico do MIDI é avaliar todas as necessidades de saúde e desenvolvimento de uma criança, sempre que comparece a um centro de saúde de primeiro nível, em vez de tratar apenas os sintomas que apresenta. Foi desenvolvida uma série de algoritmos para ajudar os agentes de saúde da linha de frente a seguirem as diretrizes.[208] O MIDI tem três componentes principais:

- Apoio do sistema de saúde para a saúde da criança (incluindo medicamentos essenciais e vacinas, supervisão e sistemas de informação de saúde);
- Melhoria do desempenho dos agentes de saúde de instalações de primeiro nível pelo treinamento;
- Fortalecimento das práticas familiares para evitar doenças, garantir o tratamento precoce e melhorar o cuidado domiciliar.[207]

O MIDI de nível comunitário (MIDI-C) evoluiu dessa abordagem integrada com base na instalação para redução da mortalidade infantil. O MIDI-C utiliza agentes de saúde comunitários para atingir grandes números de crianças e recém-nascidos, especialmente quando as clínicas são de difícil acesso. Os tratamentos do MCC incluem antibióticos para disenteria, SRO e zinco para diarreia, antibióticos para pneumonia e antimaláricos para malária. Os protocolos de avaliação e tratamento são baseados em evidências científicas.[209] O MCC é oferecido por uma grande variedade de agentes comunitários de saúde (ACS) da linha de frente, desde profissionais pagos em período integral até voluntários em período parcial. Os ACSs também representam uma variedade de exigências e habilidades. Em alguns países, devem ser alfabetizados (o que, com frequência, significa que são do sexo masculino). A qualidade e a extensão da supervisão dos ACSs, associações a centros de saúde e disponibilidade de medicações são críticas para o sucesso do MCC. Veja o Quadro 4-2 para obter exemplos dos tipos de ACSs em diferentes países.

Há vários exemplos de programas que implementam o MCC que resultaram em dados sobre a retenção de conhecimento dos ACSs após o treinamento e a adequação do tratamento para malária, pneumonia, diarreia e infecções neonatais.[209] A significância do MCC no tratamento das crianças mais carentes foi reconhecida em vários relatórios e estudos recentes. Várias reuniões internacionais foram dedicadas a essa abordagem, e o *CCM Operations Research Group* (Grupo de Pesquisas de Operações de MCC – ccm.org) global foi formado para desenvolver evidências. Em junho de 2012, a OMS e o UNICEF publicaram uma declaração conjunta, defendendo o Manejo de Caso Integrado na Comunidade como uma estratégia focada na equidade para melhorar o acesso a tratamentos essenciais para crianças.[210] Em novembro de 2012, o American Journal of Tropical Medicine and Hygiene (Jornal Americano de Medicina Tropical e Higiene) publicou um suplemento especial, Evidence for the Implementation, Effects, and Impact of the Integrated Community Case Management Strategy to Treat Childhood Infection (Evidências para a Implementação, Efeitos e Impacto da Estratégia de Manejo de Caso Integrado à Comunidade para o Tratamento de Infecções Infantis).[211] A pesquisa apresentada nesse suplemento documentou uma redução na mortalidade,[212] o uso de exames diagnósticos rápidos para evitar o excesso de tratamento da febre,[213] um tratamento mais econômico da pneumonia[214] e uma qualidade do tratamento equivalente aos centros de saúde[215] com maior aceitação dos serviços.[215, 216]

As pesquisas também levantaram questões sobre o excesso de uso de antibióticos para febre,[213] problemas com falta de medicação,[217] motivação e retenção do ACS[218] e limitações sobre o que os ACSs podem fazer em termos de avaliação e tratamento.[219] O MCC continuará sendo uma importante estratégia para redução da mortalidade infantil em países com maiores taxas e maior necessidade.

▶ Enfatizando o papel dos homens na saúde materna e infantil

Os serviços de SMI têm tradicionalmente se concentrado nas mulheres e crianças, excluindo os homens como parceiros e pais. Esse foco ocorreu porque a atenção à maternidade durante a gestação concentra-se, apropriadamente, na saúde e nos riscos para a mulher e porque as mulheres são as

> **QUADRO 4-2**
>
> **Quem são os profissionais de MCC?**
>
> As estratégias para disponibilizar intervenções que podem salvar vidas a crianças pobres exigem adaptação local. Assim, os prestadores de saúde baseados na comunidade – os profissionais de MCC – apresentam características variadas e diferentes títulos. Muitos são voluntários; outros recebem salários ou alguma outra forma de compensação financeira. Exemplos de ACSs que fornecem MCC incluem:
>
> - Agentes voluntários de saúde comunitária em Ruanda e Senegal
> - Brigadistas (promotores voluntários de saúde Minister Of Health – MOH) na Nicarágua
> - Voluntárias de saúde comunitárias no Nepal
> - Trabalhadoras de Saúde Femininas, funcionárias assalariadas de MOH no Paquistão
> - Curandeiros tradicionais (endireitas, circuncisadores, herboristas) na Etiópia semipecuarista
> - Dispensadores em Estabelecimentos Credenciados para Dispensação de Medicamentos na Tanzânia
> - Gerentes de *kits* de medicamentos em Mali
>
> Geralmente, mas nem sempre, os profissionais de MCC são alfabetizados. Cada vez mais, são o nível mais baixo de profissional de saúde no sistema nacional de saúde, como os Assistentes da Vigilância de Saúde de Malawi e os Trabalhadores da Extensão de Saúde na Etiópia.
>
> Fonte: Connell RW. The Role of Men and Boys in Achieving Gender Equity. Brasília, Brasil: Nações Unidas, 2003.

cuidadoras primárias de bebês e crianças. Outro motivo, especialmente nos serviços de saúde reprodutiva, era oferecer às mulheres um grau de autodeterminação nas sociedades dominadas pelo sexo masculino. Embora fosse importante estabelecer a importância do papel das mulheres em sua própria saúde e na saúde de seus filhos, essa abordagem ignorava o papel dos homens nas famílias e o fato de que, com frequência, eles são os tomadores de decisões sobre quando, onde e a quais serviços os membros da família têm acesso. Esses fatos foram reconhecidos na Conferência Internacional sobre População e Desenvolvimento de 1994 no Cairo e no Programa de Ação e na Conferência sobre Mulheres de 1995 em Pequim, resultando em planos de ação que possuíam seções sobre as responsabilidades masculinas na saúde reprodutiva, paternidade, maternidade e saúde materna e infantil. No entanto, foi necessária mais uma década para que o secretário-geral da ONU publicasse um relatório sobre *The Role of Men and Boys in Achieving Gender Equity* (*O Papel dos Homens e Meninos na Obtenção da Equidade Entre os Sexos*).[220] Esse relatório foi seguido por uma importante revisão da OMS sobre as evidências para o engajamento dos homens e meninos na equidade baseada no sexo para saúde em 2007.[221] O USAID e vários outros parceiros começaram a usar a terminologia *engajamento masculino construtivo*, com foco especial na saúde reprodutiva.[222] Outro relatório recente revisou as evidências para o envolvimento dos homens e das avós, e concluiu que, para muitos comportamentos de SMI, as avós tinham um papel crítico, e os pais um papel mais distante e de apoio. A conscientização e a incorporação da cultura e estrutura familiar são fundamentais para o sucesso dos programas.[223]

Em 2009, a Declaração do Rio foi endossada por mais de 500 participantes em um Simpósio Global sobre o Engajamento de Homens e Meninos. Estabeleceu uma ampla e abrangente agenda de defesa para redução da desigualdade entre os sexos.[224] MenEngage é uma das várias organizações que trabalham para melhorar a saúde de mulheres, crianças e homens por meio da participação total de mulheres e homens. Outras incluem MenEngage Alliance, Men as Partners e Sonke Gender Justice Network. GBC Health é uma aliança comercial global que defende o trabalho para melhorar a saúde familiar atingindo os homens por local de trabalho.[225]

Embora as pesquisas sobre programas que envolvem homens na SMI continuem a evoluir, há evidências de efetividade em vários países. O estudo *Men in Maternity* (*Homens na Maternidade*) foi realizado na Índia e África do Sul para examinar a efetividade do envolvimento dos parceiros do sexo masculino de mulheres em sua atenção durante os períodos pré-natal e pós-parto. Esses dois sítios ofereceram desafios diferentes na participação masculina. Na Índia, os maridos das mulheres (e as mães de seus maridos) foram os principais tomadores de decisão quanto à determinação do acesso aos serviços de saúde. Nas comunidades sul-africanas, era improvável que as mulheres fossem casadas ou tivessem parceiros morando junto, e os homens, com frequência, tinham várias parceiras. As mulheres apresentaram maior probabilidade de acessar a saúde de forma independente, com pouco envolvimento de seus parceiros. Os dois programas concentraram-se no envolvimento dos homens na atenção pré-natal, parto, atenção pós-natal e planejamento familiar. Foram atingidos níveis diferentes de sucesso, em parte por causa da cultura local dos papéis masculinos e também do tipo de integração do serviço. As duas intervenções ofereceram *insights* valiosos sobre a incorporação dos homens na atenção à maternidade e ao planejamento familiar. Em Délhi, na Índia, as instalações clínicas eram associadas aos locais de trabalho dos homens, e eles, em geral, acompanhavam suas mulheres às consultas pré-natais iniciais; portanto, foi mais fácil recrutá-los. Em KwaZulu, África do Sul, havia pouca precedência para o envolvimento dos homens na atenção a sua parceira, e seus empregadores não estavam comprometidos com o programa. Na Índia, os resultados mostraram que os casais no grupo do programa apresentavam maior probabilidade de se comunicar sobre planejamento familiar, engajar na tomada conjunta de decisões e continuar o uso do planejamento familiar seis meses após o parto. Esse programa está se expandindo para 34 clínicas e cinco hospitais em Délhi. Em KwaZulu, os homens, tradicionalmente, não desempenharam qualquer papel na atenção pré-natal e parto devido à visão cultural de que essa atividade os torna fracos. Inicialmente, o envolvimento dos homens sofreu forte oposição também dos agentes de saúde. Apesar dessas barreiras, cerca de um terço dos parceiros no grupo de intervenção participaram das sessões de aconselhamento. Os homens sentiram que aprenderam algo útil do aconselhamento, e as mulheres sentiram que o principal benefício foi seu parceiro se tornar mais prestativo e dar mais apoio. A comunicação sobre DSTs, relações sexuais, imunização e amamentação aumentou.[226,227] Um estudo recente em Malawi concluiu que envolver casais na saúde materna funcionou melhor com famílias urbanas e instruídas, enquanto a sensibilização de pares e a mobilização comunitária foram mais efetivas nas áreas rurais. Fatores baseados na instalação incluíram consultas marcadas para que os homens não precisassem dedicar um dia inteiro a uma consulta de saúde materna.[228]

Outros exemplos do envolvimento de homens na SMI são a formação dos Clubes dos Pais (em paralelo aos Clubes de Mães) na Fundação de Saúde Haitiana em Jeremie, Haiti,[229] um estudo de dinâmica do sexo e da família em El Alto, Bolívia,[230] e um importante estudo sobre a saúde sexual masculina em relação à saúde feminina em Mumbai, Índia, do National Institutes of Health (Instituto Nacional de Saúde).[231] Uma revisão de 58 estudos sobre o envolvimento dos homens em programas focados na saúde sexual e reprodutiva, paternidade, violência baseada no sexo e saúde materna, do recém-nascido e infantil concluiu que os programas mais efetivos foram aqueles "transformadores do sexo" – aqueles que abordam as causas raízes dos problemas de SMI, independentemente do foco do tópico. Essas foram abordagens integradas que funcionam para transformar os papéis do sexo e promover relações de igualdade entre homens e mulheres.[221]

▶ Habilidades de salvar vidas no domicílio

Habilidades de Salvar Vidas no Domicílio (HSVDs) é um programa de treinamento e intervenção desenvolvido pelo American College of Nurse-Midwives (ACNM – Colégio Americano de Enfermeiras-Obstetras) para abordar as necessidades das mães e recém-nascidos em situações em que a assistência qualificada ao parto não está imediatamente disponível. Embora o padrão para parto seja a assistência qualificada para todos os partos, a realidade para grande parte do mundo em desenvolvimento é que as mulheres dão à luz em casa e sozinhas, ou com membros da família e PTs. Ainda que o objetivo seja aprimorar a qualidade das instalações de encaminhamento e o treinamento na atenção obstétrica de emergência (AOEM) assim como aumentar o acesso ao parto em hospitais e clínicas por agentes de saúde qualificados, isso levará anos para ser alcançado em muitos países. As HSVDs são uma abordagem baseada na comunidade para complementar a AOEM, também chamadas técnicas essenciais para salvamento de vidas (TSV) no nível do serviço de saúde. Foram desenhadas para oferecer educação, motivação e mobilização de gestantes, famílias e comunidades. É um programa baseado na comunidade e em competência com foco na redução da mortalidade materna e de recém-nascidos, aumentando o acesso às técnicas básicas de salvamento de vidas no domicílio e na comunidade para diminuir as demoras na obtenção da atenção baseada na instalação em uma emergência.

O conceito para esse programa surgiu em meados da década de 1990 e foi desenvolvido pela equipe do ACNM e consultores com extensa experiência de campo em países em desenvolvimento. Trabalharam por vários anos para criar os materiais e conduzir os estudos basais. Os materiais foram pré-testados na Índia e na Etiópia em 2001 e estão sendo usados correntemente em muitos países com alta mortalidade, incluindo Afeganistão, Haiti, Libéria, Guatemala, Paquistão, Bangladesh, Quênia e Zâmbia. Uma segunda edição do programa HSVDs foi publicada em 2010. Os módulos da edição revisada podem ser encontrados em http://www.midwife.org/Home-Based-Life-Saving-Skills-HBLSS.

As HSVDs consistem em 12 módulos organizados em três domínios principais: tópicos principais (introdução, problemas da mãe e do bebê, prevenção de problemas e encaminhamento), problemas maternos (excesso de sangramento, demora no parto, enfermidade e dor com febre, inchaço e convulsões na gestação, excesso de filhos) e problemas do recém-nascido (problemas com a respiração ao nascer, muito pequeno ao nascer, bebê doente). O programa baseia-se em um modelo de Treinamento de Treinadores, com seleção de PTs e outros prestadores de serviços de saúde que trabalham em todos os módulos com treinadores certificados pela ACNM e então praticam ensinando os módulos a outros na comunidade, com supervisão da ACNM. A ênfase inicial do treinamento foi na equipe de parto no nível domiciliar: mãe, membros da família e PT. A contínua expansão da implementação das HSVDs resultou em alguns outros modelos, como treinamento da população em nível comunitário por meio dos grupos de mães e outros grupos representativos, assim como os prestadores de serviços de saúde na comunidade e PTs. Cada módulo utiliza um processo em etapas de identificação do problema, solução do problema, negociação e prática e incorpora uma discussão respeitosa das práticas existentes na comunidade e de como aplicar novas estratégias. Os módulos são acompanhados por cartões "Tome uma Atitude" ilustrados para as etapas apropriadas a cada problema. Os materiais são bem adequados para comunidades com baixo nível de instrução e incluem um sistema de rastreamento de gestação e nascimento que pode ser completado por PTs ou outros residentes da comunidade.

Pesquisas preliminares na Etiópia demonstraram melhoria no manejo da hemorragia pós-parto, porém menos impacto sobre o manejo de infecções em recém-nascidos. Essa abordagem está sendo implementada em vários países, e outras pesquisas irão ajudar a compreender a operação e os desfechos do programa em outros sítios de campo.[232,233] A retenção de conhecimento pelo agente comunitário de saúde do programa HSVDs foi demonstrada em uma avaliação em Bangladesh, onde houve um aumento no conhecimento 1 ano após o treinamento (de 77,8 para 97,7%).[234] Um projeto de Sobrevida Infantil do USAID na Fundação de Saúde Haitiana concluiu que as HSVDs foram um método de mobilização comunitária altamente efetivo, aumentando a consciência dos sinais de perigo, apoiando os comitês de evacuação de emergência no nível das vilas e supervisão dos partos por PTs por membros comunitários para garantir a segurança das mães e dos recém-nascidos.[235] Dados de um ensaio clínico controlado, randomizado, por conglomerado em sete sítios em seis países (Argentina, Guatemala, Índia, Quênia, Paquistão, Zâmbia), realizados pela Rede Global para Saúde Feminina e Infantil, estão sendo analisados e fornecerão medidas de desfecho para três intervenções: mobilização da comunidade, habilidades de salvar vidas no domicílio para comunidades e assistentes de parto e treinamento do prestador com base em instituições.[236]

▶ Ajudando os bebês a respirar e o método mãe-canguru

A asfixia ao nascer é uma importante causa de morte de recém-nascidos. *Helping Babies Breathe* (Ajudando os Bebês a Respirar [ABR]) foi criado para abordar esse problema em contextos pobres em recursos. É uma iniciativa da American Academy of Pediatrics (AAP – Associação Americana de Pediatria) em colaboração com a OMS, USAID, Saving Newborn Lives (Salvando Vidas de Recém-Nascidos), The National Institute of Child Health and Development (Instituto Nacional de Saúde e Desenvolvimento Infantil) e outras organizações globais de saúde. ABR é um currículo baseado em evidências que está sendo usado em hospitais, clínicas e com assistentes de partos baseados no domicílio.[237]

De forma bem similar ao programa HSVDs, o objetivo é propiciar que todas as mulheres deem à luz com assistentes de parto qualificados, mas aborda a realidade de que isso nem sempre é possível. Utiliza materiais educativos ilustrados e tem mensagens facilmente adaptáveis. As mensagens principais são que todos os recém-nascidos devem ser mantidos limpos e aquecidos, as mães devem ser encorajadas a amamentar e que um bebê que não respira no primeiro minuto após o parto precisa de ajuda extra. A ajuda extra é a limpeza das vias aéreas e o uso de ventilação com máscara e balão para estimular a respiração. O ensino do ABR é prático, utilizando um manequim especial e o verdadeiro dispositivo de sucção. O gráfico para tomada de decisão também é um elemento importante (Figura 4-11) para treinamento e implementação. Foca no "minuto de ouro" no qual as intervenções devem ter início.

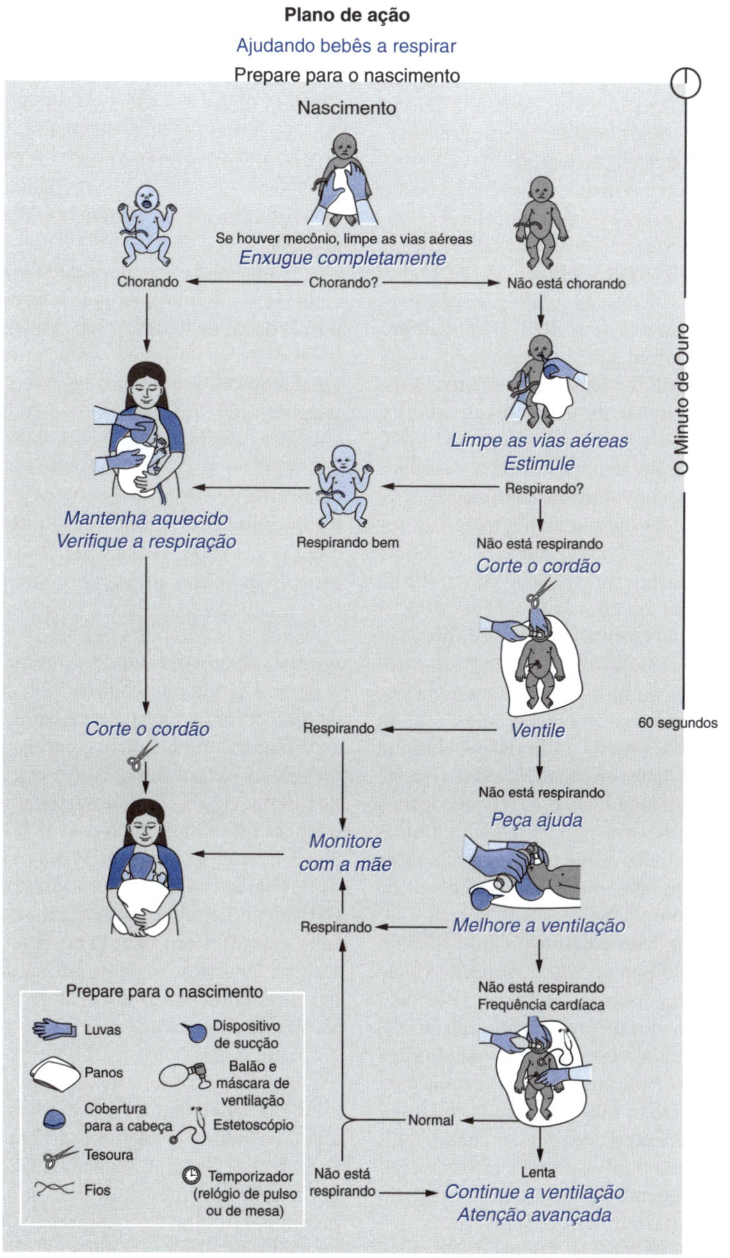

▲ **Figura 4-11** Plano de Ação do Ajudando Bebês a Respirar. (*Reproduzida com permissão de Little GA, Keenan WJ, Niermeyer S, Singhal N, Lawn JE. Neonatal nursing and helping babies breathe: an effective intervention to decrease global neonatal mortality.* Newborn Infant Nurs Rev 2011;11(2):82–87.)

O método mãe-canguru (MMC) é a atenção a bebês prematuros colocados em contato direto com a pele da mãe para evitar a hipotermia (baixa temperatura do corpo e regulação deficiente da temperatura), promover a amamentação, os laços entre a mãe e o bebê e a saúde infantil.[238] Bebês prematuros e com BPN apresentam maior risco de hipotermia, desnutrição e infecção. As consequências da hipotermia à saúde incluem hipoxia, complicações cardiorrespiratórias e acidose. Essas podem progredir para complicações neurológicas, hiperbilirrubinemia, distúrbios de coagulação e morte.[239]

Nos países desenvolvidos, o bebê é colocado em uma incubadora no berçário do hospital e, embora essa abordagem seja efetiva, tem sido criticada por perturbar a ligação entre a mãe e o bebê. O método mãe-canguru foi desenvolvido pela primeira vez em Bogotá, Colômbia, em 1979, primeiramente porque o hospital tinha recursos limitados e alta taxa de mortalidade de bebês prematuros. Essa abordagem demonstrou reduzir a mortalidade e a morbidade.[240] Desde o início da década de 1980, as pesquisas e a implementação dessa abordagem demonstraram sua efetividade no controle térmico, na amamentação e na ligação com a mãe para todos os recém-nascidos.[241] Duas metanálises recentes demonstraram menor mortalidade para o MMC em contexto hospitalar depois que bebês com BPN foram estabilizados. Lawn e colegas encontraram uma redução de 51% na mortalidade e uma redução significativa na morbidade grave para bebês nascidos com menos de 2.000 gramas.[242] Uma atualização em 2011 a partir da Revisão Cochrane de 2003 a qual não havia encontrado evidências de redução na mortalidade com o MMC encontrou uma redução significativa na mortalidade e morbidade, assim como um aumento em alguns indicadores de crescimento infantil, amamentação e ligação entre a mãe e o bebê.[243]

Nos países em desenvolvimento, o MMC tem sido implementado por agentes comunitários de saúde treinados no contexto do domicílio. Para alguns bebês, isso oferece o tratamento adequado; para aqueles em maior risco, pode ser usado para estabilizá-los até que possam ser transferidos para um hospital. O método mãe-canguru também foi expandido de "atenção da mãe" para incluir pais e avós. Infelizmente, houve poucos estudos controlados randomizados do início do MMC em contextos comunitários. Um ensaio clínico em Bangladesh demonstrou uma redução substancial na mortalidade para bebês com BPN.[244] Outros estudos da comunidade MMC são necessários, já que ele continua a ser usado em muitos países.

CONCLUSÃO

Os desfechos de saúde para mães e bebês continuam a ser ruins em muitas partes do mundo. A correlação da SMI com os papéis, a educação e a pobreza das mulheres limita as iniciativas de foco em doença única ou promoção da saúde. A inclusão da mortalidade materna e infantil como foco de dois ODMs, assim como a integração da SMI nas metas de redução de pobreza, o aumento do acesso à educação fundamental e a melhoria da nutrição, é um primeiro passo. Os ODMs oferecem evidências de que uma abordagem holística para a SMI é crítica para a saúde e o desenvolvimento globais.

A mortalidade e morbidade materna e os serviços de saúde materna pertencem a todos os aspectos da saúde feminina relacionados ao seu papel como mãe, incluindo a gestação e após o parto, amamentação e cuidados com a criança. Os serviços de saúde infantil têm focado principalmente em bebês e crianças menores de 5 anos, embora exista uma conscientização cada vez maior das necessidades de saúde dos neonatos, crianças maiores e adolescentes. A ênfase nas mulheres como mães é um ponto forte, pois ajuda a focar os serviços de atenção primária em saúde na melhoria da qualidade de vida da próxima geração, assim como salvar as vidas de mulheres em seus papéis reprodutivos. No entanto, pode ser criticado por negligenciar a saúde das mulheres em papéis além do de mãe. A ênfase nas mulheres como "porta-bebês" e cuidadoras de bebê/criança resulta na falta de atenção a outras importantes questões de saúde das mulheres, incluindo a saúde pré-concepção, doenças infecciosas além das DSTs ou aquelas que possam ter efeitos sobre a criança, violência contra as mulheres e a saúde da mulher depois da idade fértil. Como muitos dos determinantes da saúde de uma gestante começam bem antes da gestação, a atenção à nutrição, à educação, ao desenvolvimento e ao tratamento de doenças de meninas deve se tornar uma prioridade para a SMI além dos serviços tradicionais.

A saúde e o bem-estar das mulheres e crianças também dependem do envolvimento das famílias e comunidades. A inclusão de homens na SMI é com frequência negligenciada; no entanto, seu papel como tomadores de decisão costuma superar o da mulher. O desafio é como envolver os homens na SMI sem eliminar a meta de equidade entre os sexos. As intervenções baseadas na comunidade oferecem a oportunidade para uma abordagem participativa e inclusiva dos sexos.

QUESTÕES DE ESTUDO

1. Por que é difícil reduzir a mortalidade materna em países de baixa renda?
2. Como os fatores maternos influenciam a saúde infantil?
3. Quais são os determinantes do casamento em idade precoce? Quais são as consequências?
4. Como é possível fazer com que os homens se engajem mais efetivamente na SMI?
5. Descreva e discuta várias intervenções econômicas que reduzem a mortalidade materna e infantil. Concentre-se na sustentabilidade e no impacto.

REFERÊNCIAS

1. United Nations. *The Millennium Development Goals Report 2012*. New York: The United Nations, 2012.
2. World Health Organization. *Trends in Maternal Mortality: 1990 to 2010*. Geneva: WHO, 2012.
3. World Health Organization. *Maternal Mortality in 2000: Estimates Developed by WHO, UNICEF, UNFPA*. Geneva: WHO, 2004
4. The World Bank. *Level & Trends in Child Mortality*. Report 2011.http://data.worldbank.org/indicator/SP.DYN.IMRT.IN
5. United Nations Statistics Division. *Infant Mortality Rate per 1000 Live Births*. (UN Pop. Div. quinquennial estimates and projections) [code 13620].http://unstats.un.org/unsd/demographic/sconcerns/mortality/mort2.htm
6. World Health Organization. *The Sisterhood Method for Estimating Maternal Mortality: Guidance Notes for Potential Users*. Geneva: WHO, 1997. WHO/RHT/97.28.
7. International Conference on Primary Health Care. Declaration of Alma-Ata. Paper presented at: International Conference on Primary Health Care; September 6–12, 1978; Alma-Ata, USSR. http://www.who.int/publications/almaata_declaration_en.pdf.
8. Singh S, Samara R.Early marriage among women in developing countries. *Int Fam Plann Perspect* 1996;22:148–157,175.
9. United Nations Population Fund. *Marrying too Young: End Child Marriage*.New York: UNFPA, 2012.
10. Child Marriage Fact Sheet. http://www.unfpa.org/swp/2005/presskit/factsheets/facts_child_marriage.htm;http://www.unfpa.org/public/site/global/search-results?q=child%20marriage.
11. IPPF and the Forum on the Marriage and the Rights of Women and Girls. *Ending Child Marriage: A Guide for Policy Action*. London: IPPF, 2006.
12. Guidelines on Women's Empowerment. http://www.un.org/popin/unfpa/taskforce/guide/iatfwemp.gdl.html.
13. http://www.undp.org/content/undp/en/home/ourwork/womenempowerment/overview.html.
14. International Conference on Population and Development (1994) Program of Action, paragraph 4.2. http://www.unfpa.org/public/icpd/.
15. Hogan MC, Foreman KJ, Naghavi M, et al. Maternal mortality for 181 countries, 1980–2008: a systematic analysis of progress towards Millennium Development Goal 5. *Lancet* 2010;375(9726):1609–1623.
16. Karlsen S, Say L, Souza JP, et al. The relationship between maternal education and mortality among women giving birth in health care institutions: analysis of the cross sectional WHO global survey on maternal and perinatal health. *BMC Public Health* 2011;11(1):606.
17. Ehrhardt AA, Sawires S, McGovern T, Peacock D, Weston, M. Gender, empowerment, and health: what is it? How does it work? *J Acquir Immune Defic Syndr* 2009;51(Suppl 3): S96–S105.
18. World Health Organization. *Global HIV/AIDS Response: Epidemic Update and Health Sector Progress toward Universal Access*. Geneva: WHO, 2011.
19. Education Counts: Towards the Millennium Development Goals. Paris: UNESCO, 2010. http://unesdoc.unesco.org/images/0019/001902/190214e.pdf.
20. Promoting Gender Equality. Empowering Women through Education. UNFPA. http://www.unfpa.org/gender/empowerment2.htm.
21. Dalal K, Shabnam J, Andrews-Chavez J, Mårtensson LB, Timpka T. Economic empowerment of women and utilization of maternal delivery care in Bangladesh. *IntJ Prevent Med* 2012;3(9):628–636.
22. Do M, Kurimoto N. Women's empowerment and choice of contraceptive methods in selected African countries. *Int Perspect Sex Reprod Health* 2012;38(1):23–33.
23. Rapp D, Zoch B, Khan MMH, Pollmann T, Krämer A. Association between gap in spousal education and domestic- violence in India and Bangladesh. *BMC Public Health* 2012;12:467.
24. Refaat A, Simister J. Effects of Education on Gender-Based Violence in Egypt. Presented at APHA 137 Annual Meeting & Exposition; November 2009; Philadelphia, PA.
25. Valkonen T, Sihvonen AP, Lahelma E. Health expectancy by level of education in Finland. *Soc Sci Med* 1997;44(6):801–808.
26. United Nations Population Fund. Summary of the ICPD programme of action. March 1995. http://www.unfpa.org/public/home/publications/pid/1973.
27. Singh S, Darroch JE. *Adding It Up: Costs and Benefits of Contraceptive Services. Estimates for 2012*. New York: Guttmacher Institute/United Nations Population Fund, 2012.
28. World Health Organization. *Measuring Access to Reproductive Health Services: Report of WHO/UNFPA Technical Consultation 2–3 December 2003*. Geneva: WHO, 2005. WHO/RHR/04.11.
29. Ross JA, Winfrey W. Unmet need for contraception in the developing world and former Soviet Union: an updated estimate. *Int Fam Plann Perspect* 2002;28(3):138–143.
30. Casterline JB, Sinding SW. Unmet need for family planning in developing countries and implications for population policy. *Popul Develop Rev* 2000;26(4):691–723.

31. United Nations Population Fund. *Reproductive health: a measure of equity.* In: United Nations Population Fund. State of World Population 2005. The Promise of Equality: Gender Equity, Reproductive Health, and the Millennium Development Goals. New York: UNFPA, 2005.
32. World Health Organization. *Report of a WHO technical consultation on birth spacing.* Geneva: WHO, 2006.
33. Rawlings JS, Rawlings VB, Read JA. Prevalence of low birth weight and preterm delivery in relation to the interval between pregnancies among white and black women. *N Engl J Med* 1995;332(2):69–74.
34. World Health Organization.*The World Health Report 2002: Reducing risks, promoting healthy life.* Geneva: WHO, 2002.
35. Yip R, Lynch S.*Iron Deficiency Anemia Technical Consultation.* New York: UNICEF, October 1998.
36. International Nutritional Anemia Consultative Group (INACG). *Integrating programs to move iron deficiency and anemia control forward. Report of the 2003 International Nutritional Anemia Consultative Group Symposium, 6 February 2003, Marrakech, Morocco.* Washington, DC: ILSI Press, 2003. http://www.ilsi.org/researchfoundation/publications/inacgfinal.pdf.
37. De Benoist B, McLean E, Egli I, Cogswell M. *Worldwide Prevalence of Anaemia 1993–2005. Who Global Database on Anaemia.* Geneva: WHO, 2008.
38. Scholl TO, Hediger ML. Anemia and iron-deficiency anemia: compilation of data on pregnancy outcome. *Am J Clin Nutr* 1994;59 (Suppl): 492s––501s.
39. Tolentino K, Friedman JF. An update on anemia in less developed countries. *Am J Trop Med Hyg* 2007;77(1):44–51.
40. Black RE, Allen LH, Bhutta ZA, et al. Maternal and child undernutrition: global and regional exposures and health consequences. *Lancet* 2008;371:243–260.
41. World Health Organization. *World Health Report.* Geneva: WHO, 2005. http://www.who.int/whr/2005/en/index.html.
42. World Health Organization, UNICEF and UNU. *Iron Deficiency Anaemia: Assessment, Prevention and Control. A Guide for Programme Managers.* Geneva: WHO, 2001.
43. World Health Organization. *Nutrition for Health and Development: A Global Agenda for Combating Malnutrition.* Geneva: WHO, 2000.
44. Dowswell T. Carroli G, Duley L, et al. Alternative versus standard packages of antenatal care for low-risk pregnancy. *Cochrane Database Syst Rev* 2010:CD000934.
45. Antenatal care. ChildInfo, UNICEF, 2012. http://www.childinfo.org/antenatal_care.html.
46. Maternal Health. Women Deliver. http://www.womendeliver.org/ knowledge-center/facts-figures/maternal-health/.
47. Bergström S, Goodburn E. The role of traditional birth attendants in the reduction of maternal mortality. In: De Brouwere V, Van Lerberghe W, eds. *Safe Motherhood Strategies: A Review of the Evidence.* Antwerp: ITG Press, 2001.
48. Ray AM, Salihu HM. The impact of maternal mortality interventions using traditional birth attendants and village midwives. *J Obstet Gynaecol* 2004;24(1):5–11.
49. Garces A, McClure EM, Chomba E, et al. Home birth attendants in low income countries: who are they and what do they do? *BMC Pregnancy Childbirth* 2012(12);34.
50. Graham W, Bell JS, Bullough CHW, et al. Can skilled attendance at delivery reduce maternal mortality in developing countries? In: De Brouwere V, Van Lerberghe W, eds. *Safe Motherhood Strategies: A Review of the Evidence.* Antwerp: ITG Press, 2001.
51. Lawn JE, Kinney M, Lee AC, et al. Reducing intrapartum-related deaths and disability: can the health system deliver? *Int J Gynaecol Obstet* 2009;107(Suppl 1): S123–S140, S140–S142.
52. World Health Organization. *The Partnership for Maternal, Newborn and Child Health, Opportunities for Africa's Newborns.* Geneva: WHO, 2006.
53. World Health Organization. *Technical Consultation on "Guidelines for Monitoring the Availability and Use of Obstetric Services."* Geneva: WHO/UNFPA/UNICEF/AMDD, 2006.
54. Liljestrand J, Martins JM, Rajapaksa LC, et al. *Investing in Maternal Health: Learning from Malaysia and Sri Lanka.* Washington, DC: The World Bank, 2003.
55. Koblinski M, ed. *Reducing Maternal Mortality: Learning from Bolivia, China, Egypt, Honduras, Indonesia, Jamaica, and Zimbabwe (Health, Nutrition, and Population Series).* Washington, DC: The World Bank, 2003.
56. Victora GVC, Aluisio JDB, Axelson H, et al. How changes in coverage affect equity in maternal and child health interventions in 35 countdown to 2015 countries: an analysis of national surveys. *Lancet* 2012;380:1149–1156.
57. UNFPA Safe Motherhood Fact Sheet 2012. http://www.unfpa.org/public/mothers.
58. Khan KS, Wojdyla D, Say L, Gülmezoglu AM,Van Look PFA. WHO analysis of causes of maternal death: a systematic review. *Lancet* 2006;367:1066–1074.
59. Barnes-Josiah D, Myntti C, Augustin A. The three delays as a framework for examining maternal mortality in Haiti. *Soc Sci Med* 1998;46(8):981–993.
60. Thaddeus S, Maine D. Too far to walk: maternal mortality in context. *Soc Sci Med* 1996;38:1091–1110.
61. Rogo KO, Oucho J, Mwalali. Chapter 16. In: Jamison DT, Feachem RG, Makgoba MW, et al., eds. *Maternal Mortality in Disease and Mortality in Sub-Saharan Africa.* 2nd ed. Washington, DC: World Bank, 2006.
62. Smith J, Currie S, Perri J, Bluestone J, Cannon T. *National Programs for the Prevention and Management of Postpartum Hemorrhage and Pre-Eclampsia/Eclampsia: A Global Survey, 2012.* Washington, DC: USAID and MCHIP, 2012.
63. World Health Organization. Management of STIs/RTIs. 2005. http://www.who.int/reproductive-health/publications/rtis_gep/infection_childbirth.htm.
64. World Health Organization. *Unsafe Abortion: Global and Regional Estimates of the Incidence of Unsafe Abortion and Associated Mortality in 2008.* 6th ed. Geneva: WHO, 2011.

65. Sedgh G, Singh S, Shah IH, Åhman E, Henshaw SK, Bankole A. Induced abortion: incidence and trends worldwide from 1995 to 2008. *Lancet* 2012;379:625–632.
66. Singh S. Hospital admissions resulting from unsafe abortion: estimates from 13 developing countries. *Lancet* 2006;368(9550): 1887–1892.
67. World Health Organization. *Maternal Mortality in 2000: Estimates Developed by WHO, UNICEF, UNFPA*. Geneva: WHO, 2004.
68. United National Population Fundand Engender Health. *Fistula Needs Assessment Report: Findings from Nine African Countries*. New York: UNFPA, 2003
69. Castro LC. Hypertensive disorders of pregnancy. In: Hacker N, Moore JG, eds. *Essentials of Obstetrics and Gynecology*. 3rd ed. Philadelphia: WB Saunders, 1998: 196–207.
70. The Eclampsia Trial Collaborative Group. Which anticonvulsant for women with eclampsia? Evidence from the collaborative eclampsia trial. *Lancet* 1995;345(8963):1455–1463.
71. Reproductive Health Supplies Coalition. Product Brief: Magnesium Sulfate. Updated January 2012. http://www.path.org/publications/files/RHSC_ms_br.pdf.
72. The Magpie Trial Collaborative Group. Do women with pre-eclampsia, and their babies, benefit from magnesium sulphate? The Magpie Trial: a randomised placebo-controlled trial. *Lancet* 2002;359(9321):1877–1890.
73. Sheth SS, Chalmers I. Magnesium for preventing and treating eclampsia: time for international action. *Lancet* 2002; 359(9321): 1872–1873.
74. The Eclampsia Trial Collaborative Group. Which anticonvulsant for women with eclampsia? Evidence from the collaborative eclampsia trial. *Lancet* 1995;345(8963):1455–1463.
75. World Health Organization. *Department of Making Pregnancy Safer. WHO Technical Consultation on Postpartum and Postnatal Care*. Geneva: WHO, 2010.
76. USAID. Maternal and child health: technical areas. Postpartum and newborn care. 2005. http://www.usaid.gov/our_work/global_health/mch/mh/techareas/post.html.
77. Åhman E, Zupan, J. *Neonatal and perinatal mortality: country, regional and global estimates 2004*. Geneva: WHO, 2007.
78. Lawn J, Shibuya K, Stein C, Åhman E, Zupan J. *Neonatal and perinatal mortality: country, regional and global estimates 2004*. Geneva: WHO, 2007: Global estimates of intrapartum stillbirths and intrapartum-related neonatal deaths. *Bull World Health Organ* [online] 2005;83(6): 409–417. ISSN 0042-9686.
79. World Health Organization. *Neonatal and Perinatal Mortality: Country, Regional and Global Estimates*. Geneva: WHO, 2006.
80. Lawn JE, Kerber K, Enwernu-Laryea C, Cousens S. 3.6 million neonatal deaths—what is progressing and what is not? *Semin Perinatol* 2010;34(6): 371–386. http://dx.doi.org/10.1053/j.semperi.2010.09.011.
81. World Health Organization. *Early Child Development*. Geneva: WHO, 2009. http://www.who.int/mediacentre/factsheets/fs332/en/index.html.
82. Early Child Development Knowledge Network. *Early child development: a powerful equalizer*. Tech. Rep., The Early Child Development Knowledge Network of the Commission on Social Determinants of Health. Geneva: World Health Organization, 2007. http://www.who.int/social_determinants/publications/earlychilddevelopment/en/index.html
83. Walker S, Wachs T, Meeks Gardner J, et al. Child development: risk factors for adverse outcomes in developing countries. *Lancet* 2007;369:145–157.
84. World Health Organization. *Children: Reducing Mortality*. Geneva: WHO, 2012. http://www.who.int/mediacentre/factsheets/fs178/en/index.html.
85. United Nations. Millennium Development Goals Report 2011, June 2011, ISBN 978-92-1-101244-6. http://www.unhcr.org/refworld/docid/4e42118b2.html.
86. UNICEF, WHO, The World Bank, UN DESA/Population Division. *Levels and Trends in Child Mortality—Report 2012*.Geneva: UNICEF, 2012.
87. Save the Children. *A Life Free from Hunger: Tackling Child Malnutrition*. London: Save the Children, 2012.
88. World Health Organization. *Essential Antenatal, Perinatal and Postpartum Care*. Training modules. EUR/03/5035043.Geneva: WHO, 2003.
89. WHO, UNICEF, UNFPA, UNAIDS.Guidelines on HIV and Infant Feeding 2010: Principles and recommendations for infant feeding in the context of HIV and a summary of evidence. 2010. http://www.who.int/maternal_child_adolescent/documents/9789241599535/en/.
90. World Health Organization. *Initiatives for Vaccine Research. Acute Respiratory Infections*. Geneva: WHO, 2012. http://www.who.int/vaccine_research/diseases/ari/en/.
91. World Health Organization. *Pneumonia*. Geneva: WHO, 2012 http://www.who.int/mediacentre/factsheets/fs331/en/index.html.
92. World Health Organization. *Diarrheal Disease*. Geneva: WHO, 2009. http://www.who.int/mediacentre/factsheets/fs330/en/index.html.
93. UNICEF/World Health Organization. *Diarrhoea: Why Children Are Still Dying and What Can Be Done*. Geneva: UNICEF, 2009.
94. World Health Organization. *Oral Rehydration Salts: Production of the New ORS*. Geneva: WHO, 2006.
95. UNICEF. *Malaria*. Geneva: UNICEF, 2012. http://www.unicef.org/health/index_malaria.html.
96. World Health Organization. *Measles*. Geneva: WHO, 2013. http://www.who.int/mediacentre/factsheets/fs286/en/.
97. Sawyer SM, Afifi RA, Bearinger LH, et al. Adolescence: a foundation for future health. *Lancet* 2012; 379:1630–1640.
98. United National Population Fund. *The state of the world population 2011*. New York: UNFPA, 2011.
99. United National Children's Fund. *Progress for children: a report card on adolescents*. New York: UNICEF, 2012.
100. World Health Organization. *Young People: Health Risks andSolutions*. Geneva: WHO, 2011. http://www.who.int/mediacentre/factsheets/fs345/en/index.html.

101. Blum RW, Nelson-Mmari K. The health of young people in a global context. *J Adolesc Health* 2004;35:402–418.
102. United Nations Children's Fund. *State of the world's children 2011: Adolescence—an age of opportunity.* New York: UNICEF, 2011.
103. World Health Organization, *Child and Adolescent Health and Development Progress Report 2009.* Geneva: WHO, 2009: Highlights, p. 16.
104. United Nations. *Violence Against Women: A Global Phenomenon.* New York: UN report, 2010. http://www.un.org/apps/news/story.asp?NewsID=36513&Cr=gender+equality&Cr1#.UNXatWdmWBo.
105. World Health Organization. *Violence Against Women: WHO Consultation.* Geneva: WHO, 1996.
106. World Health Organization. *Multi-Country Study on Women's Health and Domestic Violence Against Women: Summary Report of Initial Results on Prevalence, Health Outcomes and Women's Responses.* Geneva: WHO, 2005.
107. Garcia-Moreno C, Jansen HAFM, Ellsberg M, Heise L, Watts CH. Prevalence of intimate partner violence: findings from the WHO multi-country study on women's health and domestic violence. *Lancet* 2006; 368(9543):1260–1269.
108. Kishor S, Johnson K. *Profiling Domestic Violence—A Multi-Country Study.* Calverton, MD: ORC Macro, 2004.
109. Abramsky T, Watts CH, Garcia-Moreno C, et al. What factors are associated with recent intimate partner violence? Findings from the WHO multi-country study on women's health and domestic violence. *BMC Public Health* 2011;11:109.
110. Centers for Disease Control and Prevention. *Understanding Intimate Partner Violence.* Atlanta: CDC, 2012. http://www.cdc.gov/ViolencePrevention/pdf/IPV_Factsheet2012-a.pdf.
111. Domestic Violence Statistics. http://domesticviolencestatistics.org/domestic-violence-statistics/.
112. Stöckl H, Heise L, Watts C. Factors associated with violence by a current partner in a nationally representative sample of German women. *Sociol Health Illness* 2011;33(5):694–709.
113. Murphy CM, Ting L. The effects of treatment for substance use problems on intimate partner violence: a review of empirical data. *Aggression Violent Behav* 2010;15(5):325–333.
114. Seifert D, Lambe A, Anders S, Pueschel K, Heinemann A. Quantitative analysis of victim demographics and injury characteristics at a metropolitan Medico-Legal Center. *Forensic Sci Int* 2009;188(1–3):46–51.
115. Chrisler JC, Ferguson S. Violence against women as a public health issue. *Ann NY Acad Sci* 2006;1087:235–249.
116. Dutton, MA, Kaltman S, Goodman LA, Weinfurt K, Vankos N. Patterns of intimate partner violence: correlates and outcomes. *Violence Victims* 2005;20(5):483–497.
117. Narula A, Agarwal G, McCarthy L. Intimate partner violence: patients' experiences and perceptions in family practice. *Family- Pract* 2012;29(5):593–600.
118. Devries K, Watts C, Yoshihama M, et al. Violence against women is strongly associated with suicide attempts: evidence from the WHO multi-country study on women's health and domestic violence against women. *Soc Sci Med* 2011;73(1):79–86.
119. Makayoto LA, Omolo J, Kamweya AM, Harder VS, Mutai J. Prevalence and associated factors of intimate partner violence among pregnant women attending Kisumu District Hospital, Kenya. *Matern Child Health J* 2013;17(3):441–447.
120. Osinde MO, Kaye DK, Kakaire O. Intimate partner violence among women with HIV infection in rural Uganda: critical- implications for policy and practice. *BMC Women Health* 2011;11:50.
121. Rodriguez CM, Tucker MC. Behind the cycle of violence, beyond abuse history: a brief report on the association of parental attachment to physical child abuse potential. *Violence Vict* 2011;26(2):246–256.
122. Schluter PJ, Tautolo ES, Paterson J. Experience of physical abuse in childhood and perpetration of physical punishment and violence in adulthood amongst fathers: findings from the Pacific Islands Families Study. *Pac Health Dialog* 2011;17(2):148–162.
123. Thornberry TP, Knight KE, Lovegrove PJ. Does maltreatment beget maltreatment? A systematic review of the intergenerational literature. *Trauma Violence Abuse* 2012;13(3):135–152.
124. Nelson HD, Bougatsos C, Blazina I. Screening women for intimate partner violence: a systematic review to update the U.S. Preventive Services Task Force recommendation. *Ann Intern Med* 2012;156(11):796–808.
125. Krasnoff M, Moscati R. Domestic violence screening and referral can be effective. *Ann Emerg Med* 2012;40(5):485–492.
126. Chapin JR, Coleman G, Varner E. Yes we can! Improving medical screening for intimate partner violence through self-efficacy. *J Inj Violence Res* 2011;3(1):19–23.
127. Umhau JC, Trandem K, Shah M, George DT. The physician's unique role in preventing violence: a neglected opportunity? *BMC Med* 2012;10(1):146.
128. Laisser RM, Nyström L, Lindmark G, Lugina HI, Emmelin M. Screening of women for intimate partner violence: a pilot intervention at an outpatient department in Tanzania. *Global Health Action* 2011;4:7228.
129. Undie C, Maternowska MC, Mak'anyengo M, Birungi H, Keesbury J, Askew I. *Routine Screening for Intimate Partner Violence in Public Health Care Settings in Kenya: An Assessment of Acceptability.* New York: Population Council, 2012.
130. World Health Organization. *Preventing Gender-biased Sex Selection: An Interagency Statement.* Geneva: WHO, 2011.
131. Giles K, Feldman-Jacobs C. *When Technology and Tradition Collide: From Gender Bias to Sex Selection.* Washington, DC: Population Reference Bureau, Policy Brief, September 2012.
132. Guilmoto C. *Sex Imbalances at Birth: Trends, Consequences, and Policy Implications.* Bangkok: UNFPA, 2012.
133. World Health Organization.*Female genital mutilation.* Geneva, WHO, 2013. http://www.who.int/mediacentre/factsheets/fs241/en/.
134. Amnesty International. *Fight against female genital mutilationwins UN backing.* New York: Amnesty

International, 2012. http://www.amnestyusa.org/news/news-item/fight-against-female-genital-mutilation-wins-un-backing.
135. United Nations Women. *UN bans female genital mutilation.* New York: UN, 2012. http://www.unwomen.org/2012/12/united-nations-bans-female-genital-mutilation/;http://www.un.org/News/Press/docs/2012/sgsm14742.doc.htm.
136. Population Reference Bureau. Abandoning female genital cutting: prevalence, attitudes, and efforts to end the practice. http://www.prb.org/pdf/AbandoningFGC_Eng.pdf.
137. Mackie G. Female genital cutting: a harmless practice? *Med Anthropol Q* 2003;17(2):135–158.
138. El-Gibaly O, Ibrahim B, Mensch BS, Clark WH. The decline of female circumcision in Egypt: evidence and interpretation. *Soc Sci Med* 2002;54(2):205–220.
139. Wiens J. Female circumcision is curbed in Egypt. *BMJ* 1996;313(7052): 249.
140. EI-Zanaty, Way A. *Egypt Demographic and Health Survey 1995.* Calverton, MD: National Population Council [Egypt] and Macro International Inc., 1996.
141. El-Zanaty F, Way A. *Egypt Demographic and Health Survey 2008.* Cairo, Egypt: Ministry of Health, El--Zanaty and Associates, and Macro International, 2009.
142. Refaat A. Medicalization of female genital cutting in Egypt. *East Mediterr Health J* 2009;15(6):1379–1388.
143. World Health Organization. *Eliminating Female Genital Mutilation: An Interagency Statement.* Geneva: WHO, 2008. http://www.un.org/womenwatch/daw/csw/csw52/statements_missions/Interagency_Statement_on_Eliminating_FGM.pdf.
144. World Health Organization. *Female Genital Mutilation and Other Harmful Practices: Prevalence of FGM.* Geneva: WHO. http://www.who.int/reproductivehealth/topics/fgm/prevalence/en/index.html.
145. United Nations Children's Fund. *Female Genital Cutting: A Statistical Exploration.* Geneva: UNICEF, 2005. http://www.unicef.org/publications/files/FGM-C_final_10_October.pdf.
146. United Nations Children's Fund, Female Genital Mutilation/Cutting: A statistical overview and exploration of the dynamics of change, UNICEF, New York, 2013.
147. United Nations Children's Fund. *Child Info Progress.* Geneva: UNICEF, 2013. http://www.childinfo.org/fgmc_progress.html.
148. Ekenze SO, EzegwuiHU, AdiriCO. Genital lesions complicating female genital cutting in infancy: a hospital-based study in south-east Nigeria. *Ann Trop Paediatr* 2007;27(4):285–290.
149. Bjälkander O, Bangura L, Leigh B, Berggren V, Bergström S, Almroth L. Health complications of female genital mutilation in Sierra Leone. *Int J Womens Health* 2012;4:321–331.
150. Kaplan A, Hechavarría S, Martín M, Bonhoure I. Health consequences of female genital mutilation/cutting in the Gambia, evidence into action. *Reprod Health* 2011;8:26.
151. Merritt DF. Genital trauma in pre-pubertal girls and adolescents. *Curr Opin Obstet Gynecol* 2011;23(5):307–314.
152. Raouf SA, Ball T, Hughes A, Holder R, Papaioannou S. Obstetric and neonatal outcomes for women with reversed and non-reversed type III female genital mutilation. *Int J Gynaecol Obstet* 2011;113(2):141–143.
153. Hamoudi A, Shier M. Late complications of childhood female genital mutilation. *J Obstet Gynaecol Can* 2010;32(6):587–589.
154. Bishai D, Bonnefant YT, Darwish M, et al; FGM Cost Study Group of World Health Organization. Estimating the obstetric costs of female genital mutilation in six African countries. *Bull World Health Organ* 2010;88(4):281–288.
155. El-Defrawi, Lotfy G, Dandash KF, Refaat AH, Eyada M. Female genital mutilation and its psychosexual impact *J Sex Marital Ther* 2001;27(5):465–473.
156. Shah G, Susan L, Furcroy J. Female circumcision: history, medical and psychological complications, and initiatives to eradicate this practice. *Can J Urol* 2009;16(2):4576–4579.
157. Utz-Billing I, Kentenich H. Female genital mutilation: an injury, physical and mental harm. *J Psychosom Obstet Gynaecol* 2008;29(4):225–229.
158. Alsibiani SA, Rouzi AA. Sexual function in women with female genital mutilation. *Fertil Steril* 2010;93(3):722–724.
159. Catania L, et al. Pleasure and orgasm in women with female genital mutilation/cutting (FGM/C). *J Sex Med* 2007;4(6):1666–1678.
160. World Health Organization. *Global Status Report on Noncommunicable Diseases 2010: Description of the Global Burden of NCDs, Their Risk Factors and Determinants.* Geneva: WHO, 2011.
161. World Health Organization. *Obesity and overweight.* Fact sheet N°311. Geneva: WHO, May 2012.
162. World Health Organization. *Women and Health. Today's Evidence Tomorrow's Agenda.* Geneva: WHO, 2009.
163. Raymond SU, Greenberg HM, Leeder SR. Beyond reproduction: women's health in today's developing world. *Int J Epidemiol* 2005;34:1144–1148.
164. Wenger N. You've come a long way, baby. Cardiovascular health and disease in women. Problems and prospects. *Circulation* 2004;109:558–560.
165. World Health Organization. *Preventing chronic diseases. A vital investment.* Geneva: WHO, 2005.
166. International Agency for Research on Cancer. Breast cancer incidence, mortality and prevalence worldwide in 2008. Lyon, France: GLOBOCAN Fast Stats, 2008. IARC/WHO. http://globocan.iarc.fr/factsheets/cancers/breast.asp.
167. Coleman MP, et al. CONCORD Working Group. Cancer survival in five continents: a worldwide population-based study (CONCORD). *Lancet Oncol* 2008;9:730–756.
168. Knaul F, Bustreo F, Ha E, Langer A. Breast cancer: why link early detection to reproductive health interventions in developing countries? *Salud Publica Mex* 2009;51(S2):S220–S227.
169. Porter PL. Global trends in breast cancer incidence and mortality. *Salud Publica Mex* 2009;51(S2):S141–S146.
170. De Vasconcelos AB, Azevedo e Silva Mendonça G, Sichieri R. Height, weight change and risk for breast cancer in Rio de Janeiro, Brazil. *Sao Paulo Med J* 2001;119(2):62–66.

171. Romieu I, Lajous M. The role of obesity, physical activity and dietary factors on the risk of breast cancer: the Mexican experience. *Salud Publica Mex* 2009;51(S2):172–180.
172. Anderson BO, Yip C, Smith RA, et al. Guideline implementation for breast healthcare in low- and middle-income countries. Overview of the Breast Health Global Initiative Global Summit 2007. *Cancer* 2008;113(S8):S2215–S2371.
173. Berer M. Reproductive cancers: high burden of disease, low level of priority. *Reprod Health Matters* 2008;16(32):4–8.
174. World Health Organization. *Comprehensive Cervical Cancer Control. A Guide to Essential Practice.* Geneva: WHO, 2006.
175. Murray M. Progress in preventing cervical cancer: updated evidence on vaccination and screening. *Outlook* 2010;27(2).
176. Alliance for Cervical Cancer Prevention. *Recent Evidence on Cervical Cancer Screening in Low-Resource Settings.* Seattle: ACCP, 2011.
177. Sherris J, Wittet S, Kleine A, et al. Evidence-based, alternative cancer screening approaches in low-resource settings. *Int Perspect Sex and Reprod Health* 2009;35(3):147–154.
178. Gakidou E, Nordhagen S, Obermeyer Z. Coverage of cervical cancer screening in 57 countries: low average levels and large inequalities. *PLoS Med* 2008;5(6):863–868.
179. Blumenthal PD, Lauterbach M, Sellors JW, Sankaranarayanan R. Training for cervical cancer prevention programs in low-resource settings: focus on visual inspection with acetic acid and cryotherapy. *Int J Gynecol Obstet* 2005;89:S30–S37.
180. Cohen S. A long and winding road: getting the HPV vaccine to women in the developing world. *Guttmacher Policy Rev* 2007;10(3):15–19.
181. World Health Organization. *Strengthening Cervical Cancer Prevention and Control.* Report of the GAVI-UNFPA-WHO meeting. Geneva: WHO, 2010.
182. Graham JE, Mishra A. Global challenges of implementing human papillomavirus vaccines. *Int J Equity Health* 2011;10:27.
183. Centers for Disease Control. Recommendations on the use of quadrivalent human papillomavirus vaccine in males—Advisory Committee on Immunization Practices (ACIP). *MMWR Morb Mortal Wkly Rep* 2011;60(50):1705–1708.
184. World Health Organization. *Aging and Life Course. Interesting Facts About Aging.* Geneva: WHO, 2012. http://www.who.int/ageing/about/facts/en/index.html.
185. World Health Organization. *Women Aging and Health: A Framework for Action, Focus on Gender.* Geneva: WHO, 2007. http://www.who.int/ageing/publications/Women-ageing-health-lowres.pdf.
186. Duda RB, Anarfi JK, Adanu RM, Seffah J, Darko R, Hill AG. The health of the "older women" in Accra, Ghana: results of the Women's Health Study of Accra. *J Cross Cult Gerontol* 2011;26(3):299–314.
187. Aghamolaei T, Tavafian SS, Zare S. Health related quality of life in elderly people living in Bandar Abbas, Iran: a population-based study. *Acta Med Iran* 2010;48(3):185–191.
188. Gómez F, Curcio CL, Duque G. Health care for older persons in Colombia: a country profile. *J Am Geriatr Soc* 2009;57(9):1692–1696.
189. Tabloski PA. Global aging: implications for women and women's health. *J Obstet Gynecol Neonatal Nurs* 2004;33(5):627–638.
190. Mwanyangala MA, Mayombana C, Urassa H, Charles J, Mahutanga C, Abdullah S, Nathan R. Health status and quality of life among older adults in rural Tanzania. *Global Health Action* 2010;3.
191. Szanton SL, Allen JK, Seplaki CL, Bandeen-Roche K, Fried LP. Allostatic load and frailty in the women's health and aging studies. *Biol Res Nurs* 2009;10(3):248–256.
192. Cappola AR, Xue QL, Fried LP. Multiple hormonal deficiencies in anabolic hormones are found in frail older women: the women's health and aging studies. *J Gerontol Ser A: Biol Sci Med Sci* 2009;64A(2):243–248.
193. Centers for Disease Control and Prevention. *Menopause: Women's Reproductive Health.* Atlanta: CDC, 2012. http://www.cdc.gov/reproductivehealth/WomensRH/Menopause.htm.
194. Jones EK, Jurgenson JR, Katzenellenbogen JM, Thompson SC. Menopause and the influence of culture: another gap for Indigenous Australian women? *BMC Women's Health* 2012;12(1):43.
195. Hunter MS, Gupta P, Chedraui P, et al. The International Menopause Study of Climate, Altitude, Temperature (IMS-CAT) and vasomotor symptoms. *Climacteric* 2012; September 4.
196. Aggarwal N, et al. Prevalence and related risk factors of osteoporosis in peri- and postmenopausal Indian women. *J Midlife Health* 2011;2(2):81–85.
197. Sweed HS, Elawam AD, Nabeel AM, Mortagy K. Post menopausal symptoms among Egyptian geripausal women. *East Mediterr Health J* 2012;18(3):213–220.
198. Avis, et al. Longitudinal changes in sexual functioning as women transition through menopause: results from the Study of Women's Health Across the Nation. *Menopause* 2009;16(3):442–452.
199. Ayatollahi SMT, Ghaem H, Ayatollahi SAR. Sociodemographic factors and age at natural menopause in Shiraz, Islamic Republic of Iran. *East Mediterr Health J* 2005;11(1/2):2005.
200. Loutfy I, Abdel Aziz F, Dabbous NI, Hassan MH. Women's perception and experience of menopause: a community-based study in Alexandria, Egypt. *East Mediterr Health J* 2006;12(Suppl 2):S93–S106.
201. Nelson HD, Walker M, Zakher B, Mitchell J. Menopausal hormone therapy for the primary prevention of chronic conditions: a systematic review to update the U.S. Preventive Services Task Force Recommendations. *Ann Intern Med* 2012;157:104–113.
202. Dandash, K, Abd El AllH, Refaat A. *Final Report of Women's Health Problems in Egypt Focusing on Cancer Cervix.* Cairo: National Population Council, Egypt, 2005. http://www.popcouncil.org/countries/egypt.asp.
203. Meherishi S, Khandelwal S, Swarankar ML, Kaur P. Attitudes and practices of gynecologists in Jaipur toward management of menopause. *J Midlife Health* 2010;1(2):74–78.

204. Saleh F, Afnan F, Ara F, Yasmin S, Nahar K, Khatun F, Ali L.Phytoestrogen intake and cardiovascular risk markers in Bangladeshi postmenopausal women. *Mymensingh Med J* 2011;20(2):219-225.
205. Yazdkhasti M, et al. The effect of support group method on quality of life in post-menopausal women. *Iran J Public Health* 2012;41(11):78-84.
206. World Health Organization. *Elder Maltreatment*. Geneva: WHO, 2011. http://www.who.int/mediacentre/factsheets/fs357/en/index.html.
207. Bryce J, Victora CG, Habicht JP, Black RE, Scherpbier RW. Programmatic pathways to child survival: results of a multi-country evaluation of integrated management of childhood illness. *Health Policy Plan* 2005;20(Suppl):5s-17s.
208. World Health Organization. *IMCI: Model Chapter for Textbooks*. Geneva: WHO, 2001. WHO/FCH/CAH/00.40.
209. CORE Group, Save the Children, BASICS, MCHIP. *Community Case Management Essentials: Treating Common Childhood Illnesses in the Community. A Guide for Program Managers*. Washington, DC: CORE Group, 2010.
210. WHO/UNICEF. *Integrated Community Case Management*. New York: United Nations Children's Fund, 2012.
211. Marsh DR, Hamer DH, Pagnoni F, Peterson S. Evidence for the implementation, effects, and impact of the integrated community case management strategy to treat childhood infection. *Am J Trop Med Hyg* 2012;87 (5 Suppl):2-5.
212. Chinbuah MA, Kager PA, Abbey M, et al. Impact of community management of fever (using antimalarials with or without antibiotics) on childhood mortality: a cluster-randomized controlled trial in Ghana. *Am J Trop Med Hyg* 2012;87(5 Suppl):11-20.
213. Mukanga D, Tiono AB, Anyorigiya T, et al. Integrated community case management of fever in children under five using rapid diagnostic tests and respiratory rate counting: a multi-country cluster randomized trial. *Am J Trop Med Hyg* 2012;87(5 Suppl):21-29.
214. Sadruddin S, Shehzad S, Bari A, et al. Household costs for treatment of severe pneumonia in Pakistan. *Am J Trop Med Hyg* 2012;87(5 Suppl):137-143.
215. Nsona H, Mtimuni A, Daelmans B, et al. Scaling up integrated community case management of childhood illness: update from Malawi. *Am J Trop Med Hyg* 2012;87(5 Suppl):54-60.
216. Guenther T, Sadruddin S, Chimuna T, et al. Beyond distance: an approach to measure effective access to case management for sick children in Africa. *Am J Trop Med Hyg* 2012;87 (5 Suppl):77-84.
217. Chandani Y, Noel M, Pomeroy A, Andersson S, Pahl MK, Williams T. Factors affecting availability of essential medicines among community health workers in Ethiopia, Malawi and Rwanda: solving the last mile puzzle. *Am J Trop Med Hyg* 2012;87(5 Suppl):120-126.
218. Strachan DL, Kallander K, ten Asbroek AHA, et al. Interventions to improve motivation and retention of community health workers delivering integrated community case management (iCCM): stakeholder perceptions and priorities. *Am J Trop Med Hyg* 2012;87(5 Suppl):111-119.
219. George A, Young M, Nefdt R, et al. Community health workers providing government community case management for child survival in sub-Saharan Africa: who are they and what are they expected to do? *Am J Trop Med Hyg* 2012;87(5 Suppl):85-91.
220. Connell RW. *The Role of Men and Boys in Achieving Gender Equity*. Brasilia, Brazil: UN, 2003. E/CN, 6/2004/9. http://www.un.org/womenwatch/daw/egm/men-boys2003/Connell-bp.pdf.
221. World Health Organization. *Engaging Men and Boys in Changing Gender-Based Inequity in Health: Evidence from Programme Interventions*. Geneva: WHO, 2007.
222. Population Reference Bureau. *Engaging Men for Gender Equality and Improved Reproductive Health*. Washington, DC: PRB, 2009.
223. IYCN. USAID. *The Roles and Influence of Grandmothers and Men Evidence Supporting a Family-Focused Approach to Optimal Infant and Young Child Nutrition*. Washington, DC: PATH, 2011.
224. Engaging men and boys in achieving gender equality. Rio de Janeiro, Brazil: 2009. http://www.menengage.org/images/files/declaracao-rio-ingles-para.pdf.
225. GBCHealth. *Engaging Men for Family Health: Why it Matters*. Issue Brief. December 2011. www.gbchealth.org.
226. Population Council. Mixed success involving men in maternal care worldwide. *Pop Briefs* 2005;11(1).
227. Mullick S, Kunene B, Wanjiru M. Involving men in maternity care: health service delivery issues. *Agenda: Special Focus Gender, Culture Rights* 2005;(special issue):124-134. http://www.popcouncil.org/pdfs/frontiers/journals/Agenda_Mullick05.pdf.
228. Kululanga LI, Sundby J, Malata A, Chirwa E. Striving to promote male involvement in maternal health care in rural and urban settings in Malawi—a qualitative study. *Reprod Health* 2011;8:36. http://www.reproductive-health-journal.com/content/8/1/36.
229. Gebrian B, Tobing S, Lowney M, Anderson F, Bourdeau R. Madonna Project. Innovations in maternal-newborn and child health. Unpublished manuscript, 2002.
230. Population Council/Bolivia. The involvement of men in perinatal health in El Alto. 2006. http://www.popcouncil.org/countries/bolivia.asp.
231. Schensul SL, Sharma S, Maitra S, Pinto N. Gender concepts, marital relationships and sexual risk behavior in Mumbai, India. September 2003. http://www.igwg.org/pdf/AgendaGlobalConference.pdf.
232. Sibley L, Buffington S, Haileyesus D. The American College of Nurse-Midwives' home-based lifesaving skills program: a review of the Ethiopia field test. *J Midwifery Womens Health* 2004;49(4):320-328.
233. Sibley L, Buffington S, Beck D, Armbruster D. Home based life saving skills: promoting safe motherhood through innovative community-based interventions. *J Midwifery Womens Health* 2001;46(4):258-266.
234. Dynes M, Rahman A, Beck D, Moran A. Home-based life saving skills in Matlab, Bangladesh: a process evaluation of a community-based maternal child health programme. *Midwifery* 2011;27(1):15-22.
235. Rosales A. HHF/KOMBIT PROJECT Innovations in Maternal-Newborn and Child Health Award No.

GHS-A-00-04-00020-00 OCTOBER 1, 2004–SEPTEMBER 30, 2009, Final Evaluation Report.
236. Pasha O, Goldenberg RL, McClure EM, et al. Communities, birth attendants and health facilities: a continuum of emergency maternal and newborn care (the global network's EMONC trial). *BMC Pregnancy Childbirth* 2010;10:82. http://www.biomedcentral.com/1471-2393/10/82.
237. American Academy of Pediatrics. Helping Babies Breathe. Elk Grove, IL: AAP, 2012. http://www.helpingbabiesbreathe.org/about.html.
238. World Health Organization. *Kangaroo Mother Care: A Practical Guide*. Geneva: WHO, 2003.
239. Hackman PS. Recognizing and understanding the cold stressed term infant. *Neonatal Netw* 2001;20(8):35–41.
240. Bosque EM, Affonso DD, Wahlberg V. Physiologic measures of kangaroo versus incubator care in a tertiary-level nursery. *J Obstet Gynecol Neonatal Nurs* 1995;24(3):219–226.
241. World Health Organization. *Thermal Control of the Newborn: A Practical Guide*. Geneva: WHO, 1993. WHO/FHE/MSM/93.2.
242. Lawn JE, Mwansa-Kambafwile J, Horta BL, Barros FC, Cousens S. 'Kangaroo mother care' to prevent neonatal deaths due to preterm birth complications. *Int J Epidemiol* 2010;39.
243. Conde-Agudelo A, Belizan JM, Diaz-Rossello J. Kangaroo mother care to reduce morbidity and mortality in low birthweight infants. *Cochrane Database Syst Rev* 2010:CD002771.
244. Sloan NL, Ahmed S, Choudhury N, Chowdhury M, Rob U, Winikoff B. Community-based kangaroo mother care to prevent neonatal and infant mortality: a randomized, controlled cluster trial. *Pediatrics* 2008;121(5):e1047–e1059.

Tráfico humano

5

Clydette Powell

OBJETIVOS DE APRENDIZADO

- *Descrever a carga global, as causas, as formas e o impacto do tráfico humano*
- *Identificar as implicações de saúde (pública e individual) do tráfico humano*
- *Descrever as intervenções usadas para combater o tráfico humano e dar exemplos de abordagens de prevenção de saúde pública*
- *Identificar algumas iniciativas e parceiros importantes antitráfico humano*
- *Descrever o papel da redução da demanda no combate do tráfico humano*

EXEMPLOS DE CASOS[1]

▶ Caso 1: Bopah: Camboja

Bopah vivia em um vilarejo rural e casou-se aos 17 anos. Seu marido a levou a um hotel em outro vilarejo no Camboja e a deixou lá. Bopah descobriu que o hotel era um bordel e tentou fugir, mas foi detida à força e avisada que deveria pagar sua estadia. A "dívida" de Bopah aumentava devido às cobranças por alimento, roupas e outras necessidades. Bopah não podia ir embora. Vários anos depois, devastada por doença, foi jogada na rua.

▶ Caso 2: Alin: da Romênia para a Itália

Alin é um menino de 14 anos da Romênia que é explorado sexualmente por seu pai e vendido a turistas estrangeiros que frequentam um distrito de Milão conhecido pela prostituição infantil. O pai de Alin recebe 40 euros cada vez que o filho é escolhido. Ele usa o dinheiro para comida e cigarros. De acordo com a Lei de Proteção das Vítimas de Tráfico de 2000 e os pactos internacionais, a prostituição infantil é, por definição, uma forma de tráfico humano.

▶ Caso 3: Menino costurando sári

Jovens do sexo masculino costuram miçangas e lantejoulas em desenhos intrincados em sáris e xales em uma oficina "zari" em Mumbai, Índia (Figura 5-1). Os meninos, que chegam de trem de vilarejos pobres de toda a Índia, costumam trabalhar das 6h da manhã até as 2h da manhã do dia seguinte. Alguns dormem no chão da oficina. Se cometerem um pequeno erro, podem ser espancados. Todos dizem que trabalham para mandar dinheiro para suas famílias, mas sabe-se que alguns empregadores retêm seu mísero pagamento.

▶ Caso 4: Criança de rua com flores

Crianças de rua, aquelas que fugiram ou as que vivem na pobreza podem cair no controle de traficantes que os forçam a pedir esmolas (Figura 5-2). Às vezes, as crianças são intencionalmente desfiguradas para atrair mais dinheiro de transeuntes. As vítimas de redes organizadas de esmolas com frequência são espancadas ou feridas se não trouxerem dinheiro suficiente. Também são vulneráveis a abuso sexual.

▶ Caso 5: Adolescente americana[2]

Debbie tinha 15 anos quando foi raptada de sua casa no subúrbio de Phoenix, Arizona. Pouco depois, foi ameaçada, estuprada e espremida em uma pequena caixa de transporte para cães. Seus capto-

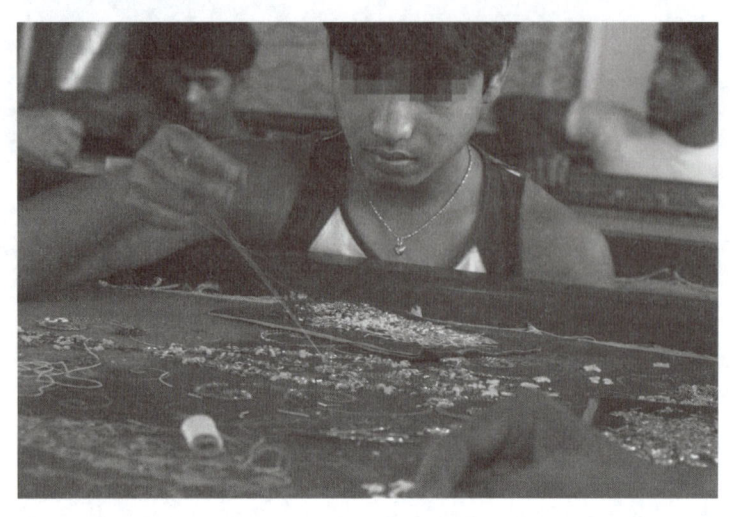

Figura 5-1 Jovens costuram miçangas e lantejoulas em desenhos intrincados em sáris e xales em uma oficina "zari" em Mumbai, Índia. (*Cortesia de Kay Chernush para o Departamento de Estado dos EUA. http://www.gtipphotos.state.gov.*)

res a forçaram a trabalhar como prostituta. Finalmente, a polícia local seguiu uma pista e encontrou Debbie, tremendo, presa em uma gaveta embaixo de uma cama.

INTRODUÇÃO

Todos os anos, até 27 milhões de homens, mulheres e crianças no mundo todo, incluindo os Estados Unidos, podem ser submetidos por força, fraude ou coerção para fins de exploração sexual ou trabalho forçado.[3] Uma forma moderna de escravidão, o tráfico humano às vezes é chamado de uma epidemia "escondida bem à vista." A Organização Internacional do Trabalho (OIT) estima, de maneira conservadora, que cerca de 21 milhões de pessoas são traficadas para trabalho no mundo todo.[4] As vítimas de tráfico são de todas as idades, raças, nacio-

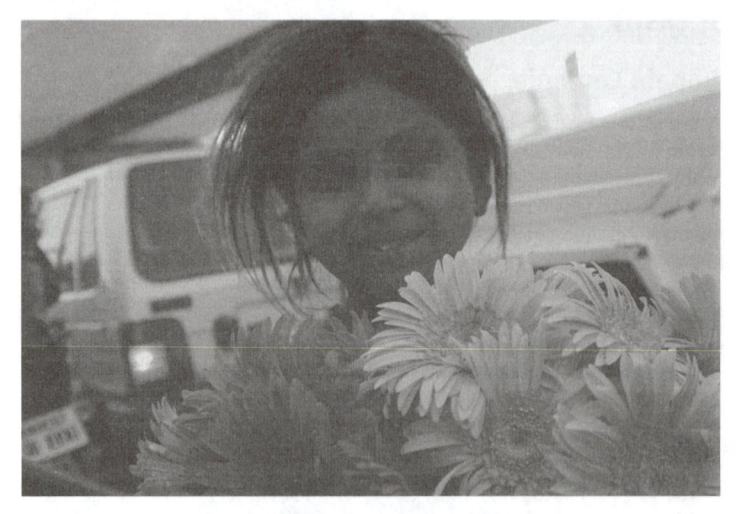

Figura 5-2 Crianças de rua, foragidas ou que vivem na pobreza podem cair no controle de traficantes, que as forçam a entrar em redes de esmola. (*Cortesia de Kay Chernush para o Departamento de Estado dos EUA. http://www.gtipphotos.state.gov.*)

nalidades, *status* socioeconômico, orientação sexual e níveis educacionais. Seus perpetradores vêm das mesmas categorias. Nenhum grupo está isento do risco de ser traficado ou tornar-se um traficante.

A escravidão humana tem uma longa história ao redor do mundo. Os relatos escritos de tráfico de trabalho datam de milhares de anos antes de Cristo, quando um jovem chamado Joseph foi vendido por seus irmãos a viajantes a caminho do Egito e então revendido por aqueles compradores a outros mercadores, para trabalho escravo. Ao longo dos séculos, tribos guerreiras capturavam as pessoas e as vendiam a outras; mercadores de escravos nos anos de 1700 e 1800 cruzavam as águas entre a Europa, a África e o Caribe; a história dos Estados Unidos é marcada por trágicos anos de escravidão e, hoje, traficantes ainda aterrorizam cidades do interior, áreas empobrecidas e estradas, procurando alguém que caia em sua armadilha para então ser vendido. De fato, a venda com fins lucrativos de uma pessoa como produto não se limita a tempo, geografia, etnia, *status* econômico ou sexo.

QUADRO 5-1

Aqueles que traficam pessoas não são apenas homens. As mulheres também podem ser traficantes e perpetradoras.

Com o passar das décadas, vários países, parlamentos, órgãos legislativos e indivíduos que recebem atenção pública e aqueles que trabalham de forma silenciosa e encoberta, buscaram livrar seu mundo dessa injustiça. Apesar disso, a realidade do século XXI é que a escravidão ainda existe, na forma de tráfico humano. Pareceria inconcebível que as pessoas, hoje, ainda escravizassem outras ou estivessem sujeitas à exploração por terceiros com fins lucrativos. Ainda assim, empregadores inescrupulosos, cafetões e outros oportunistas recrutam e transportam contra sua vontade, controlam, transportam, mantêm prisioneiros e torturam outros seres humanos. Suas vítimas se tornaram vulneráveis pela pobreza, conflitos civis e guerras, desemprego, corrupção, discriminação, desigualdades entre os sexos ou simplesmente a esperança de um futuro melhor. A frustração, força ou coerção mudam seus sonhos e as falsas promessas de terceiros para duras realidades das quais a fuga física, emocional e psicológica é muito difícil.

Em alguns países, as pressões para sobrevivência econômica ou a necessidade de escapar da pobreza podem ser o fator de risco para ser vítima de tráfico. As pessoas podem ser abordadas por um parente, vizinho ou executivo que propõe que elas ou um familiar, normalmente uma criança, possa se beneficiar de uma oportunidade educativa, treinamento especializado ou emprego – por exemplo, em uma plantação de cacau, barco pesqueiro, mundo do entretenimento, ramo da hotelaria ou indústria têxtil. O recrutador paga à família pela pessoa e então arranja o transporte para um lugar maior, a capital, ou até mesmo outro país. Uma vez lá, a pessoa traficada pode, inicialmente, ser colocada em um hotel ou restaurante, mas transferida para um bordel ou forçada a trabalhar em uma fábrica de vestimentas ou tapetes ou como jóquei de camelo. O comprador da pessoa traficada pode ser apenas um intermediário, revendendo a vítima, ou ser o beneficiário final dos serviços sexuais ou de mão de obra. Os salários recebidos são retidos pelo empregador ou traficante para pagamento das despesas de trânsito, como transporte, visto e alojamento, e de despesas recorrentes (p. ex., abrigo, alimento, roupas); raramente a pessoa traficada pode se recuperar, escravizando-se, assim, de forma indefinida.

É comum o pensamento errôneo de que, para ser traficada, é preciso que a pessoa cruze fronteiras. O tráfico pode ser um fenômeno muito local. Crianças podem ser traficadas para trabalhos rurais ou como pescadores nos arredores de sua vila natal. Adolescentes foragidas podem ser enganadas por um namorado da vizinhança e então forçadas a fazer sexo com seus amigos, que pagam ao namorado pela oportunidade de estupro; podem abusá-la na casa ao lado. Exércitos errantes e bandos de guerrilheiros podem obrigar crianças que vivem no caminho de áreas de conflito civil e devastadas pela guerra a serem cozinheiros, soldados, escravos sexuais ou assassinos.

Por que as pessoas comprariam e venderiam umas às outras? Ao contrário das drogas e armas, as pessoas são "produtos que podem ser usados" repetidas vezes, sem transferência final para o comprador. O tráfico humano é muito lucrativo. Estima-se que seja o terceiro "comércio" mais lucrativo depois do tráfico de drogas e armas. A OIT estima que redes criminosas transnacionais ganhem até US$32 bilhões de lucro dos empreendimentos de tráfico de serviços e sexo. Escondidos das autoridades, esses lucros não são taxados ou regulados. Como drogas, armas e qualquer outro produto, existe a chamada vida útil. Seres humanos que foram traficados repetidamente atingem sua data de validade por meio do homicídio ou suicídio, uma lesão ou doença incapacitante ou por ter chegado a uma idade em que sua utilidade se exauriu. Por exemplo, seus dedos já não são capazes de tecer tapetes, seu peso é excessivo para um jóquei de camelo, apresenta doença sexualmente transmissível evidente ou foram lesionados pelos muitos consumidores, ou suas colunas quebradas pelas pesadas cargas ou riscos ocupacionais. São chamadas "pessoas descartáveis."[5] O traficante volta ao seu mercado para um novo fornecimento e o ciclo começa novamente.

DEFINIÇÕES DOS TERMOS

Embora o termo *tráfico* possa sugerir transporte, as pessoas traficadas podem nascer em estado de servidão, colocadas em uma situação exploratória ou consentirem inicialmente com um emprego, para descobrirem depois que são forçadas a trabalhar sem salários, direitos ou condições decentes de trabalho. Em 2000, O Protocolo para Prevenir, Suprimir e Punir o Tráfico de Pessoas, especialmente Mulheres e Crianças, da ONU (Protocolo de Palermo) e a Lei de Proteção às Vítimas de Tráfico do governo norte-americano (TVPA, Trafficking Victims Protection Act) de 2001 descrevem esse serviço compulsório como "força, fraude ou coerção." A TVPA define as "formas graves de tráficos de pessoas" como:

1. Tráfico sexual em que um ato sexual comercial é induzido por força, fraude ou coerção, ou no qual a pessoa induzida a praticar o ato não completou 18 anos de idade ou,
2. O recrutamento, abrigo, transporte, provisão ou obtenção de uma pessoa para mão de obra ou serviços por meio do uso de força, fraude ou coerção para fins de sujeição à servidão involuntária, condição de peão, servidão por dívidas ou escravidão.

Por definição, de acordo com o Protocolo de Palermo e a TVPA, no caso de um menor (com menos de 18 anos), a prostituição é crime, seja consentida ou não.

O termo *tráfico humano* não é o mesmo que contrabando, em que uma pessoa está disposta a ser transportada para outro local, geralmente atravessando fronteiras internacionais, e pagou a alguém para levá-la até lá. No tráfico humano, uma pessoa pode, inicialmente, estar disposta a mover-se e pode ter pago algo antecipadamente. A decepção, fraude ou coerção que evolui no processo, porém, é um marco distintivo.

Os termos *país de origem, trânsito* ou *destino* são usados para classificar de forma ampla os países e o movimento do tráfico. Um país pode servir como os três, embora alguns países tendam a ser países de fonte e outros tendam a ser países de destino. Para despistar os investigadores e a força da lei, os traficantes podem usar alguns países como locais de trânsito. O uso de passaportes e vistos falsos, combinados com compras de passagens baratas para transporte e acomodações de baixo custo, ajudam na natureza encoberta do tráfico. Muitas pessoas, mesmo sem saber, podem ser envolvidas no caminho, dificultando a identificação do chefe da atividade criminal. Ainda assim, todos são traficantes. Na China, os principais traficantes são conhecidos, às vezes, como "peixes-cobra", significando seu papel de liderança e implicando o veneno que podem infligir naqueles que não cooperarem com sua intenção e seus fins malignos.

Nem todos os termos usados no tráfico são acordados uniformemente. Alguns podem escolher usar o termo *pessoa traficada*; outros usam o termo *vítima*. Embora esse último termo possa parecer estigmatizante, ele diferencia, legalmente, a vítima de um criminoso.

FORMAS DE TRÁFICO HUMANO

O tráfico humano é categorizado como tráfico de mão de obra ou tráfico sexual. Uma categoria de tráfico não exclui a outra, já que algumas vítimas que inicialmente são traficadas para mão de obra também podem ser traficadas para fins sexuais. Crianças abduzidas ou recrutadas à força para servirem como combatentes, cozinheiros, mensageiros ou espiões também podem ser abusadas sexualmente pelas tropas. Para trabalhadores imigrantes, os termos inválidos de contratos e as condições de trabalho sem segurança são armadilhas para abuso; a imposição de dívidas enormes, que obriga o imigrante a trabalhar para pagá-las, pode ser o caminho para que o pagamento seja por meio de favores sexuais. Serviçais domésticos em um local de trabalho informal podem ser física, social e/ou culturalmente isolados. Como resultado, seu empregador pode tirar vantagem deles, forçando-os a viver em locais pequenos e/ou coagindo-os a prestar serviços sexuais ao empregador ou seus convidados e família.

TRÁFICO HUMANO CAPÍTULO 5 135

ras e até gerações de pessoas. O trabalho forçado é uma situação na qual a força, ameaça ou punição marca a relação entre os chamados empregador e empregado. A liberdade é restrita e exerce-se a posse sobre a pessoa. Exemplos incluem oficinas e servidão doméstica, e são encontrados em alguns trabalhos na indústria hoteleira e de restaurantes, indústria de vestuário, agricultura e até mesmo mendicidade.

QUADRO 5-2

55% das vítimas de trabalho forçado são mulheres e crianças.

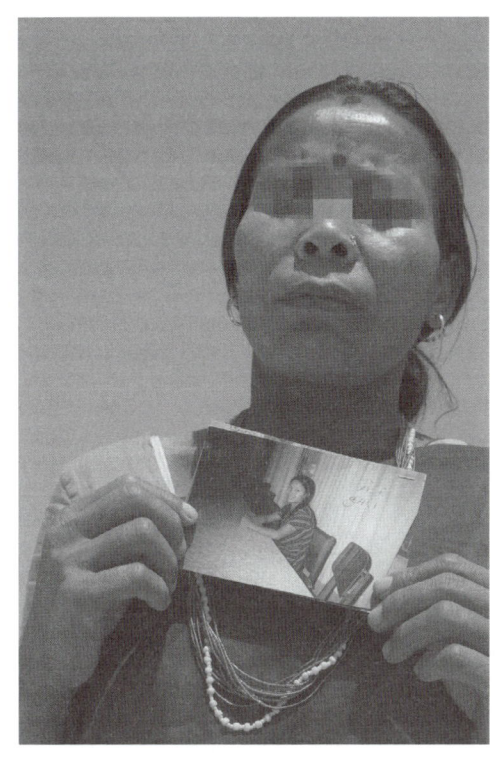

▲ **Figura 5-3** Essa mãe desesperada viajou de seu vilarejo, no Nepal, para Mumbai, Índia, esperando encontrar e resgatar sua filha adolescente que foi traficada para um bordel indiano. Meninas nepalesas são valorizadas pela pele clara e iludidas com promessas de um "bom" emprego e a chance de melhorarem suas vidas. "Ficarei em Mumbai," disse a mãe, "até encontrar minha filha ou morrer. Não sairei daqui sem ela." (Cortesia de Kay Chernush para o Departamento de Estado dos EUA. http://www.gtipphotos.state.gov.)

▶ Tráfico de mão de obra

São encontradas três formas de práticas de exploração no tráfico de mão de obra: trabalho escravo, trabalho forçado e trabalho infantil. O trabalho escravo, ou escravidão por dívida, é a forma de escravidão menos conhecida, porém mais utilizada. O trabalho da vítima passa a ser sua forma de pagar por um empréstimo ou serviço; no entanto, não existem termos contratuais para definir o valor dos seus serviços como pagamento, e seus serviços não liquidam sua dívida. Em outras palavras, sua dívida é sempre maior do que o valor de seus serviços. A escravidão por dívida pode envolver não apenas os indivíduos, mas famílias intei-

Vários milhões de crianças entre 5 e 17 anos de idade são prováveis vítimas de tráfico de mão de obra. A mão de obra infantil interfere com o desenvolvimento físico, mental, espiritual e social, educacional e moral das crianças. Pode se manifestar nas indústrias que exigem a agilidade dos dedos infantis, como a tecelagem de tapetes, ou seu pequeno tamanho e peso, como jóqueis de camelos, ou para tarefas simples e monótonas, como quebrar pedras em pedaços menores para fazer calçadas ou ruas ou carregar tijolos de argila para fornos. As crianças que vivem em áreas remotas e rurais também podem ser vítimas de tráfico de mão de obra para ajudar com trabalho de pesca ou plantação, como plantações de cacau na África Ocidental. Seu afastamento as torna menos visíveis a estranhos que possam reconhecer que essas crianças não estão na escola. Muitas crianças ajudam no negócio da família ou em emprego informal como vendedores de rua, mas quando esse trabalho predomina e ocupa seus dias, proibindo-as de terem uma infância normal de brincadeiras e estudos, pode ser considerado tráfico de mão de obra. As crianças também podem ser "mulas" para transporte de drogas ou armas ilícitas, ou servir como soldados infantis em países em que o conflito civil exige o recrutamento para aumentar o número de combatentes, servir às tropas ou ambos. Os soldados infantis podem ser molestados sexualmente para ameaçá-los a trabalhar. Para dessensibilizá-los para a matança e os horrores da guerra, podem ser forçados a matar um dos pais, um amigo ou um estranho, como parte da iniciação na gangue e parte da mensagem de "mate ou morra."

> **QUADRO 5-3**
>
> "Trabalhadores migrantes do Nepal e outros países são como gado no Kuwait. Na realidade, o gado provavelmente é mais caro do que os trabalhadores migrantes, aqui. Ninguém se importa se morremos ou somos mortos. Nossas vidas não têm valor." Homem nepalês traficado para o Kuwait, durante entrevista para a Anistia Internacional.

▶ Tráfico sexual

O tráfico sexual pode ser um componente do turismo sexual, atividade de gangues, serviços de acompanhamento de alto padrão ou simplesmente um meio de lucrar explorando outro ser humano. Adolescentes foragidas são vulneráveis a serem traficadas sexualmente. Mesmo se suas condições iniciais parecerem favoráveis e suas novas relações parecerem confiáveis e generosas, estão fadadas a serem preparadas para serem vendidas e experimentadas para serviços sexuais a múltiplos clientes. O tráfico sexual tende a receber mais cobertura da mídia devido à sua natureza sensacionalista, mas não é tão comum quanto o tráfico de mão de obra. Estima-se que várias centenas de milhares de pessoas sejam traficadas dentro dos Estados Unidos a cada ano. Por causa das leis mais rigorosas de trabalho nos Estados Unidos, o tráfico sexual pode representar uma porcentagem maior de todos os tráficos em comparação aos outros países.

> **QUADRO 5-4**
>
> "Ando por aí e carrego as cicatrizes físicas da tortura a que vocês me sujeitaram. As queimaduras de cigarro, cortes de faca, as perfurações... como um ser humano consegue enxergar prazer na tortura, manipulação e lavagem cerebral de outro ser humano é difícil de compreender. Vocês me deram uma sentença de prisão perpétua." – Vítima de tráfico nos Estados Unidos, para o seu traficante, em seu julgamento.

▶ Tráfico de órgãos

Geralmente não considerado tráfico humano, o tráfico de órgãos ainda implica o uso ou abuso de humanos por meio da venda de partes do corpo para transplante. A demanda por órgãos, como rins, excede a oferta global. Pessoas desesperadamente pobres podem enxergar a venda de um de seus rins como meio de melhorar economicamente. Recrutados por traficantes em favelas urbanas, recebem a oferta de uma viagem de ida e volta grátis para um hospital de segundo ou até de primeiro mundo, onde seu órgão será habilidosamente retirado e oferecido a outra pessoa que necessite dele. A combinação de aparente altruísmo para um recebedor necessitado com uma vantagem econômica para o doador pode ser atraente para uma pessoa vulnerável e dar um ar de legitimidade. Falta, porém, a repercussão específica da atenção pós-cirúrgica. O acompanhamento das complicações cirúrgicas e médicas, ou a compensação além da doação do órgão, não faz parte do pacote oferecido pelo traficante de órgãos. As despesas com os cuidados do doador, quando volta para seu país de origem, podem anular os ganhos iniciais. Em algumas situações, crianças são procuradas e sequestradas para retirada de órgãos ou partes do corpo, não tanto para transplante, mas pelos supostos poderes mágicos.

A MAGNITUDE DO PROBLEMA

Em junho de 2012, a OIT publicou uma nova estimativa global de 20,9 milhões de vítimas de trabalho forçado.[6] A OIT observa que essa é uma estimativa conservadora para esse crime, em grande parte oculto. A definição de trabalho forçado da OIT inclui tráfico sexual (sexo comercial forçado). As mulheres e meninas representam uma estimativa de 55% das vítimas de trabalho forçado; homens e meninos representam 45%. Estima-se que 74% das vítimas sejam adultos (18 anos ou mais); as crianças são responsáveis pelos outros 26%. A região da Ásia-Pacífico possui o maior número de trabalhadores forçados (56% do total global), seguida pela África (18%), América Latina e o Caribe (9%), as Economias Desenvolvidas e a União Europeia (7%), Europa Central, Sudeste e Oriental (não UE) e a Comunidade de Estados Independentes (7%) e o Oriente Médio (3%).

Cerca de 90% de todas as vítimas são exploradas na economia privada por indivíduos ou empresas. Daquelas exploradas na economia privada, 22% são vítimas de tráfico sexual; 68% são vítimas de tráfico de mão de obra. Os 10% restantes de todas as vítimas são de formas impostas pelo estado de trabalho forçado, como em prisões, ou trabalho imposto pelas forças militares ou rebeldes dos estados. Cerca de 44% do número total de vítimas de trabalho forçado foram movidos interna ou internacionalmente; 56% estão sujeitos a trabalho forçado em seu local de origem ou residência.

O MODELO DE SAÚDE PÚBLICA DO TRÁFICO HUMANO

Como nos modelos tradicionais de saúde pública, especialmente para doenças infecciosas, também é possível pensar no tráfico humano em termos epidemiológicos: hospedeiro, agente, ambiente e vetor. Usando a malária como exemplo, o agente é o parasita *Plasmodium*, o vetor é o mosquito *Anopheles*, o ambiente é a água quente e estagnada onde o mosquito pode procriar e as larvas se desenvolverem e o hospedeiro é o homem, mulher ou criança suscetível à malária. De maneira paralela, o tráfico tem um hospedeiro, agente, vetor e ambiente. O ambiente é composto, entre outros fatores, de pobreza, pressões socioeconômicas, decepção e ganância. O vetor é o traficante ou a cadeia de traficantes. O agente é o cafetão, cara e/ou o turista sexual. O hospedeiro é o homem, a mulher ou a criança vulnerável. Apesar disso, quando aplicados ao tráfico humano, esses modelos de doenças infecciosas são simplistas e não podem explicar totalmente o fenômeno da escravidão moderna, em que há dinâmicas de relacionamento, complexidades e nuances. No tráfico humano, as leis de oferta e demanda são operacionais; os agentes não podem ser definidos como um indivíduo ou um conjunto de indivíduos. (O mosquito dificilmente é o único motivo da malária.) Os sinais e sintomas não são categorizados de maneira tão simples como em um sistema orgânico doente, e os critérios mais e menos importantes não definem o problema como o fazem na medicina tradicional. É isso que torna o modelo de saúde pública tão fascinante e tão frustrante.

Até certo ponto, porém, um modelo de doença infecciosa pode ser utilizado, conforme observamos, mais tarde, nas implicações de saúde do tráfico humano e nas intervenções apropriadas em vários níveis: individual, comunitário, legisladores, gestores, mídia, e assim por diante. Como na batalha contra a malária, que exige uma abordagem multifacetada para prevenção, diagnóstico, tratamento e prognóstico, o combate ao tráfico humano exige, de maneira similar, essas abordagens. São descritas como os quatro "Ps", tratados na seção sobre a abordagem de saúde pública ao tráfico humano.

Como os ciclos das doenças infecciosas, o tráfico humano também pode ser considerado um processo ou *continuum*, em vez de etapas isoladas.[7] A primeira etapa do ciclo é no estágio de pré-partida ou recrutamento. Seguem-se os estágios de viagem e destino/exploração. Uma vez fora da exploração, por fuga ou resgate, a pessoa se encontra em um estágio de recepção/detenção. Finalmente, as vítimas entram no estágio de integração/reintegração. A integração refere-se à colocação no destino; a reintegração geralmente se refere à reunificação com a família ou retorno ao país de origem. O ciclo pode ser desigual; uma pessoa pode permanecer em um estágio por um período longo ou breve. Podem retornar a um estágio antes de avançar para o seguinte, ou não avançar. Como há vulnerabilidades em cada estágio, o profissional de saúde ou especialista em saúde pública deve ser sensível às complicações e nuances da vida e das lutas da pessoa traficada. Vergonha e culpa, assim como dificuldade para se expor, falta de respeito próprio e falta de confiança com aqueles que tentam ajudar a pessoa traficada podem ser obstáculos significativos a serem superados para a vítima, o profissional de saúde, o pessoal do serviço de proteção à criança e a lei.

Esses modelos, no entanto, são representações imperfeitas de uma situação do mundo real. A situação pode rapidamente se tornar mais complexa quando outros agentes e condições ambientais são operativas. Esse é o caso quando a vítima tem familiares que possam estar em risco ou ameaçados pelo traficante se a vítima tentar passar de um estágio para o próximo. Em outras situações, a vítima desenvolve uma relação de dependência e identificação com seu traficante, conhecida como síndrome de Estocolmo.[8] As vítimas podem alegar estar, ou realmente estar, apaixonadas por seu traficante, e podem ter filhos com eles. Tornam-se dependentes do traficante para abrigo, alimentos, vestimentas e, ironicamente, para sua relativa segurança. No caso de crianças traficadas, podem enxergar o traficante como uma pessoa que admiram, confiam, temem e obedecem, independentemente do dano e abuso que sofrem. Além disso, as pessoas traficadas podem se considerar responsáveis por sua situação, ou podem ter passado a considerar normal esse abuso em suas vidas. Por último, algumas vítimas "avançam" e passam de vítima a perpetrador. Tendo sobrevivido ao abuso e aprendido como funciona, voltam-se para "o comércio" para seu próprio benefício econômico. Podem recrutar ou administrar vítimas mais novas e ter uma relação especial com o traficante chefe.

▶ Fatores de risco

Para qualquer avaliação de saúde pública, é importante perguntar o que caracteriza uma exposição e os riscos da exposição. O risco é a probabilidade de um evento ocorrer e, em algumas ocasiões, o evento é um desfecho desfavorável.[9] Uma exposição é definida como (1) a proximidade e/ou contato com um agente fonte de doença de forma que a transmissão efetiva do agente ou efeitos prejudiciais do agente possam ocorrer e (2) a quantidade de um fator a que um grupo ou indivíduo foi exposto.[10] Então, o que constitui o risco de exposição no mundo do tráfico humano? E o que constitui um grupo de risco?

O Programa Internacional para Eliminação do Trabalho Infantil (IPEC, do inglês Program on the Elimination of Child Labor) classifica cinco tipos de fatores de risco: individual, familiar, externo e institucional, comunitário e no local de trabalho.[11] Esses riscos podem ocorrer durante o recrutamento ou ao procurar por trabalho ou por uma nova vida. Em geral, os fatores individuais incluem idade e sexo (normalmente meninas jovens); pertencer a uma minoria étnica marginalizada com pouco acesso a serviços; ausência de certidão de nascimento e falta de prova de cidadania; ser órfão ou foragido; falta de instrução e capacidades; baixa autoestima; inocência e ingenuidade, falta de conscientização e pressão negativa dos pares. Além disso, em países ou locais considerados áreas de fonte ou de envio, as dificuldades na escola que levam à desistência, a experiência de abuso ou violência familiar, estar entediado com a vida na comunidade ou com a vida no meio rural, a atração pela cidade e a percepção de uma vida melhor também são fatores de risco.

Os fatores de risco familiares incluem fazer parte de um grupo étnico marginalizado ou de uma casta subserviente; de uma família pobre de pai/mãe solteira ou família grande e pobre e de experienciar morte em uma família pobre; relações de poder dentro de casa (geralmente em um lar patriarca); doença grave (p. ex., vírus da imunodeficiência humana/síndrome da imunodeficiência adquirida [HIV/AIDS]); violência doméstica e abuso sexual; abuso de álcool e outras drogas na família; relações de dívida e ligações passadas da família; atitudes e costumes tradicionais (mandar uma filha para a família extensiva), história de migração irregular e rede de migração.

Os fatores de risco externos e institucionais incluem guerra e conflito armado; alto desemprego na juventude; desastres naturais como inundações, seca e terremoto; globalização e melhoria dos sistemas de comunicação; controles rigorosos de migração que limitam os movimentos; estruturas legais e aplicação da lei deficientes; corrupção; educação deficiente não relevante para o mercado de trabalho; discriminação sexual na educação e no trabalho; mudança dos costumes sociais e ambiguidade nos papéis dos adolescentes.

Os fatores de risco comunitários incluem localização perto de uma fronteira com um país mais próspero; longa distância da escola de nível médio e centros de treinamento; estradas que facilitam acesso a grandes áreas urbanas; má qualidade da liderança e das redes comunitárias; falta de polícia, equipe treinada em ferrovias e guardas de fronteira; falta de entretenimento comunitário e história de migração.

Os fatores de risco no local de trabalho incluem a contratação não supervisionada de trabalhadores, por exemplo, em áreas de fronteira; má proteção e aplicação da mão de obra; economia informal e empregos "3-D" – *dirty* (sujos), *dangerous* (perigosos) e *demanding* (exigentes) – sem regulamentação com más condições de trabalho; falta de aplicação da lei, inspeção e proteção do trabalho; incapacidade de mudar de empregador; turismo sexual; entretenimento de fachada (p. ex., salão de beleza, massagem); tolerância pública da prostituição, mendicidade e *sweatshop** e falta de organização e representação dos trabalhadores.

Também há riscos quando em transição. As vítimas podem viajar sozinhas ao invés de em grupo. Podem viajar despreparadas, desinformadas e sem dinheiro, ou sem endereço de destino ou emprego; podem estar abaladas emocionalmente, drogadas, ameaçadas e constrangidas. Podem estar viajando sem qualquer identificação ou registro, ou de forma ilegal. Essas pessoas em risco podem, portanto, sentir-se tentadas a procurar uma agência sem registro ou vinculada a contrabando ou viajar à noite. Uma vez em seu destino, podem ser isoladas e sem qualquer rede social ou contato com a família; podem ser incapazes de falar o idioma e de compreender o sistema em que vivem e trabalham; podem ter *status* ilegal e podem ser dependentes de álcool e outras drogas. Muitos ou todos esses fatores de risco podem resultar no trabalho em condições terríveis, que as vítimas em potencial podem não reconhecer como situações ideais para exploração ou escravidão.

---

*N. de R.T. Loja ou fábrica que explora os empregados em horas excessivas de trabalho por baixos salários e em más condições ambientais.

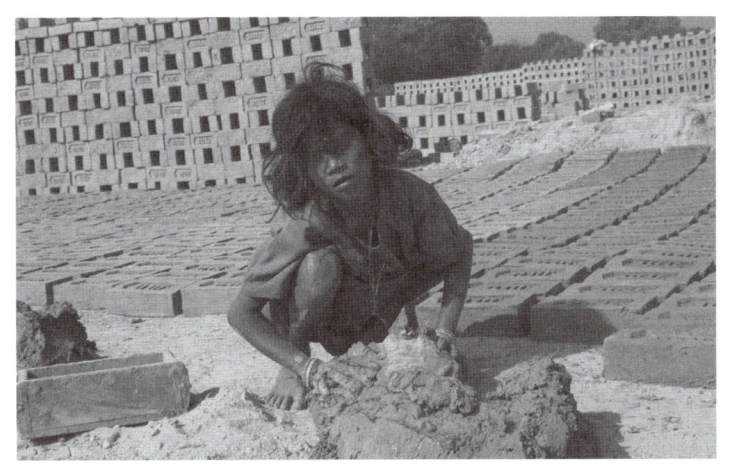

▲ **Figura 5-4** Menina de 9 anos trabalha arduamente sob o sol quente, fazendo tijolos da manhã até a noite, sete dias por semana. Foi traficada com toda a família de Bihar, um dos estados mais pobres e subdesenvolvidos da Índia, e vendida para o proprietário de uma fábrica de tijolos. Sem meios de escapar e incapaz de falar o idioma local, a família é isolada e vive em condições degradantes. (*Cortesia de Kay Chernush para o Departamento de Estados dos EUA. http://www.gtipphotos.state.gov.*)

No entanto, não é preciso o contexto de um país em desenvolvimento ou condições econômicas adversas para colocar alguém em risco. Alguns procuram por vidas melhores para si ou para a família buscando emprego no exterior. Em algum momento, o que parecia uma oportunidade para melhoria da sua condição se torna uma situação da qual não conseguem escapar. Os passaportes são confiscados, as dívidas assumidas, os ganhos são insuficientes para quitar a dívida e a comunicação com a família ou amigos é proibida ou impossível.

CARACTERÍSTICAS DAS PESSOAS TRAFICADAS

Conhecendo esses fatores de risco e exposições, como o profissional de saúde ou especialista em saúde pública identifica os indivíduos ou populações suscetíveis? Pode-se concluir que muitas pessoas no mundo todo, assim como em sua localidade, são potenciais vítimas de tráfico. Caracteristicamente, são adultos (homens e mulheres) e crianças (meninos e meninas), adolescentes foragidos, as chamadas "crianças descartáveis", populações marginalizadas, os deslocados, sem vinculação com um país, pessoas presas em áreas afetadas por conflitos e aquelas presas em um ciclo de pobreza, má educação e poucas oportunidades vocacionais. A idade média global de entrada na prostituição pode ser ao redor dos 12 anos.[12]

É importante compreender as dimensões de gênero do tráfico. Embora a maioria pense em tráfico sexual quando ouve o termo *tráfico humano* e, portanto, visualizam a vítima como uma mulher ou criança vulnerável, muitos homens são vítimas traficadas. Em estudos feitos pela Organização Internacional de Migração (OIM) sobre homens migrantes em Belarus e na Ucrânia, homens entre 18 e 44 anos foram traficados para exploração de mão de obra.[13] Alguns desses homens mencionaram a necessidade de sustentar famílias e filhos como motivo de sua decisão para migrar em busca de trabalho. O processo de recrutamento imitou o processo de migração legal, com contratos que pareciam ter força legal com empresas legítimas. Na chegada, porém, as condições de trabalho eram claramente abaixo do padrão, com espaço para viver sem aquecimento e sem higiene, má qualidade alimentar, sobrelotação e, às vezes, ausência de pagamento de salários ou abusos e ameaças. Alguns trabalhadores migrantes conseguiram ir embora, mas nem todos puderam sair livremente. Quando resgatados de suas condições e quando lhes ofereceram ajuda, alguns homens não estavam inclinados a receber essa ajuda. Não se consideravam traficados ou explorados, mas percebiam sua situação como má sorte, em vez de uma violação dos direitos humanos. Outros viam sua participação no processo de recrutamento como desqualificação para ajuda. Alguns consideravam sua situação uma alternativa melhor do que voltar para casa sem qualquer renda; a migração era uma maneira de ganhar dinheiro, e não se concentravam na natureza exploratória do trabalho temporário. O fato de alguns homens não se considerarem vítimas de tráfico, ou até mesmo rejeitarem o rótulo, oferece *insights* sobre a oferta de programas de ajuda com sensibilidades relacionadas ao gênero.

As incapacidades têm um papel no tráfico, como fator de risco e desfecho para a ocorrência do tráfico. Pessoas com incapacidade estão entre aquelas em maior risco de serem vítimas de tráfico e mais vulneráveis à marginalização, estigmatização e potencial negligência e abuso. Os sistemas de saúde já sobrecarregados para oferecer serviços básicos podem não ter os recursos ou defensores para cuidar dos incapacitados. As incapacidades incluem cegueira, surdez, desafios mentais ou físicos, incapacidades de desenvolvimento e amputações. Em algumas culturas, os incapacitados são vistos como carga para a família ou a comunidade e correm o risco de serem vendidos a um traficante para livrar a família da responsabilidade ou da carga. Os incapacitados apresentam maior probabilidade de serem pobres, crianças de rua, mendigos ou marginalizados. Eles podem não ser capazes de frequentar a escola ou podem desistir com maior probabilidade e, assim, têm menos potencial de ganhos e menos opções, o que os leva à mendicidade, aos furtos e à prostituição forçada. Os incapacitados podem ser percebidos como pessoas que nunca tiveram uma relação sexual, com menos probabilidade de serem HIV-positivos (as duas condições os tornam mais atraentes em áreas com alta prevalência de HIV) e afastar estupradores ou clientes.

Os incapacitados também podem estar em desvantagem porque a perda da visão, fala ou audição pode comprometer sua capacidade de testemunhar de maneira compreensível ou crível contra um traficante em um tribunal. Os traficantes podem tirar vantagem dos incapacitados, acreditando que a vítima pode ter menos sucesso em processos legais contra eles. Os sistemas jurídicos podem não ser capazes de acomodar uma pessoa incapacitada em seu testemunho quando não for oferecido um intérprete de linguagem de sinais ou acesso físico. As incapacidades, além de serem um risco, podem ser desfecho do tráfico. A exposição ao tráfico pode resultar em incapacidades, já que o abuso físico e psicológico pode ser incapacitante. As incapacidades engendradas dessa forma podem isolá-los de uma forma de tráfico e aproximá-los de outra, continuando, assim, um ciclo vicioso de vitimização, abuso e impotência.

Um tipo menos conhecido de vítima traficada é a noiva infantil. Em alguns países, por motivos culturais, meninas pequenas são prometidas a homens mais velhos. O dinheiro é passado da família do noivo para a família da noiva; em essência é a venda de uma criança ou mulher que pode ser forçada a aceitar seu novo arranjo conjugal antes de ter idade para consentir. Ela não é livre para deixar o marido e a família dele, pode ser obrigada a trabalhar por muitas horas, oferecer serviços sexuais ao marido e pode ser revendida a seus amigos, se ele tiver suas próprias dívidas. No Afeganistão, as "noivas do ópio"[14] são as meninas vendidas pelos pais fazendeiros ao Talibã, que adiantam empréstimos para o cultivo de papoulas e produção de ópio. Quando as fazendas de papoula não produzem ou quando as safras são destruídas, a única maneira de pagar a dívida pode ser a venda de uma filha para os credores do Talibã.

CARACTERÍSTICAS DOS PERPETRADORES

Qualquer pessoa que participe do recrutamento, da hospedagem, do transporte e do fornecimento de suprimentos ou ajude a cooptar uma pessoa por meio de força, fraude ou coerção é considerado traficante. Da mesma forma, alguém que ofereça alojamento, obtenha passagens ou vistos, falsifique documentos de viagem, marque os voos, transporte a pessoa de um local para outro ou ajude ao longo da via de tráfico é considerado traficante. Em geral, há uma cadeia de serviços, com múltiplas pessoas, para apoiar o tráfico. O transporte físico ou contato direto não é necessário para definir o tráfico de pessoas.

Os traficantes e perpetradores não são necessariamente reconhecidos como criminosos explícitos. Podem ser pais, parentes, namorados, vizinhos, proprietários de hotéis, agentes de transporte, proprietários de bordéis ou gerentes de clubes de *striptease* ou clínicas de massagem. Cafetões e gigolôs podem ser cidadãos de classe média, homens casados, presidentes de empresas, prefeitos de cidades e governadores de estado, presidentes de nações, mulheres com boa reputação ou podem ser pessoas desesperadas usando o tráfico como meio de renda. Alguns oficiais da lei também são perpetradores, abusando de seu poder e ganhando parte dos lucros dos negócios que protegem e frequentam como clientes. Podem ser pagos pelos proprietários dos bordéis e cafetões para proteger seu espaço, ganhando, assim, um salário maior do que o oficial. Onde reina a corrupção, os funcionários dos tribunais também podem estar envolvidos. Médicos e dentistas podem ser contratados por cafetões e proprietários de bordéis para tratar as condições médicas/odontológicas das vítimas traficadas, eliminando, assim, a necessidade de consultas externas de saúde e evitando levantar suspeitas quando as vítimas de tráfico se apresentam com condições incomuns e lesões secundárias ao seu abuso.

Em alguns países,[15] incluindo os Estados Unidos,[16] os trajetos de caminhões e paradas para repouso nos paradouros podem ser os locais ideais para tráfico humano. Nos primeiros anos da epidemia de HIV/AIDS, a disseminação do HIV foi mapeada pelos trajetos de caminhões, já que as paradas ao longo do caminho ofereciam sexo casual e com desconhecidos para homens que passavam longas horas na estrada e estavam a muitos quilômetros de casa. Os bordéis se prepararam para apoiar esse comércio e ofereceram às pequenas cidades e vilarejos uma nova forma de renda para seus residentes ou para mulheres trazidas para a área por cafetões. Essas paradas de caminhões também podem ser o ponto de entrada para foragidos e pessoas que fogem da lei.

Um denominador comum para todos os traficantes é que são todos criminosos; violaram leis nacionais e/ou internacionais. Os governos têm autoridade e responsabilidade de puni-los e oferecer recursos jurídicos aos sobreviventes. Os criminosos precisam ser levados à justiça, mas a punição não é suficiente. Os sobreviventes precisam ter seus direitos e a saúde restaurados. No entanto, nem todos os governos e autoridades são capazes ou estão dispostos a fazer justiça.

O PROCESSO DE RECRUTAMENTO

Em termos de saúde pública, como a exposição acontece, considerando-se que alguns indivíduos são suscetíveis a serem traficados? Em épocas anteriores, o recrutamento poderia acontecer por meio do boca a boca ou de anúncios ou classificados aparentemente legítimos nos jornais locais. Hoje, a internet está se tornando um meio de recrutamento, com frequência em etapas, da vítima vulnerável e desprevenida, e com facilidade cada vez maior para o traficante.

A tecnologia móvel tornou-se um veículo para a sedução cibernética. No século XXI os atores no tráfico humano não são diferentes dos predecessores dos séculos anteriores em termos de buscar os vulneráveis e lucrar com isso; os meios para realizar o tráfico é que mudaram. Os perpetradores e suas vítimas podem ser acessados por meio da tecnologia móvel e da internet. O recrutamento pela internet ocorre em salas de *chat* eletrônico, em páginas da *web* que oferecem serviços de acompanhantes, clínicas de massagem ou empregos para os desprevenidos. Por algum tempo, a *Craiglist* (site da *web* usado para anúncios individuais de itens para compra e venda) também oferecia *links* para cafetões e os "produtos humanos" que vendiam. Protestos de grupos antitráfico e antiprostituição pressionaram a *Craiglist* a remover essa seção. A Back Page do The Village Voice, porém, continua a comprar e vender serviços sexuais.

O recrutamento pode começar quando as crianças e adolescentes estão conectados na *web*, abrindo páginas e *links* que levam a *sites* que possuem "anonimizadores"* seguros usados pelos predadores *on-line*. Como a maneira mais comum de passar pelos filtros da internet, os anonimizadores fingem ser um *site* da *web* ou um *link* ou se associam a outro *site* quando o usuário da internet clicou no *site* ou buscou um termo no Google. Quase 70% dos pais não têm consciência da existência dos anonimizadores.[17] Em salas de bate-papo e nos e-mails e mensagens instantâneas, o predador pode começar com perguntas que o ajudam a determinar questões básicas como idade, atividades de que o adolescente gosta e sua situação de vida e então passa para um pedido de foto ou faz perguntas sobre interesse em homens mais velhos, e assim por diante. Essa sondagem inicial é uma avaliação do risco, para verificar se o adolescente é um alvo fácil. Os predadores podem introduzir alguns tópicos de conversa ambíguos ou sexualmente explícitos para avaliar se o adolescente está disposto a se envolver com ele ou ela. Em algum ponto, o recrutador estende um convite para um encontro pessoal. Oferece uma cobertura de sigilo, uma promessa de não contar a ninguém e então a antecipação de servidão e "aliciamento." Estudos indicam que 1 em cada 7 crianças é solicitada *on-line*.[18] Nessas solicitações, 56% das crianças recebem um pedido de enviar uma foto; 27% das fotos têm orientação sexual. Em um estudo, 44% dos solicitantes tinham menos de 18 anos. Infelizmente, nem todos os criminosos sexuais condenados precisam ser registrados no registro de criminosos dos Estados Unidos. Dos 614 mil criminosos sexuais condenados nos Estados Unidos, mais de 102 mil foram perdidos no sistema.[19]

A pornografia infantil, ilegal nos Estados Unidos, é a indústria *on-line* que cresce mais ra-

---

*Anonimizadores são serviços que permitem a navegação na internet de modo mais privado (ou anônimo).

pidamente, e os predadores estão na vanguarda da tecnologia. Já foi dito que o lar é o "bordel virtual" onde a indústria do sexo cultiva sua clientela. A pornografia na internet é usada pelos cafetões para exibir fotos de vítimas em potencial aos compradores e então um encontro real é arranjado após uma transferência de dinheiro.

O *sexting* (troca de mensagens com conteúdo sexual) em celulares é feito por um terço das crianças, e a maioria acredita que não há problemas com isso.[20] Para impedir essa atividade, os pais podem proteger seus filhos implementando "regras e ferramentas" em todos os dispositivos habilitados para internet, como *desktops* e *laptops*, telefones celulares, PDAs e dispositivos para jogos. Essas ferramentas podem filtrar conteúdos perigosos, contatos perigosos e condutas perigosas.[21]

Nem todo recrutamento é feito *on-line*, já que adolescentes vulneráveis e foragidos não são capazes de se sustentar na rua, fora de casa e sem proteção. As estatísticas mostram que uma adolescente foragida ficará nas ruas apenas 48 horas antes que seu predador a encontre, alicie e prepare.[22] Pode levar alguns meses de atenção especial, roupas, alimentos, joias e presentes antes que ele exija ou force favores sexuais dela, para seus amigos ou outros. Há troca de dinheiro, e agora, então, está traficada. Um estudo de 2006 com 13 mil jovens americanos mostrou que 3,5% haviam trocado sexo por dinheiro ou drogas.[23] Utilizando dados do censo, essa porcentagem é equivalente a 400 mil adolescentes. Outro estudo estimou que cerca de 325 mil jovens americanos estavam em risco de exploração sexual comercial.[24]

A mídia tem um papel na promoção da aceitabilidade da prostituição ou na apologia aos maus-tratos de mulheres. Filmes como Uma Linda Mulher glamorizam a prostituição e podem levar à falsa conclusão de que um cliente será um salvador gentil e magnânimo, como foi o protagonista no filme. Artistas de *rap*, músicos marginalizados e letristas produziram músicas que refletem atitudes misóginas pró-prostituição e o tráfico humano. Em 2006, a Academia de Artes e Ciências Cinematográficas concedeu um prêmio de música a um grupo que glamorizava a vida de um cafetão. O vocabulário contemporâneo inclui o verbo *to pimp*,[1] que significa tornar extravagante, como em *pimp my ride*.[2]

---

[1] *Pimp* significa "cafetão" em inglês e o verbo *to pimp* significa melhorar, "turbinar".

[2] *Pimp my ride* é uma expressão referente à reforma e modernização de carros.

IMPLICAÇÕES DE SAÚDE DO TRÁFICO

O tráfico humano tem consequências para a saúde individual e pública. A intenção desta seção não é detalhar esses aspectos médicos, mas aumentar a conscientização desses problemas e encorajar o leitor a buscar as fontes médicas apropriadas para diagnóstico e tratamento. Os problemas de saúde individuais têm implicações de saúde pública. A natureza de transporte/migração de algumas vítimas de tráfico e o contato com o público, particularmente no tráfico sexual e no turismo sexual, podem ter ramificações na saúde pública. Os profissionais de saúde precisam estar conscientes de que podem ser os primeiros a ter contato com uma pessoa traficada.

Em meados da década de 2000, estudos semiquantitativos sobre as consequências para a saúde física e psicológica de mulheres e adolescentes traficadas para a Europa levantaram a questão da conscientização sobre os aspectos de saúde do tráfico.[25] Um estudo acadêmico de cinco países sobre a prostituição detalhou a carga do trauma físico e psicológico, assim como as maiores taxas de doenças sexualmente transmitidas (DSTs), hepatite B, câncer do colo do útero e complicações de fertilidade.[26]

O primeiro estudo a documentar os sintomas de saúde das mulheres e adolescentes traficadas de forma quantitativa foi conduzido apenas recentemente. Esse estudo entrevistou 192 mulheres que haviam sido traficadas e exploradas sexualmente e avaliou sua saúde física e mental em 14 dias da entrada nos serviços pós-tráfico.[27] Quase 95% relataram violência física ou sexual enquanto traficadas, e 59% haviam sofrido abuso antes da ocorrência do tráfico.

As consequências do tráfico de mão de obra e sexual para a saúde situam-se em várias categorias: reprodutivas e urogenitais; neurológicas e psiquiátricas (incluindo uso e abuso de substâncias); infecciosas; constitucionais (gastrintestinais, nutricionais, musculoesqueléticas); ocupacionais e trauma relacionado à violência (incluindo dental e orofacial). Os ambientes em que as pessoas traficadas são forçadas a trabalhar contribuem para os riscos e as exposições. Exemplos incluem condições de moradia sobrelotadas e insalubres, má nutrição, áreas sem ventilação e sobreaquecidas, cenários barulhentos onde pode não ser possível dormir, ambientes com isolamento social e cultural, exposição a toxinas ambientais ocupacionais e falta de acesso a serviços de saúde e prevenção. Para o indivíduo, as condições predisponentes e preexistentes também podem ter afetado sua saúde antes do tráfico, especialmente se a pessoa vivia em um país em desenvolvimento ou qualquer contexto onde houvesse acesso limitado aos serviços de saúde e desigualdade no acesso dos serviços de saúde. As comorbidades acrescentam-se à complexidade de sua saúde e, quando combinadas com a exposição a clientes cujo *status* de saúde não é determinado ou não é monitorado, as pessoas traficadas são também expostas a doenças e demais problemas de saúde.

▶ Distúrbios reprodutivos e urogenitais

Entre as vítimas de tráfico sexual, os problemas do trato reprodutivo são proeminentes e incluem DSTs (p. ex., HIV, clamídia, gonorreia, sífilis, hepatite[28,29]), complicações da gestação e abortos, queixas urogenitais e taxas mais altas de câncer cervical. O tráfico sexual tem causa e efeito diretos sobre a disseminação e a mutação de HIV/AIDS no sul da Ásia[30] e no mundo. Os fatores que contribuem incluem idade, tempo de tráfico, número de parceiros sexuais e falta de acesso a preservativos e contracepção. A vulnerabilidade fisiológica e anatômica das pessoas traficadas mais jovens as predispõe a maiores riscos de infecções e trauma à genitália interna e externa. Estudos em meninas nepalesas traficadas para a Índia revelam uma maior prevalência de HIV, particularmente em meninas com menos de 16 anos.[31] A idade precoce tem sido um fator de risco de HIV entre mulheres profissionais do sexo na Índia.[32] Além disso, como a menstruação é observada como uma "interrupção" de seu trabalho, as vítimas e seus traficantes podem rechear a vagina com vários materiais, para bloquear o sangramento óbvio. Esses absorventes internos improvisados podem causar corrimentos anormais, dor e infecção crônica, incluindo doença inflamatória da pelve.[33] As mulheres traficadas também podem apresentar uma variedade de sintomas urogenitais, incluindo disúria, dor pélvica e vaginal, corrimento vaginal e sangramento vaginal não menstrual.

▶ Distúrbios neurológicos e psiquiátricos

As queixas neurológicas também são comuns e incluem dores de cabeça, visão embaçada, tontura e vertigem, problemas de memória, desmaios e dor nas costas. Lesões cerebrais traumáticas, sofridas durante interações com seus cafetões, empregadores ou clientes, podem levar a síndromes pós-concussão, transtornos epiléticos ou confusão. Essas condições são mais complicadas quando associadas a abuso de álcool e substâncias. Problemas neurológicos podem coexistir com condições psiquiátricas como depressão, ansiedade, fobias, comportamento obsessivo-compulsivo e transtorno de estresse pós-traumático (TEPT), manifestando-se como comportamentos de hiperexcitação e dissociativos ou psicoses francas. Os transtornos de saúde mental predominam entre aqueles que foram traficados: TEPT, ideação suicida, neuroses e psicoses, depressão e ansiedade, transtornos alimentares, somatização, amnésias, vertigem e tontura. Os sintomas de saúde física mais comuns relatados pelas mulheres incluem dores de cabeça (81%), tonturas (71%), problemas de memória (63%), dor nas costas (69%) e fadiga (82%).[34] Na realidade, acredita-se que as pessoas traficadas apresentem mais TEPT do que soldados em combate.[35] *Flashbacks*, hostilidade e ameaças de colegas e clientes complicam o quadro clínico.

O uso/abuso de drogas e substâncias tem um papel na espiral descendente da saúde física e mental. Discute-se sobre o papel e a sequência do uso de drogas em pessoas traficadas. Os traficantes podem drogar suas vítimas no processo de aliciamento para ajudá-las a superar a resistência ao sexo forçado; eventualmente, as vítimas são viciadas e se prostituem para sustentar o hábito das drogas. Em outros casos, as vítimas podem optar por usar drogas para anestesiar a dor física e emocional de seu abuso – seja ele sexual ou de mão de obra. Isso leva a um círculo vicioso de precisar de dinheiro para pagar as drogas e nunca ter o suficiente para pagar as dívidas.

▶ Doenças infecciosas

Nas pessoas traficadas sexualmente, observam-se as anteriormente mencionadas DSTs e hepatites virais. As condições não higiênicas de trabalho e o acesso limitado ao saneamento podem levar à infestação por ácaros (sarna) e piolhos e infecções da pele causadas por bactérias, vírus e fungos. Doenças que podem ser prevenidas com vacinas, malária, tuberculose, doenças diarreicas e infecções parasíticas podem estar relacionadas ao local de origem da vítima. O trânsito prolongado em condições de lotação e sujeira entre países fonte e destino também pode promover essas doenças, e a imunossupressão relacionada à nutrição – ou HIV – pode exacerbar ou reativar doenças como tuberculose ou infecções oportunistas. A nutrição cronicamente deficiente pode se manifestar como baixo índice de massa corporal, anemia, problemas gastrintestinais ou deficiências de micronutrientes de vitaminas e minerais essenciais.

▶ Riscos ocupacionais

As longas horas e o trabalho árduo, manual ou sexual, podem resultar nos chamados efeitos ocupacionais à saúde, como fadiga, dores de cabeça crônicas, distúrbios gastrintestinais, distúrbios musculoesqueléticos e transtornos do sono. As toxinas ambientais presentes nas indústrias agrícola e pesqueira podem levar a manifestações respiratórias, gastrintestinais e dermatológicas. O movimento repetitivo, como na tecelagem de tapetes ou no trabalho em fábricas de roupas, pode apresentar-se como síndrome do túnel do carpo ou outros distúrbios musculoesqueléticos. Aqueles que trabalham em maquinário ou nas indústrias agrícola e pesqueira podem se apresentar com dor nas costas, desidratação, exposição a substâncias químicas ou pesticidas, exposição a extremos de frio ou calor, queimaduras, lacerações e amputações de dedos, mãos ou pés. Equipamentos com defeito, falta de medidas de segurança, falta de habilidades e treinamento, pressões para atender cotas de produção e fábricas ou fazendas com pouco pessoal podem contribuir para as lesões no local de trabalho. Todos esses problemas podem ser agravados pela privação do sono, fatores de estresse psicológico, falta de nutrição adequada ou condições de saúde preexistentes que não tenham recebido atenção.

▶ Trauma e lesões relacionados à violência

A violência é um componente fundamental do tráfico. Toma muitas formas, além da física: verbal, sexual, emocional, cultural e social. As pessoas traficadas podem ser violentadas, espancadas ou manuseadas bruscamente durante o encontro sexual ou outros encontros. Lesões na cabeça, orofaciais e dentárias são comuns e incluem fraturas orbitais, do osso temporal, mandibular e maxilar, dentes ausentes e perdidos e outros traumas dentários. Podem ser observadas queimaduras de cigarro, tentativa de estrangulamento e queimaduras de corda. Outras lesões podem incluir deslocamentos, fraturas importantes e lesão cerebral traumática. Lacerações, feridas de perfurações, hematomas e queimaduras podem ser encontrados em locais incomuns do corpo. Os cafetões tendem ocultar essas lesões, não desejando afastar clientes porque lesões óbvias podem tornar a vítima menos vendável e para não levantar suspeitas, se a pessoa traficada receber permissão para procurar atenção médica para outros problemas. Em contextos muito violentos, o homicídio ou suicídio pode ser o desfecho final do trauma e da violência.

▶ Circunstâncias especiais: filhos de pessoas traficadas

Embora não necessariamente vítimas diretas de tráfico, filhos que tenham testemunhado um dos pais ser traficado podem apresentar sintomas similares de TEPT, neuroses, déficits de atenção e outros transtornos cognitivos, emocionais e comportamentais.[36] Essas crianças também podem sofrer da falta de acesso a serviços básicos de saúde, como programas de imunização, atenção odontológica, monitoramento do crescimento e orientação preventiva quanto aos estágios do desenvolvimento. Essas crianças podem apresentar doenças que podem ser prevenidas com vacinas, ter pouca estatura devido à desnutrição ou a motivos endócrinos e sofrer de privação de sono por dormirem nas ruas durante o dia, não terem cama ou lugar para dormir durante a noite ou podem dormir embaixo da cama do pai ou mãe enquanto um dos pais está sendo prostituído. Podem apresentar deficiências físicas secundárias a riscos nas estradas e no trânsito, enquanto perambulam entre veículos para mendigar nas esquinas ou apresentar "performances" por trocados. Devido ao seu tamanho pequeno e falta de um cuidador, são mais sujeitos a ambientes tóxicos, manipulação e força. Podem não ser reconhecidos como vítimas secundárias de tráfico e podem ter sido separados dos pais por vários motivos, incluindo ameaças do cafetão, fugas forçadas e rápidas e realocamentos frequentes para trabalho migrante pelo pai/mãe.

AVALIAÇÃO INICIAL DE PESSOAS TRAFICADAS

O profissional de saúde pode ser o primeiro a lidar com uma pessoa que está sendo traficada. É mais provável que as vítimas de tráfico procurem um atendimento numa única consulta em um serviço de emergência, instalação de atenção de urgência ou clínica comunitária gratuita. Podem se apresentar com problemas de saúde mais avançados ou mais graves. O controle e a vigilância pelo traficante não identificado ou cafetão podem resultar em uma complacência silenciosa durante uma consulta clínica. Podem estar acompanhados por alguém que alegue ser um parente ou amigo e que pode falar em nome da pessoa. Ela própria pode não falar o idioma local ou ser familiarizada com a vizinhança e os arredores. O profissional de saúde precisará ter um baixo limiar de suspeita ao observar trauma incomum, medo ou submissão. Como o traficante é motivado a manter sua vítima trabalhando, eventualmente procurará um atendimento para ela, mas isso pode não acontecer se uma lesão ou doença afete o desempenho de maneira adversa. Em algumas circunstâncias, o traficante pode vender ou até matar a pessoa traficada em vez de lidar com os problemas de saúde.

A entrevista do paciente deve seguir as diretrizes para qualquer suspeita de abuso; deve-se garantir uma discussão segura e estritamente confidencial, sem a presença do acompanhante e com consentimento informado em cada etapa. As perguntas que podem dar pistas ao profissional de saúde sobre o abuso podem incluir "Você pode sair do seu trabalho/emprego, se quiser? Quando não está trabalhando, pode ir e vir como lhe convir? Você ou sua família foi ameaçado de danos se tentar sair? Como são suas condições de vida e trabalho? Há travas na sua porta ou janelas, para que não possa sair? Você precisa pedir permissão para comer, dormir ou ir ao banheiro?" É importante transmitir à vítima que sua segurança é a primeira prioridade.[37]

Como muitas vítimas foram expostas à violência e a ameaças a elas ou às suas famílias, podem ser desconfiadas ou receosas de serem expostas como vítima de tráfico. Sua lealdade e atitude de proteção em relação ao traficante são consistentes com a síndrome de Estocolmo, na qual se identificam com o captor ou se ligam a ele. Podem temer punição pelo traficante ou, se fugirem, temer deportação para o país de origem. Uma importante limitação e realidade é que o profissional de saúde pode ter apenas uma única oportunidade de ver o paciente, sem seguimento. Ainda assim, se o suspeito de ser vítima de tráfico estiver pronto e disposto a aceitar ajuda, pode-se trabalhar com os serviços sociais, serviços de proteção à criança e a polícia para os próximos passos. Pode ser um longo processo estabelecer as identidades, garantir a proteção de testemunhas e atender às necessidades de curto e longo prazo.

Um profissional de saúde treinado e experiente/qualificado em exame de perícia de violência sexual (SAFE, do inglês *sexual assault forensic examination*) é a pessoa mais bem equipada para realizar o exame da história e físico, embora poucas instalações onde as pessoas traficadas se apresentem tenham profissionais com essas competências. Utilizando a lista de achados físicos e sintomas fornecida na seção anterior, o profissional de saúde deve realizar um exame focado, com uma abordagem informada quanto ao trauma e centrada no paciente. A documentação cautelosa dos achados utilizando a metologia SAFE avaliará as lesões da vítima e oferecerá apoio ao processo de investigação liderado pela polícia. Os achados da história e do exame físico podem oferecer informações importantes no tribunal, permitindo que um juiz ou júri chegue a conclusões sobre o caso trazido pela vítima contra o suspeito perpetrador. Todos os envolvidos devem reconhecer que a *cena do crime é um corpo humano*. O profissional de saúde está em posição privilegiada para colaborar com a polícia na avaliação da gravidade e magnitude das lesões àquele corpo.

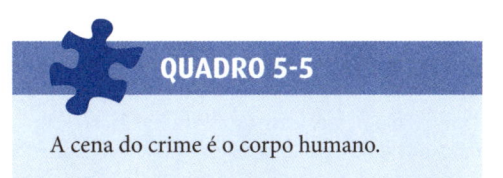

QUADRO 5-5

A cena do crime é o corpo humano.

A RESPOSTA MULTIDISCIPLINAR

A assistência à vítima de tráfico é idealmente oferecida por meio de uma abordagem multidisciplinar, incorporando uma equipe composta de profissionais de saúde, especialistas em saúde pública, serviços de proteção à criança, peritos judiciais em violência sexual, assistentes sociais, policiais, seguranças e especialistas legais. A proteção e segurança para a vítima traficada, a equipe e o local da atenção são cruciais. A interação e o diálogo habilidosos, o consentimento informado, o respeito pela autonomia do paciente e a atenção não discriminatória, informada quanto ao trauma, centrada no paciente e baseada nos direitos, na confidencialidade e na competência linguística e cultural também têm sua participação na prestação de serviços.

A equipe de atendimento deve ser preparada para reconhecer e responder às necessidades de curto e longo prazo. Deve saber como conduzir e facilitar encaminhamentos seguros a outros profissionais de saúde e instalações de atenção de nível superior. A equipe deve ter listas atualizadas e de fácil acesso com informações de contato para serviços de tradução, violência doméstica, proteção à criança, segurança e serviços de imigração (incluindo Alfândega e Proteção de Fronteiras, se nos

Estados Unidos), assistência legal, especialistas em mão de obra infantil e a polícia local. Devem ter números de telefone diretos de serviços de prevenção do suicídio e de pessoas desaparecidas e do National Human Trafficking Resource Center (NHTRC – Centro Nacional de Recursos Contra o Tráfico Humano). Esses profissionais devem conhecer a localização e as informações de contato de abrigos para mulheres, casas seguras, abrigos para imigrantes e abrigos de organizações religiosas e ter contatos estabelecidos com redes locais, outros profissionais, embaixadas e serviços consulares e autoridades do governo local.

A atenção e o manejo de caso da pessoa traficada são complexos, e uma discussão detalhada está além do escopo deste capítulo. A OIT, entre outros, desenvolveu manuais que estabelecem a assistência direta ideal às vítimas e diretrizes para profissionais de saúde.

A RESPOSTA GLOBAL

Tradicionalmente, a estrutura da legislação criminal tem sido usada contra a prática abusiva de tráfico humano. A investigação criminal e o processo para perpetradores, ou ameaças de sanções para os países que não tomam medidas contra o tráfico humano, têm sido a abordagem. Para as vítimas, o sistema legal ofereceu alguns meios de proteção e assistência. As abordagens legislativas mais recentes tentaram atacar a raiz do problema por meio de medidas de prevenção, mas estas continuam sendo as mais fracas e mais difíceis de implementar e monitorar.

Os protocolos e a legislação do século XXI ajudaram a formalizar os esforços globais e domésticos. Um deles é o Protocolo para Prevenir, Suprimir e Punir o Tráfico de Pessoas, Especialmente Mulheres e Crianças, da ONU. Também conhecido como Protocolo de Palermo, esse protocolo complementa a Convenção Contra o Crime Organizado Transnacional, da ONU, e é acompanhado por um protocolo que trata do contrabando. O Protocolo de Palermo define a abordagem global para o tráfico humano como "3 Ps": prevenção, proteção e processo. Mais recentemente, foi acrescentado um quarto "P": parcerias. Essa classificação categoriza de maneira ampla os vários meios e entidades que trabalham para neutralizar o tráfico humano.

No Reino Unido e nos Estados Unidos, o parlamentar britânico William Wilberforce e o Presidente Abraham Lincoln, respectivamente, são nomes proeminentes na abolição da escravidão. No entanto, muitos outros indivíduos e organizações trabalharam e continuam a trabalhar anonimamente contra o tráfico em suas regiões, comunidades e países. Durante a administração Bush, nos Estados Unidos, a Lei de Proteção a Vítimas de Tráfico de

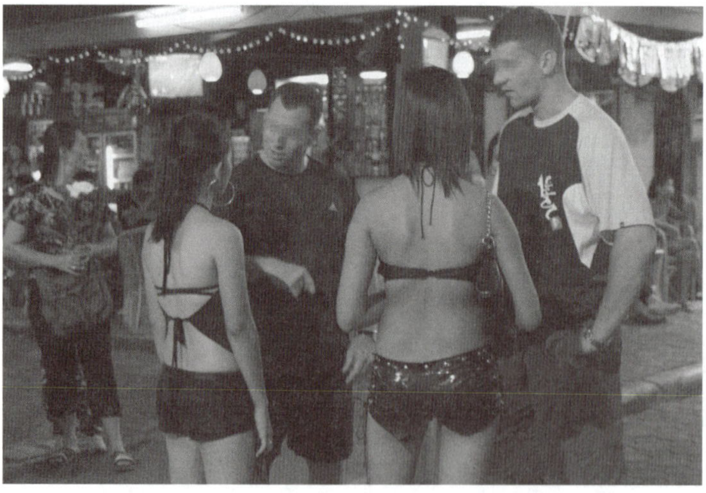

▲ **Figura 5-5** Clientes/exploradores vêm do mundo todo. A prostituição legalizada ou tolerada é um ímã para o tráfico sexual. O governo dos Estados Unidos considera a prostituição "inerentemente aviltante e desumanizadora" e se opôs contra os esforços para legalizá-la. A Lei PROTECT torna ilegal que um americano abuse sexualmente de um menor em outro país. Os perpetradores podem receber penas de até 30 anos de prisão. (*Cortesia de Kay Chernush para o Departamento de Estado dos EUA. http://www.gtipphotos.state.gov.*)

2000 e suas renovações (TVPRA) em 2003, 2005 e 2008 ajudaram a definir a punição, autorizar a proteção e assistência à vítima e tratar de medidas preventivas. A TVPA de 2000 também criou, dentro do Departamento de Estado dos Estados Unidos (DOS, Department of State), o Gabinete para Monitorar e Combater o Tráfico de Pessoas (J/TIP) e exigiu, desse gabinete, o Relatório de Tráfico de Pessoas. A TVPA também aumentou as penas de 20 anos à prisão perpétua para tráfico humano e criou os vistos T e U para auxiliar as vítimas que estiverem dispostas e forem capazes de cooperar com o Departamento de Justiça (DOJ, Department of Justice) no processo contra o traficante(s) envolvido(s) em seus casos. Os vistos T e U também forneceram *status* de residentes temporários, assim como alguns benefícios de suporte tangíveis, às vítimas. Por último, a TVPA de 2000 projetou $60 milhões em recursos para lidar com o tráfico humano. Em 2003, o Presidente George W. Bush assinou uma Diretiva Presidencial de Segurança Nacional sobre Tráfico, a primeira do tipo. A diretiva solicitava que todas as agências governamentais criassem um plano estratégico para fazer avançar a luta do governo contra o tráfico humano. A TVPRA de 2003 também criou a Força Tarefa Interagências sobre Tráfico Humano Presidencial, um órgão interministerial de nível de gabinete.

Várias nações tornaram-se mais sintonizadas com o nível de atividade criminal do tráfico humano dentro e através de suas fronteiras. Começaram a trabalhar com legisladores, polícia, mídia, organizações não governamentais (ONGs) e público em geral para tentar catalisar a mudança comportamental e diminuir a incidência de tráfico humano. O Parlamento Sueco criou iniciativas legislativas para mudar a ênfase de medidas punitivas para os traficantes para o tratamento das demandas do tráfico humano. Alguns países tentaram controlar e monitorar o tráfico humano legalizando a prostituição, embora com resultados desapontadores. Os gabinetes locais e nacionais de viagens e turismo aumentaram a conscientização sobre o tráfico humano em pontos turísticos, hotéis, aeroportos, estações de trem e ônibus e outras áreas frequentadas por visitantes. Produtores e diretores de filmes fizeram campanhas visuais e muitas vezes gráficas envolvendo crime de tráfico humano, suas vítimas, seus perpetradores e seus heróis. Escritores catalogaram em livros e periódicos as inúmeras histórias de indivíduos desesperados que foram traficados no mundo todo.

Agências federais dos Estados Unidos também têm uma participação no combate ao tráfico humano, tanto de forma doméstica quanto no exterior. Seus esforços são guiados pela liderança no DOS/J/TIP e DOJ. O gabinete do Procurador-Geral dos Estados Unidos distribui um relatório anual para o Congresso sobre a Avaliação das Atividades do Governo Americano para Combater o Tráfico de Pessoas. O Departamento de Saúde e Serviços Humanos dos Estados Unidos (DHHS, do inglês Department of Health and Human Services), por meio de sua Administração para Crianças e Famílias, conduz um programa chamado "Resgate e Restauração", que foca no tráfico humano. O Department of Homeland Security (DHS – Departamento de Segurança Interna), o Federal Bureau of Investigation (FBI – Gabinete Federal de Investigação), a Immigration and Customs Enforcement (ICE – Supervisão de Imigração e Alfândegas), o Immigration and Naturalization Service (INS – Serviço de Imigração e Naturalização), a Customs and Border Protection (CBP – Proteção de Alfândega e Fronteiras) e os Departamentos do Trabalho (DOL, Department of Labor), Agricultura (DOA, Department of Agriculture), Defesa (DOD, Department of Defense) e Educação (DOE, Department of Education) são apenas algumas das agências federais americanas que trabalham em vários aspectos do tráfico humano.

Nos países em desenvolvimento, a U.S. Agency for International Development (USAID – Agência Americana para Desenvolvimento Internacional) trabalha de perto com o DOS, embaixadas americanas, outras agências americanas e instituições de nações hospedeiras para apoiar programas antitráfico humano nos países que pretendem evitar e proteger indivíduos em risco de serem traficados ou que tenham sido vítimas de crimes de tráfico humano. A USAID está integrando atividades de combate ao tráfico em programas de desenvolvimento em vários setores. Para evitar o tráfico infantil em fazendas de cacau em Gana, foi incluído um módulo de "combate ao tráfico de pessoas" no treinamento do programa agrícola de plantadores de cacau. A USAID está comprometida em fortalecer as abordagens regionais para combater o tráfico nas fronteiras. No sul da Europa Oriental, a agência apoia um mecanismo de encaminhamento entre fronteiras para vítimas de tráfico em dez países. As diretrizes e protocolos de encaminhamento ajudam a formar as leis locais, incluindo os Planos de Ação Nacionais para Combate ao Tráfico. Para aumentar a conscientização na Ásia, a USAID desenvolveu uma campanha de conscientização do tráfico por meio de uma parceira com *MTV Exit*. Avaliações do impacto da campanha sugerem que as pessoas que foram atingidas estão mais conscientes do tráfico e de seus custos.

Várias ONGs focam na defesa, comunicação e mobilização social. A ONG Pelo fim da Prostituição e do Tráfico Infantis (ECPAT, do inglês End Child Prostitution and Trafficking) e o Centro Nacional de Crianças Desaparecidas e Exploradas (NCMEC, do inglês National Center for Missing and Exploited Children) são apenas dois dos muitos exemplos. A mais recente, Innocence Lost Initiative (Iniciativas da Inocência Perdida), dissemina informações e fotos de crianças desaparecidas nos Estados Unidos e trabalha com a polícia para recuperá-las. O DHHS dos Estados Unidos financia a Polaris, uma organização baseada em Washington, DC, para dirigir uma linha de telefone gratuita 24 horas por dia, sete dias por semana, do Human Trafficking Resource Center (Centro de Recurso do Tráfico Humano) para informações e denúncias. Eles rastreiam e mapeiam o número cada vez maior de chamadas que vêm de todos os lugares nos Estados Unidos e fazem planos de desenvolver um centro global para assistência telefônica gratuita.

Entre as organizações internacionais e da ONU, o United Nations Office on Drugs and Crime (UNODOC – Gabinete para Drogas e Crime da ONU), o United Nations Children's Fund (UNICEF – Fundo Infantil da ONU, a OIM, a OIT, o International Program to Eliminate Child Labor (IPEC – Programa Internacional para Eliminação da Mão de Obra Infantil) e a Organization for Security and Cooperation in Europe (OSCE – Organização para Segurança e Cooperação na Europa) são algumas que têm maior alcance e influência globais.

Em parceria com muitas entidades ao redor do mundo, o DOS (J/TIP) dos Estados Unidos compila um relatório anual sobre o estado do tráfico humano em países no mundo todo.[38] Esse relatório baseia-se em grandes contribuições de embaixadas, postos diplomáticos americanos, oficiais do governo, ONGs, organizações internacionais, relatórios de jornalistas e acadêmicos, relatórios publicados, viagens de pesquisa aos países e regiões, assim como relatos por e-mail enviados ao J/TIP. A metodologia consiste em avaliações sob a legislação americana, com padrões baseados na legislação internacional.

O DOS americano situa todos os países em um de três níveis baseados na extensão em que seu governo trabalha para combater o tráfico humano. O tamanho do problema naquele país é um fator importante, mas os principais fatores para colocação no nível incluem a ação do governo para aprovar leis para impedir o tráfico humano, processar casos e prescrever penalidades criminais, financiar esforços para proteção a vítimas e fazer parcerias com organizações que possam ajudar a oferecer abrigo, aconselhamento legal e outras assistências. Embora as ONGs possam ser ativas em um país para combater o tráfico humano, é a resposta do governo que forma os critérios para colocação de nível.

A colocação no nível 1 é para os países cujos governos estão em conformidade total com as normas mínimas da TVPA, o que não significa que esses países não tenham problemas com tráfico. Países de nível 2 não estão em conformidade total com as normas, mas estão fazendo esforços significativos para conseguir isso. Os países da Lista de Observação do Nível 2 têm problemas de conformidade (diminuição ou ausência de evidências de parceria e comprometimento com as mudanças) combinados com um número absoluto de vítimas de tráfico grave, ou um número que esteja aumentando de forma significativa. Os países de Nível 3 não apresentam comprometimento e nem conformidade. Países que estiveram na Lista de Observação do Nível 2 durante dois anos consecutivos são automaticamente rebaixados para o Nível 3. Outros fatores entram em cena para colocação em um nível, incluindo se o país é um país de origem, trânsito ou destino para formas graves de tráfico. As penalidades para colocação no Nível 3 incluem sanções dos Estados Unidos, como retenção ou retirada de assistência não humanitária e não relacionada ao comércio, assim como oposição dos Estados Unidos à assistência do Banco Mundial e do Fundo Monetário Internacional. Nenhuma colocação em nível é permanente, e o *status* é revisado anualmente pelo DOS americano.

A ABORDAGEM DE SAÚDE PÚBLICA AO TRÁFICO HUMANO

Os meios predominantes de combate ao tráfico humano têm sido no domínio do direito criminal e da punição. As estatísticas sobre o número de processos e condenações mostram números escassos em comparação à magnitude estimada da ocorrência de tráfico humano no mundo. A abordagem focada na lei pode ter mérito, mas não pode ser a única solução para o combate desse crime. As abordagens de saúde pública atacam os problemas de vários níveis, mas as intervenções de maior sucesso são aquelas que lidam com as causas raízes. O uso do exemplo da malária mencionado anteriormente neste capítulo sustenta o argumento. Embora o uso de antimaláricos para casos de malária ofereça alívio e recuperação a um indivíduo necessitado, o ataque a questões ambientais onde o mosquito procria (pulverização residual) e a mudança do comportamento humano (uso de telas mosquiteiro tratadas com inseticida) têm impacto de maior alcance e mais sustentável sobre a comunidade, resultando em menos casos de malária. De maneira similar, a imunização de crianças e adultos pode prevenir doenças que, de outra forma, seriam conhecidas por sua morbidade e mortalidade. Em atividades de imunização, a imunização em massa e o engajamento comunitário lançam as bases para a redução da incidência de doenças que podem ser prevenidas com vacinas e talvez para a erradicação.

Algum debate cerca a questão de o tráfico humano se encaixar na arena médica em vez da saúde pública, pois a medicina lida com a saúde de indivíduos e o tráfico humano afeta adversamente a saúde individual das vítimas (e perpetradores). No entanto, pode-se fazer uma boa defesa para que o tráfico humano seja uma questão de saúde pública devido à sua dinâmica populacional e natureza global, sua magnitude em efeitos arraigados sobre grande número de pessoas e a clara necessidade de intervenções de prevenção na arena pública.[39] Além disso, o fato de que a violência é observada como questão de saúde pública é outro motivo para que o tráfico humano seja considerado à luz das preocupações de saúde pública. O caso não é o fato de se tratar principalmente de uma questão para a prática da medicina ou de saúde pública; faz parte de ambas.

Há um imperativo moral para que os indivíduos e as comunidades atuem sobre o conhecimento dos danos do tráfico humano e engajem-se em mudanças para benefício dos indivíduos e das comunidades. Não é possível se tornar consciente do tráfico humano e não buscar algum nível de envolvimento no combate desse crime contra a humanidade. Esse envolvimento pode tomar várias formas, que variam do desenvolvimento de políticas até atividades práticas. Do ponto de vista da saúde pública, a prevenção nos níveis primário, secundário e terciário pode ser uma maneira efetiva de estruturar essa resposta. As seções seguintes estabelecem algumas abordagens possíveis de saúde pública – dentro da estrutura de 4 Ps do Protocolo de Palermo – para o combate ao tráfico humano.

▶ **Prevenção**

A prevenção de saúde pública ocorre em um de três níveis: primário, secundário e terciário. A prevenção primária evita que um processo aconteça; a prevenção secundária interrompe o processo antes que se torne sintomático ou prejudicial, e a prevenção terciária limita as consequências físicas e sociais do processo. A prevenção é mais efetiva quando ocorre de formas diferentes e é orientada para mais de um tipo de população ou interessado. O Centro de Controle e Prevenção de Doenças (CDC, Centers for Disease Control and Prevention) utiliza um modelo socioecológico de quatro níveis em seu trabalho de prevenção da violência. O tráfico humano pode usar um modelo similar.

QUADRO 5-6

Os itens que você vestiu, usou e consumiu hoje foram tocados por escravos modernos do mundo todo – homens, mulheres e crianças. Esse é apenas um dia. E quanto ao resto de sua vida? Quantos escravos trabalham para você? Para descobrir, acesse www.slaveryfootprint.org.

Prevenção primária

A prevenção primária pode tomar a forma de defesa, comunicação, mobilização social, treinamentos em competências para a vida, mentoria e aconselhamento nos níveis individual, familiar e comunitário, para citar alguns exemplos. Campanhas de educação pública contra o tráfico podem aumentar a conscientização sobre as definições e as motivações do tráfico de pessoa (TDP); podem incluir maneiras de reconhecer ou suspeitar da ocorrência de TDP e podem promover novos comportamentos ou encorajar a cessação de comportamentos prejudiciais. A mídia pode ter um papel ativo na transmissão de mensagens sobre o tráfico humano, por meio de anúncios públicos, filmes, documentários, mídia social, como o *Facebook* e *YouTube*, assim como livros, publicações em periódicos, músicas, shows e patrocínios de celebridades. Como a mídia social e a música podem promover formas de escravidão e tráfico humano, usar os mesmos mecanismos para combater atitudes abusivas é apropriado. As indústrias de turismo e viagem também ajudam a aumentar a conscientização pública sobre o tráfico. Os viajantes, a negócios ou lazer, ou buscando por novos empregos, são os alvos para essa conscientização pública sobre o tráfico humano. A ONG Truckers Against Trafficking (Caminhoneiros Contra o Tráfico) espalha mensagens entre sua própria força de trabalho e em paradas de caminhão para ajudar a identificar vítimas de tráfico e suspeitos de tráfico (Figura 5-6). (Muitas ONGs possuem excelente alcance e educação, e não é possível relacionar todas aqui.) Historicamente, o uso de campanhas para conscientização do público, mídia social e outros meios de comunicação atendeu a fins de saúde pública para cessação do fumo, prevenção da violência, uso de cintos de segurança e, mais recentemente, prevenção ou redução da violência. É útil estudar esses exemplos para aprender como a política pública, regulação e autorização de financiamento ocorreram, quais abordagens foram mais efetivas e como o impacto foi medido.

Para o profissional de saúde pública, a prevenção primária deve estar na linha de frente. O velho ditado "Um grama de prevenção vale um quilo de cura" pode ser substituído, no mundo do antitráfico, por um ditado mais recente "Um grama de prevenção vale um quilo de trabalho." A prevenção primária pode ser mais custo-efetiva, mas é o meio mais difícil de demonstrar impactos positivos e sustentabilidade no domínio do TDP.

A prevenção começa em muitos lugares, mas principalmente dentro das relações pessoais que cada pessoa tem em sua família e comunidade, não importa como sejam definidas. As definições de papéis, o lugar do respeito pela autoridade, o amor e cuidado dos pais e a criação durante os anos da infância contribuem com uma sensação saudável de si próprio. Quando as relações familiares são quebradas, ou definidas de maneiras abusivas e exploratórias, o risco de tráfico aumenta.

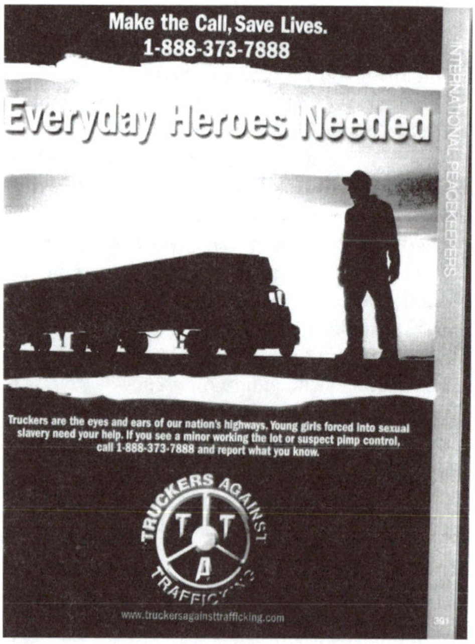

Os desafios da prevenção são sentidos de forma mais aguda durante a infância e na adolescência, quando a natureza de mudança das relações e as definições de amadurecimento do "eu" entram em jogo. Estudos demonstraram que crianças que sofrem abusos estão em maior risco de se tornarem praticantes de abuso ou em risco de sofrer mais abusos.[40] Apesar de nem todas as pessoas traficadas sofrerem abusos quando crianças, a criança ou adolescente que sofreu violência ou crueldade em casa tende a ser mais vulnerável a repetir episódios de abuso em sua vida posterior. Foragidos, que escapam da turbulência doméstica ou procuram redefinir suas vidas e seu "eu", são vulneráveis a traficantes e oportunistas. Dados revelam que leva, em média, menos de 48 horas para um traficante ou oportunista identificar e pegar um foragido na rua.[41] Adolescentes cujo senso de individualidade ainda está se formando ou que não têm certeza de seu valor, sexo, *status* entre os pares, relação com autoridade ou direção de vida estão vulneráveis a influências e sugestões de alguém mais velho, mais persuasivo e que, inicialmente, pareça solidário com sua situação. Os traficantes afirmaram ser capazes de intuir qual criança passeando pelo *shopping* – ou em uma sala de bate-papo na internet – apresenta maior probabilidade de ser suscetível à persuasão, decepção ou falsa oferta de amizade. Falta de confiança, hábitos solitários, falta de pertencimento a um grupo e/ou incapacidade de dizer não ou se manter afastado de estranhos podem ser os primeiros passos de decadência em direção à vulnerabilidade. Portanto, é papel dos pais ou responsáveis desenvolver, educar e proteger a criança de maneiras saudáveis. Da mesma forma, é papel do profissional de saúde oferecer orientação antecipada e perguntar sobre as relações familiares, famílias estendidas, padrões de relacionamento em casa, desempenho escolar, potencial de abuso, violência ou uso de substância e direção espiritual ou moral escolhida. Além disso, a comunidade e o local de culto religioso podem ter uma participação ativa na orientação de jovens para as escolhas corretas sobre suas vidas, relacionamentos, práticas de saúde e caminhos de carreira, entre outros.

A prevenção também pode adotar formas mais amplas, como garantir que cada criança e

▲ **Figura 5-6** Pôster da ONG Caminhoneiros Contra o Tráfico (*Cortesia de Kay Chernush para o Departamento de Estado dos EUA. http://www.gtipphotos.state.gov.*)

indivíduo tenha um cartão de certidão de nascimento e seja incluído nos registros oficiais. Esse problema faz parte especialmente de alguns países em desenvolvimento, onde os registros vitais podem não existir, não ser prioridade do governo ou impossíveis de serem implementados para todos os seus cidadãos. A certidão de nascimento ajuda a garantir o acesso aos serviços de saúde, educação, opções de emprego e envolvimento oficial em processos jurídicos. Crianças que não possuem certidão de nascimento, trabalhadores sem documentos, refugiados, marginalizados e banidos podem não ter qualquer desses direitos e privilégios, o que os torna mais vulneráveis a pressões socioeconômicas, ofertas ilícitas, decepção e fraude. O especialista em saúde pública ou profissional de saúde pode ter uma participação no encaminhamento desses indivíduos para os serviços sociais e assistência jurídica.

Outras formas de aumentar a conscientização sobre o tráfico humano incluem o uso da internet e tecnologias associadas. Uma ferramenta interativa baseada na *web* chamada The Slavery Footprint (Pegadas da Escravidão) atinge o participante por meio de uma série de questões sobre estilo de vida, posses, trabalho e lazer. Então, estabelece a probabilidade do uso pelo participante de produtos do tráfico de mão de obra.[42] O UNODC e o DHS dos Estados Unidos promoveram a Campanha Azul, que também ajuda a aumentar a conscientização sobre o tráfico global e doméstico, respectivamente. A Administração de Crianças e Famílias do DHHS desenvolveu uma série de *webinars*, pôsteres e materiais educativos por meio de seu programa Rescue and Restore (Resgate e Restauração). O DHHS também financia a Polaris, uma ONG, para coletar dados sobre o tráfico humano em solo americano e operar uma linha de telefone gratuita para relatar suspeitas de tráfico e para solicitar informações sobre a polícia local e outros abrigos.

Prevenção secundária

A prevenção secundária para os jovens pode vir na forma de intervenções e abordagens para o indivíduo considerado sem sucesso social ou acadêmico e que está em risco de desistir de grupos de pares ou da escola. Abandono escolar, rebeldia e/ou experiências com drogas ou sexo podem ser portais ou sistemas de alerta iniciais de que os adolescentes podem estar em maior risco. A prevenção secundária também pode tomar a forma de intervenções na internet em casa, como *chips* e monitores de computador para impedir que acessem, de casa, salas de bate-papo e *sites* que possam ser redutos de traficantes. O lar, às vezes, é descrito como "bordel virtual", o local onde pessoas inocentes podem ser atraídas para a pornografia ou recrutadas para encontros pessoais onde podem ocorrer abuso, rapto e exploração. Nos Estados Unidos, várias organizações, como Enough is Enough (Já Basta), Covenant Eyes (Olhos Pactuantes), Morality in Media (Moralidade na Mídia) e Pure Hope (Pura Esperança), focam na segurança e prevenção da pornografia na internet além de desenvolverem ferramentas para alertar os pais sobre os riscos envolvidos no uso da internet.

Prevenção terciária

A prevenção terciária ocorre depois que o tráfico aconteceu e tenta mitigar os efeitos do dano. As respostas incluem programas de reabilitação, reintegração e restauração/reunificação com as famílias, se for desejado pela pessoa traficada. Isso pode incluir processos judiciais, nos quais os direitos das vítimas podem ser restaurados. Muitas ONGs, incluindo organizações religiosas, ajudam vítimas de tráfico a recuperar suas vidas por meio da convivência em grupo doméstico, cuidados de guarda abrigada, treinamento vocacional, treinamento em competências de vida, mentoria e oportunidades para começar um pequeno negócio por meio de microfinanciamento. O Centro de Excelência da USAID, dentro do Gabinete para Democracia e Governo, coletou práticas promissoras antitráfico, que exemplificam e relatam as maneiras em que as ONGs internacionais podem ajudar as comunidades e os indivíduos traficados a recuperarem suas

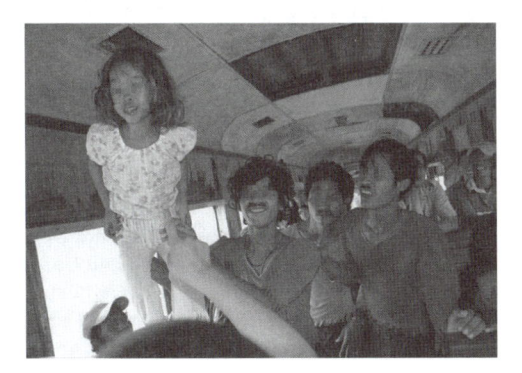

▲ **Figura 5-7** Membros da trupe de prevenção da ONG cambojana Phare Ponleu Selpak representam em um trem, no Camboja. A trupe usa uma mistura de comédia, drama, acrobacias e truques de mágica para informar as audiências sobre HIV/AIDS, minas terrestres, vício em drogas e tráfico humano. Crédito: © 2006 Stephane Janin, Cortesia de Photoshare.

vidas e serem reintegrados à vida comunitária, seja na comunidade de origem, seja em uma comunidade recentemente adotada.

▶ Proteção

O segundo "P", proteção, abrange política e legislação para apoiar os serviços de proteção e o estabelecimento de redes, forças-tarefa e coalizões, proteção física, como locais seguros, abrigos, instalações pós-atenção e programas de proteção à testemunha e assistência intangível à vítima, como orientação de saúde mental, assistência legal, serviços sociais e atenção médica crônica. As necessidades das pessoas traficadas encaixam-se nas categorias de curto e longo prazo. No curto prazo, as vítimas precisam de segurança, abrigo, vestimentas, alimentos, suprimentos de higiene pessoal, avaliação inicial de saúde mental e médica, serviços de tradução e interpretação e serviços jurídicos iniciais. Para o prazo mais longo, precisam de reabilitação de transtornos físicos e mentais/emocionais, alojamento, emprego alternativo (que inclui avaliação, treinamento e colocação), serviços jurídicos (especialmente imigração e defesa na justiça criminal) e, em algumas circunstâncias, reunificação familiar. Se a pessoa traficada tem filhos, provavelmente precisará de alguns dos serviços descritos, assim como de documentos de nascimento, assistência com matrícula escolar e atualização de serviços preventivos, como imunizações.

Nos Estados Unidos, um aspecto adicional da proteção é a disponibilidade de vistos T e vistos U. Vítimas que cooperam com a polícia podem obter residência legal limitada nos Estados Unidos e benefícios como o Programa de Assistência de Nutrição Complementar (antigamente chamado carimbos alimentares), assistência jurídica e ajuda com alojamento.

▶ Processo de acusação

O processo representa o meio pelo qual a justiça criminal é aplicada pela lei; representa os esforços do tribunal para retificar o erro cometido contra a vítima de tráfico e uma tentativa de restaurar os direitos humanos e a dignidade da pessoa. O trabalho do processo de acusação é apoiado por uma investigação que envolve a polícia, o pessoal da patrulha de fronteiras, gabinetes de investigação, oficiais de proteção à criança, oficiais de imigração e outros canais legais. A proteção costuma ser auxiliada por perícia realizada por profissionais de saúde, especialistas em saúde pública e exame médico pericial,

quando apropriado. A obtenção do consentimento informado durante os procedimentos entre o paciente e o profissional é fundamental para casos que possam ir ao tribunal. Questões de competência, capacidade e guarda também são intrinsecamente interligadas em casos de tráfico, embora estejam muito além do alcance deste capítulo. Várias organizações internacionais, incluindo mas não se limitando ao Gabinete da ONU do Alto Comissariado para Direitos Humanos,[43] a Organização Mundial da Saúde (OMS),[44,45] a OIM,[46] Médicos pelos Direitos Humanos[47] e a Organização para Segurança e Cooperação na Europa (OSCE),[48] possuem recursos em tópicos de proteção. O número de casos de tráfico humano investigados e processados com sucesso é muito menor do que o número de casos que ocorrem. O Relatório de Tráfico de Pessoas do DOS de 2012 documenta que, para 42.291 vítimas identificadas, 7.909 casos foram processados, dos quais apenas 3.969 resultaram em condenações. Esses números fazem parte de uma estimativa de 21 milhões de pessoas traficadas no mundo todo. Os motivos para essa discrepância refletem as lacunas de uma abordagem jurídica e simples aplicação da lei para estancar uma torrente de oferta e demanda de tráfico. A relutância das testemunhas e vítimas em testemunhar, a falta de documentação sólida e a falta de legislação e de sistemas judiciais para trazer os traficantes à justiça são apenas alguns dos motivos para essa discrepância.

▶ Parcerias

Exemplos de parcerias incluem relações entre coalizões de força-tarefa de tráfico, ONGs, parcerias público-privadas, grupos filantrópicos, grupos acadêmicos e comunitários, programas de sobreviventes, esclarecimento e conscientização da população nas ruas, escolas, organizações locais e empresas que lutam por práticas justas de produção e emprego. Essas parcerias podem ser oficiais ou informais, seculares ou religiosas. Em 2004, a Pelo Fim da Prostituição Infantil, da Pornografia Infantil e do Tráfico de Crianças (ECPAT, do inglês End Child Prostitution, Child Pornography, and Trafficking of Children) lançou um Código de Conduta a ser implementado pela indústria turística. Em meados de 2012, havia mais de mil signatários desse documento, de mais de 42 países. A ECPAT-USA desenvolveu um Código de Conduta de Turismo para Proteção à Criança que, agora, foi estendido ao Brasil, México e Belize.

Várias entidades internacionais, como a OIT, OIM, Food and Agriculture Organization (FAO –

Organização das Nações Unidas para Alimentação e Agricultura), Global Iniative to Fight Trafficking (UNGIFT – Iniciativa Global da ONU para Combate ao Tráfico), UNODC, OSCE, USAID, USDOS e outras ajudaram a desenvolver políticas e protocolos, oferecer oportunidades de financiamento e fornecer materiais para catalisar parcerias. Grande parte do trabalho dessas parcerias reflete-se na proteção e no processo de acusação descritas anteriormente.

Como mencionado antes, como parte do esforço da resposta global dos Estados Unidos, a USAID trabalha junto com as embaixadas americanas e suas próprias missões em países no mundo todo para coletar informações sobre o tráfico, financiar projetos e apoiar outros governos no combate ao tráfico. Geralmente, são países de origem ou trânsito. Os Estados Unidos são considerados um país de destino desejável.

A DEMANDA E SUA REDUÇÃO

Embora, geralmente, se dê mais atenção ao fornecimento de vítimas de tráfico, deve-se considerar a demanda por um público que quer comprar outro ser humano para fins sexuais e/ou de mão de obra. Como ocorre com medicamentos e armas à venda, a compra de um ser humano equivale ao lucro de outra pessoa, lucros cujas margens são altas e isentas de regulamentação ou taxação por sua natureza ilícita e oculta. Esses lucros são gerados por serviços na indústria sexual comercial ou em setores de mão de obra, como vestuário, têxteis, setor produtivo associado à agricultura e na indústria pesqueira. Abordar e reduzir a demanda pelo tráfico deve fazer parte de programa mais amplo para abolir o tráfico.

A fundamentação para demanda de vítimas de tráfico é complexa; no entanto, desconsideração pelos direitos humanos básicos, atitudes e práticas de sexualidade feminina e masculina e desvalorização de homens, mulheres e crianças são os principais fundamentos desse crime. Regulamentar a prostituição, permitir o zoneamento de bairros e vizinhanças, como os chamados distritos da luz vermelha, ignorar o turismo sexual ou a participação da polícia local na prostituição contribuem para a demanda.

É irônico que, em países onde o valor das mulheres é grande e onde há movimentos femininos organizados, há relativamente poucas mulheres locais disponíveis para exploração do comércio sexual. Assim, alguns dos bordéis em países de primeiro mundo são cheios de mulheres do mundo em desenvolvimento, e países como os Estados Unidos, Alemanha e Holanda tornaram-se países de destino desejáveis. Mais de 50% das prostitutas na Alemanha não são alemãs, mas imigrantes ilegais, e mais de 80% das prostitutas holandesas não nasceram na Holanda.[49] O movimento é essencial, devido à demanda dos clientes por "novidades." Existem redes que organizam o rodízio das pessoas traficadas para várias cidades, para que a clientela tenha opções e, assim, as pessoas traficadas são mantidas isoladas de amigos, familiares e de tudo que lhes for familiar, para evitar fugas.

Quando países e legislações tentaram reduzir o tráfico sexual e a prostituição por meio da legalização, o número de bordéis e a demanda aumentaram.[50] A legalização atrai o turismo sexual e aumenta a demanda pelos homens locais. Quando o fornecimento de mulheres locais não atende à demanda, mulheres são traficadas de fora da cidade ou do país.[51] Essas mulheres são mais baratas, representam mais novidade para a base de clientes e mais facilidade de serem controladas pelos cafetões.

Leis que punem o gigolô ou cafetão, em vez de serem voltadas para a vítima, mostraram reduzir a demanda. A experiência do governo sueco no combate ao tráfico demonstra que esforços legislativos e reforço na identificação e punição do traficante reduzem significativamente o número de mulheres na prostituição e de compradores de sexo. Em 1999, a Suécia implementou uma lei que aumentou as penalidades e as multas para os traficantes, proprietários de bordéis e cafetões, removendo a penalidade para as prostitutas. O governo combinou isso com uma campanha de conscientização do público sobre essas mudanças na lei e nas penalidades criminais.[52] Dois anos depois da nova política, houve uma redução de 50% nas mulheres em prostituição, uma diminuição de 75% dos homens que compravam sexo e o também no tráfico. O tráfico sexual de europeias orientais para a Suécia diminuiu, enquanto os países vizinhos observaram aumento. O medo do processo de acusação aliado à menos demanda desencorajaram o tráfico sexual para a Suécia.[53] Assim, parece que, para reduzir a demanda e combater o tráfico, a acusação dos traficantes deve ser o foco da legislação e do ativismo.

Na TVPA de 2000, a demanda não foi mencionada; no entanto, em renovações subsequentes, a abordagem da demanda foi incluída. Na TVPRA de 2005, a abordagem da demanda foi mencionada como maneira de prevenir o tráfico humano, embora não se tenha considerado que isso tivesse muito impacto. Em contraste, o DoD dos Estados Unidos, por meio de uma Ordem Presidencial, adotou uma abordagem de tolerância zero com o tráfico em 2005, tornando a solicitação de prostituição um crime específico, de acordo com o Código Uniforme de Justiça Militar. A TVPRA de Wilberforce de 2008 abordou a redução da demanda em nível doméstico e internacional e destacou a importância dos relatórios do DOJ sobre as prisões nos Sistemas de Relatos de Crimes Uniformes.

Mais exemplos locais apontam o caminho para o possível sucesso na redução da demanda. O First Offender Prostitution Program (FOPP – Programa Primeiro Crime de Prostituição) em São Francisco foi desenvolvido para educar homens presos por solicitação de prostituição sobre as consequências negativas da prostituição. O programa é uma parceria entre o procurador distrital local, o departamento de polícia e a organização sem fins lucrativos local Levantando-se Contra a Exploração Global (SAGE, do inglês Standing Against Global Exploitation). Os clientes presos podem escolher entre a acusação ou o pagamento de multas e aulas, que também são conhecidas como "escolas de clientes de prostituição." Esse programa é considerado custo-efetivo e aplicável para outros estados.[54] Outras técnicas, como o uso de *outdoors* para mostrar o rosto e nome de um traficante conhecido, ou a apreensão do carro do traficante, demonstraram algum sucesso anedótico.

Claramente, são necessárias mais pesquisas sobre a efetividade e a sustentabilidade de programas de redução da demanda, antes que possam ser desenvolvidos e colocados em prática.

MEDIDAS DE EFETIVIDADE

A saúde pública tem uma forte tradição de monitoramento e avaliação. No domínio do trabalho antitráfico, porém, o monitoramento e a avaliação estão em estágio nascente. Como ferramentas de manejo, o monitoramento permite a implementação de projetos efetivos e eficientes, e a avaliação permite a análise periódica e objetiva do projeto em andamento ou no fim para determinar se as metas e objetivos da(s) intervenção(ões) foram atingidos. A OIM produziu um manual sobre os indicadores de desempenho para combate ao tráfico.[55] O manual é um recurso e guia para gerentes de projeto, desenvolvedores, implementadores, avaliadores e voluntários que trabalham no campo. Não é um guia completo, mas sugere medidas mais objetivas de sucesso no trabalho antitráfico que levam em conta experiências anedóticas ou resultados que não se traduzem em outros desenhos de projeto e planos. Os indicadores podem refletir vários estágios de maturação de um programa antitráfico. Podem focar na entrada, processo, saída, desfecho ou impacto. Devem ser claramente definidos, orientados para o consenso e específicos, mensuráveis, possíveis, relevantes e rastreáveis ou oportunos. Devem ser desenvolvidos no estágio de desenho do projeto e não como consideração posterior. Além de suas funções de prestação de contas, os indicadores de monitoramento e avaliação podem ser usados para fins de defesa, melhoria do projeto ou correções de curso.

Ao avaliar a efetividade dos serviços de saúde para vítimas de tráfico, medidas simples podem incluir os níveis de conhecimento ou a identificação de pessoas suspeitas de tráfico pelos profissionais de saúde, a qualidade do tratamento e da atenção médica às vítimas de tráfico ou o nível de satisfação da vítima com os serviços médicos que recebe. O manual da OIM detalha informações sobre a finalidade do projeto, indicadores de desempenho, alvos e meios de verificação (coleta de dados, fonte de dados).

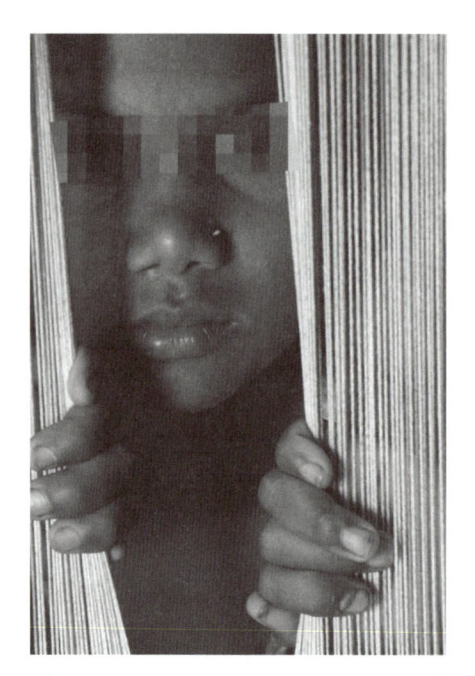

▲ **Figura 5-8** Crianças como essa menina são valorizadas na indústria de tapetes por seus dedos pequenos e rápidos. Indefesas, obedecem a ordens, trabalhando arduamente em cabanas lotadas e escuras e sem arejamento em vilarejos desde o nascer do sol até tarde da noite. (*Cortesia de Kay Chernush para o Departamento de Estado dos EUA. http://www.gtipphotos.state.gov.*)

NECESSIDADES DE PESQUISA

A falta de dados quantitativos sobre as implicações de saúde do tráfico humano é uma limitação atual. Há pesquisadores e estudos originais, mas em número pequeno. Essa situação, portanto, pede pesquisas bem-desenhadas e coleta sistemática de dados que possam formar a base de evidências para vários fins. Estudos futuros podem focar na prevenção, no processo e em parcerias em saúde pública ou serviços de saúde. Os dados de pesquisas sobre serviços a pessoas traficadas devem vir de várias fontes, incluindo instalações pós-atenção, contextos de atenção urgente e departamentos de emergência, centro de saúde comunitária e clínicas gratuitas. A falta de dados publicados dificulta a defesa nos níveis políticos e nos níveis locais. Há poucos dados disponíveis sobre a carga global das questões de saúde, e há poucos relatos sobre as tendências ou padrões geográficos. Atualmente, os dados sobre as consequências do tráfico na saúde tendem a ser anedóticos ou não podem ser generalizados para populações específicas por causa de variantes geográficas, de costumes culturais e características socioeconômicas locais, que fazem com que os dados sejam específicos a uma população traficada. São necessários mais estudos sobre as características dos traficantes e das vítimas, as causas raízes e os eventos desencadeadores do tráfico, a custo-efetividade dos modelos de pós-atendimento e treinamento vocacional e o impacto da legislação sobre as atividades locais de tráfico. Os pesquisadores devem investigar os fatores socioeconômicos, culturais, políticos e legais que motivam o tráfico humano. Essas informações podem ajudar a adaptar as mensagens a populações vulneráveis. Dados de pesquisas podem oferecer argumentos convincentes para financiamentos futuros. Reunir as melhores ou mais promissoras práticas pode servir para informar programas sobre o uso mais efetivo de pessoal e fundos.

QUADRO 5-7

Linha Telefônica Nacional para Tráfico Humano: Ligue para 1-888-3737888* se você acredita que alguém é vítima de tráfico humano.

---

*N. de R.T. No Brasil, o Disque 180 recebe ligações referentes a denúncias contra tráfico de pessoas.

CONCLUSÃO

Como um costume de séculos, o tráfico humano continua a ser um problema global. Estimativas claras de sua magnitude e impacto são difíceis de definir por causa de sua natureza ilícita e criminosa. No entanto, sabe-se que nenhum país, cultura, classe, idade ou sexo está imune ao tráfico. O impacto à saúde de indivíduos, comunidades e países manifesta-se de várias formas e, para o profissional de saúde desavisado, o fenômeno pode estar escondido em plena vista. Dados mostram que uma abordagem centrada na lei é apenas parte da solução; uma perspectiva de saúde pública sobre o antitráfico pode trazer à luz novas maneiras de identificar e abordar esse flagelo. Para o profissional de saúde e especialista em saúde pública, o combate ao tráfico exige abordagens multifacetadas na prevenção e na proteção, no processo de acusação e na parceria.

QUESTÕES DE ESTUDO

1. Quais são as consequências comuns à saúde do tráfico humano? Dê exemplos de tráfico sexual e tráfico de mão de obra. Algum deles são mais comuns em meninos do que em meninas, ou em adultos, em vez de jovens?

2. Que medidas você acredita seriam mais efetivas na redução da demanda pelo tráfico?

3. Estude a relação de países escalonados no Relatório sobre Tráfico de Pessoas do Departamento de Estado dos Estados Unidos para 2013. Você observa algum padrão, tendência ou motivo pelo qual alguns países podem apresentar maior probabilidade de estar na lista de vigilância ou no nível 3 da lista?

4. O que você poderia fazer para se engajar na luta contra o tráfico humano? Ofereça exemplos de atividades em cada um dos quatro Ps.

5. Identifique as principais áreas de pesquisas em que os dados poderiam ser aplicados para um trabalho antitráfico mais efetivo e para alavancar financiamento.

FONTES SELECIONADAS

Bales, K. Disposable People: New Slavery in the Global Economy. Berkeley: University of California Press, 2004.
Bales K. Ending Slavery: How We Free Today's Slaves. Berkeley: University of California Press, 2007.

Bales K, Soodalter R. The Slave Next Door: Human Trafficking and Slavery in America Today. Berkeley and Los Angeles: University of California Press, 2009.

Blunt R. Crossed Lives – Crossed Purposes: Why Thomas Jefferson Failed and William Wilberforce Persisted in Leading an End to Slavery. Searcy, AR: Resource Publications, 2012.

Cadet JR, Cadet CN. Restavek. From Haitian Slave to Middle-Class American. Austin: University of Texas Press, 1988.

Farley M, ed. Prostitution, Trafficking, and Traumatic Stress. New York: Haworth Press, 2003.

Grant B, Hudlin CL, eds. Hands That Heal: International Curriculum to Train Caregivers of Trafficking Survivors. Baltimore, MD: FAAST (Faith Alliance Against Sex Trafficking), 2007.

Haugen G, Hunter G. Terrify No More: Young Girls Held Captive and the Daring Undercover Operation to Win Their Freedom. Nashville, TN: Thomas Nelson, 2005.

Hochschild A. Bury the Chains: Prophets and Rebels in the Fight to Free an Empire's Slaves. Boston: Houghton Mifflin Harcourt, 2006.

International Organization for Migration. Caring for Trafficked Persons: Guidance for Health Providers. Geneva: IOM, 2009.

International Organization for Migration. Listening to Victims: Experiences of identification, Return and Assistance in South-Eastern Europe. Geneva: International Center for Migration Policy Development, 2007.

International Organization for Migration. The IOM Handbook on Direct Assistance for Victims of Trafficking. Geneva: IOM, 2007.

Kristof ND, WuDunn S. Half the Sky: Turning Oppression into Opportunity for Women Worldwide. New York: Vintage Books, 2010.

Lloyd R. Girls Like Us: Fighting for a World Where Girls Are Not for Sale: A Memoir. New York: Harper Perennial, 2011.

U.S. Department of State, Office to Monitor and Counter Trafficking in Persons. Trafficking in Persons Report 2012 and prior years. http://www.state.gov/j/tip/rls/tiprpt/2012/.

Zimmerman C, Hossain M, Yun K, et al. Stolen Smiles: A Summary Report on the Physical and Psychological Health Consequences of Women and Adolescents Trafficked to Europe. London: The London School of Hygiene and Tropical Medicine, 2006.

REFERÊNCIAS

1. Actual cases (names changed) from the U.S. Department of State, Office to Monitor and Combat Trafficking in Persons, 2012.
2. Teen Girls' Stories of Sex Trafficking in the US, *ABC News*, February 9, 2006. http://abcnews.go.com/Primetime/story?id= 1596778&page=1.
3. Bales K. *Ending Slavery: How We Free Today's Slaves*. Berkeley: University of California Press, 2007.
4. International Labor Organization, June 2012. http://www.ilo.org/global/lang–en/index.htm.
5. Bales, K. *Disposable People: New Slavery in the Global Economy*. Berkeley: University of California Press, 2004.
6. To learn more about the new estimate, go to: http://www.-ilo.org/global/about-the-ilo/press-and-media-centre/news/WCMS_181961/lang–en/index.htm.
7. Zimmerman C, Yun K, Shvab I, et al. *The Health Risks and Consequences of Trafficking in Women and Adolescents: Findings from a European Study*. London: London School of Hygiene and Tropical Medicine, 2003.
8. Strenz T. The Stockholm Syndrome: law enforcement policy and ego defenses of the hostage. *Ann N Y Acad Sci* 1980;347:137–150.
9. Last John. *A Dictionary of Epidemiology*, 2nd ed. Oxford, UK: Oxford University Press, 1988:115.
10. Ibid., 46.
11. International Programme on the Elimination of Child Labour Trafficking: The ILO's response through IPEC. Geneva, 2007. http://www.ilocarib.org.tt/index.php?option=com_content&view=article&id=915:world-day-against-child-labour-2007--to-focus-on-the-elimination-of-child-labour-in--agriculture&catid=204:2007-news&Itemid=1210.
12. Shared Hope International. Vancouver, WA. www.sharedhope.org.
13. IOM. 2008 CTM database and CTM thematic research series. Geneva. http://www.iom.int/jahia/webdav/shared/shared/mainsite/activities/ct/iom_ctm_database.pdf.
14. Yousafzia S, Moreau R, Bourreau M. The opium brides of Afghanistan. *Newsweek*, April 7, 2008.
15. Sex trafficking of young people in Poland. ECPAT Internationalhttp://ecpat.net/EI/Publications/Trafficking/Factsheet_Poland.pdf.
16. Stratford D, Ellerbrook T, Akins J, et al. Highway cowboys, old hands, and Christian truckers: risk behavior for human immunodeficiency virus infection among long-haul truckers in Florida. *Soc Sci Med* 2000;50:737, 746.
17. Internet Safety 101, Enough is enough, 2009. http://www.internetsafety101.org/.
18. Wolak J, Finkelhor D, Mitchell K. *Online Victimization of Youth: Five Years Later*. Durham, NH: National Center for Missing and Exploited Children, 2006. http://www.unh.edu/ccrc/pdf/CV138.pdf.
19. State or Territory Sex Offenders Registries—States and Puerto Rico. U.S. Census Bureau, July 2006; and U.S. Department of Justice Statistics, 2008; Internet Safety Workbook, p. 55. http://www.nsopw.gov/Core/PublicRegistrySites.aspx.
20. Enough is Enough, www.enough.org.
21. *Internet Safety 101 Workbook: Rule and Tools*. Reston, VA: Enough Is Enough, 2009:95–132.
22. National Center for Missing and Exploited Children. www.missingkids.com.
23. Edwards J, Iritani B, Hallifors D. Prevalence and correlates of exchanging sex for drugs or money among adolescents in the United States. *Sex Transm Infect* 2006;82:354–358.
24. Estes RJ, Weiner NA. *The Commercial Sexual Exploitation of Children in the US, Canada, and Mexico*. Philadelphia, PA: University of Pennsylvania, 2001. http://www.sp2.upenn.edu/~restes/CSEC_Files/Complete_CSEC_020220.pdf.
25. Zimmerman C, Hossain M, Yun K, et al. *Stolen Smiles: The Physical and Psychological Health Consequences of Women and Adolescents Trafficked to*

Europe. London: London School of Hygiene and Tropical Medicine, 2006.
26. Raymond J. *A Comparative Study of Women Trafficked in the Migration Process*. New York: Ford Foundation, 2002.
27. Zimmerman C, Hossain M, Yun K, et al. The health of trafficked women: a survey of women entering post-trafficking services in Europe. *Am J Public Health* 2008;98(1):55–59.
28. Silverman JG, Decker MR, Gupta J, et al. Syphilis and hepatitis B co-infection among HIV infected sex trafficked women and girls, Nepal. *Emerg Inf Dis* 2008;14(6):932–934.
29. Chacham AS, Diniz SG, Maia MB, et al. Sexual and reproductive health needs of sex workers: two feminist projects in Brazil. *Reprod Health Matters* 2007;15(29):108–118.
30. Huda S. Sex trafficking in South Asia. *Int J Gynaecol Obstet* 2006;94(3):374–381.
31. Silverman J, Decker M, Gupta J. HIV prevalence and predicators of infection in sex-trafficked Nepalese girls and women. *JAMA* 2007;298(5):536–542.
32. Sarkar K, Bal B, Mukherjee R, et al. Young age is a risk factor for HIV among female sex workers—an experience from India. *J Infection* 2006;53(4):255–259.
33. Dovydaitis T. Human trafficking: the role of the health care provider. *J Midwifery Womens Health* 2010;55(5):462–467.
34. Farley M. *Prostitution, Trafficking and Traumatic Stress*. New York: Haworth Press, 2003.
35. Farley M. Prostitution and trafficking in nine countries: an update on the violence and post-traumatic stress disorder. *J Trauma Pract* 2003;2(3–4):33–74.
36. Willis BM, Levy BS. Child prostitution: global health burden, research needs, and interventions. *Lancet* 2002;359:1417–1422.
37. World Health Organization. *Ethical and Safety Recommendations for Interviewing Trafficked Women*. Geneva: WHO, 2003.
38. Department of State. J/TIP link to annual TIP reports. http://www.state.gov/j/tip/rls/tiprpt/index.htm.
39. Todres J. Moving upstream: the merits of a public health approach to human trafficking. *Georgia State Law, 89 NCL Rev 447 2011*. Social Science Research Network Electronic Paper Collection. http://ssrn.com/abstract=1742953.
40. American Academy of Child and Adolescent Psychiatry Fact Sheet #9. Child Sexual Abuse. http://www.aacap.org/cs/root/facts_for_families/child_sexual_abuse.
41. National Center for Missing and Exploited Children. www.ncmec.org.
42. Slavery Footprint. How Many Slaves Work for You? www.slaveryfootprint.org
43. UNHCR. *Recommended Principles and Guidelines on Human Rights and Human Trafficking, Report of the United Nations High Commissioner for Human Rights to the Economic and Social Council (E/2002/68/Add.1)*. New York: United Nations Economic and Social Council, May 20, 2002.
44. World Health Organization. *Resource Book on Mental Health, Human Rights, and Legislation*. Geneva: WHO, 2005.
45. World Health Organization. *Guidelines for Medico-Legal Care for Victims of Sexual Violence*. Geneva: WHO, 2003.
46. International Organization for Migration. *The IOM Handbook on Direct Assistance for Victims of Trafficking*. Geneva: IOM, 2007.
47. Physicians for Human Rights. *Examining Asylum Seekers: A Health Professional's Guide to Medical and Psychological Evaluation of Torture*. Cambridge, MA: Physicians for Human Rights, 2001.
48. Organization for Security and Cooperation in Europe. *National Referral Mechanisms Joining Efforts to Protect the Rights of Trafficked Persons: a Practical Handbook*. Warsaw: OSCE, 2004.
49. Leidholdt D, Executive Director. *Demand and the Debate*. Coalition Against Trafficking in Women, 2003. http://www.catwinternational.org/.
50. Malarek V. *The Natashas: Inside the New Global Sex Trade*. New York: Arcade, 2004.
51. Hughes D. *Foreign Government Complicity in Human Trafficking: A Review of the State Department's 2002 Trafficking in Persons Report*. Testimony before the U.S. House Committee on International Relations. Washington, DC, June 19, 2002.
52. Swedish Ministry of Industry. *Employment and Communications. 2004 Fact Sheet*: Prostitution and Trafficking in Women.
53. Ekberg GS. Prostitution and trafficking: the legal situation in Sweden. Paper presented at Journeésde formation sur la mondialization de la prostitution et du traffic sexuel. Association Québécoise des organisms de cooperation international. Montreal, Quebec, Canada.
54. Shively M, Jalbert SK, Kling R, et al. Final report on the evaluation of the first offender prostitution program. National Institute of Justice/National Criminal Justice Reference Service, March 2008.
55. International Organization for Migration. *Handbook on Performance Indicators for Counter-Trafficking Projects*. Geneva: IOM, 2008.

6

Saúde ambiental no contexto global

Jeffrey K. Griffiths e Edward Winant

OBJETIVOS DE APRENDIZADO

- Compreender as principais formas com que os poluentes ambientais, como as substâncias químicas industriais, chegam até os humanos
- Aprender métodos apropriados para tratamento de água para consumo pessoal e de saneamento para viagens e convivência no mundo em desenvolvimento
- Aprender a reconhecer os problemas de saúde causados pela água contaminada ou tratamento inadequado da água residual e os benefícios obtidos pelas populações com boa água potável e bom saneamento
- Ter uma compreensão básica dos métodos apropriados de tratamento de água comunitária e residual no mundo em desenvolvimento
- Compreender a magnitude da poluição do ar e os seus efeitos à saúde

Os fatores ambientais influenciam profundamente a saúde humana. Um relatório de 2006 da Organização Mundial de Saúde (OMS) estimou que 24% da carga mundial de doença e cerca de um terço da carga em crianças devem-se a fatores ambientais que podem ser prevenidos.[1] Por "*pode ser prevenido*", entende-se que esses riscos podem ser alterados ou mitigados. Essa carga de doenças que podem ser evitadas é sentida de forma desproporcional pelos residentes de países pobres, com carga de doença atribuível com frequência dez ou mais vezes maior do que a observada em países ricos.[2] Os motivos para esses efeitos desproporcionais sentidos nos países em desenvolvimento incluem a falta de tecnologia moderna, leis e regulação de proteção ambiental fracas, falta de conscientização e pobreza.[3] Apesar disso, os residentes de países ricos também são afetados pela poluição do ar, ambientes urbanos de desenho deficiente, enchentes e envenenamento por chumbo, entre outros riscos e, assim, a saúde ambiental é, verdadeiramente, uma preocupação global.

Água não potável e saneamento deficiente continuam sendo as causas ambientais mais importantes de doença no mundo todo. Os contaminantes de indústrias químicas afetam a saúde em todos os lugares. Entre as mais de 30 mil substâncias químicas comumente utilizadas hoje, menos de 1% foi estudada em detalhes quanto aos seus efeitos à saúde e toxicidade,[4] e nossa compreensão dos efeitos da exposição simultânea de baixo nível a centenas ou milhares de substâncias químicas é, na melhor das hipóteses, rudimentar. A poluição do ar foi considerada um dos principais problemas em quase todos os países que passam por transição econômica. Este capítulo define um número de desafios ambientais globais à saúde.

RISCOS AMBIENTAIS BIOLÓGICOS, FÍSICOS E QUÍMICOS E COMO EVITÁ-LOS

Os riscos ambientais incluem riscos biológicos, físicos e químicos, juntamente com os comportamentos humanos que promovem ou permitem a exposição. Alguns contaminantes ambientais são difíceis de ser evitados (respiração de ar poluído, consumo de água pública contaminada quimicamente, barulho em espaços públicos abertos); nessas circunstâncias, a exposição é, em grande parte, involuntária. A melhoria ou eliminação desses fatores pode exigir ação da sociedade, como alerta e medidas de saúde pública. Em muitos países, o fato de que alguns riscos ambientais são difíceis de evitar no nível individual é considerado moralmente mais ofensivo do que os riscos que podem ser evitados. Não ter opção, além de beber água contaminada com altos níveis de arsênico, como é a situação em Bangladesh, ou ser forçado a inalar fumaça de tabaco de forma passiva em restaurantes, causa mais indignação às pessoas do que a escolha pessoal de um indivíduo fumar tabaco. Esses fatores são importantes quando se considera como a mudança (redução do risco) acontece.

Deve-se observar que os riscos ambientais à saúde costumam afetar as elites políticas, assim como os pobres, em muitos países. Embora exista um risco geralmente maior para os pobres do que para os ricos, principalmente porque os ricos têm melhor desinfecção da água e melhor saneamento, outros riscos, como poluição do ar ou contaminação de alimentos com substâncias químicas ou metais pesados, podem afetar todos os setores da sociedade, auxiliando no desenvolvimento de um consenso político para mudança.

Alguns riscos ambientais estão associados a comportamentos humanos individuais específicos que, em princípio, podem ser alterados. Na ausência de água limpa e saneamento, a simples lavagem das mãos com sabão demonstrou diminuir drasticamente as taxas de doenças infecciosas como diarreia, pneumonia e impetigo.[5] As exposições ocupacionais a pesticidas, fertilizantes e patógenos microbianos podem ser minimizadas com o uso de equipamento de proteção, técnicas cautelosas de aplicação e fornecimento de água e sabão para descontaminação. A irrigação melhora a produção da colheita, mas oferece um ambiente condutivo para expansão e transmissão de doenças transmitidas pela água, como esquistossomose. Nesse caso, a redução do contato corporal com a água diminui as taxas da doença.

O manuseio de riscos ambientais à saúde humana deve ser adaptado de acordo com os contaminante(s) e os comportamentos associados. Geralmente, envolve uma avaliação da carga à saúde, as vias de exposição e a identificação dos envolvidos. Os fatores econômicos costumam ser críticos. Como a carga de doença pode cair sobre pessoas que não compartilham dos benefícios econômicos ou sociais da atividade que gera um risco ambiental, ações comunitárias ou negociações políticas costumam ser envolvidas na melhoria dos riscos ambientais.

▶ Riscos biológicos

O termo *riscos biológicos* geralmente se refere a doenças causadas por patógenos como vírus, bactérias, príons, fungos e parasitas. Deve-se observar que o produto de uma infecção pode causar doença, assim como o patógeno vivo. Por exemplo, em Gana e outros países onde os alimentos são armazenados em local úmido, as infecções fúngicas de tubérculos ou milho produzem aflatoxinas, proteínas que são carcinogênicas potentes e que afetam especialmente o fígado.

Espantosos 94% dos anos de vida ajustados por incapacidade (AVAI) da carga de doença devido à diarreia, principalmente causada por vírus e bactérias, são de origem ambiental.[1] Aproximadamente 1,5 milhão de mortes por ano, a maioria em crianças pequenas, são causadas por saneamento deficiente, água contaminada e falta de higiene (um complexo componente comportamental e socioeconômico). Quando fezes e urina não são descartados de forma cautelosa, e quando a higiene (a capacidade de lavar as mãos com sabonete) é ausente, patógenos humanos contaminam alimentos, a água superficial e subterrânea e as mãos. A longevidade nos Estados Unidos aumentou no período entre 1900 e 2000 em mais de três décadas, e dois terços desse aumento foram atribuídos à água limpa, comida limpa e saneamento.[6] Um motivo pelo qual alguns países com orçamentos limitados para saúde, como Cuba e Costa Rica, recentemente obtiveram grandes melhorias na longevidade e grandes reduções na mortalidade infantil e morbidade adulta é o fato de terem focado nos riscos relacionados à água e ao saneamento.[7] Se for para destacar um único ponto deste capítulo, este se refere à importância crucial de manter as fezes humanas e animais longe da água e dos alimentos.

Os patógenos encontrados nas fezes humanas são sofisticadamente adaptados para causar doenças em humanos, e deve ser óbvio que quebrar o ciclo de transmissão pelo saneamento básico e pela oferta de água limpa deveria ser uma prioridade social extraordinariamente alta.[8] Os principais patógenos que causam doenças e morte por essas vias de transmissão incluem rotavírus, enterovírus (um grupo que inclui a pólio), *Salmonella, Shigella, Escherichia coli, Cryptosporidium, Campylobacter* e os vírus de hepatite A e E. Alguns deles são compartilhados com animais domésticos ou peridomésticos de importância econômica*, como *Salmonella, Campylobacter, E. coli* e *Cryptosporidium*. A febre tifoide (*Salmonella typhi*), em contraste com a maioria desses patógenos, é uma doença somente de humanos, e uma maneira de julgar a adequação do tratamento da água e saneamento é observar as diminuições na incidência de febre tifoide.

Suprimento de água

Os problemas de suprimento de água e saneamento no mundo em desenvolvimento são de grande importância. Como diz o ditado, "Um grama de prevenção vale um quilo de cura." Mais precisamente, é o fato de que os engenheiros de saúde pública salvaram mais vidas do que os médicos no curso da história humana. Água limpa e não contaminada e saneamento adequado são necessidades críticas para o mundo em desenvolvimento. No entanto, os projetos para melhorar essas condições devem incluir tecnologia apropriada, sensibilidade cultural e procedimentos de manejo de longo prazo, ou logo falharão.

O suprimento de água começa na fonte, seja superficial ou subterrânea. A água superficial (riachos, lagos, rios ou tanques) é facilmente encontrada e usada. Grandes rios e lagos oferecem fontes de água para o ano todo, enquanto pequenos riachos e tanques podem falhar em estações de seca. Barragens (represas) podem ser usadas para armazenar o fluxo de riachos na estação de chuvas para suprir as necessidades da comunidade durante a estação de seca. No entanto, todas as fontes de água superficiais são desprotegidas. Ou seja, são muito suscetíveis à poluição e não devem ser usadas sem tratamento.

A água subterrânea cai em duas fontes, rasa e profunda. A água subterrânea rasa vem da água que infiltra o solo e goteja para baixo até ficar presa sobre o substrato rochoso. Esse aquífero superior, ou lençol freático, flutua em profundidade, dependendo da estação, gotejando nas estações de seca e subindo na época de chuvas. Embora o solo possa filtrar muitos poluentes, a água subterrânea rasa é suscetível à poluição e deve ser usada com cautela.

A água subterrânea rasa é explorada por meio de poços ou nascentes. Poços rasos são em geral cavados à mão até o lençol freático e usam uma bomba manual ou balde para trazer a água para cima. As nascentes são pontos naturais onde o lençol freático encontra a superfície do solo e a água brota. Na maioria das vezes acontece nos pés de montanhas ou em encostas.

Poços rasos e nascentes são fontes de água muito comuns em países em desenvolvimento. Apesar de não serem fontes intocadas de água, o método de obter água delas pode acrescentar poluição considerável à água, e as soluções para uso costumam ser fáceis e econômicas. Para poços, um pequeno muro ao redor da parte superior do poço feito de pedra, tijolo ou concreto serve para evitar que animais e crianças caiam e desvia a água da chuva, evitando que entre no poço. Uma cobertura também serve para proteger o poço de lixo e poluição; fornecer um balde e uma corda, com um molinete para puxar a corda quando não estiver sendo usada exclusivamente para o poço, ajuda a manter esses itens limpos e mantém a sujeira fora do poço (Figura 6-1).

Bombas manuais oferecem a melhor proteção para um poço raso, pois o poço permanece coberto enquanto a água é retirada. Além disso, o uso de um balde e uma corda introduz alguma contaminação, já que os baldes são com frequência colocados no chão e as cordas passam pelas mãos não lavadas dos usuários. Há vários tipos de bombas manuais disponíveis nos países em desenvolvimento, e seu uso é limitado apenas pelo custo. Em geral, custam mais do que as bombas elétricas submergíveis utilizadas nos Estados Unidos, mas têm a vantagem de funcionar sem energia elétrica (Figura 6-2).

Se ocorre um evento que contamina o poço, talvez um animal afogado no fundo, é possível "dar um choque" no poço para limpá-lo. Isso remove a poluição existente, mas não protege contra recontaminação. O procedimento é acrescentar cloro, na maioria das vezes na forma de alvejante, e então retirar toda a água clorada e descartá-la. Isso evita que as pessoas consumam a água com excesso de cloro e perigosa ao consumo, removendo a fonte de contaminação. O alvejante deve ser acrescentado a um balde de água, bem misturado e então introduzido no poço, para

---

*N. de R.T. Gado, cavalo, galinha, porco, etc. são exemplos de animais peridomésticos de importância econômica.

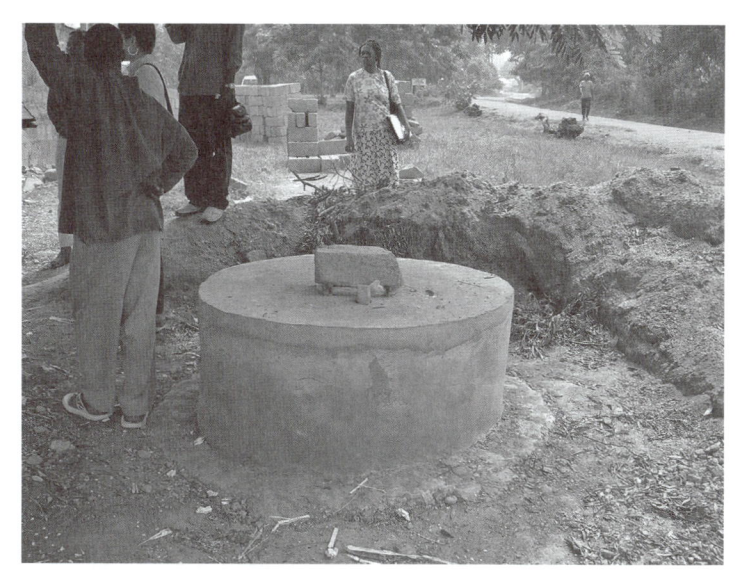

SAÚDE AMBIENTAL NO CONTEXTO GLOBAL   CAPÍTULO 6   161

▲ **Figura 6-1** Poço protegido. (*Foto de Edward H. Winant*.)

misturar com toda a água do fundo. É necessário ter uma ideia de quanta água há no fundo do poço para saber a quantidade adequada a ser retirada. Sem muita matemática, o volume é a área do poço multiplicada pela profundidade de água. Um poço circular típico, 1 metro de diâmetro (3,28 pés) com profundidade de água de 2 metros (6,56 pés), tem

$$h \times (\pi d^{2/4})$$
$$2 \times (3,14 \times 1^{2/4}) = 1,6 \text{ metro cúbico ou}$$
1.600 litros (410 galões)

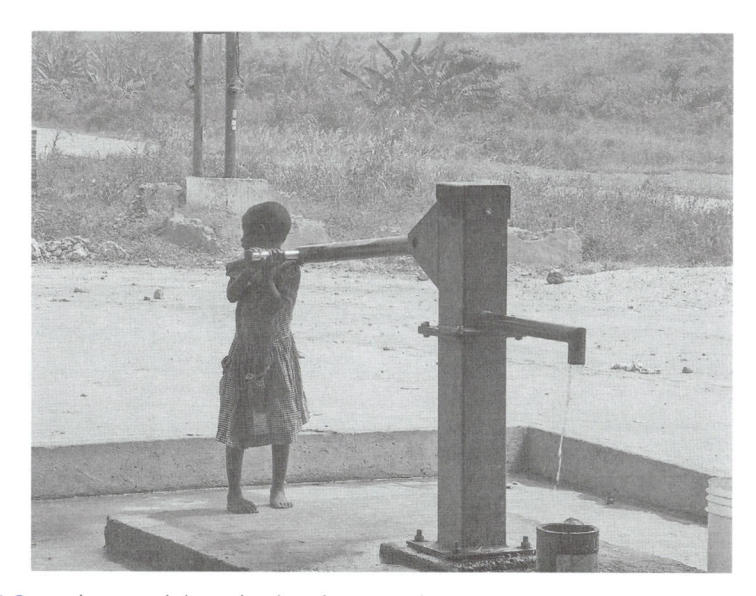

▲ **Figura 6-2** Bomba manual. (*Foto de Edward H. Winant*.)

No caso de nascentes, uma caixa ou casa de nascente ajuda a reunir a água do chão e a restaura em um local protegido, até que seja necessária. Em geral, um tubo drena a caixa e ajuda os usuários a encherem seus baldes embaixo do tubo, mantendo os baldes e a sujeita fora da nascente. Além disso, atividades de lavagem e banho ocorrem a jusante da nascente e não afetam a qualidade da água na fonte.

Poços profundos, ou furos, usam uma fonte de água (aquífero) muito mais profunda e protegida do que poços rasos. Esses aquíferos mais profundos são contidos em camadas de rochas que contêm água sob camadas de rocha impermeável. Assim, sua água é livre da maioria das formas de poluição, porém um recurso mais finito, pois é de recarga muito difícil.

Atingir esses aquíferos profundos pode ser um grande desafio. Devem ser perfurados ou furados na rocha, com maquinário especializado. Além disso, a perfuração precisa ser protegida com envoltórios desde os níveis de solo superiores para manter águas potencialmente sujas fora do poço. Finalmente, uma bomba submergível elétrica é estendida na perfuração para acessar as águas profundas, exigindo, assim, maquinário moderno e eletricidade para uso.

Uma fonte final de água potável é a água de chuva. A coleta é feita mais comumente nos telhados das casas, com calhas para coletar e transportar a chuva até um tanque de armazenamento, o protótipico barril de chuva americano. As calhas são razoavelmente fáceis de instalar, mas definir o tamanho do tanque de armazenamento pode ser um problema. Idealmente, deve ser grande o suficiente para armazenar toda a água necessária pelos habitantes da edificação entre uma chuva e a seguinte. A dificuldade surge porque muitas regiões no planeta têm estações de chuva e estações de seca, e o período entre as chuvas pode durar semanas ou até meses. Armazenar água de chuva suficiente em uma estação chuvosa para durar toda uma estação de seca exige tanques de armazenamento grandes e caros (Figura 6-3).

O outro aspecto da coleta de água de chuva é que os telhados são, em geral, muito sujos, com folhas, gravetos e sujeiras de pássaros. Há duas soluções para o problema de um telhado sujo: reservatórios e filtros para lavagem da sujeira. O reservatório para lavagem de sujeira desvia e armazena a chuva inicial, que se presume enxaguar o telhado. Depois de um curto período, o restante da chuva é coletado no tanque de armazenamento principal. Os filtros costumam ser colunas de areia colocados sobre o tanque de armazenamento para remover a contaminação. A filtração é discutida em mais detalhes mais adiante, neste capítulo.

Entrega de água

Quando a fonte de água foi identificada e desenvolvida, deve-se pensar em levá-la até os usuá-

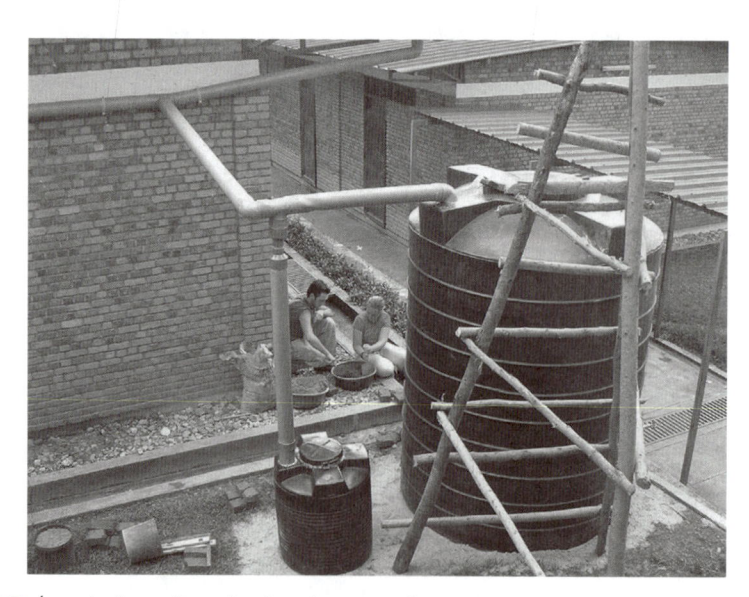

▲ **Figura 6-3** Água de chuva. (*Foto de Edward H. Winant.*)

rios. O método mais comum e menos tecnológico é fazer com que os usuários venham até a fonte de água e carreguem seu suprimento diário em baldes ou jarros. Isso exige muito esforço humano e também reduz o consumo diário. As pessoas não são inclinadas a tomar banhos longos ou desperdiçar água quando precisam transportá-la por um longo caminho. Nesses casos, o uso da água costuma ser restrito ao preparo de alimentos, limpeza, consumo e, ocasionalmente, banhos. A lavagem de roupas e os banhos podem ocorrer mais perto da fonte. Isso reduz a necessidade de transportar a água, mas costuma levar a mais contaminação da fonte de água, a menos que sejam tomadas medidas protetoras, conforme estabelecidas anteriormente.

Outro método de entrega de água é o tanque de água comercial. Aqui, grandes suprimentos de água são levados até as casas de carroça e a água é vendida para o proprietário das casas. As carroças podem ser pequenas, transportando cerca de 50 galões, ou maiores puxadas por animais, com algumas centenas de galões, ou ainda caminhões-tanque que entregam milhares de galões.

O método "moderno," ou preferido, de entrega de água é por meio de tubulações. Colocar tubulações no chão é um investimento caro na infraestrutura comunitária, e essa é a principal desvantagem de sua adoção universal. Ao usar tubulações, também é necessário fornecer pressão para forçar a água a passar por ela. Em geral, isso é feito por bombas, que exigem uma fonte de energia. Torres de água costumam ser incluídas no sistema porque a demanda de água varia durante o dia e pode exceder a taxa de bombeamento. Assim, as torres armazenam água à noite, quando a demanda é baixa, e auxiliam as bombas pela manhã e no início da noite, quando a demanda é maior. Em alguns lugares, a pressão pode ser fornecida pela gravidade, se a fonte de água for suficientemente elevada acima dos usuários. Quando se conta com a gravidade, às vezes é necessário que os tanques de armazenamento mantenham um suprimento suficiente de água.

Um sistema comumente adotado é encanar a água em um centro comunitário a partir de uma fonte remota e então pedir que os usuários carreguem seu suprimento diário da torneira até suas casas. Isso reduz as trilhas individuais em busca de água de milhas de caminhada para distâncias mais razoáveis e também economiza dinheiro de instalar encanamentos em toda a comunidade para todas as casas.

Quantidade de água

Que opções existem para pessoas pobres em áreas rurais no mundo em desenvolvimento? Deve-se reconhecer que, em muitos lugares, uma *quantidade* adequada de água é mais importante do que a *qualidade*. A água pode precisar ser carregada, às vezes por milhas, o que consome uma grande quantidade de tempo, principalmente para mulheres e crianças. Em países desenvolvidos, a presunção básica é de que cada pessoa utilize de 50 a 70 galões por dia (195-275 L por dia). Essa quantidade cobre vários usos, como regar o jardim, lavar o carro, lavar roupas, utilizar lavadora automática de louças e tomar banhos demorados, como é comum com os adolescentes. A OMS sugere que a quantidade mínima no mundo em desenvolvimento, onde as pessoas precisam carregar sua própria água, é de 2,5 galões por dia (10 L por dia). Um adulto no contexto da seca precisa de pelo menos 5 litros de água por dia para necessidades básicas de alimentação e hidratação, sem considerar as necessidades de higiene básica (lavar as mãos etc.).[9] O uso real fica em algum lugar nessa faixa e tende a aumentar se a água é encanada diretamente para cada casa. Assim, os esforços para diminuir os riscos ambientais da água não limpa devem, em geral, abordar a quantidade e a qualidade.

- As fezes devem ser mantidas afastadas dos suprimentos de água com o uso de fossas sépticas básicas ou melhoradas.
- A água pode ser fervida se houver combustível suficiente na área.
- A filtração simples (ou seja, por meio de um pano, como um sári) remove alguns patógenos, como foi amplamente demonstrado em Bangladesh e na Índia.[10]
- Cada vez mais está sendo reconhecido que simplesmente deixar a água repousar após a coleta leva muitos patógenos para baixo com o sedimento.
- Métodos relativamente simples para o tratamento no ponto de uso doméstico – como água clorada com o uso de alvejante doméstico, ou armazenar a água em vasos translúcidos ou transparentes, que permitem a esterilização ultravioleta (luz do sol) – estão sendo testados.
- As comunidades podem se organizar para construir sistemas simples para distribuição da água, utilizando canos de PVC ou similares, onde a fonte de água for a montante da comunidade e, portanto, apresenta pouca probabilidade ser contaminada com fezes.

Qualidade da água

Garantido o suprimento doméstico de água, o próximo pensamento é tratá-la para melhorar sua qualidade e reduzir a ocorrência de doença. O tratamento pode ocorrer em vários níveis, desde pequenas doses para o indivíduo, ou um sistema doméstico para todos os ocupantes, até sistemas de tratamento comunitários. No entanto, as etapas básicas e os métodos de tratamento são similares em todos os níveis.

O tratamento da água consiste em três etapas básicas, embora nem todos os métodos incluam todas elas.

1. O tratamento primário, ou físico, consiste em sedimentar as partículas na água.
2. O tratamento secundário, ou biológico, envolve a filtração da água por meio de uma camada biológica benigna para reduzir a contaminação orgânica. A camada biológica é, em geral, fixada ou suspensa em algum tipo de meio filtrante, como areia. As instalações modernas no mundo desenvolvido, às vezes, utilizam formas ou grades de plástico para o mesmo fim.
3. O tratamento terciário, ou químico (também conhecido como desinfecção), tem o objetivo de exterminar e remover os patógenos nocivos da água. O produto químico mais comum para desinfecção é o cloro.

O tratamento pessoal da água, usado principalmente em situações de viagem, consiste em filtros portáteis (filtros de água em mochila) ou cápsulas químicas. Os filtros de mochila utilizam uma bomba manual para forçar a água através de poros extremamente pequenos em um meio filtrante e remover as partículas, materiais orgânicos e possivelmente patógenos, dependendo do tamanho do poro. As cápsulas, de cloro ou iodo, desinfetam a água, exterminando os patógenos, mas sem remover sedimentos, partículas ou materiais orgânicos. Essas cápsulas não removem a cor ou mau gosto existente da água.

O tratamento doméstico para uso diário da água é utilizado por várias pessoas. O método mais simples é armazenar água em grandes barris cobertos. Essa forma de tratamento primário sedimenta as partículas na água que provocam cor e gosto ruins. O tratamento secundário, ou filtração, pode ser obtido com uma variedade de unidades disponíveis no mercado que utilizam velas de porcelana ou sacos de tecido para escorrer os contaminantes. Em geral, os tamanhos dos poros nesses filtros não são pequenos o suficiente para remover os patógenos, de modo que também é necessária uma etapa de desinfecção. Forçar a água através de um poro pequeno o suficiente para remover os patógenos exige pressão, e essa complicação tornaria a maioria dos filtros de tamanho doméstico muito complexa (Figura 6-4).

O método mais aceito de desinfecção para uma residência é a fervura. Temperaturas da água superiores a 60° C exterminam patógenos. É claro que, sem um termômetro, é difícil avaliar quando essa temperatura é atingida, então levar a água à temperatura de fervura é uma boa indicação visual da quantidade adequada de calor. Algumas autoridades recomendam ferver a água por 30 minutos para garantir a desinfecção completa. Porém, isso pode acarretar muito desperdício de combustível e simplesmente aquecer a água até esta atingir o ponto de fervura é suficiente. Em elevações maiores, ferver a água por cinco minutos ou menos produz bons resultados. A água deve ser fervida em uma panela coberta para proteção e deve-se deixá-la esfriar. Quando fria o suficiente, pode ser colocada no filtro ou em outro recipiente para armazenamento.

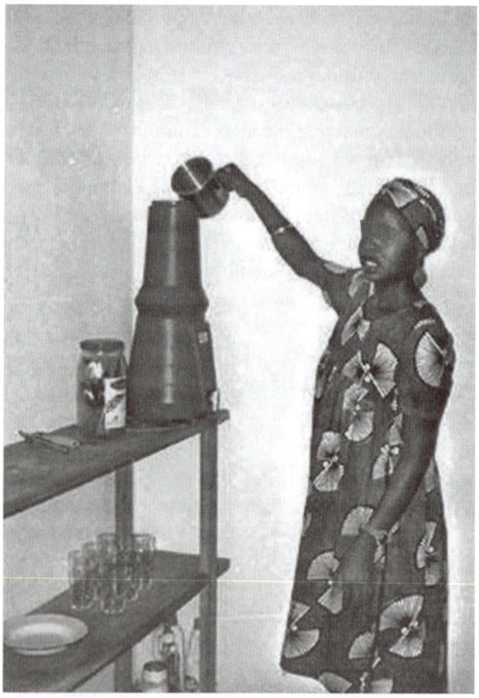

▲ **Figura 6-4** Água doméstica. (*Foto do Arquivo Fotográfico do Corpo de Paz americano Water in Africa (Água na África). http://www.peacecorps.gov/wws/educators/enrichment/africa/index.html.*)

Os filtros domésticos também podem ser construídos utilizando-se materiais locais. Na maioria das vezes, o recipiente é um tambor de óleo ou outro barril maior. Coloca-se cascalho no fundo ao redor do cano de saída, que precisa de uma perfuração para passar pela parede do barril. O cascalho deve ser pequeno, como ervilhas, para que a areia não se deposite nos espaços dos poros. Sobre o cascalho, devem ser colocadas pelo menos 24 polegadas (60 cm) de areia. Isso deve deixar espaço suficiente na parte de cima do barril para que a água permaneça enquanto filtra através da areia. O cano de saída também deve ser equipado com uma torneira, para que a água possa ser extraída sem problemas. Isso significa que o filtro deve ser elevado o suficiente para que se possa colocar um recipiente embaixo da torneira.

Outro bom método doméstico de desinfecção é o uso de filtros de argila tratados com prata coloidal, como aqueles feitos pelos *Potters for Peace* (Ceramistas pela Paz).[11] Esses filtros, que podem ser fabricados localmente em quase qualquer pequena comunidade, são baratos e fazem um trabalho razoável na destruição de patógenos. A impregnação de prata dura cerca de um ano de uso normal, antes que a substituição se torne necessária.

De todos os métodos domésticos de tratamento, o mais importante é a fervura, pois faz um trabalho efetivo na remoção de patógenos, e todas as residências têm uma maneira de aquecer água. Por isso, ensinar os habitantes de pequenas comunidades a ferver a água é a maneira mais efetiva de fazer com que melhorem a qualidade da água. Pode ser difícil convencê-los dessa necessidade, pois o custo com combustível para ferver toda a água para consumo pode ser excessivo. No entanto, esse passo simples é capaz de reduzir drasticamente a incidência de doenças, sobretudo para bebês, crianças pequenas e idosos.

O tratamento da água comunitária geralmente é uma extensão do processo mencionado acima. Tinas de sedimentação são usadas para remover partículas sólidas suspensas na água. Os filtros, então, são usados para purificar melhor a água que, então, é desinfetada e armazenada.

Historicamente, os primeiros filtros comunitários eram filtros de areia através dos quais a água passava lentamente. A lenta taxa de aplicação evitava que a areia entupisse com muita frequência. Quando a areia havia colhido contaminação suficiente para entupir o filtro e reduzir a percolação, o filtro era trocado, raspando-se manualmente a areia e removendo-se a camada superior. Como a demanda por água nas cidades crescia, esses lentos filtros logo tornaram-se muito grandes, e foram introduzidos filtros rápidos de areia. Como o nome diz, a água é aplicada muito mais rapidamente e o filtro tende a entupir também com mais rapidez. O método de limpeza é aplicar uma retrolavagem periodicamente ao filtro. A retrolavagem força a água através do filtro na direção inversa, o que expande a areia, limpa o material que causa o entupimento e deixa o filtro pronto para continuar a operação. Nos países em desenvolvimento com terra disponível, especialmente em comunidades pequenas, os filtros lentos de areia são preferidos por seu baixo custo e manutenção fácil de ser compreendida. Quando não há terra disponível, deve-se considerar os filtros rápidos de areia.

Para desinfecção, a substância química mais comumente utilizada é o cloro. Está disponível em três formas: gás, líquido e cápsula sólida. A forma gasosa pode ser difícil de usar, por isso, para sistemas pequenos, a forma líquida, em gotas, é o método preferido. Essas gotas são introduzidas em uma pequena bomba de alimentação na linha de água, de forma que a concentração de cloro na água é quase sempre constante. O cloro é uma substância química perigosa, tanto para o operador quanto para o usuário final, se a concentração for muito alta. Porém, seu uso é de fácil compreensão, relativamente econômico e deixa um residual na linha de água que continua a proteger a qualidade da água durante toda a transmissão.

Pessoas que vivem no mundo desenvolvido, assim como no mundo em desenvolvimento, têm a necessidade de manter rigorosas práticas de tratamento da água e saneamento. Os métodos usados para tratamento da água – halogenação, geralmente com cloro ou cloraminas, e então a filtração – foram descobertos há mais de um século e, apesar de efetivos quando implementados da maneira ideal, sofrem as deficiências da tecnologia antiga. A cloração é altamente efetiva contra infecções bacterianas e virais e, quando instituída pela primeira vez, resulta de maneira uniforme em grandes diminuições na carga de doença causada por essas infecções. No entanto, não é efetiva contra uma variedade de patógenos emergentes que são resistentes ao cloro. Muitos desses patógenos resistentes são mais ativos quando existem populações especialmente suscetíveis, como pessoas com síndrome da imunodeficiência adquirida (AIDS) ou gestantes.

Uma epidemia de toxoplasmose transmitida pela água foi detectada em Vancouver, Canadá, originária do uso de água de um reservatório que era clorado, mas não filtrado. Médicos com boa experiência clínica observaram um aumento no número de casos de infecções por *Toxoplasma* no útero (congênitas), assim como doença da retina na população em geral. Uma investigação epidemiológica revelou que fezes de puma na bacia de água continham oocistos de *Toxoplasma*. Presumivelmente, os oocistos infecciosos eram levados pela chuva para o reservatório e (não afetados pela cloração) entravam diretamente no suprimento de água potável.[12] Em termos globais, é preciso pensar sobre a ausência de filtração em muitos países onde se oferece cloração básica. Estimativas da América Central e África sugerem que a maioria dos casos de toxoplasmose é resultado de infecção pela forma de oocisto do parasita, que é excretado apenas por felinos. Nos Estados Unidos e na Europa, a maioria dos casos de toxoplasmose é resultado de carne mal cozida que contém cistos de *Toxoplasma*.[13] Acredita-se que a adição de filtração ao tratamento da água, mesmo a simples filtração com areia, diminui o risco de infecção por patógenos como *Giardia*, *Cryptosporidium* (e, supõe-se, *Toxoplasma*) em cerca de cem vezes.[14]

A filtração não é uma defesa perfeita, apesar de ser capaz de remover a grande maioria dos patógenos (99-99,99% dos patógenos é o típico para as estações de tratamento convencionais modernas).[14] No entanto, a dose infecciosa necessária para infectar 50% das pessoas com *Cryptosporidium* é menos de dez oocistos para algumas cepas,[15] o que sugere que mesmo o raro organismo que passe pelo sistema de filtração pode causar doença. O maior surto de doença transmitida pela água na história dos Estados Unidos ocorreu em Milwaukee, em 1993, ocasião em que mais de 400 mil pessoas ficaram clinicamente doentes com criptosporidiose, quando uma das duas estações de filtração de Milwaukee falhou.[16] Deve-se observar que as taxas de infecção em residências com filtros de torneira foram aproximadamente 80% menores do que nas residências que não possuíam filtros. Em 1994, uma epidemia de criptosporidiose em Las Vegas, em pessoas com AIDS, foi associada ao suprimento de água municipal, embora atendesse a todas as normas relevantes de cloração e filtração.[17] Deve-se enfatizar que as duas principais causas de diarreia persistente em pessoas com HIV/AIDS no mundo em desenvolvimento são criptosporidiose e microsporidiose.[18] Esses patógenos causam diarreia crônica e má-absorção com desnutrição aguda. Nenhuma dessas doenças tem tratamento efetivo e confiável com medicamento e, por isso, a prevenção (por meio da combinação de tratamento da água potável e saneamento) é a única opção real contra esses flagelos.

O uso de halogênios no tratamento da água introduz níveis variáveis desses elementos na água. Os halogênios foram associados (em níveis mais altos) a câncer de bexiga, defeitos fetais congênitos e abortos.[19] O equilíbrio entre um nível de halogênio suficiente para exterminar patógenos e baixo o suficiente para minimizar outros riscos é delicado, porém necessário.[20] As falhas da cloração resultaram em surtos de disenteria e diarreia no Canadá[21] e de tifo na Ásia Central,[22] provando que não pode haver falha nos sistemas de tratamento de água, não importa onde fiquem. Uma das ironias das práticas de tratamento de água é que a proteção da fonte de água (ou seja, não permitir que material fecal entre na fonte de água para fins de consumo) tem sido ignorada em muitas comunidades, que presumem que o tratamento da água, invariavelmente, fará com que seja completamente segura.

Um método de desinfecção mais seguro, e um tanto mais caro, é a luz ultravioleta (UV). Envolve passar a água por sistema de lâmpadas de UV, onde a radiação extermina os patógenos. A desinfecção por UV exige uma água relativamente "limpa", o que significa que a maioria dos sólidos suspensos deve ter sido removida.

A aplicação do tratamento da água depende muito da fonte de água disponível. Águas superficiais, sendo desprotegidas, podem apresentar alta contaminação com material orgânico e patógenos. Além disso, muitos rios e córregos têm alta carga de sedimentos, então tinas de sedimentação (tratamento primário) quase sempre são necessárias ao tratar águas superficiais. Nascentes e poços rasos podem ser contaminados, dependendo do que há em sua montante, no sentido de água subterrânea. Nascentes em topos de montanhas, que basicamente são alimentadas por água de chuva pura, podem ser de qualidade muito alta. Nascentes situadas abaixo de fazendas ou casas provavelmente são bastante contaminadas. Ainda assim, a água subterrânea não possui as cargas de sedimentos que as águas superficiais carregam, então, em muitos casos, a desinfecção é o único passo necessário para a água de nascente ou poço. Poços profundos, se construídos apropriadamente e alimentados por uma fonte de qualidade, podem não exigir qualquer tratamento para consumo seguro.

Saneamento

O saneamento lida com o tratamento de produtos residuais da sociedade humana para torná-los seguros para o meio ambiente e a saúde pública. Esta seção discute os resíduos humanos (fezes e urina) e resíduos sólidos (lixo).

Como ocorre com o tratamento da água, o tratamento da água residual cai nos mesmos três níveis: primário (físico), secundário (biológico) e terciário (desinfecção e polimento). Além disso, esses níveis aplicam-se a todo o tratamento de água residual, desde sistemas domésticos individuais até as maiores estações municipais.

O saneamento oferece benefícios além da diminuição de doença diarreica. Por exemplo, infecções por nematódeos intestinais de *Ascaris*, *Trichuris* e tênia são transmitidas depois da contaminação fecal do solo. Os dois primeiros nematódeos (no solo ou em alimentos crus contaminados) são ingeridos e as larvas de tênia penetram na pele de pessoas descalças. Os três causam doenças que contribuem para a desnutrição e anemia, mas podem ser completamente evitados pela implementação de descarte adequado das fezes. Nos Estados Unidos, agricultores pobres que residem nas áreas do sul do país já foram considerados preguiçosos, antes que se compreendesse que a maioria deles era gravemente anêmica por causa de infecções por tênia. Depois da Primeira Guerra Mundial, a *Rockefeller Foundation* empregou enormes recursos para convencer as pessoas a gastarem seus escassos recursos em sapatos e instalações de saneamento.[23] A esquistossomose, uma infecção por trematódeo, afeta centenas de milhões de pessoas, e os ovos infecciosos são todos excretados na urina ou nas fezes. Mais uma vez, o saneamento simples aboliria essa doença com o tempo, nas regiões afetadas.

A forma mais comum de saneamento em países em desenvolvimento é a latrina ou o banheiro externo. As latrinas podem ser fornecidas para casas individuais ou combinadas em uma instalação comunitária. A latrina é um fosso simples, coberto com uma laje durável. Lajes de concreto, de pelo menos 15 cm (6 polegadas) de espessura e reforçadas com barras de ferro, fazem as melhores latrinas de chão. São fáceis de limpar, duram muito tempo e são muito resistentes. Um piso mais econômico pode usar tábuas ou toras de madeira.

Como nenhuma água é usada para transportar os resíduos, não há necessidade de tratamento de água residual. O fosso retém os sólidos, permitindo alguma degradação biológica, mas, em geral, serve apenas para armazenamento. Quando o fosso atinge sua capacidade, é necessário fazer a remoção dos sólidos ou a escavação de um novo fosso. Às vezes, acrescentam-se cinzas ou cal ao fosso, para ajudar a controlar os odores.

O fosso costuma não ter revestimento se escavado em um solo estável, como argila. Onde há predomínio de solo arenoso, pode ser necessário algum reforço do fosso. Embora não haja efluente para tratar, a urina passa pelo piso e paredes do fosso para o solo adjacente. Isso é normal, até benéfico, mas deve-se ter cautela para separar o fosso da água subterrânea adjacente.

Uma distância de 61 cm de separação do solo é suficiente para proteger a água subterrânea. Assim, o fosso não deve ser escavado com profundidade maior do que 61 cm acima do lençol freático. O lençol freático pode ser determinado aproximadamente pela profundidade dos poços rasos próximos. É preciso lembrar, porém, que o lençol freático flutua de acordo com as estações de seca e chuva; a latrina deve ser situada utilizando os níveis de água da estação de chuvas. Se o nível da água subterrânea atingir o fundo do poço, será contaminado e ameaçará os poços rasos e nascentes próximos.

Onde as águas subterrâneas são altas, pode ser necessário construir latrinas de câmara. Essa variação inclui um revestimento para fosso de concreto, tijolo ou pedra para evitar a contaminação da água subterrânea. Esse método é mais caro e, por isso, usado apenas quando absolutamente necessário para proteger a água subterrânea (Figura 6-5).

Uma implementação que muitos grupos preferem é a latrina de fosso ventilada e melhorada (latrina VIP, de *ventilated, improved, pit latrine*). Envolve a construção de paredes sólidas que não permitem a entrada de luz, cobertura com telhado fechado e um tubo de ventilação com tela até o topo do telhado. A porta deve ser colocada fora do caminho dos ventos prevalentes, para que o vento tire o ar da latrina, ao invés de forçá-lo para dentro. Além disso, sem luz na latrina, a única iluminação disponível para o fosso vem do tubo, que leva as moscas para a tela. Sem poder escapar, morrem (Figura 6-6).

Culturalmente, as latrinas VIP são inaceitáveis para algumas pessoas. Como estão tão acostumadas às latrinas comuns, consideram inadequado aliviar-se em um local fechado. Acrescentar um telhado a uma latrina faz dela uma edificação e, por isso, não é apropriada. Muitas latrinas são, assim, locais simples de folhas trançadas ou folhas de metal para privacidade, ou situadas de forma a serem naturalmente escondidas por árvores.

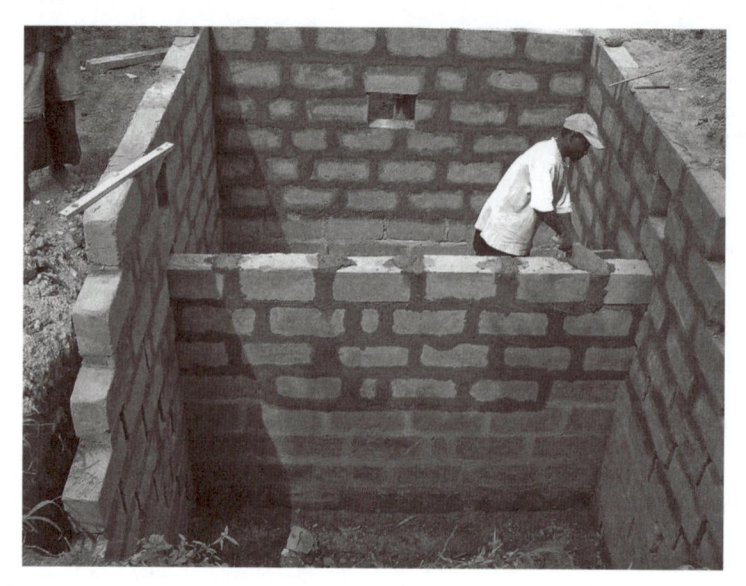

▲ **Figura 6-5** Latrina de câmara. (*Foto de Edward H. Winant.*)

Outra melhoria da latrina comum é a latrina de compostagem. Envolve melhorias no fosso para que existam ar e aquecimento disponíveis para promover o processo de compostagem. Além disso, é necessário acesso, já que a pilha necessita ser virada. Isso costuma ser feito manualmente com uma forquilha para mexer o resíduo acumulado. Também é necessária uma fonte de carbono, que pode ser fornecida jogando-se serragem ou papel na latrina toda, após cada uso.

Uma vez que a água é fornecida para residências individuais, podem ser instalados toaletes com descargas e, nesse ponto, a água residual torna-se um problema muito maior. O primeiro passo para o tratamento costuma ser encanar a água residual para o fosso da latrina, fazendo dele

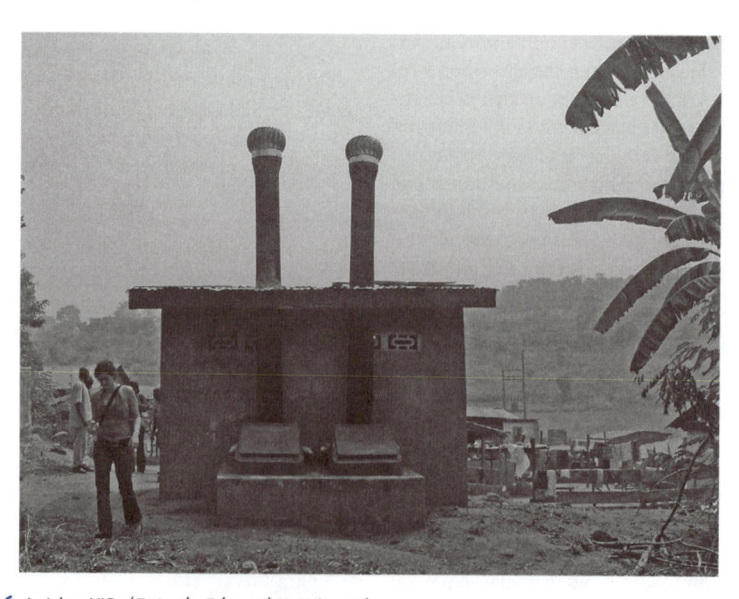

▲ **Figura 6-6** Latrina VIP. (*Foto de Edward H. Winant.*)

uma fossa. No entanto, esse fosso agora precisa lidar com uma grande quantidade de água poluída, além dos sólidos que armazenava. A água lixivia as laterais do fosso; devido às quantidades de água utilizadas e à contaminação orgânica, isso eventualmente entope o solo ao redor do fosso e volta para a casa.

Sistemas sépticos, em que os sólidos se depositam em um tanque e o efluente passa para um campo em canos perfurados para encharcar o solo, são muito mais efetivos no longo prazo. Porém, exigem investimento adicional e uma área maior para aplicação. Em áreas de baixa densidade de edificações, sem dúvida são o melhor método para tratamento da água residual.

Para áreas de maior densidade de edificações, as redes de esgoto são o método preferido. Esses canos grandes, colocados de forma que a gravidade transporte o esgoto, coletam a água residual e a transportam para um local de tratamento central. Essa estação de tratamento geralmente consiste em tanques de sedimentação (tratamento primário); tratamento biológico, como filtros ou tanques de aeração (tratamento secundário); talvez algum polimento ou filtração adicional e, após, desinfecção (tratamento terciário). O efluente tratado, então, é descarregado em um corpo de água superficial próximo; os sólidos removidos, agora chamados lodo, são depositados em um aterro, incinerados ou usados como corretivos de solo ou fertilizantes de culturas.

O tratamento biológico para água residual comunitária pode ser feito de várias formas. A forma menos tecnológica são as lagoas ou tanques, onde o esgoto é contido por longos períodos para permitir o tratamento apropriado. As lagoas ocupam grandes áreas, mas não exigem muita manutenção. Filtros de areia também são usados com frequência para tratar água residual, assim como tanques aeróbios e pântanos. Os tanques aeróbios introduzem ar no esgoto para promover o crescimento de bactérias aeróbicas, que são muito eficientes no consumo de resíduos orgânicos. Os filtros funcionam da mesma forma que para o tratamento de água, suportando uma camada de bactérias que consome o resíduo orgânico, assim como o escoamento físico da água para remover sólidos.

Pântanos construídos combinam os dois métodos de tratamento. Neles, o efluente flui por um leito de cascalho, que realiza a tarefa de um filtro. Plantas que gostam de água, como junco e totora, crescem no cascalho, e suas raízes fornecem oxigênio para o tratamento, absorvem parte do efluente para suas necessidades de água e também removem nitrogênio e fósforo dos resíduos, como nutrientes para as plantas.

O saneamento adequado também inclui resíduos sólidos, ou lixo. No entanto, esses costumam ser ignorados, e muitos vilarejos não têm como lidar com o lixo que se acumula. Com frequência, é empilhado ou espalhado de forma descuidada. As duas condições têm má aparência, mau cheiro e propiciam o ambiente adequado para a proliferação de roedores, insetos e outros vetores de doenças.

Quando o lixo é coletado em locais centrais ao redor da comunidade, é comum que se ateie fogo aos resíduos coletados e se queimem os combustíveis. Embora a incineração certamente seja um método aceito de redução do volume de resíduos sólidos, é útil tentar realizá-la em condições controladas. Certos materiais, especialmente plásticos e pneus, liberam fumaças nocivas quando queimados. Em geral, a fumaça de fogueiras de lixo pode ser perigosa e com certeza é incômoda para os moradores próximos. Finalmente, alguns materiais não queimam e permanecem inteiros após a tentativa de incineração.

Outro método de tratamento dos resíduos sólidos são os aterros. Eles exigem uma área adequada separada para receber os resíduos sólidos, preferivelmente longe da maioria dos moradores. Também exigem que se coloque terra sobre camadas de lixo, para conter os odores e vetores de doenças. A cobertura de terra, acompanhada de valas e paisagismo para controlar o escoamento, é importante para manter a água contaminada pelos resíduos (chamados *de chorume*) longe de outras fontes de água que servem à comunidade. Se possível, o chão do aterro deve ser um solo de argila pesada, compactado com máquinas para conter melhor o chorume.

Como os aterros e lixões não devem ser muito próximos de comunidades, é preciso estabelecer um método de coleta e transporte. Embora certamente seja possível para cada morador ir até o lixão da cidade, é mais conveniente ter pontos de coleta comunitários por toda a cidade, para que o lixo seja recolhido e levado ao aterro, utilizando recursos da comunidade.

Exposição recreativa à água

A exposição recreativa à água também foi reconhecida como uma fonte potente de contaminação fecal-oral. De fato, os U.S. Centers for Disease Control and Prevention (CDC – Centros de Controle e Prevenção de Doença dos Estados Unidos) definiu o nado em piscinas e outras águas para recreação como "banho coletivo" e publicou estudos sobre o volume médio de fezes levadas pelos nadadores para as piscinas. Nos Estados Unidos, epidemias de doença causadas por *Giardia*, *Shigella* e *Cryptosporidium* ocorrem todos os anos devido à contaminação fecal em locais de nado recreativo, como piscinas, lagos, rios e praias.[24] As águas recreativas, em alguns países, são contaminadas não apenas por patógenos fecais diarreicos, mas também por patógenos parasíticos, como esquistossomos e por vírus como pólio, outros enterovírus e hepatite A. Historicamente, com frequência a pólio era transmitida pela água no mundo agora desenvolvido e nadar em rios, lagoas ou lagos (que obviamente não são clorados) era um risco reconhecido de doença.

Administração da água e sistemas de saneamento

O uso de recursos comunitários traz à tona um ponto importante: a administração. Em muitos casos, não é a tecnologia e nem os recursos que representam barreiras à implementação do projeto; é a administração contínua do projeto que causa a falha. Qualquer comunidade no mundo é capaz de cavar latrinas e poços rasos e oferecer a coleta de lixo. O que falta é a administração comunitária necessária para reunir os recursos comunitários, desempenhar essas tarefas e cuidar de sua operação contínua e manutenção.

Por exemplo, relatos de bombas quebradas e não consertadas, poços que cederam ou caixas d'água dilapidadas são comuns em todo o mundo em desenvolvimento. Muitos desses projetos são instalados por voluntários dedicados com boas intenções e organizações sem fins lucrativos. Os projetos funcionam bem e são muito apreciados por vários anos. Mas algo eventualmente quebra, e não há dinheiro para o conserto. O projeto impressionante e útil é perdido, e os moradores retornam às suas maneiras anteriores de conseguir água ou eliminar resíduos.

É importante envolver os moradores locais no planejamento e na implementação do projeto. Isso significa mais do que apenas pedir a opinião dos idosos da comunidade. Em muitos casos, os idosos, geralmente homens, querem um projeto que traga prestígio ou honra à sua comunidade. Porém, as mulheres e crianças que precisam usar a nova infraestrutura têm outras ideias. Por exemplo, quando é papel das crianças buscar água, não é bom instalar uma bomba manual que exige grande força para uso. Às vezes, são mulheres que caminham longas distâncias para pegar água em uma nascente remota e valorizam o tempo comum que passam juntas e ressentem-se com o encanamento dessa nascente, que as alivia de parte de seu árduo trabalho.

Assim, o planejamento do projeto deve envolver representantes de todos os grupos em uma comunidade. Também deve lidar com as exigências de manutenção e uso dos equipamentos instalados. O nível mínimo de administração deve ser a criação de um comitê comunitário encarregado da supervisão e manutenção do projeto. Esse comitê deve ter um orçamento para manutenção e uma maneira de coletar dinheiro dos usuários. Por exemplo, uma bomba manual que custa $1.500 e tem duração esperada de 20 anos deve coletar $75 por ano em um fundo para substituição ($6,25 por mês). Se a bomba atende a 25 residências, espera-se que cada família contribua com $0,25 por mês.

O que acontece, em muitos casos, é que algumas pessoas não pagam, mesmo quando têm as melhores intenções. A colheita pode ter falhado, ou uma criança ficou doente e precisaram do dinheiro para a medicação. Se falham no pagamento e ainda podem usar o recurso comunitário (bomba, caixa d'água ou latrina), têm menos incentivo para pagar no futuro. Os vizinhos, vendo isso, também ficam menos inclinados a pagar. É muito comum que ninguém pague os fundos de reparo comunitários. Então, 15 ou 20 anos depois, quando a bomba quebra ou a latrina está cheia, não há dinheiro para o conserto.

É útil, portanto, que o comitê tenha alguma capacidade de cobrança. No mínimo, a pressão pelos pares pode ser exercida sobre as famílias que não contribuem, para encorajar sua participação. A administração mais eficiente é o modelo de utilidade, em que os usuários pagam pela quantidade de água ou serviços de saneamento que utilizam e que podem ser cortados, no caso de inadimplência. Isso fornece uma ação de reforço para garantir a participação contínua.

Distúrbios do meio ambiente natural e riscos de doenças infecciosas

Alguns ecossistemas fornecem o ambiente adequado para os mosquitos *Anopheles*, *Culex* ou *Aedes*, que transmitem doenças como malária, filariose, dengue e febre amarela. Água salobra, como encontrada em mangues costeiros, é um criadouro para *Vibrio cholerae*, o agente da cólera. Talvez por convenção ou reverência pelo ambiente natural, não se costuma considerar um pântano antigo como risco ambiental. Porém, está claro que nossos antepassados o faziam, pois drenavam diligentemente os pântanos para obter mais terras aráveis e reduzir os riscos de doenças como malária. Um dos maiores feitos do ditador italiano fascista Mussolini foi a drenagem dos pântanos próximos a Roma e a erradicação da malária da região. Quando a *Tennessee Valley Authority* (Autoridade do Vale do Tenesse), nos Estados Unidos, construiu barragens nas décadas de 1930 e 1940 para fornecer eletricidade para as áreas dos Apalaches, tomou-se muito cuidado para alterar periodicamente os níveis da água nas represas e nos rios a fim de interromper a incubação dos ovos de mosquitos. Em alguns momentos, isso teve efeitos devastadores sobre o habitat aquático dos rios afetados, mas a incidência de malária foi travada por essa tática.

Um contraexemplo que demonstra a importância de ecossistemas intactos para a saúde humana é o da região do Lago Naivasha no Vale do Rift, no Quênia. A cidade de Naivash não trata seu esgoto, que flui para um lago que é usado para fins de consumo de água e pesca. Felizmente, o Serviço de Vida Selvagem do Quênia mantém uma reserva de caça onde a água contaminada da cidade flui para os mangues. Os mangues desintoxicam e descontaminam os resíduos antes que penetrem no lago. Na realidade, o uso de mangues artificiais em países tropicais está sendo promovido globalmente como forma de tratar a água residual sem as despesas financeiras de uma estação de tratamento moderna.[25]

Há evidências substanciais de que a destruição de ecossistemas aumenta os riscos de doenças infecciosas. Epidemias de malária com frequência acontecem depois da construção de estradas e casas em áreas de floresta, já que novas poças d'água (criadouros para mosquitos) são deixadas involuntariamente sem drenagem adequada perto da construção. De fato, o desflorestamento de florestas tropicais e a construção concomitante de estradas de acesso para remover as árvores resultam em aumentos previsíveis nas infecções transmitidas por mosquitos. Como exemplo, os mosquitos da febre amarela são mantidos em copas altas de florestas (ciclo selvagem) entre primatas e mosquitos na América do Sul, em um ciclo que não envolve humanos. Quando as árvores são cortadas por lenhadores, porém, os mosquitos infectados com febre amarela picam os trabalhadores, que transportam a infecção para as cidades, onde o ciclo é mantido nos humanos por meio dos mosquitos *Aedes aegypti* (ciclo urbano).

Outros exemplos são abundantes. O represamento do Rio Nilo em Aswan, no Egito, resultou em uma explosão na incidência de esquistossomose, como o represamento do Rio Volta, em Gana. Os esquistossomos têm dificuldade em penetrar na pele de hospedeiros humanos em águas que fluem rapidamente, mas o represamento resultou em águas plácidas e aumentou muito a transmissão. A introdução de irrigação em Porto Rico para produção de cana-de-açúcar levou a taxas extremamente altas de esquistossomose na virada do século.[26] O aumento de várias décadas na incidência da doença de Lyme no densamente povoado nordeste dos Estados Unidos é considerado, pela maioria dos biólogos, resultado da explosão da população de cervos (depois da eliminação de seus predadores naturais) e do desejo dos humanos de viverem em áreas suburbanas ou semirrurais. Esses dois fatores aumentam a probabilidade de exposição ao vetor carrapato, que normalmente se alimenta de cervos e camundongos. Assim, os riscos ambientais para adquirir doenças infecciosas costumam estar associados à perturbação ou alteração de ecossistemas e ao aumento da presença humana na área envolvida.

Conforme delineado pela OMS, as três abordagens para o manejo ambiental de doenças transmitidas por mosquitos, como malária, encefalite japonesa e dengue, são as seguintes[1]:

1. Modificação do meio ambiente para reduzir os habitats do vetor;
2. Manipulação do meio ambiente periodicamente;
3. Modificação do comportamento ou habitação humana.

A drenagem de pântanos, nivelamento de terras, aterro de poças, modificação de limites de rios, revestimento de canais de irrigação para evitar a perda de água e evitar águas estagnadas são exemplos da primeira abordagem. Em ambientes urbanos, esses métodos incluem a construção de drenos, melhoria de projeto das casas para que a água não empoce nas sarjetas e o suprimento de instalações de saneamento e água residual para remoção de sítios criadouros de mosquitos.

A segunda abordagem é representada por esforços como a mudança dos níveis dos reservatórios. A terceira inclui métodos simples como telas finas nas janelas das casas para diminuir o contato com mosquitos e o uso de telas mosquiteiro nas camas. As telas mosquiteiro são uma ferramenta interessante, pois incorporam uma barreira ambiental entre o vetor e os humanos e, se tratadas com inseticida, são também uma defesa química. Concluiu-se que as telas mosquiteiro reduzem a mortalidade geral em crianças com menos de 5 anos que vivem em regiões endêmicas de malária em até 40%.[27]

Clima, meio ambiente e saúde humana

A associação entre clima, alterações no meio ambiente e doenças específicas é considerada bem fundamentada. A incidência de cólera no oeste da América do Sul e de doenças como febre de Oroya nos Andes foi associada à temperatura do mar da Corrente de Humboldt, especialmente durante o fenômeno El Niño.[28] Os detalhes e as explicações mecanicistas para essas relações ainda estão sendo delineados, mas não é difícil imaginar que a temperatura do mar afete as condições em terra que, por sua vez, afetam a vegetação e a umidade e, assim, a densidade de insetos vetores de doenças. Como exemplo, eu e meus colegas demonstramos que casos de infecção por *Salmonella* e *Campylobacter* relatados ao Departamento de Saúde Pública de Massachusetts são intimamente associados à temperatura ambiente, enquanto os casos relatados de infecções por *Cryptosporidium*, *Shigella* e *Giardia* têm pico algumas semanas após o pico de temperatura no verão.[29] Sabe-se que *Salmonella* e *Campylobacter* reproduzem-se em alimentos, e a coincidência entre os picos de temperatura e infecção com esses dois patógenos bacterianos provavelmente representa o produto do máximo crescimento bacteriano durante os dias mais quentes do ano. Em contraste, pode-se argumentar que a tríade de infecções por *Cryptosporidium*, *Shigella* e *Giardia* em Massachusetts representa a transmissão por meio da exposição recreativa à água. A água superficial usada para fins recreativos (lagoas, rios, piscinas ao ar livre) atinge suas maiores temperaturas algumas semanas depois do pico das temperaturas do ar ambiente, explicando o período de lacuna, já que é mais provável que as pessoas nadem quando a água está mais quente.

Os fatores ambientais também incluem as chuvas. Em muitas cidades grandes e pequenas nos Estados Unidos, a água superficial que escorre é drenada para o sistema de tratamento de esgoto, pois sistemas de tratamento de esgoto e drenagem separados são mais caros do que um sistema combinado. No entanto, as chuvas pesadas podem extrapolar a capacidade dos sistemas de esgoto, levando à descarga do esgoto não tratado em rios ou lagos. De fato, Curriero e colegas demonstraram que as epidemias de doenças transmitidas pela água nos Estados Unidos tendem a seguir períodos de chuvas pesadas.[30] No mundo em desenvolvimento, observou-se que as epidemias de doenças como criptosporidiose tendem a ocorrer no começo da estação chuvosa, quando é provável que as chuvas levem restos humanos e animais para as águas eventualmente usadas para consumo e limpeza.[31]

A doença infecciosa também é o mecanismo final pelo qual outros fatores ambientais causam doença humana. Por exemplo, a poluição do ar diminui a função pulmonar e aumenta o risco de pneumonia.

▶ Riscos físicos

Os riscos ambientais físicos incluem não apenas eventos catastróficos, como furacões, seca, terremotos, ciclones e enchentes, mas também os riscos do meio ambiente construído ou alterado pelo homem. Uma maneira pela qual o ambiente construído interage com eventos ambientais catastróficos é a construção de cidades em planícies alagáveis. Outra maneira é o extenso desflorestamento sobre cidades grandes, que promove o aumento de inundações e deslizamentos de lama após chuvas pesadas. A água da chuva não é mais retida na esponja de vegetações florestais. Além do risco de perda catastrófica de vidas e propriedades, até mesmo inundações menores podem ser perigosas. Já foi demonstrado, no Brasil, que a inundação periódica de vizinhanças planas está fortemente associada à febre hemorrágica por causa de leptospirose.[32]

O aquecimento global é outro risco físico. O consenso científico conclui que as maiores médias de temperaturas globais levaram ao aumento e à diminuição de chuvas para diversas áreas, maiores níveis do mar e, às vezes, alterações drásticas no clima e na vegetação. Embora o clima determine a variação geográfica de doenças infecciosas, o clima extremo relacionado à variabilidade climática (e manifestado em nosso ambiente físico por meio de chuvas, calor, frio, etc.) afeta o momento e a intensidade dos surtos de doenças infecciosas.[33]

A associação entre a mudança do clima, o ambiente e a saúde humana pode se mostrar dramática ou súbita. A seca, que pode ser resultado da mudança climática e do desflorestamento, pode resultar em choques econômicos tão graves que aumenta o risco de guerra civil.[34] Eventos ambientais catastróficos costumam levar ao deslocamento de populações e comunidades de refugiados. Essas catástrofes podem ser rápidas (uma enchente, uma seca) ou lentas (desertificação próximo ao Sahel, lentos aumentos no nível do mar), mas são, em qualquer dos casos, graves. Por exemplo, se o nível do mar aumentar em 1 metro nos próximos 50 anos, uma substancial minoria da população de Bangladesh perderá suas planícies alagáveis. Como sobreviverão? Morrerão de fome quando perderem suas terras de subsistência ou tentarão emigrar para países vizinhos onde poderão não ser bem-recebidos (p. ex., Índia, Mianmar)? Algumas nações de ilhas no Pacífico podem submergir. Pode-se argumentar que essa forma de catástrofe de lento avanço não é menos profunda do que uma catástrofe dramática e imediata.

O meio ambiente construído

Há um crescente reconhecimento de que o *meio ambiente construído* (de cidades pequenas, grandes e estradas) pode contribuir, ou ser prejudicial, à saúde. Ambientes urbanos normalmente oferecem oportunidades sociais, econômicas e culturais que as áreas rurais não oferecem e, ao fazê-lo, oferecem uma mistura de benefícios e riscos ambientais. Por exemplo, sistemas de tratamentos de água e esgoto (com seus principais benefícios) com frequência estão mais disponíveis em ambientes urbanos do que em rurais, pois as cidades têm a capacidade de levantar capital para projetos de água e esgoto. Outros aspectos da vida urbana são negativos: por exemplo, algumas cidades ricas eliminaram as calçadas nas áreas residenciais e isolaram as áreas comerciais, de forma que pudessem ser utilizadas apenas por automóveis. Essa prática promove o uso de automóveis (poluentes) mesmo para pequenas tarefas e, assim, desencoraja a prática de exercícios, e promove, de maneira indireta, obesidade, diabetes e doença cardiovascular.[35,36] Altos níveis de ruídos são comuns em áreas urbanas e em algumas ocupações. Estimou-se que 16% de toda surdez podem ser atribuídos a essas exposições ocupacionais.[1,37]

Mortes decorrentes de acidentes de trânsito (tanto pedestres quanto ocupantes de veículos) também são uma grande preocupação. No norte da Europa, foram desenvolvidos, nos últimos 50 anos, projetos de estradas que minimizam as mortes de pedestres em acidentes no trânsito. A velocidade no trânsito é limitada por meio da "tranquilização do trânsito" com lombadas, vias de mão única, estreitamento das ruas, círculos de trânsito e outras medidas que diminuem a velocidade e aumentam a probabilidade de sobrevida dos pedestres. Esses projetos inteligentes são incomuns; por isso, o aumento das mortes em acidentes de trânsito (assim como a poluição do ar) comumente acompanha a urbanização. Em muitas partes do mundo, as melhorias nas estradas não são acompanhadas por ciclovias separadas, pistas de caminhada paralelas, barreiras laterais ou travessias designadas para pedestres. As mortes de pedestres, então, ocorrem quando as pessoas caminham nas ruas. Outros fatores contribuintes incluem a falta de iluminação e sinalização, ruas estreitas e manutenção deficiente das vias. As taxas de morte em acidentes de trânsito em muitos países estão em uma ordem de magnitude superior do que em países desenvolvidos, como os Estados Unidos.[38] (Inacreditavelmente, a maioria dos veículos motorizados importados pela Índia, atualmente, não é equipada com cintos de segurança como medida para economia.) Acredita-se que os acidentes de trânsito sejam responsáveis por 2,6% dos AVAIs no mundo.[1] A principal causa de morte de turistas são os acidentes de trânsito, e não as doenças infecciosas.

▶ Riscos químicos

Riscos químicos encontrados na natureza

O ambiente físico natural pode ser uma fonte de riscos químicos e radiológicos, como metais pesados (arsênico) ou radionuclídeos (urânio, rádio, tório, actínio, radônio, etc.). A U.S. Environmental Protection Agency (EPA – Agência de Proteção Ambiental dos Estados Unidos) estimou que aproximadamente 420 mil e 620 mil residentes americanos são potencialmente expostos a níveis elevados de rádio-228 e urânio, respectivamente, presentes na água potável.[39] O radônio é o produto de vida longa do decaimento do rádio que, por sua vez, é o produto de vida longa do decaimento do urânio. É fator de risco de câncer de pulmão e geralmente se apresenta como um gás dissolvido na água subterrânea. Esse gás é liberado do solo adjacente para os porões de residências, ou a água subterrânea com radônio dissolvido é aerossolisada (p. ex., no chuveiro). A EPA estima que aproximadamente 1 em 15 residências nos Estados Unidos esteja em risco de exposição a níveis elevados de radônio. A carga global de risco é desconhecida.[40] Mineradores de urânio estão em risco muito maior de câncer devido às suas exposições ocupacionais a esse potente carcinógeno. Na Europa, esse risco foi reconhecido já em 1879 e, ainda assim, pouca proteção foi oferecida aos mineradores nos Estados Unidos antes de 1962, demonstrando, mais uma vez, a necessidade de regulamentações adequadas de saúde e normas para exposições ambientais.[41]

A exposição a metais pesados é comum. O chumbo é onipresente: é usado em baterias e processos industriais, acrescentado a tintas e gasolina e encontrado em encanamentos de distribuição de água e encaixes. A exposição ao chumbo leva a retardo mental, anemia e hipertensão, entre outras condições. Níveis agudamente altos de chumbo resultam em anemia e convulsões, mas mesmo níveis cronicamente baixos são causa de preocupação. Em 2002, a OMS estimou que o retardo mental associado ao chumbo representava cerca de 0,75% de todos os AVAIs.[37] Esses riscos existiam até mesmo em épocas antigas; por exemplo, os romanos comiam e bebiam em copos e pratos de chumbo e acrescentavam chumbo aos alimentos. Acredita-se que essa prática tenha causado uma epidemia de infertilidade. A gasolina com chumbo ainda é usada com frequência no mundo todo, e o envenenamento por chumbo é comum onde seu uso na tinta e na gasolina não foi proibido. A extensão dessa carga não foi adequadamente estudada.

Globalmente, acredita-se que mais de cem milhões de pessoas são expostas a altos níveis de arsênico da água potável.[42] A escavação de poços tubulares profundos para fornecer água potável em Bangladesh diminuiu bastante as mortes devido à água contaminada com coliformes fecais, mas aumentou muito a incidência de doença de pele, insuficiência renal, hipertensão e câncer por causa da contaminação com arsênico da água subterrânea.[43] Há estimativas de que um terço da população de Bangladesh está bebendo água com nível inaceitavelmente alto de arsênico. Em um estudo da região de Matlab, de Bangladesh, 54% das pessoas consumiam água contendo mais de 50 µg/L de arsênico.[44] A U.S. National Academy of Sciences (Academia Nacional de Ciências dos Estados Unidos) concluiu que não há níveis seguros de arsênico na água.[45] Em contraste com a situação de Bangladesh, a exposição ao arsênico em outras áreas é secundária aos processos industriais ou à mineração. Por exemplo, a exposição a altos níveis de arsênico (por meio da contaminação da água) no oeste dos Estados Unidos costuma ocorrer em razão de resíduos de minas abandonadas (rejeitos) que penetram no suprimento de água. Nos Estados Unidos, altos níveis de arsênico são naturalmente encontrados em algumas águas subterrâneas ou em águas contaminadas por indústrias ao longo dos últimos 150 anos.[46]

Ocupações como jateamento de areia colocam os trabalhadores em risco de doenças que causam cicatrizes no pulmão, como silicose. Exposições ocupacionais a ambientes físicos perigosos são comuns, e sua minimização ou erradicação representa uma grande oportunidade para diminuir a carga de doença humana. Os riscos ocupacionais podem envolver a exposição a substâncias químicas e solventes industriais, incluindo carcinógenos, como benzeno, e metais pesados, como mercúrio. O mercúrio é usado para isolar ouro do minério; em minas de ouro informais na América do Sul, o envenenamento com mercúrio afeta não apenas os mineradores, mas também suas famílias, já que levam roupas contaminadas para casa. Nos rios onde os resíduos com mercúrio são descartados, o mercúrio se concentra nos peixes, que então são consumidos pela população, distribuindo ainda mais seus efeitos prejudiciais.[47] Conforme descrita mais adiante neste capítulo, a combustão de carvão para geração de energia local é outra fonte significativa de exposição a mercúrio.

Substâncias químicas sintéticas

Como o mundo se industrializou, os riscos de substâncias químicas sintéticas não naturais associadas à fabricação e agricultura aumentaram notavelmente. As manifestações da exposição a essas substâncias químicas dependem da classe da substância química. Basta dizer que essas manifestações podem incluir danos a fetos; malignidades; danos a órgãos específicos, como o sistema nervoso, rins ou fígado; síndromes metabólicas e prejuízos à fertilidade. A exposição a essas substâncias químicas pode ocorrer por meio da ocupação; da contaminação de alimentos, água ou ar e do contato com a pele. Não é possível, no espaço deste capítulo, analisar todas elas e, de fato, a carga global de doença por substâncias químicas sintéticas não é conhecida.

Pesticidas e herbicidas atingiram um nível de notoriedade relacionado ao excesso de uso e aplicação sem precauções de segurança. Existem vários exemplos de efeitos neurológicos devido a exposições agudas.[48] Exposições crônicas a esses agentes podem levar a resultados inesperados. Por exemplo, o pesticida 1, 2-dibromo-3-cloropropano (DBCP) foi desenvolvido na década de 1950 para exterminar parasitas nematódeos da raiz da banana. Em meados da década de 1970, descobriu-se que um grupo de 35 trabalhadores da Califórnia estava estéril depois de aplicar o DBCP, e seu uso foi proibido em 1979. No entanto, continuou a ser exportado e usado em países como Equador, Guatemala, Nicarágua, Honduras, Filipinas e Costa Rica. Acredita-se que vários milhares de trabalhadores ficaram estéreis depois de usar DBCP sem equipamentos adequados. Pesticidas e outras substâncias químicas nocivas que, em outros aspectos, são úteis, podem ser casualmente armazenados em nível doméstico em recipientes não rotulados e que podem vazar. Esses recipientes podem ser abertos por crianças, permitindo envenenamento e exposições acidentais. Melhorias no processo de embalagem e armazenamento poderiam eliminar esses eventos.[49] A ingestão de um pesticida também é um método usado com frequência para suicídio.[50]

Poluição do ar

Estudos nos últimos 30 anos identificaram a poluição do ar como um dos riscos ambientais mais importantes para humanos, se não o mais importante. A poluição do ar foi associada à doença respiratória (infecções, asma e doença pulmonar obstrutiva crônica); doenças cardiovasculares, incluindo infarto do miocárdio; câncer; prejuízo do desenvolvimento pulmonar em adolescentes, retardo do crescimento intrauterino e anomalias congênitas.[51-55] Sociedades em rápido crescimento, como a China moderna, são caracterizadas pela poluição grave do ar em quase todas as cidades importantes. As principais causas de poluição do ar incluem produtos da exaustão de motores de combustão interna e geração de energia, assim como emissões industriais. Os poluentes do ar são uma mistura complexa de gases (monóxido de carbono, compostos nitrogenados, ozônio, etc.) e partículas, que variam em tamanho. Os gases podem ter efeitos isolados, mas também podem passar por reações químicas quando produzidos, resultando em fumaça, que pode conter ácido sulfúrico e outros irritantes respiratórios. As partículas (fuligem) podem atuar como vetores inanimados que levam hidrocarbonetos poliaromáticos carcinogênicos aos pulmões, quando inalados.

Ônibus e caminhões em algumas cidades são as principais fontes de poluição do ar, e a redução da poluição do ar pode exigir modificações obrigatórias em seus motores. É interessante observar que, em alguns estudos feitos nos países andinos da América do Sul, as modificações feitas para reduzir poluentes geralmente resultaram em maior eficiência energética do motor, menores despesas com combustível e um aumento líquido nos lucros para os operadores de ônibus e caminhões.[56] Esse ponto é levantado para lembrar que os benefícios de remediar os riscos ambientais podem facilmente compensar as despesas quando examinados em sua totalidade. As análises de custo-benefício nos Estados Unidos e na União Europeia sugeriram enfaticamente que o controle da poluição do ar leva a importantes melhorias na saúde humana.

A poluição do ar pode ocorrer de maneira muito localizada, como em residências, originária de aquecimento e cozimento, ou em uma grande faixa de terra. Usinas de geração de energia e instalações de incineração tendem a emitir poluentes de chaminés altas e, assim, os poluentes são dispersos muito mais alto na atmosfera do que aqueles de residências ou automóveis. Nos Estados Unidos, aproximadamente 48 toneladas de mercúrio são emitidas no meio ambiente a cada ano, provenientes de usinas de queima de carvão. Essa quantidade representa aproximadamente 40% da emissão anual de cerca de 120 toneladas de mercúrio. Metade dessa quantidade é depositada localmente, e a outra metade à distância.[57] A carga global de emissão de mercúrio foi estimada entre 4.400 e 7.500 toneladas por ano.

A poluição do ar em ambientes internos, pelo uso de biocombustíveis como madeira e da exposição ao tabaco, agora é compreendida como uma importante contribuição para infecções respiratórias. A infecção respiratória inferior (IRI), especialmente pneumonia, continua sendo a principal causa de morte em crianças com menos de 5 anos, e 36% de todas as IRIs foram atribuídas ao uso de biocombustíveis para cozimento e aquecimento.[58,59] Essa porcentagem traduz-se em aproximadamente 1 milhão de mortes por ano em crianças com menos de 5 anos. A exposição ambiental à fumaça de tabaco resulta em otite média recorrente em crianças[60,61] e câncer de pulmão e doença pulmonar obstrutiva crônica, mesmo em pessoas que não são fumantes ativas.[62,63] Combustíveis como gás natural e gás propano queimam de maneira mais limpa e eficiente do que os biocombustíveis, e seu uso reduz os níveis de poluição doméstica. Estão sendo projetados fogões inovadores que utilizam biocombustíveis e que são mais eficientes quanto ao combustível e ventilam fora da residência, de forma a minimizar os níveis de poluição interna. Compostos orgânicos voláteis, dióxido de nitrogênio, monóxido de carbono e alérgenos biológicos são outras formas de poluição interna. Contribuem com um total de talvez 1,5 a 2 milhões de mortes por ano de poluição em ambientes internos.[64]

O aumento nas taxas de tuberculose foi associado à poluição em ambientes internos e fumaça de tabaco no ambiente, mas o grau dessa associação não é bem compreendido.[1]

▼ RESUMO

Essa breve visão geral utilizou uma definição de saúde ambiental que procura abranger os riscos biológicos, físicos e químicos a humanos que são mediados pelo meio ambiente. Melhorias importantes à saúde humana poderiam ser obtidas com o aumento da atenção a esses riscos, pois representam uma grande proporção do total de carga de doença global. É importante enfatizar que essa carga de doença é desproporcional entre os países em desenvolvimento e em transição. De fato, é difícil observar como é possível obter progresso em direção aos Objetivos de Desenvolvimento do Milênio[65,66] sem atenção a esses fatores. A redução da mortalidade infantil e a melhoria da saúde materna (objetivos 4 e 5), o combate às principais doenças infecciosas e não comunicáveis (objetivo 6), a garantia da sustentabilidade ambiental (objetivo 7) e a promoção do desenvolvimento responsável (objetivo 8) exigem a abordagem das questões ambientais. Mesmo os países mais ricos e desenvolvidos não estão, de forma alguma, imunes aos riscos ambientais, considerando-se o aumento no uso de substâncias químicas na agricultura e na indústria, grande dependência de transporte rodoviário e poluição do ar.

Apesar da enormidade do desafio, há lugar para esperança. As questões ambientais estão sendo tratadas, e muitos dos riscos são bem compreendidos e facilmente evitados. Não é necessária tecnologia complexa para remover chumbo do meio ambiente. Água limpa e saneamento não são processos novos e há, hoje, muitos exemplos de sucesso no controle da poluição do ar. Muitas sociedades eliminaram esses problemas satisfatoriamente e melhoraram as vidas de seus cidadãos. Do ponto de vista global, esses casos de sucesso devem ser modelos para os outros.

QUESTÕES DE ESTUDO

1. Cite os três principais poluentes que influenciam a saúde humana e descreva suas consequências à saúde, delineando sua magnitude e o modo como esses efeitos à saúde podem ser prevenidos.
2. Os três níveis de tratamento de água são físicos, biológicos e químicos. Quais são os efeitos de cada tipo de tratamento? São sempre necessários? Como podem ser combinados ou evitados?
3. Em uma situação em que o descarte do esgoto bruto está contaminando um suprimento de água, qual problema deve ser abordado primeiro: o tratamento do esgoto ou a água potável? Quais são as vantagens ou desvantagens de realizar um projeto antes do outro?

BIBLIOGRAFIA SELECIONADA SOBRE ÁGUA E SANEAMENTO

Brush RE. *Wells Construction: Hand Dug and Hand Drilled*. Washington, DC: Peace Corps, 1979. Information Collection and Exchange Manual M-9.

Cairncross S, Feachem R. *Small Water Supplies*. London: Ross Institute of Tropical Hygiene, 1986.

Elder JR. *Manual of Small Public Water Supply Systems*. Washington, DC: US Environmental Protection Agency, 1991.

Hutton LG. *Field Testing of Water in Developing Countries*. Marlow, UK: Water Research Center, 1983.

Manja KS, Maurya MS, Rao KM. A simple field test for the detection of faecal pollution in drinking water. *Bull World Health Organ* 1982;60(5):797–901.

Mara D. *Sewage Treatment in Hot Climates*. New York: John Wiley and Sons, 1976.

Pickford J, et al. *The Worth of Water: Technical Briefs on Health, Water and Sanitation*. London: Intermediate Technology Publications, 1991.

Ross Institute of Tropical Hygiene. *The Preservation of Personal Health in Warm Climates*. London: Ross Institute of Tropical Hygiene, 1985.

Talbert DE. *Water/Sanitation Case Studies and Analysis*. Washington, DC: Peace Corps, 1984.

U.S. Environmental Protection Agency. *Onsite Wastewater Treatment Systems Manual*. Washington, DC: US Environmental Protection Agency, 2002. EPA/625/R-00/008.

Viessman W, Hammer MJ. *Water Supply and Pollution Control*. 4th ed. New York: Harper & Row, 1985.

Wilkie W. *Jordan's Tropical Hygiene and Sanitation*. London: Bailliere, Tindall and Cox, 1965.

Winblad U, Kilama W. *Sanitation Without Water*. London: Macmillan, 1985.

SITES ÚTEIS NA INTERNET

American Waterworks Association: http://www.awwa.org.

London School of Hygiene and Tropical Medicine, University of London, United Kingdom: http://www.lshtm.ac.uk

National Small Flows Clearinghouse and National Drinking Water Clearinghouse, West Virginia University: http://www.nesc.wvu.edu.

U.S. Army Corps of Engineers Institute for Water Resources: http://www.iwr.usace.army.mil/.

Water Engineering and Development Centre (WEDC), Loughborough University, United Kingdom: http://wedc.lboro.ac.uk/.

REFERÊNCIAS

1. Prüss-Üstün A, Corvalán C. *Preventing Disease Through Healthy Environments. Towards an Estimate of the Environmental Burden of Disease.* Geneva: World Health Organization, 2006.
2. Ezzati M, Lopez AD, Rodgers A, et al. Selected major risk factors and global and regional burden of disease. *Lancet* 2002;360:1347-1360.
3. Briggs D. Environmental pollution and the global burden of disease. *Br Med Bull* 2003;68:1-24.
4. Royal Commission on Environmental Pollution. *Chemicals in Products: Safeguarding the Environment and Human Health.* London: Royal Commission on Environmental Health, 2003.
5. Luby SP, Agboatwalla M, Feikin DR, et al. Effect of handwashing on child health: a randomised controlled trial. *Lancet* 2005;366(9491):185-187.
6. Esrey SA, Habicht JP. Epidemiologic evidence for health benefits from improved water and sanitation in developing countries. *Epidemiol Rev* 1986;8:117-128.
7. World Health Organization. *Evaluation of the Costs and Benefits of Water and Sanitation Improvements at the Global Level.* Geneva: WHO, 2004.
8. World Health Organization and UNICEF. *Water for Life: Making It Happen.* Geneva: WHO, 2005.
9. Howard G, Bartram J. *Domestic Water Quantity, Service Level and Health.* Geneva: World Health Organization, 2003. http://www.who.int/water_sanitation_health/diseases/WSH03.02.pdf.
10. Huo A, Xu B, Chowdhury MA, et al. A simple filtration method to remove plankton-associated *Vibrio cholerae* in raw water supplies in developing countries. *Appl Environ Microbiol* 1996;62:2508-2512.
11. Potters for Peace. Filters. http://www.pottersforpeace.org/.
12. Bowie WR, King AS, Werker DH, et al. Outbreak of toxoplasmosis associated with municipal drinking water. *Lancet* 1997;350:173-177.
13. Griffiths JK. Exotic and trendy cuisine. In: Schlossberg D, ed. *Infections of Leisure.* Washington, DC: American Society for Microbiology Press, 2004.
14. U.S. Environmental Protection Agency. National primary drinking water regulations: long term 2 enhanced surface water treatment rule. *Federal Register* 2006;71:653-702.
15. Teunis PF, Chappell CL, Okhuysen PC. *Cryptosporidium* dose response studies: variation between isolates. *Risk Anal* 2002;22:175-183.
16. MacKenzie WR, Hoxie NJ, Proctor ME, et al. A massive outbreak in Milwaukee of *Cryptosporidium* infection transmitted through the public water supply. *N Engl J Med* 1994;331(3):161-167.
17. Goldstein ST, Juranek DD, Ravenholt O, et al. Cryptosporidiosis: an outbreak associated with drinking water despite state-of-the-art water treatment. *Ann Intern Med* 1996;124(5):459-468.
18. Franzen C, Muller A. Cryptosporidia and microsporidia-waterborne diseases in the immunocompromised host. *Diagn Microbiol Infect Dis* 1999;34(3):245-262.
19. U.S. Environmental Protection Agency. National primary drinking water regulations: long term enhanced surface water treatment rule. Final rule. *Federal Register* 2002;67(9):1811-1844.
20. Nieuwenhuijsen MJ, Toledano MB, Eaton NE, Fawell J, Elliott P. Chlorination disinfection byproducts in water and their association with adverse reproductive outcomes: a review. *Occup Environ Med* 2000;57(2):73-85.
21. Ellis A. Waterborne outbreak of gastroenteritis associated with a contaminated municipal water supply, Walkerton, Ontario, May-June 2000. *Can Commun Dis Rep* 2000;26(20):170-173.
22. Mermin JH, Villar R, Carpenter J, et al. A massive epidemic of multidrug-resistant typhoid fever in Tajikistan associated with consumption of municipal water [see comment]. *J Infect Dis* 1999;179(6):1416-1422.
23. Ettling J. *The Germ of Laziness: Rockefeller Philanthropy and Public Health in the New South.* Cambridge, MA: Harvard University Press, 1981.
24. Dziuban EJ, Liang JL, Craun GF, et al. Surveillance for waterborne disease and outbreaks associated with recreational water—United States, 2003-2004. *MMWR CDC Surveill Summ* 2006;55(12):1-30.
25. Stottmeister U, Wiessner A, Kuschk P, et al. Effects of plants and microorganisms in constructed wetlands for wastewater treatment. *Biotechnol Adv* 2003;22(1-2):93-117.
26. Hillyer GV. The rise and fall of Bilharzia in Puerto Rico: its centennial 1904-2004. *P R Health Sci J* 2005;24(3):225-235.
27. D'Alessandro U, Olaleye BO, McGuire W, et al. Mortality and morbidity from malaria in Gambian children after introduction of an impregnated bednet programme. *Lancet* 1995;345(8948): 479-483.
28. Chinga-Alayo E, Huarcaya E, Nasarre C, del Aguila R, Llanos-Cuentas A. The influence of climate on the epidemiology of bartonellosis in Ancash, Peru. *Trans R Soc Trop Med Hyg* 2004; 98(2):116-124.
29. Naumova EN, Jagai JS, Matyas B, et al. Seasonality in six enterically transmitted diseases and ambient temperature. *Epidemiol Infect* 2007;135(2):281-292.
30. Curriero FC, Patz JA, Rose JB, Lele S. The association between extreme precipitation and waterborne disease outbreaks in the United States, 1948-1994. *Am J Public Health* 2001;91(8):1194-1199.
31. Gatei W, Wamae CN, Mbae C, et al. 2006. Cryptosporidiosis: prevalence, genotype analysis, and symptoms associated with infections in children in Kenya. *Am J Trop Med Hyg* 2006;75(1):78-82.
32. McBride AJ, Athanazio DA, Reis MG, Ko AI. Leptospirosis. *Curr Opin Infect Dis* 2005;18(5):376-386.
33. Epstein PR. Climate change and emerging infectious diseases. *Microbes Infect* 2001;3(9):747-754.
34. Miguel E, Satyanath S, Sergenti E. Economic shocks and civil conflict: an instrumental variables approach. *J Political Economy* 2004;112:725-753.
35. Frank L, Andresen M, Schmid T. Obesity relationships with community design, physical activity, and time spent in cars. *Am J Prevent Med* 2004; 27:87-96.
36. Ewing R. Can the physical environment determine physical activity levels? *Exerc Sports Sci Rev* 2005; 33:69-75.
37. World Health Organization. *World Health Report 2002: Reducing Risks, Promoting Healthy Life.* Geneva: WHO, 2002.

38. Nordberg E. Injuries as a public health problem in sub-Saharan Africa: epidemiology and prospects for control. *East Afr Med J* 2000;77(Suppl 12):S1–S43.
39. U.S. Environmental Protection Agency. National primary drinking water regulations; radionuclides; final rule. *Fed Reg* 2000;65(236):76708–76753.
40. U.S. Environmental Protection Agency. Radon information. http://www.epa.gov/radiation/radionuclides/radon.html.
41. Brugge D, Goble R. The history of uranium mining and the Navajo people. *Am J Public Health* 2002; 92:1410–1419.
42. Alaerts G, Khouri N, Kabir B. Strategies to mitigate arsenic contamination of water supply. In: *Arsenic in Drinking Water. United Nations Synthesis Report on Arsenic in Drinking Water.* 2001. http://www.who.int/water_sanitation_health/dwq/arsenicun8.pdf.
43. Rahman MM, Chowdhury UK, Mukherjee SC, et al. Chronic arsenic toxicity in Bangladesh and West Bengal, India—a review and commentary. *J Toxicol Clin Toxicol* 2001;39(7):683–700.
44. Parvez F, Chen Y, Argos M, et al. Prevalence of arsenic exposure from drinking water and awareness of its health risks in a Bangladeshi population: results from a large population based study. *Environ Health Perspect* 2006;114:355–359.
45. National Research Council. *Arsenic in Drinking Water: 2001 Update.* Washington, DC: National Academies Press, 2001.
46. Durant JL, Ivushkina T, MacLaughlin K, et al. Elevated levels of arsenic in the sediments of an urban pond: sources, distribution and water quality impacts. *Water Res* 2004;38(13): 2989–3000.
47. Tarras-Wahlberg NH, Flachier A, Lane SN, Sangfors O. Environmental impacts and metal exposure of aquatic ecosystems in rivers contaminated by small scale gold mining: the Puyango River basin, southern Ecuador. *Sci Total Environ* 2001;278(1–3):239–261.
48. Jamal GA. Neurological syndromes of organophosphorus compounds. *Adverse Drug React Toxicol Rev* 1997;16(3):133–170.
49. McGuigan MA. Common culprits in childhood poisoning: epidemiology, treatment and parental advice for prevention. *Paediatr Drugs* 1999;1(4):313–324.
50. Gunnell D, Eddleston M. Suicide by ingestion of pesticides: a continuing tragedy in developing countries. *Int J Epidemiol* 2003;32:902–909.
51. Pope CA III, Burnett RT, Thun MJ, et al. Lung cancer, cardiopulmonary mortality, and long-term exposure to fine particle air pollution. *JAMA* 2002; 287:1132–1141.
52. Kaur S, Cohen A, Dolor R, Coffman CJ, Bastian LA. The impact of environmental tobacco smoke on women's risk of dying from heart disease: a meta-analysis. *J Womens Health* 2004;13:888–897.
53. Gauderman WJ, Avol E, Gililand F, et al. The effect of air pollution on lung development from 10 to 18 years of age. *N Engl J Med* 2004;351:1057–1067.
54. Ritz B, Yu F. The effect of ambient carbon monoxide on low birth weight among children born in southern California between 1989 and 1993. *Environ Health Perspect* 1999;107(1):17–25.
55. Ritz B, Yu F, Fruin S, Chapa G, Shaw GM, Harris JA. Ambient air pollution and risk of birth defects in Southern California. *Am J Epidemiol* 2002;155(1): 17–25.
56. Environment and Sustainable Development Project. Enhancing competitiveness while protecting the environment. Center for International Development, Harvard University. http://www.cid.harvard.edu/sd/.
57. Stockstad E. Toxic air pollutants. Inspector general blasts EPA mercury analysis. *Science* 2005;307:829–830.
58. Smith KR, Smet JM, Romieu I, Bruce N. Indoor air pollution in developing countries and acute lower respiratory infections in children. *Thorax* 2000;55(6):518–532.
59. Smith KR, Mehta S, Maeusezahl-Feuz M. Indoor air pollution from solid household fuels. In: Ezzati M, Lopez AD, Rodgers A, Murray CJL, eds. *Comparative Quantification of Health Risks.* Geneva: World Health Organization, 2004.
60. Sternstrom R, Bernard PA, Ben-Simhon H. Exposure to environmental tobacco smoke as a risk factor for recurrent acute otitis media in children under the age of five years. *Int J Pediatr Otorhinolaryngol* 1993;27(2):127–136.
61. Etzel RA, Pattishall EN, Haley NJ, Fletcher RH, Henderson FW. Passive smoking and middle ear effusion among children in day care. *Pediatrics* 1992;90(2 Pt 1):228–232.
62. Taylor R, Cumming R, Woodward A, Black M. Passive smoking and lung cancer: a cumulative meta-analysis. *Austr N Z J Public Health* 2001;25(3): 203–211.
63. Vineis P, Airoldi L, Veglia P, et al. Environmental tobacco smoke and risk of respiratory cancer and chronic obstructive pulmonary disease in former smoker and never smokers in the EPIC prospective study. *BMJ* 2005;330(7486):265–266.
64. Viegi G, Simoni M, Scognamiglio A, et al. Indoor air pollution and airway disease. *Int J Tuberc Lung Dis* 2004;8: 1401–1415.
65. United Nations. UN Millennium Development Goals. http://www.un.org/millenniumgoals/.
66. United Nations. *The Millennium Development Goals Report 2006.* New York: United Nations. http://mdgs.un.org/unsd/mdg/Resources/Static/Products/Progress2006/MDGReport2006.pdf.

Nutrição

7

Clydette Powell e John R. Butterly

OBJETIVOS DE APRENDIZADO

- *Descrever os problemas de nutrição ao redor do mundo: sua extensão, causas e manifestações*
- *Identificar os sinais e sintomas de deficiências de micronutrientes e compreender as abordagens para tratar essas deficiências*
- *Descrever as principais intervenções para desnutrição em vários contextos: em países em desenvolvimento, durante complexas emergências humanitárias e no contexto de HIV/AIDS e tuberculose*
- *Identificar algumas ferramentas para medição da desnutrição e distinguir entre o monitoramento do crescimento e a avaliação rápida de emergência*
- *Descrever como as políticas nacionais e internacionais podem formatar estratégias e abordagens de nutrição. Apresentar exemplos dos potenciais efeitos benéficos e adversos dessas políticas*

INTRODUÇÃO

Durante as últimas décadas, tornamo-nos cada vez mais conscientes do papel central que a nutrição desempenha em todos os aspectos da saúde populacional. É reconhecido que o acesso à nutrição adequada é um direito humano desde a promulgação da Declaração Universal de Direitos Humanos, em 1948, conforme declarado no Artigo 25: "Todos têm direito a um nível de vida suficiente para lhe assegurar e à sua família a saúde e o bem-estar, *incluindo a alimentação*" [ênfase do autor]. Embora possa parecer intuitivamente óbvio que esse acesso também é uma necessidade humana básica, há valor em revisar os fatores biológicos que sustentam nossa compreensão a esse respeito. Uma discussão mais detalhada desses conceitos é apresentada mais adiante neste capítulo, mas tenha em mente essas duas verdades fundamentais ao ler as páginas seguintes. Além disso, deseja-se introduzir outro conceito para ser considerado na leitura deste capítulo; todas as principais causas de morte das pessoas, estejam em países de alta, média ou baixa renda, estão inextricavelmente associadas ao ambiente nutricional em que essas pessoas se encontram.

O CONTEXTO GLOBAL

▶ Desnutrição

Em um século caracterizado por abordagens modernas para a identificação e solução de problemas de saúde global, a desnutrição é frequente nas crianças do mundo, contribuindo com um terço de todas as mortes de crianças com menos de 5 anos de idade.[1] Estima-se que 195 milhões de crianças com menos de 5 anos nos países em desenvolvimento tenham o crescimento atrasado (altura para a idade) e cerca de 120 milhões estejam em situação de desnutrição aguda (peso para a altura).[2] No geral, 80% das crianças subnutridas do mundo vivem em apenas 20 países ao redor do mundo, de acordo com a Organização Mundial de Saúde (OMS).[3] Além disso, um terço do mundo em desenvolvimento sofre de deficiências de micronutrientes – deficiências que acompanham a má nutrição e são silenciosas até que seus efeitos estejam avançados e, em alguns casos, sejam irreversíveis. Nesses contextos, as infecções, como o vírus da imunodeficiência humana

(HIV), tuberculose (TB) e parasitas, intensificam o impacto da subnutrição e vice-versa.

Podemos definir as causas diretas de desnutrição como desnutrição primária, causada pelo consumo de alimentos inadequados, ou desnutrição secundária, causada por doenças subjacentes como TB ou HIV/AIDS. Além disso, há várias causas indiretas de desnutrição: pobreza, baixo *status* das mulheres, condições insalubres de saúde, guerras e conflitos, baixo crescimento da renda nacional, governo ineficiente e corrupção. Os fatores subjacentes aos serviços deficientes de saúde são recursos humanos, econômicos e governamentais e seu controle. Esse é um motivo pelo qual a desnutrição pode ser observada em áreas afetadas por conflitos ou em áreas onde a autoridade governante local não tem a vontade, o comprometimento ou a efetividade de realizar os serviços para uma população. Ideologias políticas, discriminação étnica e marginalização dos pobres podem criar bolsos de subnutrição em países cujas fontes nutricionais abundantes são alocadas de forma desigual. No entanto, nem toda subnutrição é observada em países em desenvolvimento ou em emergências humanitárias complexas. Em áreas mais vulneráveis das cidades, os alimentos podem não ser acessíveis (os "desertos alimentícios" que ocorrem em territórios de maior carência social) ou economicamente não acessíveis em decorrência da pobreza, ou pode haver falta de conhecimento sobre (e a indisponibilidade de) boas escolhas nutricionais; isso resulta na má escolha de alimentos e maus hábitos alimentares. No momento em que isso é escrito, estima-se, de maneira conservadora, que 14% da população dos Estados Unidos, em áreas rurais isoladas e em áreas urbanas carentes, apresentam insegurança alimentar crônica ou intermitente, se não forem realmente desnutridos.[4] O Programa de Assistência Nutricional Suplementar (SNAP, do inglês Supplemental Nutrition Assistant Program) do Departamento de Agricultura dos Estados Unidos (USDA, do inglês U. S. Department of Agriculture), comumente chamado programa de selos alimentares, fornece apoio para compra de alimentos para 46 milhões de pessoas por mês (14,6% da população total em 2012)[5], e vários bancos de alimentos estaduais relatam servir entre 12 e 14% da população em seus respectivos estados.[6] Um conjunto um tanto perturbador de estatísticas aplica-se à população idosa nos Estados Unidos. De acordo com um estudo, 18% dos pacientes idosos que vivem em instalações de longo prazo estavam gravemente desnutridos, com 27,5% de leve a moderadamente desnutridos.[7] A prevalência na população hospitalizada é ainda mais alarmante, variando entre 40 e 60%, dependendo do estudo citado.[8]

Líderes respeitados, em toda a história, apontaram que uma das medidas mais significativas de uma sociedade reflete-se pela maneira com que tratam seus membros mais vulneráveis. Isso deve ser lembrado conforme se aprende mais sobre as estatísticas de morbidade e mortalidade que podem ser evitadas quando se trata de nossas crianças e idosos.

Onde, no mundo em desenvolvimento, a subnutrição continua sendo um problema para populações do século XXI? Os países do sul da Ásia (Índia, Bangladesh, Afeganistão e Paquistão) apresentam altos números e altas taxas de crianças subnutridas, sendo a Índia o líder da lista. Na realidade, embora a subnutrição esteja diminuindo na Ásia em geral, a prevalência de desnutrição no sul da Ásia (41- 43%) é muito maior do que na África subsaariana (25%) (Figura 7-1).[9] Na África subsaariana, a subnutrição é um importante fator contribuinte em mais de 60% das mortes de crianças com menos de 5 anos, sendo a pneumonia e a diarreia responsáveis pela maior porcentagem, seguidas de perto pelas causas perinatais. Outras infecções, especificamente TB, HIV/AIDS e malária, são responsáveis pelo restante.[10] Na África, estima-se que 25% das crianças com 5 anos ou menos estejam abaixo do peso (moderado a grave) e cerca de 34% apresentam prejuízo do crescimento.[11]

As populações, e crianças em particular, não morrem em decorrência da desnutrição isoladamente, mas das doenças infecciosas que geralmente não seriam fatais para indivíduos bem-nutridos. São vulneráveis a essas infecções por causa dos efeitos diretos que a desnutrição tem de enfraquecer as defesas naturais do sistema imune (são hospedeiros comprometidos), assim como dos efeitos indiretos do acesso deficiente aos serviços de saúde, saneamento deficiente, suprimentos de água possivelmente contaminada e ignorância das práticas básicas de saúde. A pobreza e a falta de educação exacerbam e prolongam a desnutrição. Embora a pobreza seja o problema subjacente final, a desnutrição resultante leva à perda possivelmente irreversível do potencial de cada indivíduo devido aos prejuízos à capacidade física e intelectual, e a falta de educação é um acréscimo sinergético a isso, resultando em perda grave do desenvolvimento do capital humano. Assim, cria-se um círculo vicioso. As más práticas de alimentação e a falta de nutrição adequada resultam em crianças malnutridas; se sobreviverem até a idade reprodutiva, é provável que sejam pais malnutridos.

NUTRIÇÃO CAPÍTULO 7 181

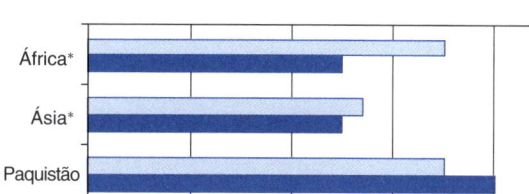

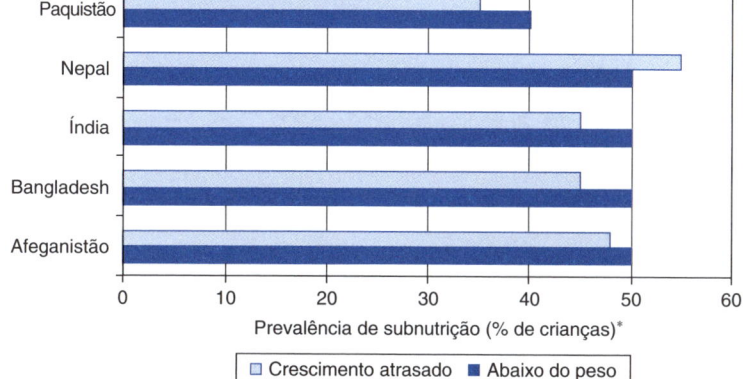

▲ **Figura 7-1** A prevalência de subnutrição em países do sul da Ásia é muito maior do que na África. Do Banco Mundial. *Repositioning Nutrition as Central to Development: A Strategy for Large-Scale Action.* Washington, DC: World Bank, 2006 (Reproduzida com permissão). *As estimativas baseiam-se nas regiões que fazem parte da OMS.

Mães com prejuízo do crescimento podem dar à luz bebês de baixo peso ao nascer. A desnutrição na mãe pode resultar em danos importantes à saúde e bem-estar de uma criança, em grande parte irreversíveis, manifestando-se como menor capacidade física, inteligência reduzida e doenças mais frequentes. Esses fatores podem resultar em frequência irregular à escola ou redução da capacidade de aprendizado e, finalmente, menor probabilidade de emprego, menor produtividade e incapacidade de atender às demandas econômicas diárias da vida. Como esse pode ser um fenômeno de gerações em residências e comunidades, é um ciclo difícil de ser quebrado. Essas crianças e adolescentes raramente escapam do ciclo de pobreza e desespero em que nascem.

Essa incapacidade das pessoas que sofrem de insegurança alimentar crônica e desnutrição que é fundamental à perda de capital humano define a chamada armadilha de pobreza. Jeffrey Sachs, em seu livro *The End of Poverty* (O Fim da Pobreza),[12] observa que a pobreza extrema ocorre quando há uma falta de seis tipos de capital, a começar pelo capital humano. É por esse motivo que sugerimos, se houver realmente uma armadilha de pobreza, que a fome crônica e a desnutrição são os cadeados dessa armadilha. Para colocar de outra forma, reconhecer que o problema final subjacente às desigualdades na saúde global, hoje, é a pobreza; a fome é, certamente, sua manifestação mais cruel.

Gráficos de desnutrição (peso para a idade por região) mostram que a desnutrição acontece no começo da vida (Figura 7-2).[13] Estudos demonstram que, para crianças menores, o risco de morrer aumenta exponencialmente com o grau de desnutrição.[14] Conforme as crianças crescem, o grau de desnutrição diminui, em parte porque as crianças desnutridas menores morreram e em parte devido ao fato de que as crianças maiores são mais capazes de se defender em um ambiente de recursos escassos. Em outras palavras, crianças menores são mais representadas nos dados que mostram a desnutrição.

Embora exista alguma discussão na literatura sobre nutrição quanto à relação temporal e causativa entre desnutrição e mortalidade em qualquer população específica, há concordância geral de que essa relação é exponencial. Ou seja, conforme a gravidade da desnutrição aumenta, as taxas de mortalidade aumentam de maneira exponencial, e não linear, explicando os alarmantes aumentos na mortalidade que se observam conforme a insegurança alimentar evolui para fome explícita. Nos locais onde as taxas de desnutrição são baixas, as altas taxas de mortalidade em crianças de populações refugiadas podem ser explicadas por doenças agudas como diarreia e desidratação, quando falta acesso à infraestrutura adequada. Em populações em que os serviços de saúde pública e ambientes domésticos estáveis são capazes de apoiar a infraestrutura necessária, taxas mais altas de desnutrição

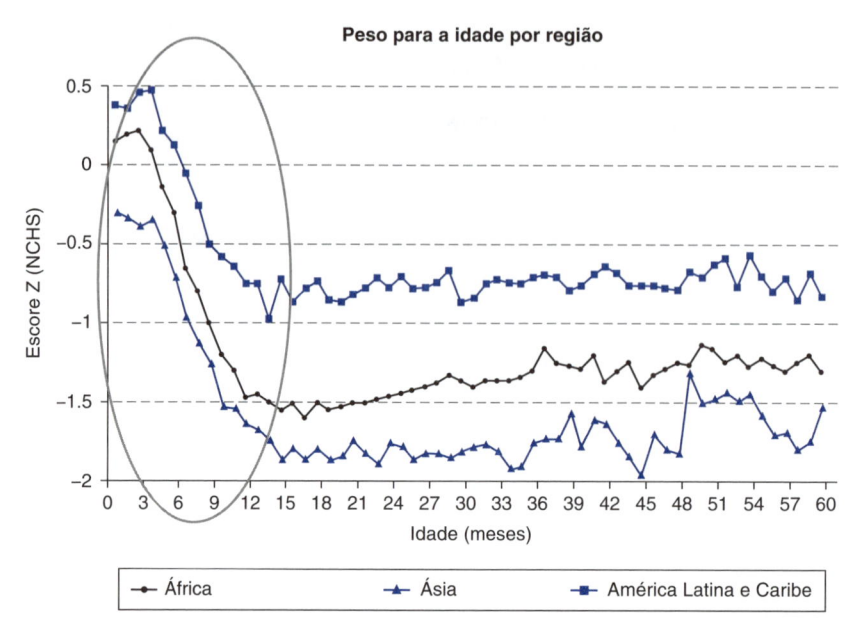

Figura 7-2 A desnutrição acontece cedo. De Shrimpton R, Cesar G, et al. The worldwide timing of growth failure; implications for nutritional interventions. Pediatrics 2001;107(5):e75. NCHS, National Center for Health Statistics. A área circulada representa uma janela de oportunidade. (*Reproduzida com permissão*.)

podem persistir quando ocorrerem insegurança alimentar grave e fome. Altas taxas de mortalidade podem mascarar a deterioração do *status* nutricional porque podem ocorrer por motivos além da desnutrição. Isso é verdadeiro apenas quando as taxas de morte antes dos 5 anos são muito altas – mais de 10 em cada 10.000 por dia. Algumas organizações não governamentais (ONGs) desenvolveram modelos para caracterizar se uma situação é uma crise alimentar, uma crise de saúde ou uma combinação de ambas (emergências fora de controle).

Uma solução para a desnutrição começa com a prevenção e o tratamento da desnutrição em gestantes e crianças até 2 anos de idade. Oferecer educação em saúde e nutrição, juntamente com fortificação e suplementação de micronutrientes, também é muito importante. Contrário à percepção popular, os programas de alimentação escolar não intervêm cedo o suficiente, embora possam atrair as crianças para as escolas e mantê-las nelas.[15]

Sobrenutrição e obesidade

Na introdução deste capítulo, mencionamos que todas as principais causas de morte na população mundial estão relacionadas ao ambiente nutricional e que o termo *má nutrição*, embora historicamente compreendido como sinônimo de desnutrição, inclui o espectro de desvios psicológicos da norma causados pela sobrenutrição. Quando se incorpora esse *insight* ao cálculo das decisões políticas e se amplia o escopo da preocupação em sentido global, se reconhece que a má nutrição não está limitada aos países em desenvolvimento. Sua presença, como a biometria reconhecida do sobrepeso, obesidade e obesidade mórbida, tornou-se epidêmica nas nações desenvolvidas, mais prontamente aparente em favelas urbanas e áreas rurais com serviços insuficientes. O estilo de vida sedentário, excessos alimentares, alto teor de gordura em alimentos e consumo das calorias vazias de alimentos processados ou rápidos levam à sobrenutrição e obesidade. Essas dietas também podem ser marginais em determinados nutrientes; o retardo no crescimento, combinado com excesso de gordura corporal, podem ser o resultado. O aumento dos níveis de estresse da vida moderna também resultou em aumentos na morbidade e mortalidade. Dados do Centros de Controle e Prevenção de Doenças (CDC, do inglês Centers for Disease Control and Prevention) indicam que quase dois terços da população americana está acima do peso ou francamente obesa.[16] Para colocar isso em perspectiva, deve-se considerar o fato de que, em 1990, as taxas de prevalência de obesidade nos Estados Unidos para adultos variavam de menos de 10 a 14%. No ano 2000, esses números haviam aumentado para 15 a 25% e, em 2010, os números haviam aumentado de entre 20 a mais de 30%, dependendo do registro que se examina.[17]

A obesidade é definida utilizando-se o índice de massa corporal (IMC) como métrica para armazenamento de gordura mal adaptativa. O IMC é calculado como o peso do corpo em quilogramas dividido pela altura em metros ao quadrado. O IMC aceitável varia com a idade e o sexo (Tabela 7-1). Cerca de 17% das crianças e adolescentes nos Estados Unidos entre 2 e 19 anos de idade são considerados obesos.[18] Desde 1980, a prevalência da obesidade triplicou para crianças e adolescentes entre 2 e 19 anos de idade.[19] Em 2005, o Institute of Medicine (Instituto de Medicina) chamou essa tendência de "trajetória ascendente prejudicial."[20] Muitos fatores são fortes preditores de obesidade na infância: a genética (ter parentes obesos), características da infância (ter sido obeso no meio da infância), fatores psicossociais (como depressão) e comportamento (como comer assistindo à televisão e falta de exercícios regulares). De interesse específico, um número de estudos demonstrou uma clara associação entre obesidade na infância e a presença de uma televisão no quarto da criança.[21]

O acentuado aumento na prevalência de obesidade mencionado há pouco é acompanhado por aumentos paralelos nas mortes por doença crônica não comunicável, como doença cardiovascular, diabetes, acidente vascular encefálico (AVE) e câncer, todos associados ao excesso de calorias, gordura saturada, sal (sódio), colesterol e açúcares, juntamente com o consumo inadequado de fibras. Fatores alimentares também estão associados a maiores riscos de hipertensão, doença odontológica e renal e osteoporose.

Tabela 7-1 Índice de massa corporal e *status* médico

Índice de massa corporal	*Status* médico
≥ 30	Obesidade
25-29,9	Sobrepeso
18,5-24,9	Normal
17-18,4	DPC leve
16-16,9	DPC moderada
< 16	DPC grave

DPC, desnutrição proteicocalórica.

▶ Doenças de infraestrutura e doenças da riqueza

Desenvolveu-se nossa compreensão de que há uma diferença entre as doenças específicas que causam a morbidade e a mortalidade devido à subnutrição ou à sobrenutrição. Agora, pode-se considerar uma distinção entre as doenças de infraestrutura e as doenças da riqueza. O que se quer dizer com isso?

A maior parte deste capítulo trata das consequências fisiológicas da desnutrição e, como discutido anteriormente, a desnutrição enfraquece a capacidade de uma pessoa de combater doenças infecciosas que, em circunstâncias normais, seriam razoavelmente bem toleradas (ou seja, a pessoa se torna um hospedeiro comprometido). Combinado com esse acesso deficiente à nutrição adequada em regiões empobrecidas, observa-se uma sobrelotação devido a locais inadequados para residência e falta de acesso a suprimentos seguros de água e de instalações adequadas de saneamento. Isso cria o que se pode considerar de "juntar a fome com a vontade de comer"; não apenas a população está comprometida em sua capacidade de combater infecções, mas também as pessoas apresentam maior probabilidade de encontrar organismos patogênicos por meio da exposição a suprimentos de água contaminada e/ou contato com indivíduos infectados. Por causa dessa associação entre a desnutrição, de um lado, e essas doenças transmissíveis relacionadas às instalações inadequadas de saúde pública, de outro, pode-se considerar essas doenças como doenças de infraestrutura. (Os exemplos aproximados de infraestrutura apontados aqui são apenas uma parte de uma infraestrutura mais complexa que inclui questões de desenvolvimento econômico e governo.)

Na outra extremidade do espectro de doenças relacionadas à nutrição, observa-se o crescimento exponencial da prevalência de obesidade em nações de média e alta renda, com suas doenças metabólicas crônicas associadas. Todos esses são importantes fatores de risco para o desenvolvimento de doença arterial coronariana, explicando por que a doença arterial coronariana é a maior causa de morte em homens e mulheres nas nações desenvolvidas. Devido a essa associação de maiores taxas de doenças metabólicas relacionadas à obesidade e maiores níveis de renda, pode-se referir essas doenças como doenças da riqueza.

Paradoxalmente, populações sobrenutridas têm o maior acesso a informações e abordagens que aumentariam sua saúde e bem-estar, o que sugere que tanto as populações em nações desenvolvidas apresentam risco de sofrer os efeitos prejudiciais da nutrição não saudável devido às más escolhas quanto as populações de nações em desenvolvimento, por causa do pouco acesso. Para combater a propaganda de alimentos e a conveniência de *fast foods*, as mensagens de saúde pública promovem a conscientização de melhores escolhas alimentares e estilo de vida. A rotulagem de embalagens, as campanhas na mídia e o *marketing* social levaram a algum aumento na conscientização quanto à nutrição entre o público e os profissionais de saúde. No entanto, a disponibilidade e o custo dos alimentos, preferências étnicas e níveis de educação e renda ainda influenciam negativamente essas escolhas.

▶ A transição nutricional

Muitos países de baixa e média renda encontram-se em uma situação chamada *transição nutricional*. Esses países enfrentam desafios simultâneos de saúde pública: desnutrição em algumas populações e obesidade em outras, juntamente com doenças não transmissíveis relacionadas à dieta, como doença cardiovascular, câncer e diabetes. Esse fenômeno pode ser muito caro para os países, pois representa um conflito de prioridades para orçamento e pessoal de saúde limitados, que podem ainda estar debatendo programas para combater doenças transmissíveis tradicionais.[9] A prevalência de obesidade tende a seguir uma distribuição bimodal nesses países, tornando-se evidente, primeiro, nos membros mais abastados da população, mas invariavelmente tendo maior prevalência entre os pobres.[22]

A sobrenutrição e a subnutrição podem coexistir não apenas no mesmo país, mas na mesma residência. Na Mauritânia, mais de 40% das mães estão acima do peso, enquanto, ao mesmo tempo, mais de 30% das crianças estão abaixo do peso. Até 60% das residências com uma pessoa acima do peso também possuíam uma pessoa abaixo do peso.[9]

Na introdução deste capítulo, é apresentado o referencial de que o acesso à nutrição adequada é um direito humano básico e uma necessidade humana básica. Se for aceito o artigo 25 da Declaração Universal de Direitos Humanos (e os subsequentes documentos contemporâneos, como o Projeto de Desenvolvimento do Milênio [PDM]) como autoridade moral para declarar que esse acesso à nutrição adequada é um direito humano, para qual autoridade nos voltamos para determinar qual acesso à nutrição adequada é uma necessidade humana?

Em 1943, Abraham Maslow, considerado o pai da psicologia humanística, publicou um importante artigo sobre sua teoria da motivação humana.[23] Comumente conhecida como hierarquia de necessidades de Maslow, destacou que há cinco níveis de desenvolvimento humano, começando com as necessidades fisiológicas e avançando para questões de segurança, amor e sensação comunitária, autoestima e autorrealização. Apesar de haver detalhes significativos a serem aprendidos sobre cada um desses níveis de crescimento individual, um ponto crítico a ser compreendido sobre esse conceito é que não se pode avançar para o próximo nível de desenvolvimento pessoal até que as necessidades do nível abaixo sejam atendidas. Em outras palavras, se as necessidades básicas do nível fisiológico não forem atendidas, e isso inclui o acesso à nutrição adequada, nunca se poderia avançar ao longo do *continuum* de crescimento pessoal e, portanto, nunca se realizaria o potencial completo de alguém. Para citar Maslow: "Para o homem que está extrema e perigosamente faminto, não há qualquer interesse além do alimento. Ele sonha com alimento, lembra-se de alimento, pensa sobre alimento, sente somente alimento, percebe somente alimento e quer somente alimento. Isso nos permite falar... do impulso e comportamento da fome pura, com o objetivo sem ressalvas de alívio." Nas seções a seguir, são discutidas as consequências fisiológicas do consumo inadequado de calorias, proteínas e determinados micronutrientes, mas deve-se sempre considerar essas questões no contexto do sofrimento físico e psicológico associado à fome crônica.

MÁ NUTRIÇÃO PROTEICOCALÓRICA

Em uma introdução a qualquer discussão sobre uma dieta não saudável, é importante dizer algumas palavras sobre o que é considerado dieta saudável. As necessidades calóricas básicas dependem da idade, do sexo, tamanho do corpo e nível de atividade, mas apenas calorias não são suficientes. Um equilíbrio apropriado de calorias de carboidratos de macronutrientes, gorduras e proteínas é clinicamente importante no crescimento e na manutenção, assim como o consumo de quantidades suficientes de vitaminas de micronutrientes e minerais. As primeiras considerações publicadas sobre o que seria considerado uma dieta balanceada apareceram em 1974, na Suécia, como uma pirâmide alimentar, com a maioria das calorias (55-75%) sendo fornecidas por carboidratos não refinados, 15 a 30% por gorduras e 10 a 15% por proteínas. Uma pirâmide alimentar similar nos Estados Unidos foi publicada em 1992. Mais recentemente, o USDA substituiu a pirâmide alimentar pelo *My Plate* (Meu Prato), um prato dividido que não apenas oferece sugestões quanto ao equilíbrio de macro e micronutrientes, mas também orientação sobre o que seriam consideradas escolhas saudáveis (p. ex., grãos integrais e frutas e vegetais frescos, carnes magras para proteínas e produtos lácteos sem gordura ou com baixo teor de gordura e ricos em cálcio). Nesta seção, são descritos os efeitos da subnutrição desses grupos alimentares e determinados micronutrientes, com o lembrete de que a sobrenutrição (especialmente o consumo excessivo de gorduras densas em calorias e óleos) pode ser também muito prejudicial à saúde, apesar de os motivos serem diferentes.

Neste capítulo, são usados os termos *subnutrição* e *sobrenutrição* sempre considerando o fato de que a sobrenutrição é uma forma tão dispendiosa de má nutrição quanto a subnutrição, em termos de desfechos de saúde. Tradicionalmente, porém, a má nutrição tem sido compreendida como subnutrição e, de maneira muito específica, subnutrição devido ao consumo inadequado de carboidratos, gorduras e proteínas macronutrientes. Por esse motivo, a subnutrição tem sido chamada desnutrição proteicocalórica (DPC). Quando as necessidades básicas fisiológicas de energia calórica encontrada nos carboidratos ou gorduras ou nos blocos básicos de construção (aminoácidos) encontrados na proteína excedem seu consumo diário, o resultado é a subnutrição. As pessoas desenvolvem DPC por muitos motivos, como consumo inadequado de alimentos, má composição da dieta e ambientes sujos (má higiene), diarreia e infecções. As crianças são especialmente vulneráveis devido às suas crescentes necessidades durante períodos de crescimento e desenvolvimento, assim como sua dependência de terceiros para ajudá-las a atender a essas necessidades.

Para compreender a fisiopatologia das diversas formas de DPC, é preciso analisar, ainda que de maneira muito breve, os conceitos básicos da nutrição. A energia de que precisamos para crescer e manter nossos próprios corpos e para desempenhar as funções da vida é obtida pela ingestão de calorias. (Uma caloria é definida como a quantidade de energia necessária para levantar a temperatura de 1 centímetro cúbico de água a 1 grau centígrado). Quando nos referimos a calorias alimentares, na verdade falamos de uma quilocaloria, ou 1.000 calorias. Geralmente, é escrito como Caloria, com "c" maiúsculo, embora o uso convencional tenda a usar o "c" minúsculo.) A maioria das necessidades calóricas é atendida pela ingestão de carboidratos (açúcares e amidos), que fornecem 4 calorias por grama, e de gorduras (principalmente triglicérides), que fornecem 9 calorias por grama. As proteínas são um caso especial. Também fornecem 4 calorias por grama mas, como os humanos são capazes de sintetizar apenas 10 dos 20 aminoácidos naturais necessários para fazer nossas próprias proteínas internas, normalmente sao usadas apenas cerca de 25% das proteínas ingeridas para energia. Os 75% restantes são reciclados. Utilizamos os aminoácidos nas proteínas ingeridas que não podemos sintetizar (os *aminoácidos essenciais*) para sintetizar nossas próprias proteínas, a fim de preservar a integridade de nosso ambiente interno. Quando faltam proteínas de alta qualidade (que contêm quantidades adequadas dos aminoácidos essenciais) nas dietas, ocorre uma forma particularmente perniciosa de subnutrição (veja mais adiante). Isso explica por que a subnutrição é aqui referida como subnutrição proteicocalórica.

Foram descritos três tipos de DPC: marasmo, kwashiorkor e kwashiorkor marasmático.

O *marasmo* (o termo vem da palavra grega para "definhar") deve-se à provação calórica prolongada ou inanição franca. Caracteriza-se pela perda grave de gordura e músculo, que resulta na aparência de pele e osso de um idoso (Figura 7-3). Essa é a forma mais comum de DPC observada em emergências nutricionais em que as faltas de alimentos são graves. Em contraste com a relativa anorexia observada em crianças com kwashiorkor (que podem estar recebendo calorias suficientes, mas não proteínas suficientes), as crianças com marasmo são famintas. O marasmo também pode ser o resultado de infecções crônicas ou recorrentes com redução do consumo de alimentos.

Kwashiorkor vem do termo ganês que significa "a doença que a criança mais velha adquire quando o próximo bebê nasce"; o filho mais velho é deslocado da amamentação pelo recém-nascido, a quem se oferece o seio primeiro. Permite-se que o filho mais velho se alimente do que conste na mesa da família ou receba alimentos complementares para os quais ainda não está pronto. Como o leite materno com frequência é a única fonte de proteína de alta qualidade disponível nesses contextos, a criança rapidamente se torna deficiente de proteína e incapaz de sintetizar suas proteínas internas para função orgânica normal. Uma dessas proteínas é a albumina encontrada no plasma do sangue. Devido à hipoalbunemia resultante, o kwashiorkor é

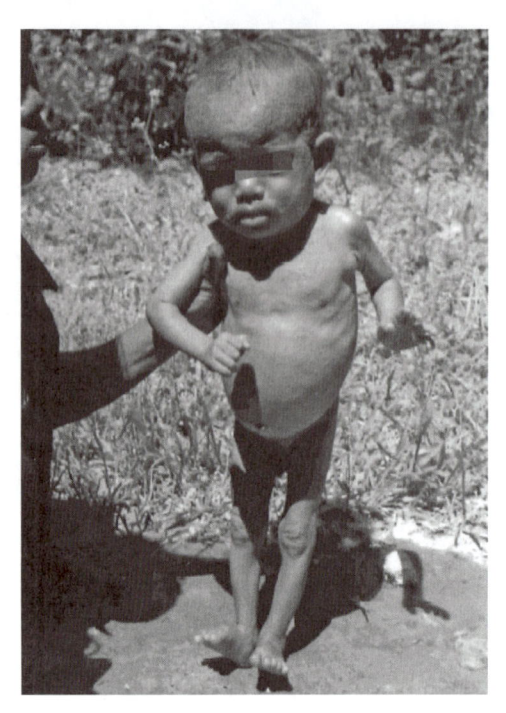

▲ **Figura 7-3** Criança cambojana com marasmo (*Crédito da foto: Debra Coats, FNP*).

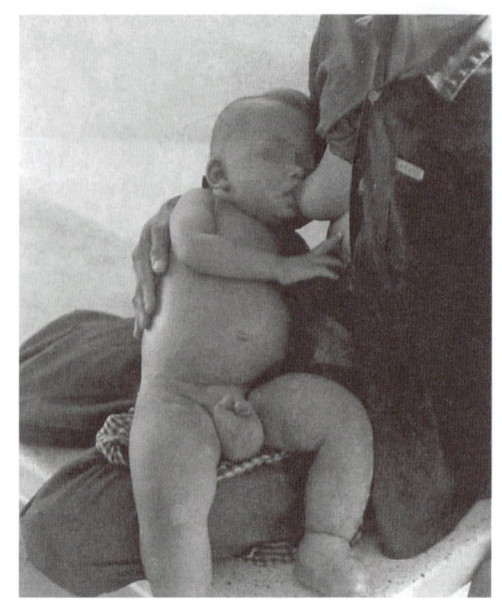

▲ **Figura 7-4** Criança cambojana com kwashiorkor (*Crédito da foto: Debra Coats, FNP*).

acompanhado por edema, principalmente nos pés e nas pernas, juntamente com pele escamosa, cabelos escassos e de cor clara (até vermelhos), apatia ou irritabilidade e pouco apetite. Devido ao edema, as crianças podem parecer "gordas" e ter aparência de bem-alimentadas para o observador não treinado ou o pai que não tem conhecimento dos efeitos silenciosos da subnutrição em seu filho. Crianças com kwashiorkor grave podem ter cabelos que caem com facilidade e pele que parece queimada ou ulcerada e descasca com facilidade (Figura 7-4). Além disso, podem apresentar insuficiência cardíaca, renal e gastrintestinal devido à incapacidade de manter adequadamente a proteína em seus órgãos internos. A terceira forma de DPC, kwashiorkor marasmático, apresenta déficit de peso para estatura e edema.

A DPC crônica tem efeitos de curto prazo, como diminuição da resistência a infecções, e efeitos de longo prazo, como retardo do crescimento, redução do desenvolvimento intelectual e aumento das taxas de morte, especialmente entre crianças de 1 a 5 anos, que são mais vulneráveis a infecções respiratórias e diarreia. Essas crianças também são mais vulneráveis à TB, que é altamente prevalente em muitos países em desenvolvimento. A subnutrição está intimamente associada à TB em países em desenvolvimento e costuma ser considerada um sinal clínico de TB, já que esta tem maior demanda metabólica (assim como muitas doenças crônicas, como AIDS e câncer). A subnutrição pode levar a imunocomprometimento, que então abre caminho para uma infecção oportunista. Para quantificar o grau de subnutrição, os especialistas em saúde pública e profissionais de saúde falam de déficits de peso para estatura e retardo do crescimento em termos de massa muscular (peso) e altura, respectivamente. Em crianças entre 6 e 59 meses de idade, a desnutrição aguda para estatura (baixo peso para a altura [BPPA]) é definida como mais de 2 desvios-padrão (SDs, do inglês *standard deviations*), ou escores Z, abaixo dos valores de referência estabelecidos pela OMS ou pelo Centro Nacional de Estatísticas de Saúde (NCHS, do inglês *National Center for Health Statistics*); o termo exclui edema. Quase 25% das crianças com menos de 5 anos em nações em desenvolvimento sofrem de déficit de peso para estatura. Isso as coloca em grande risco de morte ou prejuízo grave ao desenvolvimento e retardo do desenvolvimento psicológico. Afirma-se que populações nas quais 10 a 14,9% das crianças sofrem déficit de peso para estatura têm alto risco (grave) de morte. Geralmente, as taxas brutas de mortalidade (TBM) nessas populações são de 2 a 4,9 mortes em cada 10.000 por dia. Populações consideradas críticas apresentam porcentagens de déficit de peso para estatura de 15% ou mais; as TBMs tendem a ser superiores a 5 mortes em cada 10.000 por dia. A prevalência de déficit de peso para estatura em qualquer população é considerada uma boa medida de subnutrição aguda.

O *retardo* no crescimento (baixa estatura para idade) ocorre quando as crianças não atingem seu potencial de crescimento linear. Como acontece com o déficit de peso para estatura, o retardo no crescimento está associado à pobreza, às más práticas de alimentação e ao risco de doenças. Sua prevalência varia muito, de menos de 5% (Estados Unidos e Chile, p. ex.) a 59% (Afeganistão), ao redor do mundo. Somente a Índia tem uma estimativa de 61 milhões de crianças com retardo de crescimento, sendo responsável por 30% de todas as crianças com atraso de crescimento com menos de 5 anos no mundo. O retardo no crescimento é uma manifestação e uma consequência de longo prazo da subnutrição crônica. Crianças com atraso no crescimento podem nunca atingir seu potencial total de crescimento, mesmo quando são introduzidas intervenções nutricionais. A prevalência de retardo no crescimento em qualquer população é considerada uma boa medida de subnutrição crônica ou passada.

DEFICIÊNCIAS DE MICRONUTRIENTES

Micronutrientes são vitaminas e minerais necessários em quantidades muito pequenas (microgramas ou miligramas por dia) para boa saúde. Por exemplo, a pessoa média precisa apenas de cerca de 1 colher de chá de iodo durante a vida toda. Como o corpo humano não produz a maioria desses micronutrientes, eles precisam ser obtidos a partir de alimentos na dieta cotidiana, como suplementos acrescentados aos alimentos (ou seja, fortificação alimentar) ou em forma de cápsulas, pós, comprimidos ou injeções. Embora esses micronutrientes sejam necessários apenas em pequenas quantidades, a ausência de qualquer um deles leva a deficiência grave e por fim morte, pois são importantes como blocos de construção para o crescimento e a manutenção de nossa anatomia ou como cofatores críticos nas reações bioquímicas básicas necessárias para a nossa fisiologia. Entre os vários micronutrientes, os de maior interesse e importância são o ferro, o iodo e a vitamina A, seguidos pelo zinco, vitamina D e ácido fólico. Embora a deficiência de vitamina C (escorbuto), vitamina B1 (beribéri) e vitamina B3 (pelagra) tenham, no passado, causado morbidade e mortalidade substanciais nas populações afetadas, hoje são relativamente incomuns (apesar de não inéditas). As deficiências de micronutrientes têm várias causas: pobreza, dieta deficiente, falta de água limpa e saneamento adequado, doença e má-absorção. Ao contrário da DPC, as deficiências de micronutrientes podem não ser prontamente aparentes. elas podem ser silenciosas até o surgimento de sinais e sintomas importantes. Felizmente, as soluções para as deficiências de micronutrientes são relativamente fáceis, econômicas, disponíveis e politicamente viáveis.

Dos bilhões de pessoas no mundo, a OMS e o UNICEF estimam que cerca de 2 bilhões estejam em risco de deficiência de ferro, 1,6 bilhão de deficiência de iodo e 0,8 bilhão de deficiência de vitamina A. A cada dia, cerca de 300 mães morrem no parto por causa da deficiência de ferro, 40 mil crianças morrem dos efeitos da deficiência de ferro e 50 mil bebês nascem com redução da capacidade mental devido à deficiência de iodo.[24] A correção da deficiência de macronutrientes facilmente perceptível sem o reconhecimento (e correção) da deficiência de micronutriente concorrente também pode resultar em síndromes agudas de morbidade incapacitante e possivelmente irreversível e mortalidade. Dados específicos de cada país sobre micronutrientes, assim como sobre o *status* nutricional geral, podem ser encontrados em Levantamentos de Saúde e Demografia da Macro Internacional (Macro International's Demographic and Health Surveys), que coleta e analisa dados para monitorar e avaliar populações, programas de saúde e nutrição.[25]

▶ Ferro

A deficiência de ferro é a deficiência de micronutriente mais importante no mundo em desenvolvimento e geralmente se manifesta por anemia. Anemia também pode ser observada em processos inflamatórios, distúrbios hereditários de hemoglobina e deficiências de vitaminas A, e B12 e folato. No entanto, pelo menos 50% dos casos de anemia devem-se à deficiência de ferro. A deficiência de ferro pode ser causada por consumo alimentar inadequado, absorção insuficiente de ferro ou sangramento periódico, como na menstruação. A anemia em mulheres em idade fértil é definida como uma concentração de hemoglobina inferior a 12 g/dL (no nível do mar). O diagnóstico de anemia por deficiência de ferro costuma ser estabelecido pela medição da concentração de ferritina, ferro, transferrina ou capacidade total de ligação do ferro no soro.

Com frequência, a causa é o baixo consumo nutricional e a falta de fontes adequadas de ferro na dieta, embora a perda de sangue oculto nas fezes devido a parasitas intestinais também possa contribuir de maneira significativa. A primeira infância e os anos férteis em mulheres (devido à perda de sangue mensal e a gestações sequenciais) são os dois períodos mais vulneráveis na vida para deficiência de ferro. A depleção de ferro no bebê nascido a termo ocorre por volta dos 6 meses de idade e pode ser acentuada ao completar 1 ano, quando a anemia se torna aparente. As consequências da deficiência de ferro podem ser anemia, redução da imunidade para combater infecções, desfechos gestacionais adversos, redução da capacidade de trabalho ou desempenho escolar e dificuldades comportamentais e de aprendizado na criança.

A correção da deficiência de ferro pode ser uma intervenção orientada na qual as populações vulneráveis são rastreadas e então recebem suplementos de ferro, ou pode ser uma abordagem universal, na qual todos recebem suplementos de ferro em áreas nas quais a anemia por deficiência de ferro é prevalente. A suplementação rotineira de ferro para gestantes é prática-padrão na maior parte do mundo. A ancilostomíase pode ser responsável por uma grande parte da deficiência de ferro. Nesses casos, programas periódicos de desparasitação, combinados com práticas de saneamento e higiene, podem diminuir a carga parasitária na população local. Quando a educação nutricional é acrescentada a esses programas, incluindo no momento do monitoramento do crescimento, melhores escolhas alimentares e práticas de alimentação podem ajudar as comunidades a praticarem a autovigilância e o automonitoramento e a contarem menos com micronutrientes de resgate de supridores externos. A promoção do aleitamento materno exclusivo, o retardo da introdução da água de chá oferecida aos bebês e a fortificação com ferro dos alimentos consumidos comumente (p. ex., farinha, cereais) podem fazer a diferença na redução da incidência da deficiência de ferro na comunidade.

Quando a prevalência de anemia entre mulheres não gestantes de idade reprodutiva é igual a ou superior a 20%, a OMS recomenda um regime semanal de 60 mg de ferro elementar, juntamente com 2.800 microgramas (2,8 mg) de ácido fólico para todas as mulheres em idade de menstruar. Esse regime semanal deve ser observado por três meses, seguido por três meses sem tratamento, em padrão alternativo.[26] Quando a mulher está anêmica, deve tomar 120 mg de ferro elementar por dia, juntamente com 400 microgramas (0,4 mg) de ácido fólico por dia até que a hemoglobina retorne ao normal. Então, deve retomar o regime intermitente, como descrito.[26] Crianças em idade pré-escolar que vivem em áreas onde a prevalência de anemia é igual ou maior do que 20% devem receber 25 mg semanais de ferro elementar; crianças em idade escolar devem tomar 45 mg de ferro elementar por semana. Se estiverem anêmicas, devem tomar ferro elementar diariamente até que sua hemoglobina atinja os níveis normais. Quando a infecção por tênias for superior a 20%, é melhor combinar a suplementação de ferro com anti-helmínticos em crianças com mais de 5 anos. Deve ser administrado tratamento anti-helmíntico universal pelo menos 1 vez por ano, independentemente do *status* da infecção.[27]

▶ Iodo

A falta de iodo na dieta de uma gestante tem vários efeitos adversos sobre o feto em crescimento: pode resultar em natimorto ou morte do bebê ou pode se manifestar com retardo mental leve ou até mesmo cretinismo, que inclui dano cerebral grave, surdez e nanismo. A deficiência de iodo reduz a inteligência, o potencial de educação e a produtividade. A redução média do QI é de 13,5 pontos com deficiência de iodo; no cretinismo, essa redução é muito maior.[28]

A deficiência de iodo é a maior causa de dano cerebral evitável em fetos e bebês, com mais de 130 países e 2 bilhões de pessoas afetados no mundo todo. Se a alocação da deficiência de iodo fosse visualizada como pirâmide, mostraria 2 bilhões de pessoas em risco na parte inferior da pirâmide, 655 milhões com bócio, 26 milhões com dano cerebral e 6 milhões com cretinismo.

A deficiência de iodo deve ser corrigida antes da concepção. Isso pode ser feito por meio da fortificação alimentar, como iodação do sal. Grandes avanços foram feitos nos últimos 15 anos.[29] Em 1990, apenas 46 países possuíam programas de iodação do sal, enquanto, em 2007, 120 países possuíam esses programas e 54 países ainda tinham problemas com deficiência de iodo.[30] A iodação universal do sal é uma maneira conhecida e segura de controlar a deficiência de iodo para a maior parte do mundo. O desafio de saúde pública está em conseguir fazer isso. A fortificação também reduz os efeitos de curto prazo em crianças e adultos, como letargia e prejuízo motor e mental. Benefícios econômicos e sociais adicionais incluem melhoria da saúde e capacidade de trabalho, melhoria da eficiência de educação, redução das despesas com saúde e melhoria da qualidade de vida.

▶ Vitamina A

A deficiência de vitamina A afeta cerca de 19 milhões de gestantes e 190 milhões de crianças em idade pré-escolar em mais de 90 países, mas principalmente em regiões da África e sul da Ásia que estão vinculadas à OMS.[31] Estima-se que cerca de 40% das crianças em idade pré-escolar sejam deficientes de vitamina A. Bebês e crianças apresentam maiores necessidades de vitamina A para suportar o rápido crescimento e combater infecções. O consumo inadequado de vitamina A pode resultar em deficiência desta vitamina, que pode se manifestar como cegueira noturna, em seu sinal mais precoce, até aumento da morbidade e mortalidade de sarampo, diarreia e infecções respiratórias. No geral, 6 e 8% das mortes de crianças com menos de 5 anos na África e Ásia, respectivamente, devem-se exclusivamente à deficiência de vitamina A. A combinação de deficiência de vitamina A com subnutrição, deficiências de ferro e zinco e amamentação inadequada é responsável por 7% das mortes antes dos 5 anos.

A deficiência de vitamina A é a principal causa de cegueira evitável em crianças pequenas e é cada vez mais reconhecida como fator contribuinte para mortalidade materna. Até meio milhão de crianças ficam cegas por ano devido à deficiência de vitamina A. Entre aquelas que desenvolvem cegueira, metade morre em 1 ano, em parte devido ao prejuízo de sua capacidade de combater infecções, particularmente o sarampo. Dos 190 milhões de crianças com deficiência de vitamina A, 13,5 milhões apresentam cegueira noturna, 3,1 milhões apresentam xeroftalmia e quase meio milhão são cegas.[32] Clinicamente, há ressecamento da córnea e conjuntiva (xeroftalmia) com cicatrizes e ulceração, manchas de Bitot (queratinização) e, finalmente, queratomalácia. Isso ocorre porque a vitamina A é usada para regenerar as células epiteliais, incluindo a retina.

A deficiência de vitamina A geralmente é observada em grupos comunitários; isso significa que casos de xeroftalmia são cercados por grupos de mães e crianças pequenas afetadas. Esse fenômeno reflete as práticas alimentares comunitárias e os riscos compartilhados de subnutrição e infecção. Conforme as crianças crescem, seus gostos mudam, são capazes de procurar mais amplamente por seus próprios alimentos e apresentam menor probabilidade de sofrer falta de vitamina A em sua dieta. A deficiência de vitamina A também pode ser sazonal, quando a necessidade alimentar é suprida principalmente por fontes vegetais, e a disponibilidade pode ser alta durante a época de colheita, mas essencialmente ausente durante os meses que a precedem.

Diarreia, doença hepática (hepatite, cirrose) e infecções intestinais com parasitas diminuem a capacidade do organismo de absorver vitamina A. O ciclo de infecção-subnutrição é a espiral descendente da redução do consumo alimentar, diminuição de nutrientes e diminuição da capacidade de combater infecção. Às vezes, isso é observado em casos de sarampo. As necessidades metabólicas de vitamina A são maiores durante o crescimento, uma infecção e a gestação. Qualquer tipo de ulceração na córnea, especialmente quando associada a sarampo, é uma indicação para suprimento imediato de vitamina A, com base na presunção de deficiência dessa vitamina.

O tratamento é urgente e não é caro. Em meados da década de 1980, pesquisas na Indonésia – o ensaio clínico Aceh – demonstraram que 2 centavos de vitamina A diminuíam a mortalidade infantil em 34% (Figura 7-5).[33] Estudos entre 1986 e 1992 da Índia, Nepal e África confirmaram que a mortalidade na idade pré-escolar poderia ser reduzida em 25 a 30%. O *Nepal Nutrition Intervention Project* (Projeto de Intervenção Nutricional no Nepal) estudou 44 mil mulheres da zona rural, metade delas grávida. Os resultados mostraram que um suplemento alimentar semanal de vitamina A ou betacaroteno poderia reduzir a mortalidade em 40%.[34] Levantamentos de saúde pública para cegueira noturna e outras manifestações de problemas oculares são uma maneira de determinar a prevalência de deficiência de vitamina A nas populações em risco. Entrevistadores e observadores treinados e grandes amostras de crianças são necessários para esses levantamentos. Entre crianças com menos de 5 anos na África subsaariana, cerca de dois quintos estão em risco de deficiência de vitamina A, e programas adequados de suplementação de vitamina A poderiam evitar 645 mil mortes por ano. Suplementos de vitamina A podem reduzir a mortalidade infantil em 25%, reduzir a morbidade relacionada ao HIV e a mortalidade por sarampo e kwashiorkor em crianças e diminuir a mortalidade materna em 40%. A vitamina A costuma ser distribuída no momento de campanhas de imunização chamadas dias nacionais de vacinação, assim como em outras intervenções para sobrevida infantil, como desparasitação e educação em nutrição. Metanálises recentes mostram que a vitamina A não altera a soroconversão (resposta de anticorpos) à vacinação contra sarampo, um ponto importante porque a vitami-

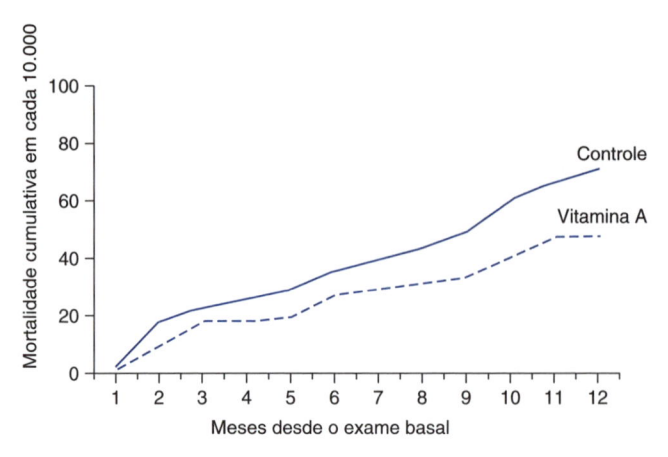

▲ **Figura 7-5** Mortalidade de crianças entre 1 e 5 anos em comunidades que receberam suplementação de vitamina A em comparação a comunidades de controle em Aceh, Indonésia, 1982–1984. De Sommer A, Tarwotjo I, Djunaedi E, et al. Impact of vitamin A supplementation on childhood mortality: a randomized controlled community trial. Lancet 1986;1:1169. (*Reproduzida com permissão.*)

na A costuma ser coadministrada no momento da vacinação contra sarampo.[35] Uma maneira de prevenir a deficiência de vitamina A é a amamentação, pois o leite materno é uma fonte rica dessa vitamina; a amamentação exclusiva durante os primeiros seis meses é fortemente recomendada. A orientação nutricional é importante para mães de crianças além dos anos de amamentação.

A vitamina A é naturalmente encontrada em produtos animais (derivados do leite, gemas de ovo, fígado), assim como em fontes vegetais (óleo de palma, vegetais de folha verde-escura) e frutas coloridas (como mamão e manga) que são ricas em carotenoides e betacaroteno. As fontes vegetais de vitamina A são menos biodisponíveis do que as fontes animais, parcialmente porque as fontes de plantas são pró-vitaminas que devem ser metabolicamente convertidas na forma ativa e também porque dietas sem fontes animais tendem a apresentar pouca gordura, e a gordura é necessária para facilitar a absorção dessa vitamina solúvel em gordura. Alimentos como açúcar, óleo de cozimento e farinha também podem ser fortificados com vitamina A. Crianças e mulheres após o parto podem receber suplementos durante seis meses: 200.000 IU para crianças e 300.000 IU para a mãe, 4 a 8 semanas após o parto. Finalmente, a diversificação da dieta pode ajudar a garantir que a vitamina A seja consumida em quantias adequadas. O UNICEF agora fornece entre 600 e 800 milhões de cápsulas de 2 centavos de vitamina A para mais de 75 países ao redor do mundo, cobrindo essencialmente 300 a 400 milhões de crianças por ano.

A suplementação de alta dosagem de vitamina A é recomendada para bebês e crianças entre 6 e 59 meses de idade em contextos em que a deficiência de vitamina A é um problema de saúde pública[36] e especialmente em que a prevalência de cegueira noturna é igual ou superior a 1%. Crianças entre 6 e 11 meses de idade, incluindo aquelas que são HIV-positivas, devem receber 100.000 IU uma vez; crianças entre 12 e 59 meses devem receber 200.000 IU a cada 4 a 6 meses.

Em três contextos, a suplementação de vitamina A não é recomendada pela OMS: para recém-nascidos, para bebês entre 1 e 5 meses de idade e para gestantes HIV-positivas. A suplementação de vitamina A neonatal e em bebês entre 1 e 5 meses de idade não é recomendada como intervenção de saúde pública para reduzir a morbidade e mortalidade infantil.[37,38] A qualidade das evidências disponíveis para desfechos relacionados à mortalidade foi considerada moderada. As mães devem continuar a ser encorajadas a amamentar exclusivamente os bebês durante os seis primeiros meses para atingir o crescimento, o desenvolvimento e a saúde ideais. A suplementação de vitamina A em gestantes HIV-positivas não é recomendada como intervenção de saúde pública para prevenção de transmissão de HIV da mãe para o filho, nem é recomendada para gestantes ou após o parto.[39] Deve-se observar que surgiram preocupações relacionadas ao aumento da progressão para morte para mães e bebês HIV-positivos por causa da suplementação materna ou neonatal universal de vitamina A em áreas endêmicas de HIV.[40]

▶ Zinco

O zinco é um elemento essencial para o crescimento, em humanos e plantas, para uma função imune adequada e a integridade de mucosas. A falta de zinco na dieta humana aumenta os riscos de diarreia, infecção respiratória e retardos de desenvolvimento. Em sua forma grave, a deficiência de zinco é caracterizada por acrodermatite, desconforto gastrintestinal, diarreia e crescimento lento.

Muitos estudos demonstraram cientificamente que os suplementos diários de zinco reduzem a diarreia e pneumonia em crianças em idade pré-escolar (Figura 7-6).[41] Além disso, a suplementação de zinco (tomada como comprimidos de 20 mg) diminui a frequência e o volume de produção de diarreia e encurta o tempo para recuperação. Os comprimidos efervescentes podem ser dissolvidos no leite materno ou na solução de reidratação oral. A suplementação de zinco por 10 a 14 dias tem efeito comprovado sobre as doenças da infância nos 2 a 3 meses após o tratamento.

O zinco é encontrado no leite materno, nas carnes e nos crustáceos. Geralmente, é pouco encontrado na maioria dos vegetais, grãos e peixes. Anos de excesso de cultivo do solo e manejo deficiente da terra podem esgotar o zinco no solo, levando a baixos níveis de zinco em plantas, rendimentos de colheitas e sementes, contribuindo para o ciclo de deficiência.

▶ Vitamina D

A vitamina D é necessária para o crescimento ósseo. O amolecimento dos ossos e, finalmente, o raquitismo, são resultado de defeito da mineralização do osso em crescimento – um desequilíbrio de cálcio e fósforo. O raquitismo nutricional em geral afeta crianças com menos de 2 anos, durante o período de crescimento rápido, quando as demandas por cálcio e fósforo são altas. Crianças deficientes de vitamina D não crescem, têm baixa estatura, apresentam retardo no desenvolvimento e anormalidades na marcha (Figura 7-7).

A deficiência de vitamina D pode ser prevenida em todos os bebês amamentados com a administração diária de 400 IU de vitamina D durante os 2 primeiros meses de vida. Todas as fórmulas contêm pelo menos 400 IU/L. Um comprimido multivitamínico que contenha essa quantidade deve ser administrado se o consumo de fórmula for inferior a 500 mL por dia ou se a criança não receber exposição regular ao sol (30-60 minutos por semana). No raquitismo nutricional causado por

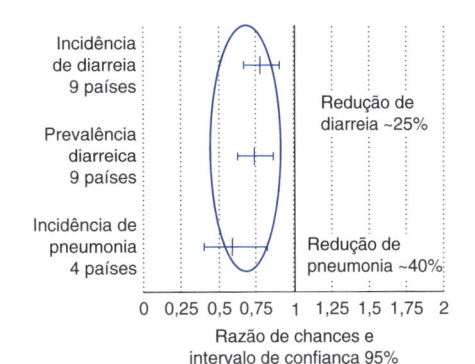

▲ **Figura 7-6** Efeitos do uso de suplemento diário de zinco sobre a diarreia e pneumonia em crianças em idade pré-escolar. De Zinc Investigators' Collaborative Group. Prevention of diarrhea and pneumonia by zinc supplementation in children in developing countries: pooled analysis of randomized controlled trials. J Pediatr 1999;135:689–697. (*Reproduzida com permissão.*)

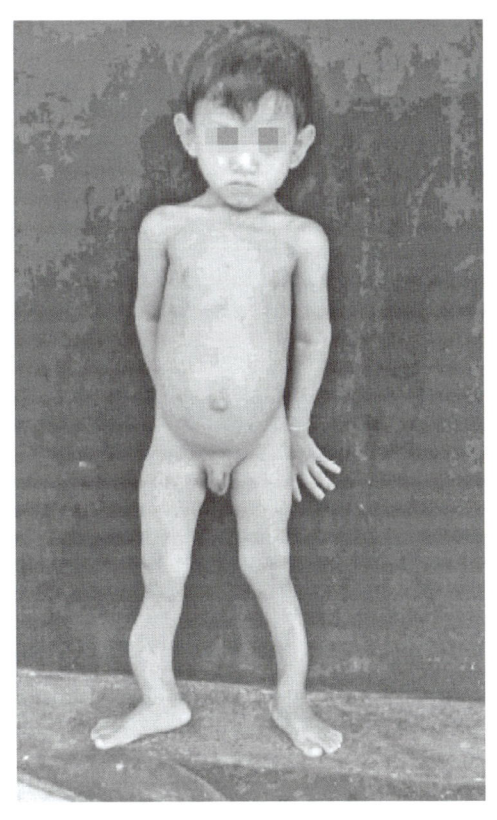

▲ **Figura 7-7** Criança cambojana com raquitismo (*Crédito da foto: Debra Coats, FNP*).

deficiência de vitamina D, a suplementação com cálcio é essencial. A administração diária de 2.000 a 5.000 IU de vitamina D por 3 a 6 meses ou de 300.000 a 600.000 IU por via intramuscular a cada 3 ou 6 meses é o padrão de conduta. Leva cerca de 3 a 6 meses para que as mudanças físicas se resolvam, e algumas deformidades podem ainda precisar de correção ortopédica.

Os recursos naturais da vitamina D incluem óleos de fígado de peixe, gemas de ovo e peixes gordurosos. Os precursores da vitamina D são convertidos na pele com a exposição ao sol. Viver em locais onde o clima é constantemente nublado, usar roupas o tempo todo e passar muito tempo em ambientes internos diminui a exposição à luz do sol e, portanto, pode resultar em deficiência de vitamina D.

O mineral cálcio desempenha um papel crítico com a vitamina D. A vitamina D estimula a absorção do cálcio dos intestinos e do depósito nos ossos. O raquitismo deficiente de cálcio, em contraste com o raquitismo deficiente de vitamina D, é observado durante os anos da primeira infância e infância, e pode ocorrer mesmo com exposição ao sol. O raquitismo deficiente de vitamina D pode se apresentar no primeiro ano de vida com tetania hipocalcêmica ou curvatura das pernas. Suplementos de cálcio diários por via oral de 1.000 mg de cálcio elementar (2,5 g de carbonato de cálcio) podem suprir a necessidade. Portanto, quando se encontra um caso de raquitismo, é importante considerar as deficiências de vitamina D, cálcio ou ambos como causas e tratá-las da maneira apropriada.[42,43]

▶ Ácido fólico

O ácido fólico, também conhecido como folato ou vitamina B9, é necessário para a produção de DNA e para o desenvolvimento de tecidos e órgãos no início e durante toda a gestação.[44] Previne defeitos do tubo neural (DTNs) assim como outros defeitos de nascimento, como lábio/palato, coração e membros. Os DTNs são defeitos de nascimento graves da coluna vertebral e do cérebro que resultam da formação ou do fechamento incompleto do tubo neural. São a principal causa de paralisia infantil nos Estados Unidos, sendo a espinha bífida o defeito de nascimento permanentemente incapacitante de ocorrência mais frequente.

A OMS e o *U.S. Public Health Service* (Serviço de Saúde Pública dos Estados Unidos) recomendam que todas as mulheres que possam engravidar consumam 400 microgramas (0,4 mg) de ácido fólico por dia para reduzir o risco de gestação que resulte em espinha bífida neonatal ou outros. Pesquisas em 1998 demonstraram que a incidência de DTNs nos Estados Unidos caiu em quase 20% desde que a fortificação com ácido fólico teve início.[45] Dados do Chile mostram uma queda de 31% nos DTNs em 2000-2001 após a fortificação do trigo. Isso implica que a fortificação com ácido fólico é efetiva na prevenção de DTNs e deve receber a devida consideração nos programas de fortificação da farinha.[46] A abordagem alimentar para o aumento do consumo de ácido fólico/folato é melhorar os hábitos alimentares em geral e consumir um suplemento diário de ácido fólico assim como alimentos fortificados.

O folato na dieta é encontrado em vegetais verdes frescos e em algumas frutas. A má-absorção intestinal, como diarreia crônica, diminui o consumo do folato. Isso resulta em anemia e falha no desenvolvimento, que são sinais e sintomas não específicos e devem levar o profissional de saúde a incluir o diagnóstico de deficiência de ácido fólico nos diferenciais.

Quando a prevalência de anemia entre mulheres não gestantes em idade fértil é igual ou superior a 20%, a OMS recomenda um regime semanal de 60 mg de ferro elementar juntamente com 2.800 microgramas (2,8 mg) de ácido fólico para todas as mulheres que menstruam. Esse regime semanal deve ser tomado por três meses de cada vez, alternando com três meses sem tratamento.[26] Quando a mulher está anêmica, deve tomar 120 mg diárias de ferro elementar juntamente com 400 microgramas (0,4 mg) de ácido fólico até que sua hemoglobina volte ao normal. Então, deve retomar o regime intermitente, conforme descrito aqui.[26]

▶ Outras deficiências vitamínicas potencialmente significativas

Vitamina C

A vitamina C é encontrada em frutas (especialmente cítricas) e vegetais frescos, incluindo folhas verdes, batatas e grãos germinados. Também é encontrada no leite materno de humanos, assim como no leite de cabras, camelos e vacas. Perde-se facilmente no cozimento e na fervura que pode ser feita para esterilização. Populações afetadas pela fome e pela seca são particularmente propensas ao escorbuto quando há falta de frutas e vegetais frescos. Os sinais e sintomas de escorbuto são sangramento e inchaço das gengivas, dor óssea e anemia.[47,48] A dor também pode levar a contraturas e posições não usuais, para mais conforto. A prevenção do escorbuto é feita com o consumo diário de 10 mg de vitamina C ou de itens como um quarto de uma laranja, uma batata pequena ou 20 g de vegetais folhosos verdes.

Vitamina B1 (Tiamina)

Encontrada em cereais de grãos integrais, arroz não branqueado, grãos secos, nozes moídas, carne vermelha, derivados do leite e alguns vegetais, a vitamina B1 pode facilmente estar deficiente em populações nas quais a cultura principal é arroz branco polido, mandioca e carboidratos. A deficiência de B1, também conhecida como beribéri, pode se manifestar como beribéri "molhado" ou beribéri "seco". A forma molhada deve-se à insuficiência cardíaca aguda de alto débito, na qual a falta de ar, inchaço (edema) e aumento do coração são os achados primários. Ocorre mais comumente em bebês de 2 a 5 meses de idade e pode ser precedida por uma infecção. O bebê primeiro fica apático, desinteressado em se alimentar, apresenta choro fraco e então se torna agitado e finalmente cianótico com má perfusão periférica. A morte pode ocorrer de maneira súbita nas 24 horas seguintes.

A forma seca é uma condição mais crônica na qual os sinais e sintomas são predominantemente neurológicos: inicialmente fraqueza e déficits sensoriais periféricos, seguidos por paralisia ascendente e arreflexia. O beribéri também pode lembrar outros distúrbios neurológicos que apresentam achados no sistema nervoso central, como convulsões, coma e espasmos dos músculos faciais. Entre os alcoólatras crônicos, a deficiência de tiamina pode se manifestar como encefalopatia de Wernicke.

Além das fontes alimentares adequadas, a prevenção do beribéri pode ser obtida com a administração diária de 1 mg de tiamina. Mães gestantes ou lactantes podem receber 50 mg de tiamina para evitar beribéri em seus filhos. O diagnóstico de beribéri em um bebê deve levar o profissional de saúde a considerar a mesma condição na mãe. Para o manejo de condições médicas agudas, as diretrizes de tratamento devem ser consultadas.

Niacina

A niacina (B3) é encontrada em grãos secos, nozes, cereais levemente branqueados, fígado, peixes, carne, ovos e queijo. Sua deficiência pode ser observada em populações onde os cultivos alimentares são milho e sorgo e, com frequência, onde há prevalência de subnutrição. Normalmente, a deficiência de niacina (pelagra) causa diarreia intensa e deterioração mental e é reconhecida como "os quatro Ds": diarreia, dermatite, demência e morte (do inglês *death*). A erupção, em geral, apresenta-se em áreas do corpo expostas ao sol. A língua pode se tornar vermelha e dolorosamente inchada, tornando a alimentação ainda mais difícil. O tratamento de pelagra com 50 a 100 mg de nicotinamida diários (em vez de niacina) pode resultar em melhorias dramáticas em alguns dias.

Outras deficiências de micronutrientes

As deficiências de cobalamina (B12) e selênio são encontradas com menor frequência, embora possam ser observadas, respectivamente, em vegetarianos rigorosos e em algumas partes da China, Escandinávia e África central.[49] A deficiência de cobalamina pode se apresentar como anemia macrocítica e diarreia, com falha no desenvolvimento. A deficiência de selênio pode ser complicada por miocardiopatia, osteoartropatia e cretinismo mixedematoso. As deficiências de riboflavina (B2) são observadas em crianças com dietas muito restritas, pois são amplamente disponíveis na proteína animal e em vegetais verdes. Essas crianças apresentam estomatite angular, glossite e ceratite.

Pode-se consultar as referências médicas sobre as quantidades diárias para os micronutrientes mais importantes e os tratamentos preventivos e curativos para suas deficiências.

▶ Fortificação de alimentos

A fortificação doméstica de alimentos com pós de micronutrientes múltiplos é fortemente recomendada pela OMS para melhorar o *status* de ferro e reduzir a anemia entre bebês e crianças de 6 a 23 meses de idade.[50] No entanto, não há evidências disponíveis sobre os danos ou benefícios dos pós de micronutrientes múltiplos para gestantes para melhoria dos desfechos maternos e de saúde como alternativa à suplementação de ferro e folato.

Em uma tentativa de atingir grandes populações sem estratégias de alteração de comportamento, alguns países optaram por fortificar alimentos com micronutrientes como ferro, iodo ou vitamina A. Tais estratégias incluíram a fortificação de condimentos (soja e molho de peixe), leite, açúcar, óleos de cozinha, arroz, farinha de trigo e milho, alimentos processados (biscoitos), água e sal.[51]

O sucesso da fortificação dos alimentos depende de um número de fatores, variando entre governos, setor privado e setor público. Primeiramente, os planos de fortificação de alimentos devem levar em consideração pelo menos três pontos: (1) a quantidade de alimentos consumida por uma população-alvo; (2) a probabilidade de aceitação em termos de sabor, cor e outras características; e (3) o preço do produto fortificado. Esses três fatores podem orientar o plano de sucesso ou causar seu fracasso. Os planos de fortificação de alimentos exigem que especialistas técnicos e indústrias trabalhem juntos para identificar as abordagens cientificamente sãs para acrescentar vitaminas e minerais a fim de aprimorar o teor nutricional de alimentos. Além disso, pedem que os governos encorajem as indústrias a visualizar benefícios de investimentos na produção em larga escala de alimentos fortificados. Os governos também precisam dar suporte para o estabelecimento e reforço das normas e processos de qualidade nacionais. Além disso, são necessárias a comunicação e educação do público para criar a demanda de mercado. Isso exige o uso estratégico e informado da mídia combinado com parcerias públicas e privadas efetivas.

O uso em larga escala do sal iodado demonstrou reduzir o bócio em 19 a 64%. Estudos sobre a iodação da água mostram redução do bócio variando de 51 a 89%. Estudos do México e Índia sobre alimentos fortificados com ferro e zinco mostraram redução nas taxas de anemia em crianças pequenas no México e redução da incidência e duração de diarreia e doenças respiratórias entre crianças indianas. Algumas organizações na Mongólia usaram Sprinkles, um sachê de fortificação doméstica que inclui ferro e vitamina D. A fortificação de glutamato monossódico com vitamina A mostrou que a mortalidade em crianças entre 6 e 49 meses de idade foi reduzida em 30%.[52]

PROGRESSO DA VIGILÂNCIA E MONITORAMENTO NUTRICIONAIS

A coleta e análise de dados nutricionais oferecem informações que podem ser úteis em vários contextos. Por exemplo, como parte rotineira dos programas de saúde materna e infantil, a vigilância nutricional pode monitorar as tendências populacionais no *status* de nutrição. Durante uma situação de emergência, a rápida avaliação do *status* nutricional pode determinar a extensão e a gravidade da subnutrição e, assim, predizer a mudança ou a ameaça de deterioração. A vigilância nutricional pode orientar os programas de saúde pública e auxiliar governos e ONGs no monitoramento e avaliação de projetos. Esses dados podem indicar a eficácia de uma intervenção e rastrear as tendências gerais para manter-se em prontidão. Organizações doadoras de alimentos com frequência exigem esses parâmetros de referência para avaliação da entrega e desempenho de assistência humanitária. Levantamentos demográficos e de saúde coletam informações de nutrição a cada cinco anos em países em desenvolvimento. O UNICEF utiliza levantamentos em grupo de multi-indicadores.

Os esforços globais na coleta e análise de dados de nutrição durante emergências humanitárias complexas começaram em 1993, como o Refugee Nutrition Information System (Sistema de Informações Nutricionais de Refugiados [SINR]). O SINR evoluiu e se tornou um sistema baseado em Genebra chamado Nutritional Information in Crisis Situations (Informações Nutricionais em Situações de Crise [INSC]). O INSC é o único sistema que considera todas as causas de subnutrição, as principais restrições na oferta de assistência humanitária e a prevalência de subnutrição aguda. Derivando suas informações de uma grande variedade de fontes voluntárias da ONU e de ONGs, publica relatórios trimestrais que consideram os riscos e as ameaças ao *status* nutricional de uma população. Como sistema de alerta, o INSC considera uma prevalência de subnutrição entre 5 e 8% como preocupação e 10% como situação grave. Os relatórios do INSC são indicados para aumentar a conscientização e defender uma intervenção quando as respostas de alguma ação ou os doadores de alimentos são insuficientes. No entanto, a demora no relato, às vezes, resulta na falta de intervenção oportuna pelos doadores de alimentos e principais interessados.

Nos Estados Unidos, o National Health and Nutrition Examination Surveys (Levantamento Nacional de Exames de Nutrição e Saúde) coleta dados de entrevistas sobre hábitos alimentares, exames físicos e exames bioquímicos em amostras da população americana, incluindo populações de minoria e americanos idosos. Além disso, o NCHS coleta e analisa dados, incluindo o *status* nutricional da população americana, e publica resumos de dados para análise e educação pública. Essas fontes de informações apontam tendências na saúde da população dos Estados Unidos e, portanto, permitem que outras agências federais e estaduais, assim como autoridades locais de saúde, promovam conscientização sobre as práticas de saúde e escolhas nutricionais que beneficiariam sua população.

AVALIAÇÃO RÁPIDA EM CONTEXTOS DE EMERGÊNCIA

As diretrizes do Projeto ESFERA, desenvolvidas por um grande consórcio de ONGs humanitárias, enfatizam a importância de investigar as possíveis causas de subnutrição antes de tentar um levantamento antropométrico.[53] Informações sobre nutrição e suas causas subjacentes podem ajudar a dar forma às intervenções. Para necessidades de ajuda humanitária, é importante identificar as populações mais afetadas e as áreas demográficas em risco e então priorizá-las para intervenções nutricionais. As avaliações permitem o uso mais efetivo de recursos limitados, assim como o monitoramento da efetividade ao auxílio local, em termos de coordenação e impacto sobre as populações em risco ou os indivíduos já afetados. Vários estudos na literatura ilustram a abordagem à avaliação da subnutrição em países em desenvolvimento.[54,55]

As avaliações de um levantamento podem ser conduzidas para diversos fins. Uma organização que entrega toneladas de alimentos a granel tem objetivos e indicadores baseados na população diferentes quando comparados a uma organização que estabelece programas de alimentação terapêutica para indivíduos afetados. Outra organização pode focar na identificação das causas subjacentes de subnutrição, com um plano para intervenções orientadas. Enquanto um conjunto de levantamentos pode servir para avaliação de estoques de alimentos (segurança alimentar), atividade de mercado, uso da terra, gado e subsistência, outro pode servir para realizar levantamentos antropométricos nas populações de interesse. Um desafio encontrado ocasionalmente é que os levantamentos nutricionais podem não se sobrepor de forma conveniente com levantamentos de avaliações de segurança alimentar e subsistência. Os dados podem ser específicos para a área estudada e não prontamente extrapolados. Levantamentos mais amplos podem deixar de perceber bolsões remotos menores de pobreza, subnutrição ou mortalidade.

Os levantamentos também medem a extensão da cobertura das populações por meio de intervenções. Portanto, têm um lugar em contextos de ajuda e desenvolvimento, ou seja, na medição do progresso em direção aos objetivos declarados de maneira implícita ou explícita e exigidos pelas organizações doadoras de alimentos ou organizações internacionais. Muitas das normas para auxílio humanitário foram acordadas na comunidade internacional por meio da Carta Humanitária e Normas Mínimas de Resposta a Desastres do Projeto Esfera e Monitoramento e Avaliação Padronizados da Assistência e Transição (SMART, do inglês Standardized Monitoring and Assessment of Relief and Transitions) (veja Capítulo 15).[56] Dados em contextos de emergência às vezes são coletados por um levantamento-padrão com amostragem em grupo em dois estágios para estimar a prevalência da subnutrição aguda em áreas do programa.[57] A metodologia de amostragem em grupos seleciona 30 grupos (p. ex., pequenas comunidades) e então estuda 30 unidades (p. ex., residências) nessas 30 comunidades. Esse tipo de abordagem, apesar de parecer direto, pode ser limitado por dificuldades na identificação da estrutura da amostra para populações de interesse. Essa limitação é observada especialmente em contextos onde comunidades de refugiados são integradas de forma próxima nas comunidades hospedeiras, tornando difícil para elas se desagregarem para fins de estudo, onde as populações são altamente móveis (nômades ou migrantes) e onde a densidade populacional é escassa ou os núcleos familiares pequenos. Como resultado, esses levantamentos podem ser intensos de recursos em termos de tempo, pessoal e custos. Metodologias alternativas de levantamento utilizam um desenho estratificado, definindo os estratos a partir de um método sistemático central de amostragem de área.[58] Antes de se planejar um novo levantamento, é útil observar se já existem dados baseados na população, por exemplo, tendências na saúde de crianças observadas em clínicas de atenção primária ou dados de levantamentos recentes. Se ainda for necessário fazer uma avaliação, pode ser feita de forma razoavelmente rápida com a medição da circunferência média da parte superior do braço (MUAC, do inglês *middle upper arm circumference*) entre as crianças afetadas ou com a amostragem de populações de alto risco e medição do PPA (peso para altura).

A medição da MUAC é fácil de ensinar e realizar e, portanto, ganha em popularidade e uso. Pode ser aplicada em contextos de triagem rápida, especialmente onde for necessária a avaliação rápida de crianças (6-59 meses de idade). A medição da MUAC utiliza um bracelete tricolor ao redor da parte superior do braço (Figura 7-8). O posicionamento e a colocação são críticos para que se possa fazer a correlação exata com a composição de proteína e massa de tecido magro.

A MUAC está mais intimamente correlacionada com a mortalidade do que com o PPA, tornando-se uma medida mais confiável para planejamento de intervenções de nutrição de emergência e predição das taxas de mortalidade. Algumas organizações de intervenção também recomendam que essa medida seja usada como critério para admissão em um centro ambulatorial de alimentação terapêutica.

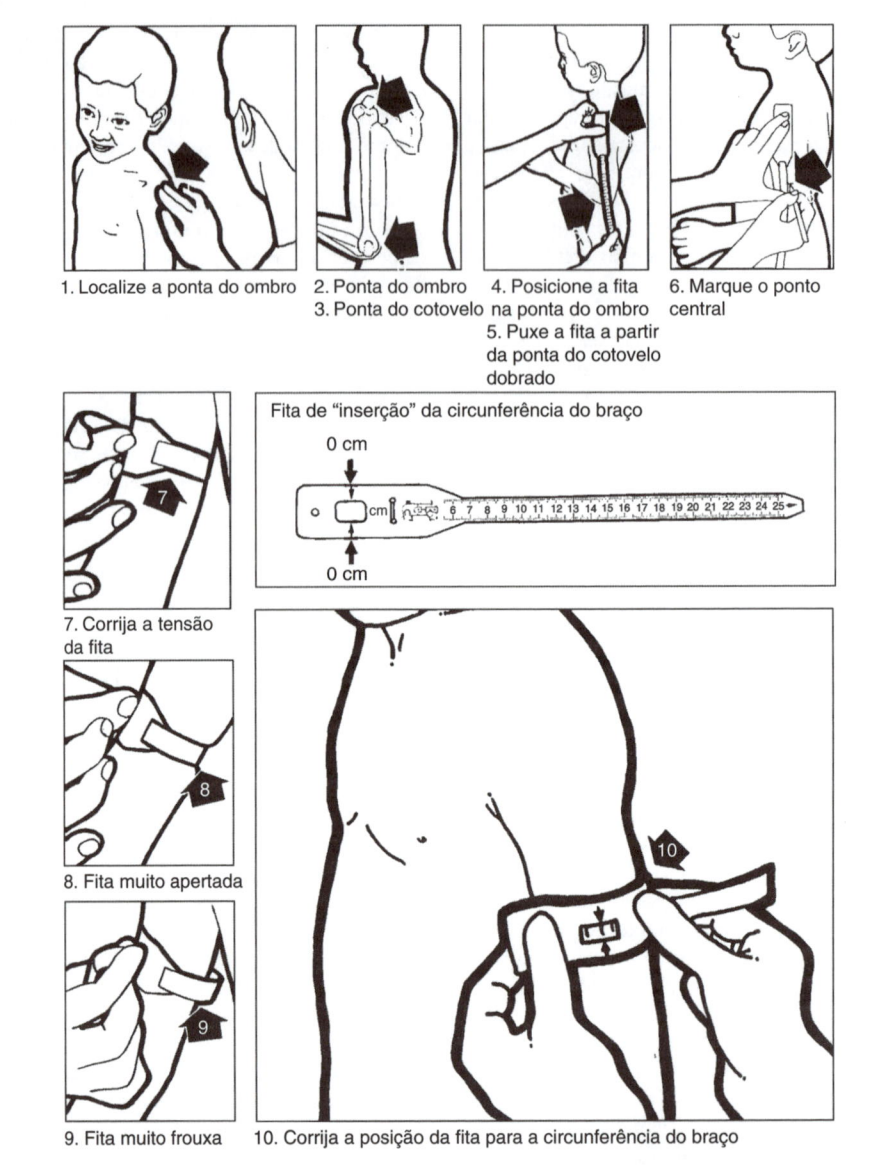

1. Localize a ponta do ombro
2. Ponta do ombro
3. Ponta do cotovelo
4. Posicione a fita na ponta do ombro
5. Puxe a fita a partir da ponta do cotovelo dobrado
6. Marque o ponto central

Fita de "inserção" da circunferência do braço

7. Corrija a tensão da fita
8. Fita muito apertada
9. Fita muito frouxa
10. Corrija a posição da fita para a circunferência do braço

▲ **Figura 7-8** Medição da circunferência do ponto médio da parte superior do braço de criança. De Coghill B. Anthropometric Indicators Measurement Guide. Washington, DC: Food and Nutrition Technical Assistance Project, Academy for Educational Development, 2001. (*Reproduzida com permissão.*)

MONITORAMENTO E PROMOÇÃO DO CRESCIMENTO BASEADOS NA COMUNIDADE

Em contraste com a avaliação rápida do *status* nutricional em populações para fins de emergência e distribuição de alimentos, o monitoramento do crescimento serve como atividade de saúde pública contínua em contextos de não emergência em países desenvolvidos e em desenvolvimento. *Antropometria* é o termo científico usado para descrever esse processo de pesagem e medição. A antropometria fornece a prevalência e a incidência de crianças subnutridas em uma comunidade. Além disso, pode servir como sistema de alerta precoce em contextos agudos e não urgentes. Em situações nas quais há

NUTRIÇÃO   CAPÍTULO 7   197

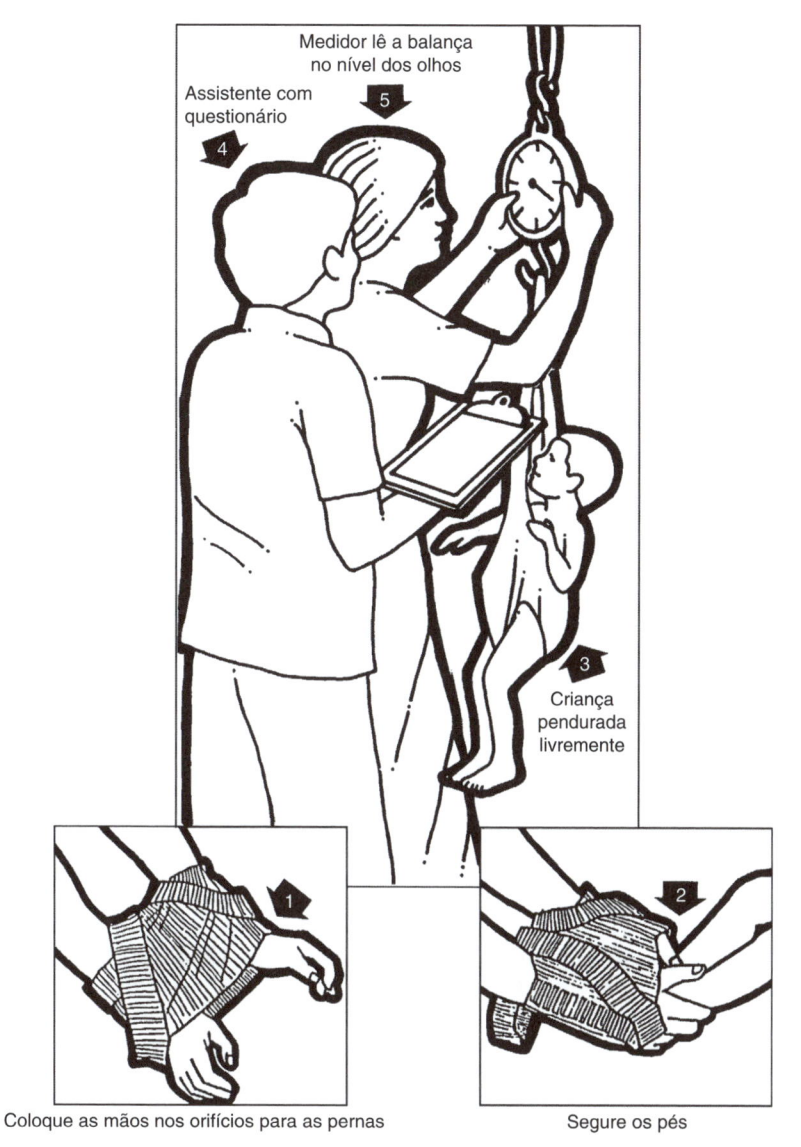

▲ **Figura 7-9** Medição de criança utilizando a balança Salter. De Coghill B. Anthropometric Indicators Measurement Guide. Washington, DC: Food and Nutrition Technical Assistance Project, Academy for Educational Development, 2001. (*Reproduzida com permissão.*)

um afluxo em massa de refugiados ou pessoas internamente deslocadas, a antropometria pode servir como ferramenta de triagem rápida, identificando aqueles que precisam de intervenções nutricionais agudas. Também pode servir para monitorar programas contínuos onde esteja ocorrendo distribuição de alimentos ou preparo e alimentação no local.

A medição do peso e da altura de uma criança é acompanhada pelo registro desses dados em um registro de saúde da criança, comumente conhecido, nos países em desenvolvimento, como um gráfico de "caminho da saúde." Essa medição pode resultar em uma interação significativa entre um profissional de saúde e o cuidador da criança; ambos observam se o peso e a altura da criança estão progredindo no caminho da saúde.

Embora essa atividade possa ser feita de forma privada em um centro de saúde, nos países em desenvolvimento é realizada, com mais frequência, em espaços abertos ou em um local público. As balanças Salter, para pesagem de bebês ou crianças pequenas, são penduradas em uma árvore, quando em espaços abertos (Figura 7-9). As mães reúnem-se em volta para observar a medição dos filhos e dos filhos de vizinhas. Conversas e risadas podem acompanhar o processo. A atividade de medição também beneficia os espectadores que se reúnem para assistir ao processo. O profissional de saúde experiente aproveita essas sessões para instruções comunitárias sobre boa nutrição, escolhas alimentares apropriadas, práticas de amamentação e até mesmo mensagens amplas sobre saúde e higiene. Ele pode reforçar a importância da boa nutrição e cumprimentar publicamente as mães que fizeram as escolhas apropriadas de nutrição e alimentação para os filhos. As outras mães podem aprender sobre os motivos para subnutrição ou falta de crescimento em seus próprios filhos. Além disso, essa atividade pode ser combinada com atividades de imunização, atividades de alimentação suplementar e discussões sobre planejamento familiar, monitoramento geral da saúde e necessidades de saúde da família.

Como a antropometria é fácil e simples de ser aplicada, uma equipe relativamente destreinada pode auxiliar de maneira efetiva nas atividades. O treinamento deve começar com a escolha cuidadosa e a qualificação de trabalhadores comunitários que tenham interesse no processo e estejam dispostos a receber instruções. Embora não precisem, necessariamente, ser alfabetizados ou possuir treinamento anterior como trabalhadores de saúde, devem ser capazes de ser objetivos, habilidosos com crianças e aptos a trabalhar em equipe. A simulação de papéis costuma ajudar a reforçar os principais pontos de aprendizado e a identificar os pontos fortes e fracos dos candidatos em treinamento. É útil que trabalhem em pares, pois isso será uma exigência em campo. Simulações podem enfatizar as etapas no processo de escolha, medição e registro da criança. É essencial ter uma sessão separada sobre a escrita de números nos registros e gráficos, pois o número sete (7) pode se parecer com o número um (1), e seis, zeros e oitos podem ser confundidos. Quando a altura e o peso estão sendo medidos, a altura deve ser medida primeiro. Utilize uma equipe separada para avaliação da idade a fim de manter as equipes focadas em tarefas específicas no processo de monitoramento do crescimento.

Como pode ser difícil saber a idade exata de uma criança, costuma-se usar a referência de peso para altura (PPA) em vez de peso para idade (PPI).

Em circunstâncias em que é necessária a idade da criança, esta pode, às vezes, ser determinada com perguntas que relacionem eventos físicos, históricos ou sazonais ao nascimento da criança: por exemplo, a criança nasceu durante a estação de chuvas, quando o presidente tomou posse ou quando ocorreu o tsunami?

Apesar de relativamente fácil e simples, os dados de antropometria podem ser sujeitos a erros não intencionais. Erros de pesagem incluem erros de tara da balança, movimentação feita pela criança sendo medida, grau de vestimenta ou cooperação, presença de edema, carga de parasitas e fezes, *status* de desidratação e erros de leitura por indivíduos sem treinamento adequado na leitura e registro dos números. Trabalhadores de saúde que realizam as medições devem se certificar de que a criança não esteja se segurando na balança ou a um pai ou cuidador ansioso.

A altura pode ser mais difícil de medir. Deve-se usar um quadro aprovado de altura/comprimento (Figura 7-10). Idealmente, a medição precisa de três pessoas: uma para segurar a cabeça da criança, uma para endireitar os joelhos e uma terceira para registrar a medição ditada pelos assistentes. É importante se certificar de que a criança esteja ereta, olhando para a frente, não relaxada ou usando calçados, não manifeste pé boto ou outras deformidades da coluna vertebral ou das pernas. Às vezes, penteados podem interferir com a medição precisa e devem ser anotados no gráfico. Para crianças que não conseguem ficar em pé ou são muito pequenas para cooperar, mede-se o comprimento em vez da altura (Figura 7-11).

Outras medidas do *status* nutricional incluem a medição da espessura das dobras de gordura (tríceps e subescapular). Porém, as sobras de gordura não costumam ser medidas em países em desenvolvimento e existem principalmente para fins acadêmicos. Além disso, as medições das dobras de gordura não possuem boas referências internacionais e se estabilizam depois de 1 ano, tornando essa medição menos útil na antropometria de crianças com menos de 5 anos. Também é necessário algum treinamento na consistência de aplicação das pinças para medir as dobras de gordura.

▶ Interpretação das medições de peso e altura

Os resultados são comumente expressos em escores Z, para facilidade na interpretação das medições antropométricas. O escore Z é um escore de desvio padrão (DP), que é refletivo de uma medição individual

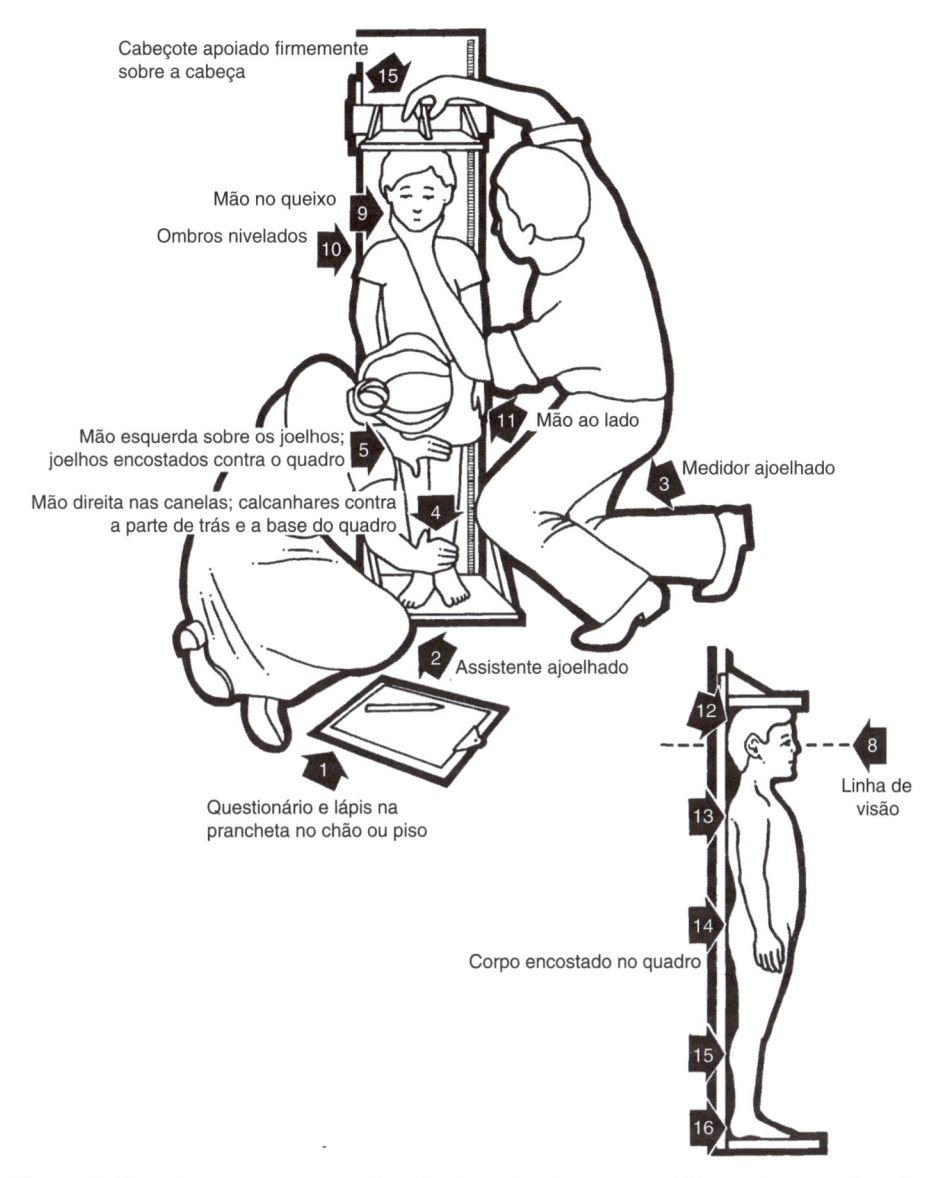

▲ **Figura 7-10** Posição correta para medição da altura da criança. De Coghill B. Anthropometric Indicators Measurement Guide. Washington, DC: Food and Nutrition Technical Assistance Project, Academy for Educational Development, 2001. (*Reproduzida com permissão*.)

em relação a uma população de referência-padrão (o valor esperado). O escore Z é derivado da diferença entre o valor observado de uma medição e o valor médio na população de referência dividida pelo valor SD para a população de referência. Os escores Z podem ser para altura para idade, PPI e PPA.

O PPA é o preferido, pois possui duas medições objetivas e geralmente não é possível saber a idade exata da criança. Os pontos de corte para subnutrição moderada são definidos como 2 DPs abaixo da mediana da população de referência ou 80% da mediana da população de referência. Para subnutrição grave, são 3 DPs ou 70% da mediana.

Quando se usa o PPI, são usadas porcentagens do PPI-padrão. Noventa por cento do padrão estão perto de ou acima do 15º percentil em uma

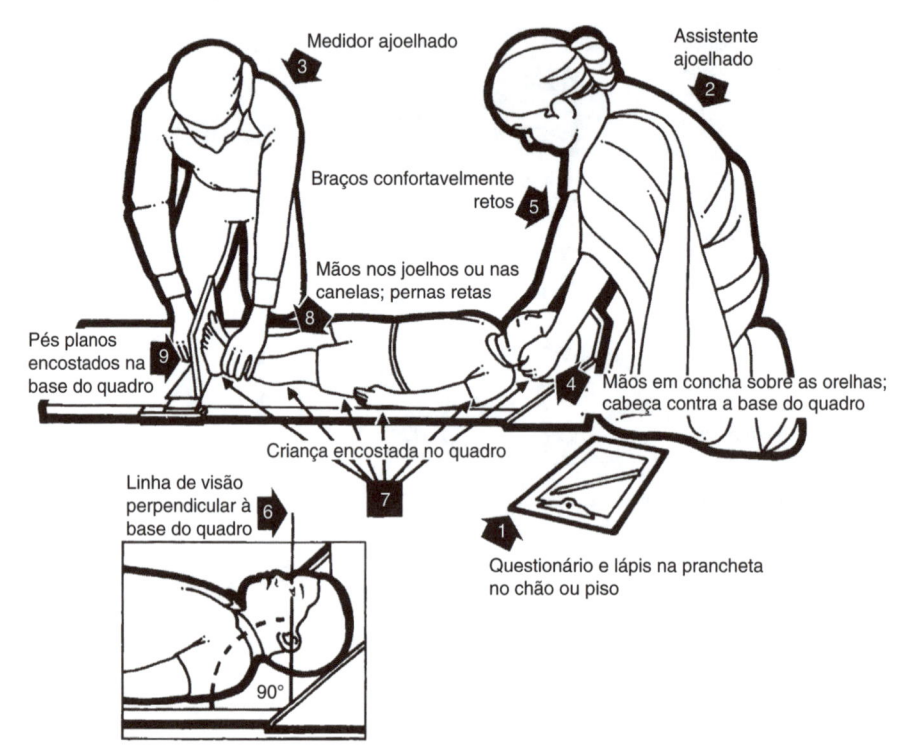

▲ **Figura 7-11** Medição do comprimento da criança. De Coghill B. Anthropometric Indicators Measurement Guide. Washington, DC: Food and Nutrition Technical Assistance Project, Academy for Educational Development, 2001. (*Reproduzida com permissão.*)

curva de crescimento-padrão (específica para idade e sexo), 80% estão no 3º percentil da curva de crescimento e 60% estão cerca de 3 DPs abaixo da média. Portanto, para kwashiorkor, o PPA é 60 a 80% do esperado; para marasmo e para nanismo nutricional, menos de 60%. Sexo, idade e presença de edema e, às vezes, *status* de imunização contra sarampo, são anotados como parte da coleta de dados para auxiliar na interpretação.

Padrões de referência internacionais são estabelecidos pela OMS,[59] pelo CDC e pelo NCHS. Em 2006, a OMS anunciou padrões de crescimento que faziam paralelo mais próximo às tendências de crescimento nos países em desenvolvimento.[60] Levará algum tempo até que esses padrões de crescimento sejam disseminados e utilizados ao redor do mundo e que sejam aceitos pelos ministérios de saúde responsáveis pela disseminação dos padrões.

Em contraste com as medições individuais, os levantamentos para prevalência de subnutrição em populações usam porcentagens de populações amostradas que são abaixo de 2 DP para subnutrição e abaixo de 3 escores Z para subnutrição grave. De certa forma, isso é similar à interpretação das medições individuais. As distribuições de frequência em tabelas ou gráficos servem para traçar o perfil da população.

Os dados precisam ser interpretados dentro de seu contexto. O profissional de saúde pública ou o pesquisador deve fazer várias perguntas para derivar uma perspectiva racional. Quais podem ser as causas da subnutrição? Há insegurança alimentar, falta de atenção adequada para uma população ou um fator externo (seca, desastre natural) que tenha resultado em colheitas fracas, deslocamento de populações e outras condições adversas? As tendências sazonais devem ser levadas em consideração. Alguns países apresentam períodos de seca a cada 7 a 10 anos. As populações podem sofrer de colheitas fracas, morte de gado (como fonte de alimento) ou debilitação e morte daqueles que já apresentam saúde marginal.

Doenças infecciosas podem preparar o terreno para a subsequente subnutrição; por outro lado, a subnutrição pode predispor um indivíduo a doenças infecciosas, assim como aumentar o risco de morrer dessa causa. Ao interpretar dados de subnutrição, é importante ter em mente que a subnutrição pode ser mimetizada por doenças infecciosas, notavelmente TB e HIV/AIDS. Com frequência, presume-se que crianças que apresentam má nutrição crônica e não respondem à suplementação alimentar apresentam TB ativa. Apesar de não ser um bom critério para diagnóstico de TB infantil, normalmente é a abordagem em contextos em que a prevalência de TB é alta na comunidade e faltam bons meios diagnósticos.

PREVENÇÃO

Vários componentes fazem parte do pacote de ações preventivas essenciais contra a subnutrição: amamentação, alimentação complementar, nutrição materna, fortificação de alimentos (vitamina A e iodo), manejo integrado de doenças da infância (MIDI), higiene e saneamento, segurança alimentar e educação sobre hábitos saudáveis e preferências alimentares. Além disso, questões relevantes comunitárias maiores, como segurança alimentar e estratégias para evitar doenças originadas de alimentos, também devem ser consideradas na prevenção da desnutrição entre os mais vulneráveis.

▶ Aleitamento materno

Fortes evidências sustentam as vantagens do aleitamento materno sobre o uso de substitutos ao leite materno (fórmula) ou de uma associação precoce de alimentos. Os benefícios da amamentação durante os 6 primeiros meses de vida são particularmente fortes.[61] As práticas variam muito com o tempo, e as recomendações continuam a mudar conforme os especialistas aprendem mais sobre o leite materno, o comportamento da população e as preferências individuais. O teor de nutrientes do leite materno é considerado como a melhor fonte de proteínas (incluindo imunoglobulinas), carboidratos, lipídeos, minerais e vitaminas (exceto ferro e vitaminas K e D) para recém-nascidos, incluindo bebês prematuros. As imunoglobulinas protetoras do leite materno reduzem o risco de diarreia, doença respiratória e otite média (Figura 7-12). Para bebês prematuros, a amamentação reduz a incidência de enterocolite necrosante e pode melhorar seu desenvolvimento neurocognitivo. Além desses benefícios nutricionais, o leite materno é livre de contaminação, uma distinção importante em áreas onde a água pode ser uma fonte de doenças. Além de fornecer imunoglobulinas presentes

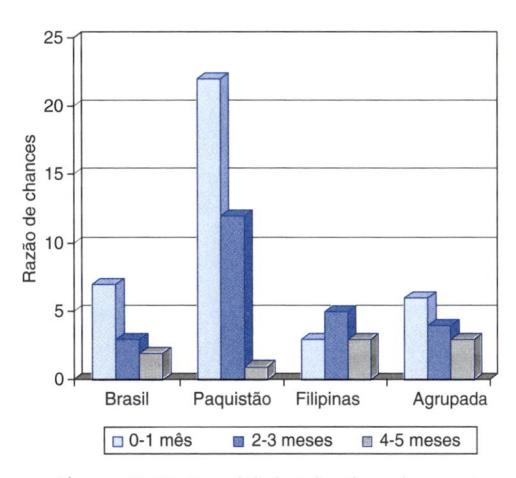

▲ **Figura 7-12** Mortalidade infantil por doenças infecciosas associadas à não amamentação, por país e grupo etário. De Hill Z, Kirkwood B, Edmond K. Family and Community Practices That Promote Child Survival, Growth and Development: A Review of the Evidence. Geneva: World Health Organization, 2004:21–26.

no colostro, a sucção estimula a liberação de oxitocina na mãe, que ajuda nas contrações uterinas e na expulsão da placenta e reduz a perda de sangue pós-parto. É importante observar que as lactantes têm maiores necessidades de calorias e outros nutrientes, o que significa que a amamentação também tem seu custo.

Também existem benefícios neurocomportamentais (ligação) e maternos (recuperação mais rápida após o parto) com a amamentação. Outras vantagens incluem benefícios econômicos, que são especialmente importantes para aqueles com renda familiar limitada. Não há necessidade de comprar fórmula, equipamentos para alimentação com mamadeira ou ter as condições sanitárias para mistura acessíveis, e os bebês amamentados tendem a apresentar menos doenças e menor mortalidade infantil.

O teor de nutrientes do leite materno permanece razoavelmente constante e independente do consumo alimentar da mãe, até que seus próprios estoques orgânicos sejam intensamente esgotados.[62] A densidade calórica do leite materno é de, em média, 21 kcal/30 mL (variação: 14-35 kcal/30 mL), dependendo de seu teor de gordura, que não está diretamente relacionado com a dieta da mãe. As preocupações originais de que bebês amamentados não ganhavam tanto peso quando bebês alimentados com fórmula baseavam-se em comparações às curvas de crescimento de bebês brancos alimentados com fórmula. As curvas foram consideradas inapropriadas para bebês alimentados com leite humano, e novos padrões de crescimento da OMS refletem melhores estruturas de amostragem (bebês amamentados de vários países). O crescimento dos bebês amamentados deve ser considerado o padrão.

Com respeito à prática da amamentação, é essencial instruir novas mães de que o colostro (primeiro leite) deve ser oferecido ao recém-nascido, colocando o bebê na mama logo após o parto. Isso deve excluir qualquer outro fluido administrado ou alimento, que é o caso em algumas culturas (alimentação pré-láctea). O leite materno é o único alimento de que o bebê precisa durante os 6 primeiros meses de vida. Há alguns casos em que, devido a problemas particulares de saúde materna e algumas medicações, por exemplo, a amamentação pode ser contraindicada; no entanto; são exceções raras, que exigem consultas com especialistas médicos e em enfermagem. Cada mamada contém dois tipos de leite: leite inicial e leite posterior. O leite inicial é mais aguado, sendo indicado para lidar com a sede do bebê e encorajar a sucção. Conforme a criança continua a mamar, o teor de gordura do leite aumenta. Esse leite posterior é indicado para saciar o apetite do bebê. Os dois leites contêm nutrientes e são benéficos e necessários para o crescimento adequado.

A OMS e o UNICEF recomendam a amamentação exclusiva de bebês nos primeiros 6 meses de vida, particularmente como parte da Baby Friendly Hospital Initiative (Iniciativa Hospitais Amigos do Bebê). A Academia Americana de Pediatria (AAP, do inglês American Academy of Pediatrics) reafirmou suas recomendações de amamentação exclusiva durante cerca de 6 meses, seguida por continuação da amamentação após a introdução de alimentos complementares durante 1 ano ou mais, conforme mutuamente desejado pela mãe e pelo bebê.[63] Além disso, a AAP endossa os "Dez Passos para o Sucesso do Aleitamento Materno" da OMS/UNICEF. Embora as taxas de início do aleitamento materno continuem a crescer nos Estados Unidos, nem todos os grupos demográficos aumentaram as práticas de amamentação. O trabalho, a etnia, educação, idade e multiparidade podem influenciar as escolhas de amamentação. O suporte e a promoção da amamentação por muitos grupos, incluindo o Programa de Nutrição Suplementar Especial para Mulheres, Bebês e Crianças (comumente chamado WIC, do inglês Supplemental Nutrition Program for Women, Infants, and Children)

ajudaram a aumentar a conscientização e a reduzir as barreiras para a amamentação entre as populações elegíveis. Além disso, os objetivos do *Healthy People 2020* (Pessoas Saudáveis 2020) focam no início e na manutenção do aleitamento materno e na eliminação de disparidades em saúde, incluindo raciais e étnicas, pertinentes à amamentação.[64]

As recomendações para alimentação de recém-nascidos e bebês no contexto de HIV foram atualizadas recentemente no Prevention of Mother-to-Child Transmission *(PMTCT)* and Breastfeeding Guidelines 2010 (Diretrizes de Prevenção de Transmissão de Mãe para Filho [TMPF ou PTV – prevenção da transmissão vertical] e Aleitamento Materno de 2010) da OMS.[65] O advento dos antirretrovirais (ARVs), juntamente com sua maior disponibilidade e aceitabilidade, mudou a incidência de transmissão de HIV pós-natal por meio da amamentação e, assim, deu forma à orientação sobre aleitamento materno e alimentação de substituição após o desmame. Todas as mulheres que se apresentam para atenção pré-natal devem ser testadas quanto a HIV e, se positivas, devem ser inscritas em um programa de PTV de HIV. Aproximadamente 80% de todas as TMPFs ocorrem em mães cuja contagem de CD4 é inferior a 350 e, assim, elegíveis para tratamento vitalício com antirretrovirais (ARTs). Com o ART, as taxas de TMPF normalmente caem de mais de 35% para menos de 5%, mesmo com a amamentação estendida. Para os aproximadamente 60% de todas as mulheres que optam por amamentar e não são elegíveis para ART (CD4 superior a 350), há dois regimes de profilaxia recomendados que envolvem principalmente a dosagem de ARV para o bebê (opção A) ou a dosagem tripla de ARV para a mãe (opção B) durante todo o período de amamentação, ambos com taxas de TMPF inferiores a 5%. Alguns países adotaram uma modificação da opção B – Opção B + – início de todas as mulheres HIV-positivas em ART vitalício na gestação, mesmo se sua contagem de CD4 for superior a 350.

A amamentação deve ser exclusiva nos primeiros 6 meses e estendida para pelo menos 12 meses com alimentação complementar adequada, e o bebê deve ser desmamado somente se a mãe puder oferecer uma dieta de substituição segura e adequada. O desmame deve ser gradual (cerca de 1 mês) e a profilaxia com ARV deve continuar por 1 semana além de qualquer amamentação. Para mães que optam pela alimentação de substituição desde o parto ou pelo desmame precoce, a fórmula comercial para bebês deve ser usada com exclusividade nos primeiros 6 meses.

Mais adiante as Diretrizes de PTMPF de 2010 da OMS pedem que os países definam como política nacional se promoverão principalmente o aleitamento materno ou a alimentação de substituição para todas as mães HIV-positivas. As mães podem optar de modo diferente e escolher uma opção de alimentação para o bebê que não esteja em linha com a política nacional sem ostracismo ou sacrifício da orientação e apoio dos serviços de saúde. Também é reconhecido que os ARVs ainda não estão disponíveis universalmente, e as orientações de serviços maternos e infantis precisam levar isso em consideração. O desenho de intervenções para promoção do aleitamento materno deve levar em conta essas recomendações no contexto da prevalência local de HIV e dos serviços de ARV e o equilíbrio de riscos entre a TMPF associada à amamentação e a mortalidade associada à alimentação de substituição desde o parto ou desmame precoce. Múltiplos estudos não mostraram benefícios para a sobrevida livre de HIV com a alimentação com fórmula desde o parto ou desmame precoce e alimentação de substituição *versus* a amamentação estendida, mesmo antes do advento do ART pós-natal ou profilaxia com ARV entre mães que amamentam, o que deve mudar de forma dramática, agora, o equilíbrio dos riscos a favor da amamentação, contanto que haja boa adesão ao ARV.

▶ Segurança alimentar

A *segurança alimentar* (*food security*) pode ser definida como as condições nas quais as pessoas têm acesso físico aos alimentos e os meios econômicos de obtê-los. O alimento deve estar disponível em qualidade e quantidade suficientes para atender às necessidades nutricionais e permitir uma vida saudável e produtiva. Quando pobreza, políticas, migração forçada devido a conflitos ou guerras, fatores ambientais (seca, enchente) ou outros desastres naturais perturbam esse acesso e a disponibilidade de alimentos por períodos prolongados, podem seguir má nutrição aguda global (GAM, do inglês *global acute malnutrition*) e má nutrição aguda grave (SAM, do francês *severe acute malnutrition*). SAM e GAM costumam ser usados como indicadores de saúde de insegurança alimentar. O Médicos Sem Fronteiras (MSF, do francês *Médecins Sans Frontières*) utiliza quatro estágios para descrever condições de piora progressiva: insegurança alimentar, crise alimentar, crise alimentar grave e fome. Outras organizações podem se referir ao sofrimento de insegurança alimentar crônica, crise alimentar prolongada, prevalência de subnutrição aguda, mortalidade, acesso aos alimentos, estratégias para enfrentar essas situações, bens de subsistência, probabilidade de riscos e segurança civil.

A segurança alimentar costuma ser descritiva de uma macro situação (ou seja, um distrito, província ou nação). No entanto, também pode se aplicar a residências individuais. Práticas culturais e religiosas, conhecimento das melhores práticas de nutrição para bebês e crianças ou até mesmo variedades limitadas de alimentos e falta de diversidade alimentar podem contribuir para a insegurança alimentar. Em culturas nas quais os homens são alimentados primeiro e as crianças e mulheres por último, pode-se observar subnutrição mesmo com estoques adequados de alimentos. Em locais onde falta conhecimento sobre escolhas de alimentos e necessidades de nutrientes nas gestantes ou bebês ou crianças em fase de crescimento, pode-se observar subnutrição na presença de segurança alimentar. Também pode haver ingestão calórica adequada, mas ingestão inadequada de micronutrientes.

As avaliações de segurança alimentar tendem a ser qualitativas e podem se basear em dados de chuvas, produção de colheitas e preços de mercado. A Rede de Sistemas de Alerta Precoce da Fome (FEWSNET, do inglês *Famine Early Warning Systems Network*), que é apoiada pela U.S. Agency for International Development (USAID – Agência Americana para o Desenvolvimento Internacional) publica relatórios regionais mensais ou bimestrais para rastrear esses e outros parâmetros. As avaliações da FEWSNET e outras levam em consideração a produção de alimentos, os preços de mercado, as estratégias para enfrentar problemas e a migração da população. Essas informações podem ser derivadas de uma variedade de fontes locais. Alguns levantamentos são suplementados por informações sobre diversidade alimentar, como número de tipos de alimentos disponíveis, consumo semanal dos alimentos selecionados e principais fontes de alimentos usadas por uma família. Embora esses dados não revelem o quadro total, refletem as condições dos locais onde as populações estão em maior risco devido à marginalização étnica e política, aos conflitos e violências ou aos desastres naturais, como a seca. Levantamentos demográficos e de saúde também complementam essas informações e oferecem avaliações valiosas de tendências.

Em termos mais focados, os levantamentos de mercado locais e os levantamentos familiares podem complementar as avaliações de nutrição. Um levantamento de mercado indica onde é possível comprar carnes ou peixes, por qual preço e em que qualidade ou quantidade. É útil observar se há fontes alternativas de proteínas na forma de legumes, nozes e grãos. Muito se pode aprender com a observação da rotina doméstica de uma família: as áreas de preparo e consumo dos alimentos, utensílios para preparo dos alimentos, áreas para armazenamento dos alimentos, condições de higiene, número de membros da família que comem em uma residência, sexo e idade desses membros, parentes doentes restritos ao leito e presença de ratos, cães e gatos, assim como medidas básicas de saúde, como telas mosquiteiro, potes para armazenamento de água (cobertos ou não) e latrinas.

Às vezes, na pressa de lidar com a insegurança alimentar e fornecer suprimentos alimentares de emergência, a abordagem "comida primeiro" das organizações doadoras de alimentos e seus parceiros de implementação predomina. Esse tipo de abordagem pode falhar em considerar as causas subjacentes de subnutrição que poderiam ser abordadas diretamente. Na cultura dos doadores, porém, é mais fácil quantificar e financiar produtos alimentares. Esses aspectos do esforço de ajuda humanitária trazem mais visibilidade, boa vontade e impacto político. Apesar disso, as intervenções alimentares em si não abordam as causas da subnutrição nas populações materna e infantil, populações que vivem com HIV/AIDS ou idosos cronicamente malnutridos.

▶ Segurança alimentar, higiene e saneamento

A segurança alimentar – o manuseio e a preparação adequados do alimento – desempenha um papel indireto nos problemas de nutrição. Embora uma discussão completa sobre segurança alimentar não seja o assunto deste capítulo, a intoxicação alimentar aguda e a contaminação periódica de alimentos devido ao manuseio e preparo não limpos podem ter um impacto significativo sobre a saúde pública. Pesticidas também podem contaminar alimentos e provocar graves reações quando ingeridos. A subnutrição crônica pode ocorrer quando bactérias, parasitas e até mesmo vírus são encontrados regularmente em fontes de alimentos.

Surtos alimentares podem ser atribuídos à má higiene pessoal, temperaturas inadequadas de armazenamento, equipamentos contaminados, cozimento inadequado e alimentos de fontes inseguras. Os sintomas primários costumam ser gastrintestinais (náusea, cólicas abdominais, vômitos, diarreia) e manifestações neurológicas e sistêmicas em alguns casos.

O manuseio e a preparação de alimentos por pessoas que não lavaram as mãos ou não limparam o alimento podem causar doenças em qualquer indivíduo suscetível. Organismos e doenças típicos, como febre tifoide, *Salmonella*, *Shigella*, toxinas estafilocócicas, toxinas botulínicas, hepatite A, cólera, *Escherichia coli*, *Yersinia*, *Clostridium perfringens*, *Bacillus cereus*, *Giardia* e amebíase afetam muitos moradores e visitantes. Parasitas, como tênias (na carne bovina, suína e peixes), *Cryptosporidium* e *Cyclospora* e toxinas em moluscos e seres vivos marinhos que se alimentam no fundo dos oceanos (p. ex., toxinas paralisantes de crustáceos e moluscos) podem ser prevalentes. É importante informar-se sobre quais patógenos e doenças predominam na área. É interessante que, em algumas comunidades, a causa mais comum de epilepsia é neurocisticercose da tênia suína. A tuberculose intestinal pode ser rastreada até o consumo de leite de vaca não pasteurizado.

▶ Educação em saúde

Subjacente a todos esses fatores está o fato de que os indivíduos precisam aprender práticas saudáveis que previnem a subnutrição: amamentação exclusiva para bebês nos primeiros 6 meses; consumo alimentar saudável e variedade de opções alimentares durante a gestação, primeira infância e infância; suplementação com ferro e folato para mulheres em idade fértil; práticas seguras de manuseio de alimentos; reidratação oral e zinco para diarreia; vacinação contra rotavírus (quando disponível) e promoção de boas práticas de lavagem das mãos, para citar algumas. Essas lições de educação em saúde não são ensinadas separadamente, mas podem ser incorporadas a outros encontros sobre saúde, em atividades comunitárias, como feiras de saúde, ou eventos especiais para visitantes. O monitoramento do crescimento de bebês e crianças, por exemplo, é um bom momento para reforçar as mensagens de saúde ou introduzir novas mensagens. Além disso, sessões pré-natais e de planejamento familiar, imunizações e serviços de MIDI são momentos oportunos. Para pessoas com doenças crônicas, como diabetes, tuberculose, HIV/AIDS e epilepsia, o componente nutricional de seus cuidados não deve ser ignorado; a nutrição faz parte de seu manejo clínico como controle glicêmico, medicamentos antiTB, ARVs ou anticonvulsivantes. As pessoas devem compreender a natureza crítica das estratégias de intervenção nutricional precoces para prevenir o prejuízo do crescimento, assim como evitar o baixo peso para altura. Devem compreender a associação da nutrição com o desenvolvimento psicossocial, as habilidades cognitivas, conquistas acadêmicas e melhores opções de emprego em um estágio posterior da vida.

INTERVENÇÕES

De tempos em tempos, quando a subnutrição está disseminada em uma comunidade, surge a questão se os profissionais de saúde devem iniciar programas de nutrição baseados na comunidade ou baseados no campo. A estrutura da OMS afirma que taxas de subnutrição abaixo de 10% (10% de crianças entre 6-59 meses que não estão abaixo de 2 DPs do PPA mediano de referência ou 80% do PPA de referência) não exigem intervenções populacionais.[66] Ao contrário, os indivíduos podem precisar de atenção por meio de serviços comunitários regulares. As medidas da MUAC também podem ser usadas como critérios de elegibilidade para programas de alimentação seletiva: as medidas inferiores a 11 cm indicam subnutrição grave e entre 11 e 12,49 cm refletem subnutrição moderada.[67]

Para taxas de subnutrição entre 10 e 14%, a OMS recomenda iniciar programas de suplementação alimentar (PSAs) e programas de alimentação terapêutica (PATs) para aqueles com má nutrição grave. Com taxas de subnutrição de 15% ou mais, a OMS recomenda a distribuição de rações gerais, mais PSA para todos os membros de grupos vulneráveis (Tabela 7-2), particularmente crianças e mães gestantes/lactantes, e PAT. Essas recomendações podem ser modificadas quando outras circunstâncias deteriorantes indicam a mudança – por exemplo, rações alimentares gerais abaixo da exigência média de energia; TBMs acima de 1 em cada 10.000 por dia; epidemia de sarampo ou coqueluche; frio intenso e abrigo inadequado; alta prevalência de doença respiratória e diarreica; e riscos graves à saúde pública.

Tabela 7-2 Tipos de alimentos suplementares

Alimento homogeneizado[a]
Mistura de milho e soja
Mistura de trigo e soja
Leite de soja e milho
Leite de soja e trigo

Misturas produzidas no local
1. Base: Cereal
    Arroz
    Milho
    Sorgo
2. Fonte de alta proteína
    Feijões
    Amendoins
    Lentilhas
    Grãos de soja
    Leite desnatado seco
    Sementes oleoginosas
3. Fonte de alta energia
    Óleo vegetal
    Sementes oleosas
    Óleo de manteiga
    Amendoins
    Açúcar

[a]Alimentos homogeneizados podem estar disponíveis por meio do Programa Mundial de Alimentos ou diretamente de doadores de alimentos. Têm valor nutritivo (fortificados com vitaminas e minerais), são fáceis de transportar e armazenar e podem ser muito úteis para iniciar um programa de alimentação suplementar quando faltam alimentos locais apropriados. De Médicins Sans Frontières. Nutrition Guidelines. 1st ed. Paris: Médicins Sans Frontières, 1995.

O tratamento de crianças malnutridas[68] está além do escopo deste capítulo; é importante salientar, no entanto, que ele inclui etapas fundamentais: prevenção ou tratamento de hipoglicemia, hipotermia e desidratação; correção de desequilíbrio eletrolítico e deficiências de micronutrientes; início gradual da alimentação; reconstrução de tecidos perdidos (crescimento *catch-up* ou crescimento de recuperação); oferta de estímulo, brincadeiras e atenção amorosa; e preparação para seguimento após a alta.

A interrupção prematura do tratamento aumenta o risco de recorrência da subnutrição. As crianças devem atingir o peso esperado para sua estatura antes da alta de um programa de alimentação. Algumas crianças sempre ficarão abaixo do peso por estarem na extremidade inferior das curvas de distribuição normal de PPA. Se demonstrarem taxas contínuas de crescimento e nenhum prejuízo funcional, podem ter alta depois de 1 mês de consumo adequado de alimentos e ganho de peso. Os pais ou cuidadores devem ser instruídos sobre as causas de DPC, o uso adequado de alimentos (qualidade e quantidade), higiene pessoal e do ambiente, imunizações e manejo precoce de diarreia e infecções respiratórias.

▶ Cuidados terapêuticos baseados na comunidade

Implementados pela primeira vez na Etiópia, em 2000, os cuidados terapêuticos baseados na comunidade (CTC) são uma abordagem para o manejo de grandes números de pessoas com má nutrição aguda como alternativa viável aos centros de alimentação terapêutica.[69,70] Embora fossem primariamente projetados para atender às necessidades de crianças com menos de 5 anos, estão sendo considerados para o tratamento de subnutrição grave e aguda entre adultos, em particular para aqueles com HIV/AIDS. Podem ser usados em situações de emergência ou em contextos de desenvolvimento.[71] Os CTCs usam as residências das pessoas, e não hospitais, de forma que o foco da assistência seja nas comunidades e não em centros de saúde. Funcionam por meio das pessoas locais, sempre que possível, ao invés de especialistas de outros locais. Consideram os aspectos sociais, econômicos e culturais da subnutrição, além dos aspectos médicos.

O tratamento com base na residência evita que as mulheres passsem longos períodos fora de casa. Embora a subnutrição costume ser recorrente em residências cronicamente vulneráveis, o risco de adquirir infecção em casa é menor do que em uma instalação onde há pessoas doentes. Esse risco argumentaria a favor do tratamento baseado na residência, e não em hospitais, para subnutrição.

Os protocolos para CTC (Quadro 7-1) são diferentes daqueles usados pela OMS para o manejo de SAM em instalações. Os CTCs possuem quatro componentes: mobilização e participação da comunidade, PSAs, cuidados terapêuticos ambulatoriais e centros de estabilização.[72]

A maioria dos especialistas recomenda que as medidas da MUAC devem ser o principal critério para aqueles que deveriam participar das atividades dos CTCs.[73] A medida da MUAC está mais intimamente relacionada com a massa muscular do que com o PPA, é melhor medida de *status* nutricional do que o PPA e tende a predizer o risco de morte melhor do que PPA. Como as medidas da MUAC aumentam com a idade, um ponto de corte fixo seleciona preferencialmente crianças menores, que apresentam maior risco de morte. A escolha da medida da MUAC ou do PPA pelas agências depende de se é mais importante identificar o risco de morte ou a resposta ao tratamento, pois a última é mais bem medida pelo PPA.

Os CTCs contam com a disponibilidade de alimentos terapêuticos prontos para uso (ATPUs),[74] como Plumpy'nut (Nutriset). Os ATPUs são uma mistura de cereais, legumes, óleo, água, açúcar, vitaminas e minerais, e são fontes de proteína e de energia. Os ATPUs costumam ser à base de amendoim, mas nem todos os países cultivam amendoim. Podem ser feitos em casa, não precisam ser cozidos (não há necessidade de lenha), são fáceis de armazenar e podem ser um veículo de aditivos. O Plumpy'nut é oferecido em barra de 92 g que fornece 500 calorias.

QUADRO 7-1

Cuidados terapêuticos baseados na comunidade: Manejo da má nutrição aguda.

Manejo da má nutrição aguda

Se houver complicações:

A má nutrição é grave e os protocolos de MIDI/OMS são instituídos

Se não houver complicações, mas a má nutrição ainda for grave:

Institua um Programa Terapêutico Ambulatorial

Se não houver complicações e a má nutrição for moderada:

Institua um Programa de Suplementação Alimentar

MIDI, Manejo Integrado de Doenças da Infância; OMS, Organização Mundial de Saúde. (Dados do Programa de Pesquisa e Desenvolvimento de CTC. Community-based therapeutic care (CTC): A field manual. Oxford, UK: Valid International, 2006.)

O ATPU é mais fácil de preparar do que o F100 à base de água (uma fórmula modificada de leite seco) e não exige grandes volumes de consumo para atender às necessidades de energia, ao contrário do F100. O acesso à água segura pode ser limitado em contextos de desastre e de crise. ATPUs mais novos não usam leite em pó e usam apenas colheitas produzidas no local. O ATPU também pode ser considerado para alimentação de substituição para crianças não amamentadas com mais de 6 meses, pois é menos caro do que a fórmula para bebês. Como o estigma do HIV pode estar associado ao uso de fórmulas infantis, o ATPU pode ser mais aceitável. Alguns especialistas acreditam que ele deve ser incluído na relação de medicamentos essenciais. Essa inclusão simplificaria a logística, pois o ATPU faria parte do pacote normal de medicamentos.

Em uma escala de emergência, os ATPUs são importados, independentemente do custo, para atender às necessidades agudas. Com o passar do tempo, é desejável encorajar a produção local com ingredientes disponíveis, pois o custo do ATPU está associado à sustentabilidade e ao sucesso do CTC. O CTC fornece um mercado para o ATPU; por outro lado, o ATPU é necessário para o sucesso do CTC. Outros fatores que têm participação no sucesso do CTC são a disponibilidade de voluntários na comunidade, sua motivação, a capacidade de treiná-los e mantê-los, a disponibilidade de materiais de treinamento, a possibilidade de voluntários de outros programas de desenvolvimento poderem ser empregados e de o CTC ser combinado com uma estratégia de MIDI.

Dois tipos de indicadores podem ser usados para determinar se uma intervenção nutricional, como um programa de alimentação, está tendo desempenho efetivo: indicadores de processo, como o número de profissionais que trabalham em um centro de alimentação, e indicadores de desfecho, como a porcentagem de crianças recuperadas. O auxílio e o desenvolvimento da comunidade são debatidos e vincula-se a outros indicadores, como peso ganho ou tempo de estadia em um centro de saúde. Embora os doadores de alimentos tendam a não usar esses indicadores, as organizações internacionais e não governamentais podem usá-los para monitoramento interno. Os PSAs utilizam indicadores como taxa de recuperação, taxa de morte e taxa de descumprimento. Os PATs usam esses três indicadores e ainda o ganho de peso, a cobertura e a estadia média. Organizações como o Programa Mundial de Alimentos, o Alto Comissariado das Nações Unidas para Refugiados, Médicos Sem Fronteiras e *Save the Children* possuem limiares diferentes nos quais as porcentagens "alarmantes" colocam outras respostas em movimento.

CIRCUNSTÂNCIAS ESPECIAIS: HIV/AIDS

Nos últimos 25 anos, a história da subnutrição tem sido complicada pelo HIV. A subnutrição e o HIV/AIDS têm uma relação mutuamente adversa. Diminuindo as defesas imunes naturais, a subnutrição aumenta a suscetibilidade ao HIV e também pode contribuir para a redução da efetividade dos ARVs. O HIV/AIDS pode ser acompanhado de distúrbios gastrintestinais, que diminuem a capacidade do corpo de absorver alimentos e micronutrientes essenciais, prejudicando ainda mais o *status* nutricional. Além disso, infecções oportunistas, como TB, aumentam as demandas metabólicas do corpo e queimam calorias vitais, piorando o grau de subnutrição.

A DPC afeta todos os aspectos do sistema imune: imunidade celular-mediada, produção de anticorpos, resposta da fase aguda e proteção do tegumento. O HIV diminui a função do sistema imune e de células-T. A falta de micronutrientes, como as vitaminas A, B, C e E, assim como ferro, zinco e selênio, também afeta o sistema imune, tornando o corpo mais suscetível a infecções. Em consequência, a DPC e o HIV, juntos, podem ser significativamente destrutivos.

Mulheres HIV-positivas apresentam maior probabilidade de dar à luz bebês de baixo peso, que apresentam maior probabilidade de ter crescimento mais lento e maior risco de subnutrição. Junto com a lógica e as recomendações mencionadas anteriormente com relação ao aleitamento materno e interrupção precoce, a suplementação periódica com vitamina A diminui a morbidade e a mortalidade e melhora o crescimento em crianças HIV-positivas. Sabe-se que adultos malnutridos e HIV-positivos apresentam maior risco de infecções oportunistas, sobrevida mais curta e maior risco de morte.

As necessidades nutricionais para adultos infectadas com HIV/AIDS são diferentes das de pessoas não infectadas ou das de crianças.[75] Além disso, a sinergia entre a doença infecciosa e a subnutrição compõe o problema da morbidade e mortalidade, especialmente em contextos de poucos recursos.[76] O HIV aumenta o gasto de energia em repouso, reduz o consumo de alimentos e pode ser acompanhado por má-absorção ou perda de nutrientes importantes. Indivíduos HIV-positivos assintomáticos exigem 10% mais calorias de energia; indivíduos HIV-positivos sintomáticos exigem 20 a 30% mais.[77] Para crianças HIV-positivas com perda de peso, as exigências de energia aumentam em 50 a 100%. Como seria impossível para as crianças consumirem grandes volumes de alimentos para suprir essa necessidade, a detecção precoce da perda de peso e o estímulo à alimentação são especialmente importantes.[78]

A sobreposição entre SAM e HIV/AIDS é considerável. A associação de consumo inadequado de alimentos, má-absorção e diarreia e alteração do metabolismo e armazenamento de nutrientes leva a deficiências nutricionais. Essas deficiências são exacerbadas pelo aumento do estresse oxidante e da imunossupressão, que, por sua vez, permitem mais replicação do HIV, progressão mais rápida da doença e aumento da morbidade e mortalidade. Intervenções nutricionais especiais, portanto, precisam ser integradas ao manejo médico do HIV.[79]

As interações entre HIV, subsistência e segurança alimentar são complexas. As pessoas podem ficar em casa para cuidar dos membros da família doentes e moribundos, tornando-as menos disponíveis para atividades comunitárias, incluindo a produção de colheita de alimentos e vendas de alimentos no mercado. Essa espiral descendente diminui ainda mais a renda disponível para tratamento e saúde.

O uso de cuidados domiciliares para pacientes com HIV/AIDS compartilha alguns aspectos com os CTCs, que podem ser modificados para atender às necessidades nutricionais de pessoas que vivem com HIV/AIDS.[80] O CTC pode, potencialmente, reduzir as taxas de hospitalização. Também é considerado um ponto de entrada para orientação e testes voluntários, assim como meio de facilitar a adesão ao ART. A confiança, a proximidade de casa para encaminhamentos mais fáceis e a credibilidade do trabalho do CTC podem aumentar a orientação de testes voluntários na população local. Assim como os programas DOTS (tratamento diretamente observado a curto prazo, do inglês *directly observed treatment, short course*) para TB são melhorados pelo suprimento de alimentos aos pacientes de TB para facilitar o manejo de caso, o mesmo pode ajudar o CTC com a terapia antirretroviral.

Intervenções nutricionais têm uma grande variedade de atividades, desde a orientação sobre boa nutrição para vida positiva até a orientação sobre necessidades especiais de alimentos e nutrição em conjunto com o tratamento de infecções oportunistas e o uso de ARVs, incluindo circunstâncias nas quais os ARVs devem ou não ser ingeridos com alimentos. Os ARVs podem agravar problemas nutricionais e causar desarranjos metabólicos de glicose, estoques de gordura, lipídeo, colesterol e enzimas pancreáticas necessárias para a digestão. A boa nutrição é essencial para a resposta ao tratamento. Crianças, gestantes e lactantes e aqueles que perdem peso ou não respondem à medicação podem precisar de alimentação suplementar; no caso de subnutrição grave, precisam de alimentação terapêutica. Crianças vulneráveis ou órfãs de pais que morreram de HIV/AIDS também precisam de assistência nutricional especial. O cuidado paliativo e a assistência com mecanismos para enfrentar problemas também são intervenções importantes para aqueles duplamente afetados pela subnutrição e HIV/AIDS.

Os micronutrientes são especialmente importantes para pessoas que vivem com HIV/AIDS. Ensaios clínicos demonstraram que a suplementação melhora muitos parâmetros clínicos e laboratoriais, como aumentar os tempos de sobrevida, prevenir desfechos adversos do parto e reduzir a transmissão de HIV de mãe para filho em mulheres nutricionalmente vulneráveis com doença avançada.

A RESPOSTA POLÍTICA GLOBAL

Economistas e outros reconhecem que a subnutrição afeta negativamente o crescimento econômico de um país, perpetua a pobreza e resulta em maiores despesas de saúde. Em uma escala maior, em que proporções maiores da população de um país são afetadas, o produto interno bruto reflete o resultado de uma longa cascata que começa com a subnutrição.

Para despertar a atenção global e exercer pressão sobre essa situação, o primeiro objetivo do milênio (ODM) é diminuir a pobreza e a fome pela metade em populações-alvo nas quais a renda individual é inferior a US$1 por dia e onde grandes proporções de crianças com menos de 5 anos estão abaixo do peso. Os ODMs são apenas parte da resposta. Sabe-se bem que melhores rendas e segurança alimentar são parte da via para solução da subnutrição. Ainda assim, isolados não são a resposta. Práticas inapropriadas de alimentação e atenção em ambientes com segurança alimentar resultam em crianças abaixo do peso ou com retardo do crescimento. Além disso, acesso deficiente aos serviços de saúde, saneamento deficiente e ignorância sobre saúde básica exacerbam o problema.

O primeiro ODM, como mencionado anteriormente, inclui um alvo para reduzir pela metade, entre 1990 e 2015, a proporção de pessoas que sofrem de fome.[81] O relatório do ODM para 2012 indicou que a fome pode ter aumentado em 2009 como consequência da crise financeira e alimentar global, e que o progresso para acabar com a fome foi bloqueado na maioria das regiões. Além disso, indicou que 1 em cada 4 crianças no mundo em desenvolvimento ainda está abaixo do peso e que as crianças nas áreas rurais apresentam probabilidade quase duas vezes maior de estarem abaixo do peso do que as crianças nas áreas urbanas. Isso também está refletido no Relatório *State of the World's Children* (Situação Mundial da Infância) de 2012 do UNICEF (veja seção de Recursos no final do capítulo). A associação com pobreza e subnutrição mostra que, em algumas regiões, a prevalência de crianças abaixo do peso é dramaticamente maior entre os pobres. Subjacente a tudo isso é o fato de que mais de 42 milhões de pessoas foram expulsas de sua terra-natal por conflitos ou perseguições.

Na realidade, o relatório para 2012 do UNICEF indica que, para crianças, o *locus* da pobreza e da subnutrição está mudando das áreas rurais para as áreas urbanas, preenchendo, assim, a lacuna entre essas áreas. A criança pobre urbana provavelmente é subnutrida e, se cronicamente privada de consumo adequado de calorias e micronutrientes, também pode apresentar retardo do crescimento. Isso foi extraído de um estudo de crianças indianas em oito cidades, onde o Levantamento Nacional de Saúde da Família de 2005 a 2006 concluiu que pelo menos 25% das crianças urbanas com menos de 5 anos apresentavam retardo do crescimento. Para o quartil mais pobre de moradores urbanos, mais de 50% das crianças apresentavam retardo do crescimento e 47% estavam abaixo do peso.[82] Não se limitando a crianças asiáticas, o retardo do crescimento em crianças com menos de 3 anos também é documentado em levantamentos de prevalência na área da favela Kibera, em Nairóbi (Figura 7-13).

Portanto, deve-se perguntar "Quais são as principais ações que os países devem realizar para reverter esses números de alta prevalência de subnutrição e retardo do crescimento em crianças, particularmente nas favelas urbanas?"

1. Garantir que a nutrição esteja na lista de prioridades nacionais e ali mantê-la. Isso significa que deve haver uma política nacional de nutrição e um plano de implementação juntamente com um item no orçamento nacional e regional para abordá-la. No entanto, perspectivas pouco claras sobre o que deve ser feito ocasionalmente levam os legisladores e gestores a enxergar a raiz da subnutrição como uma questão de pobreza que deve ser tratada por meio de programas de alívio da pobreza.[83] As vozes de defensores educados, motivados e posicionados de maneira influente podem ajudar a motivar os legisladores e gestores que são desafiados por prioridades conflitantes em suas estratégias de saúde e população.[84]

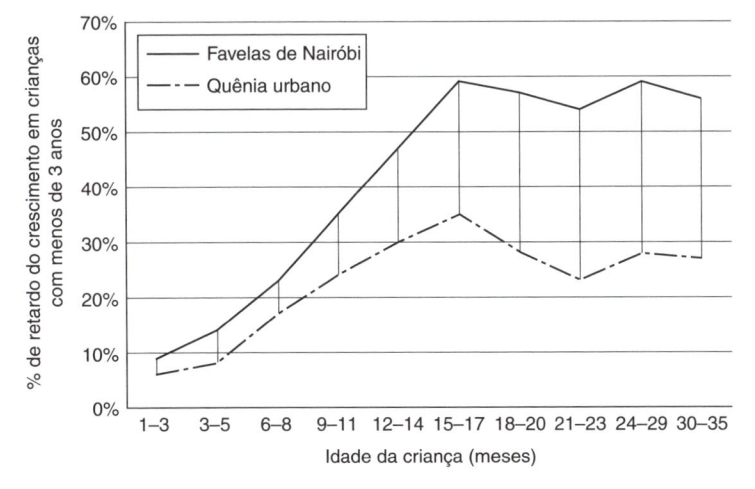

▲ **Figura 7-13** Prevalência de retardo do crescimento entre crianças com menos de 3 anos de idade: comparação das favelas de Nairóbi à área urbana geral do Quênia. Dados da Fonte: Urbanization, Poverty and Health Dynamics – Maternal and Child Health data (2006-2009); African Population and Health Research Center; and Kenya DHS (2008-2009).

2. Aplicar estratégias baseadas em evidências, como a promoção do aleitamento materno, da alimentação complementar para crianças entre 6 e 9 meses de idade, suplementação de vitamina A, fortificação com ferro, suplementação de ferro e folato para mulheres em idade fértil, zinco e iodação universal do sal no manejo da diarreia, assim como boas técnicas de lavagem das mãos e uso de instalações adequadas de saneamento. Em escala mais ampla, investimentos nacionais em agricultura (como esquemas de irrigação), melhores estradas, clínicas de saúde e mercados comunitários são melhorias de infraestrutura que podem ajudar a diminuir a insegurança alimentar.[85] Além disso, o estímulo a agricultores a aumentar as colheitas, que foram cultivadas para resistência a doenças e podem ter maior teor de micronutrientes, contribuem com a melhor nutrição das populações locais.

3. Não implementar atividades que não comprovaram ser efetivas. Isso inclui programas de alimentos para trabalho, microcrédito, monitoramento do crescimento (sem associação com orientação nutricional e encaminhamentos), programas de alimentação pré-escolar orientados para crianças com mais de 24 meses de idade e programas de alimentação escolar orientados para crianças com mais de 5 anos.[52]

Outros pontos importantes incluem atuar em escala, identificando práticas promissoras e fazendo com que seja aplicado um piloto e rapidamente escalonadas – ou seja, avaliações de efetividade em larga escala, orientação para aqueles com maior necessidade em situações em que as desigualdades socioeconômicas e a política possam evitar que se chegue aos mais carentes, investigação do papel adequado do setor privado e fortalecimento da capacidade estratégica e operacional dentro do governo nacional e sua força de trabalho de saúde para manejar uma agenda nacional de nutrição.

E quanto ao auxílio alimentar internacional? Esse é um recurso importante, que costuma ser usado de maneira mais visível em momentos de desastres naturais ou conflitos. Cerca de dois terços de todo o auxílio alimentar, de emergência e desenvolvimento, são manuseados pelo Programa Mundial de Alimentos (PMA). O PMA relatou, em 2012, seu trabalho em 73 países, para 90 milhões de beneficiários, entregando 3,7 milhões de toneladas de alimentos, com necessidade de recurso projetada em mais de US$ 5 bilhões.[86] O auxílio alimentar tem melhor resultado se associado a outras intervenções em saúde, água e saneamento. Quando uma atividade para distribuição de alimentos é autônoma, pode desviar recursos humanos e logística. Projetos do setor privado, como a Aliança Global para Melhoria da Nutrição, também ajudam indiretamente com auxílio alimentar, como investimentos em novos equipamentos para fortificação de alimentos, pré-mistura de micronutrientes, sistemas de garantia da qualidade e infraestrutura de *marketing*.[87]

Em uma escala internacional, o movimento Ampliação da Nutrição (SUN, do inglês Scaling Up Nutrition) foi lançado pela ONU em 2010 para estimular os líderes a focarem na nutrição e se comprometerem com políticas nacionais efetivas. Possui uma ampla variedade de participantes de diferentes setores e foi endossado por mais de cem governos, além da sociedade civil, organizações acadêmicas e comerciais. Esses participantes desenvolveram um "mapa" para o avanço da estrutura do SUN que tem como alvo a "janela de mil dias de oportunidade" para melhorar a nutrição de gestantes e lactantes e crianças com menos de 2 anos de idade. O movimento SUN não se trata de uma iniciativa, instituição ou fundo de financiamento.

No esforço global colaborativo para lidar com a fome, a insegurança alimentar crônica e a subnutrição, *Feed the Future* (Alimentar o Futuro) é a contribuição do governo norte-americano com um processo que dá sustentação a processos e planos do próprio país e que trabalha com outros parceiros e participantes em desenvolvimento global. O governo comprometeu-se com $3,5 bilhões para ajudar os países a transformarem seus próprios setores agrícolas para produção sustentável para alimentar suas nações. *Feed the Future* conta com a experiência de outras agências governamentais, do setor privado e instituições de pesquisa para facilitar o desenvolvimento agrícola sustentável nos países parceiros que são particularmente afetados pela subnutrição. *Feed the Future*, dirigido pela USAID, alavanca os pontos fortes de agências governamentais, incluindo Departamento de Estado, Corpo de Paz, Corporação Desafios do Milênio, Departamento do Tesouro, Representante Comercial dos Estados Unidos, Corporação para Investimentos Privados Internacionais, Fundação para o Desenvolvimento Africano dos Estados Unidos e o USDA. *Feed the Future* "tem como objetivo o crescimento econômico, melhorando as relações ao longo de toda a cadeia de valores – do campo até o mercado – melhorando as conexões com os mercados locais, regionais e globais, promovendo a intensificação sustentável e apoiando um ambiente propício para o comércio agrícola, para minimizar o impacto das altas nos preços dos alimentos."[88]

Ao observar o exemplo da África, vê-se por que uma iniciativa como *Feed the Future* é necessária. De acordo com a ONU, apenas 3,5% das terras cultiváveis da África são irrigadas, em comparação a 39% no sul da Ásia. Além disso, a África utiliza um vigésimo dos fertilizantes que a Ásia utiliza e não desenvolveu novas linhas de cultivo para sobreviver aos ciclos de seca e outros desafios agrícolas. Além disso, o Fundo Internacional de Desenvolvimento Agrícola afirma que os rendimentos na África são responsáveis por apenas um terço dos rendimentos globais, combinados com uma queda no comércio agrícola africano para apenas 3%.[89]

Ao se considerar a economia e a política que afetam a agricultura no mundo em desenvolvimento, também é importante considerar os avanços na ciência agrícola (e as políticas relacionadas) que podem ter um efeito significativo sobre a capacidade de um país em desenvolvimento alimentar sua própria população. Pode-se aqui referir o progresso feito durante quatro décadas, entre 1940 e 1970, como resultado da chamada "Revolução Verde" pelo diretor da USAID, William Gaud, em 1968. Essa colaboração entre a ciência agrícola, de um lado, e a elaboração de políticas pelo governo, do outro, começou em 1943 no México, com os esforços de Norman Borlaug (considerado "pai da Revolução Verde"). O sucesso de seus esforços no México fez com que a Fundação Rockefeller trabalhasse para disseminar essas novas técnicas em outras partes do mundo, incluindo a Índia, outras partes da Ásia, Filipinas e África (onde tiveram menos sucesso). Embora a Revolução Verde tenha sido criticada mais recentemente pelos efeitos sobre o meio ambiente devido ao uso de fertilizantes e inseticidas à base de petróleo, há um consenso geral de que bilhões de pessoas foram poupadas de sofrimento e mortalidade precoce por fome graças aos seus êxitos. Borlaug ganhou o Prêmio Nobel da Paz em 1970 por seu trabalho no aumento do suprimento de alimentos no mundo. Agora, tem-se a oportunidade de uma segunda Revolução Verde, na forma de organismos geneticamente modificados (OGMs). O termo *OGM* é aplicado a qualquer organismo (nesse caso, plantas ou animais alterados propositalmente para uso como alimento) cujo código genético tenha sido alterado por técnicas sofisticadas em contexto laboratorial (em oposição à alteração genética praticada há milênios por meio de cultivo seletivo e seleção artificial). Essas modificações genéticas são usadas para aumentar os rendimentos agrícolas e diminuir a suscetibilidade à infestação por insetos (e, portanto, diminuir a quantidade necessária de inseticida), entre outras coisas. A controvérsia sobre a segurança final dessas técnicas levou alguns governos a proibir o uso desses métodos e a importação de alimentos OGMs. Uma discussão completa sobre os prós e contras dos OGMs está além do escopo deste capítulo, mas você pode consultar o excelente livro sobre o assunto de Pinstrup-Andersen e Shioler, *Seeds of Contention* (veja seção Recursos).

A comunidade internacional sabe que as soluções não estão simplesmente em investir mais dinheiro nos países em dificuldades. Além disso, outras intervenções de saúde e estratégias para redução da pobreza serão subavaliadas se os problemas básicos de fome e subnutrição não forem tratados. Além da análise das políticas, deve haver fortes associações entre as ações políticas e nutricionais, compromissos com a formação de novas parcerias, capacitação de atores para manejar os programas de nutrição e engajamento dos setores comercial, privado e corporativo para atuar de maneira responsável quando se tratar de mensagens nutricionais, escolhas alimentares e novos mercados e produtos. No ponto de vista do Banco Mundial e outros, a luta contra a subnutrição é vista como um excelente investimento econômico.[9] Na verdade, em maio de 2004, um consenso de eminentes economistas (incluindo vários agraciados com o Prêmio Nobel) concluiu que os retornos do investimento em programas de micronutrientes perdem apenas para os retornos da luta contra HIV/AIDS, entre uma extensa lista de maneiras de cumprir os desafios de desenvolvimento do mundo.[9,90]

Os governos precisarão mostrar comprometimento com os programas de nutrição em larga escala. Isso estabelecerá a base para uma agenda mais ampla de redução da pobreza e crescimento sustentável. Do contrário, a subnutrição – o maior problema de saúde pública do mundo e o principal contribuinte para a mortalidade infantil – continuará a abalar as dignas respostas de saúde pública no mundo desenvolvido e em desenvolvimento.

CONCLUSÃO

A subnutrição prevalece no mundo infantil e contribui para um terço de todas as mortes infantis. Sabe-se que a subnutrição acontece no início da vida e suas consequências multissistêmicas acompanham as crianças na adolescência e na vida adulta. Há muitas razões para a subnutrição, mas há muitas soluções, incluindo a prevenção e o tratamento de subnutrição em gestantes e crianças com menos de

2 anos. O mundo desenvolvido enfrenta problemas com a sobrenutrição. Quase dois terços da população dos Estados Unidos estão acima do peso ou francamente obesos. Países entre esses extremos estão passando por uma transição nutricional, em que as morbidades e mortalidades da saúde tradicional, geralmente doenças transmissíveis, estão sendo substituídas por doenças não transmissíveis relacionadas à dieta. Enfrentar os desafios de nutrição global exige pesquisas baseadas em evidências, mudanças políticas, parcerias criativas e manutenção da nutrição como prioridade nacional e global.

QUESTÕES DE ESTUDO

1. Que fatores predispõem à subnutrição? Como diferem entre os países? Comunidades? Indivíduos?
2. Quais são as vantagens dos cuidados terapêuticos baseados na comunidade?
3. Quais são as considerações especiais para nutrição em populações afetadas pelo HIV e infectadas com HIV?
4. Quais deficiências de micronutrientes exigem atenção imediata? Você consegue pensar por que pode ser perigoso corrigir a deficiência calórica, mas deixar de reconhecer a deficiência proteica concorrente ou a deficiência de micronutriente?
5. Você utilizaria as medidas MUAC ou PPA na avaliação da má nutrição aguda grave (SAM)? Por quê? Quais são as vantagens e desvantagens de cada uma delas?
6. Qual é o ciclo da pobreza e sua associação com a subnutrição? Como a subnutrição crônica perpetua esse ciclo?
7. Quais áreas de pesquisa ajudariam a informar intervenções de nutrição para populações vulneráveis?
8. Como os problemas de nutrição diferem nos países em desenvolvimento em comparação ao mundo desenvolvido? Quais doenças estão associadas a cada um deles?
9. Qual é o papel da formação de políticas para influenciar os ministérios de saúde, a comunidade de doadores de alimentos e as organizações não governamentais no combate à subnutrição global?
10. Como a introdução cautelosa de OGMs pode ajudar a aliviar a fome mundial? Quais são as possíveis armadilhas?

AGRADECIMENTOS

Gostaríamos de agradecer o auxílio editorial de Tammie Henderson e a contribuição técnica sobre aleitamento materno de Anne Peniston, Jessica Tilahun e Timothy Quick.

RECURSOS

Livros

Butterly J, Shepherd J. *Hunger: The Biology & Politics of Starvation*. Hanover, NH: Dartmouth Press, 2010.

Pinstrup-Andersen P, Shioler E. *Seeds of Contention: World Hunger and the Global Controversy over GM Crops*. Baltimore, MD: International Food Policy Research Institute, 2001.

Pollan M. *The Omnivore's Dilemma: A Natural History of Four Meals*. New York: Penguin Press, 2007.

Sachs, J. *The End of Poverty: Economic Possibilities for Our Time*. New York: Penguin Press. 2006.

Documentos

The Lancet Series on Maternal and Child Undernutrition, Black RE, Allen LH, et al. Maternal and Child Undernutrition. Lancet 2008;371(9608):243–260.

UNICEF. The State of the World's Children 2012: Children in an Urban World http://www.unicef.org/publications/index_61789.html.

World Health Organization and Food and Agriculture Organization of the United Nations. Nutritional Care and Support for People Living with HIV/AIDS. Training manual for participants and facilitator's guide. Geneva: WHO, 2009. http://www.who.int/nutrition/publications/hivaids/9789241591898/en/index.html.

A Scaling Up Nutrition: Progress Report from countries and their partners in the Movement to Scale Up Nutrition (SUN). United Nations High Level Meeting on Nutrition, September 20, 2011. First edition http://www.scalingupnutrition.org/wp-content/uploads/2011/05/summmary-note.pdf.

World Health Organization. Indicators for assessing infant and young child feeding practices, Part 2: Measurement. Geneva: WHO, 2010. http://whqlibdoc.who.int/publications/2010/9789241599290_eng.pdf.

Nutrition Advisory Service. Addressing undernutrition in external assistance: an integrated approach through sectors and aid modalities, Tools and Methods series, Reference document No. 13, European Commission, September 2011. http://capacity4dev.ec.europa.eu/t-and-m-series/blog/reference-document-nr-13--%E2%80%93-addressing-undernutrition-external--assistance-%E2%80%93-integrated-approach.

Epi Info. EpiNut software (for anthropometric data entry and analysis).

Prudhon C, Briend A, et al. *WHO, UNICEF, and SCN Informal Consultation on Community-Based Management of Severe Malnutrition in Children*. Food and Nutrition Bull 2006:27(3) Tokyo: United Nations University Press, 2006. SCN Nutrition Policy Paper 21. http://www.unscn.org/layout/modules/resources/files/Policy_paper_No_21.pdf.

World Food Programme. Vulnerability Assessment and Mapping team reports. http://wfp.org/operations/vam/vam_docustore/index.asp.

Websites

Emergency Nutrition Network (ENN): http://www.ennonline.net.
ENN Online, Infant Feeding in Emergencies: http://www.ennonline.net/ife/orientation
Famine Early Warning Systems Network: http://www.fews.net/.
Food and Nutrition Technical Assistance: http://www.fantaproject.org/
The Sphere Project: http://www.sphereproject.org/.
Standardized Monitoring and Assessment of Relief and Transitions: http://www.smartindicators.org/.
United Nations System Standing Committee on Nutrition: http://www.unscn.org/.
Allen L, deBenoist B, Dary O, Hurrell R. Guidelines on food fortification with micronutrients. WHO, 2006. http://www.who.int/nutrition/publications/guide_food_fortification_micronutrients.pdf.

REFERÊNCIAS

1. UNICEF. State of the World's Children, 2012. http://www.unicef.org/publications/index_61789.html.
2. UNICEF. Tracking Progress on Child and Maternal Nutrition: A survival and development priority, 2009. http://www.unicef.org/publications/index_51656.html.
3. Black R, Allen L, Bhutta Z, et al. Maternal and child undernutrition: global and regional exposures and health consequences. *Lancet* 2008;371:5–22.
4. USDA. Food Security in the US. 2012. http://www.ers.usda.gov/topics/food-nutrition-assistance/food-security-in-the-us.aspx.
5. USDA. Supplemental Nutrition Assistance Program. 2012. http://www.fns.usda.gov/snap/.
6. Feeding America. Hunger in America. 2012. http://feedingamerica.org/hunger-in-america/hunger-facts/hunger-and-poverty-statistics.aspx.
7. Keller HH. Malnutrition in institutionalized elderly: how and why? *J Am Geriatr Soc* 1993;41(11):1212–1218.
8. Thorsdottir I, Jonsson PV, Asgeirsdottir AE, Hjaltadottir I, Bjornsson S, Ramel A. Fast and simple screening for nutritional status in hospitalized, elderly people. *J Hum Nutr Diet* 2005;18(1):53–60.
9. World Bank. *Repositioning Nutrition as Central to Development: A Strategy for Large-Scale Action.* Washington, DC: World Bank, 2006.
10. Black R, Morris S, Bryce J. Child Survival I. *Lancet* 2003;361:2226–2234.
11. UNICEF. *Tracking Progress on Child and Maternal Nutrition: A Survival and Development Priority.* New York: UNICEF, 2009.
12. Sachs J. *The End of Poverty: Economic Possibilities for Our Time.* New York: Penguin, 2006.
13. Shrimpton R, Victoria CG, de Onis M, Lima RC, Blössner M, Clugston G. Worldwide timing of growth faltering: implications for nutritional interventions. *Pediatrics* 2001;107(5):E75.
14. Pelletier DL. The relationship between child anthropometry and mortality in developing countries: implications for policy,- programs and future research. *J Nutr* 1994;124(Suppl):2074S–2081S.
15. World Food Program. School Meals, 2012. http://www.wfp.org/school-meals.
16. Ogden C, Carroll M, Kit B, et al. Prevalence of obesity in the United States, 2009–2010. *NCHS Data Brief No. 82*, CDC, January 2012.
17. Centers for Disease Control and Prevention. Behavioral Risk Factor Surveillance System, CDC. http://www.cdc.gov/obesity/data/adult.html.
18. Ogden CL, Carroll MD, Curtin LR, Lamb MM, Flegal KM. Prevalence of high body mass index in U.S. children and adolescents, 2007–2008. *JAMA* 2010; 303(3):242–249.
19. Ogden C, Caroll M. Prevalence of obesity among children and adolescents: United States, Trends 1963–1965 through 2007–2008. Division of Health and Nutrition Examination Surveys, CDC, 2010. http://www.cdc.gov/nchs/data/hestat/obesity_child_07_08/obesity_child_07_08.htm.
20. Institute of Medicine, Committee on Prevention of Obesity in Children and Youth. *Preventing Childhood Obesity: Health in the Balance.* Washington, DC: National Academies Press, 2005.
21. Adachi-Mejia AM, Longacre MR, Gibson JJ, Beach ML, Titus-Ernstoff LT, Dalton MA. Children with a TV in their bedroom at higher risk for being overweight. *Int J Obes* 2007;31:644–651.
22. Caballero B. Global Health: A Nutrition Paradox--Underweight and Obesity in Developing Countries. *N Engl J Med* 2005;352(15):1514–1516.
23. Maslow A. Theory of human motivation. *Psychol Rev* 1943;50:370-396.
24. World Health Organization. *World Health Report 2011.* Geneva: WHO, 2011.
25. Nutrition Update (2010) and Micronutrient Update (2007), MEASURE DHS, Macro International, Calverton, MD.
26. World Health Organization. *Guidelines: Intermittent iron and folic acid supplementation in menstruating women.* Geneva: WHO 2011.
27. World Health Organization. *Guidelines: Intermittent Iron Supplementation in Pre-School and School-Age Children.* Geneva: WHO, 2011.
28. Bleichrodt N, Born M. A meta-analysis of research on iodine and its relationship to cognitive development. In: Stanbury J, ed. *The Damaged Brain of Iodine Deficiency: Cognitive, Behavioral, Neuromotor and Educative Aspects.* Elmsford, NY: Cognizant Communication Corporation, 1994.
29. Andersson M, Takkouche B, Egli I, Allen HE, De Benoist B. Current global iodine status and progress over the last decade towards the elimination of iodine deficiency. *Bull World Health Organ* 2005;83(7): 518–525.
30. De Benoist B, McLean E, Andersson M, et al. Iodine deficiency in 2007: global progress since 2003. *Food Nutr Bull* 2008;29(3):195–202.
31. World Health Organization. Vitamin and Mineral Nutrition Information System. Geneva: WHO. http://www.who.int/vmnis/en/.
32. Micronutrient Initiative and UNICEF. *Vitamin and Mineral Deficiency: A Global Progress Report.* Ottawa: Micronutrient Initiative, 2004.

33. Sommer A, Tarwotjo I, Djunaedi E, et al. Impact of vitamin A supplementation on childhood mortality: a randomized controlled community trial. *Lancet* 1986;1:1169.
34. West K, Katz J, Khatry S, et al. Double blind, cluster randomized trial of low dose supplementation of vitamin A or beta-carotene on mortality related to pregnancy in Nepal. *BMJ* 1999;318:570–575.
35. Savy M, Edmond K, Fine PE, et al. Landscape analysis of interactions between nutrition and vaccine responses in children. *J Nutr* 2009;139:2154S–2218S.
36. World Health Organization. *Guidelines: Vitamin A supplementation in infants and children 6–59 months of age*. Geneva: WHO, 2011.
37. World Health Organization. *Guidelines: Vitamin A supplementation for newborns*. Geneva: WHO, 2011.
38. World Health Organization. *Guidelines: Vitamin A supplementation in infants 1–5 months of age*. Geneva: WHO, 2011.
39. World Health Organization. *Guidelines: Vitamin A supplementation in pregnancy for reducing the risk of mother-to-child transmission of HIV*. Geneva: WHO, 2011.
40. Humphrey J, Illif P, et al. Effects of a single large dose of vitamin A, given during the post-partum period to HIV-positive women and their infants, on child HIV infection, HIV-free survival, and mortality. *J Infect Dis* 2006;193:860–871.
41. Zinc Investigators' Collaborative Group. Prevention of diarrhea and pneumonia by zinc supplementation in children in developing countries: pooled analysis of randomized controlled trials. *J Pediatr* 1999;135:689–697.
42. Fischer PR. Thatcher TD, Pettifor JM. Pediatric vitamin D and calcium nutrition in developing countries. *Rev Endocr Metab Disord* 2008;9:181–192.
43. Thatcher TD, Fischer PR, Strand MA, Pettifor JM. Nutritional rickets around the world: causes and future directions. *Ann Trop Paediatr* 2006;26:1–16.
44. Scholl TO, Hediger ML, Shall JI, Khoo CS, Fischer RL. Dietary and serum folate: their influence on the outcome of pregnancy. *Am J Clin Nutr* 1996;63:520–525.
45. Green NS. Folic acid supplementation and prevention of birth defects. *J Nutr* 2002;132(8 Suppl):2356S–2360S.
46. Castilla E, Orioli IM, Lopez-Camelo JS, et al. Preliminary data on changes in neural tube defect prevalence rates after folic acid fortification in South America. *Am J Med Genet* 2003;123A(2):123–128.
47. Heymann WR. Scurvy in children. *J Am Acad Dermatol* 2007;57:358–359.
48. Olmedo JM, Yiannis JA, Windgassen EB, Gornet MK. Scurvy: a disease almost forgotten. *Int J Dermatol* 2006;45:909–913.
49. Zou K, Liu G, Wu T, Du L. Selenium for preventing Kashin-Beck osteoarthropathy in children: a meta-analysis. *Osteoarthritis Cartilage* 2009;17:144–151.
50. World Health Organization. *Guideline: Use of Multiple Micronutrient Powders for Home Fortification of Foods Consumed by Infants and Children 6–23 Months of Age*. Geneva: WHO, 2011.
51. http://www.unitedcalltoaction.org/documents/Investing_in_the_future.pdf: Investing in the Future: A united call to action on vitamin and mineral deficiencies. Global Report, 2009.
52. Butta ZA, Ahmed T, Black RE, et al. What works: interventions for maternal and child undernutrition and survival. *Lancet* 2008;371(9610):417–440.
53. Sphere Project. *The Sphere Humanitarian Charter and Minimum Standards in Disaster Response*. 2004 revised edition. Oxford, UK: Oxfam, 2011. http://www.sphereproject.org/handbook/index.htm.
54. Salama P, Spiegel P, Talley L, Waldman R. Lessons learned from complex emergencies over past decade. *Lancet* 2004;364(9447):1801–1813.
55. Spiegel P. Quality of malnutrition assessment surveys conducted during famine in Ethiopia. *JAMA* 2004;292:613–618.
56. SMART 2005. *Measuring mortality: nutritional status and food security in crisis situations—the SMART protocol. Version 1*. Final draft, January 2005. http://www.smartindicators.org/SMART_Protocol_01-27-05.pdf.
57. Salama P, Assefa F, Talley L, Spiegel P, van Der Veen A, Gotway CA. Malnutrition, measles, mortality, and the humanitarian response during a famine in Ethiopia. *JAMA* 2001;286:563–571.
58. Myatt M, Feleke T, Sadler K, Collins S. A field trial of a survey- method for estimating the coverage of selective feeding programmes. *Bull World Health Org* 2005;83(1):20–26.
59. World Health Organization. The WHO child growth standards. Geneva: WHO, 2006. http://www.who.int/childgrowth/standards/en/.
60. United Nations Standing Committee on Nutrition. SCN endorses the new WHO growth standards for infants and young children. April 27, 2006. http://www.unsystem.org/scn/publications/html/who_growth_standards.htm.
61. Hill Z, Kirkwood B, Edmond K. *Family and Community Practices That Promote Child Survival, Growth and Development: A Review of the Evidence*. Geneva: World Health Organization, 2004:21–26.
62. Picciano MF. Nutrient composition of human milk. *Pediatr Clin North Am* 2001;48:53–67.
63. AAP. Breastfeeding and the Use of Human Milk. Policy Statement. *Pediatrics* 2012;129(3):e827–e841.
64. U.S. Department of Health and Human Services. *Healthy People 2010*. 2nd ed. With *Understanding and Improving Health and Objectives for Improving Health*. 2 vols. Washington, DC: U.S. Government Printing Office, 2000.
65. World Health Organization. *Guidelines on HIV and Infant Feeding: Principles and Recommendations for Infant Feeding in the Context of HIV and a Summary of the Evidence*. Geneva: WHO, 2010.
66. World Health Organization. *The Management of Nutrition in Major Emergencies*. Geneva: WHO, United Nations High Commissioner for Refugees, International Federation of the Red Cross and Red Crescent Societies, and World Food Programme, 2000.
67. World Health Organization. *Child Growth Standards and the Identification of Severe Acute Malnutrition in Infants and Children*. Geneva: A Joint Statement by the World Health Organization and the United Nations Children's Fund, 2009.
68. Collins S, Dent N, Binns P, et al. Management of severe acute malnutrition in children. *Lancet* 2006;368(9551):1992–2000.

69. CTC Research and Development Programme. *Community-Based Therapeutic Care (CTC): A Field Manual*. Oxford, UK: Valid International, 2006.
70. Collins S. *Community-Based Therapeutic Care—A New Paradigm for Selective Feeding in Nutritional Crises*. London: Overseas Development Institute, 2004. Humanitarian Policy Network paper 48.
71. Emergency Nutrition Network. *Operational Challenges of Implementing Community Therapeutic Care: ENN Report on an Inter-Agency Workshop, Washington DC, February 28–March 2, 2005*. Oxford, UK: Emergency Nutrition Network, 2005:6.
72. Guerrero S, Mollison S. Engaging communities in emergency response: the CTC experience in Western Darfur. In: Humanitarian Policy Network, eds. *Humanitarian Exchange*. London: Overseas Development Institute, 2005:20–22.
73. Myatt M, Khara T, Collins S. A review of methods to detect cases of severely malnourished children in the community for their admission into community-based therapeutic care programs. *Food Nutr Bull* 2006;27(Suppl):S7–S23.
74. Ashworth A. Efficacy and effectiveness of community-based treatment of severe malnutrition. *Food Nutr Bull* 2006;27(Suppl):S24–S48.
75. World Health Organization. *Guidelines for an Integrated Approach to the Nutritional Care of HIV-Infected Children (6 Months to 14 Years)*. Geneva: WHO, 2009.
76. Duggan C, Fawzi W. Micronutrients and child health: studies in international nutrition and HIV infection. *Nutr Rev* 2001;59:358–369.
77. World Health Organization. *Nutrient Requirements for People Living with HIV/AIDS: Report of a Technical Consultation*. Geneva: WHO, 2003.
78. World Health Organization. *HIV and Infant Feeding: A Guide for Health Care Managers and Supervisors*. Geneva: WHO, 2003.
79. Irlam JH, Visser ME, Rollins N, Siegfried N. Micronutrient supplementation in children and adults with HIV infection. *Cochrane Database Syst Rev* 2010:CD003650. http://onlinelibrary.wiley.com/o/cochrane/clsysrev/articles/CD003650/pdf_fs.html.
80. Guerrero S, Bahwere P, Sadler K, Collins S. Integrating CTC and HIV/AIDS support in Malawi. *Field Exchange* 2005;25:8–10.
81. United Nations. Millennium Development Goals, 2012. http://www.un.org/millenniumgoals/.
82. Agarwal S. The state of urban health in India: comparing the poorest quartile to the rest of the urban population in selected states and cities. *Environment and Urbanization* 2011;23:(1):13–28.
83. Morris S, Cogill B, Uauy R, for the Maternal and Child Undernutrition Study Group. Effective international action against undernutrition: why has it proven so difficult and what can be done to accelerate progress? *Lancet* 2008;371:608–621.
84. Shiffman J. Generating political priority for maternal mortality- reduction in 5 developing countries. *Am J Public Health* 2007;97:796–803.
85. Pinstrup-Andersen P, Shimokawa S. Rural infrastructure and agricultural development. Tokyo, 2006. http://siteresources.worldbank.org/INTDECABCTOK2006/Resources/Per_Pinstrup_Andersen_Rural_Infrastructure.pdf.
86. World Food Program. Overview of Operations in 2012. http://documents.wfp.org/stellent/groups/public/documents/op_reports/wfp242503~1.pdf.
87. Global Alliance for Improved Nutrition, 2012. http://www.gainhealth.org/.
88. Feed the Future, US Government's Global Hunger and Food Security Initiative, 2012. http://www.feedthefuture.gov/.
89. International Food Policy Research Institute, Washington DC. http://www.ifpri.org/.
90. Bhagwati J, Fogel R, Frey B, et al. Ranking the opportunities. In: Lomberg B, ed. *Global Crises, Global Solutions*. Cambridge, UK: Cambridge University Press, 2004.

8 Atenção primária na saúde global

Jeffrey F. Markuns e Alain J. Montegut

OBJETIVOS DE APRENDIZADO

- Compreender as definições de atenção primária e atenção primária à saúde
- Compreender o desenvolvimento histórico da atenção primária e sua importância global hoje
- Compreender o papel da atenção primária nos sistemas de saúde e a maneira como os países com atenção primária à saúde inadequada são adversamente afetados
- Ser capaz de comparar e contrastar quatro países com diferentes políticas, prioridades e recursos de saúde

INTRODUÇÃO

A *atenção primária à saúde* é uma expressão introduzida em nosso léxico na década de 1970*. No entanto, é uma abordagem à saúde que está presente há séculos. É importante entender as raízes da atenção primária à saúde na prática geral e na atual para compreendermos totalmente seu papel na sociedade e na saúde. Também é importante distinguir entre *atenção primária à saúde*, como uma estratégia abrangente para promoção à saúde, e *atenção primária*, que representa, normalmente, o elemento do serviço clínico prestado naquela estratégia mais ampla em direção à saúde.[1]

A saúde se tornou uma questão importante para muitos países no século XXI. Inclui questões econômicas, sociais, políticas e técnicas. As questões que cercam os debates nacionais relacionados à saúde no mundo todo são similares. Qual é a melhor maneira de promover a saúde e tratar doenças? Quem deve oferecer essa atenção? Como o sistema deve ser organizado? Qual é o equilíbrio e a composição correta de prestadores de serviços de saúde e como devem ser distribuídos? Quais serviços de saúde devem ser oferecidos para todos e quem deve pagar? Quanto deve custar a atenção à saúde? Para indivíduos e famílias, a principal questão pode ser sintetizada da seguinte forma: Como obter o maior nível possível de saúde e como melhorar o acesso aos serviços de saúde em momentos de necessidade?

Este capítulo foca na atenção primária à saúde e no modo como é organizada e praticada ao redor do mundo. Oferece uma definição de atenção primária e observa como é efetivada no contexto de uma estratégia abrangente de atenção primária à saúde entre os diversos sistemas de saúde. Explica como a atenção primária pode ter impacto sobre as doenças e os indicadores de saúde. Observa que alguns objetivos poderiam melhorar os sistemas de saúde por meio da defesa da educação e da prestação de saúde primária, discute questões relacionadas à força de trabalho na área da saúde e o modo como elas se relacionam aos modelos de treinamento de médicos e de outros membros das equipes de atenção primária. O capítulo concentra-se nos médicos da atenção primária por causa da limitação de espaço; no entanto, é reconhecido que há muitos outros profissionais de saúde que costumam compor a equipe de atenção primária.

---

*N. de R.T. O termo foi introduzido no léxico mundial pela Declaração de Alma-Ata, formulada por ocasião da Conferência Internacional sobre Cuidados Primários de Saúde, reunida em Alma-Ata, na República do Cazaquistão (ex-república socialista soviética), entre 6 e 12 de setembro de 1978, dirigindo-se a todos os governos, na busca da promoção de saúde a todos os povos do mundo.

Além disso, o capítulo explora como quatro países com condições políticas e socioeconômicas amplamente diferentes tentaram melhorar a saúde – alguns por meio de fortes sistemas de prestação de atenção primária à saúde, outros por meio de sistemas tradicionalmente baseados na atenção especializada e outros, ainda, que escolheram a atenção primária à saúde como tema central para a reforma da saúde e estão nos primeiros anos de implementação. Espera-se que você, leitor, passe a apreciar os complexos desafios envolvidos na melhoria das oportunidades da saúde para todos.

A HISTÓRIA DA ATENÇÃO PRIMÁRIA

A cura tem sido praticada há séculos no mundo todo. Na era pré-moderna, era praticada de maneiras em grande parte similares. O curador geralmente era um idoso da comunidade que, com o tempo, havia conquistado respeito e conhecimento. Acreditava-se que as doenças vinham de causas naturais e sobrenaturais. Com frequência, sentia-se que as causas eram espirituais, envolvendo a entrada ou saída de espíritos no ou do corpo. A atenção primária tem suas raízes na era pré-moderna, quando os curandeiros tinham fortes laços nas comunidades e usavam esse *status* para melhorar a saúde dos membros da comunidade. Com o tempo, alguns desses curandeiros ficaram conhecidos como *médicos*, a pessoa que "cura ou exerce influência curativa."[2] Outros se tornaram enfermeiros, enfermeiras-parteiras, farmacêuticos e demais profissionais de saúde. Os curandeiros tradicionais continuam a oferecer orientações e tratamentos de saúde no mundo todo.

Com o tempo, a arte de curar foi unida à ciência da prevenção. O Imperador Amarelo, o primeiro soberano da China civilizada, redigiu há quase 2 mil anos o *Neijing*, que passou a ser conhecido como o *Clássico de Medicina do Imperador Amarelo*.

Nos tempos antigos, os sábios tratavam as doenças prevenindo as enfermidades antes que começassem, assim como o bom governo do imperador era capaz de tomar as medidas necessárias para evitar guerras. Tratar a enfermidade depois do começo é como reprimir a revolta depois de sua erupção.

Um médico superior prende a doença no nível da pele e a expulsa antes que penetre mais fundo. Um médico inferior trata a doença depois que ela ultrapassa a pele.

Um bom curador não pode depender somente da habilidade. Deve também ter atitude correta, sinceridade, compaixão e senso de responsabilidade.[3]

Hipócrates, mais tarde, articulou a importância de uma abordagem holística à saúde. Em *Fredo*, de Platão, aprendemos que "Hipócrates, um asclepíade, afirma que mesmo a natureza do corpo pode ser compreendida apenas como um todo,"[4] e "é mais importante saber que tipo de pessoa tem uma doença do que saber que tipo de doença uma pessoa tem."[5]

A Renascença trouxe consigo o início da medicina moderna, em 1543, com a publicação do primeiro manual completo de anatomia humana, *De Humanis Corporis Fabrica*, de Andreas Vesalius, que era um classicista por educação. Sabia grego e latim e havia estudado as antigas escrituras e as exaltava. Foi considerado um verdadeiro humanista; em seus ensinamentos, foi capaz de mesclar a abordagem da pessoa como um todo com sua ciência. A evolução do médico como cientista e humanista continuava.[6]

Os três séculos seguintes trouxeram muitas mudanças para a ciência da medicina. Apesar do progresso nessa ciência, a maioria do mundo continuava a usar os curandeiros tradicionais. Em países que estavam se tornando industrializados no século XIX e começo do século XX, porém, os médicos e enfermeiros assumiram a responsabilidade primária pelos cuidados com o paciente. Antes das mudanças políticas de 1917 na União Soviética, havia uma rica tradição de prática geral da medicina. Os médicos de Zemstvo combinavam a medicina tradicional com o humanitarismo e reformismo do movimento populista contemporâneo da época. Esses médicos acreditavam que, para que a atenção médica fosse efetiva, deveria funcionar em conjunto com melhorias no saneamento, na nutrição e nos padrões de vida contemporâneo da época.[7]

Nos Estados Unidos, o generalista também era o médico da atenção primária. Isso foi defendido por William Osler em um artigo intitulado *Internal Medicine as a Vocation* (Medicina Interna como Vocação) em *Medical News*, em 1897: "Absolutamente, se possível, permita [que o médico jovem] seja um pluralista e – quando valorizar sua vida futura – não o deixe se entranhar nas teias do especialismo."[8]

O fim do século XIX e a primeira parte do século XX trouxeram o desejo de reforma na educação médica. O Ato Médico de 1858, na Grã-Bretanha,[9] e o relatório de 1910 intitulado *Medical*

Education in the United States and Canada: A Report to the Carnegie Foundation for the Advancement of Teaching (Educação Médica nos Estados Unidos e Canadá: Um Relatório para a Fundação Carnegie para Avanço do Ensino),[10] de autoria de Abraham Flexner, ofereciam recomendações que mudariam a face da educação médica nesses países e, então, no mundo. As atividades geradas por esses relatórios desenvolveram normas para a acreditação de escolas de medicina e políticas relacionadas às qualificações dos médicos. Embora essas reformas tenham aumentado a qualidade da educação médica, ao mesmo tempo causaram uma redução desproporcional no número de médicos que atendiam comunidades carentes.[11]

O papel do médico generalista continuou a evoluir durante esse período. Houve uma separação progressiva do papel dos clínicos gerais baseados na comunidade e o dos médicos e cirurgiões que se especializavam e atendiam a consultas no hospital. Nessa divisão, o clínico geral se tornou o médico de primeiro contato, que trabalhava na comunidade, enquanto os médicos e cirurgiões controlavam os hospitais com suas instalações científicas e técnicas. Os pacientes que precisavam desses serviços adicionais eram encaminhados por seus clínicos gerais.

Conforme as reformas na educação médica evoluíram na primeira parte do século XX, o mesmo aconteceu com a necessidade de bons médicos generalistas. Em seu livro *A Time to Heal* (Tempo de Curar), Flexner escreveu: "A cidade pequena precisa do melhor, e não do pior, médico possível. Porque o médico do interior pode contar apenas consigo próprio: não pode, a cada momento, solicitar especialistas, peritos e enfermeiros. De sua própria habilidade, conhecimento e recursos depende todo o bem-estar de seu paciente. O distrito rural, portanto, deve ser entregue ao médico mais bem-treinado que possa ser convencido a ir para lá."[11]

Em regiões não industrializadas do mundo, o valor do profissional de saúde generalista de primeiro contato também foi reconhecido. Os *Médicos de Pés Descalços* eram agricultores que obtinham treinamento médico básico e trabalhavam em vilarejos rurais da China para trazer a atenção à saúde onde médicos treinados nas áreas urbanas não queriam se estabelecer. Experimentos esparsos haviam sido feitos com esse conceito antes de 1965 mas, com o famoso discurso de Mao, em 1965, sobre atenção à saúde,[12] tornou-se institucionalizado como parte da Revolução Cultural, que diminuiu radicalmente a influência do Weishengbu, o ministério da saúde chinês, dominado por médicos treinados no Ocidente. No Vietnã, foi criado um sistema nacional de Centro de Saúde de Comuna na década de 1950; no início, era composto por trabalhadores de saúde, mas começaram a receber médicos generalistas no final da década de 1960 e 1970.[13]

Os profissionais de saúde de primeiro contato evoluíram e tornaram-se mais estratificados em resposta aos avanços nas ciências e terapias médicas. Os serviços de saúde costumam ser organizados em quatro níveis sobrepostos de saúde: atenção primária, que é o foco deste capítulo; atenção médica secundária, que inclui consultas com especialistas para pacientes com problemas incomuns; atenção terciária, que é a atenção a pacientes com distúrbios que são tão incomuns em uma população que não se poderia esperar que o médico da atenção primária tivesse as habilidades para tratá-los; e atenção de emergência, que é a atenção inicial para problemas urgentes ou trauma.[14]

A DEFINIÇÃO DE ATENÇÃO PRIMÁRIA

Em 1978, a Organização Mundial de Saúde (OMS) convocou uma conferência em Alma-Ata, capital da República Soviética do Cazaquistão. Compareceram 3 mil participantes de 134 governos e 67 organizações internacionais. A finalidade da conferência era procurar maneiras de melhorar a saúde. Ideias sobre a atenção primária à saúde haviam sido discutidas em diversos países e entre várias organizações. O desfecho desta conferência foi uma declaração sobre a saúde e a atenção primária à saúde. O grupo declarou que a saúde é um direito humano fundamental, solicitou que um nível mínimo de saúde fosse atingido até o ano 2000 e identificou a atenção primária como a chave para atingir essa meta. A declaração forneceu uma estrutura para definição da atenção primária à saúde como essencial, prática, acessível economicamente, com boas evidências científicas e principal foco do desenvolvimento econômico e social em geral. O grupo reconheceu que as necessidades de atenção primária à saúde variam dependendo da localização, da carga de doença, da demografia e das circunstâncias socioeconômicas da comunidade.[15]

No século XXI, apesar de ter havido um grande progresso em várias áreas da saúde, também ficou claro que o objetivo da Alma-Ata continua muito distante, com vários países ainda lutando para atender às necessidades de todas as pessoas de maneira adequada. Uma variedade de problemas contribui para esse déficit contínuo em saúde, mas também se reconhece que ainda há uma ampla gama de comprometimento com, e subsequente implementação de, atenção primária à saúde nas nações. Como resultado, em 2008, a OMS renovou a solicitação de desenvolvimento de atenção primária à saúde de alta qualidade no mundo todo em seu relatório *Primary Health Care – Now More Than Ever* (Atenção Primária à Saúde – Agora Mais do Que Nunca).[16]

Tradicionalmente, os termos *atenção primária à saúde* e *atenção primária* eram usados de forma intercambiável, principalmente para indicar qualquer esforço para melhoria da saúde que ocorra principalmente na comunidade, diferentemente da atenção secundária ou terciária oferecidas em hospitais. Com o passar dos anos desde Alma-Ata, porém, as definições de atenção primária à saúde e atenção primária tornaram-se mais distintas. No léxico de hoje, *atenção primária à saúde* refere-se a uma abordagem ampla para melhoria da saúde em nível individual e comunitário. A atenção primária à saúde pode incluir elementos de saúde pública como nutrição, água limpa e saneamento, saúde materna e infantil, planejamento familiar, imunizações, serviços de saúde mental e prestação desses serviços e medicamentos essenciais, assim como serviços clínicos individuais baseados na comunidade.[17]

No léxico dessa definição expansiva, o significado de *atenção primária* evoluiu para se referir principalmente ao elemento específico de prestação de serviço clínico, como os serviços preventivos e curativos para indivíduos e famílias oferecidos no contexto mais amplo da atenção primária à saúde. A qualidade exclusiva da atenção primária é que não foca especificamente no diagnóstico e tratamento de processos de doenças específicas, mas tem como objetivo mais amplo a qualidade da saúde por meio da prestação de serviços de saúde utilizando os princípios de atenção fundamentados na abordagem de atenção primária à saúde.

Mesmo com esse significado refinado da atenção primária, o papel e os elementos específicos do que constitui atenção primária de alta qualidade continuam distantes. Em seu relatório de 2008, a OMS definiu que a atenção primária:

- Oferece um local ao qual as pessoas podem trazer uma grande variedade de problemas de saúde
- É um canal pelo qual os pacientes são guiados no sistema de saúde
- Facilita as relações contínuas entre médicos e pacientes
- Constrói pontes entre a saúde pessoal e das famílias e as comunidades dos pacientes
- Abre oportunidades para prevenção de doenças, promoção da saúde e detecção precoce de doenças
- Utiliza equipes de profissionais de saúde com habilidades biomédicas e sociais sofisticadas
- Requer recursos e investimentos adequados, mas oferece melhor custo-benefício do que suas alternativas[16]

A atenção primária pode ser oferecida por médicos do setor público ou privado e inclui esforços para coordenar os serviços entre os setores. Em países economicamente desenvolvidos, os profissionais da atenção primária incluem médicos de família, enfermeiros, farmacêuticos e vários outros profissionais de saúde. Em países menos economicamente desenvolvidos, o cuidado de atenção primária pode ser oferecido por trabalhadores de saúde que tenham recebido treinamento mais curto, como os médicos de pés descalços na China ou os trabalhadores de saúde aborígenes na Austrália, como parte de uma estratégia nacional para oferecer melhor atenção primária à saúde. Esses trabalhadores de saúde costumam ser membros da comunidade e, portanto, têm conhecimento da comunidade a que servem; oferecem uma ligação vital com outros profissionais de saúde.

▶ Atenção primária e sua relação com as doenças

Enquanto os países trabalham para oferecer o maior nível possível de serviços de saúde pelo menor custo, pesquisadores analisam como a organização e a composição dos serviços de saúde afetam os desfechos de saúde. Há vários determinantes de saúde para indivíduos e para populações. O determinante básico é o banco genético, mas é "pesadamente modificado pelo ambiente social e físico, por comportamentos determinados de maneira cultural ou social e pela natureza da atenção oferecida."[18] Em todos os países, as evidências mostram que os desfechos de saúde costumam ser afetados adversamente pela pobreza, dentro dos países e entre eles.

Embora os serviços de saúde sejam um entre a ampla variedade de determinantes de saúde determinados em Alma-Ata, maiores gastos na saúde não necessariamente melhoram os desfechos de saúde. Há evidências muito fortes de que o acesso à atenção primária à saúde abrangente melhora os desfechos de saúde. O aumento da proporção de médicos de atenção primária para especialistas melhora ainda mais os desfechos de saúde.[19]

Os benefícios da atenção primária à saúde tornam-se aparentes com a revisão da relação entre a orientação primária em saúde e os indicadores de saúde da população. Uma revisão da expectativa de vida revela tendências gerais nos desfechos de saúde no mundo, reconhecendo que a expectativa de vida é, em grande parte, impactada pela mortalidade infantil e de bebês (Figura 8-1).

Esses dados revelam grupos de países com classificações similares em uma escala logarítmica.[20] Embora os esforços para conquistar os Objetivos de Desenvolvimento do Milênio tenham resultado em melhorias significativas nos últimos anos, ainda há grandes disparidades. Grande parte da África, assolada pela epidemia do vírus da imunodeficiência humana (HIV), segue com expectativa de vida muito baixa e continua a lutar contra a alta mortalidade infantil, apesar de uma ampla gama de renda. Na Ásia, são observadas variações importantes, como a maior expectativa de vida do Vietnã em relação à China, apesar da renda substancialmente maior da China. Entre países de alta renda, observa-se que os Estados Unidos estão abaixo de seus pares em expectativa de vida, apesar da renda geralmente maior. Fatores econômicos têm um papel significativo na determinação dos desfechos de saúde, mas há cada vez mais evidências de que o desenvolvimento e o acesso aos serviços de atenção primária à saúde também têm uma participação importante.

Foram analisados dados dos países industrializados ocidentais, observando os pontos fortes da atenção primária avaliada com base em nove características da infraestrutura do sistema de saúde (Tabela 8-1) e seis características da prática de experiências dos pacientes no recebimento da atenção (Tabela 8-2). Foi desenvolvido um sistema de escore para designar um valor relativo aos países estudados com base em seu nível de atenção primária. Concluiu-se que os países com classificações maiores na atenção primária possuíam melhores indicadores de saúde. Além disso, os países com infraestruturas fracas de atenção primária tinham custos maiores e desfechos piores.[14,21]

Há uma correlação entre a atenção primária e a mortalidade padronizada quanto à idade. Com um aumento de 20% no número de médicos da

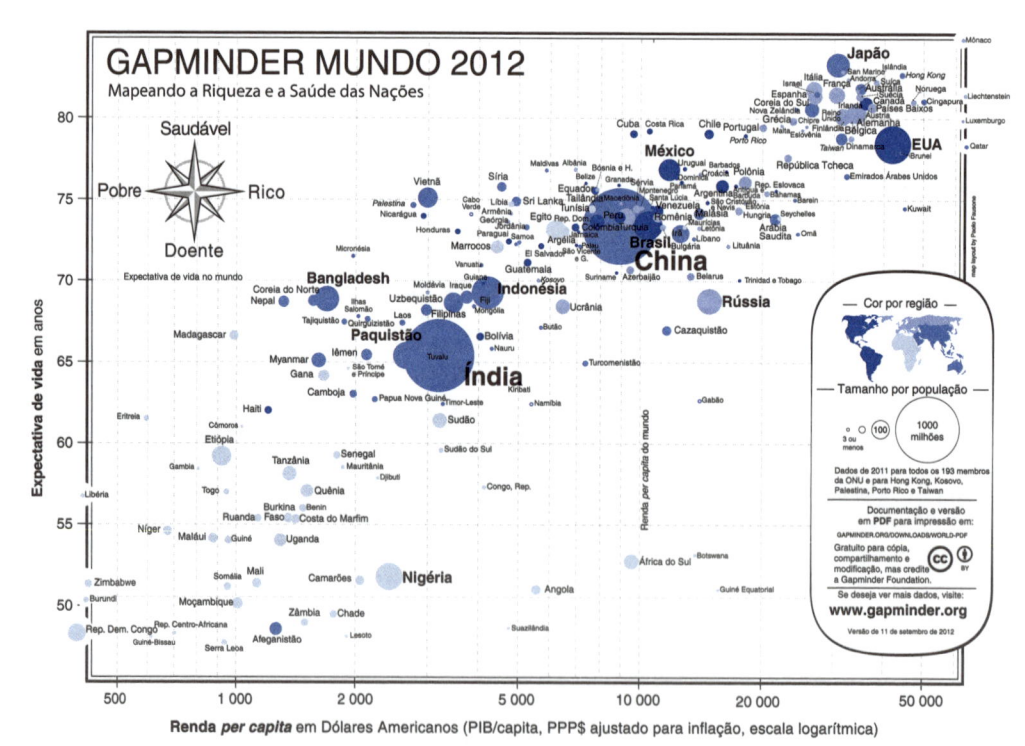

▲ **Figura 8-1** Expectativa de vida comparada com renda *per capita*.

Tabela 8-1 Características do sistema de saúde

Medida em que o sistema regulamenta a distribuição de recursos pelo país
Modo de financiamento dos serviços de atenção primária
Tipo modal de profissional da atenção primária
Porcentagem de médicos ativos envolvidos na atenção primária em comparação aos envolvidos na atenção especializada convencional
Razão de ganhos profissionais médios dos médicos da atenção primária em comparação a outros especialistas
Exigência de divisão de custos pelos pacientes
Exigência de listas de pacientes para identificar a comunidade atendida pelos serviços
Arranjos para acesso 24 horas
Força dos departamentos acadêmicos de atenção primária ou clínica geral

De Starfield B, Shi L. Policy relevant determinants of health: an international perspective. Health Policy 2002; 60:201-218. (Reproduzida com permissão.)

atenção primária, há uma diminuição associada de 5% da mortalidade (40 mortes a menos em cada 100.000). Mais importante, o efeito é maior se o aumento ocorre no número de médicos de família. Um médico de família a mais em cada cem mil pessoas (aumento estimado de 33%) está associado a 70 mortes a menos em cada cem mil (diminuição estimada de 9%). Em contraste, um aumento estimado em 8% no número de médicos especialistas está associado a uma diminuição de 2% na mortalidade.[22] Também existe uma associação entre atenção primária e desfechos infantis. Quanto maior a oferta de médicos de atenção primária, menor a mortalidade infantil e a porcentagem de bebês nascidos com baixo peso. Um aumento de um médico de atenção primária em cada dez mil foi associado a uma redução de 2,5% na mortalidade infantil e a uma redução de 3,2% no baixo peso ao nascer.[23]

Tabela 8-2 Características da prática

Atenção de primeiro contato
Longitudinalidade
Abrangência
Coordenação
Centralização na família
Orientação comunitária

De Starfield B, Shi L. Policy relevant determinants of health: an international perspective. Health Policy 2002; 60:201-218. (Reproduzida com permissão.)

Vários estudos demonstraram que a detecção precoce de doenças como câncer de mama,[24] melanoma,[25] câncer de colo intestinal[26,27] e câncer de colo do útero[28] melhora com o maior acesso à atenção primária. Uma diminuição na mortalidade total e mortalidade de câncer de colo intestinal, doença cardíaca e acidente vascular encefálico (AVE) também está correlacionada com o maior acesso à atenção primária.[29] O aumento no acesso à atenção primária resulta em melhores desfechos de saúde e menores custos.[30,31]

Quase todas as evidências relacionadas aos benefícios dos sistemas de atenção primária vêm de países industrializados. Ainda há poucos dados dos países em desenvolvimento. Um estudo na Indonésia que observou a atenção primária à saúde e as taxas de mortalidade infantil mostrou que, quando o governo desviou os gastos da atenção primária para o setor hospitalar e de tecnologia, houve uma piora na mortalidade infantil.[32]

PRINCÍPIOS DA ATENÇÃO PRIMÁRIA

Essencial para a prestação de serviços de atenção primária de qualidade é o treinamento nos princípios centrais da atenção primária:

- Acesso ou atenção de primeiro contato
- Abrangência
- Continuidade
- Coordenação
- Prevenção
- Orientação para a família e comunidade
- Centralização no paciente

Embora muitos desses princípios tenham sido considerados garantidos desde que as evidências que os sustentam foram definidas, há décadas, muitos países em desenvolvimento não têm experiência com sua implementação em seus sistemas de saúde e, assim, exigem programas de treinamento explícitos nesses princípios.

Maximizar a efetividade dos recursos humanos para a saúde também exige mais do que treinamento. Em países desenvolvidos e após o aumento das evidências que sugerem que a alta qualidade da atenção primária oferece uma oportunidade para melhorar a saúde individual e populacional a custos mais baixos, há um renovado interesse nos conceitos do sistema de saúde relacionados à atenção primária de alta qualidade. Agora, reconhece-se que, mesmo nesses países onde os programas de treinamento dedicados aos princípios centrais da atenção primária estão em andamento há algum tempo, é necessário amplo apoio ao sistema de saúde para promover a implementação prática e uniforme desses princípios. Abordagens baseadas em evidências padronizadas estão sendo experimentadas em ampla escala, como iniciativas médicas centradas no paciente no domicílio.[33-35] Como resultado, o interesse no desenvolvimento da atenção primária agora vai muito além do treinamento para explorar quais suportes gerais ao sistema podem ser implementados no nível governamental, social e institucional para promover a prestação de serviços clínicos com adesão a esses princípios centrais da atenção primária. Embora possa haver a necessidade de mudar a ênfase de princípios específicos, dependendo das necessidades do sistema de saúde local, cada princípio tem um papel importante na atenção primária à saúde.

▶ Acesso ou primeiro contato

O acesso à saúde é maior quando os serviços de saúde primária são oferecidos em nível comunitário, geralmente por meio de membros da equipe de atenção primária. O acesso é determinado pela disponibilidade, conveniência, proximidade, acessibilidade econômica e aceitabilidade.[18] No entanto, existem barreiras a cada um deles na maioria dos contextos e até algum ponto, e os países podem enfrentar barreiras maiores em alguns aspectos do que em outros.

Em circunstâncias ideais, uma fonte habitual de atenção é identificada pelo paciente que representa o primeiro contato com o sistema de saúde para a maioria das questões de saúde. Esse ponto de primeiro contato deve oferecer aos pacientes o acesso contínuo aos serviços de saúde por meio de arranjos de cobertura, juntamente com encaminhamentos para pacientes que necessitem de serviços não disponíveis em nível local. Quando os pacientes são capazes de acessar prontamente os serviços de saúde primária na comunidade, é menos provável que procurem os serviços hospitalares que, com frequência, são menos convenientes e mais caros.[36]

▶ Abrangência

O princípio da abrangência foca no conceito de que é necessária a capacidade de tratar uma grande variedade de problemas no ponto de atenção de primeiro contato. Os pacientes que geralmente se apresentam às fontes de atenção de primeiro contato, por natureza, não são diferenciados e filtrados, por isso os profissionais de saúde podem enfrentar uma ampla gama de problemas médicos no nível básico.[18] Os prestadores de serviços devem ser treinados para lidar com os problemas médicos mais comuns encontrados em seu nível local e também devem ter habilidades suficientes para reconhecer, manejar e encaminhar problemas mais complicados ou menos usuais.

O treinamento insuficiente em uma grande variedade de problemas pode rapidamente levar à insatisfação na capacidade dos prestadores de oferecer atenção de qualidade e resultar no aumento da rotatividade no nível de atenção primária. Além disso, o local do primeiro contato precisa ter condições adequadas para lidar com essa maior variedade de problemas médicos.

▶ Continuidade

A continuidade da atenção pode estar presente em três níveis: informacional, longitudinal e pessoal.[37] Continuidade informacional refere-se à manutenção e comunicação das informações médicas sobre um paciente. A criação e manutenção de um registro médico pessoal que possa ser mantido pelo paciente, armazenado no ponto de primeiro contato ou mantido eletronicamente são centrais nesse conceito. A continuidade da informação pode ocorrer ao longo do tempo, de consulta para consulta, entre prestadores em um único centro de saúde e entre locais independentes, como o ponto de primeiro contato e um hospital.

A continuidade longitudinal envolve a saúde oferecida com o tempo em um único equipamento ou com uma equipe de saúde específica. A continuidade é acelerada quando os pacientes são capazes de identificar uma fonte de atenção, às vezes chamada *casa médica*. Em resposta, a atenção é melhorada quando uma equipe de profissionais assume a responsabilidade primária pela promoção da saúde de um grupo específico de pacientes.

A continuidade pessoal envolve uma relação pessoal contínua entre um paciente individual e um médico ou outro prestador de saúde primária; alternativamente, essa relação pode incluir alguns membros selecionados da equipe em um esforço de manter a continuidade longitudinal quando o prestador pessoal não está disponível. Nessa relação interpessoal, o paciente conhece o médico pelo nome e desenvolve uma base de confiança.[37]

A continuidade é aprimorada quando os pacientes podem identificar e acessar prontamente seus próprios prestadores de serviços de saúde, mas as várias barreiras ao acesso mencionadas antes também podem causar um impacto negativo nos vários níveis da continuidade. Além disso, os esforços para superar essas mesmas barreiras e oferecer melhor acesso também podem, às vezes, de forma não intencional, reduzir a continuidade, como no esforço de oferecer atenção mais conveniente e oportuna, mas que ocorre quando o prestador pessoal do paciente não está disponível.[38,39]

▶ Coordenação

A coordenação talvez seja um dos aspectos mais importantes e universais da atenção primária. Isso pode significar a colaboração entre membros da equipe, entre uma variedade de profissionais especializados ou simplesmente com o paciente e sua família. Em sua essência, a coordenação da atenção envolve o profissional responsável, que coleta e interpreta todas as informações relevantes, colocando-as no contexto de um paciente específico e então auxiliando-o em todos os aspectos de sua saúde. Esse auxílio pode variar desde a prescrição de uma medicação à oferta de imunizações relevantes e à comunicação com um especialista ou grupo de especialistas focados em um único, porém mais complicado, aspecto da saúde do paciente. Sabe-se que a coordenação da atenção melhora os desfechos do paciente, tornando-a uma ferramenta efetiva para o manejo e tratamento de doenças, especialmente doenças crônicas.[40,41]

A coordenação também pode se referir às habilidade de manejo da saúde e à necessidade de coordenar uma equipe de atenção primária à saúde. Em alguns sistemas de saúde primária, os médicos podem supervisionar a atenção oferecida por enfermeiros, assistentes de médicos, trabalhadores de saúde comunitários e outros membros da equipe de saúde para garantir a continuidade da atenção a um maior número de pacientes.[42] Nessas situações, os médicos focam seus esforços diretos de prestação de serviços na atenção de pacientes com condições mais complexas, enquanto os enfermeiros e outros profissionais de saúde prestam serviços preventivos, manejam problemas menos complexos e buscam atividades de manejo de caso mais intensivas em relação ao tempo na atenção de doenças crônicas.

▶ Prevenção

A prevenção costuma se situar na intersecção entre a saúde pública e a atenção primária. É um elemento essencial da atenção primária à saúde e com frequência responsável pelas maiores melhorias quantitativas em desfechos de saúde.

A atenção primária tem uma localização única para promover serviços baseados na saúde pública de prevenção no nível do paciente individual. Ela pode alavancar o melhor acesso, a repetição de encontros clínicos ao longo do tempo e a relação interpessoal com um profissional de saúde para estimular a adesão a uma variedade de medidas preventivas. Em muitos contextos, a atenção de primeiro contato é o local mais lógico e efetivo para dedicar os recursos à prevenção de doenças.[43]

▶ Orientação da família e comunidade

A orientação da atenção primária para incluir a família e a comunidade é um princípio importante para maximizar a efetividade da saúde. O foco na família reconhece o papel fundamental que os membros da família têm na saúde e na doença. Engajar os membros da família pode ajudar os pacientes individuais a obter modificações de estilo de vida e melhor a adesão às terapias. A compreensão da situação familiar pode colocar os problemas médicos individuais em um contexto mais holístico e identificar potenciais cuidadores para assistência, quando necessário.

A atenção primária orientada à comunidade oferece uma oportunidade para o prestador primário aplicar suas experiências de serviços clínicos cotidianos ao contexto de saúde pública.[18] É importante que o prestador de saúde primária reconheça a influência da comunidade mais ampla – incluindo impactos sociais, ambientais e econômicos – no escopo dos problemas médicos que se apresentam à sua clínica e da abordagem à saúde para pacientes individuais. Por meio da interação com a população local que busca a atenção de primeiro contato, o prestador da atenção primária tem uma janela vital para a saúde geral da comunidade. Os diagnósticos diários que se apresentam ao profissional podem atuar como barômetro da saúde geral da comunidade. Para que os sistemas de saúde aproveitem esse aspecto da atenção primária, os profissionais precisam estar equipados com habilidades e procedimentos para atuar efetivamente em suas observações de saúde.

▶ Centralização no paciente

Com os esforços voltados para a melhoria dos desfechos de saúde, a necessidade de centralização no paciente pode ser facilmente esquecida. Abordagens baseadas na doença para melhorar a saúde costumam ser consideradas como mais prováveis de oferecer melhorias cientificamente comprovadas e estatisticamente significativas em medidas focadas de desfechos de saúde. O maior foco nessas abordagens é quando esses desfechos precisam ser demonstrados em um período mais curto, uma exigência comum de financiadores nos esforços de melhoria da saúde global. Embora o desejo de melhorias comprovadas em indicadores específicos de saúde em curtos períodos de financiamento seja certamente compreensível, essas abordagens baseadas em doenças não levam em consideração a saúde específica dos indivíduos. Cada indivíduo representa, em si, um sistema complexo, em uma interação de influências da família e comunidade e uma variedade de problemas de saúde individuais, misturadas com a vida pessoal e os objetivos de saúde individuais do paciente. Um profissional preparado para compreender as complicadas interações desses determinantes de saúde e identificar as intervenções mais relevantes tem o potencial de reunir uma variedade de estratégias de melhoria de saúde de maneira poderosa e sinergética.

A atenção primária utiliza os princípios estabelecidos aqui para atingir essa sinergia e auxiliar os pacientes a atingirem o nível desejado de saúde. O profissional bem-treinado de saúde primária usa todos esses princípios para identificar os problemas e as preocupações de um paciente, montar um corpo de evidências relevante para sustentar os diagnósticos específicos ou planos de manejo, esclarecer os fatores de influência acerca do paciente e então orientá-lo em uma tomada de decisões conjunta e compartilhada para os objetivos pessoais do paciente. Nesse contexto, a satisfação do paciente entra na equação como um importante determinante e indicador de saúde.

Às vezes, os objetivos pessoais do paciente podem não incluir o nível máximo de saúde e, assim, podem discordar dos objetivos do governo ou do financiador, sendo contrário a uma abordagem usual de saúde pública. Um paciente que não está motivado para a saúde máxima provavelmente atuará como um obstáculo em vários indicadores da saúde populacional. Ao desenvolver sistemas de saúde que oferecem suporte aos profissionais da saúde primária, porém, o profissional que atua na comunidade tem a oportunidade de utilizar uma variedade de ferramentas poderosas na melhoria da saúde de cada indivíduo até o nível máximo que pode ser atingido. Sistemas que não levam em consideração os vários determinantes de saúde dos indivíduos perdem a oportunidade de maximizar a efetividade, na melhor das hipóteses, e podem, de forma não intencional, causar um impacto negativo na saúde geral do paciente, na pior das hipóteses.[44] Na atenção primária, atinge-se a melhoria da saúde respeitando-se as necessidades específicas do indivíduo no contexto dos objetivos gerais de um sistema de saúde.

RECURSOS HUMANOS PARA SAÚDE

As pessoas estão no centro de todos os sistemas de saúde efetivos. Os profissionais de saúde e sua equipe de apoio, ou os recursos humanos para saúde, organizam e prestam serviços e educação em saúde e avaliam desfechos. Uma grande variedade de habilidades é necessária para a prestação efetiva de serviços abrangentes de atenção primária; esses serviços podem ser prestados por uma variedade de profissionais.

Existem amplas evidências de que o número, a qualidade e a distribuição dos profissionais de saúde afetam fortemente os desfechos de saúde. Por exemplo, os desfechos de nascimento são fortemente associados à presença de uma atendente qualificada para o parto.[45] É necessária uma densidade mínima de profissionais de saúde para garantir que todas as mulheres tenham acesso a uma atendente qualificada.

A OMS estima que há 59,2 milhões de profissionais de saúde que trabalham em período integral, no mundo todo. Aproximadamente dois terços desses profissionais são prestadores de serviços de saúde; o outro terço são profissionais de apoio e gestão de saúde.[46]

Os profissionais de saúde individuais geralmente estão integrados em equipes para prestar serviços de atenção primária à saúde. Médicos da atenção primária, enfermeiros e trabalhadores que atuam na comunidade são de importância particular para o bom funcionamento das equipes de atenção primária à saúde. São chamados para avaliar e tratar uma ampla variedade de pacientes em nível comunitário, incluindo aqueles com problemas urgentes ou complexos. Funcionam como ponte sobre as lacunas entre os pacientes e os recursos de saúde, entre a saúde individual e pública e entre as comunidades e os serviços de atenção secundária e terciária.[17]

Uma equipe de atenção primária à saúde é composta de pessoas que contribuem com a prestação de serviços de saúde. Cada equipe é única: as condições locais determinam os membros, as relações e as responsabilidades da equipe; as condições regionais e nacionais influenciam os recursos e contextos em que as equipes operam. Há uma enorme diversidade na composição das equipes de atenção primária à saúde. Geralmente, são compostas de médicos, enfermeiros, outros profissionais da saúde, enfermeiro(a)s-parteiro(a)s, assistentes sociais, agentes comunitários de saúde e outros que prestam atenção direta ao paciente. Os membros de apoio da equipe podem incluir recepcionistas; profissionais da área administrativa e administradores; educadores em saúde e pessoal de laboratório, farmácia e radiologia. Membros consultivos da equipe podem incluir aqueles que prestam serviços especializados em saúde ou aqueles com experiência em saúde comunitária.[47,48]

A flexibilidade na composição da equipe de atenção primária à saúde é necessária para lidar com as características e os recursos exclusivos de uma comunidade em particular. Por exemplo, nem todo o pessoal que acaba de ser descrito pode assumir papéis essenciais. Conseguir uma força de trabalho em saúde sustentável e equilibrada exige a coordenação de vários setores da sociedade: instituições educacionais, órgãos formuladores de políticas, comunidades e financiadores (Figura 8-2).

Conseguir a distribuição correta dos trabalhadores de saúde é um desafio dentro e entre os países. Os profissionais de saúde tendem a se reunir em áreas urbanas, resultando na falta deles nas áreas rurais, na maioria das nações. Além disso, há falta absoluta de trabalhadores de saúde em muitas áreas do mundo, mais notavelmente na região subsaariana da África, onde se estima que exista uma escassez de um milhão de trabalhadores de saúde para atender até mesmo aos padrões mínimos de prestação de serviços de saúde essenciais (Figura 8-3).

Garantir o suprimento adequado de trabalhadores de saúde para oferecer acesso suficiente aos serviços é um fator-chave na promoção da saúde. A quantidade, porém, não é o único fator de recursos humanos para saúde. Os trabalhadores de saúde precisam ser adequadamente treinados na atenção primária, com recursos e sistemas de apoio suficientes, de forma que os serviços acessíveis representem a visão de saúde definida em Alma-Ata e no relatório de 2008 da OMS. Programas de treinamento dedicados à atenção primária são necessários para oferecer uma qualidade adequada de serviços que possam atender de forma realista às necessidades da população.

A educação do profissional de saúde requer estudantes que se identificam com os princípios

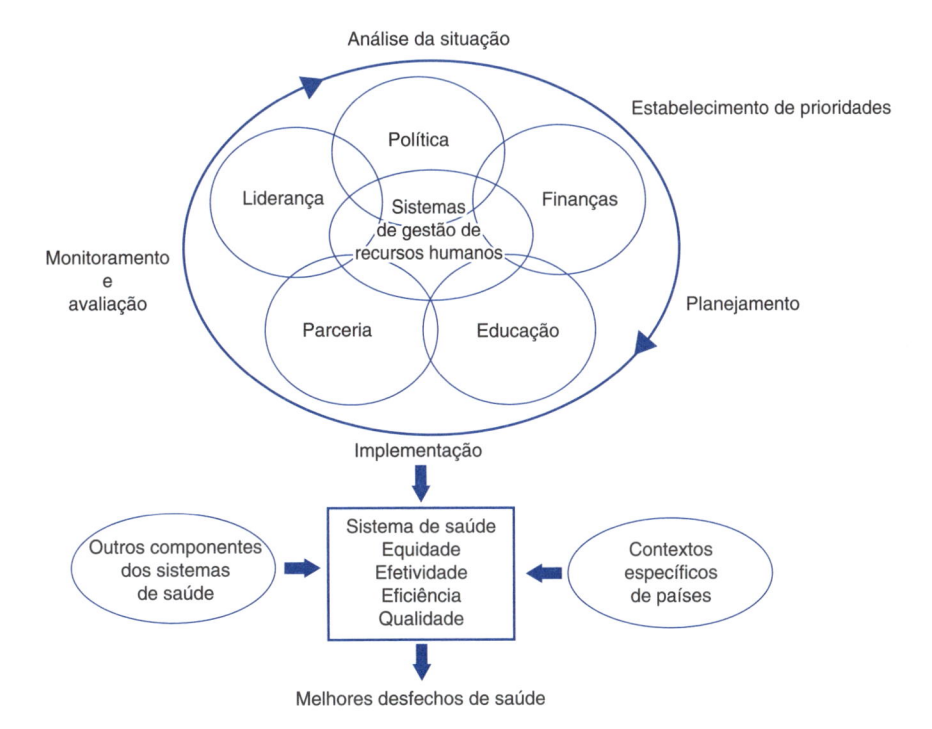

▲ **Figura 8-2** Estrutura técnica de recursos humanos para saúde: obtendo uma sustentável força de trabalho em saúde.

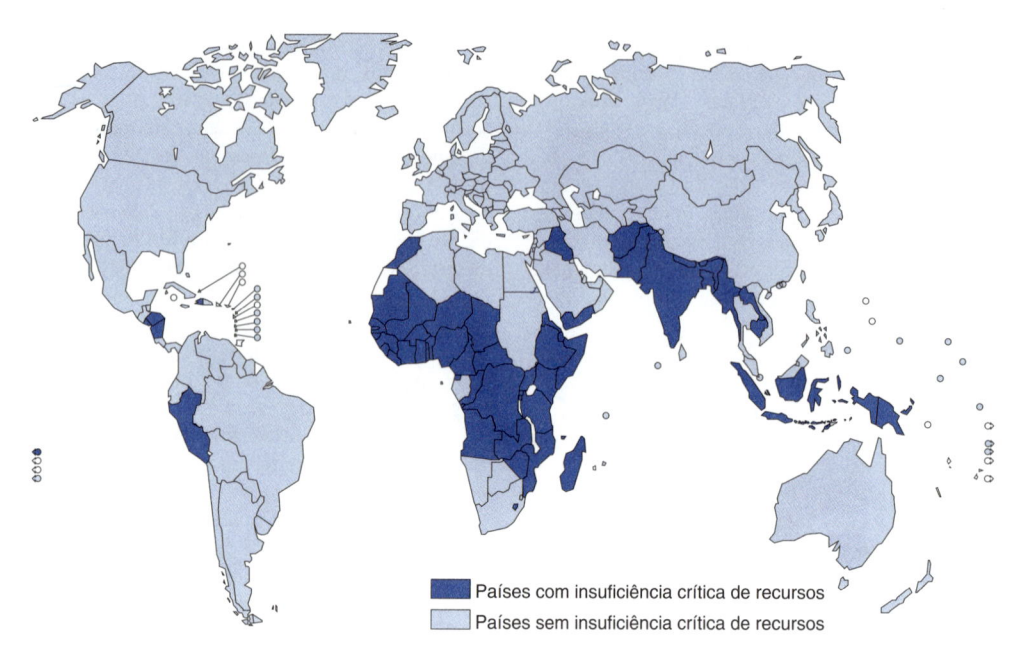

▲ **Figura 8-3** Países com e sem falta crítica de prestadores de serviços de saúde (médicos, enfermeiros e enfermeiros-parteiros).

da educação básica, instituições educacionais comprometidas, docentes capacitados e anos de investimento. É provável que os profissionais de saúde exerçam sua prática em ambientes aos quais tenham sido expostos durante o treinamento. Se os estudantes não considerarem a atenção primária atrativa, é improvável que busquem carreiras na atenção primária. Portanto, grande parte da educação da força de trabalho da atenção primária deve ocorrer em contextos comunitários e de atenção primária com bom suporte.

Treinar, sustentar e reter referem-se às etapas necessárias para preparar, empregar e apoiar os profissionais de saúde onde forem necessários. Para ficarem satisfeitos, os profissionais de saúde precisam se sentir suficientemente preparados e competentes para trabalhar em seu contexto específico de prática. Os profissionais de saúde não trabalham em um vácuo e, assim, também precisam de um sistema que os encoraje, apoie seus esforços e ofereça instalações adequadas, com boas condições de trabalho. Se os trabalhadores são despreparados, os salários muito baixos ou as instalações inadequadas, é difícil recrutar ou reter trabalhadores onde forem necessários (Figura 8-4). Há uma relação contínua entre educação, mão-de-obra e recursos humanos considerados necessários em cada setor. (Veja o Capítulo 20 para mais informações sobre esse tópico.)

As comparações internacionais dos desfechos de atenção primária à saúde em países economicamente desenvolvidos sugerem que as maiores diferenças na saúde entre os países estão associadas ao grau em que os seguintes princípios foram implementados em seu sistema de prestação de serviços de saúde[18]:

- Distribuição e financiamento equitativos dos serviços de saúde
- Nível similar de ganhos profissionais para os médicos da atenção primária e especialistas
- Abrangência dos serviços de atenção primária à saúde
- Exigências ausentes ou muito baixas de copagamentos para serviços de atenção primária à saúde
- Médicos de atenção primária prestando atenção no primeiro contato e na entrada no sistema de saúde
- Atenção longitudinal focada na saúde

A globalização resultou no fluxo de ideias, bens e pessoas ao redor do mundo. Forças econômicas poderosas atraem muitos profissionais de saúde para "campos mais verdes" e melhores instalações. São necessárias fortes alianças globais, nacionais e locais para garantir que os profissionais

Figura 8-4

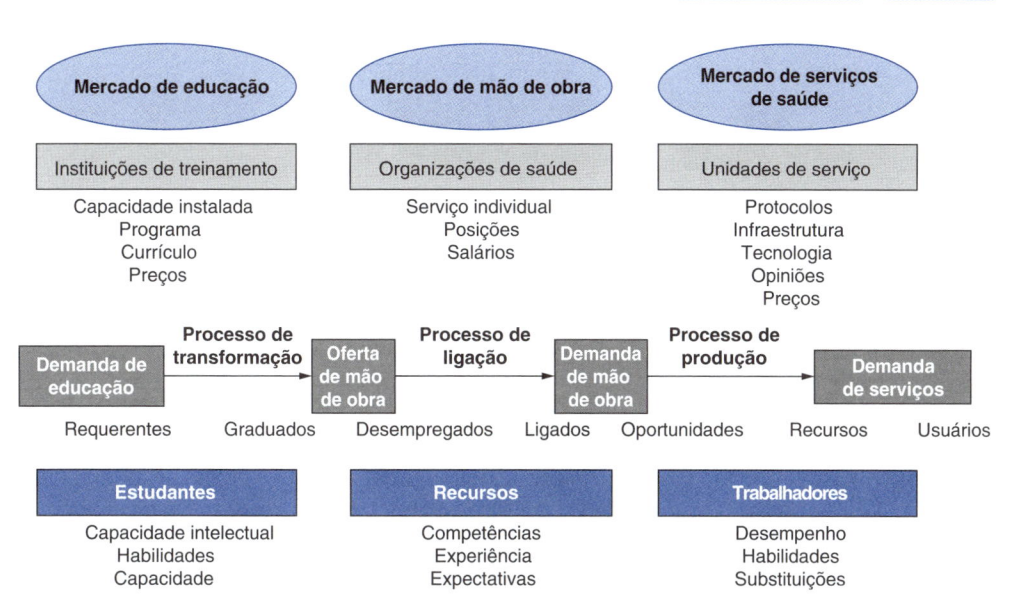

Relação dos mercados de educação, mão de obra e serviços de saúde com os recursos humanos.

Mercado de educação
- Instituições de treinamento
  - Capacidade instalada
  - Programa
  - Currículo
  - Preços

Mercado de mão de obra
- Organizações de saúde
  - Serviço individual
  - Posições
  - Salários

Mercado de serviços de saúde
- Unidades de serviço
  - Protocolos
  - Infraestrutura
  - Tecnologia
  - Opiniões
  - Preços

Demanda de educação → (Processo de transformação) → Oferta de mão de obra → (Processo de ligação) → Demanda de mão de obra → (Processo de produção) → Demanda de serviços

Requerentes — Graduados — Desempregados — Ligados — Oportunidades — Recursos — Usuários

Estudantes
- Capacidade intelectual
- Habilidades
- Capacidade

Recursos
- Competências
- Experiência
- Expectativas

Trabalhadores
- Desempenho
- Habilidades
- Substituições

---

de saúde não apenas sejam treinados para atender às necessidades das comunidades, mas também que sejam retidos para praticar em áreas onde são necessários (Figura 8-5).

ESTUDOS DE CASO DO MUNDO TODO

O custo da saúde tem aumentado ao redor do mundo, e muitos países agora encaram uma população que está envelhecendo e observam uma mudança de doenças infecciosas para doenças crônicas. Como resultado, os países têm tentado reorganizar a prestação dos serviços de saúde de várias maneiras. As evidências de que a prestação da atenção primária e a existência de uma sólida infraestrutura de saúde primária levam à melhor saúde fizeram com que muitos países escolhessem esse modelo como base para suas reformas. Outros países continuaram a basear seus sistemas em uma fatia desproporcional de atenção secundária e terciária. Pode-se considerar uma variedade de sistemas de saúde a serem desenhados ao longo desse processo contínuo.

Esta seção discute a situação de quatro países para ilustrar as disparidades nos sistemas de prestação de serviços de saúde primária ao redor do mundo. Esses exemplos foram escolhidos especificamente para apontar as desigualdades e disparidades na saúde. Demonstram que a riqueza não é um indicador isolado de melhoria da saúde para todos e que soluções criativas para prestar a atenção primária são importantes em todos os países.

▶ Bélgica

O Reino da Bélgica está localizado na Europa Ocidental, sendo que a capital, Bruxelas, possui a distinção de atuar como sede da União Europeia (UE). A Bélgica é, em sua maior parte, urbana e legalmente bilíngue, com três idiomas oficiais e uma população de quase 11 milhões, com 99% de alfabetizados, entre os quais 60% falam holandês, 40% falam francês e menos de 1% fala alemão. A Bélgica funciona como democracia parlamentar sob uma monarquia constitucional, com um complicado sistema político que inclui níveis federais, regionais e linguísticos de governo. A expectativa de vida da população, em 2012, era de 79,7 anos, classificada como 38ª no mundo, e a Bélgica apresenta, em geral, mortalidades muito baixas de bebês, infantil e materna.[49]

A responsabilidade pela política de saúde é compartilhada entre as autoridades federais e as entidades federativas (regiões e comunidades). As autoridades federais regulamentam e financiam o seguro de saúde obrigatório, administram o sistema hospitalar, incluindo critérios de acreditação e financiamento hospitalar, registro de fármacos e preços e supervisionam as qualificações profissionais. As regiões e comunidades são responsáveis, em grande parte, pela atenção primária à saúde,

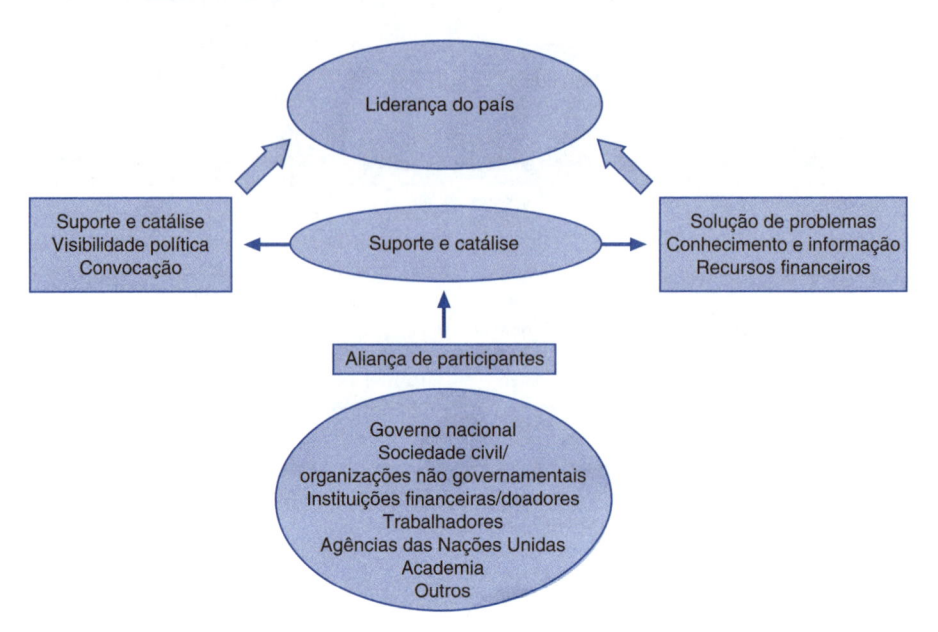

▲ **Figura 8-5** Aliança de participação global.

incluindo a promoção e prevenção de saúde, atenção e serviços sociais de saúde materna e infantil, atenção baseada na comunidade, normas de acreditação e investimento do financiamento hospitalar. O sistema de saúde belga é influenciado por uma variedade de organizações profissionais e comerciais, assim como associações de pacientes. As comunidades são responsáveis pela coordenação da política de atenção ambulatorial, incluindo iniciativas na atenção primária à saúde, serviços de atenção domiciliar e cuidados paliativos.[44,49]

A Bélgica oferece seguro público de saúde quase universal, com um amplo pacote de benefícios que cobre mais de 8 mil serviços, financiados por uma combinação de contribuições proporcionais de seguridade social do imposto de renda e taxação direta progressiva. As despesas com saúde em 2009 representaram 11,8% do produto interno bruto (PIB), ficando em 12º lugar no mundo e em 3º entre os estados membros da UE. Há 6,6 leitos hospitalares para cada população de 1.000 pessoas e quase 3 médicos em cada 1.000, com uma divisão quase uniforme entre clínicos gerais (CGs) e especialistas.[50]

Inicialmente, o seguro de saúde cobria principalmente serviços hospitalares, mas agora foi expandido para incluir a atenção ambulatorial. Em um período de três anos, 95% da população acessam os serviços ambulatoriais, demonstrando um nível muito alto de acesso.[49] O pagamento geralmente é estruturado em taxa por serviço. Um mecanismo de terceiro pagador é utilizado para atenção hospitalar, no qual um fundo de doença paga os profissionais diretamente por atenção hospitalar e produtos farmacêuticos, excluindo copagamentos. Na maior parte da atenção ambulatorial, os pacientes são responsáveis por fazer o pagamento direto ao prestador e então obtêm um reembolso do fundo de doença. Algumas populações vulneráveis, porém, também podem ter acesso aos mecanismos de terceiro pagador para atenção ambulatorial.[50] Com a adição da cobertura de serviços ambulatoriais, a exigência de alguma contribuição financeira direta dos pacientes para os custos de saúde não parece ser uma barreira ao acesso à saúde, já que não são observadas diferenças na busca pelos serviços da atenção primária por categoria de seguro. No entanto, os custos gerais para os pacientes com doenças crônicas podem ser altos, pois o valor total de despesas pessoais é proporcional à quantidade de atenção exigida.[51]

Os princípios centrais do sistema de saúde belga são a equidade e a liberdade de escolha. Os pacientes têm livre escolha entre os prestadores de atenção primária e não há a função de facilitador, por isso não são necessários encaminhamentos para consultas com médicos especialistas. De sua parte, os médicos têm liberdade no diagnóstico e na tomada de decisão do tratamento e podem optar por participar ou não do esquema do seguro nacional de saúde. Assim como a autonomia para os pacientes é primordial, há um respeito equivalente pela autonomia dos prestadores de atenção e suas decisões de diagnóstico e terapêuticas.[49] Os médicos também são livres para escolher o local de seu serviço, embora existam incentivos do governo para promover serviços de atenção primária em áreas carentes.

Há uma longa tradição de treinamento em atenção primária para médicos na Bélgica, conhecidos como clínicos gerais (CGs). O treinamento médico na Bélgica é composto de um curso universitário de graduação de seis anos logo após o ensino médio, e é necessário um treinamento de pós-graduação para obter a licença para praticar a medicina. A duração dos programas de treinamento de pós-graduação em especialidades varia entre 3 e 6 anos, sendo que os programas de treinamento para clínica geral exigem três anos. Os CGs não precisam ser acreditados, mas há incentivos financeiros para encorajar a acreditação por meio da certificação, cumprindo critérios nos quatro domínios do serviço médico, na educação médica contínua (EMC), na avaliação da prática de medicina (APM) e na prescrição racional. Exige-se que os médicos mantenham registros médicos dos pacientes, completem 20 créditos de EMC e tenham pelo menos 1.250 encontros com pacientes por ano.[49]

Os médicos trabalham, principalmente, em práticas individuais, e com frequência trabalham sem uma equipe médica. Menos de 1% dos médicos na prática clínica são assalariados. Embora os consultórios de CGs sejam normalmente compostos apenas por uma secretária, enfermeiros e fisioterapeutas também têm uma forte participação na prestação dos serviços de atenção primária, com os enfermeiros tendo um importante papel auxiliar na prestação de cuidados para pessoas com doenças crônicas ou deficiências. Enfermeiros qualificados possuem treinamento com nível de bacharelado ou diploma; enfermeiros com nível de bacharelado podem procurar treinamento adicional em vários campos de especialidade. Enfermeiros podem obter qualificações especiais no cuidado de feridas e diabetes e há oportunidades de treinamento avançado disponíveis por meio de programas de mestrado e doutorado (PhD) em enfermagem.

Uma preocupação identificada recentemente na Bélgica é o aumento na porcentagem de CGs que não praticam a medicina, o que reflete um problema com o recrutamento e a retenção de médicos na atenção primária após o treinamento.[50] Apesar de haver uma sugestão, em algumas regiões da Bélgica, de que há um excesso na oferta de médicos, o aumento da idade média entre os CGs sugere uma coorte decrescente de CGs de treinamento recente, insuficiente para substituir aqueles que se aposentam, o que pode representar um problema para o sistema de atenção primária. Além disso, a porcentagem de CGs de graduação recente, em comparação a novos médicos especialistas, continua a diminuir, caindo para 30% em 2008. A renda do CG continua entre as mais baixas entre as várias especialidades, mas os auxílios para adscrição começaram a melhorar a renda dos CGs, significativamente aproximando-a da média das outras especialidades.[50] Além disso, foi instituída uma variedade de programas que oferecem bolsas, empréstimos e auxílio administrativo nos últimos anos para os novos CGs, para incentivar a atenção primária como uma opção de carreira atraente.

Apesar de haver boa cobertura e acessibilidade aos CGs, em geral, já que não há um sistema de encaminhamento necessário na Bélgica, alguns pacientes ainda procuram especialistas como ponto de primeiro contato. A população tem alta satisfação com os CGs, porém, e prefere o contato com seu CG. Apenas 10% dos contatos com CGs resultam em um encaminhamento do paciente para um especialista, mas 95% dos pacientes que têm contato ambulatorial com um médico consultaram um CG. Apesar das poucas barreiras ao acesso do sistema de especialidades, poucos pacientes consultam apenas um especialista. É muito comum, sobretudo em grupos etários mais velhos, a consulta combinada com um CG e um especialista.[49]

Em geral, apesar de haver robusta cobertura de atenção primária por CGs em toda a Bélgica, os CGs reconheceram a necessidade de maior colaboração e coordenação. Houve várias iniciativas para tentar promover e fortalecer o sistema de atenção primária.

Foi estabelecido um sistema de registros médicos para melhorar a continuidade das informações e promover o estabelecimento de uma fonte habitual de atenção. Um CG individual é encarregado de manter o registro e pode cobrar o seguro de saúde pela manutenção do registro. É oferecido um incentivo correspondente aos pacientes, que têm os copagamentos reduzidos em 30% para consultas com o CG que mantém seu registro médico. Não há função rigorosa de facilitação na Bélgica, mas um incentivo adicional para utilizar o médico da atenção primária é o maior reembolso para a primeira consulta de um paciente com um especialista se for encaminhado por um CG. As consultas a departamentos de emergência também são desencorajadas como ponto de acesso de primeiro contato por meio da redução de copagamentos se encaminhadas por um médico da atenção primária.[52]

Em 2003, foram estabelecidas cooperativas de CGs (CCGs) para organização da atenção médica fora do horário comercial, as quais representaram um desenvolvimento positivo na estruturação da atenção primária. As CCGs são desenhadas para melhor continuidade longitudinal, oferecendo cobertura fora do horário por um grupo de prestadores afiliados para uma área designada. Oferecem um local centralizado para atenção primária fora do horário e organizam médicos disponíveis para oferecer consultas domiciliares. Há uma longa tradição de consultas domiciliares na Bélgica como parte da prestação de serviços de atenção primária, mas somente nos últimos anos, com o desenvolvimento das CCGs, as consultas e triagens telefônicas foram amplamente disponibilizadas. O estabelecimento das CCGs foi associado a uma mudança no tipo de contato da atenção primária, com o número total de consultas domiciliares permanecendo relativamente estável, mas também diminuindo de acordo com a proporção de encontros totais, em comparação a consultas no consultório.[50] Isso é consistente com uma tendência geral nos últimos anos de diminuir as consultas domiciliares e aumentar as consultas em consultório durante o horário comercial normal. Embora o uso do departamento de emergência tenha diminuído com o estabelecimento das CCGs, a carga geral de casos dos CGs e o número de encontros aumentaram com esse melhor acesso.[51]

Um estudo sobre a implementação do modelo da atenção a condições crônicas na Bélgica observou que a maioria dos clínicos gerais não possuía equipe de apoio no local e que os prestadores de atenção primária não têm oportunidade de assumir a responsabilidade total pela atenção crônica.[50] Apesar disso, quase todos os pacientes crônicos consultam um CG anualmente, com mais de dez contatos por ano, em média.[49] Nos últimos anos, houve esforços para fortalecer o papel do clínico geral, incluindo incentivos para os pais e médicos para que os pacientes se registrem com um prestador de saúde primária. Em 2009, foram implementados suportes de sistema para o manejo na atenção primária de doenças crônicas, incluindo o desenvolvimento de formas de atenção e incentivos financeiros para a participação de médicos e pacientes. Além disso, foram estabelecidas redes multidisciplinares locais para auxiliar na atenção a doenças crônicas.[53]

Uma função duradoura coordenada dos CGs nos últimos 30 anos na Bélgica tem sido sua integração com o sistema de saúde pública por meio de uma rede de clínicos gerais sentinelas, projetada para fornecer relatórios periódicos e padronizados sobre as características epidemiológicas da população conforme experimentadas no sistema de atenção primária.[53] Há esforços em andamento para aumentar a obtenção dessas informações em registros de saúde eletrônicos e, agora, há um aumento da informatização entre os CGs, como resultado de um bônus de tecnologia de informação, com maior aceitação entre os médicos mais jovens.

▶ **Lesoto**

O Reino de Lesoto é um país sem litoral na África subsaariana, completamente cercado pela África do Sul. Designado como um país menos desenvolvido (PMD) pelas Nações Unidas, Lesoto debate-se sob o ônus da terceira maior taxa de prevalência de HIV do mundo. Cerca de 24% da população de quase 2 milhões de habitantes de Lesoto vivem principalmente em comunidades rurais, com um clima temperado que permite que estejam livres de muitas doenças tropicais que assolam outras nações em desenvolvimento. Muitas famílias dependem da agricultura de subsistência e mão de obra migrante, com muitos homens trabalhando em minas na África do Sul. Lesoto é bilíngue, sendo seus idiomas oficiais principais o inglês e um único grupo étnico primário, os basutos. Os dois idiomas são ensinados nas escolas, e Lesoto orgulha-se de sua taxa de alfabetização de cerca de 90%, uma das mais altas de toda a África.

Lesoto tem sistema político estável, composto de uma monarquia constitucional parlamentar, que reconhece a epidemia de HIV como a maior ameaça à viabilidade da nação. Em geral, os indicadores de saúde são muito ruins, com expectativa de vida de 51,9 anos, ocupando o 213º lugar, como um dos piores do mundo. A mortalidade materna é muito alta, de 620/100.000, e aumentou na última década; as mortalidades de bebês e infantil também são bastante altas.[44] A má nutrição é outro problema comum de saúde, com 16,6% das crianças com menos de 5 anos abaixo do peso.[54]

Os serviços de saúde do governo em Lesoto são organizados em sistemas verticais e amplamente baseados em doenças, superpostos em um sistema de assistência clínica geral. O sistema total é supervisionado pelo Ministério da Saúde, com apoio do parlamento. O sistema vertical é composto de vários programas e forças de trabalho do ministério, incluindo programas de controle de HIV/AIDS, controle de tuberculose, saúde mental, atenção primária à saúde e programas de saúde ambiental e ocupacional.

O sistema de assistência clínica consiste em áreas de serviços de saúde que representam divisões geográficas e contêm quase 40 mil pessoas. Cada área de serviço de saúde é servida por um hospital distrital com aproximadamente 100 a 250 leitos, com média nacional de 1,3 leito hospitalar/1.000 pessoas em 2006.[44] O hospital distrital também é responsável pela supervisão de todos os centros de saúde e clínicas na área. No nível básico, os centros de saúde e clínicos servem, normalmente, entre 6 mil e 10 mil pessoas e são indicados para serem geograficamente acessíveis a pé.[55] Em geral, o sistema de prestação de serviços de saúde consiste em 72 centros de saúde, 9 hospitais distritais, 1 hospital de encaminhamento nacional, 1 hospital mental e leprosário. Além dos sistemas referência, a Associação Cristã de Saúde de Lesoto opera outros 73 centros de saúde e 7 hospitais distritais com suporte financeiro substancial do governo de Lesoto. Pacientes em estado crítico ou outros que necessitem de atenção terciária são encaminhados para a África do Sul para manejo.[56]

Como um PMD, Lesoto enfrenta os desafios de financiamento inadequado para o sistema de saúde, apesar de o Ministério de Saúde representar a terceira maior despesa governamental e apesar de receber suporte financeiro adicional de agências internacionais e organizações governamentais.[55] Com 13,2% de PIB, Lesoto tem o quinto maior gasto em saúde como porcentagem do PIB no mundo.[44] Ainda não há um esquema efetivo de seguro de saúde, sendo que o sistema de impostos do país cobre apenas 15 a 20% desses gastos e a Associação Cristã de Saúde é responsável por 20 a 50% desse investimento em saúde. Embora a carga tributária seja baixa em comparação a outros países desenvolvidos, continua fora de alcance para muitas famílias que vivem de subsistência.

O governo adotou os princípios e objetivos da declaração de Alma-Ata, reconhecendo a atenção primária à saúde como uma abordagem-chave para a implementação da saúde para todos, mesmo que o financiamento e a implementação continuem sendo um desafio.[55] Em geral, o governo tentou implementar o melhor sistema de atenção primária à saúde possível, em face dos recursos humanos e financeiros muito limitados. O sistema de saúde de Lesoto depende da enfermagem, com aproximadamente cerca de cinco médicos para cada 100 mil pessoas. O sistema de atenção primária de Lesoto depende principalmente de enfermeiros e auxiliares de enfermagem para prestação dos serviços clínicos básicos nos centros de saúde e clínicas.[57] Parteiras tradicionais também trabalham no nível básico para auxiliar com partos.

Apesar de haver quatro escolas de enfermagem no país, a oferta total ainda é inadequada. O número de enfermeiros para a população é muito inferior ao mínimo recomendado pela OMS.[58] Muitos trabalhadores de saúde migraram para a África do Sul em busca de melhores oportunidades econômicas, e a epidemia de HIV/AIDS devastou a força de trabalho em todos os setores. Não existe escola de medicina no país para treinamento dos médicos. A maioria dos estudantes de medicina basutos obtém sua educação em medicina na África do Sul, com apoio financeiro do governo de Lesoto, mas, sem programas de pós-graduação em Lesoto, muitos permanecem na África do Sul para fazer a pós-graduação e nunca retornam para praticar em Lesoto. Nesse cenário em que as opções de treinamento continuam limitadas, o recrutamento toma seu lugar, e os esforços políticos para sustentar e manter trabalhadores de saúde assumem uma significância muito maior.

Vários esforços foram feitos para melhorar a situação de recursos humanos na atenção primária e na atenção primária à saúde em geral, em parceria com diversas organizações não governamentais. Os pacientes recebem registros médicos conhecidos como *bukanas*, na primeira consulta, para ajudar a continuidade das informações. Como ocorre com muitas melhorias recentemente implementadas no sistema de saúde, no entanto, as pesquisas das *bukanas* mostram que as informações dos pacientes escritas no registro são poucas e inconsistentes.[59] Foram desenvolvidos programas de treinamento básico para habilidade de enfermagem de atenção primária, e o primeiro programa de treinamento de pós-graduação no país foi desenvolvido na especialidade de medicina de família.[60]

A medicina de família foi identificada como uma especialidade de necessidade crítica em Lesoto, embora com ênfase diferente da que pode ser observada em uma nação mais desenvolvida. Em Lesoto, devido à falta extrema de pessoal de saúde, é improvável que um médico possa ser poupado de trabalhar em período integral apenas no contexto ambulatorial e, assim, a atenção de primeiro contato na comunidade é oferecida pela equipe de enfermagem da atenção primária. Como resultado, embora os médicos ainda possam ter uma participação importante na atenção de primeiro contato em nível hospitalar, como recurso precioso, podem não ter a mesma ênfase na continuação da atenção. Em um contexto com tão poucos recursos, coloca-se maior ênfase sobre o treinamento de pós-graduação na atenção abrangente, para que um médico seja preparado para o mais amplo escopo de prática possível no primeiro contato e capaz de desempenhar e manejar doenças no nível mais alto possível quando não houver qualquer outro especialista prontamente disponível para encaminhamento.

No contexto de uma carga avassaladora de doenças específicas e recursos humanos extremamente baixos, Lesoto enfrenta o desafio de manter uma abordagem à atenção primária à saúde de base ampla e centrada nas pessoas. As intervenções de saúde pública baseadas em doenças têm um papel muito importante no combate à carga da doença, mesmo que alguns programas possam, de maneira não intencional, negligenciar ou inibir os princípios centrais da atenção primária. Embora a intenção do governo continue sendo oferecer uma abordagem ao sistema de saúde de base ampla e equitativa, os planos existentes do governo e das organizações de apoio continuam focando principalmente nas abordagens baseadas em doenças. Nos últimos anos, essas abordagens começaram a ser ampliadas, em reconhecimento à necessidade contínua e essencial de atenção primária à saúde abrangente, e a incluir elementos específicos voltados ao fortalecimento do sistema de saúde em geral, talvez no contexto de programas de saúde focados na doença.[61,62]

▶ Vietnã

A República Socialista do Vietnã, um país com mais de 90 milhões de habitantes e distribuição de 70% da população em suas áreas rurais, está em melhor situação do que qualquer outro país em desenvolvimento em sua região em alguns indicadores de saúde, mas não em todos. A taxa de mortalidade de bebês de 20/1.000, expectativa de vida de 72,4 anos e mortalidade antes dos 5 anos de idade de 23/1.000 são comparáveis a alguns dos países mais desenvolvidos da região. Desde 1985, com a criação da política governamental de *Doi Moi* (mudança e novidade), o Vietnã está indo em direção a uma economia socializada orientada para o mercado. O rápido crescimento econômico resultante parece ter motivado melhorias bastante significativas nos indicadores de saúde, embora, de muitas maneiras, sejam melhores do que os esperados em comparação a outros países de PIB *per capita* similar. A política de Doi Moi permitiu o desenvolvimento da prestação de serviços de saúde em base de pagamento por procedimento e a ocorrência da compra de produtos de saúde precocemente na crença de que uma composição planejada de saúde pública e privada pode maximizar o acesso e a eficiência para promover o crescimento racional da saúde.[13]

Apesar de o Vietnã ter feito um bom progresso nos últimos 20 anos em direção aos Objetivos de Desenvolvimento do Milênio, a prevalência de má nutrição e doenças transmissíveis ainda é bastante alta.[63] As principais causas de morte mudaram pouco na última década, com traumatismos cranianos e outras lesões liderando a categoria. Embora o total de despesas com a saúde esteja lentamente aumentando para, agora, 6,9% do PIB, com as despesas de saúde pública representando apenas uma porção minoritária (37,5%) disso,[54] esse estado comunista manteve um forte comprometimento político de oferecer saúde a todos no Vietnã, consistente com sua filosofia socialista de governo.

Na década de 1950, esse compromisso com a saúde para todos levou ao desenvolvimento de uma impressionante rede médica de centros de saúde comunitários em todo o país, hoje totalizando mais de dez mil. Embora essa rede ofereça excelente acesso geográfico para os pacientes, faltavam outros componentes de um sistema de atenção primária de alta qualidade. O Ministério da Saúde (MS) treinou um quadro de trabalhadores de saúde para cada um desses centros, logo no início. Embora tenha havido tentativas, desde aquela época, para introduzir médicos generalistas nesses centros de saúde, o sucesso foi limitado. Muitas das barreiras enfrentadas por outros países ao redor do mundo para trazer médicos para as áreas rurais também existem no Vietnã. Como resultado, enfermeiras-parteiras, enfermeiros e assistentes de médicos compuseram as equipes primárias dos centros de saúde comunitários. Na década de 1990, apenas 15% dos centros de saúde comunitários possuíam médicos na equipe. Desde aquela época, o sucesso tem aumentado e, agora, a maioria dos centros de saúde comunitários, urbanos e rurais, possuem clínicos gerais; no entanto, esses médicos não possuem educação médica de nível de pós-graduação e são percebidos como mal treinados.[64]

Há oito instituições que atualmente treinam médicos no Vietnã: duas universidades de medicina sob a direção do MS e seis faculdades de medicina sob direção do Ministério da Educação. O sistema atual de treinamento de médicos no Vietnã baseia-se no sistema francês de educação médica.[65]

Os candidatos são elegíveis para entrar no curso de medicina de seis anos logo após a conclusão do ensino médio. O treinamento médico consiste em aulas com as ciências básicas ensinadas nos dois primeiros anos, as ciências médicas nos dois anos seguintes e então rodízios clínicos nos hospitais durante os dois últimos anos. Passa-se pouco tempo em centros ambulatoriais fora do sistema hospitalar e há pouco ou nenhum treinamento nos princípios centrais da atenção primária. No fim dessa educação médica de graduação, os médicos são chamados "médicos gerais." Imediatamente enfrentam serviço compulsório nos serviços ambulatoriais nas áreas urbanas ou em centros de atenção comunitários, de acordo com as necessidades definidas para distribuição da mão de obra pelos diretores de saúde das províncias.[66] Muitos graduados se opõem à realocação para uma comuna rural ou simplesmente se sentem despreparados para a prática da atenção primária em nível comunitário e, portanto, optam por recusar o serviço. Esses graduados, então, tornam-se desempregados ou procuram empregos não clínicos alternativos.

Depois de no mínimo três anos de trabalho na comunidade, os médicos podem fazer um exame competitivo específico para uma especialidade desejada. São necessários de 2 a 6 anos de treinamento de pós-graduação para especialidades como medicina interna, pediatria, obstetrícia e cirurgia. Até 2001, não havia exigências de educação médica de pós-graduação ou contínua para médicos de família geral (Figura 8-6). O treinamento de pós-graduação em especialidade começa com um programa de dois anos, ao fim do qual o graduado é classificado como especialista de primeiro grau naquela disciplina. O médico pode, então, praticar naquela especialidade ou continuar com treinamento adicional para obter uma certificação de segundo grau. Os médicos podem também seguir caminhos de pesquisa e acadêmicos nas disciplinas, buscando um treinamento de nível de mestrado e doutorado. Há uma "residência" de emergência que permite que os médicos obtenham um grau de mestrado em uma especialidade clínica, que é oferecida para encorajar o serviço de base comunitária com as credenciais reservadas, no passado, para médicos acadêmicos.

O sistema de atenção à saúde no Vietnã é hierárquico (Figura 8-7). A expectativa é que a atenção médica seja iniciada no centro de saúde comunitário e que então sejam feitos encaminhamentos para o próximo nível de atenção. Não há função significativa de barreiras ao encaminhamento, porém, devido à má qualidade percebida do médico geral e da maioria das instalações básicas, muitos pacientes optam por não passar pelos centros de saúde comunitários e apresentar-se diretamente aos hospitais distritais ou das províncias. Com o advento do setor privado, as expectativas dos pacientes com respeito à qualidade de sua atenção médica aumentaram e é menos provável que sigam as vias tradicionais de prestação de serviços de saúde. Em um levantamento de 1991 na Província de Cu Chi, apenas 10% da população buscavam serviços nos centros de saúde comunitários, 15 a 20% buscavam serviços diretamente dos hospitais, 40% no setor privado e o restante no âmbito da saúde distrital.

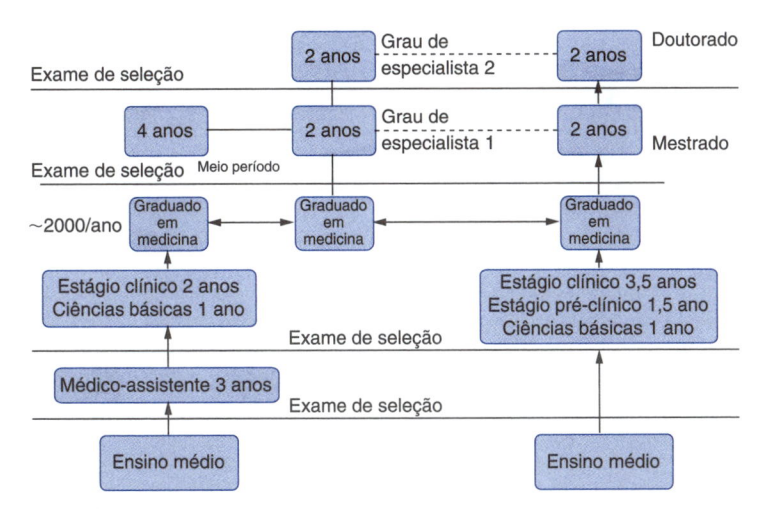

▲ **Figura 8-6** Sistema de educação médica no Vietnã.

```
                    ┌──────────────┴──────────────┐
            Ministério da Saúde          Ministério da Educação e Treinamento
     ┌──────────┬───────┴──────┬──────────────┐
Departamentos de  Hospitais centrais  Institutos de    Faculdades de
saúde das províncias (gerais, especializados) pesquisa médica  medicina e Universidade
                                                                 de Medicina de Hanói (HMU)
        │                │
Departamentos de saúde dos distritos  Hospitais (gerais, especializados)
                                       das províncias
                                 │
                          Policlínicas, maternidades,
                             hospitais distritais
                                 │
                          Centros de saúde
                            comunitários
                                 │
                       Trabalhadores comunitários
                       de equipes de saúde em
                            (áreas rurais)
```

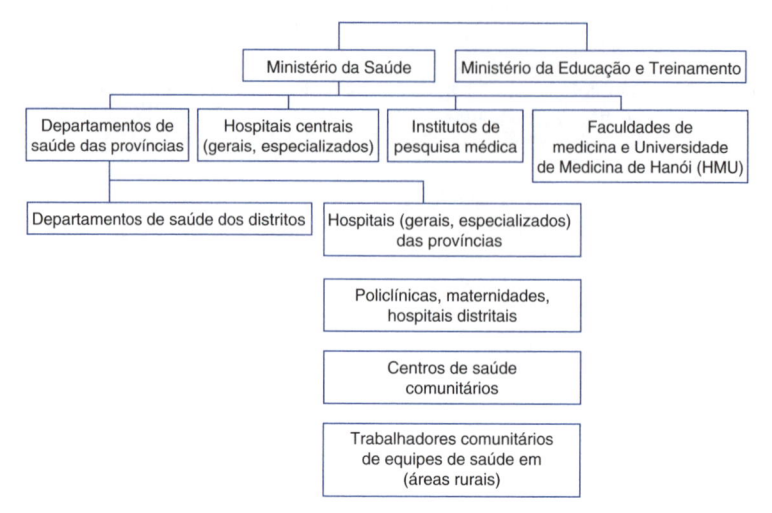

▲ **Figura 8-7** Sistema de atenção à saúde no Vietnã.

Nas áreas urbanas, uma família mais abastada pode ir a um médico particular ou a uma clínica hospitalar, onde há 90% de chance de consultarem com um médico.[67] Em um estudo mais recente que examinou a utilização dos serviços de atenção primária em nível comunitário na Província de Thai Nguyen, observou-se que a atenção de qualidade melhora a utilização do centro de saúde comunitário (CSC). Quando a qualidade da atenção foi percebida como baixa, mesmo os serviços subsidiados foram insuficientes para persuadir os pacientes a não procurarem atenção em outro local.

Em 1996, um relatório intitulado *Strategic Orientation for People's Health Care and Protection from Now to the Years 2000 and 2020* (Orientação Estratégica para Atenção e Proteção à Saúde das Pessoas de Agora Até os Anos 2000 e 2020) foi publicado no VIII Congresso do Partido Comunista do Vietnã.[68] O relatório definiu novos objetivos para o sistema de atenção à saúde. Incluíram objetivos para a melhoria contínua dos indicadores de atenção à saúde e as políticas pelas quais esses objetivos deveriam ser atingidos. Em particular, essas novas políticas incluíam a simplificação da estrutura organizacional, o desenvolvimento de uma rede nacional de saúde para oferecer atenção de qualidade a todos e a melhoria dos programas de treinamento com critérios para treinamentos novos e retreinamentos anuais. Foram tomadas as providências para o desenvolvimento de redes de treinamento. O relatório afirmava que no "treinamento de médicos da saúde comunitária, o médico da comuna deve ser [treinado] de forma diferente de... médicos que... trabalham em hospitais. Para isso, seria necessária a criação de um ambiente de trabalho para que os médicos em treinamento se familiarizassem com o ambiente em que trabalharão no futuro."[68]

Esse documento também promoveu maior investimento em atividades relacionadas à saúde. Em 1995, o MS do Vietnã, reconhecendo as dificuldades que tinha ao atender as necessidades das pessoas de serviços de saúde primária, também começou a investigar abordagens alternativas para atender a essa necessidade. Como resultado, encomendou uma pesquisa das necessidades para investigar o estado atual do sistema de atenção primária à saúde e fazer recomendações para mudança no sistema vietnamita de saúde.[69] A solicitação enfatizou o interesse especial do ministério em se concentrar na atenção primária à saúde em nível comunitário rural.

A avaliação levou quatro anos e incluiu visitas a locais em múltiplas áreas do país e discussões com muitos envolvidos. No final da avaliação de necessidades, ficou claro que o MS estava interessado em formar um médico de atenção primária com modelo de treinamento centrado no paciente, focado na família e orientado para a comunidade. Os critérios para um médico de atenção primária, conforme descritos pelo MS, incluíam a abrangência e continuidade da atenção. Os envolvidos na avaliação de necessidades recomendaram ao MS que esse objetivo deveria ser "criar programas educacionais que resultem em uma especialidade que seja o pilar da prestação da atenção primária à saúde ao povo do Vietnã." Esse relatório foi aceito pelo MS em março de 2001 e criou a especialidade da medicina de família.

Desde 2001, com apoio de colegas internacionais, 6 das 8 faculdades de medicina iniciaram o treinamento de médicos de família. Os programas focaram no retreinamento de clínicos gerais já em serviço como especialistas de primeiro grau como modelo de treinamento de pós-graduação. Nesse modelo, um médico, depois de ter atendido na comunidade na clínica geral, pode fazer um exame de admissão e entrar em um programa de dois anos que, quando concluído, resulta na concessão do título de especialista de primeiro grau em medicina de família. Esse modelo teve sucesso em vários pilotos, mas reconheceu-se que programas de treinamento baseados em universidades urbanas nunca seriam suficientes para retreinar toda a força de trabalho de clínicos gerais, e esse modelo corre o alto risco de desviar os médicos de seus centros de saúde comunitários rurais depois da graduação. Como resultado, um modelo de retreinamento modular foi desenvolvido e implementado em âmbito distrital rural, para engajar a força de trabalho do serviço geral rural atual na melhoria de seu conhecimento e de suas capacidades em um local mais próximo de sua comuna.

Nesse modelo, os professores da universidade viajam ao hospital distrital rural para ensinar um componente didático e o corpo docente do hospital local recebe o aprendizado para que possa oferecer treinamento clínico prático no local entre os módulos didáticos. Esse programa permite que os clínicos gerais em treinamento retornem às suas comunas nos finais de semana e entre as sessões de treinamento, para que possam continuar a manter seu serviço clínico existente e o acesso à atenção para a comunidade.

Desde o início dos programas de treinamento de especialista em primeiro grau em medicina de família, em 2001, mais de 500 médicos especialistas em primeiro grau foram treinados. Em geral, houve uma alta taxa de retenção desses médicos na comuna e eles relatam crescente satisfação com seu trabalho. Levantamentos de graduados indicaram aumentos estatisticamente significativos no conhecimento clínico e confiança em múltiplos tópicos clínicos em comparação aos pares não treinados, e as avaliações iniciais mostraram aumento da satisfação dos pacientes com seus médicos comunitários retreinados. Avaliações observacionais também mostraram que a atenção primária praticada por graduados em nível comunitário expandiu a qualidade e o escopo da saúde local.

Talvez mais importante, as autoridades de saúde locais das províncias concluíram que os novos treinados são uma melhoria importante na qualidade da atenção primária à saúde. Para maximizar o benefício reconhecido de seu investimento nesses médicos de família recentemente treinados e oferecer melhor suporte ao sistema de atenção primária, uma autoridade de saúde provincial trabalhou com parceiros internacionais para estabelecer e experimentar um sistema de encaminhamento de saúde primária integrado ao hospital distrital local, assim como desenvolver um currículo para as equipes que treinam enfermeiros e médicos de família. Além disso, essa autoridade de saúde provincial buscou autorização para um formulário expandido de medicação em comunas com médicos de família treinados na especialidade.

Até hoje, o volume do treinamento está sendo feito por médicos especialistas com compromisso de melhorar a saúde primária em seu país, que foram treinados por 1 mês a 1 ano em *fellowships* de desenvolvimento de corpo docente em residências de medicina de família nos Estados Unidos e que receberam suporte contínuo durante o treinamento de oficinas de treinador por consultores americanos no Vietnã. Além disso, também há uma coorte de corpo docente treinado com mestrado em medicina de família por meio de parcerias institucionais sul-sul e um pequeno quadro de professores inscritos em programas de doutorado em medicina de família por meio de parcerias sul-norte. Mais recentemente, a Universidade de Medicina de Hanói, com suporte externo, recebeu aprovação para desenvolver um mestrado em medicina de família, oferecendo um importante mecanismo para a sustentabilidade do treinamento do corpo docente na atenção primária.

Como resultado do sucesso do programa, o governo agora começou a explorar seriamente os mecanismos financeiros e políticos para expandir o programa de medicina de família como parte de um esforço nacional para construir uma forte fundação de atenção primária para o sistema de saúde, com objetivo de equipar 80% dos centros de saúde comunitários nas principais províncias com médicos de família treinados em alguma especialidade. O governo aprovou, recentemente, a inclusão de um módulo central sobre medicina de família no currículo de graduação como parte do esforço para expor mais estudantes à atenção primária. Essa inclusão no currículo de graduação agora resulta, também, na obrigação, para todas as escolas de medicina, de desenvolver e manter departamentos formais de medicina de família. Além disso, o MS recomendou ao primeiro-ministro a adoção da expansão do Programa Nacional de Medicina de Família, incluindo investimento substancial do governo como componente essencial de um plano abrangente para reduzir a lotação excessiva dos hospitais. Foi formado um comitê nacional de orientação para considerar como a atenção primária pode ser mais completamente integrada ao seguro universal de saúde e como desenvolver diretrizes nacionais de encaminhamento para os sistemas comunitários de atenção primária por meio do sistema nacional de prestação de serviços de saúde. Novos programas-piloto também estão sendo desenvolvidos para adotar o piloto de sucesso na Província de Khanh Hoa como fundamento para a utilização da abordagem baseada na educação médica contínua com o objetivo de aprimorar os clínicos gerais no país todo como especialistas em medicina de família.

▶ Estados Unidos

Os Estados Unidos, um país com mais de 300 milhões de habitantes, gasta na saúde uma parte maior de seu PIB do que a maioria dos países: 16,2%. Apesar do volume de dinheiro gasto, os Estados Unidos estão longe da primeira colocação nos desfechos de saúde em comparação a outros países que gastam porcentagens muito menores de seu PIB em saúde. Com exceção da expectativa média de vida para aqueles que já atingiram 80 anos de idade, os Estados Unidos estão em último lugar, ou perto do último, na maioria dos indicadores de saúde para nações industrializadas. A menor expectativa de vida entre os países de alta renda foi mostrada anteriormente, na Figura 8-1.[70]

Apesar desses gastos significativos com a saúde, números cada vez maiores de norte-americanos têm ficado sem seguro de saúde ou sem acesso adequado à atenção, e a falência médica tem sido um problema cada vez mais comum para as famílias. Até recentemente, os Estados Unidos eram a única nação industrializada que não possuía um programa governamental para garantir o acesso financeiro aos serviços de saúde para todos. Uma "colcha de retalhos" de redes de segurança do setor público e privado deixou mais de 40 milhões de adultos entre 18 e 65 anos de idade (ou 18,5%) sem seguro de saúde e muitos outros apenas com cobertura esporádica.[71]

Em resposta a essa crise de acesso, assim como aos custos exorbitantes para a economia, o *Affordable Care Act* foi transformado em lei em 2010, com implementação ao longo de vários anos, de acordo com a legislação. Embora a lei tenha longo alcance com vários componentes diferentes, talvez o aspecto central seja a exigência de que todos os indivíduos comprem seguro de saúde, juntamente com os mecanismos governamentais para garantir uma cobertura acessível para pessoas de menor renda.

Como observado na introdução deste capítulo, é importante distinguir entre um sistema de atenção primária à saúde e atenção primária, ou o local de primeiro contato para o atendimento à saúde. Os Estados Unidos ocupam mal a sua capacidade de atenção primária; atualmente, não há um sistema universal de médicos, enfermeiros e assistentes de médicos que sirva como ponto de primeiro contato para todos os pacientes.[21]

O sistema médico nos Estados Unidos é enraizado na especialização. O termo *atenção primária* não fazia parte do léxico médico até meados da década de 1960. O American Board of Medical Specialties (Conselho Americano de Especialidades Médicas) atualmente reconhece mais de 70 especialidades e subespecialidades. A primeira delas, oftalmologia, foi estabelecida em 1908; os conselhos de pediatria e medicina interna geral foram estabelecidos em 1935 e 1936, respectivamente. O American Board of Family Practice (Conselho Americano da Prática de Família), não estabelecido até 1969, precedeu apenas cinco outros conselhos de especialidades atualmente reconhecidas: cirurgia torácica (1970), medicina nuclear (1971), alergia e imunologia (1971), medicina de emergência (1979) e genética médica (1991).

As especialidades médicas que se presume prestarem a atenção de primeiro contato nos Estados Unidos são chamadas generalistas. O tipo de médico que se encaixa nesta categoria é um tanto controverso; no passado, algumas fontes de estatísticas incluíram "obstetrícia/ginecologia geral" nessa rubrica. Para os fins deste capítulo, essa especialidade não é incluída como atenção primária e foi excluída das citações estatísticas a seguir. De acordo com o Bureau of Health Professions (Gabinete de Profissões de Saúde), aproximadamente 34% de todos os médicos praticantes nos Estados Unidos em 2009 eram generalistas. Desses, 12% estavam no atendimento geral ou de família, 15% eram internistas gerais e 7% eram pediatras.[72] Embora houvesse mais generalistas (ou seja, médicos sem residência) praticantes antes de 1950, as porcentagens atuais permaneceram estáveis nos últimos 30 anos.

Em contraste, os especialistas representam mais de 60% da força de trabalho de médicos, e seus números continuam a crescer, apesar dos esforços do governo para encorajar os formandos em medicina a entrarem na atenção primária. De acordo com o *Atlas Dartmouth de Saúde*, havia quase 72 profissionais de atenção primária e 127,8 especialistas em cada 100.000 residentes em 2006. A distribuição dos médicos da atenção primária varia regionalmente, porém, de 46/100.000 residentes em Owensboro, Kentucky, a 117/100.000 em São Francisco, Califórnia (Figura 8-8).[73]

O *Affordable Care Act*, além de desenvolver um mecanismo para financiar e tornar obrigatória a saúde para todos, inclui outros mecanismos para tentar promover a melhoria da atenção primária. Como fica evidente na distribuição dos médicos de atenção primária e especialistas, o acesso à atenção primária depende, em parte, de sua disponibilidade geográfica. Em um esforço para abordar as necessidades de regiões carentes na área médica, o governo federal criou o programa de centro de saúde comunitário em 1965. Esses centros de saúde sem fins lucrativos oferecem atenção em áreas carentes de medicina designadas pelo governo federal e/ou para grupos populacionais carentes. Os centros de saúde de qualificação federal (FQHCs, do inglês Federally Qualified Health Centers) podem ser CSCs, saúde para os sem-teto, programas de saúde baseados nas escolas, centros de saúde para migrantes e saúde para alojamentos públicos. Atualmente, há mais de três mil clínicas vinculadas aos FQHCs nos Estados Unidos que mostraram oferecer atenção de alta qualidade a preço de custo.[74] Embora formem uma rede de segurança parcial, esses centros atendem apenas 25% das pessoas que vivem abaixo da linha da pobreza e apenas um oitavo de todos os americanos sem seguro.[75] O *Affordable Care Act* agora inclui um aumento significativo no financia-

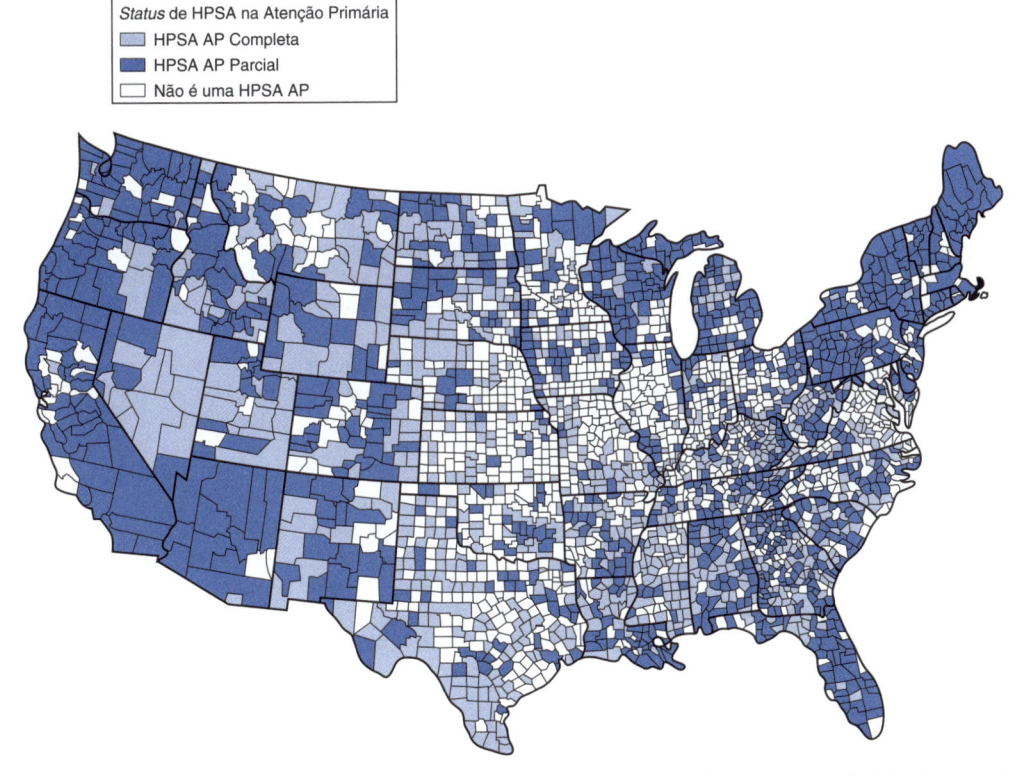

▲ **Figura 8-8** Distribuição de médicos da atenção primária nos Estados Unidos. HPSA, área de falta de pessoal de saúde (do inglês Health Personnel Shortage Area); AP, atenção primária.[51]

mento para CSCs, em um esforço para expandir ainda mais o programa.

Vários outros mecanismos também foram adicionados ao Affordable Care Act para promover a atenção primária. A lei inclui um aumento modesto, porém significativo, no reembolso a profissionais da saúde primária e pede o desenvolvimento de programas-piloto para explorar as melhorias na qualidade e eficiência, muitas das quais se espera que foquem no desenvolvimento de assistências clínicas domiciliares centradas no paciente e projetadas para padronizar a implementação de vários princípios primários na atenção à saúde. A lei inclui, ainda, incentivos adicionais para serviço de saúde primária no Serviço de Saúde Nacional e bolsas e programas de pagamento de empréstimos.

Apesar de talvez não mudar fundamentalmente o mecanismo de pagamento central para a saúde, a lei pede o desenvolvimento de organizações de saúde responsáveis, um mecanismo indicado para alinhar os incentivos entre hospitais e atenção primária, em um esforço para aumentar a qualidade da atenção reduzindo os custos. Essas organizações de saúde são grupos de hospitais e profissionais responsáveis por atender a um grupo específico de pacientes. Por meio do programa Medicare, as organizações são recompensadas com economias compartilhadas caso possam oferecer atenção de alta qualidade e baixo custo. Essas mesmas organizações também correm o risco de ser responsabilizadas por perdas se oferecerem atenção de baixa qualidade a custos muito altos. Unir médicos da atenção primária e hospitais nesse compartilhamento de riscos e benefícios oferece novos incentivos aos dois lados, para encontrar novas maneiras de aprimorar a saúde primária e reduzir hospitalizações desnecessárias e intervenções médicas de alto custo e pouco benefício.

Como refletida nas proporções de especialistas para generalistas observadas antes, a distribuição de profissionais de saúde nos Estados Unidos está desequilibrada. Juntos, os dados de várias investigações sobre desfechos de saúde baseadas na população e de indicadores de qualidade nos condados americanos sugerem que os desfechos ideais de saúde ocorrem quando 40 a 50% da força de trabalho de médicos é composta de médicos de família, internistas gerais e pediatras gerais.[76] Como, conforme observado anteriormente, apenas 32% da força de trabalho de médicos são atualmente médicos da atenção primária, há uma necessidade de mais generalistas. A solução para esse desequilíbrio, porém, não será obtida em breve. O número de estudantes de medicina que opta por entrar na pediatria geral, medicina interna geral ou medicina de família está caindo desde seu pico, em 1998. Atualmente, espera-se que apenas 28,7% de todos os médicos que começaram o treinamento de residência em 2008 acabem exercendo a atenção primária, e as projeções sugerem uma contínua tendência de queda. Quando se considera que apenas uma porcentagem menor daqueles que entram nas residências em medicina de família (91%), pediatria (44%) e medicina interna (10-20%) provavelmente terá uma prática ambulatorial de atenção primária substancial, prevê-se que apenas 16 a 18% dos estudantes de medicina que entraram nas residências do National Resident Matching Program (Programa Nacional de Colocação em Residências) em 2010 irão apresentar probabilidade de praticar atenção primária. Parte da necessidade de atenção primária é atendida, no entanto, por médicos osteopatas gerais, assim como enfermeiros e assistentes de outros profissionais da saúde.[77] No processo de seleção do programa de residência de 2012, as proporções de posições preenchidas por graduados nos Estados Unidos foram 70% para pediatria, 56% para medicina interna e 48% para medicina de família.[78]

COMPARAÇÃO DE CASOS: VONTADE POLÍTICA E ATENÇÃO PRIMÁRIA

A atenção primária à saúde foi aqui definida como um sistema integrado baseado na comunidade que oferece atenção de primeiro contato, contínua, abrangente e coordenada. Os casos dos quatro países ilustram uma variedade de sistemas de atenção primária na prática e oferecem exemplos do espectro de comprometimento governamental com a garantia da atenção primária à saúde adequada para suas populações. Os quatro países representam dois países do mundo desenvolvido (Bélgica e Estados Unidos) e dois países do mundo em desenvolvimento (Lesoto e Vietnã). Representam alguns extremos – por exemplo, o gasto *per capita* dos Estados Unidos na saúde e a carga de doença de HIV/AIDS de Lesoto. Embora o façam em escalas amplamente diferentes e com enorme variação de recursos disponíveis, os quatro países enfrentam desafios de desenvolver força de trabalho adequada para apoiar as necessidades de atenção primária de suas populações.

Há uma marcante diferença no comprometimento e na estratégia de cada país em oferecer saúde para todos. Em alguns casos, o desejo de oferecer essa atenção é explícito. Lembre-se do relatório do governo do Vietnã que declara seu compromisso em "desenvolver uma rede nacional de saúde para oferecer saúde de qualidade a todos" ou a declaração política de Lesoto sobre os objetivos de Alma-Ata. Mais indiretamente, pode-se discernir um comprometimento com a atenção primária à saúde para todos na Bélgica pela existência de um esquema universal de seguro nacional de saúde e um novo compromisso do governo com esse acesso nos Estados Unidos, onde 18,5% dos adultos com menos de 65 anos não possuem qualquer seguro de saúde.[79]

A falta de seguro de saúde tem consequências para o acesso à saúde primária. Em um artigo que compara a atenção primária em cinco países desenvolvidos, Schoen e seus colegas observaram as características periféricas dos Estados Unidos, onde cerca de 1 em cada 10 adultos não possuía uma pessoa ou local onde buscassem o primeiro contato e quase 1 em cada 5 não podia relatar um médico que buscasse com frequência.[80] Isso contrasta com a Bélgica, onde 95% dos adultos acessam a atenção primária. Deve-se observar que adultos com rendas menores nos cinco países foram particularmente afetados pelo custo da saúde; isso foi especificamente marcante nos Estados Unidos, onde 57% dos respondentes que estavam abaixo da renda mediana relataram não consultar um médico quando doentes, não fazer os exames recomendados ou acompanhamento ou não obter as medicações prescritas devido aos custos, no último ano. Em comparação, no Reino Unido, apenas 12% dos respondentes adultos com renda abaixo da mediana não buscavam a atenção necessária.

A falecida Dra. Barbara Starfield desenvolveu um método de classificação de países de acordo com a atenção primária de saúde.[18] Com base nos escores médios de 11 aspectos essenciais da atenção primária, ela classificou os países no mundo desenvolvido em uma escala de 0 a 12 (Figura 8-9). Utilizando essa classificação, observa-se que os Estados Unidos são o pior na atenção primária e também na média de desfechos de saúde. A Bélgica sai-se melhor nas duas categorias.

Starfield também classificou esses países quanto ao seu escore de saúde primária em comparação aos seus gastos com saúde *per capita*. Essa comparação ilustra os altos gastos porém o escore inferior de atenção primária dos Estados Unidos, em comparação à Bélgica (Figura 8-10).

Essas classificações de atenção primária à saúde não estão disponíveis para Lesoto e Vietnã. No entanto, comparando os desfechos e gastos com saúde nos quatro países (Tabelas 8-3 e 8-4), pode-se comparar e contrastar várias questões. Cada um dos quatro países assume um compromisso financeiro diferente com a saúde. Observe que, embora os Estados Unidos gastem muito mais de 15% de seu PIB com a saúde, mais da metade desse gasto

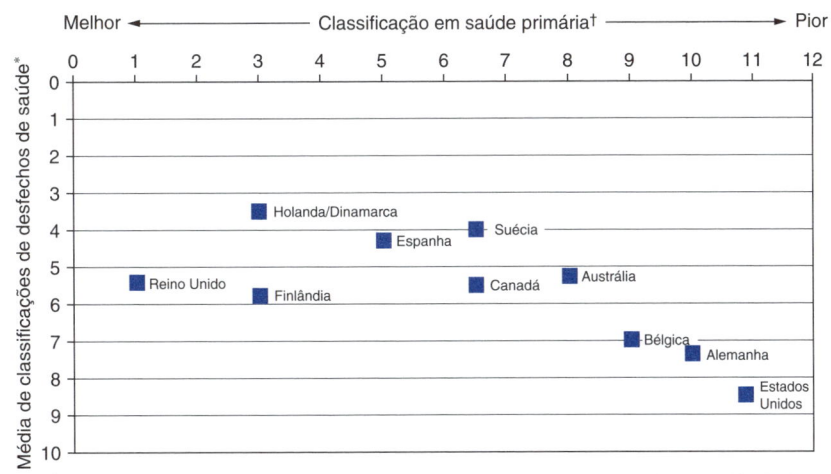

*A classificação de desfecho de saúde é uma média das seguintes medidas de desfecho: satisfação do paciente, gastos por pessoa, 14 indicadores de saúde e medicações por pessoa.

†A classificação da atenção primária é uma classificação de escores primários. O escore primário é derivado da média de escores em 11 aspectos da atenção primária. (Veja Starfield B. Primary care: concept, evaluation, and policy. New York: Oxford University Press, 1992)

▲ **Figura 8-9** Classificação de atenção primária *versus* média de classificações de desfechos de saúde. (*Adaptada, com permissão, de Starfield B. Is primary care essential?* Lancet *1994;344:1129–1133.*)

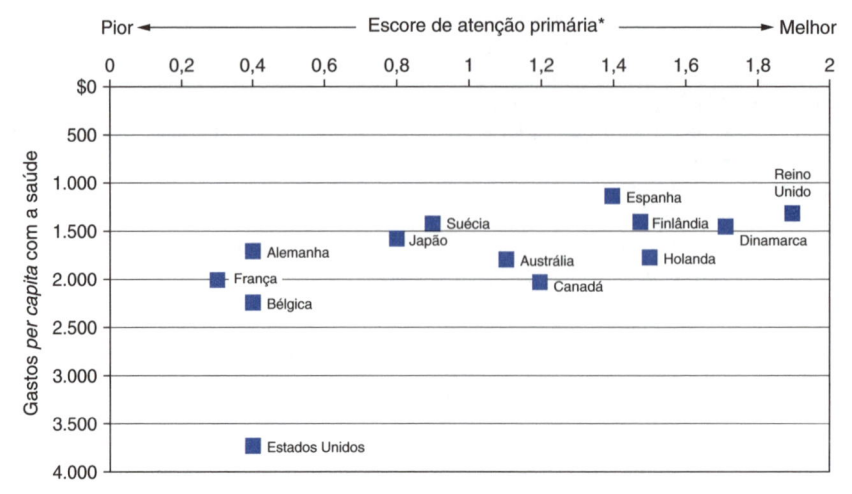

▲ **Figura 8-10** Gastos *per capita* com a saúde *versus* escore de atenção primária. (*Adaptada, com permissão, de Starfield B. Policy relevant determinants of health: an international perspective.* Health Policy *2002;60:201–221.*)

*O escore primário é derivado dos escores médios em 11 aspectos da atenção primária. (Veja Starfield B. Primary care: concept, evaluation, and policy. New York: Oxford University Press, 1992).

vem de fontes privadas. Compare isso à Bélgica, onde o sistema nacional de saúde universal financia a grande maioria das despesas com a saúde. Vietnã e Lesoto têm recursos muito mais limitados, cada um gastando quantias muito menores *per capita* com a saúde, com uma variedade de gastos conforme representados pela porcentagem do PIB. Apesar dos baixos gastos, o Vietnã sai-se relativamente bem nos desfechos de saúde, com expectativa de vida no nascimento de 72 anos e taxa de mortalidade antes dos 5 anos de idade, em comparação a Lesoto.

Talvez seja mais marcante observar a diferença na vontade política de países como a Bélgica e o Vietnã, onde os sistemas são deliberadamente projetados para oferecer atenção primária à saúde para toda a população, em comparação aos Estados Unidos, onde a necessidade de um sistema de prestação de saúde que garanta uma fonte de boa atenção primária e minimize os serviços inapropriados continua controversa.[81]

CONCLUSÕES

Este capítulo tenta responder às perguntas colocadas no início, que estão sendo feitas pelos formuladores de políticas de saúde. Considerou quatro paí-

Tabela 8-3 Desfechos de saúde

	Expectativa de vida no nascimento, anos[a]	Razão de mortalidade antes dos 5 anos, em cada 1.000[b]	Crianças que recebem vacina contra sarampo antes dos 2 anos, %[c]	Partos assistidos por pessoal qualificado, %[d]
Bélgica	80	4	94	> 99
Lesoto	48	85	85	62
Estados Unidos	79	8	92	99
Vietnã	65	23	98	84

[a]Dados de 2009.
[b]Dados de 2010.
[c]Dados de 2011.
[d]Últimos dados disponíveis desde 2005.
Adaptada da Organização Mundial de Saúde, Estatísticas Mundiais de Saúde 2012. Genebra: OMS, 2012.

Tabela 8-4 Gastos com saúde

Ano 2003	Gasto total em saúde como % do PIB	Gasto do governo em saúde como % do gasto total em saúde	Gasto privado em saúde como % do gasto total em saúde	Gasto do governo em saúde como % do gasto total do governo	Gasto *per capita* do governo em saúde em taxa de câmbio média (US$)	Gastos diretos como % dos gastos privados em saúde
Bélgica	10,8	75,1	24,9	15,1	3.567	19,1
Lesoto	9,4	74,3	25,7	10,3	56	69,0
Estados Unidos	17,6	47,7	52,3	19,6	3.795	23,4
Vietnã	6,9	37,5	62,5	7,8	29	92,7

PIB, produto interno bruto.
Adaptada da Organização Mundial de Saúde, Estatísticas Mundiais de Saúde 2012. Genebra: OMS, 2012.

ses e como suas políticas de saúde estão evoluindo e como afetam a saúde de seu povo. O objetivo é comum: melhorar a saúde. As abordagens ao redor do mundo para atingir esse objetivo por meio da estruturação dos sistemas de prestação de serviços de saúde são diferentes.

As evidências dos países industrializados são claras: onde a atenção primária é a base fundamental para o acesso aos sistemas de saúde, os custos são menores e os desfechos melhores. As evidências ainda serão determinadas no mundo em desenvolvimento. Até hoje, porém, não há correlação entre os gastos do governo com a saúde e a saúde da população. Serão os desfechos do mundo em desenvolvimento diferentes?

Na Declaração de Alma-Ata, a atenção primária à saúde é definida por sete princípios. Esses podem ser resumidos afirmando-se que um sistema sólido de atenção primária à saúde "reflete e evolui a partir das condições econômicas e características socioculturais e políticas do país e suas comunidades"; "aborda os principais problemas de saúde na comunidade, oferecendo serviços de promoção, prevenção, cura e reabilitação" e "conta, nos níveis local e de encaminhamento, com trabalhadores de saúde, incluindo médicos, enfermeiros, enfermeiro(a)s-parteiro(a)s, auxiliares... trabalhadores comunitários de saúde [e] profissionais tradicionais."[15] Os quatro países que compõem os estudos de caso deste capítulo seguiram esses princípios, com desfechos diferentes.

Talvez o princípio mais sólido seja que sabemos que a "saúde para todos" só pode ser atingida por meio da oferta de um acesso à saúde que seja de primeiro contato, contínua, abrangente, coordenada e oferecida a populações não diferenciadas por sexo, doença ou sistema orgânico – ou seja, por meio da atenção primária.

AGRADECIMENTOS

Gostaríamos de agradecer as contribuições de Cynthia Haq, Debra Rothenberg e Leon Piterman para a versão original e os princípios centrais deste capítulo. Também gostaríamos de agradecer a Anselme Derese e Jan De Maeseneer por seu auxílio com a descrição da atenção primária na Bélgica e a Brian Penti e Amber Steorts por sua ajuda com a descrição de Lesoto.

QUESTÕES DE ESTUDO

1. Defina atenção primária à saúde e descreva os vários componentes e exigências de pessoal de saúde.
2. Compare os sistemas de saúde primária da Bélgica e dos Estados Unidos e relacione seus sistemas aos desfechos de saúde.
3. Como os países podem usar recursos limitados para melhorar com mais eficiência a saúde de suas populações?

REFERÊNCIAS

1. Jurberg C. Flawed but fair: Brazil's health system reaches out to the poor. *Bull World Health Organ* 2008;8:241–320.
2. Answers.com. Physician. http://www.answers.com/topic/physician.
3. Ni M. *The Yellow Emperor's Classic of Medicine.* Boston: Shambhala, 1995.

4. Greek Medicine: Hippocrates and the rise of rational medicine. U.S. National Library of Medicine, History of Medicine Division, 2002. http://www.nlm.nih.gov/hmd/greek/greek_rationality.html.
5. Brainy Quote. *Hippocrates quotes.* http://www.brainyquote.com/quotes/authors/h/hippocrates.html.
6. Vesalius the humanist. http://www.hsl.virginia.edu/historical/artifacts/antiqua/vesalius.cfm.
7. Weber S. Soviet health delivery. *Health Soc Work* 1977;2(1):7–25.
8. Bowman RC. Osler and rural practice. http://www.ruralmedicaleducation.org/osler.htm.
9. Crowther A, Dupree M. The invisible general practitioner: the careers of Scottish medical students in the late nineteenth century. *Bull History Med* 1996;70(3):387–413.
10. Flexner A. *Medical Education in the United States and Canada.* New York: Carnegie Foundation for the Advancement of Teaching, 1910.
11. Bowman RC. Flexner's impact on American medicine. http://www.ruralmedicaleducation.org/flexner.htm.
12. Wang S. China's health system: from crisis to opportunity. *Yale-China Health J* 2004;3:5–50.
13. Dung PH. The political process and the private health sector's role in Vietnam. *Int J Health Plann Manage* 1996;11(3):217–230.
14. Starfield B. Is primary care essential? *Lancet* 1994; 344(8930):1129–1133.
15. World Health Organization. *Primary Health Care: Report of the International Conference on Primary Health Care, Alma Ata, USSR.* Geneva: WHO, 1978: 25.
16. *Primary Health Care: Now More Than Ever.* Geneva: World Health Organization, 2008.
17. Boelen C. *Improving Health Systems: The Contributions of Family Medicine. A Guidebook.* Singapore: WONCA, 2002.
18. Starfield B. *Primary Care: Balancing Health Needs, Services, and Technology.* Rev. ed. New York: Oxford University Press, 1998.
19. Starfield B, Shi L, Grover A, Macinko J. The effects of specialist supply on populations' health: assessing the evidence. *Health Aff (Millwood)* 2005;(Suppl): Web Exclusives:W5-97–W95-107.
20. GapMinder 2012. *Mapping the wealth and health of nations,* 2012. www.gapminder.org/downloads/world-pdf/.
21. Starfield B, Shi L. Policy relevant determinants of health: an international perspective. *Health Policy* 2002;60(3):201–218.
22. Shi L, Macinko J, Starfield B, Wulu J, Regan J, Politzer R. The relationship between primary care, income inequality, and mortality in US States, 1980–1995. *J Am Board Fam Pract* 2003;16(5):412–422.
23. Shi L, Macinko J, Starfield B, et al. Primary care, infant mortality, and low birth weight in the states of the USA. *J Epidemiol Community Health* 2004; 58(5):374–380.
24. Ferrante JM, Gonzalez EC, Pal N, Roetzheim RG. Effects of physician supply on early detection of breast cancer. *J Am Board Fam Pract* 2000;13(6):408–414.
25. Roetzheim RG, Pal N, van Durme DJ, et al. Increasing supplies of dermatologists and family physicians are associated with earlier stage of melanoma detection. *J Am Acad Dermatol* 2000;43(2 Pt 1):211–218.
26. Ferrante JM, McCarthy EP, Gonzalez EC, et al. Primary care utilization and colorectal cancer outcomes among Medicare beneficiaries. *Arch Intern Med* 2011;171(19):1747–1757.
27. Roetzheim RG, Pal N, Gonzalez EC, et al. The effects of physician supply on the early detection of colorectal cancer. *J Fam Pract* 1999;48(11):850–858.
28. Campbell RJ, Ramirez AM, Perez K, Roetzheim RG. Cervical cancer rates and the supply of primary care physicians in Florida. *Fam Med* 2003;35(1): 60–64.
29. Shi L, Macinko J, Starfield B, Xu J, Politzer R. Primary care, income inequality, and stroke mortality in the United States: a longitudinal analysis, 1985–1995. *Stroke* 2003;34(8):1958–1964.
30. Lee J, Park S, Choi K, Kwon SM. The association between the supply of primary care physicians and population health outcomes in Korea. *Fam Med* 2010;42(9):628–635.
31. Franks P, Fiscella K. Primary care physicians and specialists as personal physicians. Health care expenditures and mortality experience. *J Fam Pract* 1998;47(2):105–109.
32. Simms C, Rowson M. Reassessment of health effects of the Indonesian economic crisis: donors versus the data. *Lancet* 2003;361(9366):1382–1385.
33. Malouin RA, Starfield B, Sepulveda MJ. Evaluating the tools used to assess the medical home. *Manag Care* 2009;18(6):44–48.
34. Backer LA. The medical home: an idea whose time has come . . . again. *Family Pract Manag* 2007;14(8):38–41.
35. Sia C, Tonniges TF, Osterhus E, Taba S. History of the medical home concept. *Pediatrics* 2004;113(5 Suppl):1473–1478.
36. Duong DV, Binns CW, Lee AH. Utilization of delivery services at the primary health care level in rural Vietnam. *Soc Sci Med* 2004;59(12):2585–2595.
37. Saultz JW. Defining and measuring interpersonal continuity of care. *Ann Fam Med* 2003;1(3):134–143.
38. Phan K, Brown SR. Decreased continuity in a residency clinic: a consequence of open access scheduling. *Fam Med* 2009;41(1):46–50.
39. Bennett KJ, Baxley EG. The effect of a carve-out advanced access scheduling system on no-show rates. *Fam Med* 2009;41(1):51–56.
40. Powell Davies G, Williams AM, Larsen K, Perkins D, Roland M, Harris MF. Coordinating primary health care: an analysis of the outcomes of a systematic review. *Med J Aust* 2008;188(8 Suppl): S65–S68.
41. Stille CJ, Jerant A, Bell D, Meltzer D, Elmore JG. Coordinating care across diseases, settings, and clinicians: a key role for the generalist in practice. *Ann Intern Med* 2005;142(8):700–708.
42. De Maeseneer J, van Weel C, Roberts R. Family medicine's commitment to the MDGs. *Lancet* 2010; 375(9726):1588–1589.
43. Iliffe S, Lenihan P. Integrating primary care and public health: learning from the community-oriented primary care model. *Int J Health Serv* 2003; 33(1): 85–98.
44. Central Intelligence Agency. *The World Factbook, 2012.* Agency USCI, ed. https://www.cia.gov/library/publications/the-world-factbook/.
45. Wilson A, Gallos ID, Plana N, et al. Effectiveness of strategies incorporating training and support of traditional birth attendants on perinatal and maternal mortality: meta-analysis. *BMJ* 2011;343:d7102.

46. World Health Organization. *The World Health Report 2006: Working Together for Health.* Geneva: WHO, 2006.
47. Kark SL. *The Practice of Community-Oriented Primary Health Care.* New York: Appleton-Century-Crofts, 1981.
48. Pritchard P. *Manual of Primary Health Care: Its Nature and -Organization.* 2nd ed. Oxford, UK: Oxford Medical Publications, 1981.
49. Gerkens S, Merkur S. Belgium: health system review. *Health Syst Transit* 2010;12(5):1–266. http://www.euro.who.int/__data/assets/pdf_file/0014/120425/E94245.pdf.
50. Meeus P, Van Aubel X. *Performance of General Medicine in Belgium, a Check-Up.* Brussels: National Institute for Health and Disease Insurance (NIHDI), 2012.
51. Sunaert P, Bastiaens H, Feyen L, et al. Implementation of a program for type 2 diabetes based on the Chronic Care Model in a hospital-centered health care system: "the Belgian experience."*BMC Health Serv Res* 2009;9:152.
52. Philips H, Remmen R, Van Royen P, et al. What's the effect of the implementation of general practitioner cooperatives on case load? Prospective intervention study on primary and secondary care. *BMC Health Serv Res* 2010;10:222.
53. Boffin N, Bossuyt N, Vanthomme K, Van Casteren V. Readiness of the Belgian network of sentinel general practitioners to deliver electronic health record data for surveillance purposes: results of survey study. *BMC Fam Pract* 2010;11(1):50.
54. *World Health Statistics.* Geneva: World Health Organization, 2012. www.who.int/gho/publications/world_health_statistics/EN_WHS2012_Full.pdf.
55. Shonubi AM, Odusan O, Oloruntoba DO, Agbahowe SA, Siddique MA. "Health for all" in a least-developed country. *J Natl Med Assoc* 2005;97(7):1020–1026.
56. Babich LP, Bicknell WJ, Culpepper L, Jack BW. Social responsibility, international development, and institutional commitment: lessons from the Boston University experience. *Acad Med* 2008;83(2):143–147.
57. Veidis AN, Nkholongo E, Steorts A. *Strengthening community health in a nurse driven system,* 2012. http://www.bu.edu/lesotho/files/2009/10/Izumi--Program-Summary-Sept-2010.pdf.
58. Médicines Sans Frontières. *Help wanted: Confronting the health care worker crisis to expand access to HIV/AIDS treatment: MSF experience in Southern Africa,* 2007. https://www.doctorswithoutborders.org/publications/reports/2007/healthcare_worker_report_05-2007.pdf.
59. Steorts A. Personal communication, 2012.
60. Nkabane-Nkholongo EL, Jack B. *The Family Medicine Specialty Training Program: A Program of the Ministry of Health and Social Welfare and the Lesotho Boston Health Alliance: Progress Report to PEPFAR, October 2010 to June 2012,* 2012.
61. *National HIV and AIDS Strategic Plan 2006 - 2011*: -National AIDS Commission, The Government of Lesotho, revised 2009. http://www.ilo.org/wcmsp5/groups/public/—ed_protect/—protrav/—ilo_aids/documents/legaldocument/wcms_126751.pdf.
62. *Lesotho Strategy.* U.S. Government Global Health Initiative, 2011. http://www.ghi.gov/documents/organization/178898.pdf.
63. World Health Organization. *Viet Nam: Health Profile.* Geneva: WHO, 2012. http://www.who.int/countries/vnm/en/.
64. Montegut AJ, Schirmer J, Cartwright C, et al. Creation of postgraduate training programs for family medicine in Vietnam. *Fam Med* 2007;39(9):634–638.
65. Singer I. Editorial: The medical education project in Vietnam: an obituary. *JAMA* 1975;234(13):1405–1406.
66. Project of Vietnam-Netherland. *Strengthening in teaching -epidemiology and primary healthcare in 8 medical faculties in Vietnam: survey to evaluate the knowledge, attitude and skills of medical curriculum in 8 medical faculties,* 2000–2001.
67. Gellert GA. The influence of market economics on primary health care in Vietnam. *JAMA* 1995;273(19):1498–1502.
68. Socialist Republic of Vietnam Ministry of Health. *Strategic Orientation for People's Health Care and Protection in the Period of 1996–2000 and Vietnam's National Drug Policy.* Hanoi: Socialist Republic of Vietnam Ministry of Health, 1996.
69. Montegut AJ, Cartwright CA, Schirmer JM, Cummings S. An international consultation: the development of family medicine in Vietnam. *Fam Med* 2004;36(5):352–356.
70. Starfield B. The importance of primary care to health. *Medical Reporter,* 1999.
71. Kaiser Commission on Medicaid and the Uninsured. *The -Uninsured: A Primer. Key Facts About Americans Without Health Insurance.* Washington, DC: Kaiser Family Foundation, 2006.
72. *Health, United States, 2011: with special feature on socioeconomic status and health.* Hyattsville, MD: National Center for Health Statistics, 2012.
73. Dartmouth Atlas of Health Care: The Dartmouth Institute for Health Policy and Clinical Practice; 2012. http://www.dartmouthatlas.org/.
74. Proser M. Deserving the spotlight: health centers provide high-quality and cost-effective care. *J Ambul Care Manage* 2005;28(4):321–330.
75. Starfield B, Shi L, Macinko J. Contribution of primary care to health systems and health. *Milbank Q* 2005;83(3):457–502.
76. Kruse J; Association of Departments of Family Medicine. Family medicine legislative advocacy: our powerful message. *Ann Fam Med* 2005;3(5):468–469.
77. COGME. *Advancing Primary Care: COGME 20th Report.* Washington, DC: Council on Graduate Medical Education, 2010. http://www.hrsa.gov/advisorycommittees/bhpradvisory/cogme/Reports/twentiethreport.pdf
78. National Resident Matching Program. *Results and Data: 2012 Main Residency Match.* Washington, DC: National Resident Matching Program, 2012.
79. Phillips RL, Jr., Starfield B. Why does a U.S. primary care physician workforce crisis matter? *Am Fam Physician* 2004;70(3):440–446.
80. Schoen C, Osborn R, Huynh PT, et al. Primary care and health system performance: adults' experiences in five countries. *Health Aff (Millwood)* 2004;(Suppl Web Exclusives):W4-487–W4-503.
81. Starfield B. Insurance and the U.S. health care system. *N Engl J Med* 2005;353(4):418–419.

9 Malária

Paul R. Larson e Mark W. Meyer

OBJETIVOS DE APRENDIZADO

- Descrever a carga global atual de malária
- Incorporar o conhecimento das síndromes clínicas associadas à malária no diagnóstico e manejo inicial
- Relacionar as medicações que podem ser usadas na terapia aguda e na prevenção da malária considerando os padrões de resistência local
- Definir o custo social e financeiro da malária, incluindo o impacto econômico da doença clínica e das estratégias de controle
- Dar exemplos das estratégias atuais para controle global da malária, incluindo as precauções individuais, intervenções baseadas na população e novas iniciativas no desenvolvimento de vacinas

MALÁRIA NA HISTÓRIA

A malária, ou uma doença que se parece com a malária, é conhecida há aproximadamente 4 mil anos na literatura e em várias outras fontes históricas. O nome, originário do italiano *mal ar*, certamente influenciou as populações humanas por mais tempo do que a história registrada e continua a causar doença e morte até hoje. Os sintomas da malária foram observados nos antigos escritos chineses, datando de até 2.700 a.C. Há muitas referências gregas à doença desde o século IV em diante. Mais tarde, vários escritores romanos atribuíram a malária a áreas pantanosas. As referências à malária, como resultado da picada de determinados insetos, foram discutidas no *Susruta*, um antigo tratado médico em sânscrito.

O primeiro tratamento registrado é de um texto chinês do século II, encontrado em um túmulo, conhecido como os "52 Remédios." O tratamento incluía a planta Qinghao ou *Artemisia annua* (Artemísia doce), que parecia reduzir as febres associadas à doença. Em 1971, o ingrediente ativo, artemisina, foi descoberto e nomeado por cientistas chineses. O que agora é chamado quinino era usado por povos indígenas no Peru e foi trazido à luz pelos missionários jesuítas espanhóis durante o tratamento da Condessa de Chinchon. Sua febre foi reduzida e ela sobreviveu. Esse tratamento ficou conhecido como cinchona ou casca peruana. O cientista alemão Hans Andersag descobriu a cloroquina em 1934 e, em 1939, o diclorodifeniltricloroetano (DDT) também foi descoberto na Alemanha, por Othmer Zeidler.

Em 1880, Charles Luis Alfonse Laveran (um cirurgião do exército francês) foi o primeiro a observar parasitas no sangue de pacientes que sofriam dessa doença febril, que ficaria conhecida como malária. O nome de espécie *Plasmodium* foi dado em 1886, e os parasitas humanos *falciparum*, *vivax*, *malariae* e *ovale* receberam seus nomes em 1890 e 1893. Foi em 1897 que Ronald Ross, um oficial britânico no serviço médico indiano, demonstrou que a malária vinha de mosquitos infectados, mais tarde identificados como várias espécies do *Anopheles* fêmea. O cientista italiano Battista Grassi também é conhecido por ter demonstrado esse vetor de forma independente quase ao mesmo tempo.[1]

IMPORTÂNCIA E DISTRIBUIÇÃO

Quase 3,3 bilhões de pessoas, ou aproximadamente metade da população mundial, estão em risco de infecção por malária a cada ano. Nos últimos dez anos, houve um crescimento significativo na luta contra a malária. O Relatório de Malária de 2011 da Organização Mundial de Saúde (OMS) aponta uma diminuição na incidência total, de entre 230 e 400 milhões/ano em 2000 para 216 milhões de casos/ano de malária em 2010. Houve uma redução correspondente nas mortes gerais de quase 1 milhão para uma estimativa de 655.000/ano em 2010. Porém, várias tendências nesses dados são discutíveis. A maioria das mortes ocorre na África subsaariana e aproximadamente 90% de todas as mortes de casos de malária são crianças com menos de 5 anos que vivem na África subsaariana. Isso se traduz na morte de uma criança a cada minuto.[2]

A infecção pelo vírus da imunodeficiência humana (HIV), a tuberculose e a malária são as três maiores doenças infecciosas causadoras de morte no mundo de hoje. A tuberculose e HIV/AIDS causaram mais mortes (1,8 milhão de pessoas morreram de AIDS em 2010) do que a malária em 2010, mas há um efeito desproporcional sobre gestantes e crianças com menos de 5 anos, com as maiores taxas de mortalidade no mundo entre essas populações na África subsaariana, como já foi observado. Devido ao investimento no controle da malária, estima-se que 1 milhão de vidas infantis tenham sido salvas na África subsaariana na última década.[3]

Há um consenso na comunidade internacional para tentar cumprir o desafio de superar a malária, conforme demonstrado pelos esforços globais atuais. Parte desse desejo origina-se de uma campanha internacional anterior que não teve sucesso na erradicação da malária, ou mesmo em sua limitação, em várias partes do mundo. Essa campanha anterior acabou no final da década de 1970. Não foi um fracasso total, mas, em muitas áreas críticas do mundo, especialmente na África subsaariana, houve um impacto mínimo na limitação da doença e morte por malária.[4]

Nos últimos dez anos, a incidência geral de malária estabilizou e então caiu um pouco. Observam-se, assim, alguns resultados de erradicação global e programas de controle com a queda da incidência total e reduções significativas nas taxas de morte (até 50% em algumas regiões). A carga de doença, conforme demonstrado pela Figura 9-1, ainda está bastante concentrada na África subsaariana, tendo em vista os números totais e as porcentagens de casos. Durante a última década, na África, houve uma queda de um terço na incidência de malária. Ao mesmo tempo, fora da África, 35 de 53 países afetados pela malária reduziram sua incidência em 50%. A mortalidade infantil por malária caiu 20% nos últimos dez anos. O Global Malaria Mapper (Cartógrafo Global da Malária), criado pela Medicine for Malaria Venture, e o Programa Global de Malária da OMS disponibilizam o acesso de abrangentes dados mundiais do Relatório de Malária de 2012 da OMS, http://www.worldmalariareport.org/.

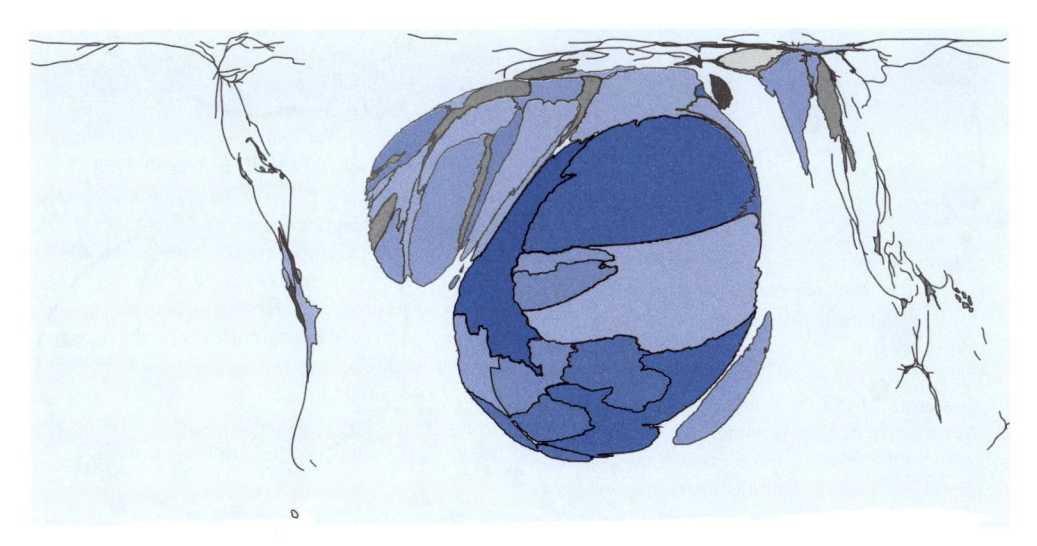

▲ **Figura 9-1** Mapa mundial com incidência de casos de malária por país, com os países dimensionados pela porção geral da carga global de doença de acordo com os casos do World Mapper Malaria. http://www.worldmapper.org/display.php?selected=229.© Copyright SASI Group (Universidade de Sheffield) e Mark Newman (Universidade de Michigan).

ORGANISMO, CICLO DE VIDA E TRANSMISSÃO

Para ter sucesso, os parasitas da malária devem infectar, sucessivamente, humanos e, então, fêmeas dos mosquitos *Anopheles*. Parasitas que iniciaram seu ciclo nos humanos crescem e se multiplicam primeiro nas células do fígado, então nos glóbulos vermelhos e após na corrente sanguínea, depois de destruir os glóbulos vermelhos nos quais vivem. Os parasitas filhos, ou merozoítos, são as partículas que prosseguem para invadir outros glóbulos vermelhos e continuar o ciclo. Um mosquito *Anopheles* fêmea contamina-se com alguns parasitas no estágio sanguíneo, ou gametócitos, durante uma ingestão de sangue. Depois da ingestão, os parasitas acasalam e migram para as glândulas salivares, onde começa um novo ciclo de crescimento. Depois de 8 a 10 dias de crescimento, esporozoítos são injetados em um novo hospedeiro durante uma ingestão subsequente de sangue, e a infecção humana começa mais uma vez, parasitando células do fígado do hospedeiro humano. Os mosquitos não sofrem com a presença desses parasitas, mas atuam como o vetor que dissemina a doença de humano para humano (Figura 9-2).

Várias condições devem estar presentes para que a malária seja transmissível. Primeiro, deve haver condições climáticas e de temperatura que permitam que as espécies do mosquito *Anopheles* sobrevivam e se multipliquem. Segundo, devem existir condições adequadas para que os parasitas imaturos concluam seu ciclo de crescimento nos próprios mosquitos. Por exemplo, se a temperatura cai para menos de 20 °C, esse ciclo de crescimento não pode ocorrer. (*P. vivax* é capaz de sobreviver em temperaturas mais baixas.) Outros fatores também influenciam a transmissão; ela não ocorre prontamente em altas altitudes, durante estações mais frias e em desertos ou áreas onde tenha ocorrido transmissão

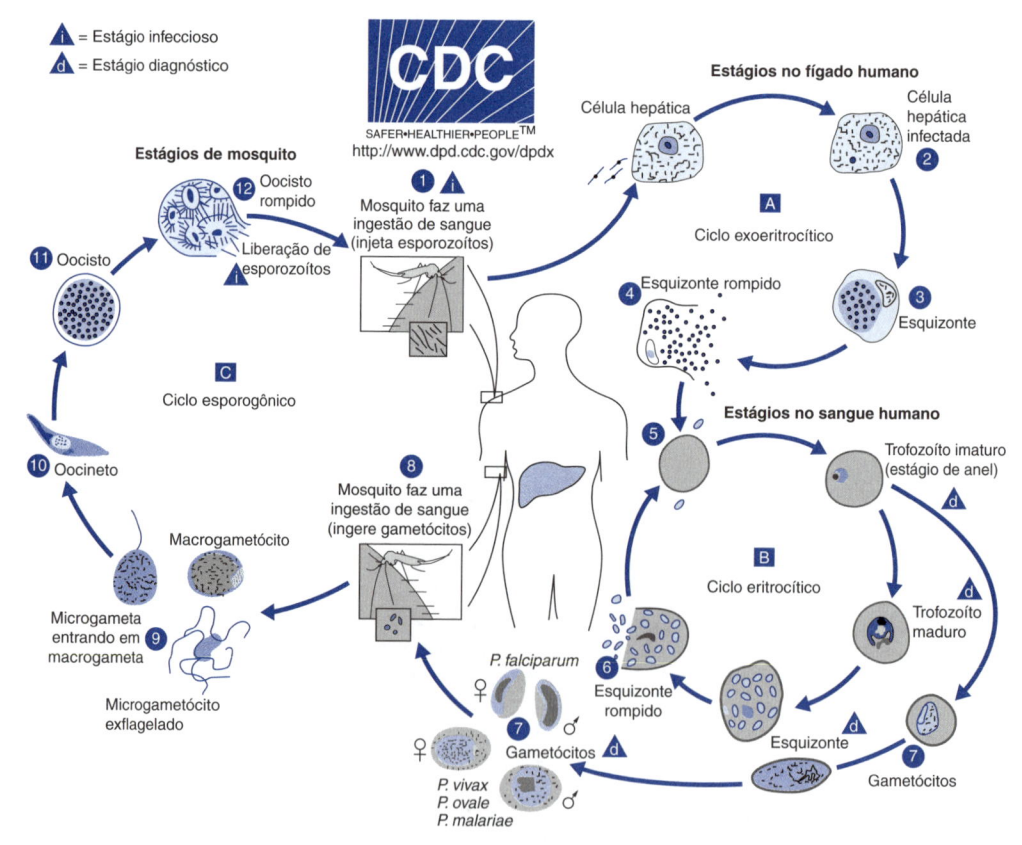

▲ **Figura 9-2** O ciclo de vida do parasita da malária. Centers for Disease Control and Prevention. DPDx Image Library. Malaria. http://www.dpd.cdc.gov/dpdx/HTML/ImageLibrary/Malaria_il.htm.

interrompida por meio da erradicação de espécies de plasmódio. A transmissão é muito mais intensa em áreas mais quentes e mais próximas do equador, onde o *P. falciparum* domina e onde há condições para replicação da malária durante o ano todo. Há áreas na Europa e na América do Norte onde vivem espécies do mosquito *Anopheles*, mas, devido à erradicação por meio de medidas de saúde pública, juntamente com o desenvolvimento econômico, não há espécies de plasmódio a serem transmitidas.

Claramente, a transmissão depende de múltiplos fatores climáticos que afetam a concentração e a sobrevida das populações do mosquito. Há variação sazonal; assim, a transmissão é mais intensa em áreas onde as espécies *Anopheles* sobrevivem por mais tempo. As cerca de 20 espécies de *Anopheles* também possuem capacidade e necessidades particulares de transmissão. As espécies vetores importantes picam à noite. Todos os mosquitos procriam na água, mas cada um prefere profundidades diferentes de água. A transmissão também é mais prevalente onde os mosquitos preferem humanos em vez de outros animais. O *Anopheles gambiae* é o vetor dominante na África e o vetor mais eficiente de todos os mosquitos para doença humana.

Outro fator crítico na transmissão é a imunidade humana. A imunidade moderada do hospedeiro se desenvolve em áreas de transmissão moderada a intensa, mas nunca oferece proteção completa. A doença grave é menos provável com algum nível de imunidade. Assim, crianças estão em maior risco em zonas de alta transmissão; todos os grupos etários estão em risco em áreas com menor transmissão e menor imunidade. Epidemias podem ocorrer rapidamente quando alguns desses fatores sofrem alteração súbita, como uma enchente em uma região normalmente seca ou um fluxo de refugiados nunca expostos à malária em uma região endêmica de malária.

ASPECTOS CLÍNICOS

A malária coincide com o estágio sanguíneo da infecção e pode se apresentar com uma grande variedade de sintomas não específicos. Cada espécie de malária, porém, apresenta alguns aspectos clínicos similares que ocorrem quando os esquizontes nos glóbulos vermelhos rompem, liberando pirógenos na corrente sanguínea. Os aspectos similares podem incluir os seguintes:

- *Febre:* Causada pela elevação das citocinas do hospedeiro liberadas dos leucócitos em resposta aos pirógenos da malária
- *Anemia:* Causada pela hemólise direta dos glóbulos vermelhos e pela supressão da produção da medula óssea. Essa anemia é mais pronunciada na malária *P. falciparum*, pois glóbulos vermelhos de todas as idades podem ser infectados
- *Esplenomegalia:* Aumento precoce em infecções por todas as espécies de malária. Se um paciente sofreu muitas infecções recorrentes, o baço pode permanecer aumentado, levando a hiperesplenismo secundário
- *Icterícia:* A hemólise dos glóbulos vermelhos pode levar a icterícia em todos os tipos de malária. *P. falciparum* pode causar icterícia grave resultante do envolvimento direto do fígado.

▶ Estágios clássicos da febre

Durante infecções bem-estabelecidas, o rompimento dos esquizontes dos glóbulos vermelhos pode se tornar sincronizado. Ainda não se sabe por que isso acontece. A liberação de pirógenos durante essa esquizogonia periódica leva a paroxismos regulares de febre. Dessa observação resultaram os nomes tradicionais da malária humana:[5]

- *Malária terçã*: febre em todo terceiro dia (o primeiro dia é o número 1): *P. vivax* e *P. ovale*
- *Malária subterçã (terçã maligna)*: febre um pouco mais frequente do que em todo terceiro dia: *P. falciparum*
- *Malária quartã*: febre em todo quarto dia: *P. malariae*

Clinicamente, essa periodicidade costuma não se desenvolver e não deve ser usada como sinal de diagnóstico clínico. A implicação importante, porém, é que os pacientes com infecção sintomática ou até grave por malária podem estar febris em qualquer momento específico e a presença ou ausência de febre não se correlaciona, necessariamente, com a gravidade da doença.

▶ História natural da infecção por malária

Plasmodium falciparum

A morte por uma única infecção aguda não é um evento incomum. Aqueles que sobrevivem desenvolvem algum nível de imunidade e apresentam anemia residual. Eventos sintomáticos recorrentes podem ocorrer periodicamente durante 1 ano, antes de desaparecerem. Essa recorrência, chamada *re-*

crudescência, é causada pela persistência de formas sanguíneas em pequenos números entre os eventos.

Plasmodium malariae

A infecção pode ser prolongada porque a doença pode não se manifestar por várias semanas após a infecção inicial. Na ausência de tratamento, a anemia e o hiperesplenismo podem ser consideráveis, e a recrudescência da doença clínica pode ocorrer por mais de 30 anos.

Plasmodium vivax e Plasmodium ovale

P. vivax e *P. ovale* causam uma doença clínica similar. A presença de hipnozoítos dormentes no fígado pode levar à reinvasão do sangue por merozoítos, causando *recidiva* periódica por até 5 anos, mesmo que o paciente tenha sido tratado anteriormente com medicamentos que retiraram os parasitas do sangue.

Plasmodium knowlesi

P. knowlesi é um patógeno humano emergente documentado apenas no sudeste da Ásia, particularmente na Malásia, onde pode ser a causa mais comum de malária em crianças. Relatórios descreveram síndromes graves resultantes de infecções com *P. knowlesi*, mas a maioria dos casos apresenta-se com uma doença febril não específica e trombocitopenia universal. Geralmente, seguem um curso sem complicações, que responde às terapias de primeira linha. A complicação mais comum que ocorre é angústia respiratória e está diretamente relacionada com o nível de parasitemia na apresentação.[6] Anemia também é uma complicação comum em crianças.

▶ Síndromes causadas por Plasmodium falciparum

P. falciparum é visto separadamente das outras espécies de plasmódios por sua capacidade de causar doença grave, sendo responsável pela vasta maioria das mais de 1 milhão de mortes por ano. A maior carga de doença recai sobre crianças com menos de 5 anos que vivem em áreas endêmicas, pois estão expostas de forma recorrente, mas ainda desenvolvendo imunidade. A doença grave também pode ocorrer em adultos em áreas onde a transmissão é instável e que desenvolveram pouca imunidade ou em viajantes para qualquer área que não tenham imunidade ou que tenham perdido qualquer imunidade preexistente. Naqueles com doença grave, as síndromes descritas a seguir predominam e podem ocorrer isoladamente ou em qualquer combinação.

Alteração no nível de consciência

Alterações no nível de consciência, incluindo coma, podem ocorrer sozinhas ou como componente de outras síndromes, incluindo hipoglicemia, acidose, anemia grave ou como resultado de uma convulsão ou estado pós-ictal. Se o paciente permanece inconsciente apesar das tentativas de tratar essas complicações, pode apresentar malária cerebral. Mesmo em um paciente com parasitemia, outros diagnósticos podem ser responsáveis pela apresentação da síndrome clínica. Meningite bacteriana, encefalite, pneumonia grave ou uma lesão na cabeça também podem se apresentar com alterações no nível de consciência.

Malária cerebral

A malária cerebral é um distúrbio difuso na função cerebral caracterizada por uma redução do nível de consciência e, comumente, convulsões. O início pode ser gradual ou súbito, ocasionalmente precedendo outros sinais de doença, incluindo febre. Flacidez dos membros, hipertonicidade, postura ou opistótono podem acompanhar o coma. A atividade convulsiva pode ser generalizada ou representada pelos menores dos movimentos musculares repetitivos. Uma definição rigorosa inclui a incapacidade do paciente de localizar um estímulo de dor e a persistência do coma apesar da correção de outras causas em potencial.

Uma retinopatia distintiva foi descrita recentemente. A oftalmoscopia direta com um midriático de curta ação no leito pode observar áreas de branqueamento da mácula, o fundo óptico extramacular e áreas de branqueamento maldefinidas dos pequenos vasos. Em um estudo de necropsia, a presença dessa retinopatia foi o melhor preditor clínico disponível da malária como causa da morte.[7] Outras alterações menos distintivas da retina podem incluir hemorragias de centro branco ou papiledema.

A patogênese detalhada da malária cerebral ainda não está clara, mas é provável que inclua múltiplos fatores. A grande carga de parasitas maduros sequestrados no cérebro pode causar um ambiente metabólico prejudicial aos tecidos adjacentes nos quais oxigênio, glicose e outros nutrientes são consumidos por parasitas que, por sua vez, liberam produtos tóxicos, incluindo lactato. Esse novo ambiente metabólico estimula a liberação de citocinas do hospedeiro, que contribuem ainda mais para o desenvolvimento de coma e outras complicações.

As alterações histopatológicas incluem uma grande carga de eritrócitos contendo parasitas nos capilares e nas vênulas de vários órgãos, incluindo o cérebro. Como mais de 90% dos pacientes que se recuperam não sofrem qualquer sequela neurológica permanente, acredita-se que, em geral, esse sequestro de eritrócitos não seja completamente oclusivo. No entanto, de 5 a 10% dos pacientes ficam com alguma forma de déficit neurológico, incluindo hemiparesia, ataxia cerebelar, amnésia, espasticidade difusa ou epilepsia, o que sugere que, pelo menos em alguns casos, a microcirculação pode ser completamente ocluída. Se medicamentos antimaláricos e cuidados de suporte forem oferecidos prontamente, cerca de 80% dos pacientes com malária cerebral se recuperam. No entanto, o coma pode persistir por alguns dias após o início do tratamento, especialmente em adultos.

Anemia grave

Anemia grave é uma complicação comum, especialmente em crianças pequenas que vivem em áreas onde a transmissão é alta. Pode ser encontrada acidentalmente, no momento de queixas não relacionadas ou pode ser a causa das condições clínicas apresentadas, incluindo falta de ar, fraqueza ou redução do nível de consciência. A apresentação clínica pode ser mais afetada pela taxa de declínio da hemoglobina do que pela concentração absoluta de hemoglobina. Múltiplos mecanismos de anemia coexistem. A destruição de eritrócitos em larga escala ocorre quando os esquizontes se rompem, assim como mais hemólise de células parasitadas e não parasitadas por meio de mecanismos autoimunes. A liberação de citocinas do hospedeiro leva a uma supressão direta da produção da medula óssea refletida pela ausência de uma reticulocitose significativa que, de outra forma, seria esperada em uma anemia hemolítica. Além disso, a fagocitose ocorre na medula óssea e na circulação periférica de eritrócitos parasitados e aparentemente não infectados.

Acidose

Vários fatores podem contribuir para o desenvolvimento de anoxia dos tecidos. O sequestro dos eritrócitos parasitados pode prejudicar a perfusão do tecido; combinados com a anemia, a hipovolemia e a hipotensão levam ao metabolismo anaeróbio localizado e à produção de ácido láctico. A respiração profunda, no início, compensa a acidose metabólica resultante, mas pode ser insuficiente para evitar a queda do pH. A dispneia, portanto, é a principal apresentação de acidose em crianças e, se associada à anemia grave ou a prejuízo da consciência, a mortalidade pode ser de cerca de 20 a 30%. A mortalidade pode ser reduzida com a rápida reposição do volume de fluidos, utilizando sangue total, se necessário.

Hipoglicemia

A hipoglicemia é uma complicação comum de todas as infecções por *P. falciparum*, mas crianças e gestantes são particularmente suscetíveis. A patogênese da hipoglicemia na malária também é multifatorial, mas inclui a supressão direta da gliconeogênese hepática pelas citocinas do hospedeiro e o consumo de glicose por parasitas. O tratamento da malária com quinina ou quinidina pode causar hipoglicemia, já que esses medicamentos estimulam o pâncreas a liberar insulina. Por esse motivo, as infusões parenterais dessas medicações devem ser administradas com fluidos contendo dextrose.

Outras síndromes

Em infecções graves com *P. falciparum*, a hemólise intravascular significativa pode estar associada à hemoglobinúria e à insuficiência renal aguda. Essa síndrome é historicamente conhecida como febre de Blackwater. A hemoglobinúria pode ser precipitada por um medicamento ou por fator dietético em pacientes com deficiência de glicose-6-fosfato desidrogenase (G6PD). Esse tipo de hemólise afeta predominantemente os eritrócitos mais velhos. Algum grau de coagulação intravascular disseminada também é comum na infecção por *P. falciparum* e pode ser grave o suficiente para causar sangramento.

MALÁRIA NA GESTAÇÃO

Aproximadamente 50 milhões de mulheres vivem em áreas endêmicas de malária e mais da metade dessas mulheres vive na África subsaariana. As mulheres nessa região apresentam incidência muito maior de malária grave, resultando em aproximadamente 10 mil mortes maternas e 200 mil mortes perinatais de crianças por ano.[8]

Devido a mecanismos ainda mal compreendidos, as mulheres apresentam resposta imune reduzida na gestação e, assim, maior dificuldade de depuração da infecção por malária. Os parasitas da malária também sequestram e replicam na placenta e podem ser passados para o recém-nascido (malária congênita). As gestantes apresentam risco de malária grave três vezes maior do que as mulheres não gestantes e maior risco de morte por complicações desta infecção.[9]

A infecção por malária na gestação pode causar aborto, bebês de baixo peso ao nascer (BPN), infecções congênitas, partos prematuros e morte perinatal.[9]

O BPN associado à malária na gestação é responsável por um terço de todos os bebês com BPN que nascem todo ano. Os mecanismos da lesão ao feto associados à malária grave na gestação incluem insuficiência placentária, anemia materna grave, hipoglicemia materna e insuficiência cardíaca de alto débito devido à anemia grave.[10]

IMUNIDADE NA MALÁRIA

A imunidade adquirida a infecções por malária não é uma imunidade esterilizante, mas uma imunidade parcial que parece limitar a incidência de malária grave. A incidência de malária e sintomas graves parece diminuir definitivamente com o aumento da idade e do número de infecções da pessoa, mas ainda parece haver um número similar de parasitas da malária observados na corrente sanguínea. Parte do problema que leva à imunidade

QUADRO 9-1

Uma voz da África

Edna parecia cansada. Havia feito a caminhada de cinco horas até o nosso hospital da missão distrital várias vezes enquanto sua barriga grávida ia crescendo. A casa de Edna ficava longe, na escarpa do Vale do Rift, no oeste do Quênia, pelo menos 600 metros abaixo do nosso hospital, no topo da montanha. Lembrei-me da última vez agonizante que precisei fazer aquela escalada, com pouca água e exuberantes estudantes de medicina dos Estados Unidos. O momento em que percebi que minha casa ficava no topo da montanha ainda é uma lembrança assustadora.

Enquanto luto para ouvir os fracos batimentos cardíacos do bebê com meu fetoscópio, uma trombeta de metal bastante usada pressionada contra minha orelha, sinto a respiração rápida de Edna, muito mais rápida do que esperaria em uma escaladora veterana, mesmo grávida. A pele dos tornozelos aceita minha leve pressão, deixando pequenas marcas, do tamanho dos dedos. Olho para o rosto de Edna e vejo pequenas gotas de suor formando-se na testa, sua conjuntiva normalmente rosada e pálida contra sua pele profundamente escura.

Voltando-me para a ficha de Edna, observei que, embora com 34 semanas completas, não a vejo há dois meses. Isso é importante, porque perdeu a segunda dose de sulfadoxina-pirimetamina normalmente administrada a pacientes que entram no terceiro trimestre. Sua primeira dose, administrada em sua primeira consulta obstétrica, está bem-documentada. A disseminada iniciativa da OMS Terapia Intermitente Presuntiva na Gestação (Intermittent Presumptive Therapy in Pregnancy – IPTp), surtiu efeitos dramáticos na incidência de malária na África, especialmente nas complicações durante a gestação e a saúde do recém-nascido.

Enquanto espero pela confirmação do laboratório sobre minha suspeita clínica de malária, lembro-me de que, apesar de Edna ter sobrevivido a vários surtos de malária quando criança, desenvolvendo uma imunidade parcial aos efeitos graves, sua gestação atual a deixou especialmente vulnerável. Seu corpo, em um esforço imunológico de não rejeitar o bebê em crescimento, inadvertidamente reduziu sua proteção contra malária. Ela desenvolverá alguma imunidade aos parasitas atuais no sangue, mas não em tempo de evitar a hemólise que acredito encontrar refletida em sua hemoglobina.

A terapia parenteral hospitalar será financeiramente onerosa para essa pobre agricultora. Com auxílio da OMS, o Ministério da Saúde do Quênia forneceu diretrizes claras para o tratamento de Edna e acesso a terapias combinadas à base de artemisinina (TCAs) de baixo custo. A artemeter-lumefantrina, nossa TCA oral de primeira linha, é bem tolerada e reduzirá sua carga parasitária mais rápido do que a quinina intravenosa. Alguns comprimidos de ferro e sua dieta diária de sukumawiki, uma planta de folhas verdes com nome que pode ser traduzido como "empurrão para os fracos," gradualmente elevarão sua hemoglobina em tempo para o parto. Com parentes perto da cidade, Edna ficará por alguns dias para visitá-los antes de começar a longa caminhada de volta à sua casa, no vale.

Fonte: Dr. Paul Larson

apenas parcial é a falta de imunidade cruzada quando apresentada com variações antigênicas, mesmo na mesma família de *P. falciparum*.[1]

FATORES PROTETORES NÃO IMUNES NA MALÁRIA

A transmissão agressiva da malária pode ter ajudado a formar o genoma humano. Por exemplo, o traço da hemoglobina S está presente em até 25% das pessoas em determinadas áreas da África subsaariana. Esse traço de anemia falciforme parece diminuir significativamente o risco de malária grave, embora a infecção por malária ainda seja possível. Em contraste, a doença da hemoglobina S, ou doença falciforme (DF), e a malária podem ser uma combinação fatal, particularmente para crianças. Embora as taxas e a gravidade de infecção pareçam similares, as crianças com DF apresentam mortalidade muito maior com a infecção.[11] A presença de hemoglobina E e C também é considerada protetora. O mecanismo não está claro, mas parece envolver o formato e a adesão dos eritrócitos às células endoteliais e aos monócitos, truncando reações que criam condições que levam à malária grave.

As talassemias heterozigóticas também levam a proteção natural contra malária, já que o *P. falciparum* apresenta dificuldade em crescer e se replicar nas condições das células; a hemoglobina fetal, ou hemoglobina F, também parece ser protetora. Há uma diminuição dessa hemoglobina depois dos primeiros meses de vida e aumento à suscetibilidade à malária. A deficiência de G6PD também leva a uma redução entre 45 e 58% de malária grave. Esta é a enzimopatia mais comum em humanos, e o mecanismo de proteção não é bem compreendido. Parece haver densidades de parasitas similares em homens e mulheres com deficiência de G6PD, mas uma proteção um pouco maior de malária grave em homens do que em mulheres. Também há alguma evidência de que o grupo sanguíneo O protege de malária grave e alguma prova de que a negatividade para o antígeno de Duffy também confere proteção, especificamente contra *P. vivax*, mas não contra os outros três tipos de espécies de plasmódio causadores de malária.[1] Os antígenos de Duffy são praticamente inexistentes no oeste da África.

Algumas informações novas e importantes indicam que a pele tem um papel mais significativo na infecção do que se compreendia anteriormente. Há uma sugestão de que esporozoítos que infectam a pele iniciam a rápida supressão da imunidade, tornando os estágios seguintes mais toleráveis para as defesas locais. Isso poderia explicar a suscetibilidade à reinfecção por picadas de mosquito e tem consequências diretas para o desenvolvimento de vacinas e o tratamento em geral.[12]

DIAGNÓSTICO

A confirmação da malária, diferentemente da infecção assintomática por malária ou de outras doenças similares, oferece desafios diagnósticos significativos. Os aspectos clínicos individuais não são capazes de predizer precisamente a malária em pacientes febris de áreas endêmicas, embora a presença de esplenomegalia torne a malária mais provável. Em pacientes não imunes retornando de áreas endêmicas, a presença de febre, esplenomegalia, hiperbilirrubinemia ou trombocitopenia também torna a malária mais provável.[13]

O diagnóstico errôneo de malária é comum na doença não complicada e grave. Se a carga parasitária é baixa, a sensibilidade de muitos testes disponíveis pode ser insuficiente para ter utilidade clínica. Nesse caso, os resultados dos exames podem ser falsamente negativos, levando ao subdiagnóstico da doença. O subdiagnóstico também pode ocorrer em áreas endêmicas, onde muitos pacientes não chegam a um centro de saúde. Em áreas não endêmicas, os profissionais de saúde podem simplesmente não considerar a possibilidade de malária.

Da mesma forma, a presença de parasitas no sangue não necessariamente fornece prova definitiva da causalidade para a síndrome clínica de apresentação. Pacientes que vivem em áreas de alta transmissão podem tolerar níveis de parasitemia sem qualquer malária associada, tornando os parasitas passageiros e não agentes da doença.[7] A possibilidade de sobrediagnóstico também pode surgir do uso de um diagnóstico presuntivo baseado em algoritmos, especialmente quando a confirmação laboratorial não está disponível. Isso acontece pelo fato de que muitos sintomas de apresentação não são específicos e de que outras comorbidades, especialmente infecção bacteriana invasiva, HIV ou má nutrição, podem contribuir significativamente para a morbidade e a mortalidade. Muitos componentes da malária são mediados por mecanismos do hospedeiro, que são comuns nessa e em diversas outras infecções.[14] A consequência primária do sobrediagnóstico pode ser a falha em tratar essas outras causas de doença potencialmente fatal.

▶ Diagnóstico direto

O padrão-ouro para o diagnóstico clínico de malária é o exame direto do sangue por um esfregaço seco tingido com Giemsa ou Fields. Em mãos experientes, o filme espesso é o teste mais sensível para determinação da presença de parasitas e, portanto, para responder à pergunta "O paciente tem malária?" O filme espesso é preparado de forma que a camada de eritrócitos tenha profundidade de 10 a 20 células e seja lisado, permitindo que mais células sejam examinadas simultaneamente. Os parasitas, no entanto, aparecem distorcidos e podem tornar a identificação de aspectos específicos mais desafiadora. O filme de sangue fino é fixado e as células são intactas. Examina uma única camada de células e permite a identificação da morfologia do parasita e, assim, as espécies de parasitas são determinadas mais facilmente.

▶ Sorodiagnóstico

Os anticorpos contra os antígenos da malária podem estar presentes no sangue do hospedeiro por anos após uma infecção aguda. A maioria dos métodos de detecção desses anticorpos não é capaz de distinguir entre os antígenos de diferentes espécies de parasitas. Portanto, o sorodiagnóstico tem valor limitado no diagnóstico de infecções agudas. Pode ter valor na exclusão da malária como causa de febre recorrente ou na determinação da carga de infecção em levantamentos populacionais. Uma técnica em uso atual é o teste de anticorpo indireto fluorescente.

▶ Novos métodos de diagnóstico

O diagnóstico de malária é uma área de pesquisa muito ativa, e muitas abordagens novas estão sendo desenvolvidas. Eritrócitos parasitados possuem gravidade específica diferente da gravidade das células não infectadas e, portanto, podem ser separados por meio de centrífuga com exame subsequente das camadas específicas após coloração com tintura fluorescente. Essa técnica é chamada análise quantitativa da camada leucocitária. A reação em cadeia da polimerase também pode detectar a presença de DNA parasita, mas é usada principalmente em pesquisas. A presença de antígenos de parasitas específicos (HRP-2 ou pLDH) pode ser detectada utilizando-se técnicas rápidas de imunocromatografia. Essas técnicas atualmente são usadas em uma variedade de testes diagnósticos rápidos disponíveis no mercado (TDRs). As vantagens com o uso de TDRs são o fato de não ser necessário qualquer equipamento especial, o treinamento necessário é mínimo, os testes são estáveis em temperatura ambiente e não há necessidade de eletricidade. Esses testes têm maior custo por unidade e não são capazes de quantificar a densidade da infecção. Uma revisão de Cochrane recente concluiu que os TDRs possuem sensibilidade e especificidade suficientes para substituir a microscopia direta ou estender o acesso a serviços diagnósticos para malária por *P. falciparum* em países endêmicos.[15]

TRATAMENTO

O tratamento de suporte imediato é essencial no tratamento da malária aguda.

- *Reidratação*: A reposição do volume de fluidos é especialmente importante na presença de vômitos, diarreia ou respiração profunda sugestiva de acidose.

- *Monitoramento da glicemia e correção da hipoglicemia*: Uma infusão de 10 a 40 mL de dextrose 50% diluída em três vezes o volume de soro fisiológico normal é uma abordagem aceitável.

- *Correção da anemia grave*: Fortes indicações clínicas para transfusão de sangue incluem hemoglobina inferior a 4 g/dL ou anemia acompanhada de coma, acidose ou alta carga parasitária. Em geral, a concentração de hemoglobina sobe rapidamente após a quimioterapia antimalárica específica.

- *Correção da acidose*: Reposição do volume de fluidos, transfusão de sangue e quimioterapia antimalárica específica costumam ser suficientes e o uso de bicarbonato é desencorajado, a menos que o monitoramento muito atento em doença grave esteja disponível. Se disponível, a avaliação gasosa do sangue arterial pode ajudar na reposição de fluidos e a gravidade da acidose está correlacionada com o prognóstico.

- *Febre*: A temperatura de um paciente febril pode ser reduzida com acetaminofeno oral ou retal. O uso de ventiladores ou esponjas com água fresca também pode ser útil.

- *Monitoramento da produção de urina*: A diminuição da produção de urina é uma indicação de depleção do volume intravascular ou lesão renal aguda. Elevações pequenas na creatinina sérica são comuns com a desidratação. Elevações maiores devem ser cautelosamente monitoradas como parte da correção do equilíbrio de fluidos.

- *Convulsões*: Convulsões prolongadas podem ser abortadas com diazepam parenteral ou retal, lorazepam ou paraldeído ou fenobarbital intramuscular.

▶ Tratamento de comorbidades

Se houver possibilidade de um diagnóstico alternativo ou adicional, a administração de terapias ou exames adicionais, incluindo antibióticos, cultura sanguínea ou punção lombar, pode ser justificada. Meningite bacteriana, pneumonia, bacteriemia, HIV e má nutrição são considerações importantes e com frequência coexistem com a malária. O tratamento duplo pode ser uma abordagem comum e justificada. Estudos na África subsaariana relatam uma taxa consistente de infecção bacteriana invasiva comórbida de 4,4 a 5% com taxas de fatalidade de caso associadas de 32%. Se houver incerteza de que a parasitemia malárica é a única causa de doença, o tratamento de rotina com antibióticos parenterais pode ser indicado.[14]

▶ Quimioterapia específica (Tabela 9-1)

Múltiplos fatores devem ser considerados na escolha da quimioterapia antimalárica específica com objetivo de eliminar a parasitemia o mais rapidamente possível. Muitos países possuem políticas nacionais claras para o tratamento de primeira e segunda linhas. Isso pode influenciar a disponibilidade de medicamentos e costuma refletir os padrões de resistência a medicamentos específicos em locais específicos. Se existe uma política nacional desse tipo, deve ser seguida. Em geral, a malária não complicada pode ser tratada com preparações orais. A malária por *P. falciparum* complicada exige terapia parenteral até que se atinja uma melhoria clínica e o paciente possa tomar medicações orais.

Combinações de artemisina

A artemisinina e a di-hidroartemisinina mais potente são derivadas da planta *Artemisia annua*, uma erva medicinal chinesa usada há milênios para tratar febres. Formam três componentes antimaláricos ativos: artesunato, artemeter e artemotil, que são convertidos *in vivo* de volta em di-hidroartemisinina. Esses medicamentos podem ser usados para *P. falciparum* resistente à cloroquina ou a multimedicamentos e para doença grave e não complicada. As medicações à base de artemisinina resultam na depuração mais rápida de parasitas do sangue e são menos tóxicas, mais convenientes e tão efetivas quanto a quinina na doença grave. Não foi relatada toxicidade humana no uso clínico de medicações à base de artemisinina.

Devido à disseminação de várias espécies de malária resistentes a medicamentos e à alta taxa de recrudescência quando usadas isoladamente, as artemisininas devem ser usadas em combinação com outros medicamentos. Essas combinações são conhecidas como tratamentos combinados de artemisinina (TCAs). Essa é uma abordagem similar aos atuais tratamentos-padrão em tuberculose, hanseníase, HIV e vários cânceres e é indicada para retardar o desenvolvimento de resistência a essa nova classe de antimaláricos. O desenvolvimento de novos TCAs é uma área muito ativa de pesquisa clínica e os derivados da artesimisinina agora foram combinados à maioria dos antimaláricos alternativos. Várias outras opções podem estar disponíveis no momento da publicação. Diversas combinações estão sendo testadas por todas as vias de administração, para locais com recursos limitados e para populações especiais, incluindo gestantes e crianças. Os TCAs agora são considerados terapia de primeira linha para malária não complicada na maioria dos países onde a malária é endêmica. Embora o alto custo continue a limitar o acesso em algumas áreas, o programa Global Fund Affordable Medicines Facility–malaria (AMF-m – Acesso a Medicamentos Acessíveis – malária do Fundo Global) promete reduzir o custo dos TCAs e reduzir o uso de monoterapias de artemisinina, retardando o desenvolvimento de resistência.

Artemeter-lumefantrina (Coartem/Riamet) foi a primeira terapia combinada de artemisinina amplamente disponível, agora em uso disseminado na África. A dose-padrão adulta é de 4 comprimidos duas vezes por dia durante 3 dias, ingeridos com alimento, para melhorar a absorção. Consulte o esquema na Tabela 9-1. Com frequência disponível em embalagens *blister* de fácil uso para o paciente, a dose pode ser ajustada para crianças.

O artesunato parenteral e retal tem sido bem demonstrado como superior à quinina para o tratamento de malária *falciparum* com redução significativa de risco de morte. Agora, é o tratamento preferido em áreas de baixa transmissão e no segundo e terceiro trimestres de gestação. Ensaios clínicos em andamento estão avaliando seu uso em crianças africanas. O artesunato parenteral está disponível nos Estados Unidos, em casos de intolerância conhecida ou contraindicação ao uso de quinina e onde pode ser rapidamente obtido do Centro de Controle e Prevenção de Doenças (CDCs, do in-

Tabela 9-1 Medicamentos para o tratamento da malária[a]

Medicamento	Dose adulta	Dose pediátrica	Dose na gestação	Efeitos colaterais
Coartem (Artemeter/ Lumefantrina)	Oral: 80/480 mg @ 0, 8, 24, 36, 48, 60 h	5–15 kg: (20/120) 15–25 kg: (40/240) 25–35 kg: (60/360) > 35 kg: (80/480) Mesmo esquema do adulto	Categoria C da FDA dos EUA	Palpitações, dor abdominal, anorexia, náusea, astenia, QT prolongado
Artesunato	IV: 2,4 mg/kg @ 0, 12, 24, 48 h	2,4 mg/kg IV @ 0, 12, 24, 48 h 10 mg/kg PR	O risco fetal não pode ser excluído: considere os riscos vs. benefícios	Bradicardia, erupções cutâneas, prurido, náusea, vômitos, cefaleia, tontura
Quinina	Oral: 600 mg 8/8 hs por 7–14 dias IV: dose de ataque de 20 mg/kg em 4 h de infusão. Dose subsequente de 10 mg/kg 8/8 h	IV: dose de ataque 20 mg/kg seguida por 10 mg/kg 12/12 hs	Categoria C FDA EUA; pode causar contrações uterinas	Cinchonismo, zumbido, surdez, tontura, náusea, vômitos, hipoglicemia, hipotensão, trombocitopenia, erupções cutâneas
Malarone (Atovaquona/ Proguanil)	Oral: 1000/400 mg/dia durante 3 dias	5–8 kg: (125/50) 9–10 kg: (187,5/75) 11–20 kg: (250/100) 21–30 kg: (500/200) 31–40 kg: (750/300) > 40 kg: (1000/400) por dia durante 3 dias	Categoria C FDA EUA	Bem-tolerado: dor abdominal, náusea, teste da função hepática elevado, cefaleia, tosse
Cloroquina-base e amodiaquina	Oral: 600 mg @ 0 h, então 300 mg @ 6, 24, 48 h	Oral: 10 mg/kg (máx. 600 mg) @ 0 h, então 5 mg/kg (máx. 300 mg) @ 6, 24, 36 h	Categoria C FDA EUA; compatível com amamentação; o risco ao bebê é mínimo	Náusea, vômitos, cefaleia, hipotensão, coceira
Mefloquina	Oral: 1250-mg dose única	Oral: 10–12,5 mg/kg em 0 h e 6–8	Categoria B FDA	Dor abdominal, vômitos, distúrbios do sono
Fansidar (Sulfadoxina/ Pirimetamina)	Oral: 3 × (comprimido 500/25 mg) dose única	Oral: 5–10 kg 0,5 comprimido 11–20 kg: 1 comprimido 21–30 kg: 1,5 comprimido 31–45 kg: 2 comprimidos > 45 kg 3 comprimidos	Categoria C FDA; amplamente usado para IPT–Gestação	Erupções associadas à sulfonamida, fotossensibilidade

FDA, Food and Drug Administration; IV, intravenoso.
[a]Dosagens expressas como número total de miligramas por dose.

glês Centers for Disease Control and Prevention).[16] Após o estágio agudo, deve ser administrado um curso completo de terapia oral padrão.

Quinina

A quinina e seu isômero quinidina são alcaloides naturais igualmente efetivos derivados da casca da Quina. Apenas parcialmente solúveis em água, esses compostos formam sais que podem ser usados para fazer preparações para administração oral ou injetável. Na maior parte do mundo, a quinina continua sendo o tratamento de primeira linha para malária *P. falciparum* grave, especialmente em áreas de resistência à cloroquina ou onde o artesunato parenteral não está disponível.

Uma síndrome comum, chamada cinchonismo, ocorre com a dose terapêutica normal. Pode incluir zumbido, surdez, tontura, náusea e vômitos. A administração não precisa ser interrompida, já que a síndrome se resolve espontaneamente. A quinina é cardiotóxica e não deve ser administrada como *bolus*. Outros efeitos colaterais do tratamento podem incluir hipoglicemia, hipotensão, trombocitopenia ou uma erupção eritematosa. A quinina também pode estimular contrações uterinas, que podem levar ao aborto em gestantes. Os benefícios do tratamento da malária na gestação, no entanto, ultrapassam os riscos de causar contrações uterinas com a dose terapêutica. Quando o paciente é capaz de comer e beber, a terapia deve ser alterada para formulações orais ou medicamentos alternativos de primeira linha.

Atovaquona-proguanil (malarone)

O malarone é efetivo para profilaxia e tratamento de malária *P. falciparum* não complicada, mas permanece proibitivamente caro como terapia de primeira linha nos países em desenvolvimento.

Cloroquina

A cloroquina é um pó branco amargo sintético que forma sais com ácidos. Algumas preparações disponíveis incluem difosfatos (Aralen, Resochin, Avloclor) e sulfatos (Nivaquine). É um esquizonticida efetivo com algumas propriedades anti-inflamatórias que ajudam a reduzir alguns sintomas não específicos, como mal-estar, dor de cabeça e mialgia. Os efeitos colaterais incluem náusea, vômitos, hipotensão e prurido generalizado em pessoas de pele negra. Raramente é usada na maioria das áreas, agora, devido à resistência disseminada.

Amodiaquina

A amodiaquina possui algumas semelhanças com a cloroquina e a quinina. Os efeitos colaterais, as toxicidades e as dosagens são os mesmos da cloroquina, com a adição de agranulocitose, que foi associada ao seu uso para profilaxia. Os padrões de resistência tendem a ser similares, mas não idênticos, aos da cloroquina.

Mefloquina

A mefloquina está disponível apenas como preparação oral. É quimicamente relacionada com a quinina, mas tem meia-vida longa, de 21 dias. Os efeitos colaterais que ocorrem em taxas comparáveis a outros medicamentos quimioprofiláticos incluem dor de cabeça, tontura e distúrbios do sono, incluindo sonhos vívidos. Vômitos são comuns. Efeitos neuropsiquiátricos tóxicos graves raros, com incidência entre 1/6.500 e 1/10.600, podem incluir convulsões ou psicose e é mais provável que ocorram em mulheres.[17] Pessoas com história de distúrbios convulsivos ou doenças mentais são aconselhadas a evitar seu uso. A Food and Drug Administration dos Estados Unidos considera a mefloquina Categoria B de Gestação. Não parece prejudicar o desempenho ao dirigir, pilotar veículos aéreos ou mergulhar.

Sulfadoxina-pirimetamina (fansidar)

O fansidar continua sendo uma terapia amplamente utilizada para malária *P. falciparum* não complicada, apesar do desenvolvimento de resistência disseminada no sudeste da Ásia e África. Isso se deve aos benefícios primários de custo muito baixo e tratamento de dose única. Como ocorre com todas as terapias antimaláricas descritas aqui, os padrões de resistência locais e protocolos de tratamento governamentais devem ser conhecidos e seguidos.

▶ O problema da recidiva

Como descrito antes, a recidiva clínica pode ser causada pela persistência de hipnozoítos das espécies *P. vivax* ou *P. ovale*. Os medicamentos atuais de quimioprofilaxia de primeira linha não previnem a recidiva, mesmo se tomados corretamente. A recidiva pode ser prevenida, porém, com o uso de primaquina, um pó branco sintético e esquizonticida fraco com ação contra hipnozoítos e gametócitos. Os efeitos colaterais incluem cólicas abdominais e hemólise naqueles com deficiência de G6PD. Essa indicação é chamada terapia antirrecidiva presuntiva.

▶ Terapia de emergência

Algumas diretrizes, especialmente da Europa, não recomendam a quimioprofilaxia de rotina para viajantes de curto prazo com risco baixo a moderado de malária.[17] Em vez disso, é recomendado que essas pessoas carreguem um curso de tratamento antimalárico para autoadministração no caso de doença febril aguda onde não haja atenção médica imediata disponível. Devido ao risco de diagnóstico impreciso e administração de medicações desnecessárias, além do potencial de complicações graves da doença, essa abordagem não foi amplamente adotada.

▶ Quimioprofilaxia (Tabela 9-2)

A quimioprofilaxia é rotineiramente recomendada para viajantes não imunes que visitam áreas endêmicas. Além disso, gestantes e pacientes com anemia falciforme que residem em áreas endêmicas

Tabela 9-2 Quimioprofilaxia da malária

Medicamento	Dose adulta	Dose pediátrica (veja esquema adulto)
Doxiciclina	100 mg/d, comece 1-2 dias antes, durante e 4 semanas após a última exposição	> 8 anos de idade: 2 mg/kg/d (máx. 100 mg)
Mefloquina	250 mg/semana, comece 1-3 semanas antes, durante e 4 semanas após a última exposição	< 45 kg (> 6 meses) 5 mg/kg > 45kg (> 6 meses) 250 mg
Malarone (Atovaquona-proguanil)	250/100 mg/d 1-2 dias antes, durante e 7 dias após a última exposição	11-20 kg: (62,5/25) 21-30 kg: (125/50) 31-40 kg: (187,5/75) > 40 kg: (250/100)
Cloroquina base	300 mg 1 vez por semana, 2 semanas antes, durante e 4 semanas após a última exposição	5 mg/kg (máx. 300 mg)
Proguanil	200 mg/d, 1 dia antes, durante e 4 semanas após a última exposição	< 1 ano: 25 mg/d 1-4 anos: 50 mg/d 5-8 anos: 100 mg/d 9-14 anos: 150 mg/d > 14 anos: 200 mg/d
Primaquina base (terapia antirrecidiva presuntiva)	30 mg (base)/d durante 14 dias Deficiência de G6PD: 45 mg base/semana durante 6 semanas	0,5 mg (base)/kg/d (máx. 30 mg) durante 14 dias
Tafenoquina	Não disponível	Não disponível

G6PD, glicose-6-fosfato desidrogenase.

também devem considerar a profilaxia. Essas medicações são tomadas para impedir o desenvolvimento de sintomas clínicos e trabalham evitando o desenvolvimento de esquizontes pré-eritrocíticos no fígado ou destruindo diretamente os parasitas que entram nos glóbulos vermelhos. O uso de medicações para profilaxia é apenas parte de uma abrangente abordagem pessoal para a prevenção da malária, que inclui avaliação de risco, prevenção da picada, diagnóstico e tratamento imediatos. Há várias medicações disponíveis e as recomendações podem variar de acordo com o custo, país de origem, destino, idade, gestação e outros fatores de risco. Nenhum agente é 100% efetivo na prevenção dos sintomas clínicos e os viajantes devem manter acesso a medicações alternativas para tratamento. A malária deve ser considerada em viajantes que desenvolvem febre depois de voltarem para casa, mesmo se tomaram profilaxia. Uma lâmina de malária sempre deve ser obtida nesses casos, mesmo se os sintomas sugerirem outra causa.

Doxiciclina

A doxiciclina é efetiva contra todas as espécies de malária e especialmente útil em áreas de resistência à cloroquina e à mefloquina. Seu uso é contraindicado em mulheres gestantes ou lactantes, assim como em crianças pequenas. Os efeitos colaterais comuns que devem ser considerados incluem fotossensibilidade e infecções fúngicas entre mulheres.

Mefloquina

A mefloquina continua sendo o medicamento profilático preferido em muitas áreas, principalmente por causa do disseminado desenvolvimento de resistência à cloroquina e ao custo relativo das alternativas. Há experiência considerável no que diz respeito à segurança da mefloquina para profilaxia de longo prazo. Os efeitos tóxicos e as contraindicações descritos anteriormente também devem ser considerados. Viajantes devem iniciar a profilaxia pelo menos duas semanas antes da chegada para estabelecer um nível de medicamento terapêutico e continuar por quatro semanas depois de deixar a área endêmica de malária. A consideração para início da profilaxia três semanas antes da partida permite a avaliação da tolerabilidade, já que eventos adversos ocorrem no início da dosagem. Isso também dá tempo suficiente para escolher um medicamento alternativo antes da partida.

Atovaquona-proguanil

A combinação de medicamento de atovaquona e proguanil é efetiva contra o *P. falciparum* resistente à cloroquina. Efetivo também contra o desenvolvimento de esquizontes pré-eritrocíticos no fígado, o atovaquona-proguanil precisa ser tomado apenas durante 1 semana depois de deixar a área endêmica de malária. O atovaquona-proguanil é o medicamento mais bem-tolerado, em geral, mas o custo pode restringir seu uso para alguns viajantes. Os dados são insuficientes (apesar de não haver risco teórico) para recomendá-lo na gestação ou amamentação.

Cloroquina

Devido ao desenvolvimento disseminado de resistência, o uso da cloroquina como agente único ou em combinação agora é limitado, e os viajantes devem estar cientes dos padrões de resistência em seu destino. Consulte o *website* do CDC para obter as últimas recomendações e padrões de resistência (wwwnc.cdc.gov/travel/). Devido ao potencial desenvolvimento de danos à retina com o uso de longo prazo, a profilaxia deve ser inferior a seis anos de uso contínuo.

Proguanil

O proguanil é usado apenas na profilaxia contra malária. Geralmente, mas nem sempre, é usado em combinação com a cloroquina. Devido ao desenvolvimento de resistência à cloroquina e ao proguanil, seu uso agora é limitado. O proguanil é considerado o mais seguro de todos os antimaláricos, inclusive na gestação e em crianças pequenas. Os efeitos colaterais podem incluir pirose, dor epigástrica e úlceras na boca.

Primaquina

A primaquina também é considerada pelas diretrizes de alguns países como opção profilática primária de segunda linha. Pessoas que consideram o uso de primaquina para essa indicação devem ser testadas quanto à deficiência de G6PD por causa do risco de hemólise grave. Como ocorre com todos os medicamentos antimaláricos, o conhecimento dos padrões de resistência local é imperativo para qualquer tomada de decisão.

Tafenoquina

A tafenoquina é similar à primaquina e tem se mostrado efetiva em ensaios clínicos controlados randomizados. Deve ser administrada semanal ou mensalmente e é bem tolerada por aqueles com deficiência de G6PD. Ainda não está disponível para uso comercial.

▶ Tratamento intermitente presuntivo

Foi demonstrado que gestantes que vivem em áreas endêmicas e que recebem medicamentos antimaláricos na segunda metade da gestação, independentemente da presença de sintomas ou de parasitas, apresentam menor incidência de malária placentária e de bebês com BPN. Embora não seja mais recomendada como terapia ou quimioprofilaxia, a combinação de medicamentos sulfadoxina-pirimetamina (fansidar) ainda pode ser usada para essa finalidade. Geralmente, é administrada como dose oral única, duas ou três vezes no segundo e terceiro trimestres. Os protocolos específicos podem variar de acordo com o país e compreender uma parte das medidas de controle, que também incluem o manejo de caso e o uso de telas tratadas com inseticidas. Estudos mostraram que a terapia intermitente presuntiva (IPT) é uma estratégia de controle efetiva em bebês quando administrada no momento das imunizações de rotina, com reduções na incidência de malária clínica, anemia e internações.[18]

Tratamento intermitente preventivo sazonal

Uma abordagem mais nova à prevenção de complicações da infecção por malária é similar à IPT e envolve a conclusão de um curso completo de medicação antimalárica durante estações de alta transmissão em países endêmicos, independentemente da confirmação da infecção dos indivíduos. Concluiu-se que essa abordagem é efetiva na prevenção de anemia em crianças e é uma alternativa aceita à IPT na gestação.[19] Essa abordagem apresenta maior probabilidade de sucesso em áreas onde ocorre transmissão de alta intensidade em um curto intervalo. São necessários estudos consideráveis para estabelecer essa abordagem como complementar aos métodos de controle existentes e confirmar as opções de medicação e mecanismos de distribuição.

▶ Resistência a medicamentos

Como discutido antes, o desenvolvimento da resistência disseminada a medicamentos antimaláricos específicos tem afetado significativamente seu uso no tratamento agudo, na quimioprofilaxia e nos programas de controle direcionados. O conhecimento dos padrões de resistência local é vital para que os médicos tomem as decisões de tratamento individuais e para que os legisladores e gestores estabeleçam as diretrizes para grandes populações. A resistência a medicamentos foi confirmada em apenas duas das cinco espécies de parasitas humanos da malária: *P. falciparum* e *P. vivax*. O *P. falciparum* resistente à cloroquina desenvolveu-se pela primeira vez no final da década de 1950 e começo da década de 1960, mas ficou limitado a três ou quatro locais no sudeste da Ásia, Oceania e América do Sul; a partir daí, subsequentemente, disseminou-se para todas as áreas do mundo onde o *falciparum* é transmitido. Apesar de menos disseminado, o *P. falciparum* também desenvolveu resistência a quase todos os medicamentos antimaláricos, incluindo sulfadoxina/pirimetamina, mefloquina, halofantrina e quinina.

Houve relatórios recentes de que os parasitas de *P. falciparum* da Guiana Francesa eram altamente resistentes ao artemeter, e alguns demonstraram menor sensibilidade *in vitro*. Além disso, a eficácia das TCAs aparentemente diminuiu ao longo da fronteira da Tailândia e do Camboja, o epicentro da resistência a medicamentos no sudeste da Ásia.[20] Esses relatórios enfatizam a importância do desenvolvimento de estratégias robustas para monitoramento e impedimento do desenvolvimento da resistência às TCAs. Um desses projetos é o *Artemisinin Resistance Containment Project* (Projeto de Contenção da Resistência à Artemisina), um esforço conjunto da OMS e dos ministérios da saúde do Camboja e da Tailândia.

A malária por *P. vivax* resistente à cloroquina foi descrita pela primeira vez em 1989 entre australianos que viviam na Papua Nova Guiné. Agora, está bem estabelecida no sudeste da Ásia, Índia e América do Sul. Na Oceania, a malária *vivax* também é menos suscetível à primaquina.

Algumas estratégias específicas para combater o desenvolvimento e a disseminação da resistência aos antimaláricos atuais e novos incluem uma variedade de ferramentas eletrônicas de levantamento e vigilância. O monitoramento dos padrões de resistência em áreas de transmissão intensa inclui testes de eficácia terapêutica, testes *in vitro* e marcadores moleculares específicos de medicamentos para resistência ao *P. falciparum*. A prevenção do desenvolvimento da resistência também é um componente importante das diretrizes de tratamento nacionais e de iniciativas de controle da qualidade de fabricação de medicamentos. Um esboço de vários desses programas está disponível na OMS em www.who.int/drugresistance/malaria.

IMPACTO ECONÔMICO E SOCIOLÓGICO

A malária tem um grande impacto nas famílias e sistemas de saúde e impede o desenvolvimento econômico em países endêmicos. Estima-se que a malária reduz o crescimento do produto interno bruto (PIB) em aproximadamente 1,3% por ano em alguns países africanos.[21] A OMS também estima que a malária pode diminuir o PIB de alguns países de alta carga em mais de 1%. Essa doença afeta pessoas pobres e marginalizadas que não têm condições financeiras de obter o tratamento ou que têm acesso limitado à saúde de maneira desproporcional.[22] A malária também desencoraja investimentos estrangeiros, aumenta os gastos diretos das pessoas com a saúde e prejudica a capacidade de aprendizado das crianças, particularmente daquelas que sobrevivem à doença grave.[21] As assustadoras estatísticas de 1 morte infantil por minuto (na África subsaariana) têm impacto diário econômico, social e psicológico de longo alcance nessas áreas.

ERRADICAÇÃO GLOBAL DA MALÁRIA

Como exemplo histórico, nos Estados Unidos, os programas de eliminação começaram em 1947. Antes disso, o Serviço de Saúde Pública daquele país e a Agência do Vale do Tennessee trabalharam em programas de controle da malária em regiões endêmicas. A campanha de 1947 acabou com sucesso em 1951, quando a transmissão da malária foi eliminada dentro das fronteiras dos Estados Unidos. Os esforços para erradicação no mundo variaram entre 1955 e 1978, com sucessos, mas muitas falhas, principalmente na África subsaariana, e provocaram o crescimento da malária resistente a medicamentos. Os objetivos para esses programas passaram da erradicação para a redução do número de casos e mortes relacionados à malária e a redução da transmissão da malária. Nos últimos 15 anos, houve aumento do número de casos e uma renovação do compromisso para, mais uma vez, buscar a possibilidade de eliminação da malária e talvez sua erradicação, em várias áreas. Em 2010, 91 dos 106 países endêmicos de malária ainda apresentavam transmissão. Em 2010, a Armênia foi o estado mais recente a ser declarado livre da malária.

O Programa de Controle da Malária (Rollback Malaria Program – RBM), iniciado em 1998 por meio de uma parceria estratégica entre a OMS, o Fundo das Nações Unidas para a Infância, o Programa de Desenvolvimento da ONU e o Banco

Mundial, atualmente é o líder no início da estrutura global para controle e erradicação da malária. O secretário-geral e o diretor-executivo do RBM são sediados em Genebra, na sede da OMS. O RBM está no centro de múltiplos parceiros necessários para coordenar todos os esforços no combate à malária e maximizar o impacto dos recursos financeiros limitados comprometidos com a malária (Figura 9-3).

O Fundo Global, a maior fonte de financiamento para controle da malária, foi fundado em 2002 para combater as três doenças infecciosas mais perigosas identificadas no mundo moderno: malária, HIV/AIDS e tuberculose. Pouco mais de 50% de todo o financiamento para controle da malária vem do Fundo Global desde 2009. O investimento total no controle da malária é estimado em US$2 bilhões por ano, com seu pico de investimento tendo acontecido em 2011. Por meio do estudo de tendências, há alguma indicação de que esse montante, por diversos motivos econômicos, começará a retroceder um pouco nos próximos anos. Os 49% restantes do financiamento global para controle da malária em 2010 vieram principalmente do Departamento para Desenvolvimento Internacional, do Reino Unido, da Iniciativa Presidencial contra a Malária, dos Estados Unidos, e do Banco Mundial, juntamente com outros financiadores. As contribuições da Iniciativa Presidencial contra a Malária (President's Malaria Initiative (PMI) iniciada em 2005 pelo Presidente Bush) aumentaram de $385 milhões em 2009 para $585 milhões em 2010. O Relatório do Banco Mundial sobre a Malária observa que mais de US$1 trilhão foram gastos do Banco Mundial com a malária, entre os anos 2000 e 2011.

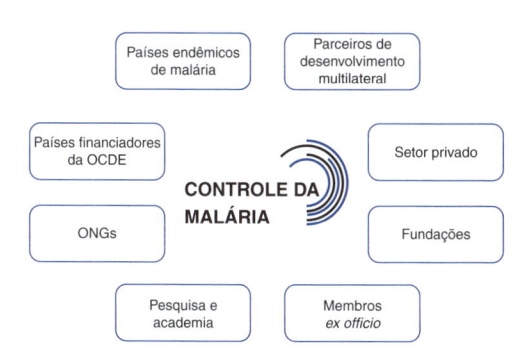

▲ **Figura 9-3** Constituintes do Controle da Malária da Organização Mundial de Saúde. ONG, organização não governamental; OCDE, Organização para Cooperação e Desenvolvimento Econômico. http://www.rollbackmalaria.org/mechanisms/constituencies.html.

A comunidade de desenvolvimento internacional concordou com o plano de ação global contra a malária (GMAP, do inglês Global Malaria Action Plan). Os objetivos para 2015 do GMAP incluem:

1. Redução das mortes globais por malária que podem ser evitadas, aproximando-se de zero
2. Redução das mortes globais por malária em 75% dos níveis de 2000
3. Redução dos casos globais por malária em 75% dos níveis de 2000
4. Cumprir o Objetivo de Desenvolvimento do Milênio 6: Interromper e começar a reverter a incidência de malária e outras doenças importantes
5. Eliminar a malária em 8 a 10 países, na fase de pré-eliminação ou não.

Os aspectos operacionais desses alvos incluem a proteção individual contra picadas de mosquito e uma redução na intensidade da transmissão local da malária. As duas intervenções mais poderosas e que foram aplicadas de forma mais disseminada são as telas com inseticida de longa duração, ou LLINS (*long-lasting insecticidal nets*), e aplicação de *spray* residual em ambientes internos, ou IRS (*indoor residual spraying*). As telas tratadas com inseticida, ou ITNs (*insecticide-treated nets*), incluem as LLINs e as telas convencionais posteriormente tratadas com inseticidas. Essas telas (as LLINs são as preferidas) são recomendadas pela OMS desde 2007 e parecem oferecer a maior cobertura pelo menor custo. IRS é a aplicação de inseticidas residuais às superfícies internas de residências ou outras áreas residenciais onde os mosquitos tendem a repousar após uma ingestão de sangue. Esses dois métodos funcionam diminuindo a população de mosquitos e reduzindo o contato dos mosquitos com humanos. O controle das larvas é outro método usado em determinadas áreas onde os inseticidas são acrescentados à água parada para exterminar mosquitos em estágio de larva. IRS e controle de larvas devem ser monitorados cautelosamente, pois sempre há possibilidade de resistência ao inseticida. Por exemplo, alguma resistência a piretroides foi observada em várias regiões da África. Cada campanha de um inseticida deve incluir esforços para monitorar a efetividade da substância química sendo usada, variar essas substâncias com o tempo e garantir que não surja resistência. ITNs de baixo custo ou gratuitas têm sido parte significativa dos esforços no controle da malária nos últimos cinco anos, e estima-se que estejam disponíveis para 80% das populações vulneráveis à malária.[23]

O diagnóstico e tratamento apropriados da malária também são partes críticas do plano para erradicar a malária. O primeiro passo deve ser sempre uma confirmação parasitológica imediata da doença, por microscópio ou TDR. O tratamento mais preciso pode, então, ser aplicado, em uma tentativa de evitar o emprego excessivo de medicamentos antimaláricos ou o uso inadequado de medicamentos contra tipos resistentes ou não resistentes de malária. A noção mais recente de IPT foi a promessa de reduzir a carga da malária em determinadas populações-alvo. Esse método foi usado especialmente na gestação (conhecido como IPTp) e também foi sugerido para bebês (IPTi). Os protocolos de tratamento intermitente preventivo variam um pouco, mas geralmente contêm um curso terapêutico completo para infecção malárica ativa. São tomados como prevenção, antes de quaisquer sinais ou sintomas de infecção ativa.

Todos esses métodos coordenados juntos e aplicados adequadamente limitarão a resistência a medicamentos ou ao uso de inseticidas. Juntos, têm a possibilidade de reduzir em grande a parte a malária e potencialmente cumprir os objetivos para 2015. Deve-se sempre considerar o aspecto econômico das estratégias, pois o custo total dessas intervenções, conforme anotado no GMAP do RBM, será em média US$5,9 bilhões por ano, de 2011 até 2020. Se o GMAP tiver sucesso, o custo depois de 2020 pode diminuir e está estimado em algo próximo a US$3,3 bilhões[24] (Figura 9-4).

▶ Precauções individuais

A cada ano, mais de 125 milhões de viajantes internacionais visitam os 100 ou mais países e regiões com risco de malária. Milhares de visitantes ficam doentes depois de voltar para casa. Todos os viajantes não imunes, quando expostos a picadas de mosquito, especialmente entre a manhã e o entardecer, apresentam risco significativo de desenvolver malária. Os viajantes em maior risco são crianças, gestantes e aqueles que perderam qualquer imunidade anterior vivendo distantes das áreas endêmicas por mais de seis meses. A OMS possui a mnemônica ABCD para ajudar os viajantes e orientadores a se lembrarem da proteção básica contra malária.[25]

Awareness (Conscientização) do risco, dos sintomas primários da malária, do período de incubação e da possibilidade de início tardio, é essencial.

Bite (Picada) – evitar a picada de qualquer inseto, mas especialmente mosquitos, entre a manhã e o entardecer, é crítico.

Chemoprophylaxis (Quimioprofilaxia) com medicamentos antimaláricos apropriados para impedir que a infecção evolua para doença clínica.

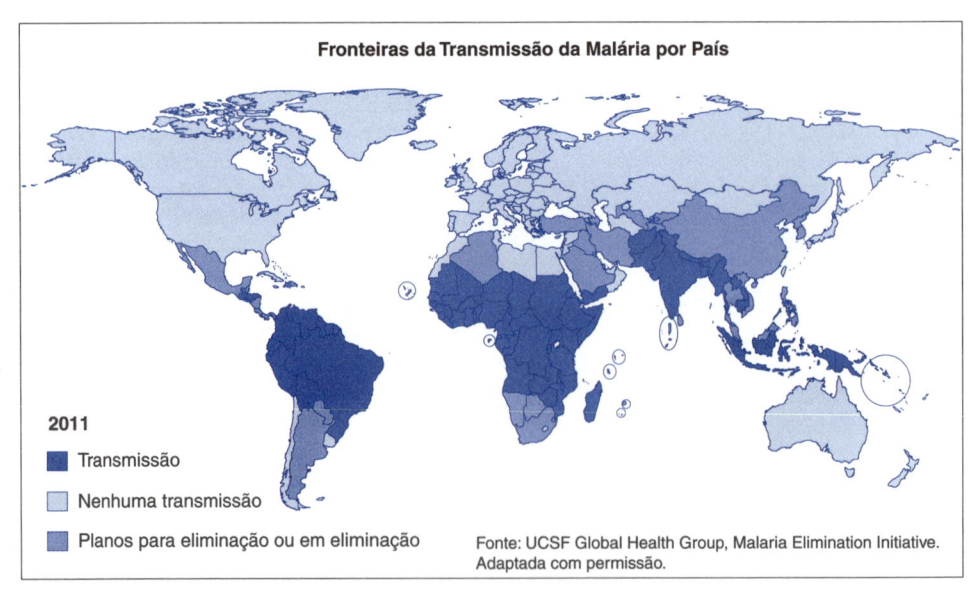

▲ **Figura 9-4** Fronteiras da transmissão da malaria por país; 2011. Bardi JS. Universidade da Califórnia. Malaria Elimination Maps Highlight Progress, Prospects.

Diagnosis (Diagnóstico) e tratamento apropriados para febre que se desenvolve 1 semana ou mais depois de entrar em uma área em risco e durante três meses após a partida daquela área são importantes.

Em todos os casos, os viajantes devem tentar evitar picadas de mosquito usando vestimentas apropriadas, telas mosquiteiras tratadas com inseticidas e repelente pessoal contra insetos e minimizar a exposição noturna. Dependendo da extensão da exposição e da distância do destino, alguns indivíduos podem considerar levar um curso de tratamento de emergência. Gestantes, crianças e viajantes imunossuprimidos devem considerar cautelosamente a necessidade de qualquer viagem para áreas em risco de transmissão de malária em comparação aos riscos envolvidos.

▶ Iniciativas para o desenvolvimento de vacinas

O desenvolvimento de vacinas tem sido difícil devido à biologia da malária e aos vários membros do ciclo de vida, cada um com cepas geneticamente distintas. Há múltiplos desafios para tentar produzir imunidade de longo prazo em alto nível. A Iniciativa de Vacina contra a Malária (Malaria Vaccine Initiative), fundada pela Fundação Gates para organizar e impulsionar o desenvolvimento de vacinas contra a malária, identifica cerca de 63 grupos de cientistas trabalhando em vários aspectos do desenvolvimento de vacina. Atualmente, 41 desses esforços estão em ensaios pré-clínicos ou clínicos (Figura 9-5). Os objetivos de consenso no desenvolvimento internacional são ter uma vacina que seja 50% efetiva até 2015 e, eventualmente, uma vacina 80% efetiva com imunidade de prazo mais longo até 2025.[26]

A vacina RTS, S/AS01 é a única vacina atual em ensaios clínicos de fase 3. Os resultados têm sido promissores, especialmente na categoria etária de 5 a 17 meses, que parece ter uma redução de 50% na incidência de malária nos primeiros 12 meses. As preocupações iniciais foram a falta de redução na taxa de morte de malária e uma taxa relativamente significativa de convulsões generalizadas na primeira semana após a administração da vacina.[27] Nos próximos anos, haverá mais informações e aprendizados nessa área (Figura 9-5).

QUESTÕES DE ESTUDO

1. Por que os padrões de transmissão local são importantes no desenvolvimento da imunidade parcial?
2. Que fatores afetam o desenvolvimento de resistência a medicamentos e inseticidas?
3. Quais são os obstáculos primários à erradicação global da malária como preocupação importante de saúde pública?
4. Que estratégias de controle global atualmente mostram promessas de redução da morbidade e mortalidade em crianças com menos de 5 anos?
5. Descreva a história recente da malária no mundo todo, com ênfase no desenvolvimento de resistência e doença humana emergente por espécie de plasmódio.

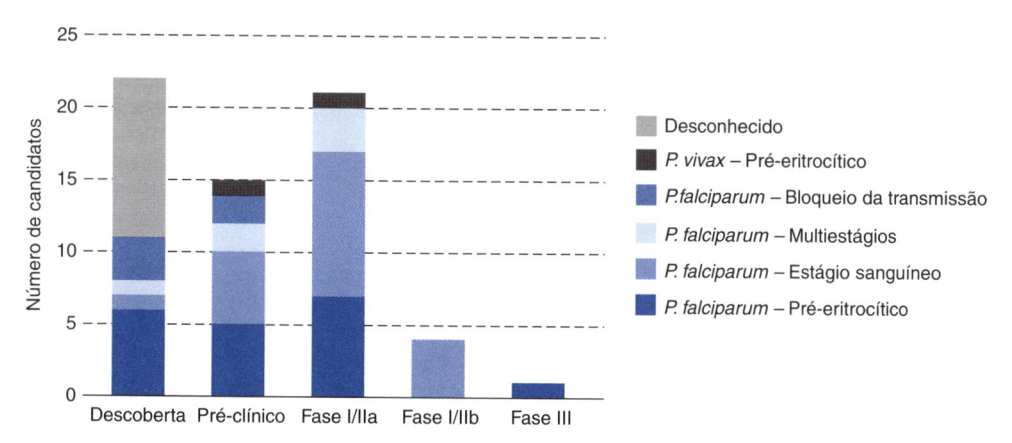

▲ **Figura 9-5** O progresso do desenvolvimento de vacinas. PATH Malaria Vaccine Initiative. http://www.malariavaccine.org/images/globalmalariavaccineportfolio.jpg.

REFERÊNCIAS

1. Mandell GL, Bennett JE, Dolin R. *Principles and Practice of Infectious Diseases.* 7th ed. Philadelphia: Elsevier, 2009: 3437–44.
2. World Health Organization. Q&A on Malaria, Mortality -Estimates 2012. http://www.who.int/malaria/world_malaria_report_2011/WHOGMP_burden_estimates_qa.pdf.
3. The World Bank. Millennium Development Goals. Combat HIV/AIDS, Malaria and Other Diseases by 2015. http://www.worldbank.org/mdgs/diseases.html.
4. World Health Organization. World Malaria Report 2011, Fact Sheet. http://www.who.int/malaria/world_malaria_report_2011/WMR2011_factsheet.pdf.
5. Lalloo D, Molyneux M. Malaria. In: Gill G, Beeching N, eds. *Lecture Notes on Tropical Medicine.* 5th ed. Malden, MA: Blackwell Science, 2004:57.
6. Daneshvar C, Davis TM, Cox-Singh J. Clinical and laboratory features of human *Plasmodium knowlesi* infection. *Clin Infect Dis* 2009;49(6):852–860.
7. Koram KA, Molyneux ME. When is "malaria" malaria? The different burdens of malaria infection, malaria disease, and -malaria-like illnesses. *Am J Trop Med Hyg* 2007;77(6):1–5.
8. World Health Organization. Malaria in pregnancy. http://www.who.int/malaria/high_risk_groups/pregnancy/en/index.html.
9. World Health Organization. Fact files: Pregnant women are particularly at risk of malaria. http://www.who.int/features/factfiles/malaria/malaria_facts/en/index8.html.
10. Warren, Kenneth S, Mahmoud, Adel AF. *Tropical and Geographical Medicine.* New York: McGraw-Hill, 1984:256.
11. McAuley CF, Webb C, Makani J, et al. High mortality from *Plasmodium falciparum* malaria in children living with sickle cell anemia on the coast of Kenya. *Blood* 2010;116(10):1663.
12. Guilbride DL, Guilbride PD, Gawlinski P. Malaria's deadly secret: a skin stage. *Trends Parasitol* 2012; 28(4):142–150.
13. Taylor SM, Molyneux ME, Simel DL. Does this patient have malaria? *JAMA* 2010;304(18):2048–2056.
14. Gwer S, Newton C, Berkley JA. Over-diagnosis and co--morbidity of severe malaria in African children: a guide for clinicians. *Am J Trop Med Hyg* 2007;77(6):6–13.
15. Abba K, Deeks JJ, Olliaro P, et al. Rapid diagnostic tests for diagnosing uncomplicated *P. falciparum* malaria in endemic countries. *Cochrane Database Syst Rev* 2011:CD008122.
16. Rosenthal PJ. Artesunate for the treatment of severe falciparum malaria. *N Engl J Med* 2008;358:1829–1836.
17. Freedman DO. Malaria prevention in short-term travelers. *N Engl J Med* 2008;359:603–612.
18. Ponte JJ, Schellenberg D, Egan A. Efficacy and safety of intermittent preventive treatment with sulfadoxine-pyrimethamine for malaria in African infants. *Lancet* 2009;374:1533–1542.
19. Greenwood B: Review. Intermittent preventive treatment—a new approach to the prevention of malaria in children in areas with seasonal malaria transmission. *Trop Med Int Health* 2006;11(7):983–991.
20. Nosten F, White NJ. Artemisinin-based combination treatment of falciparum malaria. *Am J Trop Med Hyg* 2007;77(6):181–192.
21. The World Bank. Malaria Overview 2012. http://web.worldbank.org/WBSITE/EXTERNAL/TOPICS/EXTHEALTHNUTRITIONANDPOPULATION/EXTPH/0,,contentMDK:22792430~pagePK:148956~piPK:216618~theSitePK:376663,00.html.
22. World Health Organization. Fact Files: Malaria causes significant economic losses in high-burden countries. http://www.who.int/features/factfiles/malaria/malaria_facts/en/index9.html.
23. World Health Organization. World Malaria Report 2011. http://www.who.int/malaria/world_malaria_report_2011/en/.
24. Roll Back Malaria, Part II. The Global Strategy. http://www.rbm.who.int/gmap/2-5.html.
25. World Health Organization. International Travel and Health. Geneva: WHO Press, 2012:148.
26. Path-Malaria Vaccine Initiative. Accelerating Malaria Vaccine Development. http://www.malariavaccine.org/malvac-state-of-vaccine-dev.php.
27. RTS,S Clinical Trials Partnership. First results of phase 3 trial of RTS, S/AS01 malaria vaccine in African children. *N Engl J Med* 2011;365:1863–1875. http://www.nejm.org/doi/full/10.1056/NEJMoa1102287.

LEITURA RECOMENDADA

Gill G, Beeching N, eds. *Lecture Notes on Tropical Medicine.* 5th ed. Malden, MA: Blackwell Science, 2004.
US Centers for Disease Control and Prevention. Malaria 2012. http://www.cdc.gov/malaria/index.html.
World Health Organization. Guidelines for Treatment of Malaria.2nd ed., 2010. http://www.who.int/malaria/publications/atoz/ 9789241547925/en/index.html.
World Health Organization. Malaria 2012. http://www.who.int/malaria/en/.

Tuberculose e HIV/AIDS

10

Lisa V. Adams e Godfrey B. Woelk

OBJETIVOS DE APRENDIZADO

- Descrever a epidemiologia global da tuberculose e do HIV/AIDS
- Compreender como a tuberculose é transmitida, diagnosticada e tratada
- Relacionar os componentes da estratégia DOTS, a Estratégia Stop Tuberculose (TB) e o Plano Global Stop TB
- Discutir os desafios atuais para controle da tuberculose em contextos de recursos limitados e os avanços recentes no diagnóstico, no tratamento e na prevenção da tuberculose
- Descrever a história, a patogênese, o diagnóstico e a transmissão de HIV/AIDS
- Descrever o tratamento de HIV/AIDS, incluindo a prevenção e o manejo de infecções oportunistas
- Definir as questões políticas e operacionais da implantação do tratamento, com referência particular aos países de baixa e média renda
- Discutir estratégias de prevenção de HIV/AIDS e suas potenciais efetividade e limitações em diversos estágios da epidemia
- Saber onde encontrar recursos adicionais para tuberculose e HIV/AIDS

INTRODUÇÃO

A tuberculose e o vírus da imunodeficiência humana/síndrome da imunodeficiência adquirida (HIV/AIDS) – a primeira, um flagelo quase tão antigo quanto a humanidade e a segunda, uma doença que surgiu há apenas três décadas – são responsáveis por uma carga significativa da morbidade e mortalidade globais de hoje. Quando ocorrem separadamente, cada uma representa um desafio para cura ou tratamento, mas, quando ocorrem juntas, constituem uma combinação fatal. Em muitas partes do mundo, especialmente em muitos contextos de recursos limitados, são inextricavelmente relacionadas e exigem uma resposta programática conjunta do setor de saúde. Devido à grande sobreposição que existe entre as epidemias nas partes mais pobres do mundo, essas doenças foram agrupadas em um único capítulo. TB e HIV/AIDS são consideradas primeiro separadamente e então juntas neste capítulo.

▶ Epidemiologia global da tuberculose

A TB é onipresente. Aproximadamente um terço da população mundial – mais de dois bilhões de pessoas – é infectado com *Mycobacterium tuberculosis* (MTB). Em circunstâncias ordinárias, cerca de 10% das pessoas infectadas com MTB desenvolvem doença TB ativa durante a vida. A Organização Mundial de Saúde (OMS) estima que houve 8,8 milhões de casos novos de TB em 2010, com quase 65% desses casos relatados aos programas de saúde pública e à OMS.[1] No mesmo ano, estima-se que ocorreram 1,5 milhão de mortes devidas à TB (quase um quarto delas associadas ao HIV), tornando-a a principal causa de morte por uma doença infecciosa curável.[1,2]

A grande maioria dos pacientes de TB – mais de 80% – vive em apenas 22 países do mundo. A lista dos 22 países com alta carga de TB é dominada pelos países com recursos limitados da África subsaariana e Ásia (Tabela 10-1), com a Índia e a

Tabela 10-1 Países com alta carga de tuberculose

1. Índia
2. China
3. Indonésia
4. Paquistão
5. Bangladesh
6. Filipinas
7. África do Sul
8. República Democrática do Congo
9. Etiópia
10. Nigéria
11. Vietnã
12. Mianmar
13. Federação Russa
14. Tailândia
15. Afeganistão
16. Quênia
17. Moçambique
18. Camboja
19. Brasil
20. República Unida da Tanzânia
21. Uganda
22. Zimbábue

Dados da Organização Mundial de Saúde. Global Tuberculosis Control 2011. Genebra: OMS, 2011. WHO/HTM/TB/2011.16. (*Reproduzida com permissão.*)

China sendo responsáveis por 40% dos casos notificados em 2010. Os esforços de controle da TB e os investimentos internacionais compensaram. O número absoluto de casos de TB e as taxas de incidência de TB têm caído, pelo menos nos últimos cinco anos (Figura 10-1).[1] Entre 1990 e 2010, foram observadas reduções significativas nas taxas globais de prevalência e mortalidade. Com aproximadamente 75% dos casos de TB em países com recursos limitados ocorrendo entre pessoas em seus anos mais economicamente produtivos (entre 15-54 anos de idade), o impacto humano e econômico sobre esses países tem sido devastador.

A persistência de TB ao longo dos anos é multifatorial, sendo os fatores principais a história de negligência pelos governos e os programas de controle de TB com gestão inadequada, pobreza, crescimento populacional e migração. Nas últimas três décadas, a epidemia de HIV contribuiu para o crescente número de casos de TB na África subsaariana. O HIV é um fator de risco significativo que aumenta a probabilidade de progressão de infecção de TB para doença de 10% durante a vida para 10% por ano. A TB é a principal causa de morte entre indivíduos infectados com HIV, sendo responsável por cerca de um quarto das mortes por AIDS no mundo todo. Em alguns dos países mais afetados na África subsaariana, mais de 70% dos pacientes com TB pulmonar positiva no esfregaço de bacilos álcool-ácido resistentes (BAAR) também são infectados com HIV.[1]

O surgimento de níveis significativos de TB resistente a multimedicamentos em algumas partes do mundo também prejudicou os esforços globais para controlar a doença. Cepas de TB que são resistentes às medicações antiTB-padrão (de primeira linha) foram documentadas em todos os países; no entanto, alguns pontos da Ásia e da Europa Oriental abrigam a maior carga de TB resistente a medicamentos. Confirmando os piores temores, o surgimento de cepas de TB resistentes a quase todos os medicamentos antiTB, chamadas TB extensivamente resistentes a medicamentos (XDR-TB, do inglês *extensively drug-resistent-TB*), foi relatado em 83% dos países testados.[3,4]

▶ Epidemiologia global de HIV/AIDS

A epidemiologia global da infecção por HIV não é muito diferente da epidemiologia da TB. Os temas recorrentes incluem a pesada carga de casos que ocorrem na África subsaariana e as relações entre a infecção por HIV e pobreza, a falta de acesso a estratégias de prevenção e tratamentos efetivos e o fato de que o HIV também mata as pessoas em seus anos mais produtivos, em muitos casos exterminando gerações, nos países mais afetados.

Cerca de 34 milhões (31,4-35,9 milhões) de pessoas viviam com HIV em 2011, mais do que nunca devido aos efeitos da terapia antirretroviral, que prolonga a vida. A AIDS resultou nas mortes de cerca de 1,7 milhão (1,5 – 1,9 milhão) em 2011, e outras 2,5 (2,2 – 2,8 milhões) de pessoas foram infectadas pela primeira vez no mesmo ano.[5] A África subsaariana continua sendo a área mais afetada, com aproximadamente 23,5 milhões de habitantes infectados com HIV, quase dois terços da carga global total.[5] No entanto, o número de pessoas infectadas com HIV na Europa Oriental e leste e centro da Ásia também cresceu nos últimos anos. A proporção de adultos infectados com HIV do sexo feminino continua a aumentar, chegando a 50% no mundo e 58% na África subsaariana.[5]

O sexo heterossexual é o principal meio de transmissão do HIV no mundo todo, embora em algumas regiões o uso de drogas injetáveis (com frequência combinado com a troca de sexo por drogas) ainda é uma via importante de transmissão. Os esforços para controlar o HIV/AIDS originalmente eram focados na prevenção de novas infecções, mas, na última década, incluíram a ampliação dos programas de atenção e o tratamento com terapia antirretroviral para prolongar a vida.

TUBERCULOSE

▶ Patogênese da tuberculose

A TB é causada pela bactéria *Mycobacterium tuberculosis* (MTB). *M. bovis*, *M. caprae*, *M. africanum*, *M. microti*, *M. pinnipedii* e *M. canettii* são geneticamente muito similares ao MTB e, juntos, compreendem o complexo MTB.[6] Embora qualquer dos organismos complexos de MTB possa causar TB, o MTB é o mais comum, especialmente nos trópicos. O MTB é um bacilo aeróbio obrigatório, não formador de esporos e não móvel, com grande teor de lipídeos em sua parede celular. Cresce lentamente, com tempo de geração de aproximadamente 15 a 20 horas, em comparação a menos de 1 hora para as bactérias mais comuns. Os bacilos do MTB são conhecidos como BAAR devido à capacidade de sua parede celular rica em lipídeos de reter o corante vermelho carbolfucsina, mesmo após a descolorização com ácido e álcool durante o procedimento de coloração de Ziehl-Neelsen.

O MTB é transmitido quando uma pessoa com TB ativa tosse, espirra ou fala e expele bacilos de MTB no ar. Essas secreções respiratórias contêm partículas de núcleo que se tornam aerossolizadas e podem permanecer em um espaço aéreo contido por até oito horas. As partículas do núcleo são muito pequenas, geralmente de apenas 5 μm a 10 μm de diâmetro, o que permite que sejam transportadas aos espaços aéreos terminais, quando inaladas. Uma vez depositadas nos sacos aéreos terminais, os bacilos de MTB são absorvidos por macrófagos alveolares. Por meio de disseminação hematogênica ou linfática ou por extensão direta, as bactérias de MTB podem se disseminar para praticamente qualquer órgão do corpo. Na maioria dos casos, as bactérias são "isoladas" por macrófagos e outras células que contêm a infecção por meio da formação de granuloma. Em alguns casos, particular-

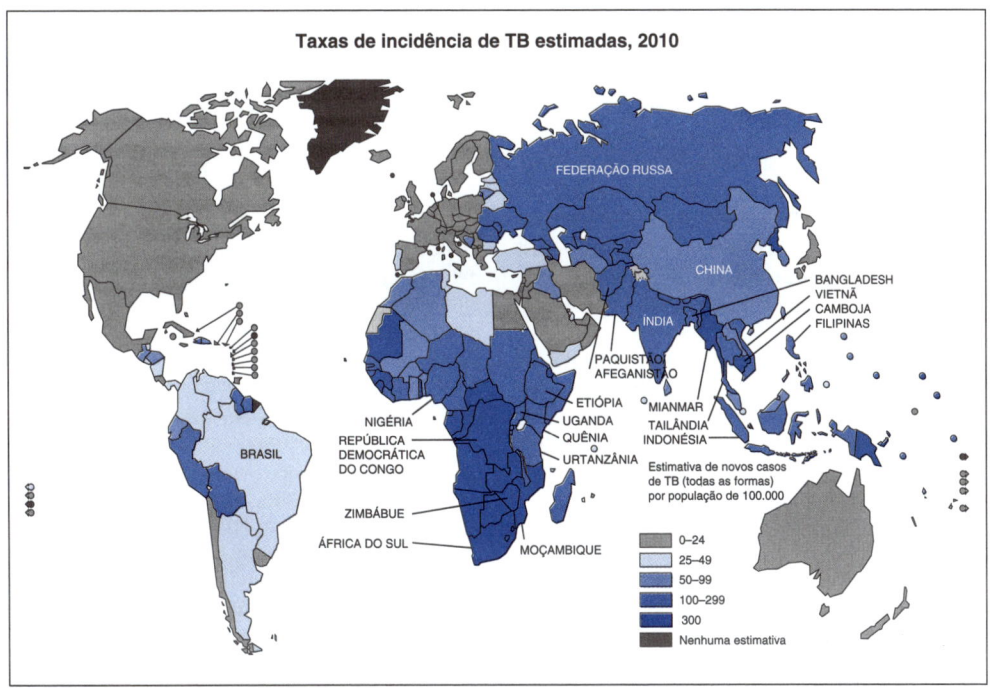

▲ **Figura 10-1** Distribuição da tuberculose no mundo em 2010. *Fonte*: Dados da Organização Mundial de Saúde. Global Tuberculosis Control 2011. Genebra: OMS, 2011. WHO/HTM/TB/2011.16

mente em crianças, a infecção inicial com MTB pode resultar em doença primária com as marcas da linfadenopatia hilar ou mediastinal com ou sem opacidade visível, a "lesão primária," no pulmão. Se retido com sucesso, o MTB continua a crescer lentamente durante a vida da pessoa. Esse cenário é o da infecção latente por TB. Se não tratado, o MTB permanece dormente e nunca causa doença ativa em 90% das pessoas saudáveis em outros aspectos. Se uma pessoa é infectada com HIV, o risco de desenvolver TB ativa aumenta de 10% durante toda a vida para um risco anual de 10%.

Se o sistema imune da pessoa não é capaz de conter a infecção por MTB, as bactérias começam a se multiplicar mais rapidamente e a pessoa desenvolve TB ativa. Além da infecção por HIV, má nutrição, diabetes melito, insuficiência renal crônica e certas medicações (p. ex., esteroides) podem resultar em graus variados de supressão imune, que aumentam a probabilidade de progressão de infecção latente por TB para TB ativa. A TB pulmonar é a forma mais comum da doença, responsável por 80% dos casos (em populações sem grandes números de indivíduos infectados com HIV). A TB extrapulmonar pode afetar qualquer órgão além dos pulmões, porém os mais comumente afetados são a pleura, os nódulos linfáticos, a coluna vertebral, o trato geniturinário, o sistema nervoso ou o abdome. A TB extrapulmonar é mais comum em indivíduos infectados com HIV e crianças pequenas.

Os sintomas clássicos da TB pulmonar ativa são tosse que persiste por mais de duas semanas com produção de escarro e hemoptise ocasional, perda de peso e febres com suores noturnos. Dor no tórax e fadiga também são comumente observadas. Febre e perda de peso são mais comuns em pacientes com TB que também são infectados com HIV. No exame físico, pode-se observar perda de peso e taquicardia (por causa da febre). Os sinais respiratórios são variáveis e podem incluir crepitações, sibilos ou respiração brônquica; alternativamente, os sons da respiração podem ser normais.

▶ Diagnóstico da tuberculose

Qualquer pessoa que se apresente a um centro de saúde com tosse por duas semanas ou mais em um país endêmico de TB deve ser suspeita de apresentar TB e avaliada adequadamente. O paciente deve apresentar três amostras de escarro para microscopia de esfregaço (e cultura microbiana, quando disponível). Em condições ideais (e em áreas sem alta prevalência de HIV), a microscopia de esfregaço de escarro utilizando coloração de Ziehl-Neelsen identifica aproximadamente 65% dos casos pulmonares adultos de TB.[7] A identificação desses casos é uma alta prioridade, pois são os mais infecciosos e, portanto, responsáveis pela maioria dos casos de transmissão de TB. A imunofluorescência utilizando coloração de fluorocromo está se tornando amplamente disponível e é o método preferido de microscopia de esfregaço. O MTB pode ser identificado mais rapidamente utilizando-se esse método, já que os esfregaços podem ser rastreados sob menor ampliação. Os resultados da microscopia de esfregaço, independentemente da coloração usada, são registrados com base no número de bacilos de TB observados na lâmina, o que reflete a gravidade da doença e a infecciosidade do paciente.

A cultura laboratorial de MTB, considerada padrão-ouro ou teste definitivo para doença por MTB, pode levar até 8 a 12 semanas utilizando a técnica de cultura-padrão (ou seja, meio sólido com meio de Lowenstein-Jensen) para detectar o crescimento de MTB. O meio líquido utilizando equipamentos automáticos, como o sistema BACTEC (Beckton Dickinson, Sparks, MD), é capaz de detectar o crescimento de MTB até 2 a 3 semanas após a inoculação, mas seu preço restringiu sua disponibilidade em contextos de recursos limitados. Por causa do tempo necessário para obter resultados, a cultura micobacteriana não é útil em diagnósticos individuais rápidos, mas pode ser valiosa para detectar doença paucibacilar em indivíduos infectados com HIV. Embora o acesso à cultura micobacteriana esteja aumentando em países endêmicos de TB, raramente está disponível em laboratórios fora de centros acadêmicos ou do centro nacional de referência do país.

Em dezembro de 2010, a OMS aprovou o uso de um novo ensaio automático de amplificação de ácido nucleico baseado em cartucho, Xpert MTB/RIF.[8] Essa tecnologia possui várias vantagens sobre os testes diagnósticos existentes. O ensaio detecta simultaneamente a presença de MTB e a resistência à rifampicina, exige menos treinamento e capacidade laboratorial do que as técnicas de cultura e oferece um resultado mais rapidamente – em cerca de 90 minutos *versus* semanas a meses com a tecnologia atual de cultura. Um estudo multinacional envolvendo 1.730 pacientes demonstrou que o Xpert MTB/RIF é sensível e específico; detectou 98% de casos de TB positivos no esfregaço e 73% de casos negativos no esfregaço e identificou corretamente 99% dos não casos de TB.[9] Seu desempenho na detecção da resistência à rifampicina é igualmente potente, com o ensaio Xpert MTB/RIF identificando corretamente 98% dos casos com bactérias resistentes à rifampicina.[9] Espera-se que a introdução disseminada desse teste tenha um impacto drástico sobre o controle da TB, especialmente em cenários de recursos limitados com alta prevalência de HIV e/ou altas taxas de TB resistente a multimedicamentos (TB-MDR, do inglês *multidrug resistance TB*). Estima-se que o dobro do número de pacientes com TB associada a HIV será diagnosticado com a implementação do Xpert MTB/RIF, e o triplo de pacientes com MDR-TB.[8] A implantação e o monitoramento dessa tecnologia agora são o objetivo principal de muitos programas nacionais de controle de TB e da OMS. O custo (especialmente dos cartuchos, que são descartáveis) limitou a implementação em alguns contextos, mas, em meados de 2012, mais de 700 instrumentos foram comprados em 67 países com preços acessíveis.[10]

A radiografia de tórax costuma ser usada para ajudar no diagnóstico de TB pulmonar quando nenhum ou apenas um esfregaço de escarro examinado é positivo para BAAR ou para avaliar patologia pulmonar concomitante em um paciente com TB extrapulmonar. As radiografias de tórax são mais úteis no diagnóstico da TB em crianças que, devido à sua doença paucibacilar e força de tosse insuficiente para produzir escarro, costumam apresentar esfregaços de escarro negativos para BAAR. Em adultos, uma radiografia de tórax pode mostrar 1 ou mais infiltrações, particularmente nos lobos pulmonares, com ou sem cavitação, fibrose ou retração. No entanto, nenhum achado radiográfico é absolutamente diagnóstico de TB pulmonar, e mesmo uma radiografia de tórax normal não pode excluir o diagnóstico. Isso é especialmente verdadeiro em indivíduos infectados com HIV, quando a aparência da radiografia de tórax costuma ser atípica (ou seja, normal) naqueles com imunocomprometimento grave.

O teste cutâneo de tuberculina (TST, do inglês *tuberculin skin test*, também conhecido como teste PPD por ser composto de derivado proteico purificado, do inglês *purified protein derivative*), raramente é usado para diagnosticar TB em adultos em contextos de recursos limitados. O TST tem baixa sensibilidade e especificidade para TB ativa (o TST demonstrou ser negativo em até 25% dos pacientes com TB confirmada na cultura), e sua interpretação é complicada em áreas onde a infecção por HIV é prevalente (aumentando o potencial de resultados falso-negativos) e onde a vacina com o bacilo de Bacille Calmette-Guérin (BCG) é usada (aumentando o potencial de resultados falso-positivos).

Dados publicados em dois ensaios *ex vivo* de liberação de interferon-gama (IGRA, do inglês *interferon-gamma release essay*) – o T.SPOT. TB (Oxford Immunotec) e o QuantiFERON-TB Gold In-Tube (Cellestis/Qiagen) – sugerem que esses testes rápidos têm maior especificidade do que o TST para detectar TB.[11,12] Esses testes detectam as respostas das células-T a dois antígenos específicos de MTB (ESAT-6 e CFP-10) e, portanto, ao contrário do TST, não estão sujeitos a resultados falso-positivos em pessoas vacinadas com BCG. Os dois testes exigem apenas uma retirada de sangue para coleta de espécime. A avaliação desses testes focou em seu uso na detecção de infecção latente, e não de TB. A recomendação atual nos Estados Unidos é que os IGRAs podem ser usados no lugar do TST em todas as situações, mas devem ser preferidos em pessoas que tenham sido vacinadas com BCG ou que façam parte de grupos que historicamente apresentem baixas taxas de retorno para leitura de TST (p. ex., os sem-teto). O teste cutâneo de tuberculina é preferido em crianças pequenas, devido à falta de dados consistentes sobre o uso do IGRA nessa população. Para todos os outros grupos, não há preferência. Seu uso é atualmente limitado no cenário de campo pela necessidade de transporte relativamente rápido do espécime para um laboratório com equipamentos apropriados e um técnico treinado. Além disso, seus custos de valor de mercado atuais são proibitivos para países com recursos limitados.

Na ausência de achados laboratoriais e radiográficos consistentes, uma pequena porção dos pacientes é diagnosticada com base no julgamento clínico do médico responsável pelo tratamento.

A TB extrapulmonar, representando aproximadamente 20% de todos os casos, apresenta um desafio maior para diagnóstico. Sem o benefício do exame de esfregaço de escarro-padrão para BAAR e devido à disponibilidade limitada da cultura micobacteriana, o diagnóstico inicial costuma ser presuntivo, baseado nos achados clínicos, e confirmado retrospectivamente por uma resposta positiva ao tratamento contra TB. Quando disponíveis, o diagnóstico também pode contar com os resultados de ferramentas diagnósticas especializadas como ultrassom, biópsia ou aspiração. Se houver suspeita ou confirmação de TB extrapulmonar, o paciente também deve ser avaliado quanto à TB pulmonar. Crianças com menos de 2 anos apresentam risco de desenvolver formas disseminadas graves de TB, especialmente TB miliar ou disseminada, ou meningite por TB.

▶ Tratamento da tuberculose

O tratamento de TB exige um regime de multimedicamentos por pelo menos seis meses. Quando tomado sem interrupção, o regime-padrão utilizando medicamentos de primeira linha cura 90% dos pacientes com TB suscetível a medicamento. O tratamento de TB é dividido em duas fases: a fase inicial de dois meses, quando ocorre o rápido extermínio bacteriano, e a fase de continuação de quatro meses, quando ocorre mais atividade de esterilização. Os dois medicamentos mais efetivos contra TB são a isoniazida e a rifampicina. Os dois agentes bactericidas são usados durante todo o tratamento da TB. A pirazinamida, também bactericida, é ativa apenas em ambiente ácido e, portanto, é efetiva somente durante a fase inicial de dois meses da terapia. Um quarto agente, o etambutol, é acrescentado ao regime para impedir o surgimento de resistência ao medicamento se a primeira cepa possuir resistência subjacente a qualquer dos outros três medicamentos usados.

Os regimes de tratamento baseados nas características do paciente foram padronizados pela OMS (Tabela 10-2). Regimes diferentes são usados para pacientes suspeitos de apresentar TB resistente a medicamento (veja "O Problema da Resistência a Medicamentos," mais adiante neste capítulo). Em geral, adultos e crianças, independentemente de seu *status* de HIV, são tratados de maneira similar. Sempre que possível, comprimidos combinados de dose fixa devem ser administrados, pois seu uso facilita a prescrição correta e a adesão do paciente e simplifica a ordem e o controle de estoque. Medicamentos antiTB podem ser obtidos por países, a baixo ou nenhum custo, do Fundo Mundial de Medicamentos (Global Drug Facility), um programa administrado pela Parceria Stop TB, em Genebra. Um curso de seis meses de terapia antiTB custa até US $30.

É crucial monitorar os pacientes em terapia para garantir a obtenção de uma resposta terapêutica. Pacientes com esfregaços de escarro ou culturas micobacterianas positivos para BAAR devem ter esfregaços de escarro e culturas de seguimento examinados após a fase inicial da terapia próximo do final e no término da terapia. Novas recomendações de monitoramento para pacientes com teste Xpert MTB/RIF positivo estão sendo desenvolvidas, mas provavelmente incluirão seguimento similar.

▶ O papel da vacina com o bacilo de Calmette-Guérin

A vacina BCG, uma vacina bacteriana viva usada pela primeira vez em 1921, atualmente é administrada a cerca de cem milhões de crianças por ano.[13] A determinação de sua eficácia na prevenção de várias formas de TB produziu resultados variáveis e inconsistentes. Em uma metanálise de estudos de eficácia, concluiu-se que a vacina BCG tem efeito protetor geral de 51% contra todas as formas de TB, efeito protetor de 64% contra meningite por TB e efeito protetor de 78% contra TB disseminada.[14] No entanto, essa análise não excluiu estudos com pacientes "experientes com micobactérias" (ou seja, pacientes que tiveram ou possam ter tido uma infecção micobacteriana anterior). Em pacientes virgens para micobactérias (ou seja, aqueles sem infecção micobacteriana anterior, como os recém-nascidos), a eficácia da BCG é muito maior, de 80%.[15]

Atualmente, a OMS recomenda a administração de uma única dose de vacina BCG ao nascer para todos os bebês que vivem em áreas onde a TB é altamente endêmica e a bebês e crianças em risco particular de exposição a TB em países com baixa endemicidade.[13] Além disso, a vacina BCG deve ser administrada ao nascer para todos os bebês, independentemente da exposição ao HIV, especialmente considerando a alta endemicidade de TB em populações com alta prevalência de HIV. Apenas aqueles sabidamente infectados com HIV ou com imunossupressão grave de outra causa não devem receber a vacina BCG, devido ao risco de desenvolver doença disseminada grave ou disseminada de BCG.[16] Não há dados que sustentem a revacinação com BCG ou inoculações de reforço.[13] A efetividade da BCG para proteger bebês e crianças pequenas de formas potencialmente fatais de TB sugere que possa ter uma participação na prevenção de taxas ainda maiores de TB no mundo todo, mas é uma medida insuficiente para erradicar a TB no mundo.[7]

▶ Controle da tuberculose

Os objetivos do controle da TB são reduzir a morbidade e mortalidade da doença até que a TB deixe de representar uma ameaça à saúde pública. Para conseguir isso, é necessário garantir o diagnóstico preciso e oportuno e o tratamento com sucesso de cada paciente com TB ativa, particularmente daqueles capazes de transmitir a doença. Isso previne a futura transmissão a indivíduos não infectados e a emergência de cepas de TB resistentes a medicamentos.

A estratégia DOTS para controle da tuberculose

Historicamente, as tentativas de tratar a TB eram altamente ineficazes e podiam levar vários anos. Algumas melhorias na redução da carga de TB

Tabela 10-2 Regimes de tratamento de tuberculose

Regimes-padrão para novos pacientes de TB	Tratamento de fase intensiva	Fase de continuação
Novos pacientes com TB presumida ou conhecida como suscetível a medicamento	2 meses de HRZE[a]	4 meses de HR
Novos pacientes em contextos onde o nível de resistência à isoniazida entre novos casos de TB é alto e não são feitos testes de sensibilidade à isoniazida (ou não há resultados disponíveis) antes do início da fase de continuação	2 meses de HRZE[a]	4 meses de HRE

[a] A OMS não recomenda mais a omissão do etambutol durante a fase intensiva do tratamento para pacientes com TB não cavitária, pulmonar ou extrapulmonar negativa no esfregaço e sabidamente negativos para HIV. Na meningite tuberculosa, o etambutol deve ser substituído pela estreptomicina.
H = isoniazida, R = rifampicina, Z = pirazinamida, E = etambutol, S = estreptomicina.
A dosagem diária durante as fases intensiva e de continuação é considerada ideal, mas três vezes por semana durante a fase de continuação é uma alternativa aceitável para qualquer novo paciente de TB recebendo tratamento diretamente supervisionado. A terapia três vezes por semana durante as fases intensiva e de continuação é considerada uma alternativa aceitável se o paciente estiver recebendo terapia observada diretamente e não estiver vivendo com HIV ou vivendo em um contexto com HIV prevalente.

Regimes-padrão para pacientes tratados anteriormente (dependendo da disponibilidade do teste de sensibilidade aos medicamentos (TSM) para orientar a terapia dos pacientes individuais em retratamento)

TSM	Probabilidade de MDR (grupo de registro de paciente[a])	
	Alta (falha[b])	Média ou baixa (recidiva, descumprimento)
Disponível como rotina para pacientes tratados anteriormente		
Método rápido de base molecular	Os resultados do TSM disponíveis em 1-2 dias confirmam ou excluem a MDR para orientar a escolha do regime	
Método convencional	Enquanto aguarda os resultados[c] do TSM: Regime empírico de MDR. *O regime deve ser modificado quando os resultados do TSM estiverem disponíveis.*	2HRZES/HRZE/5HRE *O regime deve ser modificado quando os resultados do TSM estiverem disponíveis.*
Nenhum (provisório)	Regime empírico de MDR *O regime deve ser modificado quando os resultados de TSM ou dados[d] de DRS estiverem disponíveis.*	2HRZES/HRZE/5HRE para o curso completo do tratamento. *O regime deve ser modificado quando os resultados de TSM ou dados de DRS estiverem disponíveis.*

[a] A presunção de que os pacientes que apresentam falha têm alta probabilidade de resistência a multimedicamentos (MDR) (e pacientes com recidiva ou descumprimento, probabilidade média) pode precisar ser modificada de acordo com o nível de MDR nesses grupos de registro de pacientes.
[b] E outros pacientes em grupos com altos níveis de MDR. Um exemplo são os pacientes que desenvolvem TB ativa após contato conhecido com um paciente com TB MDR documentada. Os pacientes em recidiva ou que retornam após descumprimento de seu segundo curso de tratamento, ou subsequente, provavelmente também apresentam alta probabilidade de MDR.
[c] O regime pode ser modificado quando os resultados de TSM estiverem disponíveis (até 2-3 meses após o começo do tratamento).
[d] Dados de vigilância de resistência a medicamento.
Observações:
1. O regime-padrão de MDR de um país baseia-se nos dados de TSA específicos do país de grupos similares de pacientes.
2. Nos regimes-padrão do país, o regime de retratamento de oito meses não deve ser "aumentado" por uma fluoroquinolona ou um medicamento injetável de segunda linha; essa prática prejudica os medicamentos de segunda linha que são opções de tratamento críticas para pacientes de MDR. Os medicamentos de segunda linha devem ser usados apenas para regimes de MDR e somente se medicamentos com qualidade garantida puderem ser oferecidos por tratamento diretamente supervisionado durante todo o curso do tratamento. Além disso, deve haver capacidade laboratorial para monitorar a resposta ao tratamento, assim como um sistema para detectar e tratar as reações adversas antes de iniciar um tratamento de TB-MDR.
Adaptada de Diretrizes para Tratamento da Tuberculose, 4ª ed., OMS, 2010.

em países industrializados foram conseguidas por meio de melhor nutrição, condições de residência menos superlotadas (com redução da probabilidade de contato próximo e compartilhamento do espaço aéreo com outros com TB infecciosa) e o movimento de sanatórios (que removeu os pacientes com TB infecciosa da comunidade); no entanto, a TB ainda era associada a uma taxa de mortalidade de 50%. Na década de 1950, o tratamento da tuberculose foi revolucionado com o desenvolvimento de novos medicamentos que, administrados em combinação, levavam à cura e eliminavam a necessidade de hospitalizações longas. Porém, apesar da disponibilidade de tratamento efetivo, a tuberculose continuou sendo um problema de saúde pública.

Anos após o desenvolvimento de medicamentos antiTB, tornou-se visível a dificuldade de os pacientes concluírem o curso completo de terapia. A prática do tratamento diretamente supervisionado (DOT, do inglês *directly observed therapy*), em que um indivíduo treinado observa o paciente tomar cada dose de seus medicamentos, foi desenvolvida para lidar com esse problema. Assegurando a regularidade e a conclusão do tratamento, os pacientes cujo tratamento é observado mostraram, em alguns contextos, ter menor mortalidade por tuberculose, em comparação àqueles cujo tratamento não é observado.[17] Além disso, a descoberta da rifampicina, um medicamento altamente efetivo, tornou possível curar a maioria dos casos de TB em 6 a 9 meses. O novo regime contendo rifampicina ficou conhecido como tratamento de curto prazo. Essas duas inovações no tratamento da TB formaram a base da abordagem DOTS: tratamento diretamente supervisionado, curto prazo (S, do inglês *short*).

Porém, o tratamento de curto prazo administrado sob supervisão direta ainda não foi o suficiente para controlar a tuberculose; era necessária uma abordagem ainda mais abrangente. Desenvolvida pelo Dr. Karel Styblo, da International Union Against Tuberculosis and Lung Diseases (IUATLD – União Internacional Contra Tuberculose e Doenças Pulmonares), baseada em seu trabalho na África na década de 1980, a estratégia DOTS foi lançada em 1994 e rapidamente se tornou a abordagem internacionalmente aceita para controle da tuberculose. Aprovada pela OMS, a estratégia DOTS é uma abordagem abrangente de cinco vertentes construída sobre a administração do tratamento diretamente supervisionado (Tabela 10-3).

A estratégia DOTS ajudou a mudar o quadro no controle da TB nas duas últimas décadas. No entanto, conforme a epidemia de TB se desen-

Tabela 10-3 A estratégia DOTS

Os cinco componentes da estratégia DOTS são os seguintes:
1. Comprometimento político sustentado
2. Detecção de caso por microscopia de esfregaço de escarro de qualidade garantida
3. Tratamento dos casos de TB com regimes-padrão de quimioterapia de curto prazo, sob condições adequadas ao manejo do caso, incluindo supervisão direta do tratamento
4. Suprimento ininterrupto de medicamentos anti-TB de qualidade garantida
5. Sistema de registro e relato que permita a avaliação do desfecho e o manejo da efetividade do programa

Observação: A estratégia DOTS é uma abordagem de "tudo ou nada"; todos os elementos devem ser implementados.

volveu, a estratégia DOTS deixou de lidar com as questões mais urgentes que afetam o controle da tuberculose: especificamente, o controle da tuberculose em contextos endêmicos de HIV e o tratamento da TB resistente a multimedicamentos (MDR). Além disso, a estratégia DOTS tem sido criticada por colocar muita ênfase no tratamento de pacientes com esfregaço positivo, deixando uma proporção considerável de pacientes (ou seja, pacientes com esfregaço negativo para BAAR, crianças e pacientes com doença extrapulmonar) como baixa prioridade e, portanto, com suporte para a detecção de casos negativos no esfregaço.[18] De maneira similar, a confiabilidade exclusiva em uma técnica de cem anos de idade de microscopia de esfregaço ofereceu pouco ímpeto para investimentos em medidas diagnósticas mais novas e mais sensíveis e específicas. Finalmente, a estratégia DOT, uma vez o pilar do tratamento de TB, também foi desafiada. Alguns estudos mostraram que taxas de cura similares podem sem obtidas quando o tratamento é autoadministrado, contrariando o dogma de que a estratégia DOT é essencial para o controle da TB.[19,20] Programas de implantação de antirretrovirais em contextos de recursos limitados estão demonstrando que os pacientes podem tomar cursos longos de tratamento (vitalícios, no caso dos antirretrovirais) com suporte e educação apropriados, mas sem necessidade de supervisão direta. Embora o DOT, em alguns contextos, seja adaptado de forma a apoiar os pacientes, foi criticado por ser punitivo e oneroso em outros contextos. Está se tornando claro que nenhuma abordagem "tamanho único" pode ser aceita em todas as situações.

Com base na crescente compreensão das necessidades de controle da TB, foram desenvolvidos outros documentos de diretrizes clínicas e outras estruturas de políticas para oferecer orientação aos programas de controle de TB que se baseiam na estratégia DOTS.

A Estratégia Stop TB e o Plano Global de Combate à TB 2006-2015

Lançado no Dia Mundial da TB em 2006, o Plano Global de Combate à TB 2006-2015 fornece um mapa para acelerar o progresso no controle da TB, com o objetivo de reduzir significativamente a carga global até 2015 (Tabela 10-4).[21] O custo da implementação desse plano – US$ 56 bilhões – é a maior soma solicitada para controle da TB até hoje. O Plano Global de 2006 foi atualizado em 2010.[22] O fundamento desse plano é a Estratégia Stop TB (Tabela 10-5).[23] Essa nova estratégia de seis pontos baseia-se nos êxitos do DOTS, abordando também, de maneira explícita, os principais desafios enfrentados na TB, como doenças concomitantes TB/HIV, TB resistente a medicamentos e TB em populações vulneráveis. A Estra-

---

Tabela 10-4 O Plano Global de Combate à TB 2006-2015

Visão: Um mundo livre de TB.
Meta: Reduzir significativamente a carga global de TB até 2015, em linha com os Objetivos de Desenvolvimento do Milênio (ODMs) e os alvos da Parceria Stop TB
Objetivos
- Conseguir o acesso universal à atenção de alta qualidade para todas as pessoas com TB
- Reduzir o sofrimento humano e a carga socioeconômica associados à TB
- Proteger as populações vulneráveis de TB, TB/HIV e TB resistente a multimedicamentos
- Dar suporte ao desenvolvimento de novas ferramentas e possibilitar seu uso oportuno e efetivo
- Proteger e promover os direitos humanos na prevenção, na atenção e no controle da TB

Alvos
- ODM 6, Meta 8: Interromper e começar a reverter a incidência de TB até 2015
- Alvos associados aos ODMs e aprovados pela Parceria Stop TB:
  - Até 2015: reduzir a prevalência e as mortes de TB em 50% em comparação a uma linha de base de 1990
  - Até 2050: eliminar a TB como problema de saúde pública

Tabela 10-5 A Estratégia Stop TB

1. Buscar a expansão e melhoria do DOTS de alta qualidade
   - Assegurar o comprometimento político, com financiamento adequado e sustentado
   - Assegurar detecção e diagnóstico precoces de casos por meio de bacteriologia de qualidade garantida
   - Oferecer tratamento padronizado com supervisão e apoio ao paciente
   - Assegurar o suprimento e manejo efetivos de medicamentos
   - Monitorar e avaliar o desempenho e o impacto
2. Abordar TB-HIV, TB-MDR e as necessidades de populações pobres e vulneráveis
   - Ampliar atividades colaborativas de TB/HIV
   - Ampliar a prevenção e o manejo de TB resistente a multimedicamentos (TB-MDR)
   - Abordar as necessidades dos contatos de TB e das populações pobres e vulneráveis
3. Contribuir para o fortalecimento do sistema de saúde com base na atenção primária
   - Ajudar a melhorar as políticas de saúde, o desenvolvimento de recursos humanos, financiamento, serviços, suprimentos, prestação de assistência e informações
   - Fortalecer o controle de infecção nos serviços de saúde, outros contextos congregados e residências
   - Melhorar as redes de laboratórios e implementar a Practical Approach to Lung Health (PAL – Abordagem Prática à Saúde Pulmonar)
   - Adaptar abordagens de sucesso de outros campos e setores e promover ações nos determinantes sociais de saúde
4. Engajar todos os profissionais de saúde
   - Envolver todos os profissionais públicos, voluntários, corporativos e privados por meio de abordagens público-privadas
   - Promover o uso das Normas Internacionais para Tratamento da Tuberculose (ISTC, do inglês *International Standards for Tuberculosis Care*)
5. Capacitar as pessoas com TB e as comunidades por meio de parcerias
   - Buscar mobilização de defesa, comunicação e social
   - Promover a participação da comunidade no tratamento e na prevenção da TB e na promoção à saúde
   - Promover o uso do Estatuto do Paciente para Tratamento da Tuberculose
6. Possibilitar e promover pesquisas
   - Conduzir pesquisas operacionais baseadas em programas
   - Apoiar e participar de pesquisas para desenvolver novos diagnósticos, medicamentos e vacinas

tégia Stop TB também reconhece a necessidade e inclui um pedido para acesso universal à atenção de alta qualidade para TB, mais defesa para TB e sustentar o desenvolvimento de novas ferramentas para prevenir, detectar e tratar a TB e a empoderar pacientes com TB.

Avaliando as atividades de controle da tuberculose: objetivos globais

Estabelecer e avaliar o sucesso de objetivos acordados tem sido um componente essencial do controle moderno da TB. No coração da estratégia DOTS está a avaliação dos desfechos do paciente a respeito da efetividade das atividades de controle de TB. Esse processo – chamado análise de coorte – permite a determinação, entre outros desfechos, da taxa de sucesso do tratamento de uma coorte de pacientes que iniciou o tratamento no mesmo bimestre ou ano. Em 1991, a Assembleia Mundial de Saúde estabeleceu as metas de 70% de detecção de casos e 85% de sucesso de tratamento como metas em nível nacional a serem atingidas até 2000, e então as adiou para 2005.

Mais recentemente, os Objetivos de Desenvolvimento do Milênio estabeleceram metas, em 2000, para controle da TB: reverter o aumento na incidência global de TB até 2015 e reduzir pela metade a prevalência e as taxas de morte de 1990, na maioria das regiões, até 2015. Os dois conjuntos de metas são os *benchmarks* por meio dos quais os Programas Nacionais para Tuberculose (PNTs) agora medem seu sucesso geral. Além disso, o Plano Global de Combate à TB, como mencionado anteriormente, estabeleceu metas ambiciosas, começando com uma visão de um mundo livre de TB (Tabela 10-4).

O problema da resistência a medicamentos

A TB resistente a medicamentos é um fenômeno totalmente criado pelos humanos. Com a TB, as consequências de saúde pública do tratamento inadequado ou incompleto são piores do que a falta de tratamento. Cepas resistentes a medicamentos surgem por meio de mutação espontânea dos bacilos e serão selecionadas como a cepa dominante sempre que se utilizar o tratamento inapropriado (p. ex., o tratamento com um único agente). A exposição a um único medicamento pode ocorrer devido à prescrição incorreta, suprimento irregular de medicamento, administração incorreta ou má qualidade do medicamento. Hoje, estamos sofrendo as consequências dos esforços deficientes no controle da TB no passado; as taxas de TB resistente a medicamentos que crescem rapidamente em muitos países se devem, em grande parte, à má adesão anterior ao tratamento – especificamente, a falha dos pacientes de tomar os medicamentos de forma consistente e/ou concluir o curso prescrito de tratamento. O tratamento da TB resistente ao medicamento é mais complicado do que o tratamento da TB suscetível ao medicamento; especificamente, é mais longo, menos efetivo e muito mais caro. Assim, a própria capacidade dos sistemas de saúde pública de controlar a TB é ameaçada pelas crescentes taxas de casos resistentes a medicamentos.

A TB-MDR é definida como MTB resistente pelo menos a isoniazida e rifampicina – os dois medicamentos antiTB mais poderosos. O tratamento da TB-MDR exige medicamentos de segunda linha, que geralmente são das seguintes classes: aminoglicosídeos, polipeptídeos, fluoroquinolonas e carbotioamidas; a categoria também inclui ciclosserina e ácido para-aminossalicílico. Os regimes para tratar as cepas de TB-MDR devem conter pelo menos quatro medicamentos aos quais sabidamente (ou muito provavelmente) o organismo é suscetível. Uma fase inicial típica para o tratamento de TB-MDR pode conter cinco ou mais medicamentos, incluindo uma substância injetável, que é administrada por no mínimo seis meses. Em condições ideais de programa, as taxas de cura da TB-MDR podem se aproximar de 70%. Em geral, os medicamentos de segunda linha são menos efetivos e mais tóxicos do que os medicamentos de primeira linha. Quando a rifampicina não pode mais ser usada por causa de resistência, o tratamento deve ser estendido a 18 a 24 meses para atingir a cura. Além disso, o tratamento da TB-MDR pode ser cem vezes mais dispendioso do que o tratamento da TB suscetível a medicamentos.

A OMS estima que há 290 mil casos de TB-MDR entre os pacientes de TB notificados em 2010.[1] Apenas 16% deles, ou 46 mil, foram identificados e iniciaram o tratamento.[1] O relatório mais recente da OMS/Projeto IUATLD Global sobre Vigilância de Resistência a Medicamentos Antituberculose avaliou dados de TB resistente a medicamentos coletados de 93 cenários entre 2002 e 2007.[24] Como foi demonstrado nos três levantamentos anteriores, a TB-MDR foi encontrada em todas as regiões do mundo. Com base nas informações compiladas durante todo o projeto global (utilizando dados de 114 países e duas Regiões Administrativas Especiais da China), estima-se que a TB-MDR represente 5% de todos os casos de TB. Além disso, pacientes que receberam algum tratamento para TB no passado apresentaram maior probabilidade de sofrer TB resistente a medicamento (estima-se que 15% dos casos de retratamento sejam TB-MDR) e apresentam resistência a mais medicamentos do que os pacientes não tratados anteriormente.[24] Com poucas exceções, a carga de TB-MDR, na maioria dos países, é estável ou está caindo.

Em resposta ao crescente problema da TB resistente a medicamentos, foi criada a estratégia DOTS-Plus, em 1998.[25] Como a primeira prioridade do controle da TB-MDR é prevenir sua futura emergência, um programa sólido baseado no DOTS deve ser estabelecido antes da instituição do DOTS-Plus. No entanto, em países como Estônia e Letônia e determinadas áreas da Rússia e China, onde as taxas de TB-MDR já atingiram níveis altos, são necessárias medidas adicionais, incluindo o tratamento e a cura de casos resistentes utilizando medicamentos de segunda linha para controlar a TB-MDR. O DOTS-Plus inclui a designação de centros especializados de tratamento para TB-MDR, e de diretrizes clínicas especiais para manejo de pacientes com medicamentos de segunda linha e ações para disponibilizar esses medicamentos de segunda linha. Similar ao suprimento do Fundo Mundial de Medicamentos de primeira linha, foi estabelecido o Comitê Luz Verde (Green Light Committee) para oferecer medicamentos de segunda linha com qualidade garantida a custos reduzidos para programas cautelosamente monitorados.

O DOTS-Plus demonstrou ser custo-efetivo em uma variedade de contextos, e foram atingidas taxas de cura razoavelmente altas (aproximadamente 70%).[26] Até setembro de 2005, apenas seis anos após seu lançamento, mais de 10 mil pacientes com TB-MDR haviam recebido tratamento por meio de 35 programas, em quase 29 países. Em reconhecimento ao sucesso dos projetos DOTS-Plus no mundo todo, a OMS atualizou as diretrizes, em 2006, sobre o manejo da TB-MDR.[26] Compiladas por uma equipe de especialistas internacionais, essas diretrizes baseiam-se nos extensos dados coletados com o passar dos anos e representam o melhor conhecimento disponível sobre o manejo de TB-MDR. Em conformidade com o novo Plano Global de Combate à Tuberculose de tratar todos os pacientes com TB, esse documento representa uma mudança significativa na política para o manejo da TB-MDR: em vez de um luxo reservado para programas com recursos apropriados ou para aqueles que apresentam os maiores níveis de resistência a medicamentos, o manejo da TB-MDR agora é uma atividade integrante de um PNT.

Em 2006, o surgimento de uma cepa altamente resistente de MTB associada a uma alta taxa de mortalidade foi descrito em um relatório sobre os 53 pacientes mais infectados com HIV de KwaZulu-Natal, África do Sul.[27] Essa nova cepa – chamada XDR-TB – é definida como MTB resistente à isoniazida, à rifampicina e a duas classes de medicamentos adicionais (fluoroquinolonas e aminoglicosídeos ou capreomicina). Os resultados de um inquérito de laboratórios de referência supranacional conduzidos de 2000 a 2004 revelaram que 20% dos isolados eram de TB-MDR e 2% eram de XDR-TB. Dados populacionais de nações industrializadas, Europa Oriental e Rússia e da República da Coreia mostraram que 7, 14 e 15% de seus casos relatados de TB-MDR eram, respectivamente, de XDR-TB.[28] A XDR-TB representa um obstáculo significativo para o controle global da TB; se for permitido que se propague, pode resultar em uma epidemia de TB potencialmente intratável.

Em 2009, médicos no Irã descreveram sua experiência com 15 pacientes com TB resistente a todos os medicamentos antiTB testados.[29] Em 2011, um relatório de quatro pacientes na Índia também foi publicado e chamou atenção significativa da mídia.[30] Nos dois relatórios, os respectivos autores referiram-se a esses casos como "TB totalmente resistente a medicamentos" ou TDR-TB. Subsequentemente, a OMS publicou uma declaração de que não reconhece o termo *TB totalmente resistente a medicamentos*, pois não está claramente definido e as limitações dos testes atuais de sensibilidade *in vitro* para medicamentos de segunda linha não permitem que confirmemos cepas de MTB como totalmente resistentes a medicamentos.[31] Em contraste, a TB-MDR foi bastante estudada, os métodos de DST e a interpretação dos resultados foram definidos e chegou-se a um consenso sobre sua definição. Até este momento, não se sabe como os resultados de DST *in vitro* para os medicamentos restantes de segunda linha se correlacionam com a resposta clínica em um paciente. Como consequência, a OMS desaconselha o uso desses resultados para guiar a atenção de pacientes individuais.

Desafios atuais ao controle da tuberculose em países com recursos limitados

As atividades de controle da TB devem ser consideradas no contexto do sistema de saúde do país. Se ignorado, esse fator pode frustrar os esforços para controlar a doença; no entanto, se alavancado apropriadamente, pode contribuir para o alcance dos objetivos do PNT.

Papel do setor privado Em muitos países, particularmente na Ásia, existe um setor de saúde privado importante, que é a fonte de atenção para uma proporção considerável de pacientes de TB. Se o papel desempenhado pelo setor privado não é reconhecido pelo PNT e a oportunidade de colaborar com os médicos privados não é aproveitada, muitos pacientes serão tratados fora das circunstâncias favoráveis do PNT, sem qualquer garantia de qualidade ou adesão às diretrizes internacionais para diagnóstico e tratamento de TB. Como resultado, o diagnóstico pode ser tardio, o que pode ter um desfecho adverso para o paciente e permitir a continuação da transmissão de TB na comunidade.

Cada vez mais, a liderança do PNT reconhece o potencial do envolvimento do setor privado e da construção de relações colaborativas com os médicos privados para apoiar seu envolvimento nas atividades do PNT. Alguns países, notavelmente as Filipinas e a Índia, estabeleceram sofisticados esquemas de parcerias público-privadas que definem os diversos níveis de engajamento e colaboração – de simples mecanismos de encaminhamento à participação total nas atividades de diagnóstico e tratamento supervisionadas pelo PNT. Na maior parte da África subsaariana, as colaborações público-privadas são empreendimentos mais novos. Essa área de envolvimento está evoluindo constantemente conforme os setores público e privado exploram as potenciais colaborações baseadas em seu contexto específico de país e sistema de saúde.

Questões de acesso e atenção baseada na comunidade O acesso à saúde é um problema não apenas nas áreas rurais, onde postos de saúde podem ter poucos ou nenhum profissional, mas também nas áreas urbanas, onde centros de saúde superlotadas são incapazes de lidar com o grande volume de pacientes. Em resposta, foram criados programas que treinam e usam os agentes comunitários de saúde para estender o alcance do sistema de saúde. Começando com o projeto Community TB Care (Atenção à Tuberculose na Comunidade) na África, coordenado pela OMS, em 1996, a experiência e os resultados de vários modelos de atenção baseada na comunidade foram compartilhados entre legisladores e gestores, PNTs, organizações baseadas na comunidade e organizações não governamentais (ONGs). Nos vilarejos rurais, assim como em favelas urbanas, essas agências, juntas, contribuíram para o desenvolvimento de métodos inovadores para oferecer atenção centrada no paciente e educação para o paciente e para a comunidade e com a identificação de pacientes de TB – o que permite ao PNT expandir a disponibilidade de serviços que refletem as necessidades da comunidade. É essencial que todos os esforços baseados na comunidade sejam desenhados e executados em colaboração com o PNT.

Escassez de trabalhadores de saúde A maioria dos países com recursos limitados sofre algum grau de escassez de trabalhadores de saúde. A escassez é mais grave nos países da África subsaariana, onde a limitação de recursos contribui significativamente para o problema. Devido às más condições de trabalho, salários inviáveis e preocupações com a segurança do trabalhador de saúde, muitos médicos e enfermeiros locais emigram e procuram emprego na Europa e nos Estados Unidos, resultando no bem-descrito fenômeno de "fuga de cérebros". Um impulso a esse problema é o recrutamento ativo por esses países de alta renda para preencher algumas de suas próprias lacunas no pessoal de saúde. Com apenas 1 médico ou menos em cada população de cem mil em países com alta carga de TB, como Etiópia, Tanzânia e Uganda, esses países ficam aquém da recomendação mínima da OMS de vinte médicos em cada população de cem mil.[32] Além disso, muitos trabalhadores de saúde que permanecem no país são tentados a se afastar da prestação de atenção clínica para trabalhar em uma das várias ONGs internacionais em seu país (em geral por um salário maior) para servir no manejo não clínico ou em papéis de saúde pública. Essa "fuga de cérebros" interna compromete ainda mais a capacidade de disponibilidade de serviços de saúde do país. Uma resposta à escassez de trabalhadores da saúde está fora do escopo das atividades do PNT e exige uma diretiva sistemática e sustentada liderada pelo Ministério da Saúde, envolvendo todos os parceiros de saúde, com a qual o PNT pode contribuir por meio da formação da base da capacidade apropriada e a oferta de incentivos para reter os profissionais clínicos no controle da TB.

Uma dupla perigosa: pobreza e estigma Tanto a pobreza quanto o estigma desafiam o sucesso do controle da TB. A TB é causada pela pobreza e é uma causa de pobreza. Em média, uma pessoa com TB perde um terço de sua renda anual. Além disso, os pobres são excessivamente representados entre os pacientes de TB. O estigma associado à TB pode ser poderoso e piora apenas em países onde a TB está intimamente relacionada com HIV/AIDS. Pacientes com TB têm sido discriminados por suas famílias e comunidade, e esse comportamento pode levar pessoas com tosse prolongada a adiar a procura por atenção.

Esforços para lidar com o estigma da TB e sua relação com a pobreza foram empreendidos por governos, PNTs, OMS e ONGs. Lidar com a pobreza no controle da TB exige uma abordagem multifacetada entre vários setores para trabalhar com o empobrecimento econômico e as vulnerabilidades e a marginalização que o acompanham. O sistema de saúde deve estar disposto a realizar uma abordagem em prol dos pobres e baseada na igualdade para tratar as necessidades especiais dos grupos mais carentes.[33] Essa abordagem, acompanhada de atividades de educação pública para lidar com o estigma (como campanhas na mídia e uso de celebridades sobreviventes de TB, que tiveram sucesso em alguns países), é necessária para enfrentar os desafios significativos para controlar a TB.

Tuberculose e diabetes Como o HIV, o diabetes aumenta o risco de progressão de infecção latente por TB para TB doença. Outra semelhança é o *feedback* negativo que uma doença tem sobre a outra, com a TB piorando o controle glicêmico e o diabetes piorando o curso clínico da TB. A prevalência de diabetes em algumas comunidades endêmicas de TB, especialmente em alguns países asiáticos, está tornando essa doença o fator de risco mais comum para desenvolver TB. Como ocorreu com a TB associada ao HIV, uma resposta coordenada com apoio para a colaboração entre os serviços e profissionais de TB e diabetes é essencial. Os mecanismos para colaboração e desenvolvimento de políticas para pacientes com TB e diabetes estão sendo desenvolvidos com base nos modelos para atenção integrada de TB e HIV, e recomenda-se o rastreamento bidirecional para as duas doenças. A OMS e a União Contra Tuberculose e Doença Pulmonar publicaram uma orientação para uma estrutura de colaboração para o manejo e controle de TB e diabetes, a fim de começar a lidar com esse problema emergente.[34]

▶ No horizonte

Potencial de novos testes diagnósticos

A microscopia de esfregaço de escarro e o TST, ambos testes diagnósticos de TB com cem anos de idade mais comumente usados em contextos de recursos limitados, apresentam falta da sensibilidade e especificidade desejáveis em um teste diagnóstico. A cultura micobacteriana, apesar de mais sensível, ainda é uma ferramenta imperfeita, devido à demora em disponibilizar resultados. E, embora a introdução do Xpert MTB/RIF traga a promessa de aumentar a detecção de casos de TB e uma significativa retenção (devido ao tempo de resposta curto para os resultados), é provável que o custo limite seu uso; atualmente, é reservado para pacientes de alto risco, especificamente aqueles infectados com HIV e com suspeita de TB resistente a medicamentos em centros urbanos especializados. O teste diagnóstico de TB ideal seria uma tecnologia simples e acurada no ponto de cuidado (PDC), que poderia ser usada em centros de saúde remotos sem necessidade de equipamentos ou especialização laboratorial sofisticados.

Os esforços recentes para avançar os diagnósticos de TB oferecem esperança. As pesquisas científicas nessa área têm sido renovadas pelas contribuições de disciplinas como biologia molecular, nanotecnologia, imunologia e genômica. Esse trabalho está mudando o desenvolvimento do diagnóstico do nível biológico para o molecular.[35] O uso de espécimes além do escarro, que são mais fáceis de coletar (p. ex., urina ou fezes), está sendo explorado. A facilidade de acesso, os custos acessíveis e a sensibilidade são as três principais características que determinarão o impacto dos futuros diagnósticos de TB.[35]

Novos medicamentos e regimes de tratamento

Uma terapia mais rápida e mais simples para TB é essencial para o sucesso do controle global de TB. O sequenciamento do genoma do MTB em 1998 levou a esforços avançados para encontrar novas maneiras de combater esse patógeno. Recentes colaborações público-privadas, lideradas pela Aliança Global para o Desenvolvimento de Medicamentos contra a Tuberculose, garantiram o rápido movimento de potenciais compostos em fase de desenvolvimento. Novos compostos, como a diarilquinolina e a bedaquilina,[36] recentemente aprovados pela Food and Drug Administration, e a delamanida OPC-67683 trazem a promessa de um tratamento efetivo e mais curto para TB, sem evidências de resistência cruzada.[37,38] Especificamente, o acréscimo da delamanida à terapia-padrão demonstrou, em um ensaio clínico controlado randomizado, melhorar a conversão da cultura do escarro em dois meses em pacientes com TB-MDR.[38] Além disso, resultados de um ensaio clínico de fase 2 de 2012 conduzido na África do Sul demonstraram excelente atividade bactericida de uma nova terapia combinada utilizando o novo candidato a medicamento contra TB PA-824 com moxifloxacina e pirazinamida.[39] Essa combinação pode resultar em um curso mais breve de terapia e ser compatível com medicações antirretrovirais. Esse ensaio clínico foi incomum, pois, geralmente, por causa de exigências regulatórias e concorrência entre companhias, novos medicamentos são desenvolvidos consecutivamente. No entanto, a Aliança Global contra TB deu suporte para essa nova abordagem para testar medicamentos produzidos pelas companhias farmacêuticas concorrentes em combinação, em um único ensaio clínico. Estudos de seguimento utilizando esse novo regime estão em andamento em vários países.

Novas candidatas a vacinas

Devido à falta de proteção adulta oferecida pela atual vacina com o bacilo de Calmette-Guérin (BCG), há uma grande necessidade de uma nova vacina contra TB. Estão sendo conduzidas pesquisas sobre potenciais vacinas com micobactérias vivas (utilizando cepas altamente atenuadas de MTB), vacinas inativadas (utilizando micobactérias não tuberculosas) e vacinas de subunidade (utilizando componentes individuais de MTB). Como ocorre com os diagnósticos de TB, as contribuições científicas de vários campos, como imunologia e biotecnologia, avançaram em direção a uma vacina segura e efetiva contra TB. Atualmente, 12 novas candidatas a vacinas estão sendo estudadas em ensaios clínicos. Sete delas estão sendo avaliadas como reforços para a vacinação primária com BCG; três são variantes recombinantes da BCG que poderiam, possivelmente, substituir a vacina BCG atual.[40]

Um grande avanço na pesquisa de vacinas contra TB foi feito em 2010. Os resultados de um ensaio clínico de fase 3 mostraram que a administração de uma vacina de *M. vaccae* inativada administrada em doses múltiplas a adultos infectados com HIV e vacinados com a BCG na Tanzânia foi associada a uma diminuição significativa no desen-

QUADRO 10-1

Tuberculose em crianças: acabando com a negligência

É difícil estimar com precisão a carga global de TB em crianças, devido à falta de uma definição-padrão de caso pediátrico e aos desafios na confirmação do diagnóstico em crianças pequenas (em razão de sua incapacidade de produzir escarro). As melhores estimativas sugerem que crianças com TB representam 11% da carga total da doença.[42] No entanto, entre os 4,5 milhões de casos relatados em 2010, dos 22 países com maior carga de TB, os casos entre pessoas com menos de 15 anos compreendiam apenas 4% do total.[42] Esses dados ajudam a quantificar até que ponto a TB em crianças é subdiagnosticada. Com a ênfase anterior no esfregaço de escarro de pacientes positivos para TB na estratégia DOTS, os casos de TB na infância não chegavam a ser uma prioridade de saúde pública. As crianças, especialmente os bebês, são propensos a desenvolver formas disseminadas de TB, como TB miliar ou meningite TB, que estão associadas a maiores taxas de mortalidade. Uma vez diagnosticadas, as crianças tendem a tolerar bem o tratamento com tuberculostáticos e podem apresentar bons desfechos. Apesar das recomendações internacionais baseadas em evidências para o uso do tratamento preventivo com isoniazida em crianças infectadas com HIV ou contatos com casos de TB, a adoção dessa prática tem sido lenta. A TB tem impacto sobre crianças, tirando-lhes um ou ambos os pais; em 2009, a estimativa era de que 9,7 milhões de crianças tinham ficado órfãs devido a mortes dos pais por TB.[1]

Atualmente, a TB infantil está recebendo maior atenção dos legisladores e gestores, médicos e pesquisadores de TB. A recente defesa por especialistas em saúde infantil e TB está ajudando a acabar com a negligência da TB em crianças. Em uma reunião internacional de médicos, pesquisadores e ativistas interessados, foi feito um pedido para realizar ações em TB infantil, a fim de definir as etapas necessárias para "garantir que todas as crianças expostas à TB ou que sofrem de TB sejam manejadas corretamente e recebam o tratamento adequado."[43]

volvimento de TB definitiva.[41] Essa vacina poderia ter um impacto significativo na redução de TB associada ao HIV. No presente, mais estudos sobre essa vacina estão em andamento, incluindo um método de produção modificada para ampliação. Espera-se que outras candidatas a vacinas entrem em ensaios clínicos no futuro próximo.

HIV/AIDS

A AIDS chegou à atenção da comunidade de saúde pública, pela primeira vez, nos Estados Unidos, em 1981.[44-46] O agrupamento de doenças raras da pele (sarcoma de Kaposi) e pulmão (pneumonia por *Pneumocystis carinii*) em homens homossexuais jovens e aparentemente saudáveis soou como um alarme de uma condição incomum. Antes disso, o sarcoma de Kaposi, um câncer de pele, era uma condição em grande parte restrita a homens e mulheres mais velhos de regiões mediterrâneas e africanas. A pneumonia por *Pneumocystis carinii* costumava ser observada entre pessoas com sistemas imunes gravemente suprimidos devido a tratamentos ou doenças, como pacientes de câncer ou pneumonia ou indigentes e homens doentes e idosos. Como a AIDS apareceu primeiro entre homens homossexuais, as investigações epidemiológicas iniciais focaram nas práticas de estilo de vida.

Logo depois, foram relatados casos de AIDS em populações completamente diferentes nos Estados Unidos e na Europa, como usuários de drogas injetáveis (UDIs),[47] hemofílicos,[48-50] receptores de transfusões de sangue,[51,52] recém-nascidos,[53,54] e alguns viajantes da África central que iam para a Europa em busca de tratamento médico.[55] Inicialmente, medicamentos foram implicados como causa potencial, já que os homossexuais com frequência usavam medicamentos para incrementar o desempenho sexual, como nitrato de amila ou butila ("rebites"). Ao mesmo tempo, levantou-se a hipótese de que a AIDS poderia ser causada por reações imunes resultantes da estimulação imune frequente por meio de proteínas estranhas e antígenos de tecidos do esperma e produtos do sangue. De modo similar aos homossexuais saudáveis, em hemofílicos e UDIs eram encontradas razões invertidas de células de combate a infecções. Considerava-se que isso era resultado da estimulação imune frequente.

No entanto, a observação da AIDS em populações diversas e a emergente epidemiologia da doença sugeriam uma causa infecciosa.[56] A busca por uma causa infecciosa da AIDS acabou concentrando-se nos vírus, particularmente aqueles conhecidos por causarem imunossupressão. Finalmente, postulou-se que um retrovírus linfotrófico de células T (HTLV) poderia ser o agente causador da AIDS.[57-61] O argumento era que o HTLV-1, recém-descoberto (em 1980), era o único vírus conhecido na época que infectava células de linfócitos T auxiliares.[57] Além disso, sabia-se que o HTLV era transmitido por meio das mesmas vias que o agente causativo da AIDS: contato sexual, sangue e da mãe para o bebê.[60] Por fim, uma variante do HTLV, chamada HIV-1 (vírus da imunodeficiência humana tipo 1) foi isolada, em 1983.[60,61]

▶ Patogênese, diagnóstico e transmissão

A infecção por HIV causa AIDS por meio da depleção e posterior exaustão das respostas imunes, resultando em doença clínica e finalmente morte, na maioria das pessoas. O vírus liga-se a um receptor, penetra a célula, organiza a célula infectada para que seja capaz de fazer o material genético viral, sintetiza proteínas para partículas de vírus, monta as partículas do vírus e as libera da célula. O HIV é um retrovírus; essa classe de vírus integra-se com o material genético da célula hospedeira, de maneira diferente das ações da maioria dos outros tipos de vírus. Dessa forma, o HIV estabelece uma infecção permanente no corpo. O vírus ataca os linfócitos, os glóbulos brancos que fazem parte do sistema de defesa imune do corpo. Em particular, os linfócitos indutores ou auxiliares T, que ativam as células B para produzir anticorpos e regulam outras células para combater infecções de diversas maneiras, são invadidos. Esse tipo de célula contém uma quantidade significativa de proteína superficial CD4, a célula receptora à qual o HIV liga. Além disso, os macrófagos, células que envolvem e destroem vírus, e as células dendríticas, também contêm proteínas CD4, o que as torna alvos para invasão pelo HIV.

Assim, o HIV parece danificar o sistema imune por meio do enfraquecimento da resposta do linfócito CD4 das seguintes maneiras:

- Por meio da invasão das células dendríticas que estimulam os linfócitos CD4 para responder aos organismos estranhos
- Por meio da invasão dos linfócitos CD4 e sujeição dos processos reprodutivos das células para produzir mais vírus, com a subsequente destruição dos linfócitos CD4

- Facilitando que os linfócitos CD4 não infectados agrupem-se ao redor das células CD4 infectadas, imobilizando-as. Os macrófagos infectados não são mortos: a maioria continua a produzir partículas do vírus HIV e alguns estabelecem um estado latente de infecção por HIV. Embora o organismo monte uma vigorosa resposta imune com a produção de anticorpos, a replicação absolutamente rápida do vírus, a latência e a variação do vírus acabam levando à exaustão e ao colapso do sistema imune. A variabilidade do vírus é particularmente problemática porque levou a subtipos imunologicamente distintos, que variam de acordo com a região, dificultando o desenvolvimento de vacinas.

Existem dois tipos principais de HIV: HIV-1 e HIV-2. O HIV-1 é mais predominante e pode ser classificado em três grupos: grupo M, o grupo "maior"; grupo N, o grupo "novo", e grupo O, o grupo "aberrante" (do inglês *outlier*). O grupo O parece ser restrito ao centro-oeste da África, e o grupo N, que foi descoberto em 1998 em Camarões, é extremamente raro. Mais de 90% das infecções por HIV-1 são do grupo M, e há pelo menos nove subtipos geneticamente distintos (ou clades): A, B, C, D, F, G, H, J e K. Além disso, dois vírus de subtipos diferentes na mesma pessoa podem, às vezes, criar um novo vírus híbrido, formas recombinantes circulantes (FRCs). Por exemplo, a FRC A/E é uma mistura dos subtipos A e E. Muitas pessoas referem-se à FRC A/E como "subtipo E." Os subtipos B e C são os vírus mais disseminados, sendo o subtipo C predominante no sul e leste da África, na Índia e no Nepal, e o subtipo B mais comum nas Américas, Austrália, Europa, Japão e Tailândia. O subtipo C causou a maior epidemia do mundo e é responsável por cerca de metade de todas as infecções. Novos subtipos surgirão conforme a recombinação e mutação do vírus continuarem a ocorrer, e os subtipos e FRCs atuais continuarão a disseminar-se para novas áreas com a pandemia global.

A distribuição geográfica de alguns dos subtipos atuais parece estar associada a modos específicos de transmissão, particularmente o subtipo B, que é possivelmente transmitido de maneira mais imediata pela relação sexual anal e injeção de drogas intravenosas (por meio do sangue, essencialmente). Os subtipos C e FRC A/E, em contraste, parecem ser transmitidos de maneira mais eficiente pela relação sexual vaginal (via mucosa). Os diversos subtipos parecem afetar também a progressão da doença. Estudos no Senegal e em Uganda concluíram que pacientes infectados com o subtipo C, D ou G desenvolveram AIDS mais cedo e morreram mais cedo, em comparação a pacientes infectados com o subtipo A.[62,63]

A infecção por HIV é diagnosticada por meio da detecção de anticorpos. O teste de anticorpo anti-HIV mais comum é um ensaio imunoabsorvente ligado a enzima (teste EIA ou ELISA). Os ensaios ELISA atuais têm precisão de mais de 99,9%. Os ensaios ELISA também estão disponíveis para saliva (p. ex., OraQuick, OraSure Technologies, Bethlehem, PA) e, agora, há ensaios de anticorpos que podem dar resultados em menos de 30 minutos (os testes rápidos). Exemplos desses testes são o Uni-Gold Recombigen HIV (Trinity Biotech, Dublin, Irlanda) e Determine HIV 1/2 (Abbott Diagnostic Division, Hoofddorp, Holanda). Os testes são capazes de detectar o HIV-1 e HIV-2 e os principais subtipos do grupo M.

Embora o teste de anticorpo seja muito preciso, algumas vezes pode produzir resultados falso-positivos ou falso-negativos. Um resultado falso-positivo pode ser muito perturbador para o indivíduo envolvido. Além de erro de transcrição ou do laboratório, o motivo mais provável para isso é que a prevalência de HIV na população envolvida pode ser muito baixa. Apesar da precisão de um teste, rastrear populações com baixa prevalência resulta em uma alta proporção de falso-positivos. Esse é um argumento, além do custo, pelo qual o rastreamento geral para HIV, por exemplo, nos Estados Unidos, onde a prevalência é inferior a 1%, não tem sido aconselhável. Recentemente, porém, o Centro de Controle e Prevenção de Doenças (CDC, do inglês Centers for Disease Control and Prevention) recomendou que o rastreamento para HIV seja amplamente oferecido a adultos.

Uma preocupação mais perturbadora tem sido a ocorrência de falso-negativos. Além de erros de transcrição ou protocolo, os falso-negativos para HIV podem ocorrer por dois motivos. O mais comum é quando o indivíduo foi infectado mas o organismo ainda não começou a fabricar anticorpos. Após a infecção inicial, a produção de anticorpos pode levar até seis meses (embora, na maioria dos casos, leve de 2-6 semanas), então, durante esse período, o indivíduo será negativo nos testes ELISA, que testam anticorpos, mas será, realmente, positivo. Esse período, conhecido como fase de janela, é um momento perigoso, uma vez que, com a infecção inicial, há uma grande quantidade de vírus circulante, o que leva o indivíduo a tornar-se muito infeccioso. O sistema imune ainda não começou a suprimir de maneira efetiva a replicação viral, pois ainda está em processo de identificação do invasor e de produção dos anticorpos apropriados. Os testes de HIV mais novos rastreiam para anticorpos e antígenos, o que deve possibilitar o diagnóstico mais precoce e mais preciso, com menos falso-negativos. A fase de janela deverá ser uma preocupação menor no futuro.

O curso da infecção por HIV e, finalmente, AIDS, vai de uma fase em grande parte assintomática para a doença grave e morte, em um período de 10 a 15 anos ou mais. Há, no entanto, uma significativa variabilidade individual na progressão da doença. A Tabela 10-6 mostra a progressão da infecção por HIV para AIDS.[64] Na AIDS plena, quando o sistema imune foi gravemente enfraquecido, outro motivo para um achado falso-positivo em um teste ELISA é que os anticorpos produzidos são tão poucos que o teste não é mais capaz de detectá-los. Os falso-negativos também podem ocorrer nos raros casos de indivíduos que nunca estabelecem uma resposta imune.

Como o HIV cada vez mais danifica o sistema imune, os sinais e sintomas de várias infecções tornam-se visíveis. Em bebês, isso ocorre mais rápido do que em adultos; embora os sinais e sintomas variem, um dos primeiros sinais de HIV em bebês pode ser o déficit de desenvolvimento e crescimento. Em geral, as manifestações clínicas da AIDS podem ser agrupadas em infecções oportunistas (IOs), ou seja, infecções por microrganismos que normalmente não causariam doença em indivíduos saudáveis (p. ex., pneumonia por *Pneumocystis jiroveci*,* fungos e, até certo ponto, tuberculose); cânceres (p. ex., sarcoma de Kaposi, um câncer de pele que também pode envolver membranas mucosas e se disseminar para as vísceras), perda de peso e incapacidade mental.

O sistema de estadiamento da OMS

A OMS desenvolveu um sistema de estadiamento clínico de quatro fases para descrever a progressão do HIV em adultos e adolescentes (Tabela 10-7).[65] O sistema de estadiamento da OMS é útil em países com recursos limitados, pois reduz a necessidade de testes de CD4. O teste de CD4 é potencialmente caro, exige equipamentos (custo de capital) e reagentes (uma despesa recorrente); para muitos países com recursos limitados, isso é economicamente inviável em escala nacional no momento. Nos últimos anos, porém, os custos caíram e, com o advento de máquinas de teste de PDC relativamente baratas e fáceis de usar, que possibilitam resultados no mesmo dia e reduzem a necessidade da logís-

*Este é o nome atual desse organismo, mas o acrônimo PCP, para pneumonia por *Pneumocystis carinii*, permanece em uso.

Tabela 10-6 A progressão da infecção por HIV para AIDS

Estágio	Descrição
Infecção por HIV	Infecção inicial com HIV (por meio de contato sexual ou sanguíneo).
Período de janela (2–6 semanas; ocasionalmente vários meses)	Nenhum sinal ou sintoma de doença; nenhum anticorpo detectável contra HIV.
Soroconversão (breve período que ocorre após 2-6 semanas, até alguns meses)	Desenvolvimento de anticorpos. Isso pode estar associado a uma doença como gripe, febre glandular ou, ocasionalmente, encefalite. Na soroconversão, a doença é chamada, às vezes, síndrome aguda de HIV. Cerca de 50% das pessoas apresentam essa doença.
HIV assintomático (duração de menos de 1 ano a 10-15 anos ou mais)	Os testes ELISA são positivos, mas não há sinais ou sintomas aparentes de doença. O período de incubação pode estar associado à linfadenopatia generalizada persistente (LGP), inchaço persistente das glândulas.
Doença relacionada a HIV/AIDS (duração de meses ou anos)	Aumento nos sinais e sintomas de doença porque o HIV está prejudicando o sistema imune. Inicialmente não tem potencial de ser fatal, mas assume cada vez mais esse potencial com o curso da doença.
AIDS (geralmente menos de 1-2 anos, na ausência de tratamento)	O estágio terminal da infecção por HIV. O sistema imune está gravemente enfraquecido, permitindo infecções oportunistas potencialmente fatais, incluindo cânceres.

De Jackson H. *AIDS Africa: Continent in Crisis*. Harare, Zimbabwe: Southern Africa HIV/AIDS Information Dissemination Service, SAfAIDS, 2002: 43. Adaptada com permissão.

Tabela 10-7 Sistema de estadiamento clínico da OMS para infecção por HIV e doença

Estágio clínico 1: Assintomático
1. Infecção por HIV assintomática/aguda
2. Linfadenopatia generalizada persistente (LGP)
3. História de infecção por HIV aguda

E/ou escala de desempenho 1: assintomático, atividade normal

Estágio clínico 2: Doença inicial (leve)
1. Perda de peso, < 10% do peso corporal
2. Pequenos problemas mucocutâneos (pele) (p. ex., dermatite seborreica, prurido, infecções fúngicas nas unhas, ulcerações orais recorrentes, queilite angular)
3. Herpes-zóster nos últimos 5 anos
4. Infecções recorrentes no trato respiratório (p. ex., sinusite bacteriana)

E/ou escala de desempenho 2: sintomático, atividade normal

Estágio clínico 3: Doença intermediária (moderada)
1. Perda de peso, < 10% do peso corporal
2. Diarreia crônica sem explicação, > 1 mês
3. Febre prolongada sem explicação (intermitente ou crônica), > 1 mês
4. Candidíase oral (sapinho)
5. Leucoplasia pilosa oral
6. Tuberculose pulmonar no último ano
7. Infecções bacterianas graves (p. ex., pneumonia, piomiosite)

E/ou escala de desempenho 3: acamado < 50% do período diurno durante o último mês

Estágio clínico 4: Doença tardia (grave), AIDS
1. Síndrome de emaciação por infecção pelo HIV (perda de > 10% do peso corporal, com diarreia > 1 mês ou fraqueza crônica e febre prolongada > 1 mês)
2. Pneumonia por *Pneumocystis jiroveci*
3. Toxoplasmose cerebral
4. Criptosporidiose com diarreia, > 1 mês
5. Isosporíase com diarreia, > 1 mês
6. Criptococose, extrapulmonar
7. Citomegalovírus (CMV) de um órgão além do fígado, baço ou nódulos linfáticos
8. Infecção pelo vírus herpes simples (HSV); mucocutânea, > 1 mês ou visceral
9. Leucoencefalopatia multifocal progressiva (LMP)
10. Micoses (p. ex., histoplasmose, coccidioidomicose)
11. Candidíase do esôfago, traqueia, brônquios ou pulmões
12. Micobacteriose atípica, disseminada
13. Septicemia por *Salmonella* não tifoide
14. Tuberculose extrapulmonar
15. Linfoma
16. Sarcoma de Kaposi (SK)
17. Encefalopatia por HIV (disfunção cognitiva e/ou motora incapacitante progressiva, interferindo com as atividades cotidianas)

E/ou escala de desempenho 4: acamado > 50% do período diurno durante o último mês

tica de transporte de amostras sensíveis ao tempo, os testes de CD4 tornaram-se mais amplamente disponíveis e utilizados em países com recursos limitados. A maior disponibilidade dos testes de CD4 tornaram o sistema de estadiamento da OMS menos útil, pois a ênfase agora é sobre o "tratamento como prevenção," fazendo com que as pessoas infectadas com HIV iniciem o tratamento o mais rápido possível. Essa ênfase tem dois motivos. Primeiro, a inscrição de indivíduos afetados pelo HIV no tratamento com antirretroviral (ART) o mais rápido possível reduz a potencial transmissão de HIV, pois o tratamento efetivo diminui significativamente a quantidade de vírus circulante. Em larga escala, isso tem o potencial efeito de reduzir a infecção por HIV na comunidade, por isso o termo *tratamento como prevenção*. O segundo motivo para tratar indivíduos infectados com HIV o mais rápido possível após a infecção é que o tratamento reduz os danos ao sistema imune e, assim, prolonga e melhora a qualidade de vida. Também é notável que diversas regiões parecem ter prevalências diferentes de IOs. Nos países em desenvolvimento, a infecção relacionada ao HIV mais prevalente é a TB.

Transmissão de HIV

A transmissão de HIV ocorre quando o fluido contaminado com HIV de uma pessoa infectada entra em contato com a corrente sanguínea ou revestimento mucoso de uma pessoa não infectada. Os três modos de infecção são parto, sangue e sexo. A transmissão perinatal pode ocorrer durante a gestação ou o parto ou por meio da amamentação.

A transmissão durante a gestação pode ocorrer quando a mãe apresenta altos níveis de vírus circulante (viremia) devido à soroconversão ou à sua precipitação para AIDS e particularmente durante o terceiro trimestre, quando pequenas rupturas ocorrem, às vezes, na placenta, facilitando a entrada de células da corrente sanguínea da mãe para a corrente sanguínea do bebê. A transmissão de HIV durante o parto também é aumentada pela viremia; pela ocorrência de doenças sexualmente transmissíveis no momento, particularmente sífilis e herpes simples (HSV2), de rompimento prolongado de membranas e de trauma (cortes e rupturas) durante o processo. O parto é um momento particularmente arriscado para transmissão de HIV para o bebê devido às secreções maternas infectadas.

Mães lactantes também podem transmitir HIV para seus bebês. Mais uma vez, isso é facilitado pela viremia da mãe e por cortes e feridas nos mamilos da mãe e na boca do bebê. Na ausência de tratamento, cerca de um terço dos bebês nascidos de e amamentados por mães HIV-positivas tornam-se HIV-positivos, e cerca de um terço é infectado durante a gestação, um terço durante o parto e o outro terço durante a amamentação.

A prevenção da transmissão de mãe para filho (PTMPF)* de HIV foi uma das primeiras intervenções antirretrovirais implementadas em países com poucos recursos. Isso foi possibilitado particularmente pela eficácia da nevirapina (NVP) de dose única, pelo baixo custo do medicamento e pelos aspectos práticos da implementação. A NVP administrada em dose única à mãe em trabalho de parto e uma única dose ao bebê aos 2 ou 3 dias de idade reduz a transmissão em cerca de 47%.[64,66] A mãe também pode receber um comprimido para tomar em casa quando o trabalho de parto começar (muitas mães em países com recursos limitados têm seus bebês em casa), e o bebê pode receber a dose três dias depois de nascer, talvez ao receber a vacina BCG. No entanto, permanecem determinadas controvérsias, com respeito ao programa PTMPF.

Uma das controvérsias é que, até recentemente, a terapia antirretroviral não era oferecida aos pais quando a mãe recebia o resultado positivo do teste na clínica de pré-natal, mas recebia NVP para prevenir a transmissão para o bebê. Assim, em muitos programas, a adoção da PTMPF foi pequena, porque o número de mães que concordavam com a orientação e o teste era baixo. Com a introdução dos testes de exclusão, nos quais as mães primeiramente têm uma conversa em grupo sobre PTMPF e depois são testadas, a menos que se recusem, o número de mães testadas aumentou de modo significativo.**

Outra controvérsia com o programa PTMPF em muitos países é o uso da NVP. Mesmo a NVP de dose única tem o potencial de causar resistência, e alguns países abandonaram completamente seu uso.

Alguns passaram para regimes de cursos mais longos, enquanto outros acrescentaram outro medicamento antirretroviral. Esses ajustes aumentam o custo do programa e a logística da implementação.

Outra controvérsia é a amamentação. O uso de NVP não evita a transmissão de HIV por meio da amamentação. Idealmente, as mães HIV-positivas não devem amamentar. No entanto, em muitos países com poucos recursos, isso não é viável, pois o custo da alimentação infantil artificial está fora do alcance da maioria das mães, e a água limpa pode não ser acessível ou disponível. As mães também são estigmatizadas se não amamentarem, pois a amamentação é muito importante em muitas culturas. A amamentação exclusiva, porém, é menos arriscada do que a amamentação mista (seio e fórmula ou até mesmo água e papa). Na ausência de alimentação com fórmula, as diretrizes de alimentação infantil atuais recomendam a amamentação exclusiva nos primeiros 6 meses; após, introdução de alimentação complementar e amamentação até os 12 meses.

A maioria dos países agora não usa mais a NVP de dose única para PTMPF, pois há regimes profiláticos mais eficazes disponíveis, que também abordam o período de amamentação. Com base nas recomendações de 2010 da OMS, esses regimes são a oferta de terapia tripla (ART) para gestantes HIV-positivas com contagem de CD4 de 350 células/mm^2 ou menos no estágio clínico 3 ou 4 da OMS.[67] Um regime (opção A) para gestantes HIV-positivas mais saudáveis é a profilaxia com zidovudina (AZT) a partir, pelo menos, de 14 semanas de gestação, por pelo menos quatro semanas até o parto. Bebês amamentados receberiam NVP desde o nascimento até 1 semana após a interrupção da amamentação. Outro regime (opção B) para essas mulheres é a oferta de terapia tripla (três medicamentos de ART) durante toda a gestação (a partir de 14 semanas) até a cessação da amamentação. Os bebês receberiam NVP ou AZT por 4 a 6 semanas de idade. Cada vez mais, há uma tendência para a terceira opção; inscrever todas as gestantes HIV-positivas (independentemente da contagem de CD4 ou do estágio da OMS) na terapia tripla para o resto da vida.[68]

A transmissão de HIV por meio do sangue pode se dar com transfusão de sangue, agulhas contaminadas ou outros procedimentos médicos ou parto. O maior risco de transmissão de HIV é pelo sangue infectado com HIV (90%) e, embora o sangue para transfusão seja testado para HIV em quase todos os países agora, ainda há risco devido ao período de janela e porque os testes de rastreamento não são perfeitos.

A transmissão por agulhas contaminadas pode se dar com o compartilhamento de agulhas durante o uso de drogas injetáveis ou por picadas de agulha acidentais entre pessoas infectadas com HIV e profissionais de saúde. O uso de drogas injetáveis é um modo muito eficiente de transmis-

---

* Também conhecida como prevenção da transmissão de pai para filho (PTPPF) para enfatizar que os pais são ambos responsáveis pela potencial transmissão de HIV para o bebê.
** Em uma cidade adjacente a Harare, a capital do Zimbábue, 98% das mães que frequentaram a atenção pré-natal entre julho de 2005 e junho de 2006 foram testadas. Antes do teste de exclusão, apenas 26% das mães eram testadas em 1999 a 2002.

são de HIV. De acordo com o relatório de 2006 do UNAIDS, o uso de drogas injetáveis é responsável por 80% dos casos de HIV na Europa Oriental e Ásia Central.[69] O motivo dessa eficiência é que, durante o processo de injeção da droga, o sangue é extraído para a seringa, para verificar se a agulha pegou uma veia, e então o conteúdo da seringa é injetado repetidamente na veia, para assegurar que toda a droga seja injetada. Se outra pessoa usar a mesma agulha e a mesma seringa, traços de sangue (e vírus) são passados rapidamente para a corrente sanguínea da próxima pessoa.

A transmissão por lesões por picada de agulha e outros procedimentos médicos (p. ex., cirurgias, partos, respingos de sangue) é baixa. Vários estudos mostram uma faixa de infecção por HIV de 0,13 a 0,39 caso em cada 100 exposições por corte ou lesão de picada de agulha entre profissionais de saúde.[70]

A transmissão sexual do HIV é o modo mais comum no mundo todo. Cerca de 70% das infecções por HIV no mundo são contraídos por relação sexual vaginal.[64] A relação sexual anal (sexo entre homens ou sexo entre homem e mulher) é a forma mais arriscada de relação, pois costuma envolver um pequeno corte no ânus, envolvendo, assim, a troca de sêmen e sangue. Em países como Estados Unidos, Austrália, na Europa Ocidental e em partes da América do Sul, homens que fazem sexo com homens, a maioria praticante de relação anal,[71] constituíam o perfil de risco inicial para HIV.

▶ Atenção médica e tratamento de HIV/AIDS

Medicações e infecções oportunistas

O ART é o meio mais eficaz de prevenir IOs, e muitos programas associam a prevenção e os tratamentos de IOs ao ART. Com o objetivo de acesso universal, houve um rápido progresso para disponibilizar amplamente o ART (8 milhões de ARTs foram recebidos em 2011, um aumento de 20 vezes em relação a 2003), com 68% das mulheres e 47% dos homens em países de baixa e média renda em tratamento. Globalmente, no entanto, apenas 28% das crianças têm cobertura de tratamento, em comparação a 54% dos adultos.[72] A prevalência de IOs varia por região; por exemplo, TB é a IO mais comum no mundo e particularmente na África subsaariana e Ásia, enquanto a PCP é a IO mais comum na América do Norte e Europa. A Tabela 10-8 apresenta IOs que possuem medicações profiláticas primárias e secundárias. O ART é tomado para o resto da vida e os medicamentos para profilaxia de IO costumam ser tomados para o resto da vida, embora possam ser interrompidos se as contagens de CD4 puderem ser medidas regularmente e o sistema imune se recuperar. Essas atividades precisam ser investigadas na vida cotidiana.

A prevenção e o tratamento de IOs devem ser complementares, por meio de uma abordagem holística. A eficácia de muitas medicações é aumentada quando o indivíduo está bem nutrido, tem boa higiene, não está estressado ou cansado, tem uma abordagem positiva em relação à vida e tem acesso a um padrão de vida adequado. Abordar a segurança alimentar e a pobreza, assim como o acesso à atenção médica, é um princípio importante subjacente à atenção médica e ao tratamento efetivo do HIV/AIDS. A prevenção e o tratamento das IOs devem incluir a prevenção de reinfecção (abstinência e/ou campanhas para uso de preservativos), suporte psicossocial (aconselhamento e grupos de apoio) e atenção e apoio nutricional.

Muitas pessoas em países com recursos limitados sofrem de deficiências nutricionais subjacentes, particularmente de micronutrientes, que são exacerbadas com a aquisição de HIV. Essa situação, então, aumenta a vulnerabilidade às IOs e facilita a progressão para AIDS. Além disso, o indivíduo precisa de boa nutrição para ser capaz de tolerar melhorar qualquer dos medicamentos antirretrovirais.

Aconselhamento e terapia antirretroviral

O aconselhamento também deve fazer parte da atenção e do tratamento de HIV/AIDS. Deve envolver a consideração do que um resultado positivo pode significar na vida do paciente, a quem o resultado afetará (p. ex., um cônjuge ou parceiro sexual regular), a quem e como o paciente contará seus resultados e quais são os serviços de longo prazo disponíveis. Também deve haver aconselhamento contínuo; este pode incluir conhecimento do HIV e da AIDS, adesão aos regimes de medicamentos, convivência com o estigma, episódios repetidos de doenças, morte e luto. O aconselhamento terminal e de luto deve incluir as finanças e assinaturas de procurações e, para os dependentes, testamentos e arranjos funerários.

O aconselhamento, a nutrição, o tratamento e a prevenção de IOs formam uma parte importante da atenção a pessoas que vivem com HIV/AIDS, cujo núcleo deve ser o ART. Como afirmado antes, com o advento do ART, a incidência e a prevalência de IOs foram reduzidas. O primeiro medicamento antirretroviral comercializado

Tabela 10-8 Principais infecções oportunistas para as quais há medicamentos profiláticos primários ou secundários disponíveis

Condição	Medicamentos para o tratamento	Profilaxia
Candidíase (oral, esofágica, vaginal)	Fluconazol	Tratamento de episódios individuais em vez de profilaxia, pois a resistência é comum
Citomegalovírus (CMV—ocular, gastrintestinal, disseminado)	Ganciclovir ou foscarnet	Valganciclovir, foscarnet
Criptococo (meningite, pneumonia, doença disseminada)	Anfotericina B desoxicolato e/ou flucitosina	Fluconazol
Histoplasmose (pneumonia, doença disseminada)	Itraconazol ou anfotericina B desoxicolato	Itraconazol
Vírus herpes (pele, genital, oral, esofágico, ocular, disseminado)	Valaciclovir Aciclovir	Valaciclovir Fanciclovir Aciclovir (mas há risco de desenvolvimento de resistência)
Complexo *Mycobacterium avium* (MAC—pulmonar, disseminado)	Claritromicina com etambutol	Azitriomicina ou claritromicina
Mycobacterium tuberculosis (pulmonar, extrapulmonar, disseminado)	Isoniazida, rifampicina; pirazinamida, etambutol	Isoniazida (9 meses) quando o teste cutâneo for positivo (infecção TB latente)
Pneumonia por *Pneumocystis carinii* (PCP)	Trimetoprima-sulfametoxazol (TMP/SMX, cotrimoxazol)	TMP/SMX
Toxoplasmose (sistema nervoso central)	Pirimetamina e sulfadiazina com leucovorin	TMP/SMX
Peniciliose[a]	Anfotericina B, então itraconazol	Itraconazol
Leishmaniose[a]	Anfotericina B	Anfotericina B
Isospora belli[a]	TMP e SMX	TMP e SMX
Doença de Chagas[a]	Benznidazol	Benznidazol

[a]Infecções oportunistas geográficas de consideração especial. Do Centers for Disease Control and Prevention. Guidelines for prevention and treatment of opportunistic infections in HIV-infected adults and adolescents: recommendations from CDC, the National Institutes of Health and the HIV Medicine Association of the Infectious Diseases Society of America. *MMWR* 2009;58(RR-4):1–207. http://www.cdc.gov/mmwr/pdf/rr/rr5804.pdf. (Adaptada com permissão.)

foi a azidotimidina ou zidovudina (AZT/ZDV). Pertence a uma classe de medicamentos chamados inibidores da transcriptase reversa análogos de nucleosídeos (ITRNs). Esses medicamentos bloqueiam a transcriptase reversa do HIV e impedem a cópia do código genético viral (RNA) no código genético (DNA) das células do hospedeiro infectado, imitando blocos de construção da cadeia de DNA. O DNA resultante é incompleto e não pode criar novos vírus. A Tabela 10-9 relaciona os medicamentoa antirretrovirais para HIV atualmente aprovados. Os ITRNs bloqueiam a transcriptase reversa do HIV e impedem a cópia das células infectadas do hospedeiro, ligando-se à enzima e tornando o sítio ativo não efetivo. Uma classe de medicamento comercializada mais recentemente são os inibidores da protease. Esses medicamentos bloqueiam a protease da enzima e impedem a montagem e a liberação das partículas de HIV a partir das células infectadas. O inibidor da integrase raltegravir agora tornou-se parte dos regimes alternativos de primeira linha nos Estados Unidos e se tornará importante mundialmente. Para evitar o rápido desenvolvimento de resistência, os medicamentos são administrados em combinação. Os medicamentos em uso atual

Tabela 10-9 Medicamentos antivirais para HIV aprovados atualmente

Classe de medicamento	Substância química/nome genérico	Nome comercial
Produtos de combinação multiclasses	Efavirenz, entricitabina e tenofovir disoproxil fumarato Entricitabina, rilpivirina e tenofovir disoproxil fumarato Elvitegravir, cobicistat, entricitabina, tenofovir disoproxil fumarato	Atripla Complera Istribild
Inibidores da transcriptase reversa análogos de nucleosídeo (ITRNs)	Azidotimidina/zidovudina (AZT, ZDV) Dideoxiinosina/didanosina (DDI) Dideoxicitidina/zalcitabina (DDC) (não é mais comercializado) Lamivudina (3TC) Estavudina (D4T) Abacavir (ABC) Abacavir e lamivudina Abacavir, zidovudina e lamivudina Entricitabina (FTC) Lamivudina e zidovudina Tenofovir disoproxil fumarato (TDF) Tenofovir disoproxil fumarato e entricitabina	Retrovir Videx HIVID Epivir Zerit Ziagen Epzicom Trizivir Emtriva Combivir Viread Truvada
Inibidores da transcriptase reversa não análogos de nucleosídeos (ITRNNs)	Delavirdina (DLV) Efavirenz (EFV) Etravirina Nevirapina (NVP) Rilpivirina	Rescriptor Sustiva Intelence Viramune Edurant
Inibidores da protease	Amprenavir (APV) Sulfato de atazanavir (ATV) Darunavir (DRV) Fosamprenavir (FPV) Indinavir (IDV) Mesilato de nelfinavir (NFV) Lopinavir e ritonavir (LPV/RTV) Tripranavir (TPV) Ritonavir (RTV) Saquinavir (não é mais comercializado) Mesilato de saquinavir (SQV)	Agenerase Reyataz Prezista Lexiva Crixivan Viracept Kaletra Aptivirus Norvir Fortovase Invirase
Inibidores da fusão	Enfuvirtide (T20)	Fuzeon
Inibidores de entrada – antagonista do correceptor CCR5	Maraviroc (MVC)	Selzentry
Inibidores de transferência da cadeia do HIV pela integrase	Raltegravir (RAL)	Isentress

para terapia de primeira linha em países de baixa e média rendas incluem AZT, lamivudina (3TC), nevirapina (NVP) e efavirenz (EFV). As recomendações mudam com frequência, e é sempre bom verificar o *website* da OMS quanto às recomendações atuais.

Em países com recursos limitados, o ART de primeira linha utiliza as classes mais antigas de medicamentos (os ITRNs e ITRNNs) devido ao custo dos inibidores de protease. O custo é uma consideração importante no ART. Embora os custos dos medicamentos para HIV tenham caído consideravelmente, o custo de oferecer ART a todos que precisam em muitos países africanos é enorme e não é facilmente acessível. A OMS estima que, nos países menos desenvolvidos, onde as populações vivem com menos de $1 por dia, o ART ainda custa cerca de $100 por pessoa, por ano. Além disso, muitos sistemas de saúde em países com recursos limitados são frágeis e precisam ser fortalecidos para poderem implementar o ART nacionalmente; isso envolve um custo ainda maior do que o custo dos medicamentos. Há números insuficientes de médicos, enfermeiros, conselheiros e pessoal de laboratório, e esses quadros precisam ser treinados, motivados e retidos. O monitoramento dos pacientes e a adesão ao tratamento são críticos ao sucesso do programa de ART; portanto, os sistemas nacionais de saúde precisam ser capazes de realizar rotineiramente os testes de CD4 e de carga viral para avaliar a função do sistema imune e a quantidade de vírus de HIV que pode ser detectada. Enormes custos de capital e recorrentes estão associados ao equipamento dos sistemas nacionais de saúde, para que possam oferecer essas funções de monitoramento. Há ferramentas diagnósticas de baixo custo em desenvolvimento, pelo menos para medição de CD4 e de carga viral.*

A OMS desenvolveu diretrizes para quando tratar e auxiliar no monitoramento. Pacientes com teste de HIV positivo, estágio clínico 3 ou 4 e/ou contagem de CD4 inferior a 350 são elegíveis para tratamento na maioria dos países na África subsaariana. Nos Estados Unidos, os pacientes são elegíveis para ART se apresentarem teste positivo de HIV. No entanto, pacientes com HIV e TB são elegíveis para ART, independentemente da contagem de CD4, com a nova política de "tratamento como prevenção".[73] Embora a eficácia ou a falha do tratamento seja avaliada com fundamentos clínicos, essencialmente, se o paciente está melhorando, ganhando (ou perdendo) peso e não está apresentando doenças oportunistas, uma medida mais válida é a carga viral. Quando os pacientes são sintomáticos, seus sistemas imunes já podem estar gravemente comprometidos. A correlação entre a contagem de CD4 e os sinais e sintomas clínicos não é perfeita e há relatos de pacientes com contagens muito baixas de CD4 ainda capazes de desempenhar normalmente suas funções.

Apesar desses desafios, foi feito um enorme progresso na inscrição de pacientes para ART. Na África subsaariana, onde a necessidade é maior, 56% das pessoas elegíveis têm acesso aos medicamentos e mais de seis milhões foram inscritas no tratamento.[74] Isso representa um aumento de cem vezes no acesso ao tratamento em menos de uma década, com uma queda significativa no custo dos medicamentos (de $1.200 para menos de $100 por ano). Isso demonstra o impacto do aumento de recursos obtidos por meio do Fundo Presidencial de Emergência para Auxílio contra a AIDS dos Estados Unidos (U.S. President's Emergency Fund for AIDS Relief [PEPFAR]), do Fundo Global e de organizações que negociaram acentuadas reduções no preço dos medicamentos, como a Fundação Clinton.

▶ **Prevenção de HIV/AIDS**

A prevenção de HIV/AIDS continua sendo a chave para o controle da epidemia. Várias estratégias de prevenção foram tentadas ao longo dos anos; essas estratégias variam de acordo com o estágio da epidemia. Quando a prevalência de HIV ainda é baixa (menos de 1%) e a epidemia está restrita a grupos de alto risco, são usadas diversas intervenções de prevenção, em comparação a quando a epidemia se torna generalizada na população. Em epidemias generalizadas, deve haver um foco na população ou na comunidade, pois simplesmente se concentrar em grupos de alto risco não será mais efetivo. Os grupos de alto risco, a partir dos quais a epidemia pode se disseminar e se tornar generalizada, incluem profissionais do sexo (PSs), homens que fazem sexo com homens (HSHs), usuários de drogas injetáveis (UDIs) e homens cuja rotina inclui deslocar-se de um local para outro (trabalhadores migrantes, militares, motoristas de caminhão, etc.).

Nos estágios iniciais da epidemia, voltar-se para grupos de alto risco pode retardar a epidemia e evitar que se torne generalizada. Alguns países, agindo de forma precoce e vigorosa, conseguiram fazer isso. Exemplos incluem o Senegal, a Tailândia e a Austrália. Apesar de ser um país predominantemente muçulmano, o Senegal conseguiu reduzir a incidência e a prevalência de HIV encorajando o uso de preservativos entre PSs por meio da legalização das atividades sexuais comerciais, educação sobre preservativos, oferta dos mesmos, exame regular e tratamento de infecções sexualmente transmissíveis (ISTs).[75] De maneira similar, a Tailândia teve sucesso ao desenvolver intervenções para PSs e para o exército. Esse país adotou uma política de 100% de uso de preservativo para PSs, que foi possibilitada pela natureza comercial do trabalho sexual (a existência de bordéis), permitindo a obrigatoriedade dessa política.[76,77] A implementação dessa política foi facilitada por meio de programas de educação de pares para as PSs.[77] A educação de pares também foi o meio pelo qual a mudança de comportamento entre homens jovens no exército tailandês foi facilitada e a prevalência de HIV reduzida.[78] Na Austrália, a epidemia entre UDIs foi reduzida com uma política de troca de agulhas.[79]

---

*Veja UNITAID 2012 HIV/AIDS Diagnostic Technology Landscape. 2ª ed., junho de 2012 (http://www.unitaid.eu/resources-2/news/9-uncategorised/345-technical-reports)

Um programa em Sydney, Austrália, incluiu a distribuição de água sanitária, sensibilização da comunidade e tratamento expandido para drogas. A política de troca de agulhas, que continua controversa em alguns países, é defendida em uma abordagem de redução de danos, na qual a prevenção de doença e morte por HIV e a possibilidade de transmissão a terceiros são consideradas mais importantes do que a acusação por uso de drogas ilícitas. A Tabela 10-10 resume as evidências relacionadas a várias intervenções de prevenção de HIV/AIDS.

Tabela 10-10 Resumo da base de evidências das intervenções para prevenção de HIV

Área de intervenção/ programa	Impacto na população	Impacto no indivíduo	Comentários
Abstinência	Impacto temporário sobre jovens por meio da iniciação tardia, mas tendência a adquirir HIV mais rapidamente na faixa dos 20 anos: "acompanhamento" observado; menos relevância para adultos	Enquanto observados, 100% efetivo	A formulação "ABC" tem bagagem considerável e teve menos relevância para mulheres. No entanto, os três pontos são relevantes e precisam de reformulação para maior complementaridade; evitar ambos e/ou reformulação.
Ser fiel	Parece ter sido a chave para reduzir a incidência e a prevalência em Uganda, Quênia e Zimbábue	100% efetivo se mantido totalmente por duas pessoas HIV-negativas (ou em uma união poligâmica)	Relações concomitantes parecem ser um dos principais motivadores da epidemia devido à infecciosidade muito alta na infecção aguda/acidental.
Preservativos, homens	Parece não ter tido grande impacto na epidemia generalizada (embora centrais, epidemias sexualmente motivadas em outros locais)	Pelo menos de 80-90% de proteção se usada de maneira consistente e correta: o dispositivo mais protetor atualmente disponível para proteção individual	O desafio é conseguir o uso correto e consistente (mais de 80%). Mais fácil no sexo comercial seguido do sexo casual; menos em relações mais estáveis, concomitantes ou não.
Preservativos, mulheres	Contribuem para o número de atos sexuais protegidos, quando disponíveis	Altamente protetores contra HIV, ISTs e gestação	Vantagem do uso feminino.
Tratamento para IST	Impacto limitado sobre a prevenção de HIV, pois é voltado apenas para ISTs bacterianas e perde 50% daqueles que precisam de tratamento (assintomáticos)	ISTs não tratadas aumentam muito o risco de transmissão de HIV; o risco aumenta caso apresentem úlcera	Atinge apenas uma pequena proporção de indivíduos infectados; cada vez mais no sul da África as ISTs virais predominam e não as bacterianas. O tratamento não é efetivo nas infecções virais.
Controle e prevenção de IST	Mais impacto em epidemias concentradas do que generalizadas, mas crucial para jovens	Como acima	Maior potencial de atingir grandes números, especialmente importante para jovens.
HSV2	Infecção recente com HSV2 dobra o risco de transmissão de HIV, sendo a infecção recente com HSV2 mais arriscada do que a infecção crônica	O tratamento do HSV2 reduz a supressão do HIV e, portanto, reduz a infecciosidade	Há pesquisas em andamento sobre a supressão do HSV2.

(continua)

TUBERCULOSE E HIV/AIDS   CAPÍTULO 10   287

Tabela 10-10 Resumo da base de evidências das intervenções para prevenção de HIV (*continuação*)

Área de intervenção/ programa	Impacto na população	Impacto no indivíduo	Comentários
Circuncisão masculina	Dados robustos de estudos observacionais mostram impacto protetor na população; inclui a correlação com a menor incidência e prevalência de HIV em africanos e outras populações; três ensaios clínicos controlados randomizados concluídos; todos demonstraram forte proteção	50-75% protetor para homens; possivelmente alguma proteção direta para mulheres; vários outros benefícios à saúde masculina (p. ex., câncer peniano, algumas ISTs, fimose) e para mulheres (especialmente redução do risco de câncer cervical)	Os países variam em sua prontidão para considerar a circuncisão masculina onde não é tradicionalmente praticada. A UNAIDS e a OMS desenvolveram ferramentas, guias e manuais para a prática segura e programação da circuncisão masculina. O progresso tem sido lento e há desafios com a implementação. Novos procedimentos, que precisam de profissionais de saúde menos altamente treinados, estão sendo testados.
Aconselhamento e testes	Pouco impacto demonstrado no âmbito da população, embora essencial como ponto de entrada para atenção e tratamento e para PTMPF	Alguma mudança comportamental demonstrada em casais discordantes e em pacientes HIV-positivos	Preocupação de que as campanhas para "conhecer sua condição" devem estar associadas com serviços pós-teste efetivos e disponíveis para pacientes HIV-positivos e HIV-negativos, ou podem não ser efetivos.
Intervenções de mudança comportamental para jovens	Consultoria de Talloires em 2004: evidências mais fortes para impactos comportamentais do rádio com outros meios e TV/rádio com outros meios; currículos delineados e definidos sobre educação sexual e HIV mostraram ser efetivos para jovens nas escolas, quando lideradas por adultos, sem evidências de aumento na atividade sexual	Aumento do acesso individual a serviços de saúde acessíveis para a juventude (e gênero) também mostrou ser importante para a SSR em vários estudos. Homens e mulheres jovens o reconheceram como essencial para atingir a meta com estratégias efetivas de múltiplos pontos	Dados indicam mudanças comportamentais a partir de estratégias diferentes com impacto improvável sobre a incidência de HIV em jovens. Intervenções comunitárias com jovens: desenhos fracos de avaliação e informações incompletas; assim, ainda não é possível avaliar claramente o impacto de diversas abordagens. Procure pelo relatório final de Talloires.
Microbicidas	ECCR sul-africano utilizando um gel de tenofovir 1% (medicamento antirretroviral) demonstrou efeito protetor de 39%	Não está claro qual é o nível de proteção; espera-se que pelo menos 50%	O ensaio clínico precisa ser repetido em outros contextos. Outros candidatos a microbicidas estão sendo desenvolvidos.
Tratamento como prevenção	O ECCR HPTN 052 demonstrou efeito protetor de 96% entre casais discordantes	A abordagem não apenas trata indivíduos com HIV, mas também é capaz de virtualmente impedir a transmissão	Entusiasmo considerável por essa abordagem porque os preços dos medicamentos antirretrovirais tornaram-se significativamente mais baixos. No entanto, a maioria das transmissões ocorre logo após a infecção, antes do conhecimento da condição. Além disso, há desafios na implementação no sistema de saúde.

ABC, política de abstinência, fidelidade e uso de preservativo (acrônimo do inglês *abstinence, be faithful and condom use*).
IST, infecção sexualmente transmissível; HSV2, vírus herpes simples 2; PTMPF, prevenção da transmissão da mãe para o filho; ECCR, ensaio clínico controlado randomizado; SSR, saúde sexual e reprodutiva.
Atualizada a partir da Reunião do Grupo de Reflexão Especializada da Comunidade Sul-africana de Desenvolvimento (SADC – *Southern African Development Community*) sobre prevenção do HIV em Países de Alta Prevalência na África do Sul; 10-12 de maio de 2006; Maseru, Lesoto. (Adaptada com permissão).

Abstinência, fidelidade e uso de preservativo

A política de abstinência, fidelidade e uso de preservativo (ABC) continua sendo o pilar de muitos programas de transmissão de HIV/AIDS. A abstinência é uma estratégia controversa, pois há um consenso disseminado de que a juventude deve se abster, mas há menos consenso sobre a oferta de conhecimento e capacidades (incluindo informações sobre o uso de preservativo e onde pode ser obtido) necessárias para se proteger, no caso de não abstinência. Além disso, embora a mensagem de abstinência até o casamento tenha aumentado a idade da iniciação sexual,[80] há uma tendência para "recuperação" – a rápida aquisição de HIV logo depois de se tornar sexualmente ativo. Mulheres jovens podem não se beneficiar da estratégia de abstinência pois, apesar de serem abstêmias até o casamento, muitas são infectadas pelos maridos logo após o casamento.

A fidelidade é uma importante estratégia de prevenção, especialmente no contexto de múltiplas relações concomitantes em uma epidemia generalizada. O alto risco de transmissão de HIV durante o estágio agudo de infecção torna essa forma de rede sexual muito perigosa, e a concomitância é um importante motivador da epidemia de HIV/AIDS no sul da África.[81,82] Como a concomitância, em geral, envolve relações estáveis com 1 ou mais parceiros fora da relação primária, há menor probabilidade de uso de preservativo com esses parceiros.

Os preservativos se mostraram efetivos contra a transmissão de HIV,[83] mas seu uso costuma ser baixo no casamento e em outras relações estáveis de longo prazo. O acesso a preservativos ainda é baixo e o UNAIDS estima que na África subsaariana seja de apenas 19%.[69] Os preservativos femininos, que têm potencial de fornecer um método de prevenção controlado pela mulher, apresentaram uma implementação e cobertura insuficiente para obter um impacto populacional.

Os preservativos, é claro, também protegem contra outras ISTs. O controle e tratamento de ISTs é uma estratégia importante para prevenir o HIV; no entanto, é provável que o tratamento seja mais efetivo quando a epidemia não se tornou generalizada. Em uma epidemia generalizada, as ISTs são menos importantes como um agente que facilita a ocorrência de HIV. Em muitos países onde o herpes genital (HSV2) é a IST dominante, ainda não está claro qual tratamento reduz o risco de HIV a partir dessa infecção. O HSV2 surgiu como um importante fator de risco para transmissão e aquisição de HIV.

Circuncisão masculina médica voluntária

Três ensaios clínicos, da África do Sul, do Quênia e de Uganda, foram interrompidos precocemente por demonstrarem um efeito protetor para os homens entre 50 e 75%. Há outro ensaio clínico em Uganda que examina o efeito da circuncisão masculina médica voluntária (CMMV) em homens infectados com HIV, e também há evidências do efeito protetor da circuncisão na transmissão de homens para mulheres.[84–86]

Aconselhamento e testes voluntários e aconselhamento e testes no HIV

O aconselhamento e os testes voluntários (ATVs) têm sido a principal estratégia de prevenção em grande parte da África subsaariana, mesmo na ausência de ART. No entanto, além de serem efetivos para casais e, possivelmente, para pessoas HIV-positivas, sua eficácia em base populacional não está clara. Com programas de tratamento mais amplamente disponíveis, o ATV tornou-se importante como ponto de entrada para esses programas e para a prevenção da transmissão do HIV de mãe para filho.

Em serviços de saúde, a norma se tornou o teste de "exclusão", teste e aconselhamento em HIV (HTC, do inglês HIV Testing and Counselling). Por exemplo, em contextos de atenção pré-natal e de doença sexualmente transmissível e clínica de TB, os clientes são testados, a menos que especificamente peçam para não serem. O TAH tem tido uma enorme importância no aumento de pessoas diagnosticadas com HIV e sua colocação em tratamento.

Tratamento como prevenção

Um importante ensaio clínico, HPTN 052, demonstrou a eficácia do tratamento com medicamento antirretroviral (ARV) como estratégia de prevenção. Os participantes que foram inscritos no ARV assim que diagnosticados mostraram uma redução de 96% na transmissão de HIV para seu parceiro sexual.[87] Assim, as diretrizes de tratamento estão sendo revisadas, com recomendações, por exemplo, para que todas as gestantes HIV-positivas sejam colocadas em ARV para o resto da vida, independentemente da contagem de CD4 e para que todas as pessoas HIV-positivas sejam colocadas em ARV. No entanto, com apenas

54% das pessoas que atualmente precisam receber o ART e com os fracos sistemas de saúde e as lacunas de financiamento, não está claro se essa é a estratégia mais efetiva. Além disso, os benefícios à saúde de inscrever pessoas com contagens de CD4 acima de 500 no ART são desconhecidos, já que o 052 demonstrou um benefício claro apenas para participantes com contagens de CD4 entre 200 e 500. Os achados do ensaio clínico START provavelmente estarão disponíveis em 2015 e devem oferecer informações para responder a essa pergunta.[88]

Intervenções de mudança comportamental

As abordagens de mídia de massa e determinados programas educacionais de HIV e sexo nas escolas são efetivas na mudança comportamental entre jovens.[89] As abordagens de mudança comportamental devem ser orientadas pela teoria. As teorias variam daquelas com foco individual (o modelo da crença de saúde e a teoria da ação racional/comportamento planejado)[90] àquelas que focam em grupos e comunidades (o modelo ecológico e a teoria da difusão de inovações).[91] A teoria da ação racional/comportamento planejado enfatiza as crenças, atitudes, intenções e normas subjetivas tão importantes no comportamento, enquanto a teoria de difusão de inovações, que procura explicar como as novas ideias e práticas se disseminam em uma comunidade, dá atenção ao conhecimento, à persuasão, tomada de decisões, implementação e confirmação. Algumas dessas teorias são usadas em combinação no desenvolvimento de abordagens de mudança comportamental.

Microbicidas

Os microbicidas geraram muito interesse, particularmente como método de prevenção controlado pela mulher; esse método, ao contrário do preservativo feminino e, até certo ponto, do diafragma, é invisível para o parceiro. Até 2000, havia entusiasmo em relação ao fato de que os microbicidas logo se tornariam uma importante ferramenta de prevenção de HIV, pois havia um efetivo produto candidato: nonoxinol-9. No entanto, estudos mostraram que o nonoxinol-9 irritava a vagina e, assim, tinha o potencial de aumentar a transmissão de HIV.[92] Esse produto foi, então, abandonado. O trabalho continuou com outros candidatos a microbicidas e, em 2010, um ensaio clínico sul-africano (CAPRISA 004) mostrou que um microbicida contendo gel de tenofovir 1% reduzia a aquisição de HIV em 39% entre mulheres que recebiam o gel, em comparação às mulheres que receberam um gel placebo.[93]

Prevenção combinada

Recentemente, a prevenção combinada obteve apoio significativo. Foi definida pelo UNAIDS como programas "baseados em direitos, com informação baseada em evidência e programas realizados em uma comunidade que utilizam uma mistura de intervenções biomédicas, comportamentais e estruturais priorizadas para atender às necessidades atuais de prevenção do HIV de indivíduos em particular e de comunidades, de forma a ter o maior impacto sustentado na redução de novas infecções."[94] PEPFAR, o maior financiador de serviços de HIV e AIDS no mundo, financia intervenções de prevenção combinada, tais como Tratamento como Prevenção, PTM-PF, ATH, preservativos, circuncisão masculina (CMMV) e Prevenção para as Principais Populações (Populações em Maior Risco) como UDIs, HSHs e PSs.

O papel do ativismo

O ativismo – a realização de *lobbies* ou campanhas para uma decisão ou perspectiva em particular – é muito importante na prevenção de HIV/AIDS. Envolve estratégias de informação, educação e comunicação; grupos e indivíduos que possam se tornar parceiros ou realização *lobby* e uma posição ou decisão a ser defendida. Indivíduos ou grupos que são altamente visíveis, organizados, ligados em rede e influentes podem ser ativistas poderosos. Uganda conseguiu reduzir sua taxa de infecção de HIV por causa do visível comprometimento do presidente, juntamente com uma abordagem multissetorial e envolvimento social disseminado.[95] O ativismo costuma estar associado ao desenvolvimento, à articulação e à implementação de políticas. As políticas são molduras para guiar a tomada de decisões. Por exemplo, políticas sobre HIV e UDIs podem incluir estratégias para troca de agulhas ou a oferta de água sanitária para limpar o equipamento injetável. Também pode haver uma política na qual todos os pacientes recentemente diagnosticados com TB sejam rastreados para HIV.

▶ Programas de HIV/AIDS

Em muitos países, as organizações não governamentais (ONGs) foram as primeiras a começar a responder à epidemia de HIV. Embora muitos

QUADRO 10-2

Acesso à atenção para HIV/AIDS em países de baixa e média rendas: alguns dos desafios

Tandi veio à clínica porque apresentava uma tosse crônica já há algum tempo. Havia perdido muito peso – seus ossos estavam começando a aparecer – e apresentava uma doença de pele cujas marcas ainda estavam visíveis no rosto e na maioria da parte superior do corpo. Tinha febre e sentia-se mal. Para conseguir chegar à clínica, havia pedido emprestado dinheiro para a passagem. Depois de esperar por duas horas, finalmente conseguiu uma consulta com a irmã encarregada.

Após o exame, a irmã encarregada a encaminhou para o hospital, para uma consulta com um médico. A irmã queria chamar uma ambulância, pois estava preocupada com o fato de que Tandi poderia estar muito fraca e doente para ir sozinha. Tandi recusou, pois não tinha dinheiro para pagar pela ambulância. Usaria o transporte público, mais barato, embora tivesse que pegar dois ônibus. Quando Tandi chegou ao hospital, era quase noite. Precisou enfrentar outra fila e pagar novamente. Tandi esperou na fila por três horas.

Quando um médico a examinou, disse que precisaria pedir alguns exames para verificar como o sistema de defesa (imune) de seu corpo estava funcionando e descobrir o que estava causando sua tosse. Informou-lhe os custos prováveis dos exames. Porém, Tandi já havia gasto todo o dinheiro que tomara emprestado. Na realidade, esperava poder guardar parte dele para comprar comida para ela e os dois filhos, de 6 e 10 anos. O médico, então, deu-lhe uma prescrição de alguns medicamentos, que incluíam um antibiótico chamado Bactrim. Mandaram Tandi comprar os outros medicamentos. Ela foi para casa caminhando, pois não tinha mais dinheiro.

Dois dias depois, os vizinhos a encontraram caída na cama, e ela foi levada de volta para o hospital. Os vizinhos e amigos haviam feito uma doação em dinheiro para ela, o que ajudou a pagar pela internação. Quando Tandi saiu, estava melhor. Ganhara um pouco de peso e a tosse estava um pouco melhor. Seus parentes e amigos achavam que deveria ir para a casa da tia, em uma área rural, pois estava devendo o aluguel e não podia pagá-lo. Esperavam que, na área rural, pudesse ir a hospital missionário, onde os honorários não seriam tão caros.

---

governos começassem a implementar programas de prevenção e tratamento, a prevenção de HIV/AIDS e, até certo ponto, o tratamento, ainda continuam a ser um importante foco de ONGs. No entanto, os governos são os principais responsáveis pelo bem-estar de seu povo. Os programas de HIV/AIDS devem atender os seguintes critérios:

1. **O programa deve funcionar dentro da estrutura do programa nacional de controle da AIDS.** Os órgãos nacionais de controle e prevenção da AIDS variam de país para país. Alguns países possuem um programa nacional de controle da AIDS dentro do Ministério da Saúde (MS), onde as funções de controle da AIDS são, em grande parte, focadas na logística e nos aspectos técnicos do programa. Outros países tentaram promover uma abordagem multissetorial e engajar uma variedade de interessados, incluindo a sociedade civil, que compõem um painel de uma agência coordenadora, formando uma entidade separada. O painel dirige e supervisiona o trabalho do diretor executivo e sua equipe. Nesse modelo, uma função importante do órgão coordenador, além da coordenação, é o ativismo. Os programas atuais (p. ex., campanha para uso dos preservativos) continuam sendo parte relevante do MS.

Desde 2004, o UNAIDS tem promovido o princípio dos três uns:

- Um quadro de ação de HIV/AIDS em acordo que forma a base para as parcerias trabalharem juntas
- Uma autoridade nacional coordenadora de AIDS, que tem mandato multissetorial de base ampla
- Um sistema de avaliação e monitoramento resultado de acordo com nível nacional

2. **Todos os programas devem ter componentes de monitoramento (avaliação de se e como as atividades do programa estão sendo realizadas) e avaliação (avaliação da extensão em que os programas provavelmente terão impacto).** Isso significa que deve haver uma avaliação basal antes da implementação do programa. Em algumas ocasiões, isso não aconteceu e houve tentativas subsequentes, geralmente não muito satisfatórias, de fazer a avaliação retroativa. O sistema de monitoramento e avaliação deve se encaixar no sistema nacional de monitoramento e avaliação.

3. **Para otimizar o impacto de qualquer programa de controle e tratamento, deve haver um número de intervenções implementadas ao mesmo tempo.** Essas intervenções incluem aconselhamento e testes voluntários (especialmente como ponto de entrada para o ART); instalações de aconselhamento contínuo e grupos de apoio e informação, educação e comunicação (IEC). Dependendo dos grupos-alvo, a IEC devem envolver abstinência, fidelidade a um parceiro mutuamente fiel e/ou uso correto e consistente de preservativo. Também deve haver uma intervenção de controle e tratamento de doença sexualmente transmissível. Se a população-alvo incluir mulheres em idade fértil, haverá necessidade de um programa de PTMPF. O estigma continua a minar as atividades de HIV/AIDS e, em alguns casos, o controle da TB, e deve haver esforços para reduzir o estigma por meio do ativismo, do apoio de líderes de opinião e tomadores de decisões e de esforços para encorajar maior abertura.

4. **Especialmente em áreas de alta prevalência, há necessidade de fortes associações com o programa de controle de TB.** O rastreamento de TB como procedimento-padrão entre indivíduos com teste positivo para HIV está sendo considerado significativamente, assim como o rastreamento de HIV entre pessoas que descobrem ter TB. Em ambos os casos, deve haver tratamento disponível.

5. **Em áreas com altos níveis de doença e morte relacionada à AIDS, os programas de prevenção, controle e tratamento devem ser associados a atividades de mitigação.** Essas atividades incluem atenção doméstica para pessoas que vivem com HIV/AIDS (PVH), incluindo planejamento de alta e associações com serviços hospitalares, atenção a órfãos, apoio nutricional, atividades de geração de renda e alívio da pobreza.

HIV/AIDS E TUBERCULOSE: DUAS DOENÇAS, UM PACIENTE

As associações entre TB e HIV são bem estabelecidas. O HIV foi um importante impulso à epidemia de TB em grande parte do mundo, especialmente na África subsaariana e cada vez mais na Ásia e América do Sul. A TB é a principal causa de morbidade e mortalidade entre aqueles com infecção por HIV. A sobreposição resultou na frase "duas doenças, um paciente", para lembrar os profissionais de saúde que, embora os serviços de saúde possam ser administrados por programas separados de controle de doenças, podem estar tratando o mesmo paciente.

A tuberculose e o HIV parecem ter uma perigosa sinergia biológica. O HIV não tratado resulta em imunodeficiência progressiva, que afeta predominantemente a imunidade mediada por células, o que aumenta o risco de desenvolver IOs como a TB. Conforme a imunossupressão do HIV progride, o mesmo ocorre com a frequência e a gravidade das IOs, que estão associadas com maiores taxas gerais de mortalidade. Nos últimos anos, também foi demonstrado que indivíduos infectados com HIV com TB apresentaram maiores taxas ajustadas de mortalidade e incidência de IOs não TB do que indivíduos infectados com HIV e sem TB ativa.[96] Postulou-se que a ativação imune induzida pela TB leve a um surto de replicação de HIV e, após, à progressão irreversível e acelerada do HIV. Assim, a TB e o HIV participam de um circuito de reação negativo, cada um afetando negativamente o outro.

Em reconhecimento a essa sobreposição inegável e a necessidade de uma resposta coordenada às duas epidemias, em 2002, foi desenvolvida a Estrutura Estratégica para Diminuir a Carga de TB/HIV. No documento que relata essa estrutura, reconheceu-se que "o combate à tuberculose deve incluir o combate ao HIV como a força mais potente que impulsiona a epidemia de tuberculose; [da mesma forma,] o combate ao HIV deve incluir o combate à tuberculose como principal causa de morte de PVH."[97] Esse primeiro manual foi seguido por vários outros ao longo dos anos, para oferecer orientação política e diretrizes de implementação para atividades colaborativas de TB/HIV.

Os principais conceitos de uma estratégia coordenada de TB/HIV incluem os seguintes: (1) estabelecer mecanismos para colaboração nos níveis de política e planejamento e para disponibilização integrada de serviços de TB e HIV e a realização de vigilância de pacientes com ambas as doenças – TB/HIV; (2) diminuir a carga de TB entre PVH, intensificando o rastreamento de TB, iniciando ART precoce e utilizando terapia preventiva com isoniazida entre PVH; (3) diminuindo a carga de HIV entre pacientes de TB por meio do teste de HIV das pessoas diagnosticadas com TB, aconselhamento sobre a prevenção do HIV e garantia de atenção e apoio ao HIV.[98,99] As diretrizes que descrevem quais atividades conjuntas de TB/HIV serão implementadas, como implementá-las e por quem estão disponíveis na OMS para suporte a gerentes de programas nacionais de controle da TB e de controle de HIV/AIDS na operação dessa estratégia.

▶ Estabelecendo mecanismos para colaboração no controle de tuberculose e HIV

A colaboração entre os programas nacionais para controle de TB e de HIV/AIDS deve ocorrer em todos os níveis – desde os escritórios centrais em nível nacional até o do distrito ou do serviço de saúde. Em nível nacional, devem existir comitês ou órgãos conjuntos de coordenação e planejamento. Deve ser feita vigilância para identificar a prevalência de HIV entre pacientes de TB. As evidências de atividades conjuntas no serviço de saúde, onde é mais provável que um estudante encontre o(s) produto(s) do planejamento e da coordenação juntos, podem se dar com serviços integrados e, idealmente, diretos, para pacientes com TB e HIV oferecidos no mesmo local e ao mesmo tempo. A atenção fragmentada sugere falta de planejamento e coordenação adequados dos gerentes do programa de controle.

▶ Diminuindo a carga da tuberculose em pessoas que vivem com HIV/AIDS

A intensificação dos achados de casos para TB em termos práticos costuma ser feita com o rastreamento rotineiro de TB ativa em pessoas infectadas com HIV no momento do seu diagnóstico de HIV. A OMS recomenda o rastreamento de adultos e adolescentes que vivem com HIV utilizando um algoritmo clínico que avalia tosse atual, febre, perda de peso ou suores noturnos; pacientes que relatam um ou mais desses sintomas devem ser avaliados para TB e outras doenças.[100] Da mesma forma, crianças que vivem com HIV devem ser rastreadas para ganho insuficiente de peso, febre ou tosse atual e história de contato com um caso de TB.[100] O valor das coletas e culturas rotineiras de amostras de escarro também está sendo estudado. O rastreamento de TB deve ser realizado em todas as consultas médicas ou no centro de testes de HIV, ou o paciente deve ser encaminhado para um local de diagnóstico de TB.

PVHs em quem a TB ativa foi excluída com frequência são testadas para infecção latente por TB (ILTB) por meio de TST. Atualmente, a OMS recomenda que adultos, adolescentes e crianças com mais de 12 meses de idade infectados com HIV com *status* de TB desconhecido ou positivo e improbabilidade de apresentarem TB ativa devem receber pelo menos seis meses de terapia preventiva com isoniazida (TPI) para diminuir o risco de progressão da infecção por TB para doença.[100] A oferta de TPI agora é considerada parte de uma abrangente atenção ao HIV. A duração do benefício da TPI é limitada a aproximadamente 2,5 anos,[101] mais provavelmente devido ao risco de reinfecção recorrente em contextos endêmicos de TB.

São recomendadas medidas de controle de infecção para reduzir o risco de transmissão de TB em cenários de saúde e congregados (p. ex., presídios, alojamentos militares). Os mecanismos para reconhecer casos suspeitos de TB e diagnosticá-los prontamente e iniciar o tratamento entre os confirmados são essenciais para reduzir a transmissão de TB. A separação das pessoas com suspeita de TB de outras (particularmente pessoas infectadas com HIV) até a confirmação do diagnóstico é uma opção efetiva e geralmente viável. Sempre que possível, a ventilação natural deve ser maximizada. Todo cenário de saúde e congregado deve desenvolver e implementar seu próprio plano de controle de infecção. A OMS oferece atividades nacionais e regionais de controle de infecção de TB e para implementação de medidas práticas de controle de infecção em centros de saúde.

▶ Diminuindo a carga de HIV em pacientes com tuberculose

Muitos pacientes não conhecem seu *status* de HIV até o momento em que são diagnosticados com TB. Em contextos onde a prevalência de HIV em pacientes com TB é maior do que 5%, os pacientes diagnosticados com TB ativa devem ser submetidos a um teste de HIV (ou seja, é oferecido como padrão de atenção e não é realizado quando o paciente se recusa). Profissionais de saúde em programas de controle de TB devem incluir métodos de prevenção e educação para reduzir a transmissão sexual, parenteral e vertical de HIV como parte de sua conduta clínica habitual ou fazer os encaminhamentos apropriados. O tratamento preventivo com cotrimoxazol para prevenir infecções parasíticas e bacterianas secundárias também é recomendado pela OMS para adultos e crianças infectados com HIV. Especificamente, o tratamento preventivo com cotrimoxazol demonstrou reduzir as taxas de mortalidade em pacientes de TB infectados com HIV.[102] Os pacientes de TB infectados com HIV devem ter acesso à atenção e apoio gerais de HIV/AIDS, que incluem manejo clínico (profilaxia, diagnóstico, tratamento e seguimento de IOs), cuidados de enfermagem (promoção de higiene e nutrição), cuidados paliativos, atenção doméstica (incluindo educação para membros da família), aconselhamento e apoio social.

Todos os pacientes de TB infectados com HIV devem ser iniciados em ART logo após começarem o tratamento contra TB. O cotratamento de TB e HIV é complicado pelas interações entre determinadas medicações contra TB e os ARVs (veja adiante).

▶ Tratando tuberculose e HIV/AIDS juntos

Em PVHs diagnosticadas com TB e ainda não utilizando ART (como costuma ocorrer quando a TB e o HIV são diagnosticados simultaneamente), a prioridade é iniciar o tratamento para TB. Embora o momento ideal para iniciar o ART não esteja claro até agora, dados clínicos recentes sugerem que o início precoce do ART (em 2-4 semanas após começar o tratamento com TB) está associado a menor progressão do HIV[103] e menor mortalidade.[104] Se indicado, o tratamento para TB e HIV pode ser iniciado concomitantemente, mas é necessário manejo cauteloso.

O cotratamento da TB associada ao HIV exige manejo cauteloso devido às interações medicamentosas entre a rifampicina e alguns ITRNNs e inibidores de protease (IPs). Especificamente, a rifampicina estimula o sistema da enzima hepática citocromo P450, que metaboliza os ITRNNs e IPs e, portanto, pode levar a reduções nos níveis sanguíneos de ITRNNs e IPs. De maneira similar, os ITRNNS e IPs podem ativar ou inibir esse sistema de enzima, levando a níveis alterados de rifampicina. Os resultados podem ser níveis sanguíneos maiores ou menores dessas medicações, causando níveis terapêuticos não efetivos, abaixo do ideal, ou maior risco de toxicidade do medicamento. Quando o tratamento antiTB e o ART são usados concomitantemente, a TB pode ser tratada com um esquema contendo rifampicina, e o ART deve incluir efavirenz e dois ITRNs.

Quando um paciente com TB associada a HIV iniciou o ART e o tratamento para TB simultaneamente e apresenta uma piora paradoxal, com exacerbação dos sintomas, sinais ou manifestações radiográficas da TB, deve-se suspeitar da síndrome inflamatória de reconstituição imune. Essa reação paradoxal ocorre pela reconstituição do sistema imune e pode ser acompanhada de febre alta, linfadenopatia, lesões expansivas do sistema nervoso central e piora dos achados na radiografia de tórax.[105] Outras causas possíveis (incluindo falha do tratamento para TB) devem ser descartadas na avaliação. A prednisona pode ser útil em reações paradoxais graves, embora faltem evidências que sustentem seu uso.

QUESTÕES DE ESTUDO

1. Quais são os prós e os contras dos testes atualmente disponíveis para TB?
2. Por que o tratamento de TB é difícil de ser concluído?
3. Quais são os principais desafios, hoje, no controle global da TB?
4. Por que a prevenção de HIV/AIDS tem importância tão significativa de saúde global em países em transição e de baixa e média rendas?
5. Quais são as questões políticas e operacionais na implementação de PTMPF e ART em países de baixa e média rendas?
6. Que estratégias de prevenção de HIV/AIDS apresentam probabilidade de serem efetivas em países sem epidemia generalizada?

RECURSOS

Organizações internacionais de tuberculose

- OMS, Departamento Stop TB: www.who.int/gtb/.
- Parceria Stop TB: www.stoptb.org/.
- International Union Against Tuberculosis and Lung Diseases (União Internacional Contra Tuberculose e Doenças Pulmonares) (A União): www.theunion.org.

- Fundação KNCV para Tuberculose: www.kncvtbc.nl/Site/ Professional.aspx.
- Fundo Global para Combate à AIDS, Tuberculose e Malária (The Global Fund to Fight AIDS, Tuberculosis and Malaria): www.theglobalfund.org.

Literatura selecionada sobre tuberculose

- An Expanded DOTS Framework for Effective Tuberculosis Control (WHO/CDS/TB/ 2002.297) http://www.who.int/gtb/publications/dots/index.htm.
- Global Tuberculosis Control 2011 (WHO/HTM/TB/2011.16) http://www.who.int/tb/country/en/index.html.
- The Global Plan to Stop TB 2006–2015 and 2011–2015 http://www.stoptb.org/global/plan/.
- The Stop TB Strategy: Building on and enhancing DOTS to meet the TB-related Millennium Development Goals http://whqlibdoc.who.int/hq/2006/WHO_HTM_STB_2006.368_eng.pdf.
- Treatment of Tuberculosis Guidelines, 4th ed. (WHO/HTM/TB/2009.420). http://whqlibdoc.who.int/publications/2010/9789241547833_eng.pdf.
- Management of Tuberculosis: A Guide to the Essentials of Good Clinical Practice, Technical Consultants of The Union, 6th ed., 2010. http://www.theunion.org/index.php?id=158&cid=44&fid=57&task=download&option=com_flexicontent&Itemid=70&lang=en.
- WHO policy on collaborative TB/HIV activities: guidelines for national programmes and other stakeholders (WHO/HTM/TB/2012.1, WHO/HIV/2012.1). http://whqlibdoc.who.int/publications/2012/9789-241503006_eng.pdf.
- Guidelines for intensified tuberculosis case-finding and isoniazid preventive therapy for people living with HIV in resource-constrained settings. http://www.who.int/tb/challenges/hiv/ICF_IPTguidelines/en/index.html.
- Implementing Collaborative TB-HIV Activities: A Programmatic Guide, P. I. Fujiwara, R. A. Dlodlo, O. Ferroussier, et al, 2012. http://www.theunion.org/index.php?id=758&cid=2091&fid=57&task=download&option=com_flexicontent&Itemid=70&lang=en.
- Multidrug and extensively drug-resistant TB (M/XDR-TB): 2010 global report on surveillance and response (WHO/HTM/TB/2010.3). http://whqlibdoc.who.int/publications/2010/ 9789-241599191_eng.pdf.
- Anti-tuberculosis drug resistance in the world, Report no. 4 (WHO/HTM/TB/2008.394). http://whqlibdoc.who.int/hq/2008/WHO_HTM_TB_2008.394_eng.pdf.

Websites selecionados sobre HIV/AIDS

- AIDS Action (USA): www.aidsaction.org. Uma rede de 3.200 organizações de serviços de AIDS que compartilha informações e experiências.
- AIDS and Africa: www.aidsafrica.com. Fornece grande variedade de informações sobre HIV/AIDS na África.
- AIDSETI (AIDS Empowerment and Treatment Initiative): http://www.usdfa.org/index.cfm?views=Proj_Aidseti. Uma organização ativista internacional, com dois terços de seus membros vivendo com HIV. Defende e faz *lobby* para maior acesso ao tratamento.
- Centers for Disease Control and Prevention (US Department of Health and Human Services): www.cdc.gov. Foca em questões relacionadas à saúde, ao tratamento e à vigilância.
- Education International: http://old.ei-ie.org/efaids/en/index.php. Dedicada à saúde escolar e prevenção de HIV/AIDS, documentando ideias e experiências disseminadas de Education International e seus parceiros.
- Family Health International: www.fhi.org. Trabalha para melhorar a saúde reprodutiva e familiar no mundo todo.
- Global AIDS Alliance (GAA): www.globalaidsalliance.org. Uma aliança transnacional de organizações parceiras.
- Global AIDS Interfaith Alliance: www.thegaia.org. Facilita estratégias de prevenção do HIV em países em desenvolvimento por meio de organizações religiosas e inter-religiosas.

- Global Fund to Fight HIV/AIDS, Tuberculosis and Malaria: www.globalfundatm.org. Mecanismo de financiamento internacional para expandir a resposta a essas doenças.
- Global Health Council: www.globalhealth.org/. Maior aliança de membros do mundo dedicada à melhoria da saúde mundial.
- Health Economics and HIV/AIDS Research Division, Natal University: www.heard.org.za/. Realiza pesquisas, publicações, análises políticas, serviços de planejamento e informação sobre desenvolvimento socioeconômico e HIV/AIDS. Em particular, produziu Resumos sobre AIDS e *Kits de Ferramentas sobre HIV/AIDS* e impactos e respostas setoriais que podem ser obtidos pela internet.
- Health link Worldwide (anteriormente AHRTAG): www.healthlink.org.uk. Trabalha para melhorar a saúde de comunidades pobres e vulneráveis fortalecendo a oferta, o uso e o impacto das informações.
- International AIDS Economic Network (IAEN): www.iaen.org. Oferece análise sobre a economia da prevenção e do tratamento de HIV/AIDS em países em desenvolvimento.
- International AIDS Vaccine Initiative: www.iavi.org. Coalizão para defesa da vacina contra a AIDS.
- International Association of Physicians in AIDS Care: www.iapac.org. Oferece informações sobre o manejo clínico e a política de saúde pública.
- International Centre for Research on Women: www.icrw.org. Trabalha para melhorar a vida de mulheres na pobreza, avançar a igualdade e os direitos humanos das mulheres e contribuir para o bem-estar econômico e social.
- International Labour Organisation: www.ilo.org. Organização de trabalho das Nações Unidas (ONU) com foco em HIV/AIDS e no mundo do trabalho.
- Programme for Appropriate Technology in Health: www.path.org. Organização internacional sem fins lucrativos para melhorar a saúde, especialmente a saúde de mulheres e crianças.
- SAfAIDS (Southern Africa HIV and AIDS Information Dissemination Service): www.safaids.net. Serviço de informações sobre HIV/AIDS no sul da África.
- Save the Children UK: www.savethechildren.org.uk. Mantém crianças carentes e prioriza HIV/AIDS. O *website* apresenta o trabalho da organização. Entre outras publicações, produziu *Learning to Live: Monitoring and Evaluating HIV/AIDS Programmes for Your People*, um manual prático e abrangente para legisladores, gestores e médicos.
- Teaching-aids at Low Cost: www.talcuk.org. Oferece materiais de baixo custo sobre HIV/AIDS com relação a várias questões de desenvolvimento, com um catálogo de livros, *slides*, vídeos e materiais didáticos.
- UNAIDS: www.unaids.org. Agência de coordenação da ONU sobre HIV/AIDS para guiar, fortalecer e apoiar uma resposta ampliada à epidemia; *links* extensivos para UNAIDS, copatrocinadores e vários outros *websites* sobre diversas áreas de foco; as publicações do UNAIDS incluem a série *Best Practice Collection*, com atualizações técnicas, estudos de casos e materiais importantes.
- UNDP (UN Development Programme): www.undp.org. Agência de desenvolvimento da ONU com um programa de HIV/AIDS relacionado a direitos humanos, pobreza e desenvolvimento.
- UNODC (UN Office on Drugs and Crime): www.unodc.org. O braço de controle de drogas da ONU, incluindo um foco no uso de drogas intravenosas e HIV/AIDS.
- UNESCO: www.unesco.org. Agência focal da ONU para educação, ciência e cultura, com amplas publicações e informações sobre essas áreas, incluindo um foco em HIV/AIDS.
- UNFPA (UN Population Fund): www.unfpa.org. Foco na saúde sexual e reprodutiva e desenvolvimento da população; as publicações incluem o *State of the World's Population* (Estado da População Mundial) anual e uma série de Resumos de Prevenção de HIV.
- UNICEF: www.unicef.org. Fundo infantil da ONU, com forte foco em HIV/AIDS e crianças, incluindo transmissão de pai para

filho; as publicações incluem a atualização anual *State of the Children* (Estado das Crianças).
- UNIFEM: www.unwomen.org. Trabalha para promover a equidade e equivalência entre os sexos e os direitos da mulher; concentra-se em questões dos gêneros e HIV/AIDS.
- Organização Mundial da Saúde: www.who.org. Agência de saúde da ONU, com amplas informações relacionadas à saúde, vigilância, transmissão e prevenção, aconselhamento e testes voluntários e outras áreas.
- Banco Mundial: www.worldbank.org. Além de um amplo foco no desenvolvimento econômico e HIV/AIDS, o Banco Mundial tem um Programa de HIV/AIDS multinacional para a África (MAP). O MAP tem como objetivo aumentar significativamente o acesso a programas de prevenção e tratamento de HIV/AIDS.
- Youth Against AIDS: http://youthagainstaids.wordpress.com. Rede global de apoio para jovens ativistas contra a AIDS.

REFERÊNCIAS

1. World Health Organization. *Global Tuberculosis Control: WHO Report 2011.* Geneva: WHO, 2011. WHO/HTM/TB/2011.16.
2. World Health Organization. *Tuberculosis, Fact Sheet No. 104,* March 2012. http://www.who.int/mediacentre/factsheets/fs104/en/.
3. Centers for Disease Control and Prevention. Emergence of *Mycobacterium tuberculosis* with extensive resistance to second-line drugs—worldwide, 2000–2004. *MMWR* 2006;55(11): 301–305.
4. World Health Organization. *Towards Universal Access to Diagnosis and Treatment of Multidrug-Resistant and Extensively Drug-Resistant Tuberculosis by 2015: WHO Progress Report 2011.* Geneva: WHO, 2011. WHO/HTM/TB/2011.3.
5. World Health Organization, UNAIDS, UN Children's Fund. *Progress Report 2011. Global HIV/AIDS Response. Epidemic Update and Health Sector progress towards Universal Access.* Geneva: WHO/UNAIDS/UNICEF, November 2011. http://www.unaids.org/en/media/unaids/contentassets/documents/unaidspublication/2011/20111130_ua_report_en.pdf.
6. Raviglione MC, O'Brien RJ. Tuberculosis. In: Long D, Fauci A, Kasper DL, et al., eds. *Harrison's Principles of Internal Medicine.* 18th ed. New York: McGraw-Hill, 2012: 1340.
7. World Health Organization. *Treatment of Tuberculosis Guidelines.* 4th ed. Geneva: WHO, 2010. WHO/HTM/TB/2009.420.
8. World Health Organization. WHO endorses new rapid tuberculosis test: A major milestone for global TB diagnosis and care [news release], December 8, 2010. http://www.who.int/mediacentre/news/releases/2010/tb_test_20101208/en/index.html.
9. Boehme CC, Nabeta P, Hillemann D, et al. Rapid molecular detection of tuberculosis and rifampin resistance. *N Engl J Med* 2010;363(11):1005–1015.
10. World Health Organization. WHO monitoring of Xpert MTB/RIF roll-out. http://www.who.int/tb/laboratory/mtbrifrollout/en/index.html.
11. Lalvani A, Pathan AA, McShane H, et al. Rapid detection of *Mycobacterium tuberculosis* infection by enumeration of antigen-specific T cells. *Am J Respir Crit Care Med* 2001;163(4):824–828.
12. Mazurek GH, LoBue PA, Daley CL, et al. Comparison of a whole-blood interferon gamma assay with tuberculin skin testing for detecting latent *Mycobacterium tuberculosis* infection. *JAMA* 2001;286(14):1740–1747.
13. World Health Organization. Safety of BCG vaccine in HIV-infected children. *Wkly Epidemiol Record* 2007;82(3):17–24.
14. Colditz GA, Brewer TF, Berkey CS. Efficacy of BCG vaccine in the prevention of tuberculosis: meta-analysis of the published literature. *JAMA* 1994;271(9):698–702.
15. Larkin JM, von Reyn CF. BCG and new vaccines against tuberculosis. In: Schlossberg D, ed. *Tuberculosis and Nontuberculosis Mycobacterial Infections.* 5th ed. New York: McGraw-Hill, 2006:117–122.
16. Hesseling AC, Rabie H, Marais BJ, et al. Bacille Calmette-Guerin vaccine induced disease in HIV infected and HIV uninfected children. *Clin Infect Dis* 2006;42(4):548–558.
17. Jasmer RM, Seaman CB, Gonzalez LC, et al. Tuberculosis treatment outcomes: directly observed therapy compared with self-administered therapy. *Am J Respir Crit Care Med* 2004;170(5):561–566.
18. Médecins Sans Frontières. *Running Out of Breath? TB Care in the 21st Century.* Geneva: Médecins Sans Frontières, March 2004.
19. Pope DS, Chaisson RE. TB treatment: as simple as DOT? *Int J Tuberc Lung Dis* 2003;7(7):611–615.
20. Zwarenstein M, Schoeman JH, Vundule C, et al. Randomised controlled trial of self-supervised and directly observed treatment of tuberculosis. *Lancet* 1998;352(9137):1340–1343.
21. STOP TB Partnership and World Health Organization. *The STOP TB Strategy: Building and Enhancing DOTS to Meet the TB-Related Millennium Development Goals.* Geneva: WHO, 2006. WHO/HTM/STB/2006.37.
22. World Health Organization. *The Global Plan to Stop TB 2011–2015: Transforming the Fight Towards Elimination of Tuberculosis.* Geneva: WHO, 2010.
23. Stop TB Partnership and World Health Organization. *Global Plan to Stop TB 2006–2015: Actions for Life Towards a World Free of Tuberculosis.* Geneva: WHO, 2006. WHO/HTM/STB/2006.35.
24. World Health Organization/International Union Against Tuberculosis and Lung Disease Global Project on Anti- Tuberculosis Drug Resistance Surveillance. *Anti-Tuberculosis Drug Resistance in*

the World: Fourth Global Report. Geneva: WHO, 2008,WHO/HTM/TB/2008.394.
25. Iseman MD. MDR-TB and the developing world—a problem no longer to be ignored: the WHO announces 'DOTS Plus' strategy. Int J Tuberc Lung Dis 1998;2(11):867.
26. World Health Organization. Guidelines for the Programmatic Management of Drug-Resistant Tuberculosis. Geneva: WHO, 2006. WHO/HTM/TB/2006.361.
27. Gandhi NR, Moll A, Sturm AW, et al. Extensively drug-resistant tuberculosis as a cause of death in patients co-infected with tuberculosis and HIV in a rural area of South Africa. Lancet 2006;368:1575–1580.
28. Shah NS, Wright A, Bai GH, et al. Worldwide emergence of extensively drug-resistant tuberculosis. Emerg Infect Dis 2007; 13(3):380–387.
29. Velayati AA, Masjedi MR, Farnia P, et al. Emergence of new forms of totally drug-resistant tuberculosis bacilli: super extensively drug-resistant tuberculosis of totally drug-resistant strain in Iran. Chest 2009;136:420–425.
30. Udwadia ZF, Amale RA, AjbaniKK, Rodrigues C. Totally drug-resistant tuberculosis in India. Clin Infect Dis 2012; 54(4):579–581.
31. World Health Organization. WHO Stop TB Department. Drug-resistant tuberculosis, Frequently Asked Questions, January 2012. http://www.who.int/tb/challenges/mdr/tdrfaqs/en/.
32. World Health Organization. World Health Statistics 2012. Geneva: WHO, 2012.
33. World Health Organization. Addressing Poverty in TB Control—Options for National TB Control Programmes. Geneva: WHO, 2005. WHO/HTM/TB/2005.352.
34. Stop TB Department and Department of Chronic Diseases and Health Promotion, World Health Organization, and the International Union Against Tuberculosis and Lung Disease. Collaborative Framework for Care and Control of Tuberculosis and Diabetes. Geneva: WHO, 2011. WHO/HTM/TB/2011.15.
35. World Health Organization. Pathways to Better Diagnostics for Tuberculosis: A Blueprint for the Development of TB Diagnostics. Geneva: WHO and New Diagnostics Working Group of the Stop TB Partnership, 2009.
36. US Food and Drug Administration. FDA News Release, December 2012. http://www.fda.gov/NewsEvents/Newsroom/PressAnnouncements/ucm333695.htm.
37. Andries K, Verhasselt P, Guillemont J, et al. A diarylquinoline drug active on the ATP synthase of Mycobacterium tuberculosis. Science 2005;307:223–227.
38. Gler MT, Skripconoka V, Sanchez-Garavito E, et al. Delamanid for multidrug-resistant pulmonary tuberculosis. N Engl J Med 2012;366:2151–2160.
39. Diacon AH, Dawson R, von Groote-Bidlingmaier F, et al. 14-day bactericidal activity of PA-824, bedaquiline, pyrazinamide, and moxifloxacin combination: a randomised trial. Lancet 2012;380(9846): 986–993.
40. Kaufmann SH. Fact and fiction in tuberculosis vaccine research: 10 years later. Lancet Infect Dis 2011; 11(8):633–640.
41. von Reyn CF, Mtei L, Arbeit RD, et al, for the DarDar Study Group. Prevention of tuberculosis in Bacille Calmette-Guérin-primed, HIV-infected adults boosted with an inactivated whole-cell mycobacterial vaccine. AIDS 2010; 24(5): 675–685.
42. Perez-Velez CM, Marais BJ. Tuberculosis in children. N Engl J Med 2012;367(4):348–361.
43. STOP TB Partnership. Call to Action for Childhood TB. http://www.stoptb.org/getinvolved/ctb_cta.asp.
44. Gottlieb MS, Schorff R, Schanker HM, et al. Pneumocystis carinii pneumonia and mucosal candidiasis in previously healthy homosexual men: evidence of a new acquired cellular immunodeficiency. N Engl J Med 1981;305:1425–1431.
45. Masur H, Michelis MA, Greene JB, et al. An outbreak of community-acquired Pneumocystis carinii pneumonia: initial manifestation of cellular immune dysfunction. N Engl J Med 1981;305:1431–1438.
46. Siegal FP, Lopez, C, Hammer GS, et al. Severe acquired immunodeficiency in male homosexuals, manifested by chronic perianal ulcerative herpes simplex lesions. N Engl J Med 1981; 305:1439–1444.
47. CDC Task Force on Kaposi's Sarcoma and Opportunistic Infections. Epidemiologic aspects of the current outbreak of Kaposi's sarcoma and opportunistic infections. N Engl J Med 1982;306:248–252.
48. Davis KC, Horsburgh CR Jr, Hasiba U, et al. Acquired immunodeficiency syndrome in a patient with hemophilia. Ann Intern Med 1983;98:284–286.
49. Poon MC, Landay A, Prasthofer EF, et al. Acquired immunodeficiency syndrome with Pneumocystis carinii pneumonia and Mycobacterium avium-intracellulare infection in a previously healthy patient with dings. Ann Intern Med 1983; 98:287–290.
50. Elliott JL, Hoppes WL, Platt MS, et al. The acquired immunodeficiency syndrome and Mycobacterium avium-intracellulare bacteremia in a patient with hemophilia. Ann Intern Med 1983;98:290–293.
51. Curran JW, Lawrence DN, Jaffe H, et al. Acquired immunodeficiency syndrome (AIDS) associated with transfusions. N Engl J Med 1984;310:69–75.
52. Jaffe HW, Francis DP, McLane MF, et al. Transfusion- associated AIDS: serological evidence of human T-cell leukemia virus infection of donors. Science 1984;223:1309–1312.
53. Oleske J, Minnefor A, Cooper R Jr, et al. Immune deficiency syndrome in children. JAMA 1983;249:2345–2349.
54. Rubinstein A, Sicklick M, Gupta A, et al. Acquired immunodeficiency with reversed T4/T8 ratios in infants born to promiscuous and drug-addicted mothers. JAMA 1983; 249:2350–2356.
55. Clumeck N, Mascart-Lemone F, de Maubeuge J, et al. Acquired immune deficiency syndrome in black Africans. Lancet 1983;1:642.
56. Francis DP, Curran JW, Essex M. Epidemic acquired immune deficiency syndrome: epidemiologic evidence for a transmissible agent. J Natl Cancer Inst 1983;71:1–4.
57. Essex M, McLane MF, Lee TH, et al. Antibodies to cell membrane antigens associated with human T-cell leukemia virus in patients with AIDS. Science 1983;220:859–862.

58. Gelmann EP, Popovic M, Blayney D, et al. Proviral DNA of a retrovirus, human T-cell leukemia virus, in two patients with AIDS. *Science* 1983;220:862–865.
59. Essex M, McLane MF, Lee TH, et al. Antibodies to human T-cell leukemia virus membrane antigens (HTLV-MA) in hemophiliacs. *Science* 1983;221:1061–1064.
60. Gallo RC, Sarin PS, Gelmann EP, et al. Isolation of human T-cell leukemia virus in acquired immune deficiency syndrome (AIDS). *Science* 1983;220:865–867.
61. Barre-Sinoussi F, Chermann JC, Rey F, et al. Isolation of a T-lymphotropic retrovirus from a patient at risk for acquired immune deficiency syndrome (AIDS). *Science* 1983;220:868–871.
62. Kanki PJ, Hamel DJ, Sankale JL, et al. Human immunodeficiency virus type 1 subtypes differ in disease progression. *J Infect Dis* 1999;179:68–73.
63. Laeyendecker O, Li X, Arroyo M, et al. The effect of HIV subtype on rapid disease progression in Rakai, Uganda. Abstract 44 LB. Presented at: 13th Conference on Retroviruses and Opportunistic Infections, February 2006.
64. Jackson H. *AIDS Africa: Continent in Crisis*. Harare, Zimbabwe: Southern Africa HIV/AIDS Information, 2002.
65. World Health Organization. *Clinical Guidelines for HIV/AIDS*. Geneva: WHO, 2002.
66. Guay LA, Musoke P, Fleming T, et al. Intrapartum and neonatal nevirapine compared with zidovudine for prevention of maternal to child transmission of HIV-1 in Kampala, Uganda: HIVNET 012 randomised trial. *Lancet* 1999;354:795–802.
67. World Health Organization. *Antiretroviral Drugs for Treating Pregnant Women and Preventing HIV Infections in Infants: Recommendations for a Public Health Approach*, 2010 version. Geneva: WHO, 2010. http://www.who.int/hiv/pub/mtct/guidelines/en/.
68. World Health Organization. *Programmatic Update: Executive Summary of the Use of Antiretroviral Drugs for Treating Pregnant Women and Preventing HIV Infection in Infants*. Geneva: WHO, April 2012. http://www.who.int/hiv/pub/mtct/programmatic_update2012/en/.
69. Joint United Nations Programme on HIV/AIDS (UNAIDS). *2006 Report on the Global AIDS Epidemic*. Geneva: UNAIDS, 2006:114.
70. Ward DE. *The AMFAR AIDS Handbook: The Complete Guide to Understanding HIV and AIDS*. New York: W.W. Norton, 1999.
71. Joint United Nations Programme on HIV/AIDS (UNAIDS). *2002 Report on the Global AIDS Epidemic*. Geneva: UNAIDS, 2002.
72. Joint United Nations Programme on HIV/AIDS (UNAIDS). *Global Report: UNAIDS Report on the Global AIDS Epidemic 2012*. Geneva: UNAIDS, 2012.
73. WHO Programmatic Update Antiretroviral Treatment as Prevention (TASP) of HIV andTB, June 2012. http://whqlibdoc.who.int/hq/2012/WHO_HIV_2012.12_eng.pdf.
74. UNAIDS. HIV Treatment Now Reaching More Than 6 Million People in Sub-Saharan Africa. Geneva: UNAIDS Press Release, July 6, 2012. http://www.unaids.org/en/resources/presscentre/pressreleaseandstatementarchive/2012/#jul.
75. Meda B, Ndoye I, M'Boup S, et al. Low and stable HIV infection rates in Senegal: natural course of the epidemic or evidence for the success of prevention? *AIDS* 1999;13: 1397–1405. Also see http://www.who.int/inf-new/aids3.htmand http://www.africarecovery.org.
76. Henenberg RS, Rojanapithayakorn W, Kunasol P, et al. Impact of Thailand's HIV control programme as indicated by the decline of sexually transmitted diseases. *Lancet* 1994;344:243–245.
77. World Health Organization. Thailand achieves sustained reduction in HIV infection rates. In: *Health: A Key to Prosperity. Success Stories in Developing Countries*. Geneva: WHO, 2000. http://www.who.int/int-new/aids1.htm.
78. Celentano DD, Nelson KE, Lyles CM, et al. Decreasing incidence of HIV and sexually transmitted diseases in young Thai men: evidence for success of the HIV/AIDS control and prevention program. *AIDS* 1998;12:F29–F36.
79. Des Jarlais DC, Friedman S, Choopanya K, et al. International epidemiology of HIV/AIDs among injecting drug users. *AIDS* 1992;6:1053–1068.
80. Asiimwe-Okiror G, Opio AA, Musinguzi J, et al. Change in sexual behaviour and decline in HIV infection among young pregnant women in rural Uganda. *AIDS* 1997;11: 1757–1763.
81. Hankins C. Changes in patterns of risk. *AIDS Care* 1998; 10:S147–S153.
82. Morris M, Kretzschmar M. Concurrent partnerships and the spread of HIV. *AIDS* 1997;11:641–648.
83. Weller S, Davis K. *Condom Effectiveness in Reducing Heterosexual HIV Transmission*. Chichester, UK: John Wiley and Sons, 2004.
84. Auvert B, Taljaard D, Lagarde E, et al. Randomized, controlled intervention trial of male circumcision for reduction of HIV infection risk: the ANRS 1265 trial. *PLoS Med* 2005;2(11):e298.
85. Gray R, Kigozi G, Scrwada D, Makumbi F, et al. Male circumcision for HIV prevention in men in Rakai, Uganda: a randomized trial. *Lancet* 2007;369:657–713.
86. Gray RH, Kiwanuka N, Quinn TC, Sewan Kambo NK, et al. Male circumcision and HIV acquisition and transmission: cohort studies in Rakai, Uganda, Rakai Project Team. AIDS 2000;14(15):2371–2381.
87. Cohen M, Chin YQ, McCauley M. et al. Prevention of HIV-1 infection with early antiretroviral therapy. *N Engl J Med* 2011;365(6):493–505.
88. Babiker AG, Emery S, Fätkenheuer G, et al. Considerations in the rationale, design and methods of the Strategic Timing of Antiretroviral Treatment (START) study. http://clinicaltrials. gov/ct2/show/NCT00867048.
89. Kaisernetwork.org HealthCast. *HIV Prevention Among Young People: Measuring the Impact* [Webcast]. Washington, DC: World Bank, September 8, 2004. http://www.kaisernetwork.org/health_cast/hcast_index.cfm?display=detail&hc=1263.
90. Ajzen I, Fishbein M. *Understanding Attitudes and Predicting Social Behavior*. Englewood Cliffs, NJ: Prentice-Hall, 1980.
91. Rogers E. *The Diffusion of Innovations*. 4th ed. New York: The Free Press, 1995.

92. US Government Accountability Office. *HHS: Efforts to Research and Inform the Public About Nonoxynol-9 and HIV*. Washington, DC: US Government Accountability Office, March 2005. GAO-05-399.
93. Abdool Karim Q, Abdool Karim S, Frohlich S, et al. Effectiveness and safety of tenofovir gel, an antiretroviral microbicide, for the prevention of HIV infection in women. *Science* 2010;329(5996):1168–1174.
94. Joint United Nations Programme on AIDS, UNAIDS. *Combination HIV Prevention. Tailoring and Coordinating, Biomedical, Behavioral and Structural Strategies to Reduce New HIV Infections. A UNAIDS Discussion Paper*. Geneva: UNAIDS, September 2010.
95. Kebaabetswe P, Norr KF. Behavior change: goals and means. In: Essex M, Mboup S, Kanki PJ, et al., eds. *AIDS in Africa*. 2nd ed. New York: Kluwer Academic/Plenum Publishers, 2002:514–526.
96. Badri M, Ehrlich R, Wood R. Association between tuberculosis and HIV disease progression in a high tuberculosis prevalence area. *Int J Tuberc Lung Dis* 2001;5(3):225–232.
97. World Health Organization. *Strategic Framework to Decrease the Burden of TB/HIV*. Geneva: WHO, 2002. WHO/CDS/TB/2002.2, WHO/HIV_AIDS/2002.2.
98. World Health Organization. *Interim Policy on Collaborative TB/HIV Activities*. Geneva: WHO, 2004. WHO/HTM/TB/2004. 330, WHO/HTM/HIV/ 2004.1.
99. World Health Organization. *WHO Policy on Collaborative TB/HIV Activities: Guidelines for National Programmes and Other Stakeholders*. Geneva: WHO, 2012. WHO/HTM/TB/ 2012.1, WHO/HIV/ 2012.1.
100. World Health Organization. *Guidelines for Intensified Tuberculosis Case-Finding and Isoniazid Preventive Therapy for People Living with HIV in Resource--Constrained Settings*. Geneva: WHO, 2011.
101. Quigley MA, Mwinga A, Hosp M, et al. Long-term effect of preventive therapy for tuberculosis in a cohort of HIV-infected Zambian adults. *AIDS* 2001; 15(2):215–222.
102. Zachariah R, Spielmann MP, Chinji C, et al. Voluntary counseling, HIV testing, and adjunctive co-trimoxazole reduces mortality in tuberculosis patients in Thyolo, Malawi. *AIDS* 2003;17:1053–1061.
103. Sinha S, Shekhar RC, Singh G, et al. Early versus delayed initiation of antiretroviral therapy for Indian HIV-infected individuals with tuberculosis on anti-tuberculosis treatment. *BMC Infect Dis* 2012; 12(1):168.
104. Karim SA, et al. Initiating ART during TB treatment significantly increases survival: results of a randomized controlled clinical trial in TB/HIV--co-infected patients in South Africa. Paper presented at: Conference on Retroviruses and Opportunistic Infections (CROI), Montreal, 2009. http://www.retroconference.org/2009/Abstracts/34255.htm.
105. World Health Organization. *TB/HIV: A Clinical Manual*. 2nd ed. Geneva: WHO, 2004. WHO/HTM/TB/2004.329.

11

Doenças tropicais negligenciadas

Gregory Juckett

OBJETIVOS DE APRENDIZADO

- Listar as doenças tropicais negligenciadas (DTNs) do mundo em desenvolvimento e os fatores que contribuem para que sejam "negligenciadas"
- Discutir as várias associações entre as DTNs e a pobreza e como os Objetivos de Desenvolvimento do Milênio podem evitar essas associações
- Revisar os sintomas, diagnósticos e tratamentos e as medidas de controle para 13 DTNs crônicas e uma DTN aguda (dengue)
- Discutir a aplicação de várias estratégias de controle de doença (controle de vetor, administração de medicamentos em massa, vacinação, eliminação de criadouros, etc.) para DTNs

INTRODUÇÃO

As doenças tropicais negligenciadas (DTNs) são infecções crônicas que afetam as pessoas mais pobres do mundo, que vivem na África subsaariana, Ásia e América Latina (Tabela 11-1). Como a maioria dos profissionais de saúde nos países desenvolvidos não está familiarizada com o diagnóstico e tratamento de DTN, estes são resumidos nas Tabelas 11-2 e 11-3. O termo *doenças tropicais negligenciadas* foi introduzido pela primeira vez na década de 1980, como as "grandes doenças negligenciadas da humanidade" pelo falecido Dr. Ken Warren. Essas doenças crônicas, incapacitantes, mas raramente fatais, não somente afligem os pobres, mas também os mantêm na pobreza. Muitas vítimas de DTN são estigmatizadas por sua doença e incapazes de conseguir emprego. Essas são as doenças com as terríveis fotos nos textos de medicina tropical e, em muitas culturas, o estigma é intensificado quando a condição é atribuída a feitiçaria ou maldição; embora nenhuma seja tão fatal quanto as três doenças tropicais mais importantes, malária, tuberculose (TB) e síndrome da imunodeficiência adquirida (AIDS), se consideradas juntas, a incapacidade total de apenas 13 dessas doenças "menores" aproxima-se à do HIV/AIDS e supera a malária e TB.[1] As DTNs são "negligenciadas" apenas porque o sofrimento desses flagelos antigos é em grande parte restrito ao chamado terceiro mundo, o que oculta a sua existência das nações mais ricas. Muitos norte-americanos ficam impressionados ao saberem que ainda existem. Nas palavras da Organização Mundial de Saúde (OMS), "não são tratadas adequadamente em âmbito nacional ou internacional." Também há pouco incentivo econômico para que as companhias farmacêuticas desenvolvam ou distribuam novos medicamentos ou vacinas na ausência de um mercado pronto para eles, especialmente porque a maioria das DTNs acometem os 2,7 bilhões de pessoas que ganham menos de US$2 por dia.[2] Antes que os interesses filantrópicos as tornassem prioridades, as DTNs estavam, literalmente, "longe da vista e longe da mente."

Embora apenas as 13 DTNs crônicas "clássicas" propostas por Peter Hotez e uma doença viral aguda, a dengue, sejam abordadas neste capítulo, de maneira alguma isso sugere que muitas outras doenças não sejam igualmente negligenciadas.[2] Além da dengue, a OMS acrescenta cisticercose, equinococose, fasciolose, raiva e framboésia à lista de Hotez. A OMS considera os helmintos transmitidos pelo solo como uma DTN, em vez de três

Tabela 11-1 As 13 doenças tropicais negligenciadas crônicas[1,2] e dengue

Doença	Prevalência (em milhões)	Áreas de prevalência
Lombriga (Ascarídeos)	807	Mundo em desenvolvimento (clima úmido)
Vermes de fita (Tricurídeos)	604	Mundo em desenvolvimento (clima úmido)
Ancilóstomos (Amarelão ou Necator)	576	Mundo em desenvolvimento (clima úmido)
Esquistossomose	207	África subsaariana, América Latina
Filariose linfática	120	Índia, sudeste da Ásia, África subsaariana, Ásia Oriental-Pacífico
Tracoma	84	Regiões norte e subsaariana da África, Oriente Médio, sul da Ásia, Ásia Oriental-Pacífico (climas secos)
Oncocercose	37	África subsaariana, áreas limitadas da América Latina
Leishmaniose	12	Índia e sul da Ásia (visceral), América Latina (cutânea), África subsaariana
Doença de Chagas	8-9	América Latina
Hanseníase	0,4	Índia, África subsaariana, Brasil
Tripanossomíase africana humana	0,3	África subsaariana
Úlcera de Buruli	0,05	África subsaariana (oeste)
Dracunculíase	0,01	África subsaariana
Dengue	Doença aguda e epidêmica Incidência: 50-100 milhões de casos por ano	Sudeste da Ásia, Caribe, América Latina, África

Adaptada de *Forgotten People, Forgotten Diseases* (Tabela 1.3) Peter Hotez[1]. Hotez PJ. Forgotten People, Forgotten Diseases: The Neglected Tropical Diseases and Their Impact on Global Health and Development. Washington, DC: ASM Press, 2008.

(Hotez), para um total de 17 condições. Também há as "condições negligenciadas" da OMS, como picada de cobra e podoconiose (elefantíase não filárica).[3] De fato, sugeriu-se que todas as doenças tropicais além das "três grandes" (HIV, malária e TB) são negligenciadas. Muitas doenças dos trópicos têm opções terapêuticas limitadas, e permanece grande a necessidade de mais pesquisas.

▶ A associação entre pobreza e doença

O fator comum a todas as DTNs é a pobreza. A forma como as pessoas vivem determina como adoecem e até mesmo como morrem. Essas doenças se desenvolvem em ambientes superlotados e sujos, onde há pouco saneamento, escassez de água potável e extensa exposição aos elementos. A maioria das pessoas com DTNs depende da agricultura ou do pastoreio para sobreviver e passa grande parte de suas vidas em ambientes externos. Vivem em acomodações lotadas e abaixo do padrão (contribuindo para a doença de Chagas), estão em contato com solo contaminado com fezes (ancilóstomos), banham-se em rios infestados de caracóis (esquistossomose) e são picadas por inúmeros insetos vetores.

Faz sentido que a eliminação da pobreza seja, portanto, a melhor abordagem única para acabar com essas doenças. A introdução de privadas ou banheiros com descarga é, certamente, a melhor maneira de eliminar infecções helmínticas transmitidas pelo solo. A higiene erradica o tracoma. A água potável acaba com o verme da Guiné. As redes mosquiteiras e telas nas janelas reduzem drasticamente as doenças transmitidas por insetos.

A abundância de recursos permite que viajantes de países ricos protejam-se "em casulos" da maioria dessas ameaças ambientais. Viajantes

Tabela 11-2 Testes diagnósticos de doenças tropicais negligenciadas

Doença	Exames diagnósticos
Lombriga (Ascarídeos)	Fezes O&P (ovos)
Vermes de fita (Tricurídeos)	Fezes O&P (ovos)
Ancilóstomos (Amarelão ou Necator)	Fezes O&P (ovos característicos e, às vezes, larvas), HC (anemia por deficiência de ferro)
Esquistossomose	Fezes O&P (*S. mansoni*) ou urina centrifugada O&P (*S. haematobium*), teste de antígeno de *Schistosoma* (disponível CDC), + eosinofilia; biópsia hepática + granuloma exsudativo
Filariose linfática	Esfregaço de parasita sanguíneo extraído no momento apropriado, teste de antígeno de +LF, ultrassom (dança da filária)
Tracoma	Aparência clínica (sistema de classificação de tracoma da OMS)
Oncocercose	Seis cortes de pele das cristas ilíacas, biópsia de nódulo, exame de lâmpada de fenda, teste sorológico de CDC (testes de antígeno de Onchocerca) — sorologia incapaz de distinguir infecção passada da atual, + eosinofilia
Leishmaniose	Microscopia de biópsia da lesão ou esfregaço de tecido, fita de teste imunocromatográfico leishmanial para anticorpo antiK39, PCR, teste cutâneo de Montenegro (leishmanina) (incapaz de distinguir infecção passada da atual)
Doença de Chagas	Sorologias para infecção crônica: teste ELISA (p. ex., Chagatest ELISA Recombinante ou Ortho *T. cruzi* ELISA *Test System*), então Chagas *Radioimmune Precipitation Assay* (Chagas RIPA) como teste de confirmação Esfregaços sanguíneos fino e espesso (+ apenas infecção aguda); xenodiagnóstico (desenvolvimento em inseto triatomíneo) usado historicamente
Hanseníase	Confirmada por biópsia da pele ou exame microscópico do fluido do lóbulo da orelha (+ bactérias álcool-ácido resistentes típicas apenas na doença multibacilar), ainda costuma ser um diagnóstico clínico; + teste cutâneo de lepromina apenas na hanseníase tuberculoide (não há cultura possível)
Tripanossomíase africana humana	Esfregaço de sangue (forma africana oriental) ou microscopia de aspirado de nódulo linfático (forma africana ocidental). A última não é vista com frequência no esfregaço de sangue; sorologia usada em pesquisas
Úlcera de Buruli	Aparência clínica, PCR-padrão para confirmar o diagnóstico
Verme da Guiné (Dracunculíase)	Clínico: extremidade ulcerada com verme visível (raramente imitado pela oncocercose)
Dengue	RT-PCR para viremia (primeiros 5 dias de infecção); *DENV Detect IgM Capture* ELISA para anticorpos IgM depois de 5 dias; aumento de 4 vezes nos anticorpos nas amostras de soro na forma aguda e convalescente; teste de torniquete para dengue hemorrágica

HC, hemograma completo; ELISA, teste de ensaio imunoabsorvente ligado a enzima, do inglês *Enzime-Linked Immunosorbent Assay Test*; IgM, imunoglobulina M; O&P, exame de ovos e parasitas; PCR, reação em cadeia da polimerase (do inglês *polymerase chain reaction*); RT-PCR, reação em cadeia da polimerase da transcriptase reversa (do inglês *reverse-transcriptase polymerase chain reaction*); OMS, Organização Mundial de Saúde.

a essas regiões podem ser protegidos por caros repelentes contra insetos, hotéis com ar condicionado, água mineral, calçados reforçados, vacinas e antibióticos, mas poucos – se algum – desses recursos estão disponíveis para a empobrecida população local. Embora a maioria das doenças discutidas neste capítulo tenha medidas de controle específicas, um lapso temporário na implementação (devido a conflitos regionais ou perda de financiamento) frequentemente resulta em seu ressurgimento. A única solução permanente é a erradicação da pobreza.

DOENÇAS TROPICAIS NEGLIGENCIADAS CAPÍTULO 11 303

Tabela 11-3 Tratamento de doenças tropicais negligenciadas

Doença	Tratamento
Lombriga (Áscaris)	Albendazol 400 mg ou mebendazol 500 mg dose única
Verme de fita (Tricurídeos)	Mebendazol 500 mg 1 vez ou albendazol 400 mg qd × 3 dias
Tênia (Ancilóstomos, Necator)	Albendazol 400 mg ou mebendazol 500-mg dose única
Schistosoma haematobium/mansoni	Praziquantel 40 mg/kg/d em 2 doses divididas × 1 dia
Schistosoma japonicum	Praziquantel 60 mg/kg/d em 3 doses divididas × 1 dia
Filariose linfática (FL)	Dietilcarbamazina 6 mg/kg/d em 3 doses × 12 dias
Tracoma	Azitromicina 20 mg/kg dose única até 1 g no máximo
Oncocercose	Ivermectina 150 µg/kg uma vez, repetido a cada 6-12 meses até assintomático. Doxiciclina 100 mg qd × 6 semanas pode ser acrescentada vários dias após a dose de ivermectina[19]
Leishmaniose	
Cutânea	Estibogluconato sódico 20 mg Sb/kg/d IV ou IM × 10-28 dias ou observação. Anfotericina lipossomal B superior ao estibogluconato sódico
Mucocutânea	Anfotericina lipossomal B 3 mg/kg/d IV d1-5, 13, 21 ou
Visceral	Estibogluconato sódico 20 mg Sb/kg/d IV ou IM × 28 dias ou Miltefosina 2,5 mg/kg/d VO (máx 150 mg/d) × 28 dias (Índia)
Doença de Chagas	Nifurtimox 8-10 mg/kg/d em 3-4 doses × 90-120 dias ou Benznidazol 5-7 mg/g/d em 2 doses com alimento × 30-90 dias
Hanseníase Forma paucibacilar ou tuberculoide, < 5 lesões na pele Forma multibacilar ou lepromatosa, 6+ lesões, + esfregaço	Dapsona 100 mg qd e rifampina mensal 600 mg × 6 meses (término 6 embalagens em 6-12 meses) Dapsona 100 mg qd e clofazimina 50 mgqd, com rifampina mensal 600 mg e clofazimina 300 mg, × 12+ meses (término 12 embalagens em 12-18 meses) Referência: *A New Atlas of Leprosy*[30]
Tripanossomíase africana humana	
Africana ocidental	Africana ocidental inicial: Pentamidina 4 mg/kg/d IM × 7 d ou suramina 100-200 mg IV (dose de teste) então 1g IV nos dias 1,3,7,14,21 Africana ocidental tardia: Eflornitina 400 mg/kg/d IV em 4 doses × 14 d ou melarsoprol 2,2 mg/kg/d IV × 10 dias
Africana oriental	Africana oriental inicial: Suramina (doses acima) Africana Oriental tardia: Melarsoprol 2-3,6 mg/kg/d IV × 3 dias, depois de 7 dias: 3,6 mg/kg/d × 3 dias; repetir novamente depois de 7 dias
Úlcera de Buruli	Rifampina 10 mg/kg e estreptomicina 15 mg/kg administrada diariamente × 8 semanas (alguns regimes experimentais substituem a claritromicina por estreptomicina)— uma reação paradoxal (exacerbação temporária) às vezes é observada Referência: Converse et al[32]
Verme da Guiné (Dracunculíase)	Extração manual utilizando palito; nenhum tratamento médico
Dengue	Hidratação e atenção de apoio (não há tratamento farmacológico)

IM, intramuscular; IV, intravenoso; VO, via oral; qd, diariamente (do latim, *quaque die*); Sb, antimônio.
Da referência 21.

A Declaração do Milênio das Nações Unidas (2000) relaciona oito Objetivos de Desenvolvimento do Milênio (ODMs) específicos para eliminar a pobreza extrema, a fome e doenças até 2015.[4] Esses objetivos incluem a eliminação da pobreza e fome extremas, obtenção da educação fundamental universal, promoção da igualdade entre os gêneros e capacitação das mulheres, redução da mortalidade infantil, melhoria da saúde materna, combate ao HIV/AIDS, malária e outras doenças, garantia de um meio ambiente sustentável e parcerias globais para desenvolvimento. Tirar as pessoas da pobreza é a maneira mais efetiva de acabar com a ocorrência das DTNs em suas vidas. Embora criticados como excessivamente idealistas, esses objetivos destacaram essas questões e muitos ODMs receberam extenso financiamento de organizações governamentais (p. ex., o Plano Presidencial de Emergência para Auxílio da AIDS ou PEPFAR) e organizações filantrópicas (p. ex., Fundação Bill e Melinda Gates).

AS DOENÇAS TROPICAIS NEGLIGENCIADAS

▶ Infecções helmínticas: ascaríase (lombriga), tricuríase (nematódeo) e ancilóstomo

As três primeiras DTNs são infecções helmínticas transmitidas pelo solo, afetando talvez 1 bilhão de pessoas.[5] Muitas crianças são coinfectadas por esses três vermes (poliparasitismo). Os vermes intestinais prejudicam o crescimento de crianças empobrecidas na África, Ásia e América Latina. São especialmente prevalentes nos trópicos úmidos, onde a quantidade de chuvas e a má higiene criam os ambientes ideais para esses parasitas. Juntos, suspeita-se que sejam uma das principais causas de retardo do crescimento infantil.[6]

Áscaris

As infecções por áscaris, ou lombriga, são especialmente comuns em áreas de saneamento deficiente, onde fezes humanas contaminam o solo. Essas lombrigas em grande quantidade são adquiridas pela ingestão de ovos embrionários e, depois disso, as larvas atravessam os pulmões para se desenvolver no intestino delgado. As crianças são especialmente propensas a infecções pesadas, que retardam o apetite, o crescimento e o desempenho escolar, ocasionalmente causando obstrução intestinal. A migração desses vermes para os dutos biliares ou pâncreas pode causar colecistite ou pancreatite aguda.

Tricurídeos

As infecções por tricurídeos, ou vermes de fita, comumente coinfectam crianças com áscaris e são adquiridas de maneira similar, embora esses vermes se desenvolvam no intestino grosso, sem atravessar os pulmões. São associados a colite e prolapso retal.

Ancilóstomos

A mais importante das três infecções helmínticas é a ancilostomose. Estes parasitas espoliam o sangue de suas vítimas, produzindo profunda anemia por deficiência de ferro e fadiga. As duas espécies de ancilóstomos, *Necator americanus* e o menos abundante *Ancylostoma duodenale*, são adquiridas a partir do contato com solo contaminado com fezes. As larvas penetram na pele, com frequência causando uma erupção prurítica "de coceira pontual". Costumam migrar para os pulmões, são expelidos pela tosse e engolidos e atingem a maturidade no intestino delgado, onde sobrevivem por décadas. A anemia por ancilostomose resulta em aparência descorada, e muitas culturas se referem a ela como "amarelão."

Controle

A transmissão de todos esses helmintos pelo solo é interrompida de forma mais efetiva pelo saneamento moderno, que evita a contaminação fecal do solo. O uso de latrinas é uma primeira etapa muito mais viável do que o encanamento interno para comunidades pobres. Como qualquer exposição da pele ao solo infectado pode resultar em infecção por ancilóstomo, o uso de calçados adequados é, na melhor das hipóteses, apenas uma solução parcial. A desparasitação regular de todas as crianças em idade escolar com benznidazol (BZA) é uma solução temporária prática, especialmente em áreas de alta incidência, onde as taxas de infecção excedem 50%.[7] Em 2001, a OMS adotou a resolução 54.19, pedindo a desparasitação regular de pelo menos 75% das crianças em idade escolar em risco até 2010.[8] O albendazol 400 mg ou mebendazol 500 mg de dose única a cada 6 ou 12 meses é seguro e efetivo, embora esses programas não atinjam as crianças em idade pré-escolar e aquelas que não frequentam a escola. A resistência ao BZA é bem conhecida no uso veterinário e emergente na infecção humana, gerando uma necessidade urgente de desenvolver novos medicamentos. Infelizmente, há poucos medicamentos antiparasíticos em desenvolvimento. O medicamento alternativo mais novo para uso humano é a tribendimidina, que foi aprovada na China em 2004.[9]

A vacinação contra infecção por ancilóstomo seria um importante marco no caminho para a erradicação, pois evitaria a reinfecção em áreas de má higiene. A Iniciativa de Vacinação Contra Ancilostomíase Humana foi estabelecida em 2000, com o objetivo de desenvolver vacinas efetivas contra ancilóstomo e *Schistosoma*.

▶ Esquistossomose (bilharzia)

Os esquistossomos são parasitas do sangue que afetam mais de 200 milhões de pessoas, a maioria (97%) na África.[10] As áreas endêmicas de menor importância incluem Brasil, Iêmen, sudeste da Ásia e Filipinas. Na China e no Egito, ocorreu uma erradicação substancial. Existem três espécies principais: *Schistosoma haematobium*, que reside nos vasos da bexiga e causa esquistossomose urinária na África (63% dos casos); *S. mansoni*, que reside nos vasos mesentéricos maiores (esquistossomose intestinal, 35%); e *S. japonicum*, que reside nos vasos mesentéricos menores (esquistossomose intestinal asiática, agora menos de 1%).[11] Outras espécies, como *S. mekongi* e *S. intercalatum*, são menos significativas.

Esses trematódeos dependem de caracóis de água doce, um hospedeiro intermediário, para completar seu ciclo de vida, por isso o termo alternativo *febre do caracol*. Outro nome, *bilharzia*, é derivado de Theodor Bilharz, que descreveu a esquistossomose urinária pela primeira vez, no século XIX. A infecção é adquirida ao se entrar em água infestada com caracóis. Cercárias de vida livre (larvas de trematódeos) são liberadas dos caracóis e nadam até entrarem em contato e penetrarem na pele humana. Algumas vítimas desenvolvem uma erupção pruriginosa ou dermatite por cercárias ("coceira do nadador") nos locais de penetração, mas isso é variável. Depois da entrada, as cercárias perdem suas caudas e migram através dos pulmões e fígado, eventualmente chegando aos vasos da bexiga ou mesentéricos, onde se desenvolvem para adultos emparelhados permanentemente se alimentando de sangue. Uma intensa resposta imune à produção de ovos de esquistossomos pode provocar uma doença febril aguda chamada *febre Katayama* em viajantes não expostos anteriormente, porém, mais comumente, a infecção é insidiosa. Embora os trematódeos em si possam permanecer, em grande parte, invisíveis ao sistema imune (mascaram sua presença cobrindo-se com os antígenos de seu hospedeiro), seus ovos possuem um espinho que provoca inflamação significativa quando penetram através da bexiga e das paredes do intestino. No caso do *S. haematobium*, resulta em hematúria (às vezes chamada *menstruação masculina*), granulomas na bexiga (que podem causar hidronefrose e insuficiência renal) e câncer de células escamosas da bexiga e lesões genitais femininas (que aumentam o risco de transmissão de HIV). No caso do *S. mansoni* e *S. japonicum*, os granulomas da parede intestinal e do fígado desenvolvem-se causando colite, hepatoesplenomegalia e fibrose hepática. O carcinoma hepatocelular é uma complicação tardia e fatal.[12]

Os ovos são excretados na urina (*S. haematobium*) ou nas fezes (*S. mansoni, S. japonicum*), e as espécies podem ser facilmente identificadas pela localização do espinho no ovo (terminal no *haematobium*, lateral no *mansoni*, ausente no *japonicum*). Quando os resíduos humanos entram na água doce, os ovos eclodem em miracídios, que buscam caracóis para parasitar.

As vacinas contra esquistossomose ajudariam a evitar a ameaça contínua de reinfecção após o tratamento. Apenas um protótipo de vacina contra esquistossomose (*Bilhvax* para *S. haematobium*) foi submetido a ensaios clínicos humanos com sucesso.[13] Embora a vacina fosse segura e efetiva, ainda não há vacinas contra esquistossomose em uso clínico.

O fator determinante no manejo da esquistossomose foi a descoberta do praziquantel (Biltricide) pela Bayer Pharmaceuticals, em meados da década de 1970. O praziquantel é efetivo para a maioria dos vermes chatos (trematódeos e tênias), embora esteja começando a surgir resistência.[14] Programas de tratamento em massa com doação de praziquantel 40 mg/kg/dia, às vezes combinando esse tratamento com albendazol para infecção por ancilóstomo, foram efetivos e bem tolerados.[14] A Schistosomiasis Control Initiative (SCI – Iniciativa de Controle da Esquistossomose [ICE]), financiada pela Fundação Gates, liderou esses esforços para administração de medicamentos em massa. O praziquantel de dose única costuma ser suficiente para erradicar a infecção. Moluscicidas para exterminar caracóis em lagos, rios e córregos foram usados em conjunto com o praziquantel, em muitas áreas. Essa abordagem integrada é chamada *controle preventivo de transmissão e quimioterapia* e estratégias similares são usadas para controle de muitas DTNs.

Infecções filáricas: dracunculíase, filariose linfática e oncocercose

Dracunculíase

A dracunculíase, causada pelo verme da Guiné *Dracunculus medinensis*, é um antigo flagelo humano à beira da erradicação, com redução de 99% de incidência nas duas últimas décadas.[15] Esse nematódeo incomum é adquirido a partir da água potável que contém dáfnias parasitadas (copépodes). Quando as dáfnias são ingeridas, as larvas dentro delas sobrevivem e migram para os tecidos subcutâneos do hospedeiro, onde podem crescer e se tornar vermes de metros de comprimento (Figura 11-1). A infecção pelo verme da Guiné é incapacitante, produzindo uma dolorosa bolha ardente que induz as vítimas a mergulharem seus membros em água fria, frequentemente no mesmo local de onde a comunidade recebe seu suprimento de água. A imersão estoura a bolha, liberando milhares de ovos que são ingeridos pelas dáfnias. Não existe medicamento efetivo para essa condição. A única cura é a extração do verme, enrolando-o cuidadosamente em um palito, um processo que leva dias.

Uma vez disseminado nos trópicos secos no sul da Ásia, África e Oriente Médio, esse parasita agora é encontrado, principalmente, no Sudão. Isso se deve, em grande parte, aos esforços do Programa de Erradicação da Dracunculíase (DEP, do inglês Dracunculiasis Eradication Program), que explorou várias "associações fracas" em seu ciclo de vida. O verme da Guiné se aloja apenas em humanos e seu ciclo de vida é facilmente interrompido filtrando-se a água para consumo através de um filtro de pano ou *nylon*, mantendo-se as pessoas infectadas longe da fonte de água potável e utilizando-se larvicidas como Temephos (Abate), que extermina as dáfnias. O conflito armado no Sudão dificultou o trabalho nessa região e foi preciso negociar tréguas para continuá-lo. A erradicação do verme da Guiné na África parece iminente. Isso o tornaria a segunda doença a ser verdadeiramente erradicada, após a varíola. Deve-se acrescentar que erradicação não é o mesmo que eliminação. *Erradicação* significa que a prevalência global da doença agora é zero e que não há necessidade de continuação das medidas de controle de saúde pública (p. ex., varíola). A *eliminação* refere-se a uma redução *em uma determinada área* para zero ou redução global a uma quantidade desprezível (p. ex., pólio). As medidas de saúde pública ainda precisam ser continuadas.[16]

Filariose linfática

A filariose linfática (FL ou "elefantíase") é causada principalmente por duas espécies de filárias: *Wuchereria bancrofti* (90%) e *Brugia malayi* (10%). Atualmente essa doença é encontrada principalmente no sul da Ásia e na África, com alguns redutos restantes no Pacífico e nas Américas (Haiti e nordeste do Brasil).[17] A infecção é transmitida por mosquito e as formas larvais caem do probóscide do mosquito na pele, antes de entrarem no local da picada. Depois de chegar aos vasos linfáticos, as larvas amadurecem e se tornam adultos finos e ondulantes de vida longa (seu movimento é visível no ultrassom como "dança filárica" nos vasos linfáticos). A inflamação e formação de cicatrizes nos vasos linfáticos, com infecções bacterianas secundárias recorrentes, por fim resultam em linfedema de má aparência das pernas ou hidrocele escrotal, em algumas vítimas. No entanto, hoje é pouco comum que a FL progrida até o ponto em que os pacientes precisem de carrinhos de mão para transportar o escroto. A FL, às vezes, é confundida com a podoconiose (elefantíase não filárica), na qual os danos aos vasos linfáticos resultam da absorção de minerais vulcânicos por andar com os pés descalços.[18] O uso de calçados previne essa condição.

Os vermes filáricos adultos produzem larvas embainhadas (microfilárias) que circulam no sangue apenas quando seu inseto vetor está ativo ("periodicidade" noturna ou diurna), otimizando, assim, suas chances de atingir novos hospedeiros. A periodicidade também determina o melhor momento para coletas de sangue para diagnóstico: amostras de sangue para *Wuchereria* e *Brugia* são positivas apenas se extraídas à noite, a menos que estimuladas por pequenas doses de dietilcarbamazina, enquanto as microfilárias do verme africano do olho (*Loa loa*), que são disseminados pela mos-

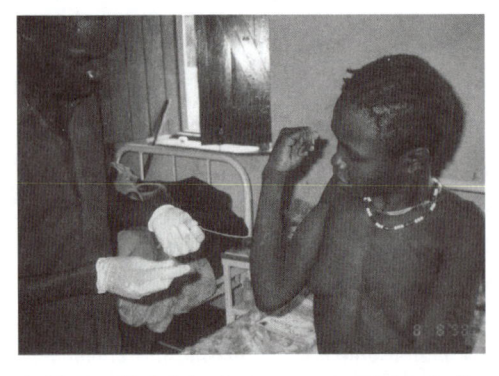

▲ **Figura 11-1** Extração de verme da Guiné no Sudão. (*Foto de Beth Grayson*.)

ca diurna do cervo, são ativas somente durante o dia. Microfilárias observadas em esfregaços de sangue podem ter sua espécie determinada por um exame microscópico cauteloso, e agora há testes sorológicos disponíveis para confirmação.

O controle da FL é feito por meio da dosagem em massa com dietilcarbamazina (DEC), que é mais efetiva no extermínio de microfilárias do que de vermes adultos e, assim, não resulta em cura permanente. No entanto, comprimidos ou sal fortificado com DEC mostraram-se muito eficazes na erradicação da FL, interrompendo sua disseminação para novas vítimas. O DEC agora é indisponível nos Estados Unidos, exceto pelo Centro de Controle e Prevenção de Doenças (CDC).

Na África, a ivermectina é preferida em relação ao DEC, pois é mais segura quando há coinfecção com oncocercose. Atualmente, são preferidas doses anuais únicas de DEC ou ivermectina (combinada com albendazol para reduzir a probabilidade de resistência), mas esse tratamento deve ser repetido por cinco anos ou mais.[17] A Aliança Global para Eliminação da FL estabeleceu o objetivo de eliminar a FL até o ano 2020 com administração em massa de medicamentos, estabelecimento de novos programas de controle e precauções com picadas de insetos.

Oncocercose

A oncocercose, ou "cegueira dos rios," é a terceira história de sucesso de DTN filárica. A *Onchocerca volvulus* é encontrada principalmente na África subsaariana, embora também exista uma distribuição fragmentada na Guatemala e no norte da América do Sul. Seu vetor é a mosca-negra *Simulium*, que procria em água corrente. Como a *Wuchereria*, os vermes em larva caem da boca da mosca, mas, depois de entrarem na pele através da picada, os vermes fêmeas se desenvolvem com nódulos palpáveis na pele (oncocercomas), onde persistem por 2 a 15 dias, enquanto os vermes machos nômades migram na pele.[19] Os numerosos vermes larvais ou microfilárias são encontrados na pele (e na câmara anterior do olho) e não na corrente sanguínea. Elevar a pele da crista ilíaca com uma agulha e retirar pequenos fragmentos costumam mostrar microfilárias no exame microscópico, especialmente depois que os pedaços de pele são incubados durante a noite em soro fisiológico. O teste de antígeno, disponível pelo CDC, está se tornando mais popular para diagnóstico. Um teste de *dipstick* para detecção acurada de antígenos foi desenvolvido, o que simplificaria muito o diagnóstico.[20]

A oncocercose tem duas principais apresentações clínicas: uma doença cutânea muito estigmatizante (OC), também conhecida como *craw-craw* ou *sowda*, que é comum nas áreas de floresta africanas e nas Américas, e a cegueira dos rios, que geralmente é limitada às savanas africanas. Na OC, as microfilárias abundantes na pele causam uma dermatite papular com coceira intensa e implacável, despigmentação ("manchas de leopardo") e perda da elasticidade da pele ("virilha suspensa"). A cegueira dos rios surge de pequenas opacidades na córnea (resultantes das microfilárias que morrem no olho) que coalescem até resultar em cegueira. Comunidades inteiras foram abandonadas por causa dessa doença devastadora.

As medidas de controle da oncocercose começaram em 1974, com o desenvolvimento do Programa de Controle da Oncocercose (PCO). Inicialmente, os esforços eram dirigidos ao controle da mosca-negra, com pulverização aérea intensa e o uso de larvicidas em córregos. O plano era interromper a transmissão por 20 anos, quando a maioria dos vermes adultos teria morrido. Outra inovação veio com o desenvolvimento da ivermectina (Mectizan), que foi considerado muito efetivo no extermínio de microfilárias, mas não dos adultos. O tratamento com ivermectina consiste em 150 μg/kg uma vez, com repetição da dose a cada 6 a 12 meses.[21] Doses maiores não são mais efetivas. Embora não seja uma cura direta, as doses anuais de ivermectina interromperam a transmissão e aumentaram o programa de pulverização. A Merck continua a doar ivermectina (Mectizan) para o PCO, pois ainda é necessário manter o tratamento até que todos os vermes adultos morram. Um novo medicamento chamado moxidectina é capaz de matar vermes adultos e está sendo submetido a ensaios clínicos em humanos.[22]

A distribuição de doses anuais de ivermectina a pacientes em comunidades africanas remotas mostrou ser uma tarefa intimidadora. Um sistema de distribuição de medicamento na comunidade precisou ser desenvolvido (agora chamado Tratamento com Ivermectina Dirigido pela Comunidade, ou TIDC), pois muitos pacientes eram difíceis de ser localizados durante as visitas da equipe. Esse mesmo sistema foi adaptado para distribuir outros medicamentos muito necessários e telas mosquiteiras.

Outra opção para controle da oncocercose está surgindo com a descoberta de que esse parasita filárico, e muitos outros invertebrados (incluindo vários insetos, como os percevejos), dependem da bactéria riquétsia endossibiótica *Wolbachia*. O tratamento com doxiciclina 100 mg por dia durante seis semanas induz esterilidade de longo prazo nos vermes fêmeas.[23] Embora a OC esteja relacionada com a resposta do hospedeiro aos antígenos microfiláricos, a perda de visão parece ser provocada pela resposta imune à bactéria *Wolbachia*, liberada de microfilárias que morrem no olho.[19]

▶ Tracoma

Tracoma é uma infecção ocular bacteriana recorrente de *Chlamydia trachomatis* que acaba resultando em cegueira. Tracoma significa "áspero" em grego, referindo-se à aparência áspera da conjuntiva tarsal superior. Costuma ser encontrado em áreas áridas e pobres da África e Ásia, onde as moscas e o saneamento deficiente contribuem para as repetidas infecções oculares em crianças (Figura 11-2). Por fim, isso resulta na formação de cicatrizes na pálpebra e em cílios voltados para dentro (triquíase) que danificam a córnea. Estima-se que 15% dos casos de cegueira no mundo devam-se a essa infecção.[24] O ambiente que promove o tracoma foi descrito como aquele que possui "6 Ds" (secura, poeira, sujeira, excrementos, descarga e densidade – do inglês *dryness, dust, dirt, dung, discharge, and density*) ou "5 Fs" (moscas, fezes, rostos, dedos e objetos contaminados – do inglês *flies, feces, faces, fingers, and fomites*).[25] A Iniciativa Internacional para o Tracoma (IIT) desenvolveu uma estratégia abrangente, conhecida como SAFE, para controle do tracoma.[24] **S** significa cirurgia para correção da triquíase (do inglês *surgery*). Uma pequena fenda é feita na pálpebra e a pele é puxada, para voltar os cílios para fora. **A** significa tratamento com antibiótico, especificamente azitromicina 20 mg/kg até 1 g em dose única (doada pela Pfizer), agora substituída pela pomada de tetraciclina como tratamento mais efetivo contra clamídia.[26] **F** refere-se à higiene facial ou lavagem regular do rosto. **E** é o controle ambiental (do inglês *environmental control*), como acesso a água limpa e uso de latrina para reduzir as populações de moscas. O diagnóstico do tracoma continua clínico, baseado em um sistema de classificação da OMS. Campanhas nacionais com equipes cirúrgicas móveis que utilizam a estratégia SAFE combateram o tracoma em vários países africanos. A doença foi eliminada no Marrocos em 2006.

▶ Leishmaniose

A leishmaniose é causada por vários parasitas protozoários intracelulares do gênero *Leishmania*, que são disseminados pela picada da fêmea da mosca da areia. A leishmaniose é prevalente na América Latina, no subcontinente indiano, no Oriente Médio, no Mediterrâneo e em partes da África.[27] As moscas da areia flebotomíneas atuam como vetores da *Leishmania* no Velho Mundo; as moscas da areia *Lutzomyia* (Figura 11-3) desempenham o mesmo papel na América do Sul e Central. Algumas espécies de *Leishmania* são infecções zoonóticas de humanos. Os reservatórios primários da doença são os roedores (*L. major*), hiracoides (*L. aethiopica*) ou cães (*L. infantum*). Isso dificulta, se não impossibilita, a erradicação.

A leishmaniose apresenta-se como três síndromes clínicas: leishmaniose cutânea (LC), leishmaniose mucocutânea (LMC) e leishmaniose visceral (LV). O tipo que se desenvolve parece estar relacionado com a temperatura preferida pela espécie envolvida. Algumas preferem o ambiente mais fresco da pele (espécies de LC "dermotrópi-

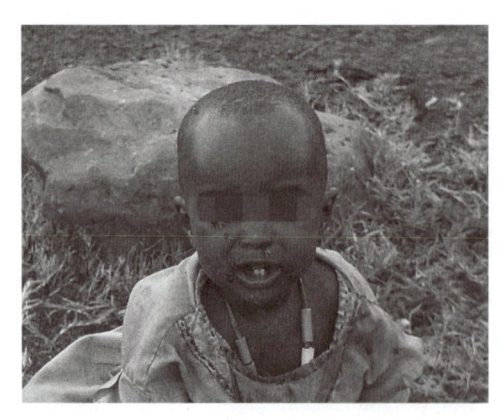

▲ **Figura 11-2** Criança atacada por moscas e em risco de tracoma.

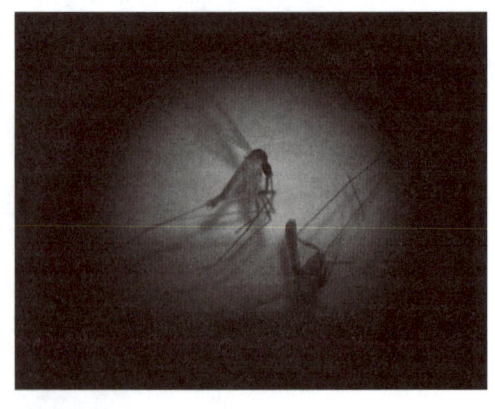

▲ **Figura 11-3** Mosca da areia, vetor da leishmaniose.

cas"); outras são mais tolerantes ao calor (espécies de LV). A LMC, geralmente causada por *Leishmania (Viannia) braziliensis* do Novo Mundo, parece ser intermediária entre as duas.[27]

Quando introduzidos no corpo pela picada de uma mosca da areia infectada, os promastigotas de *Leishmania* flagelados são consumidos por macrófagos e perdem seus flagelos, tornando-se amastigotas. Em vez de morrer, porém, multiplicam-se nesse ambiente hostil, infectam ainda mais macrófagos e permanecem na pele (LC) ou invadem as vísceras (LV). A LC típica desenvolve-se como uma ferida aberta persistente no local da picada, com frequência depois de uma incubação prolongada, com a base da úlcera geralmente descrita como tendo aparência "similar a uma pizza". As margens levemente elevadas da úlcera costumam ser enroladas e bem demarcadas (Figuras 11-4 e 11-5). Por fim, a maioria dessas úlceras cicatriza, mas somente depois de vários meses e com cicatrizes significativas. A LC tem vários nomes regionais que descrevem a ferida: fervura de Bagdá, úlcera de Ciclero (Brasil), ferida da baía (Caribe), uta (Peru) ou saldana (Irã). Muitos militares americanos adquiriram "fervuras de Bagdá" enquanto serviam no Iraque ou Afeganistão.

A taxonomia da *Leishmania* é bastante complicada, mas há vários complexos de espécies que produzem síndromes clínicas similares. No Mundo Novo, há o complexo *Mexicana* (*L. mexicana, amazonensis* e *venezuelensis*) que causa LC autolimitada. O complexo *Braziliensis* do Mundo Novo pertence ao subgênero *Viannia* de *Leishmania*, composto de *L.* (*V.*) *braziliensis, guyanensis, panamensis* e *peruviana*. As úlceras cutâneas causadas pelo complexo *Braziliensis* às vezes parecem cica-

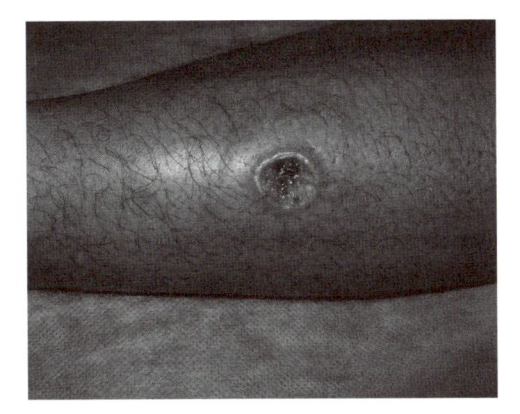

▲ **Figura 11-5** Leishmaniose cutânea na Amazônia brasileira

trizar apenas para metastatizar anos mais tarde, como a temida forma mucocutânea da doença, que é capaz de destruir a cartilagem nasal ("nariz de tapir") e produzir graves deformidades faciais. A LMC costuma ser conhecida como espúndia.

A leishmaniose visceral ou *kala azar* (Hindi para "doença negra") é causada com mais frequência pelo complexo *Donovani*, presente em maior parte no Velho Mundo (*L. donovani, infantum, chagasi*). A *L. donovani* parece ser uma infecção humana, não uma zoonose. A LV é particularmente comum no subcontinente indiano oriental e apresenta-se com febre, perda de peso, esplenomegalia, escurecimento da pele e anemia. Costuma ser fatal sem tratamento, com taxa de fatalidade de casos de 75 a 95%.[27] A *L. infantum* é encontrada no sul da Europa, tendo os cães como hospedeiros, e infecta preferencialmente crianças ou pacientes imunocomprometidos. É facilmente disseminada pelo uso de drogas intravenosas e exacerbada pela infecção com HIV. A *L. chagasi* agora é considerada uma variante sul-americana da *L. infantum*.

O complexo *Tropica* (*L. tropica*, L. *major*, *L. aethiopica*) é centralizado no Norte da África, no Oriente Médio e na Índia ocidental. É principalmente cutâneo, embora alguns casos possam apresentar envolvimento visceral. A *L. tropica* causa lesões faciais ressecadas ("fervura de Bagdá") e é mais comum em áreas urbanas. A *L. major* e a *L. aethiopica* similar são comuns nas áreas rurais e causam "feridas orientais" úmidas, afetando com maior probabilidade as extremidades do que o rosto. Nas biópsias da borda da úlcera, todos os amastigotas de *Leishmania* são morfologicamente indistinguíveis. Podem ter a espécie definida apenas por meio de análise de isoenzimas ou testes de anticorpo mono-

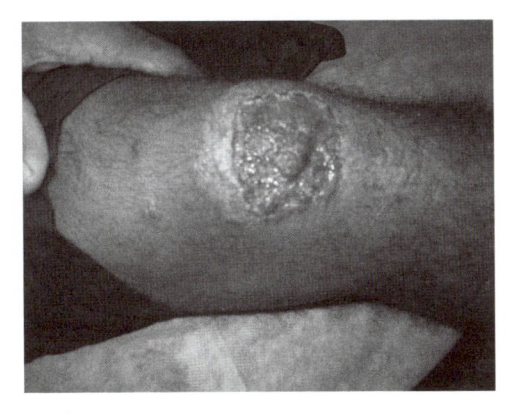

▲ **Figura 11-4** Leishmaniose cutânea na Amazônia brasileira.

clonal. O teste da reação em cadeia da polimerase (PCR) é clinicamente superior, quando disponível.

O tratamento da leishmaniose é ainda mais confuso do que sua classificação. O pilar do tratamento tradicional tem sido o antimonial pentavalente (estibogluconato sódico) que deve ser administrado por via parenteral durante 20 (LC) ou 28 (LV) dias, não está disponível nos Estados Unidos (exceto no CDC) e tem efeitos colaterais tóxicos.[21] Cursos mais breves do que dez dias de estibogluconato sódico têm sido usados para *L. major, tropica* e *mexicana*. A anfotericina lipossomal B (AmBisome) durante cinco dias é uma terapia muito menos tóxica, mas seu alto custo a torna indisponível para aqueles que mais precisam dela. As doações recentes de AmBisome estão aumentando o acesso a esse medicamento. A LV indiana agora pode ser tratada efetivamente por via oral com miltefosina 100 mg por dia durante 28 dias, uma opção mais nova de medicamento, originalmente desenvolvida para tratamento de câncer.[21] A miltefosina é uma inovação com potencial de salvar vidas, já que pelo menos metade da LV indiana no estado de Bihar é, agora, resistente aos compostos de antimônio.[27] Deve-se observar que a leishmaniose cutânea nem sempre precisa de tratamento, pois mais de 90% das úlceras cicatrizam depois de vários meses (3-18).[27] As úlceras de LC no Mundo Novo causadas por *L. (V.) braziliensis* são uma exceção, pois podem potencialmente progredir para LMC, mesmo depois da cicatrização. Vários tratamentos inovadores para LC foram desenvolvidos: antimonial pentavalente intralesional, itraconazol, cetoconazol, pomada de paromomicina (não disponível nos Estados Unidos), crioterapia e tratamentos a calor, mas nenhum é claramente superior. O tratamento da leishmaniose deixa muito a desejar, uma vez que continua excessivamente dependente dos antiquados medicamentos antimoniais. Não existem programas de tratamento em massa para leishmaniose. Os agentes existentes são tóxicos demais para serem usados na prevenção da doença nas populações em risco. O controle da mosca da areia (vetor) e a eliminação de animais reservatórios (cães de rua) têm sido os meios principais de controle da leishmaniose. Coleiras para cães tratadas com inseticida têm sido úteis no Mediterrâneo.[27]

A infecção por *Leishmania* parece conferir imunidade vitalícia. Uma prática antiga, chamada leishmanização, envolvia a inoculação intencional do parasita em uma área discreta para prevenir futuras úlceras e cicatrizes faciais.[28] Embora ainda não exista uma vacina contra *Leishmania* disponível no mercado, há vários protótipos de antígeno de DNA recombinante e vacinas contra LC de proteína, graças ao Projeto Genoma de Leishmaniose. Esse tipo de vacina ofereceria a melhor esperança para controle de longo prazo da doença em áreas endêmicas.[13]

▶ Doenças tropicais negligenciadas micobacterianas: hanseníase e úlcera de Buruli

Hanseníase

A hanseníase, ou doença de Hansen (de G. Armauer Hansen, o médico norueguês que descobriu o bacilo de Hansen, ou *Mycobacterium leprae*), é o exemplo clássico de uma temida doença estigmatizante. As vítimas têm sido relegadas ao ostracismo desde tempos bíblicos, embora não esteja claro se a hanseníase bíblica é a mesma doença reconhecida hoje como hanseníase. Uma vez encontrada no mundo todo, a hanseníase tem diminuído de forma notável nas últimas décadas. Em 2005, havia sido erradicada em todo o mundo, exceto em dez países, sendo que permanece como um problema de saúde pública no Brasil, Índia, Nepal e nas regiões central e sul da África (Angola, República Central Africana, República Democrática do Congo, Madagascar e Moçambique).[29] A maioria dos casos no mundo agora está na Índia. O uso disseminado da vacina com o bacilo de Calmette-Guérin para TB parece oferecer alguma proteção cruzada contra a hanseníase e isso, juntamente com a terapia multimedicamentosa efetiva, contribuiu para seu declínio. O Centro Nacional da Doença de Hansen dos Estados Unidos, em Carville, Louisiana, fechou em 1997.

O *Mycobacterium lepral* parece ser transmitido por secreções nasais, mas, ao contrário da TB, com a qual se parece bastante (haste álcool-ácido resistente, sobrevivência em macrófagos), exige contato mais intenso e prolongado, não causa doença pulmonar e não pode ser cultivado. A maioria das pessoas infectadas nunca desenvolve sintomas. Para aqueles que os desenvolvem, a hanseníase pode se manifestar anos mais tarde como uma infecção de pele e nervos periféricos. A primeira manifestação da doença costuma ser uma mácula anestesiada na pele, hipopigmentada ou cor de cobre (Figura 11-6). A doença então se desenvolve seguindo duas vias principais (tuberculoide ou lepromatosa, com alguns casos "intermediários" adicionais), dependendo da resposta imune do hospedeiro. A maioria dos pacientes desenvolve hanseníase tuberculoide, pois apresentam uma reação imune significativa à infecção. A doença permanece localizada com

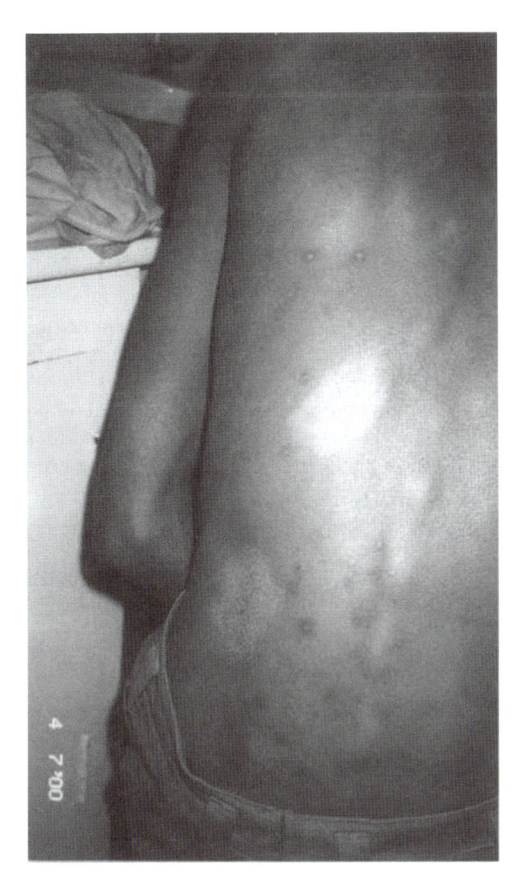

▲ **Figura 11-6** Máculas anestesiadas hipopigmentadas de hanseníase na Índia.

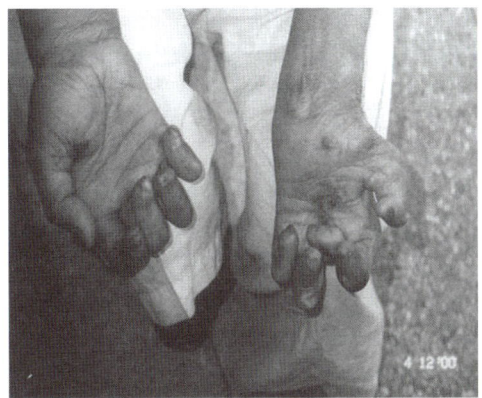

▲ **Figura 11-7** Hanseníase avançada.

relativamente poucas bactérias (doença paucibacilar). Poucas placas na pele (1-5) com perda de sensação caracterizam essa forma. Os pacientes que não desenvolvem uma boa resposta imune desenvolvem uma forma multibacilar amplamente disseminada da doença, conhecida como hanseníase lepromatosa. A hanseníase multibacilar resulta em múltiplas lesões na pele (mais de cinco), faces leoninas desfiguradas e cegueira ocasional, resultante da invasão da córnea. A perda de sensação nos dedos resulta em repetidas infecções e autoamputação dos dedos das mãos e pés (Figura 11-7).

A hanseníase é diagnosticada clinicamente por meio da observação dos nervos periféricos hipertrofiados e da contagem do número de manchas de pele anestesiadas e hipopigmentadas. O exame microscópico com tintura álcool-ácido resistente de um espécime de biópsia da pele ou fluido extraído de cortes no lóbulo da orelha (positivo na doença multibacilar) pode confirmar o diagnóstico. O teste cutâneo da lepromina (similar ao teste da tuberculina para TB) também tem sido usado, embora pacientes lepromatosos provavelmente sejam alérgicos e, portanto, não respondam a esse teste.[29]

A hanseníase agora é tratável, com embalagens de pacotes de tratamento multimedicamentoso gratuito (TMG) contendo doses diárias de dapsona com rifampicina mensal durante seis meses para doença paucibacilar ou dapsona diária e clofazimina com rifampicina mensal/clofamizina extra durante 12 meses para doença multibacilar.[30] O tratamento tardio interrompe a doença, mas não reverte as deformidades já presentes. Portanto, muitos pacientes curados continuam a viver em asilos para leprosos, pois o estigma da hanseníase os impede de voltar para casa. Ao contrário do tratamento para TB, porém, ainda não está claro quanto tempo o TMG para hanseníase leva para eliminar a transmissibilidade.

A Aliança Global para Eliminação da Hanseníase foi formada em 1999, com esperança de eliminar os casos restantes de hanseníase humana. Os humanos são os principais hospedeiros, mas o tatu-galinha do sul dos Estados Unidos e do México também pode portar essa doença, dificultando a verdadeira erradicação. Os tatus têm facilitado as pesquisas sobre a vacina contra a hanseníase, já que, sem eles, seria impossível manter o organismo no laboratório. Vários protótipos de vacina contra a hanseníase foram desenvolvidos e agora encontram-se em ensaios clínicos em estágio inicial.

Úlcera de Buruli

A úlcera de Buruli (UB) é uma doença ulcerativa desfigurante, encontrada principalmente na África Ocidental, causada pelo *Mycobacterium ulcerans*, uma micobactéria atípica no complexo *M. ulcerans*. No entanto, casos dispersos são encontrados em outros locais nos trópicos, incluindo o litoral da Austrália, sudeste da Ásia, China e América do Sul. Geralmente afeta crianças em idade escolar (4-15 anos), começando como um nódulo subcutâneo que rapidamente se desenvolve para uma úlcera indolor, mas que não cicatriza. Cerca de 80% das lesões são nas extremidades, e alguns casos são complicados por contraturas e osteomielite.[31] A ulceração resulta de uma toxina micolactona produzida pelas bactérias, mas localmente a causa é atribuída, com muita frequência, à bruxaria, resultando em mais estigmatização. Nadar em lagos e rios parece ser o maior fator de risco para adquirir a infecção, e acredita-se que insetos colonizados na água carreguem a bactéria. O mecanismo exato de transmissão ainda é desconhecido. Pequenos traumas na pele, como cortes ou picadas de inseto, aumentam ainda mais a suscetibilidade.[31] Embora o diagnóstico de úlcera de Buruli costume ser clínico, a PCR tornou-se o meio--padrão de confirmar o diagnóstico.

A cura é difícil, com alta taxa de recidiva. Lesões pequenas em geral são excisadas cirurgicamente com enxerto de pele, quando necessário. Desde 2004, úlceras maiores têm sido tratadas com sucesso com rifampicina e estreptomicina administradas diariamente durante oito semanas.[32]

A Iniciativa da Úlcera de Buruli da OMS começou em 1998, mas tem sido difícil pesquisar e eliminar essa misteriosa doença. É impossível manter crianças longe da água. As lesões de Buruli também foram encontradas em outros mamíferos, como o sariguês australiano. Em um estudo de caso-controle australiano, as chances de adquirir UB foram reduzidas pela metade com o uso regular de repelente para insetos, uso de calças compridas e lavagem imediata de feridas. Os riscos foram dobrados para aqueles com picadas de mosquitos.[33] As melhores evidências até o momento sugerem que essa infecção é disseminada pela exposição ambiental, como o antraz. A vacinação foi considerada uma solução possível, mas não há vacinas experimentais atualmente disponíveis.

▶ **Doenças causadas por tripanossomas: doença de Chagas e tripanossomíase humana africana**

Doença de Chagas

A tripanossomíase sul-americana, ou doença de Chagas (o nome provém do Dr. Carlos Chagas, médico brasileiro que descobriu o agente causativo *Trypanosoma cruzi*), aflige pessoas pobres na América Central e do Sul. Os insetos vetores são várias espécies do besouro triatomina, conhecidos como borbeiros, que se alimentam de sangue à noite e se escondem em telhados de palha ou em paredes de tijolos rachadas durante o dia. Moradias em condições precárias são as que apresentam maior probabilidade de serem infestadas, e outros mamíferos residentes também podem adquirir a infecção além dos humanos. É interessante observar que a doença de Chagas não é transmitida diretamente, mas ocorre quando as fezes do inseto contaminam o local da picada, em geral ao se arranhar a área. A infecção também pode ser transmitida por meio da ingestão de carne crua de um animal infectado, transfusão de sangue (o rastreamento do suprimento de sangue nos Estados Unidos começou em 2007) ou até mesmo da ingestão do suco de açaí, que pode estar contaminado com triatomíneos esmagados escondidos na fruta.[34] Também podem ocorrer casos congênitos, incluindo um nascimento recente nos Estados Unidos.[35]

Uma reação local autolimitada da pele chamada *chagoma* costuma ocorrer no local de inoculação. O inchaço ao redor dos olhos (sinal de Romañas) desenvolve se a inoculação ocorrer ali. Na forma aguda da doença, os pacientes desenvolvem sintomas sistêmicos autolimitados, como febre, hepatoesplenomegalia, miocardite (com risco de arritmias fatais) e edema. Uma fase latente prolongada que dura anos segue a doença aguda. Cerca de um terço dos pacientes progride, então, para doença de Chagas crônica, em que desenvolvem miocardiopatia, arritmias, megacólon e megaesôfago.[36] As similaridades com o HIV não passaram despercebidas, e Peter Hotez chamou a doença de Chagas de "AIDS das Américas." Pode ocorrer morte por insuficiência cardíaca ou arritmias.

Como a *Leishmania*, o *T. cruzi* deposita seus flagelos depois do estágio agudo e se torna um parasita amastigota intracelular. O diagnóstico e o tratamento são difíceis. Muitos casos apresentam-se apenas após danos cardíacos irreparáveis. O nifurtimox e benznidazol são dois medicamentos órfãos usados como opções de tratamento, mas são tóxicos e exigem de 1 a 3 meses de dosagem diária, sem garantia de cura. Novos agentes são urgentemente necessários, mas há pouco incentivo financeiro para pesquisas. Os esforços para controle da doença de Chagas, portanto, contaram com a eliminação do vetor, por meio da pulverização de piretrinas no interior das casas e da melhoria das condições de moradia. O INCOSUR (Initiativa de Salud del Cono Sud, ou Iniciativa de Saúde do Cone do Sul) liderou esforços com sucesso razoável para erradicação na Argentina e no Chile.

A doença de Chagas recentemente se tornou uma preocupação em vários estados do sul dos Estados Unidos, incluindo o Texas, onde residem vários imigrantes latino-americanos infectados. Existem insetos triatomíneos nesses estados, embora o contato seja menos provável, com melhores condições de moradia. Transfusões de sangue de pacientes assintomáticos com infecção latente raramente contaminaram o suprimento de sangue americano.

Tripanossomíase humana africana (doença do sono)

A doença africana do sono, ou tripanossomíase humana africana (THA), é uma infecção protozoária fatal devastadora disseminada pela picada de várias espécies da mosca tsé-tsé (*Glossina*). Há três espécies de *Trypanosoma* de aparência idêntica: *T. brucei gambiense* (que causa doença do sono africana ocidental ou gambiana), *T. brucei rhodesiense* (doença do sono africana oriental ou rodesiana) e *T. brucei brucei* (que causa *nagana*, uma doença que acaba com o gado e outros animais de pastagem).[37] Inicialmente, aparece uma chaga na pele no local da picada da mosca tsé-tsé infectada. Os tripanossomas migram para os nódulos linfáticos regionais e então se disseminam por meio da corrente sanguínea como organismos móveis flagelados.

O curso da doença depende da espécie do parasita. A doença africana ocidental é limitada a humanos e razoavelmente indolente, com vários anos de febre, letargia e dor de cabeça. Os nódulos linfáticos cervicais posteriores são aumentados (sinal de Winterbottom), e o aspirado do nódulo linfático é positivo para parasitas. O envolvimento do sistema nervoso central inicialmente se manifesta por sintomas psiquiátricos (paranoia, depressão), seguidos por encefalite, coma e morte.[38]

A doença africana oriental é uma infecção zoonótica de progressão mais rápida, em que a morte geralmente ocorre em 1 ano. Os esfregaços de sangue são positivos, com alta parasitemia. As doenças humanas são separadas geograficamente, embora se sobreponham em Uganda. A doença de *nagana* do gado não pode afetar humanos, pois a lipoproteína de alta densidade no sangue humano é letal para essa subespécie.[39] No entanto, o gado também pode portar a *T. brucei rhodesiense*, que pode infectar humanos através de picadas da mosca tsé-tsé.

Os tripanossomas são periodicamente capazes de alterar seus antígenos superficiais (variação antigênica) para ficar um passo à frente do sistema imune. Esse "manto de invisibilidade" funciona por um tempo e o paciente adoece conforme o parasita se multiplica de maneira assexuada na corrente sanguínea. Quando o sistema imune alcança os novos antígenos, o paciente pode apresentar uma melhoria temporária, apenas até que os parasitas troquem seus antígenos mais uma vez e repitam o ciclo.

O tratamento é tóxico e difícil, com regimes diversos para doença inicial e tardia e para as variedades africanas ocidental e oriental. O melarsoprol é um medicamento tripanossômico que contém arsênico e é usado para estágios tardios e que pode causar encefalopatia reativa potencialmente fatal. Outros medicamentos tóxicos incluem a suramina ou pentamidina (para doença inicial) e eflornitina (opção tardia para THA africana ocidental).[21] Esses medicamentos costumam ser de difícil obtenção e são mal tolerados. Há pouco incentivo financeiro para novas pesquisas objetivando melhores tratamentos. Sem tratamento, as formas ocidental e oriental da THA são igualmente fatais, embora a última mate mais rapidamente.

A THA foi erradicada de muitas áreas devido à pulverização contra a mosca tsé-tsé vetora. Na África ocidental, o controle é mais fácil, pois não há reservatório animal. O tratamento humano interrompe a disseminação da doença. Na forma africana oriental, porém, o gado e os animais selvagens oferecem reservatórios para a infecção, configurando assim um maior desafio.

▶ Dengue (febre "quebra-ossos")

A dengue se tornou a doença mais preocupante na lista de 17 DTNs da OMS e agora está aparecendo nos Estados Unidos, com casos não relacionados a viagens em Key West e no Texas. A dengue pode não ser mais uma doença verdadeiramente "negligenciada", já que os surtos estão afetando o turismo e causando alarmes de saúde pública no mundo todo. Ao contrário das DTNs principalmente parasíticas, rurais e crônicas discutidas até agora, é uma infecção aguda arboviral (vírus transmitido por artrópode) muito comum em áreas urbanas. Os mosquitos vetores da dengue, que se alimentam durante o dia, *Aedes aegypti* e *albopictus*, têm distribuição global e podem procriar nas mínimas quantidades de água encontradas em pneus e lixos, tornando o controle do vetor um desafio constante. Apesar de mais abundante no sul e sudeste da Ásia, a dengue está, agora, em um pico de 20 anos no Caribe e na América Central.[40] Os repelentes de insetos são a única proteção. Ainda não há vacinas ou remédios específicos para a dengue.

A dengue começa cerca de 4 a 7 dias após a picada infecciosa. Os sintomas incluem febre alta por 5 a 7 dias, dor de cabeça, artralgias intensas e um exantema maculopapular centrípeto parecido com uma queimadura de sol em metade dos pacientes.[41] Em pacientes de pele clara, o exantema clareia com pressão e com frequência se observam manchas de palidez ("ilhas brancas em um oceano de vermelho"). O exantema costuma seguir a febre e melhora depois de vários dias.

A dengue é causada por quatro sorotipos de flavivírus diferentes (DEN 1 a 4) com pouca proteção cruzada entre os diferentes tipos. A maioria dos casos melhora sem complicações, mas estas podem ocorrer. A dengue hemorrágica (DH) é uma condição marcada por febre, trombocitopenia, leucopenia, aumento da permeabilidade vascular e hemorragia. Um teste de torniquete positivo depois de cinco minutos de constrição da pressão sanguínea com manguito (mais de 20 petéquias/polegada quadrada) confirma o risco de sangramento. A síndrome de choque da dengue (SCD), que ocorre de maneira predominante em crianças, é essencialmente a DH complicada pelo choque. Uma queda súbita na temperatura, acompanhada de náusea e dor abdominal, prenuncia a condição. A mortalidade de SCD é alta (12%), mesmo com boa hidratação e atenção. O uso de esteroides não parece reduzir a mortalidade.[42] A DH e a SCD são consideradas relacionadas com a repetição da infecção com dengue por um sorotipo diferente.

O diagnóstico costuma ser clínico, mas a dengue é facilmente confundida com outras infecções, como a febre chikungunya e leptospirose. A infecção inicial (viremia) nos cinco primeiros dias pode ser confirmada com o teste da reação em cadeia da polimerase-transcriptase reversa (RT-PCR). Cerca de 1 semana após a infecção, é possível detectar o anticorpo M imunoglobulina (Ig) (*DENV Detect IgM capture ELISA*). Como ocorre com outras doenças virais, um aumento de quatro vezes nas titulações do anticorpo entre os espécimes de soro agudo e convalescente também é diagnóstico.[43] O exame de dengue nos Estados Unidos pode ser realizado na Departamento de Dengue do CDC.

O controle do vetor é o pilar atual do controle da dengue, mas programas tradicionais de limpeza de áreas em que se encontram água parada foram complementados com programas experimentais (p. ex., a liberação de mosquitos machos geneticamente alterados que dão origem a fêmeas sem asas). Um novo inseticida/larvicida, piriproxifeno, pulverizado onde o mosquito repousa, primeiro esteriliza as fêmeas adultas e então é transportado para áreas de procriação pelos próprios mosquitos. Porém, uma vacina efetiva contra a dengue será a melhor esperança para o controle de longo prazo. Há vários ensaios clínicos de larga escala em fase 3 atualmente em andamento.

NOVAS ESTRATÉGIAS

Novas estratégias serão necessárias para controlar as DTNs, apesar do relativo sucesso com controle de vetores e programas de tratamento em massa com medicamentos específicos. Como muitas dessas doenças compartilham a mesma distribuição e afligem as mesmas populações, faria sentido oferecer um único coquetel de medicamentos, atingindo várias DTNs ao mesmo tempo, em vez de estabelecer vários programas duplicados de distribuição. Foi proposto um Pacote de Impacto Rápido (PIR) contendo uma combinação de quatro medicamentos: albendazol (ou mebendazol), praziquantel, ivermectina (ou DEC) e azitromicina.[44] Isso cobriria a infecção por helmintos, esquistossomíase, oncocercose, filariose e tracoma a um custo de quase metade dos programas individuais.[44] O custo para a África subsaariana é estimado em apenas $0,40 a $0,79 por pessoa, com custo total do programa de cinco anos entre $1 e $2 bilhões.[2] Os problemas em potencial incluem o tratamento abaixo do ideal e o eventual surgimento de resistência.[45] Infelizmente, a doença de Chagas, a tripanossomíase africana e a leishmaniose não são passíveis de controle pelo PIR e continuarão a exigir vigilância cautelosa, tratamento precoce e controle do vetor.

A descoberta de novos medicamentos como ivermectina e praziquantel salvou incontáveis vidas. Embora as companhias farmacêuticas tenham sido muito generosas doando esses produtos aos que mais necessitam deles, as pesquisas no desenvolvimento de novos medicamentos e vacinas para essas doenças remotas e exóticas não apresentaram muitas inovações. Há pouco incentivo para as companhias farmacêuticas desenvolverem novas intervenções direcionadas a doenças como leishmaniose, doença de Chagas e tripanossomíase africana. Parcerias recentes entre a OMS, fundações filantrópicas e vários programas de auxílio governamental estão começando a mudar isso. Houve um renovado interesse no desenvolvimento de vacinas para várias doenças (p. ex., ancilostomíase, leishmaniose e dengue).[13] São necessários novos medicamentos para combater a resistência emergente. A tribendimidina foi, em parte, desenvolvida para esse potencial de tratar infecções helmínticas que se tornam resistentes aos benzimidazóis.[9] A descoberta de bactérias *Wolbachia* em vermes filáricos abriu efetivamente novas possibilidades para esterilização de *Onchocerca* com o velho medicamento de reserva doxiciclina.[23] Os velhos regimes antimoniais para leishmaniose estão começando a ser substituídos por terapias menos tóxicas, como miltefosina, anfotericina lipossomal B, paromomicina e sitamaquina, embora o tratamento para leishmaniose ainda seja repleto de controvérsia e confusão. Há alguns redutos de DTNs que poderiam resistir às soluções fáceis. As doenças tripanossômicas não são apenas notoriamente difíceis de tratar, mas as poucas medicações de disponibilidade intermitente ainda são antiquadas e perigosas. O tratamento para UB é igualmente difícil e incerto. Os exames diagnósticos para várias DTNs tendem a ser muito desafiadores ou caros para as clínicas financeiramente debilitadas que oferecem atenção aos pobres, e novos exames diagnósticos rápidos são urgentes.

Acabando com a negligência

Em 30 de janeiro de 2012, em Londres, foi realizada uma reunião chamada *Uniting to Combat NTDs: Ending the Neglect and Reaching the 2020 Goals* (União pelo Combate às Doenças Tropicais Negligenciadas: Acabando com a Negligência e Cumprindo os Objetivos de 2020). A chamada Declaração de Londres, aprovada nessa reunião, anunciou o apoio massivo da Fundação Gates e outros financiadores para combater 17 DTNs ao redor do mundo e reafirmou os objetivos do Mapa de DTNs da OMS, publicado naquele mesmo mês.[46] Essencialmente, o campo de DTN passou "da pobreza à riqueza", aumentando muito a confiança da comunidade de saúde pública de que as DTNs podem ser controladas ou erradicadas. O auxílio estrangeiro para DTNs não seria mais limitado a 0,6% dos gastos totais com auxílio à saúde.[46] Além do maior apoio de fontes filantrópicas e governamentais, as doações da indústria farmacêutica chegam a $2 a $3 bilhões em medicamentos essenciais por ano.[46] A maioria dos programas de controle de DTN depende do livre acesso à ivermectina, ao praziquantel, ao albendazol, à DEC e à azitromicina doados, que estariam além das possibilidades de aquisição das populações marginalizadas que mais precisam deles. Um banco de dados global de acesso aberto para mapeamento e vigilância das DTNs também está sendo desenvolvido.[47] O mapeamento preciso de doenças como a esquistossomose permite o melhor direcionamento de intervenções de controle, poupando, assim, os limitados recursos.

O futuro para o controle, se não para a erradicação, de muitas DTNs nunca foi mais claro. Em um editorial otimista em 2012, David Molyneaux escreveu que maiores recursos necessitam de maior responsabilidade e ofereceu quatro objetivos.[46] A comunidade de saúde pública de DTN deve gerir de maneira efetiva as maiores doações, encontrar novas maneiras transparentes de colaborarem umas com as outras, abordar os déficits humanos críticos na capacidade de gestão de programa e pesquisa de DTN e evitar a complacência, na medida em que metas específicas das doenças, assim como das pesquisas, caracterizam-se por mudanças. As próximas décadas oferecem oportunidades sem precedentes para mudança duradoura, olhando para um futuro em que essas doenças há muito temidas vivam apenas nos livros.

QUESTÕES DE ESTUDO

1. Que fatores contribuíram para que as doenças tropicais negligenciadas fossem ignoradas por tantas décadas, e por que isso começou a mudar agora?

2. Revise os ciclos de vários parasitas e identifique algumas "associações frágeis" em que esse ciclo pudesse ser interrompido pela intervenção humana. Um exemplo de como essas associações podem ser evitadas é oferecido para o verme da Guiné, no texto.

3. Qual é a diferença entre eliminação e erradicação de doenças?

4. Como se escolhe o melhor estratagema (controle do vetor, administração de medicamentos em massa, vacinação) a ser usado para uma doença específica? Se várias estratégias pudessem ser efetivas, como você as priorizaria?

5. Discuta os prós e contras do uso de um Pacote de Impacto Rápido de medicações. Você acrescentaria ou subtrairia medicamentos dessa lista?

REFERÊNCIAS

1. Hotez PJ. *Forgotten People, Forgotten Diseases: The Neglected Tropical Diseases and Their Impact on Global Health and Development*. Washington, DC: ASM Press, 2008.
2. Hotez P, Molyneux D, Fenwick A, et al. Control of neglected tropical diseases. *N Engl J Med* 2007;357: 1018–1027.
3. WHO Neglected Tropical Disease List: http://www.who.int/neglected_diseases/diseases/en/.
4. United Nations Development Programme. "The Millennium Development Goals." http://www.undp.org/content/undp/en/home/mdgoverview/.
5. Bethony J, Brooker S, Albonico S, et al. Soil-transmitted helminth infections: ascariasis, trichuriasis and hookworm. *Lancet* 2006;367:1521–1532.
6. Crompton D, Nesheim M. Nutritional impact of helminthiasis during the human lifecycle. *Annu Rev Nutr* 2002;22:35–59.
7. Hall A, Horton S. Best practices—deworming: new advice from CC08. Copenhagen Consensus Center 2008:1–28. www.copenhagenconsensus.com.
8. Partners for Parasite Control. Resolution World Health Assembly 54.19. Geneva: WHO, 2001. Schistosomiasis and soil transmitted helminth infections. www.who.int/wormcontrol/about_us/en/.
9. Xiao S, Hui Ming W, Tanner M, et al. Tribendimidine: a promising, safe, and broad-spectrum antihelminthic agent from China. *Acta Trop* 2005;94(1):1–14.
10. Steinman P, Keiser R, Bos M, et al. Schistosomiasis and water resources development: systematic review, meta-analysis, and estimates of people at risk. *Lancet Infect Dis* 2006;6:411–425.
11. Hotez P, Bundy D, Beegle K, et al. Helminth infections: soil-transmitted helminth infections and schistosomiasis. In: Jamison D, Breman J, Measham A, et al, eds. *Disease Control Priorities in Developing Countries*. 2nd ed. Oxford: Oxford University Press, 2006: 467–482.
12. Ross A, Bartley P, Sleigh A, et al. Schistosomiasis. *N Engl J Med* 2002;346:1212–1220.
13. Bethony JM, Cole RN, Guo X, et al. Vaccines to combat the neglected tropical diseases. *Immunol Rev* 2011;239:237–270.
14. Fenwick A, Webster J. Schistosomiasis: challenges for control, treatment and drug resistance. *Curr Opin Infect Dis* 2006; 19:577–582.
15. Hopkins D, Ruez-Tiben E, Downs P, et al. Dracunculiasis- eradication: the final inch. *Am J Trop Med Hyg* 2005;73: 669–675.
16. Dowdle W. The principles of disease elimination and eradication. *MMWR* 1999;48(SU01):23–27.
17. Ottesen E. Lymphatic filariasis: treatment, control and elimination. *Adv Parasitol* 2006;61:395–441.
18. World Health Organization. Podoconiosis. www.who.int/neglected_diseases/diseases/podoconiosis/en.
19. Udall D. Recent updates on onchocerciasis: diagnosis and treatment. *Clin Infect Dis* 2007;44:53–60.
20. Ayong L, Tume C, Wembe F, et al. Development and evaluation of an antigen detection dipstick assay for the detection of human onchocerciasis. *Trop Med Int Health* 2005;10: 228–233.
21. The Medical Letter. Drugs for Parasitic Infections. *Treatment Guidelines from the Medical Letter* 2007 (last modified -February 2008);5(Suppl):e1–e15.
22. Cotreau M, Warren S, Ryan J, et al. The antiparasitic moxidectin: safety, tolerability and pharmacokinetics in humans. *J Clin Pharm* 2003;43:1108–1115.
23. Hoerauf A, Mand S, Volkmann L, et al. Doxycycline in the treatment of human onchocerciasis: kinetics of Wolbachia -endobacteria reduction and of inhibition of embryogenesis in female Onchocerca worms. *Microbes Infect* 2003;5(4): 261–273.
24. Kasi P, Gilani A, Ahmad K, Janjua A. Blinding trachoma: a disease of poverty. *PLoS Med* 2004;1:e44.
25. Hotez P. The blinding neglected tropical diseases: onchocerciasis (river blindness) and trachoma. In: Hotez PJ. *Forgotten People, Forgotten Diseases: The Neglected Tropical Diseases and Their Impact on Global Health and Development*. Washington, DC: ASM Press, 2008: 55–68.
26. Solomon A, Holland M, Alexander N. Mass treatment with single dose azithromycin for trachoma. *N Engl J Med* 2004; 351:1962–1971.
27. Piscopo T, Azzopardi C. Leishmaniasis. *Postgrad Med J* 2006; 82:649–657.
28. Khamesipour A, Dowlati Y, Asilian A, et al. Leishmanization: use of an old method for evaluation of candidate vaccines against leishmaniasis. *Vaccines* 2005;23(28):3642–3648.
29. Rinaldi A. The global campaign to eliminate leprosy. *PLoS Med* 2005;2:e341.
30. McDougall A, Yuasa Y. *A New Atlas of Leprosy*. Tokyo: Sasakawa Memorial Health Foundation, 2001.
31. Merritt, R., Walker E, Small P, et al. Ecology and transmission of Buruli ulcer disease: a systematic review. *PLoS Negl Trop Dis* 2010;4(12):e911.
32. Converse P, Nuermberger E, Almeida D, Grosset J. Treating *Mycobacterium ulcerans* disease (Buruli ulcer): from surgery to antibiotics, is the pill mightier than the knife? *Future Microbiol* 2011;6(10): 1185–1198.
33. Quck T, Athan E, Henry M, et al. Risk factors for *Mycobacterium ulcerans* infection, South-eastern Australia. *Emerg Infect Dis* 2007;13:1661–1666.
34. Nobrega A, Garcia M, Tatto E, et al. Oral transmission of Chagas disease by consumption of acai palm fruit, Brazil. *Emerg Infect Dis* 2009;15(4):653–655.
35. Centers for Disease Control and Prevention. Congenital transmission of Chagas disease—Virginia 2010. *MMWR* 2012; 61(26):477–479.
36. Teixeira A, Nitz M, Guimaro M, et al. Chagas' disease. *Postgrad Med J* 2006;82:788–798.
37. Hotez P. The kinetoplastic infections: human African trypanosomiasis (sleeping sickness), Chagas' disease, and the leishmaniases. In: Hotez PJ. *Forgotten People, Forgotten Diseases: The Neglected Tropical Diseases and Their Impact on Global Health and Development*. Washington, DC: ASM Press, 2008: 81–102.
38. Fevre E, Picozzi K, Jannin S, et al. Human African trypanosomiasis: epidemiology and control. *Adv Parasitol* 2006; 61: 168–221.
39. Pays E, Vanhollebeke B, Vanhamme L, et al. The trypanolytic factor in human serum. *Nat Rev Microbiol* 2006;4:477–486.
40. Jelinek T, Muhlberger N, Harms G, et al. Epidemiology and clinical features of imported dengue fever

in Europe: sentinel surveillance data from TropNetEurop. *Clin Infect Dis* 2002; 35:1047–1052.
41. Wilder-Smith A, Schwartz E. Dengue in travelers. *N Engl J Med* 2005;353:924.
42. Tassniyom S, Vasanawathana S, Chirawatkul A et al. Failure of high dose methylprednisolone in established dengue shock syndrome; a placebo controlled double blind study. *Pediatrics* 1993;92:111.
43. Rigau-Perez J, Gubler G, Vorndam A, et al. Dengue surveillance—United States, 1986–92. *MMWR CDC Surveil Summ* 1994;43:7.
44. Molyneaux D, Hotez P, Fenwick A. Rapid Impact Interventions: how a policy for integrated control of Africa's neglected tropical diseases could benefit the poor. *PLoS Med* 2005; 2(11):e336.
45. Smits H. Prospects for the control of neglected tropical diseases by mass drug administration. *Expert Rev Anti Infect Ther* 2009;7(1):37–56.
46. Molyneaux D. Editorial: The 'Neglected Tropical Diseases': now a brand identity; responsibilities, context and promise. *Parasit Vectors* 2012;5:23.
47. Hurlimann E, Schur N, Boutsika K, et al. Toward an open-access global database for mapping, controls, and surveillance of neglected tropical diseases. *PLoS Negl Trop Dis* 2011;5(12):e1404.

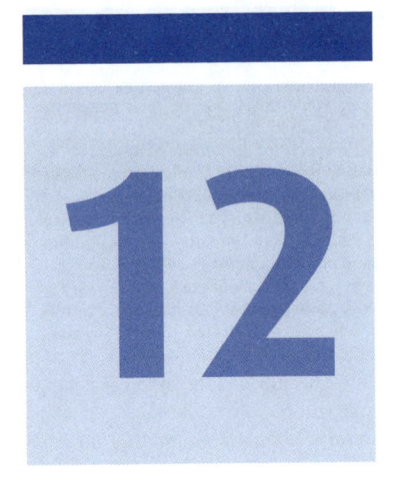

12 Doenças emergentes e resistência a antimicrobianos

Arif R. Sarwari e Rashida A. Khakoo

OBJETIVOS DE APRENDIZADO

- Reconhecer as doenças infecciosas emergentes e re-emergentes como ameaças à saúde global
- Aumentar a conscientização da resposta nacional e internacional
- Aprender sobre as questões globais da resistência aos antimicrobianos de uma variedade de organismos e sua disseminação
- Compreender vários conceitos de resistência aos antimicrobianos
- Aprender sobre o impacto da resistência aos antimicrobianos entre pacientes e comunidades
- Expandir o conhecimento relacionado às estratégias de prevenção e controle voltadas para os problemas de resistência aos antimicrobianos

ESTUDO DE CASO DE UMA INFECÇÃO EMERGENTE

▶ Síndrome respiratória aguda grave

A síndrome respiratória aguda grave (SRAG) é uma doença infecciosa emergente prototípica que, em grande parte devido a viagens globais, em vez de permanecer uma infecção respiratória obscura no sul da China, transformou-se em uma crise de saúde pública global. Quando o surto terminou seu curso, mais de 8 mil casos foram identificados em 29 países, com taxa de fatalidade geral de 10%.

A atenção global para o surto foi atraída pela primeira vez em março de 2003, com o reconhecimento de casos de doença respiratória aguda grave entre pacientes na província chinesa de Guangdong, em Hong Kong, no Vietnã, em Cingapura e no Canadá. A Organização Mundial de Saúde (OMS) emitiu um alerta global e cunhou o termo síndrome respiratória aguda grave (SRAG) para a doença. Em abril de 2003, a OMS precisou tomar a medida sem precedentes de emitir um alerta de viagem para a Província de Guangdong e para Hong Kong, mais tarde ampliada para outros países. O agente etiológico foi identificado como um novo coronavírus (SRAG-CoV), provavelmente um vírus que saltou espécies do civeta (iguaria similar ao gato na China) para os humanos. A transmissão zoonótica inicial foi seguida por transmissão nosocomial e entre humanos, perpetuando uma disseminada epidemia global. A maioria dos pacientes apresentava-se com febre, tosse e falta de ar e relatava contato próximo com uma pessoa com SRAG ou história de viagem ou residência em uma área com transmissão local recente de SRAG. A radiografia de tórax revelaria achados de pneumonia ou síndrome da angústia respiratória aguda, com alguns casos progredindo até necessitar de suporte ventilatório. O tratamento de suporte continuou sendo o pilar da atenção clínica.

Os casos iniciais de SRAG foram relatados na Província de Guangdong, China, em novembro de 2002, com quase 800 casos observados até fevereiro de 2003. Um médico com SRAG contribuiu para a subsequente disseminação da doença, viajando de Guangdong para um hotel em Hong Kong e infectando mais dez indivíduos que viajaram para vários locais, perpetuando surtos em seus países de destino.[1] A doença mais grave ocorreu em adultos, e as crianças, se infectadas, desenvolviam uma doença mais leve. Pacientes com mais de 60 anos apresentaram maior mortalidade, com taxa de fatalidade de casos de até 43%. Vinte e nove países na Ásia, Europa e América do Norte foram afetados, com 83% dos casos relatados originando-se da China e de Hong Kong. A Tabela 12-1 retrata a linha do tempo do surto de SRAG.

Embora a maior parte da transmissão de doença ocorresse por meio da disseminação por gotículas de saliva (exigindo contato face a face), a transmissão aérea com núcleos de gotículas foi fortemente suspeita como causa de casos em um amplo complexo de apartamentos em Hong Kong.[2] A transmissão para profissionais de saúde era um aspecto comum do surto. Isso foi em grande parte precipitado pelos altos níveis de depósito viral nos aspirados nasofaríngeos no início e nas fezes mais tarde no curso da doença, com possível contaminação ambiental. As diretrizes para controle de infecção que exigiram que os pacientes hospitalizados fossem isolados em salas com pressão negativa e que todos os profissionais de saúde usassem máscaras, vestimentas, luvas e óculos de proteção ajudaram a controlar a epidemia.

DEFINIÇÃO E HISTÓRICO DAS DOENÇAS EMERGENTES

A disseminação global de doenças infecciosas pode ser rastreada até o século XVI, quando se relata que exploradores espanhóis introduziram a varíola, o tifo e o sarampo à população suscetível do Novo Mundo e retornaram com sífilis. Essa introdução de novas doenças resultou em catastrófico despovoamento, com aproximadamente 50 milhões de mortes entre os nativos sul-americanos. Depois disso, houve algumas epidemias importantes, mas até meados do século XX, principalmente com os rápidos avanços em saneamento e saúde pública, acreditava-se que as doenças infecciosas fossem um problema do passado. Nos Estados Unidos, as taxas de mortalidade por doenças infecciosas, em cada população de 100 mil, caíram de 500, em 1900, para 50, em 1960.[3] Esse sucesso se refletiu em declarações como "pode-se pensar na metade do século XX como o fim de uma das revoluções sociais mais importantes na história, a eliminação virtual de doenças infecciosas como um fator significativo na vida social."[4]

Esse otimismo, no entanto, durou pouco, uma vez que as doenças infecciosas fizeram um retorno dramático, com mais de 30 doenças novas, incluindo a pandemia de HIV/AIDS, que surgiu apenas nas quatro últimas décadas.[5] Além disso, velhos adversários, como a malária e a tuberculose, ameaçaram voltar. Entre essas e outras infecções, as opções para controle começaram a diminuir, conforme a resistência aos medicamentos começou a se disseminar. Nos Estados Unidos, entre 1980 e 1992, a taxa de morte por doenças infecciosas aumentou 50%.[3] A atenção a essas infecções emergentes e re-emergentes deveu-se, pela primeira vez, a um importante relatório feito em 1992 pelo Instituto de Medicina.*,[6] Esse relatório chamou atenção para o fato de que os micróbios patogênicos podem ser adversários resistentes e perigosos. Apesar de ser impossível predizer sua emergência individual no tempo e local, pode-se esperar que novas doenças

Tabela 12-1 Linha do tempo do surto de SRAG

Novembro de 2002	Primeiros casos relatados no sul da China
Fevereiro de 2003	Até 792 casos relatados da Província de Guangdong, China
Março de 2003	Caso-índice de médico sintomático viajando para Hong Kong
Abril de 2003	Transmissão para outras pessoas hospedadas no mesmo hotel que o caso-índice
Maio de 2003	Ampla disseminação para Cingapura, Vietnã, Canadá e Tailândia
Junho de 2003	Alerta global emitido pela OMS (12 de março)
Julho de 2003	1.622 casos relatados de 13 países, com 58 mortes A OMS emite alerta de viagem para a China, Hong Kong, Taiwan e Toronto 5.663 casos relatados de 26 países, com 372 mortes Alertas de viagem para Toronto 8.360 casos relatados de 29 países, com 764 mortes A OMS emite o último alerta de viagem remanescente para a China 100 dias de surto (19 de junho) 8.447 casos relatados de 29 países, com 811 mortes Fim da maior epidemia na Ásia A OMS declara a contenção do surto de SRAG no mundo todo

De www.who.int/csr/sars/en/.

---

* N. de R.T. O Instituto de Medicina (IOM, do inglês Institute of Medicine), vinculado à Academia Nacional de Ciências dos Estados Unidos, é uma organização independente, sem fins lucrativos que trabalha fora do governo para fornecer aconselhamento imparcial e competente aos tomadores de decisão e ao público em geral.

microbianas continuarão a surgir. Com base nesse relatório, essas doenças foram definidas como "Infecções novas, re-emergentes ou resistentes a medicamentos cuja incidência em humanos aumentou nas duas últimas décadas ou cuja incidência ameaça aumentar no futuro próximo."

O conceito de infecções emergentes é flexível, refletindo não apenas as interações temporais e geográficas entre humanos e micróbios, mas também a capacidade da comunidade médica de identificá-los. A relação entre humanos e micróbios raramente é estável. Novas ameaças estão sempre presentes, confrontando as autoridades de saúde pública e os médicos.

O relatório do Instituto de Medicina identificou alguns fatores importantes que explicam por que as doenças infecciosas surgem ou ressurgem. Esses fatores incluem os seguintes:

1. Viagens globais
2. Globalização dos suprimentos de alimentos e processamento centralizado de alimentos
3. Crescimento populacional e aumento da urbanização e superpopulação
4. Movimentos populacionais devidos a guerras civis, fome e outros desastres naturais ou provocados pelo homem
5. Irrigação, projetos de desflorestamento e reflorestamento que alteram habitats de insetos e animais portadores de doenças
6. Comportamentos humanos, como o uso de drogas intravenosas e comportamento sexual arriscado
7. Aumento do uso de agentes antimicrobianos e pesticidas, acelerando o desenvolvimento de resistência
8. Aumento do contato humano com florestas tropicais e outros habitats selvagens que são reservatórios para insetos e animais que hospedam agentes infecciosos desconhecidos

A Tabela 12-2 relaciona alguns dos principais agentes de doença infecciosa identificados nas últimas quatro décadas.

▶ Exemplos de doenças infecciosas emergentes e re-emergentes

Embora existam vários exemplos de doenças novas, emergentes e re-emergentes, apenas aquelas de importância particular no mundo são discutidas aqui. Os agentes de bioterrorismo assumiram grande importância recente e também foram incluídos.

Tabela 12-2 Principais agentes de doenças infecciosas identificados nas quatro últimas décadas

Ano	Agente infeccioso identificado
1975-1979	Parvovírus B19, *Cryptosporidium parvum*, Ebola, *Legionella pneumophila*, *Campylobacter spp.*
1980-1984	*Borrelia burgdorferi*, HIV, *Escherichia coli* O157:H7, *Helicobacter pylori*
1985-1989	*Ehrlichia spp.*, hepatite C e vírus E
1990-1994	*Vibrio cholera* O139, *Bartonella henselae*, vírus sin nombre, herpes-vírus humano 8/sarcoma de Kaposi, herpes-vírus
1995-1999	Príons, influenza A H5N1, enterovírus 71, vírus da febre do Vale do Nilo
2000-2004	Coronavírus SRAG, metapneumovírus humano
2005-2009	Influenza A H1N1 pandêmica

Dengue

A infecção pelo vírus da dengue é um exemplo de infecção emergente com ampla distribuição, agora encontrada em todos os continentes, exceto a Europa e Antártica (Figuras 12-1 e 12-2). Com mais de 100 milhões de infecções anuais no mundo todo entre os 2,5 bilhões de indivíduos em risco, os vírus da dengue são, possivelmente, os mais importantes vírus transmitidos por artrópodes, do ponto de vista médico e de saúde pública.[7] Da família dos flavivírus, existem quatro sorotipos antigenicamente relacionados, porém distintos, do vírus da dengue que são transmitidos pelo mosquito *Aedes aegypti*, principal vetor, que está bem adaptado ao ambiente urbano.

As transmissões epidêmica e endêmica são mantidas por meio de um ciclo humano-mosquito-humano, e não há evidências da existência de um reservatório animal importante, ao contrário dos vírus da febre amarela ou do Vale do Nilo. Os indivíduos suscetíveis são infectados após a picada de um mosquito *Aedes* fêmea infectado e se tornam virêmicos no fim de um período de incubação de 4 a 6 dias. A viremia persiste até a resolução da febre, geralmente em sete dias. Os mosquitos se tornam infectados quando se alimentam de um indivíduo virêmico e depois de 8 a 12 dias são capazes de transmitir a doença pelo resto da vida. Esses mos-

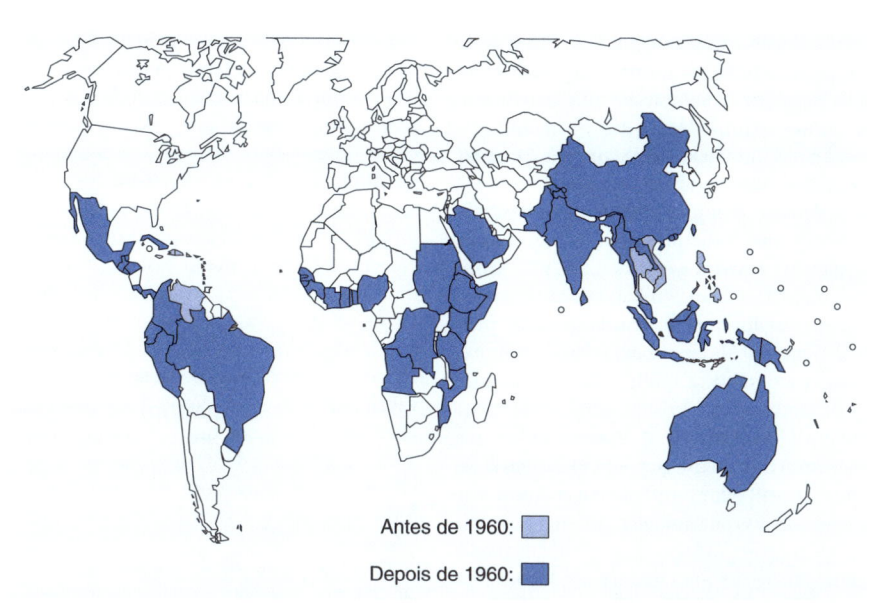

DOENÇAS EMERGENTES E RESISTÊNCIA A ANTIMICROBIANOS   CAPÍTULO 12   321

Antes de 1960: ▢
Depois de 1960: ▪

▲ **Figura 12-1** Distribuição global de casos de dengue, antes e depois de 1960. http://www.who.int/csr/disease/dengue/impact/en/index.html. (*Reproduzida, com permissão, da OMS. Global Alert and Response. Impact of Dengue.*)

Número médio anual de casos de dengue/dengue hemorrágica relatados à OMS e número médio anual de países que relatam dengue

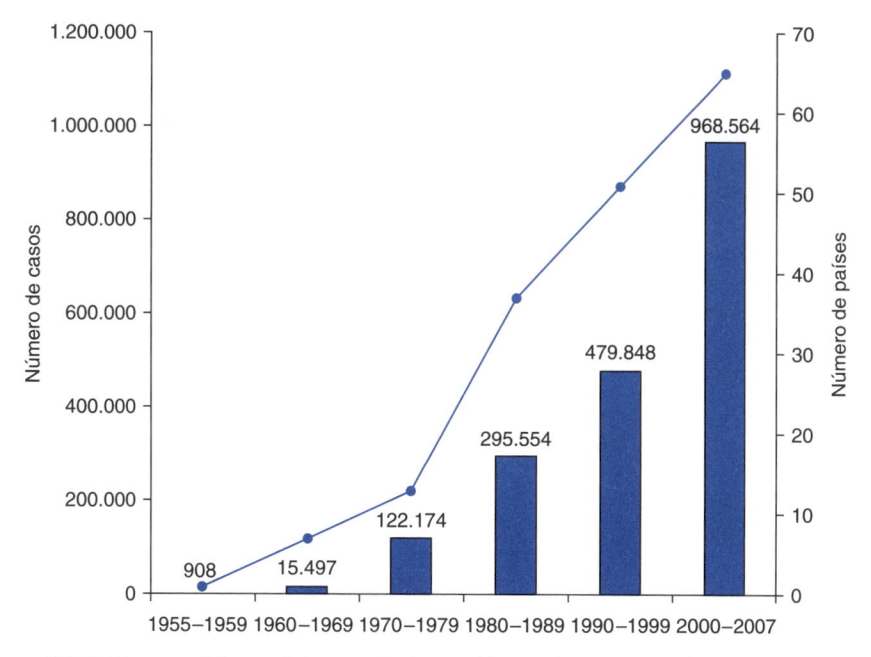

Período	Número de casos
1955–1959	908
1960–1969	15.497
1970–1979	122.174
1980–1989	295.554
1990–1999	479.848
2000–2007	968.564

▲ **Figura 12-2** Número médio anual de casos de dengue/dengue hemorrágica relatados à Organização Mundial de Saúde e número médio anual de países que relatam dengue. http://www.who.int/csr/disease/dengue/impact/en/index.html. (*Da OMS. Global Alert and Response. Impact of Dengue.*)

quitos são urbanos, se alimentam durante o dia e preferem picar humanos, fazendo com frequência múltiplas ingestões de sangue em um único ciclo de procriação. Assim, a transmissão entre múltiplos membros de uma família é comum. O *Aedes aegypti* está amplamente distribuído da latitude 45° N a 35° S. Apesar de muito restrito em distribuição no Hemisfério Norte durante os programas de controle da febre amarela na década de 1970, agora reinfestou quase todos os seus habitats anteriores.

A grande maioria dos casos de infecção pelo vírus da dengue globalmente é em áreas com transmissão hiperendêmica: a circulação contínua de múltiplos sorotipos do vírus da dengue, particularmente em áreas urbanas. A maioria dos casos clínicos ocorre entre crianças, pois a prevalência de anticorpos aumenta com a idade e a maioria dos adultos é imune. Essa imunidade, porém, é específica para o sorotipo e pode predispor à doença mais fulminante. Em vez de uma doença viral febril não específica e autolimitada, indivíduos com anticorpos contra um sorotipo do vírus da dengue, mas infectados com outro sorotipo, apresentam maior probabilidade de manifestar complicações de dengue hemorrágica e síndrome de choque da dengue secundários a um fenômeno de vazamento capilar. Até 500 mil desses casos ocorrem por ano, com cerca de 25 mil mortes no mundo. Atualmente, não há tratamento específico disponível; no entanto, alguns ensaios clínicos de vacinas estão em estágios avançados.

Vários fatores foram implicados no aumento da transmissão do vírus da dengue até hoje. As temperaturas mais altas aumentam o tempo em que um mosquito permanece infeccioso e condições de superpovoação aumentam o potencial de transmissão. Acredita-se que a mudança climática global, com maiores temperaturas globais, irá expandir ainda mais a amplitude do *A. aegypti* e do vírus da dengue.

Influenza aviária

A influenza aviária H5N1 representa uma doença emergente com distribuição atualmente focal, porém com potencial explosivo, não diferente da pandemia global de influenza de 1918, que matou 20 milhões de pessoas. A pandemia de 1918, causada pelo H1N1, continua sendo, até hoje, o maior surto de doença infecciosa da história. Esse vírus foi uma cepa aviária que se adaptou para infectar e transmitir entre humanos. Das três pandemias de influenza no século XX, duas foram causadas por vírus de rearranjo humano-aviário (H2N2 em 1957 e H3N2 em 1968). O rearranjo genético entre vírus aviários e humanos que leva a novos vírus capazes de disseminação pandêmica pode ocorrer em pessoas coinfectadas ou hospedeiros intermediários, como porcos, que possuam receptores para vírus de influenza aviários e humanos.

Depois de sua identificação inicial, em maio de 1997 em um menino que morreu de influenza em Hong Kong, a transmissão esporádica de influenza aviária H5N1 para cerca de 200 humanos na Ásia havia levantado preocupações sobre uma pandemia iminente.[8] O vírus agora é endêmico entre populações de pássaros e aves na Eurásia e provavelmente disseminado por pássaros migratórios. Há preocupações de que o vírus possa se adaptar a uma cepa capaz de transmissão sustentada entre humanos, ao contrário da cepa atual, em que quase todos os casos são secundários ao contato direto com aves.

Como a maioria das cepas de influenza, a cepa atual de H5N1 também surgiu no sudeste da Ásia e rapidamente se disseminou para o oeste, chegando à Turquia, em 2006. Essa disseminação continuou, apesar do abate de bandos de aves domésticas e rurais. Mais de 600 infecções humanas foram confirmadas em 15 países, incluindo Tailândia, Vietnã, Indonésia, Camboja, China, Turquia, Azerbaijão, Egito e Iraque, com taxa de fatalidade de casos de 50%. Os casos humanos de 2006, em comparação a 1997, mostram que o vírus passou por algumas variações antigênicas.

A apresentação clínica pode incluir sintomas relacionados aos sistemas respiratório e gastrintestinal. A maioria dos pacientes se apresenta com febre, sintomas do sistema respiratório superior, diarreia e pneumonia, conforme documentado em radiografias de tórax. As anormalidades laboratoriais podem incluir elevação das aminotransferases e pancitopenia, com complicações e morte resultantes de insuficiência respiratória e disfunção multiorgânica.

O vírus da influenza aviária H5N1 é resistente à amantadina e rimantadina, mas suscetível aos inibidores da neuraminidase: oseltamivir e zanamivir. Os últimos são mais efetivos no início do curso da doença. Infelizmente, cepas com alto nível de resistência ao oseltamivir já foram identificadas em alguns pacientes vietnamitas. Além de tratar o paciente, recomenda-se que os contatos domésticos recebam profilaxia pós-exposição com oseltamivir 75 mg durante 7 a 10 dias.

A OMS e os governos no mundo todo têm se preparado ativamente para uma pandemia, investindo no desenvolvimento de vacinas, estocando medicações e desenvolvendo planos básicos para atender grandes números de pacientes. Em setembro de 2012, a OMS havia contido o alerta de pandemia da influenza aviária na fase 3. Segue uma descrição das seis fases do alerta de pandemia:

Fase 1: Fase interpandemia; baixo risco de casos humanos

Fase 2: Novo vírus em animais, mas nenhum caso humano; alto risco de casos humanos

Fase 3: Alerta de pandemia; nenhuma ou pouca transmissão entre humanos

Fase 4: Grupos de casos humanos sugerem maior adaptabilidade do vírus; evidências de maior transmissão entre humanos

Fase 5: Maiores grupos de casos humanos em períodos maiores; evidências de transmissão significativa entre humanos

Fase 6: Pandemia; transmissão entre humanos eficiente e sustentada

Vale do Nilo

O vírus do Vale do Nilo, outro flavivírus, surgiu subitamente na América do Norte em agosto de 1999. Foi identificado pela primeira vez como um surto de encefalite viral em Nova York, com 62 casos e 7 mortes.[9] Desde então, o vírus disseminou-se progressivamente para o oeste e, em 2005, foi detectada atividade em 48 estados e no Distrito de Columbia. Trata-se de um arbovírus extensivamente distribuído pela África, Europa e Austrália e pelo Oriente Médio e sul da Ásia. Acredita-se que a cepa norte-americana tenha vindo do Oriente Médio, provavelmente por viagens aéreas. Nos Estados Unidos, o pico do surto foi em 2003, quando todos os estados nos Estados Unidos continentais, exceto três, relataram um total de 9.862 casos, 2.866 com doença neuroinvasiva. Assim como em outras encefalites causadas por arbovírus, o pico da incidência foi observado no fim do verão ou no começo do outono. No verão de 2012, houve outro surto de infecções, quando o estado do Texas foi particularmente atingido. A transmissão viral também disseminou-se para o Canadá, México, Caribe e a América Central.

Mosquitos do gênero *Culex* são os principais vetores, e os pássaros são os hospedeiros amplificadores primários, mantendo um ciclo pássaro-mosquito-pássaro. Os humanos são hospedeiros acidentais e, ao contrário da dengue, não são importantes para a transmissão. A maioria é assintomática ou se apresenta com uma doença febril não específica, com apenas 1 em cada 150 infecções resultando em meningite ou encefalite, especialmente entre os idosos. Não existem tratamentos específicos.

A transmissão do vírus do Vale do Nilo nos Estados Unidos também foi descrita com transfusões de sangue e transplantes de órgãos, a última com resultados catastróficos.

Agentes de bioterrorismo

Além da emergência e re-emergência natural de doenças, alguns agentes biológicos têm o potencial de serem deliberadamente usados para atingir vítimas em massa. Entre as armas de destruição em massa, as armas biológicas são mais destrutivas e de produção mais barata do que as armas químicas e podem ser tão letais quanto armas nucleares. Estima-se que a liberação aerossolizada de 100 kg de esporos de antraz ao vento em Washington, D.C., resultaria em 130 mil a 3 milhões de mortes, algo similar a uma bomba de hidrogênio.[10] Em 2001, os Estados Unidos sofreram um ataque de bioterrorismo utilizando pó de antraz distribuído pelo sistema postal.[11] Três casos de antraz foram confirmados no sul da Flórida em outubro de 2001 e houve outros 19 casos confirmados ou suspeitos na cidade de Nova York, Nova Jersey, Maryland, Pensilvânia, Virgínia, Connecticut e Washington, D.C. Onze deles foram casos de antraz inalável, a maioria ocorrendo em funcionários dos correios. A investigação do FBI, de codinome Amerithrax, foi concluída formalmente em fevereiro de 2010, depois que o principal suspeito tirou a própria vida antes que as acusações fossem apresentadas. Esse ataque continua sendo o pior ataque biológico da história americana.

Embora a lista de potenciais agentes biológicos seja grande, o Centro de Prevenção e Controle de Doenças (CDC, do inglês Centers for Disease Control and Prevention) identificou alguns organismos de alta prioridade como agentes de categoria A com base em seu potencial para fácil disseminação, transmissão entre pessoas e capacidade de causar pânico, perturbação social e alta mortalidade. Os agentes de categoria B são de disseminação moderadamente fácil e causam morbidade moderada e baixa mortalidade; os agentes de categoria C incluem patógenos emergentes que poderiam ser transformados para disseminação em massa no futuro, por causa da disponibilidade (Tabela 12-3). A preparação e o planejamento para um evento relacionado a bioterrorismo envolve o fortalecimento dos sistemas existentes para detecção e resposta a

Tabela 12-3 Potenciais agentes de bioterrorismo por categoria

Categoria A	Categoria B	Categoria C
Variola major (varíola) *Bacillus anthracis* (antraz) *Yersinia pestis* (peste) *Clostridium botulinum* (botulismo) *Francisella tularensis* (tularemia) Filovírus (ebola, marburg) Arenavírus (lassa, junin)	*Coxiella burnetii* (febre Q) *Brucella* spp. (brucelose) *Burkholderia mallei* (mormo) *Burkholderia pseudomallei* (melioidose) *Chlamydia psittaci* (psitacose) *Rickettsia prowazeki* (tifo) Alfavírus (vírus da encefalite) Toxina ricina Toxina *Clostridium perfringens* Enterotoxina B *Staphylococcus* *Salmonella* spp. (salmonelose) *Shigella dysenteriae* (shigelose) *E. coli* O157:H7 (*E. coli* êntero-hemorrágica) *Vibrio cholerae* (cólera) *Cryptosporidium parvum* (criptosporidiose)	Vírus Nipah Hantavírus Vírus da febre hemorrágica Congo-Crimeia (CCHF) Vírus da encefalite transmitido pelo carrapato Febre amarela Tuberculose resistente a multimedicamentos (TB-MDR)

epidemias de ocorrência natural, particularmente as infecções emergentes e re-emergentes. Por meio de um forte treinamento epidemiológico, desenvolvimento de uma infraestrutura de comunicações, rede de laboratórios diagnósticos e respeito pela ameaça de terrorismo biológico, a preparação pode ser aperfeiçoada e o impacto da epidemia, independentemente da origem, pode ser reduzido.

RESPOSTA GLOBAL AO PROBLEMA

Em resposta ao relatório do Instituto de Medicina, o CDC desenvolveu um plano estratégico, em 1994, que foi atualizado em 1998.[12] Quatro objetivos independentes foram identificados:

1. Vigilância e resposta
2. Pesquisa aplicada
3. Infraestrutura e treinamento
4. Prevenção e controle

Os sistemas de vigilância monitoram os patógenos infecciosos emergentes e surtos de doença. Uma resposta é montada quando dados de vigilância ou outras informações indicam uma mudança na incidência ou distribuição de uma doença infecciosa ou quando uma cepa nova ou variante de um patógeno se torna uma ameaça à saúde. Por meio de pesquisas aplicadas, os cientistas respondem a perguntas sobre etiologia, transmissão, diagnóstico, prevenção e controle de doenças infecciosas emergentes. A pesquisa, a vigilância e a resposta dependem de uma infraestrutura de saúde que suporte, treine e equipe os profissionais de saúde pública e os associe em redes nacionais e globais. A formação da próxima geração de cientistas de saúde pública é um componente crucial da infraestrutura de saúde pública. Todos os esforços dos CDCs são, no final, direcionados para a implementação do quarto objetivo: a prevenção e o controle. Em muitos casos, os CDCs atuam como catalisadores, desenvolvendo e avaliando estratégias de prevenção e controle que possam ser implementadas por terceiros.

A Rede Sentinela de Infecções Globais Emergentes da Sociedade Internacional de Medicina de Viagem, ou GeoSentinela (www.istm.org/geosentinel/main.html), pesquisa sistematicamente os viajantes como sentinelas para anunciar a emergência de novos patógenos de forma precoce o suficiente para desenvolver respostas apropriadas de saúde pública a fim de limitar a disseminação de novas ameaças microbianas. Em comparação à vigilância convencional baseada em laboratórios de saúde pública e departamentos de saúde locais, esse é um consórcio baseado no prestador de 54 clínicas de medicina de viagem localizadas em vários países.

A incorporação de recursos de tecnologia da informação para a rápida disseminação de informações tem sido crucial para a resposta global. O ProMED-mail (www.promedmail.org), uma lista de e-mail gratuita dirigida por moderadores voluntários, foi fundado em 1994 e relata surtos de doença em plantas, animais e humanos. Em fevereiro de 2003, o ProMED-mail relatou os 300 casos de pneumonia no sul da China identificados a partir de novembro de 2002, finalmente reconhecidos como SRAG e levando ao alerta global emitido pela OMS em março de 2003.

Em janeiro de 1995, foi lançado um periódico indexado, de domínio público e revisado por pares, *Emerging Infectious Diseases* (wwwnc.cdc.gov/eid/), com o objetivo de aprimorar o conhecimento de profissionais sobre doenças infecciosas e ciências relacionadas. O periódico trimestral rastreia as tendências de doenças, analisa doenças infecciosas novas e emergentes e dissemina informações no mundo todo.

Em 1995, a OMS criou uma nova divisão, Vigilância e Controle de Doenças Emergentes e Outras Doenças Transmissíveis, que utiliza pelo menos dois instrumentos para disseminar informações: *Disease Outbreak News* (www.who.int/disease.outbreak-news), que alerta imediatamente os surtos detectados e verificados pela OMS, e o *Weekly Epidemiological Record* (www.who.int/wer), que é o principal instrumento da OMS para alertar o mundo sobre alterações no comportamento de doenças infecciosas e as medidas recomendadas para controle. A maneira como todos esses instrumentos foram reunidos foi bem exemplificada pelo surto de SRAG e sua rápida contenção.

CONCEITOS IMPORTANTES SOBRE RESISTÊNCIA AOS ANTIMICROBIANOS

A resistência aos antimicrobianos é amplamente reconhecida como um problema de saúde pública global. Esse problema continua a piorar com a pressão seletiva exercida pelo uso inapropriado de antimicrobianos e a disseminação de organismos resistentes em instituições de saúde e na comunidade.

Em cenários de saúde, a incidência e a prevalência de várias cepas resistentes tem aumentado, incluindo, mas não se limitando a, *Staphylococcus aureus* resistente à meticilina (MRSA, do inglês *methicilyn-resistant Sthaphylococcus aureus*), enterococos resistentes à vancomicina (VRE, do inglês *vancomycin-resistant enterococci*) e cepas produtoras de β-lactamase de espectro estendido de hastes aeróbias gram-negativas. Há cada vez mais relatos de cepas resistentes a multimedicamentos de *Pseudomonas aeruginosa*, *Klebsiella pneumoniae* e *Acinetobacter baumannii* e mais preocupações com *Staphylococcus* com sensibilidade intermediária a glicopeptídeos e com raras cepas que mostram resistência à vancomicina.

No mundo todo, há uma crescente população de pacientes em estado crítico e imunossuprimidos que frequentemente exigem e recebem vários cursos de antimicrobianos, aumentando ainda mais os problemas de resistência. A questão da resistência aos antimicrobianos não está restrita a hospitais e outras instituições de saúde. Os organismos que causam infecções adquiridas na comunidade também demonstraram resistência, como observado no estudo de caso mais adiante, neste capítulo. Há um problema mundial de resistência a antimicrobianos de patógenos bacterianos respiratórios, incluindo *Streptococcus pneumoniae*, *Haemophilus influenzae* e *Moraxella catarrhalis*. Organismos que causam infecções sexualmente transmissíveis, como *Neisseria gonorrhoeae*, e patógenos que causam infecções gastrintestinais, como *Shigella* e *Salmonella*, também demonstraram ampla resistência. A tuberculose resistente a multimedicamentos (TB-MDR, do inglês *multi-drug-resistant tuberculosis*) é definida como infecção causada por isolados que são resistentes à rifampicina e isoniazida. Dados da OMS de 2008 mostraram uma estimativa de 390 a 510 mil casos de TB-MDR surgindo no mundo todo. Entre todos os casos de tuberculose relatados mundialmente, estima-se que 3,6% sejam TB-MDR e que quase 50% ocorram na Índia e na China. A tuberculose extensamente resistente a medicamentos (XDR-TB, do inglês *extensively multidrug-resistant tuberculosis*) é definida como tuberculose causada por isolados resistentes a medicamentos injetáveis de segunda linha e fluoroquinolonas, além de INH e rifampicina. Dados da OMS sobre testes de XDR-TB demonstraram que 9% dos casos de XDR-TB eram XDR-TB; um total de 77 países confirmou pelo menos um caso de XDR-TB (www.who.int/tb/challenges/xdr/faqs/en/). Nos Estados Unidos, dados do Sistema Nacional de Vigilância de 1993–2008 mostraram que a prevalência basal de TB-MDR e XDR-TB foi de 12,6 e 0,38%, respectivamente. A TB-MDR mundial surgiu como uma ameaça à saúde pública. (Veja o Capítulo 10 para obter mais informações sobre tuberculose.)

A resistência não se restringe às bactérias, mas também está presente em vírus, fungos e protozoários. Com a pandemia atual de HIV e o crescente uso de terapia antirretroviral, as resistências primária e secundária estão sendo cada vez mais relatadas. A dificuldade com a adesão à terapia antirretroviral representa muitas questões desafiadoras e frequentemente resulta no desenvolvimento de resistência a multimedicamentos adquirida. A resistência primária a medicamento também ocorre, ditando a necessidade de teste de resistência em mais pacientes, quando disponível. Nos países em desenvolvimento, isso pode representar desafios. A resistência do *Herpes simplex* ao aciclovir foi relatada em pacientes infectados com HIV.[13] Recentemente, também foi relatada a resistência ao foscarnet, um medicamento alternativo.[14] Patógenos fúngicos também foram relatados como resistentes, particularmente algumas das espécies não albicans de *Candida*, cuja resistência ao fluconazol foi bem descrita. No Programa de Vigilância Antimicrobiana SENTRY, foi relatada resistência de isolados na corrente sanguínea de *Candida* ao fluconazol, equinocandinas e voriconazol.[15] A ocorrência de *Plasmodium falciparum* resistente a multimedicamentos continua a ser um problema grave e significativo no mundo todo.

A disseminação global da resistência aos antimicrobianos pode ocorrer com o aumento das viagens. Sabe-se que as doenças infecciosas, hoje, viajam mais rápido e mais longe do que nunca. Durante a década de 1990, *S. pneumoniae* resistente foi identificada na Espanha e então rapidamente encontrada na Argentina, Brasil, Chile, China, Colúmbia, Malásia, México, Filipinas, Camboja, África do Sul, Tailândia e Estados Unidos. O uso inapropriado de antimicrobianos também se estende ao seu uso na medicina veterinária e agricultura. Os antimicrobianos têm sido usados em rações para animais na América do Norte e Europa há mais de meio século. Há uma contínua discussão sobre essa questão e o impacto desse tipo de uso de antimicrobianos sobre a saúde humana. Os agentes comumente utilizados incluem penicilinas, tetraciclinas, cefalosporinas, fluoroquinolonas, avoparcina (um glicopeptídeo relacionado à vancomicina) e virginiamicina (uma estreptogramina relacionada à quinupristina-dalfopristina). Os antimicrobianos são administrados aos animais para promoção do crescimento e para tratamento. A porcentagem de antimicrobianos usada para animais em comparação aos humanos não é conhecida com precisão. Estima-se que 50% de todos os antimicrobianos produzidos nos Estados Unidos sejam administrados em animais, principalmente para usos subterapêuticos.[16] Postulou-se que o uso de antimicrobianos em rações animais está associado à resistência aos antimicrobianos entre isolados de *Salmonella* e *Campylobacter* de humanos.[17] A resistência disseminada aos antimicrobianos de estreptogramina entre cepas de *Enterococcus faecium* em toda a região de produção de aves na costa leste dos Estados Unidos foi relatada.[18] White e colegas concluíram que 20% das amostras de carne moída obtida de supermercados nos Estados Unidos estavam contaminados com *Salmonella*.[19] No geral, 84% desses isolados eram resistentes a pelo menos um antimicrobiano. Outro estudo concluiu que pelo menos 17% dos frangos encontrados em supermercados em quatro estados possuíam cepas de *Enterococcus faecium* resistentes à quinupristina-dalfopristina.[20] A resistência a muitos antimicrobianos surgiu entre cepas de bactérias que colonizavam animais domésticos e também aquelas que causavam infecções. Números cada vez maiores de antimicrobianos são usados em animais domésticos.[21] As bactérias possuem um grande número de mecanismos para o desenvolvimento de resistência. Podem ser submetidas a *mutações* em cromossomos e expressam um gene de resistência latente ou adquirem novo material genético por meio de diversos mecanismos, incluindo a troca direta de DNA por *conjugação* ou *transdução* bacteriana e DNA de plasmídeo extracromossômico por *transformação*. As informações codificadas no material genético possibilitam que os organismos desenvolvam resistência por meio da produção de enzimas que desativam os antimicrobianos e da alteração dos locais-alvo do antimicrobiano ou impedindo o acesso do antimicrobiano a um local-alvo. Transposons e plasmídeos (DNA extracromossômico) realizam a transferência dos genes facilmente. Além de trocar material genético, os transposons e plasmídeos também podem codificar genes para o efluxo ativo dos antimicrobianos. Um organismo pode possuir mais de um mecanismo de resistência. Alguns exemplos de organismos que comumente causam infecções e seus mecanismos de resistência são detalhados para melhor compreensão desses mecanismos.

A MRSA associada à prestação de cuidados de saúde costuma ser resistente a multimedicamentos. A presença do gene mec é uma exigência para resistência à meticilina. No *S. aureus* suscetível, os β-lactâmicos se ligam à proteína que liga à penicilina (PBP, do inglês *penicilin-binding protein*) 1 a 3. O mec A codifica para a PBP 2a, que tem pouca afinidade com os antimicrobianos β-lactâmicos. A expressão fenotípica da resistência à meticilina em laboratório varia e é importante seguir as diretrizes para determinar a presença de MRSA em laboratório. O mecanismo exato das cepas resistentes intermediárias de *S. aureus* à vancomicina (MIC 8 μg/mL a 16 μg/mL) não é conhecido. O espessamento das paredes celulares foi visualizado por meio de microscopia com elétron. Postula-se que a vancomicina fique presa à parede celular por causa da diminuição da ligação cruzada dos filamentos de peptidoglicano. Acredita-se que a resistência do *S. aureus* (MIC 32 μg/mL ou maior) à vancomicina deva-se à síntese de um peptídeo terminal alternativo, D-ala-D-lac, em vez de D-ala-D-ala. A vancomicina não é capaz de se ligar a esse peptídeo alterado.

A inativação dos antimicrobianos β-lactâmicos ocorre com a produção de β-lactamases. As β-lactamases inicialmente descritas desativavam a penicilina e as cefalosporinas de espectro estreito. As β-lactamases de espectro estendido (ESBLs, do inglês *extended-spectrum β-lactamases*) foram descritas, inicialmente, na década de 1980. A família de ESBLs é heterogênea.[22] Sua atividade contra diversos oximino-β-lactâmicos (cefotaxima, ceftazidima e ceftriaxona) varia, mas elas não desativam as cefamicinas (cefoxitina, cefotetano e cefmetazol) e os carbapenens. As ESBLs foram encontradas em organismos gram-negativos aeróbios, predominantemente *Escherichia coli* e *Klebsiella*. No entanto, também ocorrem em outros bacilos gram-negativos aeróbios. A identificação dos organismos que produzem ESBLs em laboratório é importante, pois são heterogêneos e podem passar despercebidos.

A resistência aos agentes antimicrobianos está aumentando com os mecanismos mais novos de resistência. As cepas de *Enterobacteriaceae* resistentes ao carbapeném continuaram a surgir no mundo todo, resultando em poucas ou nenhuma opção para tratamento.[23] O NDM-1* é um metalo-β-lactamase identificado pela primeira vez em *K. pneumoniae* resistente ao carbapeném em um paciente da Suécia transferido de Nova Délhi em 2008.[24] Em um curto período, surgiram relatos das enterobactérias produtoras de NDM-1 em várias partes do mundo, e muitas estavam associadas ao subcontinente indiano. Recentemente, houve relatos de isolamentos de bla (NDM-2) positiva *A. baumannii* no Oriente Médio. Isso levanta preocupações quanto ao surgimento de um clone exclusivo. Cepas produtoras de carbapenemase geralmente estão associadas a várias determinantes não resistentes à β-lactamase, resultando na resistência a multimedicamentos.

Os enterococos são intrinsecamente resistentes a vários antimicrobianos. Tornaram-se resistentes a ainda mais antimicrobianos. A resistência de alto nível à ampicilina foi demonstrada em *E. faecium*. Considera-se que a resistência intrínseca do *E. faecium* à ampicilina deva-se à presença de uma parede celular com baixa afinidade para PBPs. Postula-se que a resistência de alto nível à ampicilina deva-se a alterações da proteína PBP5 e aumento da expressão de PBP5. Os enterococos demonstram resistência intrínseca a níveis baixos e moderados de aminoglicosídeos. Infelizmente, as cepas que demonstram resistência de alto nível a aminoglicosídeos também foram relatadas como causadoras de infecção. A resistência à estreptomicina pode ser causada por mutação ou presença de uma enzima modificadora da estreptomicina. A resistência de alto nível à gentamicina deve-se à produção de enzimas bifuncionais. A resistência de alto nível à gentamicina e à estreptomicina resulta em uma falta de sinergia com antimicrobianos ativos na parede celular.

A resistência de alto nível dos enterococos à vancomicina foi relatada pela primeira vez na Europa. Subsequentemente, a VRE foi relatada em várias partes do mundo. A vancomicina inibe os enterococos ligando-se ao ponto terminal de D-alanil-D-alanina da proteína da parede celular. No peptidoglicano, a D-ala-D-ala é substituída por D-alanil-D-lactato. A ligação da vancomicina a esse terminal alterado ocorre com afinidade significativamente menor. Grupos diferentes de genes, Van A, B e D, codificam para resistência de alto nível à vancomicina. Van A é o tipo mais comum de resistência à vancomicina. Também faz a mediação da resistência cruzada à teicoplanina. O segundo tipo mais comum de resistência à vancomicina é Van B; esses organismos geralmente são sensíveis à teicoplanina.

Isolados de *E. faecium* resistentes à linezolida e quinupristina-dalfopristina também foram relatados. Mutações no domínio V do rRNA de 23S parecem estar relacionadas com a resistência.[25] Cepas resistentes à linezolida foram identificadas até mesmo antes da exposição à linezolida. A resistência à quinupristina-dalfopristina ocorre por meio de uma variedade de mecanismos: enzimas modificadoras de antimicrobianos, bomba de efluxo e modificação do local-alvo.[26]

A diminuição da suscetibilidade de alguns organismos aos antimicrobianos pode ser difícil de detectar durante os testes de laboratório de rotina. Os exemplos incluem diminuição da suscetibilidade do *S. aureus* à vancomicina, detecção de resistência de *S. pneumoniae* à penicilina e organismos com mecanismos mais novos de resistência, por exemplo, ESBLs. Há dificuldades na detecção de

---

* N. de R.T. NDM é sigla de New Delhi metallo-lactamase), um tipo de enzima identificado pelo professor Timothy Walsh, da Universidade de Carddiff, nas bactérias *Klebsiella pneumonieae* e *Escherichia coli*.

carbapenemase em laboratório. Testes fenotípicos como o teste modificado de Hodge são usados em laboratórios de microbiologia para detecção de carbapenemases. Esses testes apresentam baixa sensibilidade e especificidade para detecção de NDM. Houve um relato recente de um teste de Carba NP baseado em uma técnica desenhada para identificar a hidrólise do anel β-lactâmico do carbapeném.[27] Esse teste foi altamente sensível e específico.

▶ Estudo de caso de um problema com resistência a antimicrobianos

As infecções por MRSA associadas à prestação de cuidados à saúde foram inicialmente relatadas na década de 1960; tornaram-se patógenos prevalentes na causa desse tipo de infecção. Houve relatos esporádicos de infecções com *Staphylococcus aureus* resistente à meticilina adquiridos na comunidade (CA-MRSA), começando em 1980. A epidemia atual nos Estados Unidos vem sendo relatada desde 1999.[28] Os relatos iniciais nos Estados Unidos ocorreram com infecções entre crianças pequenas. Seguiram-se relatos de infecções em presidiários, homens que fazem sexo com homens, usuários de drogas intravenosas e aqueles que competem em esportes de contato. Atualmente, muitas pessoas são observadas com infecções na pele por CA-MRSA sem fator de risco subjacente ou circunstância epidemiológica específica. As infecções na pele podem variar de leves a graves, incluindo fasceíte necrosante. As infecções cutâneas causadas por esses organismos costumam apresentar centros necróticos e, às vezes, são erroneamente diagnosticadas como "picadas de aranha."[29] A CA-MRSA também foi associada à pneumonia grave e sepse, incluindo mortes em pessoas saudáveis. Na última década, houve um número crescente de relatos de infecções invasivas por CA-MRSA em várias partes do mundo.

O gene Mec é necessário para que a *S. aureus* expresse resistência. Esse gene faz parte de um elemento cromossômico móvel chamado cassete cromossômico estafilocócico (SCCmec). Foram descritos cinco tipos de SCCmec. A maioria das CA-MRSAs apresentam SCCmec tipo IV. A maioria dos isolados de CA-MRSA nos Estados Unidos foi relatada como contendo genes que codificam a leucocidina de Panton-Valentine (PVL), uma citotoxina que causa destruição dos leucócitos e, acredita-se, cause também necrose de tecido. Não foi observada qualquer diferença na mortalidade em 30 dias em pacientes quando as infecções invasivas eram causadas por cepas PVL positivas e PVL negativas. Em um estudo recente, relatou-se que a gravidade da doença invasiva causada por CA-MRSA provavelmente está relacionada com o genótipo inteiro, e não apenas com a PVL.[30] Alguns dos aspectos de virulência são como os descritos anteriormente. A patogênese das infecções causadas pela CA-MRSA também não está clara e, além disso, não se tem dados sobre fatores do hospedeiro que sejam importantes para a ocorrência e a transmissão da infecção. Pacientes com CA-MRSA representam desafios para os médicos. Esses pacientes costumam ser vistos no cenário ambulatorial com infecções na pele e em tecidos moles, ocasionando disseminação desses organismos para os centros de saúde. A conscientização e o reconhecimento desse problema são importantes. As cefalosporinas e penicilinas antiestafilococo usadas tradicionalmente não são efetivas. Vários isolados nos Estados Unidos foram relatados como sensíveis a trimetoprima-sulfametoxazol, doxiciclina e clindamicina, além dos medicamentos usuais usados para MRSA associada à prestação de cuidados de saúde. Não há ensaios clínicos que demonstrem se a clindamicina ou trimetoprima-sulfametoxazol é realmente efetiva para essas infecções. A clindamicina apresenta um desafio a mais. As cepas que podem ser sensíveis à clindamicina, mas resistentes à eritromicina *in vitro*, podem conter genes que codificam a resistência induzível à clindamicina e têm o potencial de desenvolver resistência enquanto o paciente está recebendo tratamento. Se a cepa demonstra resistência à eritromicina e sensibilidade *in vitro* à clindamicina, é muito importante verificar se há resistência induzível antes do uso da clindamicina. Para infecções graves, a vancomicina costuma ser recomendada. Agentes alternativos incluem a daptomicina e a linezolida. No entanto, a daptomicina não pode ser usada se houver infecção envolvendo os pulmões. A importância da drenagem dos focos infectados e do desbridamento apropriado não deve ser subestimada.

IMPACTO DA RESISTÊNCIA AOS ANTIMICROBIANOS

A questão e o problema da resistência aos antimicrobianos têm recebido atenção de um amplo setor em todo o mundo, incluindo profissionais de saúde, governos, organizações não governamentais e o público em geral. Um artigo de Cosgrove e Carmeli define algumas dessas questões de impacto.[31] O aumento da resistência aos antimicrobianos apresenta uma importante ameaça à saúde pública.

O impacto sobre o paciente pode ser bastante grave. A resistência pode, certamente, resultar no atraso da administração dos antimicrobianos apropriados ao paciente. A resistência a multimedicamentos dos organismos pode limitar as opções disponíveis para o paciente. Os agentes alternativos podem ser mais tóxicos, ou pode não haver alternativas disponíveis. Ocasionalmente, com cepas resistentes a multimedicamentos, pode não haver qualquer opção, ou alguns dos agentes alternativos podem não ser tão efetivos. O paciente com frequência é colocado em isolamento de contato na primeira internação e nas internações subsequentes. Foi relatada uma barreira em potencial à atenção do isolamento de contatos[32]; o impacto sobre os profissionais da saúde também foi relatado.[33] Com o aumento da resistência de vários organismos, os regimes empíricos mudam e os pacientes que podem não apresentar uma infecção com organismos resistentes na internação recebem terapia empírica para cobrir a possibilidade de organismos resistentes.

Várias questões metodológicas são definidas na literatura com relação à medição do impacto da resistência. Com frequência não há controles para a duração da estadia antes do início da infecção com organismos resistentes. A seleção de um grupo de controle apropriado é essencial. É importante ajustar para a gravidade da doença. Os pacientes com infecções causadas por organismos resistentes costumam apresentar doença subjacente mais grave, que pode resultar em desfechos adversos. A avaliação da gravidade da doença mais de 48 horas antes dos primeiros sinais de infecção é considerada importante. Deve-se distinguir entre a mortalidade por todas as causas e a mortalidade atribuível, e a morbidade precisa ser determinada com cautela. A TB-MDR, por exemplo, está associada a maior morbidade e mortalidade. Um motivo para isso é que o regime apropriado antiTB não é usado no início do curso da infecção. Nos países em desenvolvimento, onde os tratamentos de segunda linha não são tão facilmente disponíveis e onde ocorre a maioria dos casos, é provável que os organismos resistentes tenham um impacto significativo sobre as taxas de morte.

A compreensão do impacto econômico da resistência aos antimicrobianos sobre a sociedade, como um todo, é limitada. Além da morbidade, mortalidade e maior duração de internação, a resistência aos antimicrobianos em S. aureus, enterococos e bacilos gram-negativos também foi associada a maior custo de saúde. Um estudo recente demonstrou que a resistência aos antimicrobianos foi associada a maiores custos, maior duração da internação e maior mortalidade.[34]

Um dos pontos discutidos é como medir o custo da maneira apropriada. Há um trabalho interessante de McGowan[35] sobre o impacto econômico da resistência aos antimicrobianos. Ele discute os diversos pontos de vista dos vários envolvidos, incluindo médicos, negócios de saúde, indústria farmacêutica e público em geral, até onde interessa ao impacto econômico. Seu trabalho oferece uma excelente perspectiva sobre a avaliação do impacto econômico da resistência antimicrobiana. Comenta sobre o trabalho de seguimento que é necessário para definir melhor os métodos ideais de medição desse impacto, incluindo a observação da perspectiva específica a partir da qual a avaliação é feita.

ESTRATÉGIAS DE CONTROLE PARA COMBATER A RESISTÊNCIA AOS ANTIMICROBIANOS

Estratégias para prevenir, controlar e melhorar a resistência aos antimicrobianos são críticas. Um único país não pode abordar o problema da maneira adequada. A colaboração e cooperação entre vários países que lidam com essa questão é muito importante. Em 2001, a OMS publicou a Estratégia Global para Contenção da Resistência a Antimicrobianos. Foi difícil traduzir essa estratégia em ação de saúde pública. Em 2004, a OMS publicou outro trabalho sobre a abordagem de vigilância e contenção da resistência aos antimicrobianos, uma ferramenta de saúde pública que define as áreas importantes de ação.[36]

▶ Vigilância

Os sistemas de vigilância podem ser úteis para monitorar a situação atual, mas também para avaliação do impacto de qualquer intervenção feita. Os programas de vigilância, junto com sistemas de suporte de decisões, são úteis para melhorar as recomendações relacionadas à terapia empírica com antimicrobianos em uma variedade de contextos, incluindo o desenvolvimento de diretrizes apropriadas. Os dados podem ser usados para fornecer *feedback* aos usuários de antimicrobianos, ajudando a direcionar esforços mais focados e apropriados no controle de infecção, oferecendo várias comparações e realizando intervenções que ajudem a prevenir a disseminação de cepas resistentes.

É importante rastrear a disseminação de organismos resistentes globalmente por meio de uma variedade de programas de vigilância. Há vários tipos de programas de vigilância: locais, nacionais e internacionais. Masterson[37] relaciona os objetivos dos programas de vigilância como específicos, mensuráveis, acessíveis, realistas e orientados.

Muitos países estabeleceram colaborações nacionais e regionais de vigilância; outros não o fizeram. Muitos programas regionais foram estabelecidos nas várias regiões da OMS. Os componentes centrais para colaborações globais foram discutidos. A coleta, consolidação e avaliação sistemáticas dos dados de resistência aos antimicrobianos são importantes para definir os problemas globais. Para dar suporte à vigilância em vários níveis, o Centro de Colaboração para Vigilância da Resistência a Antibióticos da OMS desenvolveu e mantém o *software* WHONET, para manejo e compartilhamento de resultados de microbiologia. Na maioria dos países, o *software* WHONET é usado como componente central de programas de vigilância nacionais. Nos países em desenvolvimento, a vigilância de resistência aos antimicrobianos continua abaixo da ideal.

A maioria dos laboratórios é capaz de realizar o teste de suscetibilidade a antimicrobianos. Porém, ainda é necessária ajuda para muitos laboratórios, em termos de treinamento futuro em controle de qualidade, disseminação de informações, critério interpretativo e harmonização com a metodologia mundial.

A OMS iniciou um programa global para reunião de informações sobre bactérias resistentes. O WHONET[38] envolve uma rede de microbiologistas que coletam resultados de resistência a antimicrobianos em um banco de dados comum. O controle da qualidade e teste de proficiência também estão incluídos no programa. Há programas de vigilância voltados para organismos específicos e agentes antimicrobianos específicos. Há programas para infecções associadas à prestação de cuidados à saúde, como a National Healthcare Safety Network (Rede de Segurança Nacional em Saúde), nos Estados Unidos. Alguns programas de vigilância avaliam as tendências na suscetibilidade a antimicrobianos de patógenos que causam infecções respiratórias inferiores. Os dados têm sido sistematicamente coletados para *S. pneumoniae*, *Haemophilus influenzae* e *Moraxella catarrhalis*. O programa SENTRY é um programa multinacional de vigilância de antimicrobianos. Monitora os organismos predominantes e os padrões de resistência a antimicrobianos de infecções associadas à prestação de cuidados à saúde e adquiridas na comunidade, utilizando uma rede de hospitais sentinelas. Os programas de vigilância, em si, não são adequados para prevenção da ocorrência e disseminação de infecções por organismos resistentes aos antimicrobianos. O compartilhamento dessas informações com todos os envolvidos e o *feedback* dessas informações aos usuários de antimicrobianos são críticos para efetuar a mudança. Técnicas moleculares foram recentemente incluídas no programa SENTRY e devem oferecer mais informações.[39] Os dados sobre a detecção do aumento da resistência levaram a algumas mudanças na prática de prescrição clínica. Foi observada uma diminuição na incidência de pneumococos resistentes à penicilina na Islândia. A resistência do *S. pneumoniae* foi controlada com a restrição da prescrição de antimicrobianos no Japão, Hungria, Finlândia e Islândia. Em países europeus, a resistência aos antimicrobianos foi monitorada em bactérias selecionadas de humanos desde 1998, por meio do Sistema Europeu de Vigilância da Resistência a Antimicrobianos (EARSS, do inglês European Antimicrobial Resistance Surveillance System), agora chamado Vigilância Europeia do Consumo de Antimicrobianos (ESAC, do inglês European Surveillance of Antimicrobial Consumption). Um dos organismos indicadores no EARSS é o *S. pneumoniae*. Os resultados anteriores de EARSS em 11 países europeus demonstraram uma relação linear entre o uso de antimicrobianos β-lactâmicos e macrolídeos e a proporção de *Streptococcus pneumoniae* resistente à penicilina entre todos os isolados de *S. pneumoniae* invasivo. Dados demonstraram que a resistência para o *S. pneumoniae* seguiu um gradiente de norte a sul. Os países europeus do sul apresentaram maiores proporções desses organismos do que os países do norte da Europa. Houve uma correlação com os dados de uso de antimicrobianos e de resistência aos antimicrobianos.[40] Um trabalho recente sobre dados de vigilância da ESAC de 35 países ainda demonstrou um gradiente de norte a sul. O uso de indicadores de qualidade da ESAC resultou em melhor uso de antimicrobianos em vários países europeus; no entanto, foi observado um aumento no uso de antimicrobianos de largo espectro.[41]

É importante incluir programas de melhoria da qualidade nos sistemas de vigilância. A vigilância depende da melhoria das capacidades epidemiológicas e laboratoriais. A vigilância do uso de antimicrobianos na prática veterinária, na agricultura e em animais utilizados para alimentação também é importante.

É fundamental aperfeiçoar a coordenação dos vários programas de vigilância e a distribuição das melhores informações para *feedback* e intervenção. Também é muito importante usar métodos laboratoriais e elementos de dados padronizados, de forma que os resultados de sensibilidade e dados de vigilância possam ser comparados entre áreas geográficas amplamente dispersas. A associação de dados microbiológicos, clínicos e farmacêuticos também é importante para a prevenção e o controle da resistência. Apenas relatar as cepas como suscetíveis, intermediárias ou resistentes pode mascarar qualquer problema emergente de resistência a antimicrobianos. Por exemplo, um organismo com queda na suscetibilidade ainda pode ser classificado como suscetível. Os laboratórios clínicos que fornecem os dados para fins de vigilância da resistência aos antimicrobianos devem participar rotineiramente de programas de teste de proficiência e educacionais pertinentes e indicar os métodos que são usados para vigilância.

USO APROPRIADO DE ANTIMICROBIANOS

▶ Centros de saúde

O CDC, no Plano de Ação,[42] definiu o uso apropriado de antimicrobianos como o "uso que maximiza o tratamento, minimizando a toxicidade e o desenvolvimento de resistência." Os Programas de Controle de Antimicrobianos (PCAs) existem há alguns anos. Recentemente, uma declaração sobre as políticas a esse respeito foi publicada pela Sociedade de Epidemiologia dos Serviços de Saúde da América, a Sociedade de Doenças Infecciosas da América e a Sociedade de Doenças Infecciosas Pediátricas da América.[43] Esse documento define as exigências mínimas, que incluem os componentes de uma equipe multidisciplinar, as restrições de formulários, as diretrizes para manejo de infecções comuns, intervenção e vigilância do uso de antimicrobianos, o monitoramento de patógenos resistentes a medicamentos, as infecções por *Clostridium difficile*, a avaliação comparativa e os relatos apropriados. McGowan definiu os desfechos do PCA incluindo melhores desfechos do paciente, melhor segurança do paciente, redução da resistência e custo. Também definiu os desafios da medição do impacto.[44]

Sistemas informatizados de suporte a decisões desenvolvidos por Pestotnik,[45] no LDS Hospital em Salt Lake City, têm sido usados para dar apoio aos médicos na escolha de agentes antimicrobianos. Esses programas têm obtido sucesso. O mesmo grupo de investigadores demonstrou que o suporte informatizado foi capaz de estabilizar o histórico de resistência a antimicrobianos em sua instituição por vários anos. As abordagens usadas também incluem a simplificação, descontinuação de antimicrobianos no dia 2 ou 3 se a infecção não for documentada ou atenuação quando testes de suscetibilidade estiverem disponíveis e for possível fazer uma mudança apropriada. Diversas abordagens foram empreendidas nos Estados Unidos e em outras partes do mundo em termos dos vários componentes dos programas de controle de antimicrobianos. Esses programas demonstraram várias vezes ter impacto sobre os surtos causados por patógenos resistentes a multimedicamentos. Um exemplo é uma queda nas infecções por *Klebsiella* produtora de ESBL, VRE e *C. difficile*. Os dados sobre o efeito da restrição a antimicrobianos sobre a resistência endêmica de organismos são mais limitados. No entanto, ainda é importante continuar os programas e monitorar essas cepas no mundo todo em um prazo mais longo. Em algumas partes do mundo, particularmente em áreas em desenvolvimento, alguns, porém não todos, componentes do programa de controle de antimicrobianos podem ser possíveis.

▶ Programas para promover o uso ambulatorial apropriado de medicamentos antimicrobianos

Os antimicrobianos também são extensamente usados no contexto ambulatorial. Os dados sobre esse uso não são tão extensos quanto os dados do uso hospitalar. Como observado antes, o uso de antimicrobianos tem sido monitorado na Europa e em vários países. Nos Estados Unidos, os dados mostram uso variado em diversos estados. Por exemplo, a Virgínia do Oeste obteve classificação muito alta, com 1,2 prescrição de antimicrobiano *per capita*, em comparação a uma média nacional de 0,86. Um estudo recente em Portland, Oregon, mostrou que muitos veteranos de "baixo risco" receberam antimicrobianos para infecções agudas do trato respiratório; 87,8% foram consideradas não indicadas.[46] Nos países em desenvolvimento, o problema do uso inapropriado de antimicrobianos em pacientes ambulatoriais também está disseminado. Os problemas são compostos por questões de recursos humanos, instalações laboratoriais inadequadas para testes de sensibilidade ao medicamento e medicamentos falsificados. Acredita-se que cerca de 15% de todos os medicamentos sejam falsificados, e isso pode chegar a 50% em algumas partes da África.

As diretrizes recentes para um PCA também incluíram uma seção sobre o Controle de Antimicrobianos em Contextos de Saúde Ambulatorial, observaram a importância desses programas e sugeriram fundos para programas-piloto.

▶ Uso de antimicrobianos em animais utilizados para alimentação

A Força-Tarefa Interagências contra Resistência a Antimicrobianos, com copresidentes dos CDCs, US Food and Drug Administration (FDA), Institutos Nacionais de Saúde e outras agências de saúde, recomendou o seguinte:

- Melhoria e compreensão dos riscos e benefícios do uso de antimicrobianos e das maneiras de evitar o surgimento e a disseminação da resistência
- Desenvolvimento e implementação de princípios para o uso apropriado de antimicrobianos na produção de animais e plantas utilizados na alimentação
- Melhoria nas práticas de criação de animais e produção de alimentos para reduzir a disseminação de infecções
- Estrutura regulatória para abordar a necessidade de uso de medicamentos antimicrobianos na agricultura e medicina veterinária, garantindo que esse uso não represente um risco para a saúde humana

Vários países europeus pararam de usar penicilina, estreptomicina e tetraciclina em animais para promoção do crescimento em meados da década de 1970. A política foi expandida para outros antimicrobianos de importância médica na década de 1990 e para todos os antimicrobianos para promoção de crescimento de animais na União Europeia em 2006.

Nos Estados Unidos, há discussões atuais sobre a questão do uso de antimicrobianos em animais utilizados na alimentação para promoção do crescimento. Em junho de 2012, a FDA estabeleceu diretrizes com prazo de três anos para que os produtores eliminassem o uso de antimicrobianos no gado para promoção do crescimento. O plano também inclui a supervisão veterinária para uso de antimicrobianos.

▶ Controle de infecção

Os princípios e as práticas de controle de infecção na prevenção da transmissão de organismos resistentes no contexto de cuidados com a saúde são críticos. Não é possível enfatizar o suficiente a importância da higiene das mãos. O gel à base de álcool agora está amplamente disponível. No entanto, a adesão à higiene das mãos continua a ser um problema no mundo todo e varia entre os profissionais e as instituições de saúde. Os motivos que contribuem para a baixa adesão da higiene das mãos incluem:

- Tempo exigido para realizar a higiene das mãos
- O efeito dos produtos para higiene das mãos sobre a pele
- Conhecimento inadequado das diretrizes
- Carga de trabalho

A influência do modelo e comportamento de grupo sobre os níveis relatados de adesão é importante. Uma campanha patrocinada pela OMS desde 2005 está promovendo o uso de gel à base de álcool no mundo todo. Essa campanha foi chamada *Clean Care Is Safe Care* (Cuidado Limpo é Cuidado Seguro) pela OMS. Até maio de 2012, 15 mil centros de saúde de 156 países haviam se comprometido com a melhoria da higiene das mãos. Isso representa 10 milhões de profissionais de saúde.

Para diminuir a transmissão, também há uma ênfase sobre a importância da detecção de pacientes colonizados com organismos resistentes, então pode haver precauções apropriadas de isolamento antes do desenvolvimento de uma infecção.

Nos Estados Unidos, as taxas de infecções na corrente sanguínea relacionadas ao cateter central (ICSRC) e pneumonia associada ao ventilador diminuíram após a instituição de medidas de controle específicas. Em um relatório de 103 unidades de terapia intensiva (UTIs) em Michigan, houve uma redução de 66% nas taxas de ICSRC.

A crescente disponibilidade de técnicas moleculares para diagnóstico rápido e testes de resistência ajudaria a diminuir a terapia antimicrobiana empírica. O teste rápido para TB-MDR é muito valioso para detecção precoce e terapia apropriada e para diminuir a transmissão. O ensaio Xpert MTB/Rif é um ensaio molecular rápido que pode ser usado perto do local de atenção. Esse teste foi aprovado pela OMS em 2010. Em 7 de agosto de 2012, a OMS anunciou uma nova parceria financeira entre os fabricantes do Xpert MTB/Rif, Cepheid, a Fundação Bill e Melinda Gates e outras agências, incluindo a USAID, o Plano Presidencial de Emergência para Alívio da AIDS (PEPFAR) e UNITAID. Essa parceria resultará na redução do custo do cartucho de teste e terá efeito imediato em 145 países de alta carga e baixa e média rendas. Esse ensaio oferecerá detecção rápida e aperfeiçoada de TB, incluindo resistência à rifampina, permitindo atenção oportuna e apropriada, e espera-se que diminua a transmissão de organismos resistentes.

O controle de infecção no contexto de saúde também será aprimorado pelo desenvolvimento e uso de outros testes para melhorar o diagnóstico rápido, a compreensão dos fatores que promovem a transmissão de organismos e as futuras modificações de dispositivos médicos que ajudarão a reduzir o risco de infecção.

▶ Vacinas

As vacinas têm o potencial de prevenir infecções e evitar a disseminação em uma população. A vacina pneumocócica conjugada e a de influenza em crianças resultaram na redução do uso de antimicrobianos e poderiam resultar na redução da resistência.[47] Porém, também deve-se ter vigilância constante para o surgimento de sorotipos não cobertos pela vacina que causam infecção. Há potencial de vacinas diferentes no futuro, incluindo contra *Staphylococci* e alguns dos patógenos entéricos.

▶ Educação

Além da educação dos profissionais de saúde, é muito importante educar o público com relação à resistência aos antimicrobianos e ao uso inadequado de antibióticos. A educação deve incluir a importância da adesão aos antimicrobianos prescritos, incluindo o uso de tratamento sob supervisão direta (DOT, do inglês *directly observed therapy*). O DOT para tuberculose resultou em taxas maiores de cura quando há baixo nível de resistência a multimedicamentos.

▶ Regulamentações de saúde

O uso de antimicrobianos pode ser afetado por políticas de reembolso, incentivos financeiros e regulamentações de saúde. Nos países em desenvolvimento, há questões de facilidade da disponibilidade de antimicrobianos para venda sem prescrição médica. A automedicação e a baixa adesão também podem ocorrer. Desde 1990, o Ministério da Saúde do Chile reforçou as leis existentes com relação à compra de antimicrobianos sem prescrição médica. Essa agência regulatória obteve impacto muito positivo sobre o uso de antimicrobianos no contexto ambulatorial. A separação da dispensação e prescrição de antimicrobianos é importante. Um artigo em Emerging Infectious Disease[48] citou o exemplo da política do governo coreano que proibiu os médicos de dispensar medicamentos e as farmácias de prescrevê-los. Essa nova política diminuiu a prescrição de agentes antimicrobianos e reduziu de maneira seletiva a prescrição inapropriada para pacientes com infecções virais. O ambiente regulatório também deve se estender à prescrição de antimicrobianos para animais usados para alimentação e para a prática veterinária.

▼ RESUMO

Apesar das previsões anteriores de um mundo livre de doenças infecciosas, a luta pela sobrevivência entre humanos e microrganismos continuará indefinidamente, e novos agentes etiológicos e doenças infecciosas continuarão a surgir. O desafio está no reconhecimento e na resposta ao seu surgimento. Exemplos como a SRAG sugerem um ar de otimismo nas estratégias globais de resposta. No entanto, a resistência a antimicrobianos continua sendo um problema global e uma ameaça de saúde pública.

O problema da resistência a antimicrobianos não se restringe apenas aos contextos de saúde, mas também se disseminou na comunidade. O exemplo de CA-MRSA é preocupante, e dados recentes demonstram sua disseminação de volta para as instituições de saúde. Há uma variedade de mecanismos de resistência, e novos mecanismos continuam a ser descritos. As estratégias globais para combate à questão da resistência aos antimicrobianos estão disponíveis. A implementação dessas estratégias exige mudanças no sistema e no comportamento. Há dados extensos disponíveis sobre surtos associados aos cuidados à saúde, instituição de restrição apropriada a antimicrobianos e medidas de controle de infecção para acabar com o surto. São necessários mais dados sobre as crescentes taxas de resistência endêmica em instituições de saúde e nas comunidades. As iniciativas globais para higiene das mãos são poderosas. A vigilância global para patógenos resistentes de importância epidemiológica é importante. Apesar das muitas questões remanescentes relacionadas aos vários tipos de vigilância para resistência a antimicrobianos, houve muito progresso. O compartilhamento de dados e *feedback* contínuos para os atores apropriados e a instituição das intervenções necessárias são importantes. As viagens globais representam ameaças para a transmissão e rápida disseminação de infecções emergentes e organismos resistentes, e as intervenções exigem colaboração e cooperação contínuas entre agências e países, incluindo o compartilhamento de dados. Alguns dos processos necessários para o combate à resistência aos antimicrobianos são mais difíceis em ambientes com restrição de recursos, mas são necessários. As técnicas moleculares para diagnóstico rápido de patógenos resistentes serão relevantes.[49] Uma recente parceria criativa para disponibilidade para uso de um teste diagnóstico rápido para determinar a resistência à rifampina em *Mycobacterium tuberculosis* em ambientes com restrição de recursos é exemplar. O uso de antimicrobianos em animais utilizados para alimentação continua sendo uma preocupação, e uma abordagem global a essa questão é fundamental. Com o aumento da resistência a antimicrobianos e menos antimicrobianos em desenvolvimento, deve-se lutar para evitar o desenvolvimento de uma era pós-antimicrobianos.

QUESTÕES DE ESTUDO

1. Mudança no uso da terra, como projetos de desflorestamento e reflorestamento, estão implicados no surgimento de doenças infecciosas. Que exemplos específicos podem ser citados para cada projeto?
2. Com as viagens em massa assumindo um papel tão importante na disseminação global de doenças infecciosas, há avanços tecnológicos específicos ou intervenções em aeroportos ou outros portos de entrada que possam ser implementados para identificar o viajante doente?
3. A resistência aos antimicrobianos é um problema global. Que abordagens foram mais úteis no estudo desse problema? Resuma estratégias de prevenção.
4. A resistência a antimicrobianos em animais usados para alimentação também é um problema global. Dê exemplos de antimicrobianos utilizados em animais usados para alimentação e associados à resistência e a problemas com a saúde humana.

REFERÊNCIAS

1. Tsang KW, Ho DL, Ooi GC, et al. A cluster of cases of severe acute respiratory syndrome in Hong Kong. *N Engl J Med* 2003;348:1977.
2. Yu IT, Li Y, Wong TW, et al. Evidence of airborne transmission of the severe acute respiratory syndrome virus. *N Engl J Med* 2004;350:1731.
3. Armstrong GL, Conn LA, Pinner RW. Trends in infectious disease mortality in the United States during the 20th century. *JAMA* 1999;281:61.
4. Burnet FM, White DO. *Natural History of Infectious Diseases.* Cambridge: Cambridge University Press, 1962.
5. Fauci AS, Morens DM. The perpetual challenge of infectious diseases. *N Engl J Med* 2012;366:454.
6. Institute of Medicine. *Emerging Infections: Microbial Threats to Health in the United States.* Washington, DC: National Academy Press, 1994.
7. Scheld WM, Armstrong D, Hughes JM. *Emerging Infections.* Washington, DC: ASM Press, 1998.
8. Monto AS. The threat of an avian influenza pandemic. *N Engl J Med* 2005;352:323.
9. Nash D, Mostashari F, Fine A, et al. The outbreak of West Nile virus infection in the New York City area in 1999. *N Engl J Med* 2001;344:1807.
10. Office of Technology assessment, US Congress. *Proliferation of Weapons of Mass Destruction.* Washington, DC: US Government Printing Office, 1993: 53–55.
11. Centers for Disease Control and Prevention. Update: Investigation of bioterrorism—related anthrax and interim guidelines for exposure management and antimicrobial therapy, October 2001. *MMWR* 200;50:909.
12. Centers for Disease Control and Prevention. *Preventing Emerging Infectious Diseases: A Strategy for the 21st Century.* Atlanta: US Department of Health and Human Services, 1998.
13. Levin MJ, Bacon TH, Leary JJ. Resistance of *Herpes simplex* virus infections to nucleoside analogues in HIV-infected patients. *Clin Infect Dis* 2004;39:S248.
14. Lascaux AS, Caumes E, Deback C, et al. Successful treatment of acyclovir and foscarnet resistant herpes simplex virus lesions with topical imiquimod in patients infected with human -immunodeficiency virus type 1. *J Med Virol* 2012;84:194.
15. Pfaller MA, Castanheira M, Lockhart SR, et al. Frequency of decreased susceptibility and resistance to enchinocandins among fluconazole-resistant bloodstream isolates of *Candida glabrata. J Clin Microbiol* 2012;50(4):1199.
16. Gorbach SL. Antimicrobial use in animal food—time to stop. Editorial. *N Engl J Med* 2001;345:1202.
17. Angulo FJ, Nargund VN, Chiller TC. Evidence of an association between use of anti-microbial agents in food animals and anti-microbial resistance among bacteria isolated from humans and the human health consequences of such resistance. *J Vet Med* 2004;51:374.
18. Hayes JR, Wagner DD, English LL, et al. Distribution of streptogramin resistance determinants among *Enterococcus faecium* from a poultry production environment of the USA. *J Antimicrob Chemother* 2005;55:123.

19. White DG, Zhao S, Sudler R, et al. The isolation of antibiotic-resistant salmonella from retail ground meats. *N Engl J Med* 2001;18:345.
20. McDonald LC, Rossiter S, Mackinson C, et al. Quinupristin-dalfopristin-resistant *Enterococcus faecium* on chicken and in human stool specimens. *N Engl J Med* 2001;18:1155.
21. Lloyd David H. Reservoirs of antimicrobial resistance in pet animals. *Clin Infect Dis* 2007;45:S148–S152.
22. Paterson DL, Bonomo RA. Extended-spectrum beta-lactamases: a clinical update. *Clin Microbiol Rev* 2005;18:657.
23. Gales AC, Castanheira M, Jones RN, Sader HS. Antimicrobial resistance among gram-negative bacilli isolated from Latin America: results from SENTRY Antimicrobial Surveillance Program (Latin America, 2008–2010). *Diagn Microbiol Infect Dis* 2012;73(4):354.
24. Yong D, Toleman MA, Giske CG, et al. Characterization of a new metallo-beta-lactamase gene, bla(NDM-1), and a novel erythromycin esterase gene carried on a unique genetic structure in *Klebsiella pneumoniae* sequence type 14 from India. *Antimicrob Agents Chemother* 2009;53(12):5046.
25. Raad II, Hanna HA, Hachem RY. Clinical-use-associated -decrease in susceptibility of vancomycin--resistant *Enterococcus faecium* to linezolid: a comparison with quinupristin-dalfopristin.- *Antimicrob Agents Chemother* 2004;48:3583.
26. Hershberger E, Donabedian S, Konstantinou K, et al. Quinupristin-dalfopristin resistance in gram--positive bacteria: mechanism of resistance and epidemiology. *Clin Inf Dis* 2004;38:92.
27. Nordmann P, Poirel L, Dortet L. Rapid detection of carbapenemase-producing *Enterobacteriaceae*. *Emerg Infect Dis* 2012;18:9.
28. Fridkin SK, Hageman JC, Morrison M, et al. Methicillin-resistant *Staphylococcus aureus* disease in three communities. *N Engl J Med* 2005;352:1436.
29. King MD, Humphrey BJ, Wang YF, et al. Emergence of community-acquired methicillin-resistant *Staphylococcus aureus* USA 300 clone as the predominant cause of skin and soft-tissue infections. *Ann Intern Med* 2006;144:309.
30. Wehrhahn MC, Robinson JC, Pascoe EM, et al. Illness severity- in community-onset invasive *Staphylococcus aureus* infection and the presence of virulence genes. *J Inf Dis* 2012;205:1840.
31. Cosgrove SE, Carmeli Y. The impact of antimicrobial resistance on health and economic outcomes. *Clin Infect Dis* 2003;36:1433.
32. Evans HL, Shaffer MM, Hughes MG, et al. Contact isolation in surgical patients: a barrier to care? *Surgery* 2003;134:180.
33. Khan FA, Khakoo R, Hobbs GR, et al. Impact of contact -isolation on health care workers at a tertiary care center. *Am J Infect Control* 2006;34:408.
34. Neidell MJ, Cohen B, Furuya Y, et al. Costs of healthcare- and community-associated infectious with antimicrobial-resistant versus antimicrobial--susceptible organisms. *Clin Infect Dis* 2012;55(6):807.
35. McGowan JE. Economic impact of antimicrobial resistance. *Emerg Infect Dis* 2001;7:286.
36. Gunner SS, Tapsall JW, Allegranzi B, et al. The antimicrobial resistance containment and surveillance approach—a public health tool. *Bull World Health Organ* 2004;82:928–934.
37. Masterson RG. Surveillance studies: how can they help the management of infection? *J Antimicrob Chemother* 2000;72:53.
38. Stelling JM, O'Brien TF. Surveillance of antimicrobial resistance: the WHONET program. *Clin Infect Dis* 1997;(Suppl 1):S157.
39. Pfaller MA, Acar J, Jones RN, et al. Integration of molecular characterization of microorganisms in a global antimicrobial resistance surveillance program. *Clin Infect Dis* 2001;32:S156.
40. Bronzwaer SL, Cars O, Buchholz U, et al. A European study on the relationship between antimicrobial use and antimicrobial resistance. *Emerg Infect Dis* 2002;8:278.
41. Adriaenssens N, Coenen S, Versporten A, et al. European surveillance of antimicrobial consumption (ESAC): quality appraisal of antibiotic use in Europe. *J Antimicrob Chemother* 2011;66(Suppl 6):vi71–vi77.
42. Centers for Disease Control and Prevention. A Public Health Action Plan to Combat Antimicrobial Resistance. Part 1: Domestic Issues. 2005 with revisions in 2011. http://www.cdc.gov/drugresistance/actionplan/aractionplan.pdf.
43. SHEA, IDSA, PIDS. Policy Statement on Antimicrobial Stewardship by the Society for Healthcare Epidemiology of America (SHEA), the Infectious Diseases Society of America (IDSA), and the Pediatric Infectious Diseases Society (PIDS). *Infect Control Hosp Epidemiol* 2012;33(4):322.
44. McGowan JE Jr. Antimicrobial stewardship—the state of the art in 2011: Focus on outcome and methods. *Infect Control Hosp Epidemiol* 2012;33(4):331.
45. Pestotnik SL. Expert clinical decision support systems to -enhance antimicrobial stewardship programs: insights from the Society of Infectious Diseases Pharmacists. *Pharmacotherapy* 2005;25:1116.
46. Logan JL, Yang J, Forrest G. Outpatient antibiotic prescribing in a low-risk veteran population with acute respiratory symptoms. *Hosp Pract* 2012;40(1):75–80.
47. Wilby KJ, Werry D. A review of the effect of immunization programs on antimicrobial utilization. *Vaccine* 2012;30(46):6509–6514.
48. Harbarth S, Samore MH. Antimicrobial resistance determinants and future control. *Emerg Infect Dis* 2005;11:794.
49. Tenover FC. Potential impact of rapid diagnostic tests on -improving antimicrobial use. *Ann NY Acad Sci* 2012;1213:70.

13

Lesões e saúde global

Jeffry P. McKinzie

OBJETIVOS DE APRENDIZADO

- *Compreender o impacto global das lesões e sua importância relativa como causa de morbidade e mortalidade no mundo*
- *Conhecer as categorias mais comuns de lesões intencionais e não intencionais e sua importância relativa na carga global de doença*
- *Identificar as áreas de foco recomendadas para pesquisas futuras na prevenção de lesões*

INTRODUÇÃO

As lesões são uma das principais causas de mortalidade no mundo, resultando em mais de 5 milhões de mortes por ano.[1] A mortalidade global devida a lesões excede a de HIV/AIDS, tuberculose e malária combinadas.[2] No entanto, as mortes devidas a lesões representam apenas "a ponta do iceberg" de lesões. Para cada pessoa que morre de uma lesão, vários milhares de pessoas feridas sobrevivem com deficiência permanente. Outras consequências adversas repercutem e afetam múltiplos indivíduos na família e na comunidade de cada pessoa ferida.

Em 2004, as lesões foram responsáveis por aproximadamente 10% das mortes no mundo e por mais de 12% da carga global de doença.[3] Estima-se que a importância relativa das lesões na carga global de doença irá aumentar ainda mais, com as lesões se tornando a terceira principal causa de morte e incapacidade até 2020.[4]

▶ Acidente *versus* lesão

No passado, o termo *acidente* era usado para descrever várias categorias de lesões não intencionais, incluindo aquelas associadas a acidentes de trânsito, quedas, queimaduras e outras causas. Essa visão tradicional implica que os eventos que resultam na lesão são aleatórios, inevitáveis e imprevisíveis. Os gestores de saúde pública reconhecem, agora, que as lesões são eventos não aleatórios e evitáveis. Depois de anos de negligência histórica, a prevenção de lesões se tornou uma importante área de ênfase na área da saúde pública. Em 2000, a Organização Mundial de Saúde (OMS) estabeleceu um Departamento de Prevenção de Lesões e Violência para promover iniciativas globais na prevenção e no controle de lesões. O fenômeno da lesão foi tirado da esfera do "acidente" por acaso e encaixou-se na moldura do estudo científico, em que pesquisas estão sendo conduzidas para desenhar intervenções efetivas de controle de lesões.

▶ Classificação de lesões

Utilizando as convenções aceitas da OMS,[5] as lesões podem ser divididas em duas categorias amplas: lesões intencionais e lesões não intencionais. As lesões intencionais são subdivididas em lesões autoinfligidas (ou seja, tentativa de suicídio ou suicídio), violência interpessoal (ou seja, homicídio ou lesão intencional a terceiros) e violência relacionada à guerra. As lesões não intencionais são subdivididas em lesões de trânsito, envenenamento, quedas, incêndios e afogamentos. A maioria dos especialistas e das organizações de saúde pública, incluindo a OMS, usa esse esquema de classificação em discussões de vigilância e prevenção global de lesões.

Mortalidade *versus* anos de vida ajustados por incapacidade

A mortalidade devida a lesões é um indicador muito importante da magnitude do problema. No entanto, desfechos não fatais com deficiência associada e outras sequelas adversas também devem ser considerados para apreciar por completo o impacto de lesões sobre a saúde global. O ano de vida ajustado por incapacidade (AVAI, do inglês *disability adjusted life year*) é um indicador epidemiológico desenvolvido para quantificar o impacto combinado da deficiência e morte prematura devido a doença ou lesão. Um AVAI é definido como 1 ano de vida saudável perdido devido a deficiência ou morte prematura (veja o Capítulo 2).

Disparidades em lesões

Embora as lesões sejam uma das principais causas de mortalidade e morbidade no mundo, a natureza e o escopo do problema variam consideravelmente por região, idade, sexo e *status* socioeconômico. Por exemplo:

- Mais de 90% das mortes no mundo que se devem a lesões ocorrem em países de baixa e média rendas.[2]
- A mortalidade por lesões entre homens é quase o dobro da mortalidade entre mulheres no mundo.[2]
- Os homens na África apresentam as maiores taxas de mortalidade por lesões, e as mulheres nas Américas apresentam as menores taxas de mortalidade por lesões no mundo.
- Jovens entre 15 e 44 anos de idade (o segmento mais economicamente produtivo da sociedade) são responsáveis por quase 50% da mortalidade global por lesões.[6]

A importância relativa dos diversos tipos de lesões também varia de maneira significativa com base em variáveis geográficas e demográficas.

- Os homens têm taxa de mortalidade em acidentes de trânsito e violência interpessoal quase três vezes maior que as mulheres.[6]
- Crianças entre 0 e 14 anos são responsáveis por mais de 50% de AVAI devido a lesões por queimadura e mais de 50% da mortalidade global por afogamento.[6]
- As lesões de trânsito são a principal causa de mortalidade relacionada a lesões na maioria das regiões, exceto na Europa, onde predominam as lesões autoinfligidas, e nos países de baixa e média rendas das Américas, onde a violência interpessoal é a causa mais comum de morte relacionada a lesões.[5]

São necessárias mais pesquisas para esclarecer os motivos dessas disparidades e desenvolver estratégias para reduzi-las.

Carga econômica

A carga econômica global das lesões é enorme. Por exemplo, estima-se que o custo anual das lesões no trânsito isoladamente seja de US$518 bilhões no mundo todo.[7] Em países de baixa renda, estima-se que o custo do cuidado com lesões de trânsito exceda a quantidade de assistência ao desenvolvimento que esses países recebem. No ponto de vista individual e familiar, as despesas médicas associadas às lesões podem ter um efeito devastador sobre as finanças pessoais. Isso é especialmente verdadeiro em países de baixa e média rendas, onde a maioria das pessoas feridas é pobre e os escassos recursos que são necessários para outras necessidades básicas devem ser desviados para pagar pela atenção médica. Além disso, como as lesões afetam, de maneira desproporcional, jovens adultos no pico de seus anos de obtenção de renda, a perda do poder de ganho devido a morte ou incapacidade relacionada a lesão compõe a carga econômica.

LESÕES NÃO INTENCIONAIS

Aproximadamente dois terços das lesões no mundo todo são lesões não intencionais, com as lesões de trânsito compreendendo a maior categoria.

Lesões de trânsito

Relata-se que o legista que atendeu o inquérito do primeiro acidente de trânsito, em 1896, disse, "Isso nunca mais deverá acontecer."[8] Mais de um século depois os acidentes de trânsito tornaram-se a principal causa de morte e incapacidade relacionadas a lesões no mundo inteiro. Aproximadamente um quarto de todas as mortes por lesões devem-se a lesões de trânsito. Mais de 90% dessas mortes ocorrem em países de baixa e média rendas. A cada ano, os acidentes de trânsito matam mais de 1,2 milhão de pessoas e ferem ou incapacitam até 50 milhões de pessoas. Jovens entre 5 e 44 anos e usuários mais vulneráveis das estradas (pedestres, ciclistas e passageiros de transporte público) estão em maior risco.[9]

Nas últimas décadas, as taxas de morte por acidentes de trânsito diminuíram significativamente em países de alta renda, mas aumentaram de forma dramática em países de baixa e média rendas. Há, porém, uma variação considerável entre os diversos países na mesma região e classificação econômica. Por exemplo, de 1975 a 1998, na América do Norte, a taxa de fatalidade por acidentes diminuiu 27% nos Estados Unidos, mas 63% no Canadá. Durante o mesmo período, as taxas de fatalidade em acidentes de trânsito na Ásia aumentaram 44% na Malásia, mas 243% na China. Até 2020, projeta-se que as fatalidades no trânsito aumentarão em 83% em países de baixa e média rendas e diminuirão em 27% em países de alta renda. Acredita-se que isso resultará em um aumento geral de 67% nas mortes globais no trânsito. Assim, estima-se que os acidentes de trânsito tornem-se a sexta maior causa mundial de mortes e o terceiro maior fator contribuinte para a carga global de doença (AVAIs perdidos) até 2020.[10]

Vários fatores contribuem para o alto número de lesões e mortes no trânsito no mundo em desenvolvimento, incluindo:

- Grandes números de usuários vulneráveis de estradas, como pedestres e ciclistas, que precisam compartilhar a estrada com veículos maiores
- Veículos motores mal-equipados e com manutenção ruim, nos quais faltam aspectos básicos de segurança, como cintos de segurança
- Estradas maldesenhadas, com manutenção ruim e iluminação inadequada
- Estabelecimento e cobrança inadequados das leis de segurança no trânsito
- Falta de acesso a cuidados pré-hospitalares e hospitalares de qualidade para os feridos.

A OMS identificou as cinco principais áreas a seguir para intervenções efetivas, capazes de reduzir a carga das lesões de trânsito no mundo: velocidade, álcool, cintos de segurança, capacetes e visibilidade.[11]

Velocidade

A velocidade é um fator contribuinte em aproximadamente 30% das fatalidades no trânsito. Para cada aumento de 1 km/hora na velocidade, há um aumento de 3% no risco de acidente resultando em lesão e um aumento de 5% no risco de um acidente fatal. As intervenções efetivas incluem o estabelecimento e a obrigatoriedade de limites de velocidade, melhoria do desenho das estradas e utilização de medidas para desacelerar o trânsito, como obstáculos e rotatórias. Por exemplo, a colocação de lombadas em uma reta propensa a acidentes de uma estrada em Gana resultou em uma redução de 35% no número de acidentes, uma redução de 76% nas lesões graves e de 55% nas fatalidades de acidentes naquele local.[11]

Álcool

Concentrações de álcool no sangue superiores a 0,04 g/dL aumentam significativamente o risco de acidentes de trânsito. Um motorista alcoolizado apresenta risco 17 vezes maior de se envolver em um acidente fatal do que um motorista que não esteja sob efeito do álcool.[12] Para qualquer nível de álcool, o risco de fatalidade no acidente aumenta conforme a diminuição da idade e experiência do motorista. As intervenções sugeridas incluem o estabelecimento e controle rigoroso dos limites da concentração de álcool no sangue dos motoristas, campanhas educacionais na mídia de massa e utilização de testes aleatórios de bafômetro. Por exemplo, na Austrália, desde 2003, estima-se que os testes aleatórios com bafômetro contribuíram para uma redução de 40% nas mortes relacionadas ao álcool.[11]

Cintos de segurança

O uso de cintos de segurança salvou mais vidas do que qualquer outra intervenção de segurança nas estradas. Os cintos de segurança reduzem o risco de lesão fatal ou grave em um acidente em uma estimativa de 40 a 65%. Além disso, o uso adequado de sistemas de retenção para crianças pode reduzir as mortes de crianças pequenas em 54% e de bebês em 71%. As intervenções sugeridas incluem o estabelecimento e o controle do uso obrigatório de cintos de segurança e sistema de retenção infantil, programas educacionais na mídia de massa, o uso de alarmes sonoros para cinto de segurança e programas de financiamento para aquisição de sistemas de restrição infantis. Por exemplo, uma campanha bastante divulgada da polícia na República da Coreia resultou em um aumento no uso de cintos de segurança de 23% em 2000 para 98% em 2001, acompanhado por uma redução de 5,9% nas fatalidades no trânsito.[11]

Capacetes

As lesões na cabeça são uma importante causa de morte e incapacidade entre usuários de veículos motorizados de duas rodas (ciclomotores e motocicletas). Motoristas e passageiros sem capacete apresentam risco três vezes maior de lesão na cabeça em um acidente, em comparação àqueles com capacete. O uso apropriado de capacetes comprovou reduzir o risco de lesão fatal ou grave na cabeça em até 45%. As intervenções sugeridas incluem o estabelecimento e controle de leis de obrigatoriedade do uso de capacete, campanhas educativas orientadas e desenvolvimento de capacetes seguros e baratos que sejam confortáveis em climas tropicais. Por exemplo, o controle da lei do capacete na Tailândia resultou em um aumento de cinco vezes no uso de capacetes, acompanhado por uma diminuição de 41% nas lesões na cabeça e uma diminuição de 20% nas mortes.[11]

Visibilidade

As capacidades de enxergar e ser enxergado são requisitos fundamentais para a segurança de todos os usuários de estradas. A má visibilidade dos pedestres e dos veículos motorizados aumenta significativamente o risco de lesões no trânsito. Além de relativamente desprotegidos em um acidente, os pedestres e ciclistas são mais difíceis de serem vistos do que veículos maiores e, portanto, mais vulneráveis a lesões. A iluminação inadequada das ruas e o uso insuficiente de equipamentos refletivos e faróis também contribuem para a má visibilidade. As intervenções propostas incluem a melhoria da iluminação nas ruas, o aumento do uso de vestimentas e equipamentos refletivos para pedestres e ciclistas e a exigência do uso diurno de faróis para veículos motorizados. As taxas de acidente são de 10 a 15% menores para veículos que usam faróis diurnos do que para aqueles que não usam.[11]

▶ Envenenamento

A categoria "envenenamento" na literatura sobre lesões inclui mortes não intencionais por envenenamento e desfechos não fatais. Os envenenamentos intencionais e as reações adversas a medicamentos são excluídos.[13] Em 2004, os envenenamentos foram responsáveis por 6% de todas as mortes por lesões e 4% dos AVAIs perdidos por causa de lesões. Em geral, 91% das mortes por envenenamento ocorrem em países de baixa ou média renda.[3]

A Europa é a única região onde o envenenamento é uma causa importante de morte, com um terço de todas as mortes de envenenamento do mundo ocorrendo nessa região.[4,6] Homens em países de baixa e média rendas da Europa apresentam taxa de mortalidade por envenenamento aproximadamente três vezes maior do que a taxa em qualquer dos sexos em qualquer outra região do mundo, com o envenenamento por álcool sendo responsável por uma proporção significativa desses casos. Adolescentes e adultos entre 15 e 59 anos de idade são responsáveis por mais de 60% da mortalidade global devida a envenenamento.[6]

As intervenções preventivas voltadas para a redução da carga global de lesões por envenenamento incluem:

- Campanhas educativas para informar o público sobre os perigos do envenenamento acidental e a importância do armazenamento e uso adequados de medicações e produtos químicos domésticos
- O estabelecimento e controle de leis que obriguem o uso de embalagens resistentes a crianças, rotulagem adequada e formulações mais seguras de medicações e substâncias tóxicas
- Promoção do uso de detectores de monóxido de carbono em casa e melhoria na disponibilidade desses dispositivos em moradias de baixa renda
- Estabelecimento de centros de controle de venenos e promoção de seu uso pelo público como ponto de primeiro contato após uma potencial exposição tóxica.

Nos Estados Unidos, a introdução das embalagens resistentes a crianças, a formulação mais segura de produtos e as intervenções pelos centros de controle de venenos e por profissionais de saúde contribuíram para uma queda de 45% nas mortes por envenenamento entre crianças de 1974 a 1992.[14,15] É necessária mais investigação para identificar maneiras de adaptar essas e outras intervenções para uso em contextos de recursos limitados.

▶ Quedas

Estima-se que 424 mil pessoas morrem por ano, no mundo todo, devido a quedas, excluindo quedas por agressão ou autodano intencional. Adultos com mais de 60 anos apresentam as maiores taxas de mortalidade relacionada a queda em todas as regiões do mundo. As crianças são responsáveis por significativa morbidade relacionada a quedas, com quase 40% do total de AVAIs perdidos devido a quedas ocorrendo em crianças.[16]

As intervenções voltadas para redução do risco de lesões devido a quedas incluem:

- Educação do público sobre os fatores de risco de quedas e como modificá-los em casa

- Estabelecimento e controle de leis que promovam segurança no local de trabalho, incluindo prevenção de quedas
- Promoção de programas de exercícios para melhorar a força e o equilíbrio nos idosos
- Educação dos profissionais de saúde sobre como reduzir o risco de quedas nos idosos por meio de modificações nas medicações, melhoria dos serviços oftalmológicos, fisioterapia e outras intervenções terapêuticas.

▶ Incêndios

Estima-se que as lesões por queimadura relacionadas a incêndio sejam responsáveis por 195 mil mortes por ano no mundo todo.[17] A grande maioria das fatalidades por queimadura ocorre em países de baixa e média rendas. Mulheres no sudeste da Ásia apresentam a maior taxa de mortalidade por queimadura no mundo.[17] Outros grupos com taxas estatisticamente maiores de morte devido a lesões por queimadura incluem mulheres na região oriental do Mediterrâneo, homens em países de baixa e média rendas na Europa e crianças com menos de 15 anos de idade na África.[6] Além disso, para cada pessoa que morre devido a uma lesão por queimadura, há muitas outras que sofrem lesões por queimadura não fatais, frequentemente com sequelas incapacitantes permanentes e cicatrizes graves. A maioria das lesões por queimadura ocorre em casa ou no local de trabalho. As mulheres e crianças são feridas com mais frequência em casa, especialmente em comunidades onde fogos abertos são usados para o preparo de alimentos, a iluminação e o aquecimento. Os homens costumam sofrer lesões por queimadura no local de trabalho. O álcool e o tabagismo contribuem para o risco de queimaduras, especialmente quando usados em combinação. Uma em cada quatro mortes por queimadura nos Estados Unidos está diretamente relacionada ao tabagismo negligente, e quase metade de todas as mortes por queimadura envolve a combinação de abuso de álcool e tabagismo.[18] O baixo *status* socioeconômico está associado a um maior risco de queimaduras em países de baixa e alta rendas. Os fatores que contribuem para isso podem incluir moradias superlotadas, supervisão parental inadequada das crianças e falta de medidas de segurança apropriadas.

Queimaduras por escaldo devido ao contato com líquidos quentes também são uma fonte importante de lesões por queimadura. Essas queimaduras ocorrem normalmente em casa, em associação com atividades de preparo de alimentos ou devido à temperatura excessivamente alta da água encanada. Água aquecida a 60°C (140°F) pode causar queimadura grave em 2 a 5 segundos e em menos de 1 segundo em uma criança. No entanto, leva até cinco minutos para que uma lesão grave por queimadura ocorra em água aquecida a 49°C (120°F), permitindo tempo suficiente para que uma pessoa exposta reaja e se retire da exposição.

Apesar dos avanços nos cuidados de queimaduras nas últimas décadas, a prevenção primária continua sendo a melhor abordagem para reduzir a morbidade e a mortalidade devidas a lesões por queimadura. As intervenções sugeridas incluem:

- Promoção de educação sobre segurança em incêndios em comunidades e escolas
- Promoção de fogões mais seguros, combustíveis menos perigosos e fechamento de fogos abertos
- Estabelecimento e obrigatoriedade de normas de segurança contra incêndio no local de trabalho
- Promoção de projeto e construção mais seguros de moradias para famílias únicas e múltiplas, incorporando o uso de materiais de construção menos inflamáveis, detectores de fumaça, sistemas de *sprinkler* e saídas de emergência para incêndios
- Reduzir a temperatura de torneiras de água quente para 49 °C.

▶ Afogamento

O afogamento é a terceira principal causa de mortes por lesões não intencionais no mundo. Estima-se que 380 mil pessoas se afoguem por ano, e 96% dessas mortes ocorrem em países de baixa e média rendas. A incidência de afogamento varia significativamente de acordo com a região. Por exemplo, a taxa de afogamento na África é mais de oito vezes maior do que a da Austrália ou dos Estados Unidos.[19]

Os principais fatores de risco para afogamento foram identificados.[20] Os homens apresentam risco duas vezes maior de se afogarem do que as mulheres. Os fatores que contribuem para o maior risco entre os homens incluem maior exposição ocupacional e recreativa à água e maior comportamento de risco (ou seja, nadar sozinho, consumir álcool antes de nadar). A idade precoce também é um fator, com crianças com menos de 5 anos de idade apresentando as maiores taxas de mortalidade por afogamento no mundo. As mortes por afogamento em crianças costumam estar associadas à supervisão inadequada por adultos. Crianças que vivem próximo a locais com água não protegidos por cercas (piscinas, lagos, canais de irrigação, poços) estão em maior risco. O uso de álcool aumenta o risco de afogamento entre adolescentes e adultos e também contribui para o risco de afogamento em crianças por causa do prejuízo da supervisão pelo adulto relacionado ao álcool.

As intervenções voltadas para a redução da incidência de afogamento incluem:

- Promoção de programas "aprenda a nadar" e segurança aquática nas comunidades
- Colocação obrigatória de cercas em piscinas e em outros locais com água perigosos
- Drenagem de acúmulos desnecessários de água
- Desestímulo pela legislação e/ou educação do uso do álcool durante atividades em barcos, de natação ou outras atividades relacionadas à água
- Estabelecimento e obrigatoriedade de regulamentações sobre segurança em embarcações, incluindo equipamentos essenciais de segurança e capacidade máxima de passageiros.

LESÕES INTENCIONAIS (VIOLÊNCIA)

A OMS define *violência* como "uso intencional de força física ou poder, como ameaça ou real, contra si próprio, contra outro ou contra um grupo ou comunidade, que resulte ou tenha alta probabilidade de resultar em lesão, morte, dano psicológico, mau desenvolvimento ou privação."[21] Essa definição abrange três amplas categorias de lesões intencionais: lesões autoinfligidas, violência interpessoal e violência coletiva (guerra). Aproximadamente um terço das lesões no mundo todo são reconhecidas como intencionais; quase metade delas são lesões autoinfligidas e a outra metade é resultado de violência interpessoal e guerra.[22] Estima-se que a incidência das três categorias de lesões intencionais irá aumentar, com cada categoria assumindo uma posição entre as 15 principais causas de morte e deficiência no mundo até 2020.[4] Mais de 1,6 milhão de pessoas morrem por ano devido à violência e muitas outras são feridas.[21] Os sobreviventes da violência costumam apresentar sequelas de longo prazo, incluindo problemas físicos, sexuais e mentais.

▶ Lesões autoinfligidas

Estima-se que 782 mil pessoas tenham cometido suicídio em 2008.[23] O suicídio, às vezes, é mal classificado e não reconhecido nos atestados de óbito oficiais devido ao estigma social e ao tabu associado ao suicídio em várias culturas. A taxa de suicídio na população global varia significativamente conforme idade, sexo e região geográfica.

- Em geral, os homens apresentam risco de suicídio três vezes maior do que as mulheres
- As taxas de suicídio aumentam com o avanço da idade. A taxa de suicídio para pessoas com 75 anos ou mais é três vezes maior do que para pessoas com 15 a 29 anos de idade
- As maiores taxas de suicídio no mundo são encontradas entre homens nos países de baixa e média rendas na Europa e entre ambos os sexos na região do Pacífico Oeste
- As mulheres na China apresentam taxa de suicídio duas vezes maior do que as mulheres em outras partes do mundo.[6]

Além disso, os valores culturais e religiosos, o *status* socioeconômico e as questões de igualdade entre os gêneros parecem ter alguma participação na variabilidade das taxas de suicídio em diversas regiões.

Em média, a razão entre tentativas de suicídio e suicídio é 10:1. A probabilidade de uma tentativa de suicídio ser fatal está diretamente relacionada com o método escolhido. Os métodos mais letais de suicídio incluem arma de fogo, enforcamento e saltar de altura. A razão entre tentativa e conclusão tende a ser maior entre pessoas com menos de 25 anos de idade, que costumam escolher um método menos letal, como superdosagem de medicação.

As tentativas de suicídio costumam ser precipitadas por eventos ou circunstâncias estressantes, como a perda de um ente querido, divórcio, desemprego, problemas financeiros ou jurídicos ou problemas em relações interpessoais. Esses eventos são experiências de vida comuns, porém, a maioria das pessoas que os sofre não comete ou tenta o suicídio. Aqueles que são motivados a cometer suicídio costumam apresentar fatores de risco preexistentes que os tornam mais vulneráveis. Foram identificados múltiplos fatores de risco que predispõem um indivíduo ao suicídio e autolesão, incluindo:

- Doença mental, como depressão ou esquizofrenia
- Abuso de álcool ou outras drogas

- Doença física, especialmente quando dolorosa ou incapacitante
- História de abuso físico ou sexual durante a infância
- Acesso a meios de se matar (armas, medicamentos, venenos, etc.)
- História de tentativa anterior de suicídio
- Isolamento social.[21]

Várias abordagens foram sugeridas para diminuir a incidência de lesões autoinfligidas e suicídio, incluindo:
- Identificação e tratamento precoces de doenças mentais e/ou transtornos de abuso de substâncias
- Programas baseados na comunidade, incluindo linhas telefônicas diretas, centros de aconselhamento e grupos de apoio, especialmente voltados para a juventude e para os idosos
- Intervenções baseadas nas escolas para identificar jovens em risco e encaminhá-los para serviços de saúde mental apropriados
- Campanhas na mídia visando aumentar a conscientização do público sobre o problema e a disponibilidade de recursos comunitários para aqueles em risco
- Iniciativas relacionadas à legislação para restringir o acesso a armas de fogo.

▶ Violência interpessoal

A violência interpessoal é uma ampla categoria de lesão intencional que inclui violência pelo parceiro íntimo, abuso e negligência infantil, abuso de idosos, violência na juventude, agressão sexual e outras formas de violências dirigidas por uma pessoa ou um pequeno grupo de pessoas a outra. A natureza da violência interpessoal pode ser física, sexual, psicológica ou qualquer combinação dessas. A privação e negligência também são consideradas formas de violência interpessoal.[21]

O homicídio é a forma máxima de violência interpessoal. Estima-se que 468 mil pessoas tenham morrido em 2010 como resultado de homicídio no mundo.[24] Para cada pessoa que é morta, muitas outras sobrevivem às suas lesões, frequentemente com sequelas físicas, sexuais e psicológicas permanentes. Muitos sobreviventes também voltam a sofrer atos repetidos de violência física e/ou sexual.

Como ocorre com outras formas de lesão, a violência interpessoal não afeta todos os segmentos da sociedade global da mesma forma. A maioria dos homicídios ocorre nos países de baixa e média rendas. Aproximadamente dois terços das mortes por homicídio em 2010 ocorreram na África e nas Américas; apenas um terço ocorreu na Europa, Ásia e Oceania. Quando analisada por tamanho da população, a taxa de homicídio na África e nas Américas é aproximadamente duas vezes a média global; a da Europa, Ásia e Oceania é quase metade da média global.[24] Três quartos de todas as vítimas de homicídio são homens. A taxa de homicídio entre homens tende a diminuir com o avanço da idade, com a maior taxa ocorrendo em homens entre 15 e 29 anos.[21] Fatores raciais, culturais e socioeconômicos também têm participação. Por exemplo, nos Estados Unidos, em 1999, a taxa de homicídio entre jovens afro-americanos entre 15 e 24 anos foi duas vezes a taxa entre jovens hispânicos da mesma faixa etária e mais de 12 vezes a taxa entre jovens brancos não hispânicos da mesma faixa etária.[25]

A violência por parceiro íntimo ocorre em todos os países, em todas as culturas e em todos os níveis da sociedade. No entanto, algumas populações apresentam maior risco do que outras. Embora as mulheres possam ser violentas com relação aos seus parceiros do sexo masculino, a grande maioria da violência por parceiro íntimo é infligida por homens sobre as mulheres. Pesquisas conduzidas entre mulheres abusadas revelam que muitas vítimas são sujeitas a múltiplos atos de violência por períodos prolongados e muitas sofrem uma combinação de abuso físico, sexual e psicológico. As mulheres estão em risco particularmente alto em sociedades onde há desigualdade acentuada entre os sexos e onde as sanções contra a violência por parceiro íntimo são fracas e pouco exigidas. Um número significativo de homicídios de mulheres se deve à violência pelo parceiro. Estudos de vários países revelam que 40 a 70% das vítimas de homicídio do sexo feminino são mortas por seus maridos ou namorados.[21]

Os maus-tratos infantis são outra forma de abuso ou negligência que ocorre em crianças com menos de 18 anos de idade. As formas comuns de maus-tratos infantis incluem abuso físico, sexual e emocional. Embora os maus-tratos infantis sejam reconhecidos como um problema global, faltam estimativas confiáveis de seu escopo, especialmente em países de baixa e média rendas. Estudos internacionais sugerem que quase 20% das mulheres e 5 a 10% dos homens foram abusados sexualmente quando crianças. Entre 25 e 50% das crianças relatam ter sofrido abuso físico. Prejuízos permanentes à saúde física e mental costumam ocorrer em vítimas de maus-tratos infantis.[26]

Maus-tratos a idosos, conforme definido pela OMS, são "um ato único ou repetido, ou falta de ação apropriada, ocorrendo em qualquer relação onde exista uma expectativa de confiança que cause dano ou sofrimento a um idoso." Esse tipo de violência interpessoal pode assumir várias formas, incluindo abuso físico, sexual e emocional; abuso financeiro; abandono e negligência; e perda da dignidade e respeito. Estima-se que 4 a 6% dos idosos tenham sofrido alguma forma de maus-tratos em casa e que o número de casos de maus-tratos de idosos aumente conforme o envelhecimento da população continue nas próximas décadas.[27]

Múltiplos fatores de risco comuns estão associados às várias formas de violência interpessoal, incluindo:

- Abuso de álcool e substância
- História de exposição infantil à violência em casa
- História familiar ou pessoal de divórcio ou separação
- Baixa autoestima e baixo controle comportamental
- Pobreza e desigualdade de renda.[21]

A prevenção da violência exige uma abordagem multifacetada. O achado de que experiências precoces na infância têm participação significativa no risco subsequente de se tornar um perpetrador de violência sugere uma oportunidade importante de intervir por meio de programas que causem impacto no desenvolvimento infantil precoce e promovam a estabilidade familiar. As intervenções sugeridas para diminuir a incidência de violência interpessoal incluem:

- Identificação e tratamento precoces de abuso de álcool e substâncias e transtornos mentais
- Melhoria da vigilância para vítimas de violência nas escolas, serviços de saúde, locais de trabalho e comunidades, combinada com a prestação de serviços para garantir o cuidado e a proteção futura dessas vítimas
- Disponibilidade de recursos comunitários para terapia familiar e treinamento de habilidades na criação dos filhos
- Campanhas na mídia visando aumentar a conscientização do público quanto à prevenção da violência e estimular a ação comunitária
- Iniciativas relacionadas à legislação para restringir o acesso a armas de fogo
- Estabelecimento e obrigatoriedade de penalidades legais rigorosas para perpetradores de todas as formas de violência interpessoal.[21]

▶ Violência coletiva (guerra)

A *violência coletiva* é definida pela OMS como "o uso instrumental de violência por pessoas que se identificam como membros de um grupo contra outro grupo ou conjunto de indivíduos, a fim de atingir objetivos políticos, econômicos ou sociais."[21] Essa categoria de violência inclui conflitos armados entre nações e grupos, terrorismo, lutas entre gangues, genocídio e uso de estupro e tortura como armas de guerra.

Durante o século XX, estima-se que 191 milhões de pessoas tenham morrido como resultado direto ou indireto de conflito armado, tornando esse um dos períodos mais violentos da história humana. Mais de metade dessas fatalidades ocorreu entre a população civil. Em 2008, o conflito armado causou, diretamente, quase 200 mil mortes no mundo todo.[28] Como ocorre com outras formas de lesões violentas e não violentas, o número de sobreviventes excede muito o número de mortes, com muitos sobreviventes sofrendo sequelas físicas e psicológicas permanentes. A tortura e o estupro têm sido usados como armas deliberadas de guerra em alguns conflitos para aterrorizar e desmoralizar comunidades. Por exemplo, durante o conflito em Serra Leoa, muitos civis sofreram mutilação e amputação de membros pelas forças armadas. Durante o conflito na Bósnia e Herzegovina, o número de mulheres estupradas por soldados foi estimado entre 10 mil e 60 mil[21] (veja o Capítulo 15).

Além das mortes e lesões que ocorrem como resultado direto do conflito armado, há aumentos significativos na morbidade e mortalidade indiretamente relacionadas ao conflito. A infraestrutura essencial, incluindo atenção à saúde, saneamento, abrigo, transporte e suprimento de alimentos, costuma sofrer perturbações durante períodos de conflito. Isso pode resultar em fome e maior vulnerabilidade a doenças na população. O aumento da mortalidade é observado com frequência, especialmente entre as populações mais vulneráveis, incluindo bebês e refugiados. A prevenção de violência coletiva e conflitos armados exige esforço internacional e cooperação entre múltiplos setores. Os objetivos da comunidade global devem incluir:

- Redução da pobreza e desigualdade entre grupos na sociedade
- Redução do acesso a armas, incluindo biológicas, químicas e nucleares
- Promoção e obrigatoriedade de tratados internacionais e iniciativas de direitos humanos.[28]

DIREÇÕES FUTURAS

Muito progresso foi feito nas últimas décadas no campo da prevenção de lesões; no entanto, ainda há muito a ser feito e é necessário evoluir em três áreas importantes:

- **Epidemiologia:** São necessárias mais pesquisas para quantificar de forma mais precisa o escopo e a magnitude das lesões intencionais e não intencionais e delinear os fatores de risco e as consequências econômicas das lesões
- **Prevenção:** Há necessidade de delinear e avaliar as intervenções de prevenção de lesões e identificar as melhores práticas para implementação entre as várias populações-alvo e os diversos cenários geográficos
- **Defesa:** São necessários esforços aprimorados para promover a educação e a conscientização da prevenção de lesões entre o público em geral, legisladores, gestores e agências financiadoras.

RESUMO

As lesões, intencionais e não intencionais, agora são reconhecidas como importantes causas de morbidade e mortalidade no mundo todo. Estima-se que o impacto das lesões sobre a carga global de doenças vá aumentar significativamente nas próximas décadas. As causas das lesões são multifatoriais, ocorrendo em todas as classes sociais. Portanto, as iniciativas de prevenção de lesões devem ser de natureza multidisciplinar, com envolvimento de representantes da saúde pública, cientistas sociais, educadores, líderes comunitários, políticos, mídia de massa e outros. Foi feito um progresso significativo na prevenção e no controle de lesões nos países de alta renda do mundo desenvolvido. À medida que esse progresso continua, estratégias de sucesso poderão ser identificadas e adaptadas na prevenção de lesões para uso em países de baixa e média rendas, onde ocorre a maioria das lesões.

QUESTÕES DE ESTUDO

1. Utilizando as convenções aceitas da OMS, defina os tipos de lesões discutidos neste capítulo.
2. Relacione e discuta cinco intervenções importantes para reduzir as lesões de trânsito no mundo todo.
3. Relacione e discuta cinco intervenções para reduzir a morbidade e mortalidade por queimaduras.
4. Relacione e discuta cinco intervenções para reduzir a incidência de afogamento.
5. Quais são alguns dos fatores de risco para suicídio? Compare e contraste a importância desses fatores no mundo em desenvolvimento *versus* o mundo industrializado.
6. Relacione e discuta cinco intervenções para reduzir a incidência de violência interpessoal.

REFERÊNCIAS

1. World Health Organization. *Violence, Injuries and Disability: Biennial Report 2010–2011.* Geneva: WHO, 2012.
2. World Health Organization. *Injuries and Violence: The Facts.* Geneva: WHO, 2010. http://whqlibdoc.who.int/publications/ 2010/9789241599375_eng.pdf.
3. World Health Organization. *The Global Burden of Disease: 2004 Update.* Geneva: WHO, 2008. http://www.who.int/healthinfo/ global_burden_disease/2004_report_update/en/index.html.
4. Murray CJL, Lopez AD. *The Global Burden of Disease.* Cambridge, MA: Harvard University Press, 1996.
5. Peden M, McGee K, Krug E. *Injury: A Leading Cause of the Global Burden of Disease, 2000.* Geneva: World Health Organization, 2002.
6. Peden M, McGee K, Sharma G. *The Injury Chart Book: A Graphical Overview of the Global Burden of Injuries.* Geneva: World Health Organization, 2002.
7. Jacobs G, Aeron-Thomas A, Astrop A. *Estimating Global Road Fatalities.* Wokingham, Berks, UK: Crowthorne, Transport Research Laboratory, 2000 (TRL Report No. 445).
8. Shinar D. *Traffic Safety and Human Development.* Oxford, UK: Elsevier, 2007.
9. World Health Organization. *Global Status Report on Road Safety: Time for Action.* Geneva: WHO, 2009.
10. Peden MM. *The World Report on Road Traffic Injury Prevention.* Geneva: World Health Organization, 2004.
11. World Health Organization. *Safer Roads: Five Key Areas for Effective Interventions.* Geneva: WHO, 2004.www.who.int/ features/2004/road_safety/en/.
12. World Health Organization. *Road Safety: Alcohol.* Geneva: WHO, 2004. www.who.int/violence_injury_prevention/-publications/road_ traffic/world_report/alcohol_en.pdf.

13. World Health Organization. *International Statistical Classification of Diseases and Related Health Problems, tenth revision. Vol. 1: Tabular List*. Geneva: WHO, 1992.
14. Liebelt EL, DeAngelis CD. Evolving trends and treatment advances in pediatric poisoning. *JAMA* 1999;282:1113–1115.
15. Rodgers GB. The safety effects of child-resistant packaging for oral prescription drugs: two decades of experience. *JAMA* 1996;275:1661–1665.
16. World Health Organization. *Falls: Fact Sheet No. 344*. Geneva: WHO, 2012. www.who.int/mediacentre/factsheets/fs344/en.
17. World Health Organization. *Burns: Fact Sheet No. 365*. Geneva: WHO, 2012. www.who.int/mediacentre/factsheets/fs365/en.
18. World Health Organization. *Facts About Injuries: Burns*. Geneva: WHO.www.who.int/violence_injury_prevention/publications/ other_injury/en/burns_factsheet.pdf.
19. World Health Organization. *Drowning: Fact Sheet No. 347*. Geneva: WHO,2012. www.who.int/mediacentre/factsheets/fs347/en.
20. World Health Organization. *Facts About Injuries: Drowning*. Geneva: WHO. http://www.who.int/violence_injury_prevention/ publications/other_injury/en/drowning_factsheet.pdf.
21. World Health Organization. *World Report on Violence and Health*. Geneva: WHO, 2002.
22. Murray S. Global injury and violence. *CMAJ* 2006;174(5): 620–621.
23. World Health Organization. *Causes of Death 2008: Data Sources and Methods*. Geneva: WHO, 2011. www.who.int/gho/mortality_burden_disease/global_burden_disease_DTH6_2008.xls.
24. *2011 Global Study on Homicide: Trends, Context, Data*. Vienna: United Nations Office on Drugs and Crime, 2011. http://www.unodc.org/unodc/en/data-and-analysis/statistics/crime/global-study-on--homicide-2011.html.
25. Anderson RN. Deaths: leading causes for 1999. *Natl Vital Stat Rep* 2001;49(11):1–87.
26. World Health Organization. *Child maltreatment: Fact Sheet No. 150*. Geneva: WHO, 2010.www.who.int/mediacentre/factsheets/fs150/en.
27. World Health Organization. *Elder Maltreatment: Fact Sheet No. 357*. Geneva: WHO, 2011. www.who.int/mediacentre/factsheets/fs357/en.
28. World Health Organization. *Facts: Collective Violence*. Geneva: WHO, 2002. http://www.who.int/violence_injury_prevention/violence/world_report/factsheets/en/collectiveviolfacts.pdf.

OUTRAS REFERÊNCIAS ÚTEIS

Krug EG, Sharma GK, Lozano R. The global burden of injuries. *Am J Public Health* 2000;90:523–526.

National Center for Injury Prevention and Control (CDC) Website: http://www.cdc.gov/injury/index.html.

World Health Organization Violence and Injury Prevention Website: http://www.who.int/violence_injury_prevention.

World Health Organization. *Preventing Violence: A Guide to Implementing the Recommendations of the 'World Report on Violence and Health.'* Geneva: WHO, 2004.

Safe Kids USA Website: http://www.usa.safekids.org/.

World Health Organization. *World Report on Violence and Health: Summary*. Geneva: WHO, 2002.

14

Questões cirúrgicas na saúde global

Eileen S. Natuzzi, Rooney Jagilly, Kathryn Chu,
Doruk Ozgediz, Emmanuel Elobu, Kathleen Casey,
Robin Petroze, Georges Ntakiyiruta e
Thomas E. Novotny

OBJETIVOS DE APRENDIZADO

- Definir cirurgia global
- Descrever a história da assistência cirúrgica e questões em saúde internacional
- Descrever a carga global de doença cirúrgica, incluindo seu impacto sobre os programas de controle de doenças não transmissíveis e outras doenças
- Discutir a construção da capacidade cirúrgica como parte das iniciativas de saúde global em ambientes de recursos restritos

INTRODUÇÃO

Hoje, 84% da população mundial vive em países em desenvolvimento, onde existe 93% da carga mundial de doença, mas onde são gastos apenas 11% dos dólares destinados à pesquisa em saúde global.[1] Nos países em desenvolvimento, as mortes por doenças transmissíveis, como tuberculose (TB), malária e HIV/AIDS, estão diminuindo lentamente, mas a prevalência de doenças não transmissíveis (DNTs) como câncer, diabetes, doença cardiovascular e doença respiratória crônica está aumentando de forma estável. Com a urbanização de cidades pequenas e grandes nos países em desenvolvimento, os acidentes de trânsito e as lesões tornaram-se mais comuns. Uma alta prevalência basal de doenças transmissíveis, juntamente com taxas crescentes de DNTs e lesões, cria demandas futuras incomuns no sistema de saúde e pode impedir o progresso geral dos Objetivos de Desenvolvimento do Milênio (ODMs). Muitas dessas doenças necessitam tratamento cirúrgico para salvar vidas, diminuir o sofrimento e prevenir ou acabar com a deficiência para restaurar a saúde e a subsistência. No presente, o acesso à assistência cirúrgica completa na maioria dos países em desenvolvimento não é prontamente disponível.

A Declaração de Alma-Ata de 1978 identificou a atenção primária à saúde como a pedra angular para atingir a "saúde para todos." Esse documento histórico enfatizou as desigualdades brutas na saúde e no acesso à atenção entre pessoas que vivem em países desenvolvidos e em desenvolvimento. Além de a Declaração de Alma-Ata apoiar firmemente a atenção primária para todos, também "aborda os principais problemas de saúde na comunidade, oferecendo serviços de promoção, prevenção, cura e reabilitação." Intervenções cirúrgicas apropriadas, custo-efetivas, de cura e reabilitação são serviços preventivos secundários e terciários e uma resposta necessária a doenças para as quais a prevenção primária não é efetiva.[2]

O volume de cirurgias de grande porte realizadas no mundo é estimado entre 187,2 milhões e 281,2 milhões de procedimentos por ano. Um total de 73,6% dessas cirurgias ocorre em países de alta renda, 22,9% em países em transição e apenas 3,5% em países em desenvolvimento, onde vive a maior parte da população mundial.[3,4] O desequilíbrio no número de operações realizadas *per capita* em países desenvolvidos *versus* países em desenvolvimento deve-se, em grande parte, à falta de assistência cirúrgica disponível nessas nações, carentes de recursos.

Este capítulo tem os seguintes objetivos, com relação à assistência cirúrgica e saúde global:

- Definir cirurgia global.*

---

* Neste capítulo, o termo *cirurgia internacional* é usado para descrever de maneira ampla o acesso de assistência cirúrgica. Essa atenção inclui anestesia, enfermagem obstétrica e cirúrgica.

- Apresentar uma visão geral histórica das questões cirúrgicas na saúde internacional.
- Descrever a carga global de doença cirúrgica, incluindo seu impacto sobre as DNTs e outros programas de controle de doenças.
- Discutir a construção da capacidade cirúrgica como parte das iniciativas globais de saúde em ambientes com restrição de recursos.
- Discutir maneiras por meio das quais os cirurgiões possam se integrar à saúde pública global.

▶ Definição de cirurgia e de cirurgia internacional

A palavra *cirurgia* é uma derivação da palavra latina *chirurgia*, que significa "trabalho manual." Um *cirurgião* é qualquer profissional de saúde que trate condições cirúrgicas por meio da manipulação de tecidos e realize intervenções invasivas como incisões e punções com a intenção de curar doenças. A assistência cirúrgica nem sempre é invasiva e, em alguns casos, os cirurgiões atendem um paciente sem realizar uma operação, como no tratamento de lesões esplênicas ou hepáticas, fraturas e traumatismos cranianos fechados. Embora possa não ser realizada uma operação em alguns desses casos, é necessária experiência cirúrgica. A cirurgia pode ser realizada por uma variedade de profissionais, incluindo médicos com treinamento formal na especialidade de atenção e técnicas cirúrgicas, clínicos gerais com treinamento limitado em atenção e técnicas cirúrgicas e agentes comunitários de saúde que não sejam médicos e que tenham sido submetidos a treinamento focado em determinadas técnicas cirúrgicas. Em ambientes com restrição de recursos, como a África subsaariana, muitos serviços cirúrgicos e anestésicos são limitados àqueles oferecidos por clínicos gerais ou agentes comunitários de saúde. Para fins desta discussão, *cirurgião* refere-se a qualquer médico com treinamento formal em atenção e técnicas cirúrgicas, a menos que indicado de outra forma.

A cirurgia internacional, também conhecida como cirurgia global,* com frequência é representada como um ramo humanitário da medicina relacionado à atenção emergencial pós-desastres e ao tratamento eletivo de anomalias congênitas, como lábio leporino e fenda palatina, defeitos cardíacos de nascimento e deformidades musculoesqueléticas.[5] Esse trabalho depende não somente da participação voluntária de especialistas treinados, mas também da cooperação e compreensão entre as nações financiadoras e aquelas que recebem o recurso. Os programas internacionais de cirurgia cada vez mais incluem educação, pesquisa, desenvolvimento de capacidade, filantropia e apoio. Além disso, incluem a prestação de serviços de anestesia, atenção obstétrica, atenção de enfermagem e atenção de reabilitação pós-operatória. A cirurgia global promove a cooperação e a compreensão entre as nações. Inclui aprendizado do norte para o sul e do sul para o norte, assim como colaboração no sul. Foca nas populações vulneráveis mesmo em países de alta renda. Uma das implantações mais notáveis do auxílio cirúrgico internacional ocorreu em 2010, em resposta ao terremoto no Haiti. Equipes médicas do mundo todo chegaram ao Haiti para tratar os feridos. Pouco depois do terremoto, o Médicos Sem Fronteiras (MSF, do francês Médecins Sans Frontières) enviou a maior equipe cirúrgica fora de conflitos de sua história, tratando mais de 550 mil pacientes haitianos e realizando mais de 4 mil intervenções cirúrgicas em 10 semanas.[6] Embora um desastre de perfil alto como o terremoto no Haiti seja considerado por muitos assistência cirúrgica humanitária, é a assistência cirúrgica cotidiana necessária nos países em desenvolvimento que é o verdadeiro "desastre."

▶ Uma breve história da cirurgia internacional

O tratamento cirúrgico remonta a até 10.000 a 5.000 a.C. Os primeiros profissionais da medicina eram conhecidos como curandeiros, xamãs, padres, barbeiros e feiticeiros. Originalmente, todos os prestadores de serviços médicos eram essencialmente cirurgiões, pois tratavam feridas, drenavam infecções, manejam ossos quebrados e interrompiam sangramentos, aplicando metal quente ou óleo quente às feridas. Alguns dos mais antigos procedimentos médicos incluíam o fechamento de lacerações utilizando sutura feita de tendões passados por agulhas feitas de osso afiado. A trepanação, o ato de fazer perfurações no crânio para liberar os chamados espíritos do mal, remonta ao período mesolítico (Figura 14-1).[7] Os hieróglifos no Egito antigo e os manuais que eram a base da medicina ayurvédica (o Sushruta Samhita) descrevem várias operações, incluindo cesarianas, rinoplastia, cra-

---

*O uso do terms *cirurgia global* associa a integração de intervenções cirúrgicas, auxílio humanitário e educação e treinamento de forças de trabalho em estratégias de saúde global. A saúde global é uma estratégia multidisciplinar com a prioridade de melhorar a saúde por meio do treinamento de forças de trabalho em saúde, incorporação de justiça social, desenvolvimento da promoção de soluções de saúde e prevenção baseada na população. A cirurgia internacional ou global é uma das disciplinas que constituem a saúde global.

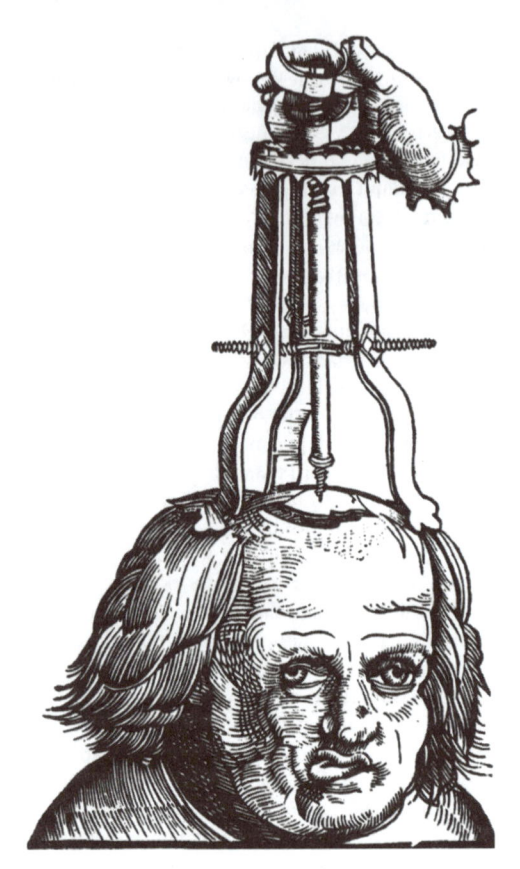

▲ **Figura 14-1** Trepanação (Cortesia de von Gersdorff H. *Feldbuch der Wundartzney*, 1517.)

niotomia e laparotomia, utilizando vinho e *Cannabis indica* como agentes anestésicos.[8]

Guerras e conquistas ao longo da história levaram soldados e seus cirurgiões de campo a terras estrangeiras, e a atenção às lesões no campo de batalha possibilitou alguns dos maiores avanços técnicos como resultado do trabalho em ambientes de campo muito difíceis. Esses avanços incluem melhorias em anestesia, no transporte e na atenção aos feridos, na obtenção de hemóstase e no tratamento de sepse. John Snow, o pai da saúde pública, também auxiliou no desenvolvimento da anestesia cirúrgica como a conhecemos hoje. Snow, muito conhecido por seu trabalho epidemiológico que identificou o cabo da bomba de Broad Street como fonte do surto de cólera em Londres, em 1854, também era anestesista e defensor do uso da anestesia inalável durante o parto difícil.[9]

A expansão colonial levou o tratamento cirúrgico a algumas partes do Novo Mundo. Conforme colonialistas europeus, comerciantes de escravos e piratas se movimentavam pelo Caribe, pelas Américas e regiões do Pacífico, levavam consigo doenças transmissíveis que devastariam populações nativas. Além disso, tinham novas oportunidades de compreender as doenças tropicais e aplicar tratamentos médicos e cirúrgicos a uma variedade de novas doenças. Com o tempo, médicos e cirurgiões missionários foram usados para manter a saúde dos colonialistas e garantir a saúde dos ativos humanos locais, que eram necessários para sustentar as economias coloniais.[10] Construíram, apoiaram financeiramente e equiparam hospitais em alguns dos locais mais desafiadores. Além do Caribe, das Américas e regiões do Pacífico, o colonialismo na África promoveu o desenvolvimento do Serviço Médico Colonial, com treinamento e pesquisas conduzidos na Escola de Medicina Tropical e Higiene de Londres e outras instituições. Programas de ensino médico e cirúrgico foram estabelecidos em todo o continente, com os primeiros programas de treinamento surgindo em Serra Leoa, Nigéria e Uganda.[11]

O apoio inicial para educação médica e cirúrgica internacional e treinamento em saúde pública também veio do Painel de Saúde Internacional da Fundação Rockefeller, do Banco Mundial, do Instituto Pasteur e da Organização Mundial de Saúde (OMS). No entanto, anos de inquietação política e civil em vários desses países da África subsaariana deixaram em desordem o que uma vez foram grandes instituições médicas acadêmicas, e os serviços cirúrgicos deterioraram como resultado de infraestrutura e apoio deficientes. A organização Médicos Sem Fronteiras (MSF), estabelecida em 1971 por um pequeno grupo de médicos franceses em resposta à crise em Biafra, preencheu uma lacuna na saúde criada pela guerra. A MSF rapidamente acrescentou serviços cirúrgicos em 1983, depois de observar a necessidade de centros cirúrgicos no campo operados por cirurgiões expatriados que ofereciam tratamento a refugiados das guerras do Chade e da Libéria. Em um curto período, a MSF tornou-se um dos maiores e mais respeitados prestadores de serviços médicos e cirúrgicos em áreas de instabilidade civil e desastres naturais, assim como em áreas sem conflito. Hoje, a MSF opera em mais de 70 países, oferecendo atenção médica, incluindo cirurgia-geral, cirurgia ortopédica, procedimentos obstétricos de emergência e assistência cirúrgica para os feridos.[12] A organização também defende vigorosamente os direitos humanos e a equidade na saúde.

Na década de 1990, os investimentos no desenvolvimento de serviços cirúrgicos nos países em desenvolvimento foram diminuídos. No Relatório de Desenvolvimento Mundial do Banco Mundial de 1993, "Investimentos em Saúde," o Banco recomendou que os governos nos países em desenvolvimento investissem mais pesadamente em "programas custo-efetivos para ajudar os pobres" por meio da prevenção, em vez de serviços médicos diretos.[13] O relatório enfatizou a prevenção e o tratamento de doenças transmissíveis, incluindo HIV/AIDS, malária e TB, que representavam a carga mais significativa de doença entre os países em desenvolvimento. Esse relatório, de autoria conjunta com a OMS, foi muito influente na definição da direção atual que a saúde global tomou. Logo após sua publicação, começou uma sequência de filantropia privada voltada para a saúde. Em 1999, Bill e Melinda Gates fundaram a Gates Foundation (Fundação Gates), que estimulou um esforço sem precedentes para tratar doenças específicas, como TB, HIV/AIDS e malária. Em 2001, os ODMs foram estabelecidos, tendo sido incluídos mandatos para reduzir a mortalidade materna e infantil. O Fundo Global de Luta Contra AIDS, Tuberculose e Malária (FGLCATM) seguiu em 2002 e, em 2003, o Congresso norte-americano aprovou o estabelecimento do Plano Presidencial de Emergência para Alívio da AIDS (PEPFAR, do inglês President's Emergency Plan for AIDs Relief), que investiu mais de $63 bilhões até hoje, tornando-o a maior iniciativa de saúde que aborda uma única doença na história dos Estados Unidos. As DNTs e lesões, doenças tropicais negligenciadas (DTNs), assim como o fortalecimento do sistema de saúde, não foram abordados nessa agenda de desenvolvimento global. O desenvolvimento de serviços cirúrgicos não foi incluído como objetivo dessa filantropia sem precedentes, pois esses serviços eram considerados muito caros e, portanto, não custo-efetivos. Vinte anos depois que o Relatório do Banco Mundial fez a declaração "Dinheiro público é gasto em intervenções de saúde de baixa custo-efetividade, como cirurgias para a maioria dos cânceres, ao mesmo tempo em que intervenções críticas e altamente custo-efetivas, como o tratamento de TB ou DSTs, continuam com financiamento insuficiente,"[13] as taxas de mortalidade por cânceres, lesões e outras DNTs nos países em desenvolvimento estão aumentando em ritmo alarmante, e a necessidade de intervenções cirúrgicas e programas horizontais de desenvolvimento de saúde foi reconhecida. As estratégias de prevenção para essas doenças incluem a detecção e o tratamento precoces e o cuidado paliativo para aliviar o sofrimento. Tudo isso pode ser obtido com o acréscimo dos serviços cirúrgicos apropriados.

Durante anos, equipes compostas de cirurgiões, enfermeiros de centro cirúrgico e técnicos voluntários de países desenvolvidos prestaram serviços cirúrgicos em muitos países em desenvolvimento. Grupos de subespecialidades cirúrgicas de curta duração, como Operação Sorriso, Smile Train, Operation Hernia, Cure International, Orbis e Children's Heartlink, preencheram a lacuna da assistência cirúrgica especializada para crianças que vivem em países em desenvolvimento e que apresentam lábio leporino e fenda palatina, hérnias, anomalias cardíacas congênitas potencialmente fatais e outros defeitos musculoesqueléticos congênitos. Cirurgiões civis e militares se envolveram nas respostas internacionais a desastres naturais e guerras, como Haiti e Banda Achém, e conflitos no Oriente Médio e no Chifre da África.[14] Mesmo em situações de conflito, mais de 50% das cirurgias realizadas são para problemas rotineiros, não violentos, geralmente obstétricos ou infecciosos, ilustrando que, mesmo durante a guerra, a necessidade de assistência cirúrgica é muito grande.[15,16]

O número de missões cirúrgicas breves conduzidas nos países em desenvolvimento cresceu na última década. Essas "missões de alcance" ou "missões de visita" oferecem um serviço valioso, mas falta sustentabilidade a muitas delas. O Relatório da Força de Trabalho da OMS de 2006 reconheceu que esses esforços eram necessários até que a força de trabalho local melhorasse. Não obstante, foram expressas preocupações com a qualidade, segurança e adequação e com os motivos desses tipos de missões cirúrgicas.[17-20] A coordenação de serviços voluntários na comunidade com prestadores, hospitais e Ministérios da Saúde locais é necessária para reduzir a duplicação dos esforços e da carga sobre a equipe local. A atenção de seguimento também deve ser planejada com antecedência. O custo de conduzir essas missões cirúrgicas de curta duração é tão difícil de estimar quanto o número total de operações disponibilizadas. Maki e colegas estimaram, conservadoramente, que muito mais de US$250 milhões por ano são gastos ao se enviar equipes para oferecer atenção em países em desenvolvimento.[21]

Programas como a Pan-African Academy of Christian Surgeons (PAACS – Academia Pan-africana de Cirurgiões Cristãos), fundada em 1997, e o Royal College of Surgeons of England (Colégio Real de Cirurgiões da Inglaterra) começaram a abordar os problemas de escassez de força de trabalho, comprometendo-se com programas de treinamento cirúrgico primário no país, em período integral, no Gabão, na Etiópia, em Camarões e no Quênia.[22,23] Várias universidades de países desenvolvidos, como Johns Hopkins, Duke, Universidade da Califórnia em São Diego, Universidade da Califórnia em São Francisco, Universidade de Michigan, Universidade da Virgínia, McMaster e Universidade da Colúmbia Britânica, estabeleceram programas de intercâmbio acadêmico com universidades na África subsaariana, América Latina e Oriente Médio para fortalecer a capacidade cirúrgica dessas regiões por meio de educação e pesquisas.[24] A integração do treinamento cirúrgico acadêmico, juntamente com assistência cirúrgica de alcance, permite que programas coordenados criem soluções sustentáveis, prestando serviços cirúrgicos necessários.

Em 2005, conforme crescia o interesse pela assistência cirúrgica, a OMS respondeu estabelecendo a Iniciativa Global para Assistência Cirúrgica Essencial e de Emergência (GIEESC, do inglês Global Initiative on Emergency and Essential Surgical Care).[25] A missão da GIEESC da OMS é criar diretrizes para os membros dos Ministérios da Saúde, a fim de reduzir as mortes e deficiências causadas por acidentes de trânsito, trauma, queimaduras, lesões, complicações relacionadas à gestação, violência doméstica, desastres e outras condições cirúrgicas em países de baixa e média rendas. Manuais e oficinas para treinar médicos e outros profissionais na assistência cirúrgica de emergência segura e sobre como equipar hospitais rurais com os equipamentos mínimos necessários estão disponíveis. Nos últimos oito anos, a GIEESC da OMS cresceu e agora inclui colaborações de mais de 400 cirurgiões que trabalham em mais de 60 países. Reuniões anuais de cirurgia internacional, como a Aliança para Presença Cirúrgica e de Anestesia (ASAP, do inglês Alliance for Surgical and Anesthesia Presence), a Mesa Redonda de Bethune e a Conferência do Center for Global Surgery Extreme Affordability (Centro para Acessibilidade Extrema à Cirurgia Global), abordam questões pertinentes à construção da capacidade cirúrgica e à carga cirúrgica de doença. Organizações profissionais como a Operation Giving Back (Operação Devolução) do Colégio Americano de Cirurgiões (American College of Surgeons), o Programa Internacional do Colégio Australásico Real de Cirurgiões (Royal Australasian College of Surgeons), Parceiros Globais em Anestesia e Cirurgia (Global Partners in Anesthesia and Surgery) e a Sociedade Cirurgiões Humanitários Internacionais (Society of International Humanitarian Surgeons) oferecem vias para apoio, informações, pesquisas, oportunidades de voluntariado e educação (Tabela 14-1).

Tabela 14-1 Uma relação de organizações cirúrgicas internacionais. Essas organizações encorajam a construção da capacidade por meio da educação dos cirurgiões locais

Iniciativa Global para Assistência Cirúrgica Essencial e de Emergência da OMS (WHO GIEESC)
Grupo de Cirurgias Essenciais de Bellagio
Operação Giving Back do Colégio Americano de Cirurgiões
Surgeons OverSeas
Aliança para Presença Cirúrgica e de Anestesia
Parceiros Globais em Anestesia e Cirurgia
Academia Pan-Africana de Cirurgiões Cristãos (PAACS)
Rede Canadense de Cirurgiões Internacionais
Programa Internacional do Colégio Real Australiano de Cirurgiões

Em 2009, a Iniciativa Global de Saúde dos Estados Unidos (GHI, do inglês Global Health Initiative) expandiu seu portfólio de auxílio além da assistência aguda a doenças específicas e incluiu auxílio mais sustentável por meio do fortalecimento do sistema de saúde e do desenvolvimento de recursos humanos para saúde (RHS). Grande parte desse trabalho é financiada por meio de bolsas da Iniciativa de Parceria para Educação Médica (MEPI, do inglês Medical Education Partnership Initiative) do Instituto Nacional de Saúde (NIH, do inglês National Institute of Health). Além da educação e do treinamento em saúde para o público médico e em geral, a MEPI garante apoio a educação e pesquisas cirúrgicas. Duas bolsas da MEPI foram concedidas recentemente para programas de construção de capacidade cirúrgica em Moçambique e Ruanda.

Apesar de todo esse trabalho inicial e de um movimento para desenvolvimento da capacidade cirúrgica sustentável, ainda há desafios significativos para a prestação da assistência cirúrgica em ambientes com restrição de recursos. São necessários mais esforços na definição da enorme necessidade cirúrgica não atendida nos países em desenvolvimento, seu impacto econômico e estudos prospectivos que avaliem os programas de construção de capacidade cirúrgica.

CARGA DA DOENÇA CIRÚRGICA

É importante descrever a carga global da necessidade cirúrgica, pois uma análise detalhada permite a medição da frequência de doença (incidência e prevalência); sua gravidade (mortalidade e deficiência); sua consequência sobre as populações (impactos de saúde, sociais e econômicos); e quem é mais afetado (idade, sexo, posição socioeconômica, região). Essas informações auxiliam a priorização de estratégias que produzem o maior benefício, identificando as tendências emergentes, estabelecendo as prioridades de gastos e auxiliando no ajuste das agendas de pesquisas em saúde global. Em 1991, o Banco Mundial solicitou o Global Burden of Disease Study (GBD – Estudo da Carga Global de Doença) para quantificar a carga de doença utilizando a projeção de dados de mortalidade, deficiência, fatores de risco e prevalência por idade, sexo e região geográfica, de 2000 a 2020. As doenças foram classificadas em três amplos grupos, baseados no sistema de classificação CID da OMS (Tabela 14-2). Murray e Lopez publicaram seus primeiros relatórios estimando a carga global de doença[26] com atualizações pela OMS em 2010. O Global Burden of Disease, Injury and Risk Factors 2010 Study (Estudo Carga Global de Doença, Lesão e Fatores de Risco de 2010), conduzido pelo Instituto de Métricas e Avaliação de Saúde, é a avaliação mais abrangente da carga de doença feita até hoje. Inclui análises de mais de 220 condições e lesões, mais de 40 fatores de risco e mais de 230 sequelas não fatais de condições de saúde em 21 regiões do mundo. Enquanto as taxas de morte por doenças infecciosas como malária, AIDS e TB estão diminuindo, tem havido um aumento estável em doenças crônicas, como diabetes, câncer e doença cardiovascular, assim como lesões. As ocupações de leitos hospitalares nos países em desenvolvimento estão passando de pacientes com doenças predominantemente infecciosas para pacientes com complicações diabéticas, doença cardiovascular e cânceres e aqueles debilitados por lesões, como fraturas de fêmur. Essa transição da carga de doença deve-se, em grande parte, ao envelhecimento da população, à redução da mortalidade infantil e ao controle de algumas doenças transmissíveis. Também é resultado da globalização e urbanização com mudanças de comportamento para dietas deficientes, tabagismo e redução dos níveis de atividade. Estima-se que a prevalência de DNTs aumente em mais de 40% até 2030 e seja responsável por 70% das mortes e 57% dos anos de vida ajustados por deficiência (AVAIs) no mundo todo. Os países em desenvolvimento sofrerão mais dramaticamente o impacto do aumento das DNTs. As taxas de lesões nos países em desenvolvimento também estão aumentando conforme esses países passam pela urbanização e pelo aumento da produção industrial assim como os efeitos do trânsito. Os dados de mortalidade, morbidade e deficiência coletados pelo Estudo GBD são as melhores estimativas da carga de doença e levam em consideração as fontes disponíveis de informações em um país ou uma região, corrigindo o viés. Veja o Capítulo 2 para obter mais informações sobre a carga de doença e o Capítulo 13 para informações sobre lesões.

A prevalência de condições cirúrgicas não é conhecida. Muitas das condições de doença descritas na análise do Estudo da Carga Global de Doença são suscetíveis a intervenções cirúrgicas se houver assistência disponível, mas muitas condições cirúrgicas, como obstrução intestinal, condições da vesícula, apendicite e hérnias, não estão incluídas nos dados do GBD. A Tabela 14-3 relaciona as condições médicas que se beneficiariam de intervenção cirúrgica. A carga de condições cirúrgicas (CCC) é definida como incapacidade, morte ou doença total ou parcialmente curável por intervenção cirúrgica e inclui todas as causas de condições cirúrgicas. A CCC, como o GBD, é expressa em AVAIs. (Veja o Capítulo 2 para explicação sobre AVAI.) O AVAI mede a mortalidade devida a estados de doença, assim como a deficiência associada.

É difícil quantificar as condições cirurgicamente tratáveis nos países em desenvolvimento porque a coleta de dados e os relatos confiáveis são limitados. A maioria dos dados vem de registros hospitalares e registros de óbito incompletos. Em 2006, Debas e colegas relataram a primeira estimativa bruta da CCC global em um inquérito de 18 cirurgiões que trabalhavam em todas as regiões da OMS. Estimou-se que as condições cirurgicamente tratáveis foram responsáveis por cerca de 11% de todos os AVAIs (Tabelas 14-4 e 14-5).[27] Os autores reconheceram que seus dados subestimaram a carga real de doença porque não consideraram o número total verdadeiro de operações realizadas

Tabela 14-2 Carga global de doença. Sistema de classificação da Organização Mundial de Saúde baseado na mortalidade e incapacidade conforme a Classificação Internacional de Doenças (CID)

Grupo 1: Doenças transmissíveis infecciosas, distúrbios perinatais, maternos e nutricionais.
Grupo 2: Doenças não transmissíveis: neoplasias, diabetes, doença cardiovascular, pulmonar, anomalias congênitas e transtornos psiquiátricos.
Grupo 3: Lesões intencionais e não intencionais e violência.

Tabela 14-3 Uma relação de amostra de doenças e distúrbios prevalentes observados em países de baixa a média renda com opções de tratamento cirúrgico

Distúrbio	Tratamento cirúrgico
DNTs	
Cânceres: mama, colo do útero, cólon, gástrico, pulmão	Ressecção para cura, derivação para paliação
Doença pulmonar crônica: asma, DPOC, enfisema	Redução do volume do pulmão
Doença cardiovascular: adquirida e congênita	Substituição de válvula, angioplastia
Diabetes: infecções em feridas, perda de membro, retinopatia	Desbridamento, amputação, cirurgia da retina com *laser*, acesso de diálise
Massas na tireoide devido à deficiência de iodo	Tireoidectomia
DTNs e transmissíveis	
Tracoma, filariose, úlceras de Buruli	Excisão, enxertos de pele, rotação de retalho tarsal
Ascaríase, obstruções intestinais induzidas	Cirurgia exploratória, ressecção do intestino, enterectomia
Tuberculose: TB pulmonar	Ressecção do pulmão, decorticação, plumbagem, toracoplastia
TB abdominal	Laparotomia exploratória, ressecção ou derivação do intestino
Doença de Potts (coluna)	Desbridamento, fixação, colocação de haste
Malária: hiperesplenismo e ruptura espontânea	Esplenectomia
Objetivos do Desenvolvimento do Milênio 4 e 5	
Gestação ectópica	Salpingectomia, salpingostomia
Distocia, desproporção cefalopélvica, sofrimento fetal	Cesariana de emergência
Fístulas obstétricas	Reparos
Anormalidades congênitas:	
Lábio leporino/fenda palatina	Reparo
Pé boto	Técnica de Ponseti
Hérnias	Ligação alta
Ânus imperfurado	Colostomia/assistência definitiva
Fissura branquial, cisto tireoglosso	Excisão
Doenças não evitáveis aleatórias (muitas dessas condições não estão incluídas nos dados do GBD)	
Apendicite	Apendicectomia
Colecistite	Colecistectomia
Fasceíte necrosante	Desbridamento e reconstrução
Celulite e abscesso	Incisão e drenagem
Hérnia encarcerada	Reparo e possível ressecção do intestino
Corpo estranho: oral, nasal, ouvido	Remoção possivelmente com exame sob anestesia
Outros tipos de massas	Biópsia com excisão
Lesões e violência	
Queimaduras	Desbridamento, enxertos de pele, liberação de contraturas, escarotomias
Trauma contuso	Laparotomia exploratória, reparo de intestino, fígado, baço, fixação de tórax instável, estabilização de fratura
Trauma penetrante	Laparotomia exploratória, remoção de intestino, fígado, baço. Reparo de lesão vascular, tendão, nervo

DPOC, doença pulmonar obstrutiva crônica; GBD, carga global de doença; DNT, doença não transmissível; DTN, doença tropical negligenciada.

Tabela 14-4 A quebra da carga cirúrgica mundial de doenças, responsável por 11% dos anos de vida ajustados por incapacidade

Trauma (38%)
Câncer (19%)
Doenças não evitáveis aleatórias, como apendicites ou hérnias (19%)
Anomalias congênitas (9%)
Complicações obstétricas (6%)
Cataratas (5%)
Condições perinatais (4%)

Tabela 14-5 Cirurgia e anos de vida relacionados à incapacidade na classificação de Carga Global de Doença[a]

Grupo	% AVAIs no mundo[26]	% AVAIs nos países em desenvolvimento[26]	% AVAIs cirúrgicos[27]
I	20,1	22,2	10
II	59,7	56,7	28
III	20,1	21,1	38

[a]Usando dados de anos de vida ajustados por incapacidade cirúrgica (AVAIs) da Tabela 67.2 na segunda edição dos dados de DCPDC e os dados de Murray e Lopez sobre AVAIs para grupos de distúrbios no mundo e nas regiões desenvolvidas, é demonstrada uma necessidade de intervenção cirúrgica em todas as áreas de saúde global. O maior impacto cirúrgico em potencial está nas doenças não transmissíveis e lesões.

ou o número de "oportunidades cirúrgicas" perdidas devido à falta de acesso à assistência cirúrgica.[28] Weiser e colegas estimaram o volume anual de intervenções cirúrgicas em países em desenvolvimento em 8 milhões, ou apenas 3,5% da assistência cirúrgica no mundo.[29] Bickler e colegas definiram a carga de doença cirúrgica com base na capacidade de lidar com a necessidade cirúrgica. Definiram cirurgia como necessidade cirúrgica atendida (assistência cirúrgica real oferecida), necessidade cirúrgica não atendida (potencial assistência cirúrgica) e necessidade cirúrgica que não pode ser atendida (morte ou deficiência inevitável apesar da assistência cirúrgica) (Tabela 14-6).[30] As estimativas atuais de doença tratável cirurgicamente são baseadas predominantemente na necessidade cirúrgica atendida que ocorre em centros como hospitais e subestimam as condições cirúrgicas que não são diagnosticadas. Com a classificação de Bickler, essas "oportunidades perdidas de assistência cirúrgica" estão incluídas nos dados (Figura 14-2).[30]

Para definir acuradamente a verdadeira carga não atendida de doença cirúrgica, é necessário um inquérito global de condições tratáveis com cirurgia. Isso exigiria uma coleta de dados complexa, dispendiosa e morosa nas comunidades e nos serviços de saúde. Um recente inquérito populacional conduzido em Serra Leoa por Surgeons OverSeas conseguiu isso. Foi relatado que um quarto das pessoas entrevistadas durante um estudo de amostragem de grupo comunitário apresentava uma condição que se beneficiaria de avaliação cirúrgica.[32] Os autores relataram achados similares em Ruanda.[33]

Tabela 14-6 Terminologia que descreve e mede a carga das condições cirúrgicas e a necessidade de assistência cirúrgica[30]

Termo	Definição	Unidade de medida
Carga de condições cirúrgicas	A deficiência e morte prematura existiriam em uma população sem qualquer assistência cirúrgica	AVAIs
Necessidade atendida de assistência cirúrgica, evitada	A deficiência e morte prematura em uma população têm sido evitadas ou corrigidas com assistência cirúrgica	AVAIs
Necessidade não atendida de assistência cirúrgica, potencialmente evitável	A deficiência e morte prematura que podem ser evitadas ou corrigidas com assistência cirúrgica em uma população	AVAIs
Necessidade que não pode ser atendida de assistência cirúrgica, inevitável	A deficiência e morte prematura que não podem ser evitadas ou corrigidas, mesmo com a melhor assistência cirúrgica em uma população	AVAIs

AVAI, anos de vida ajustado por incapacidade.

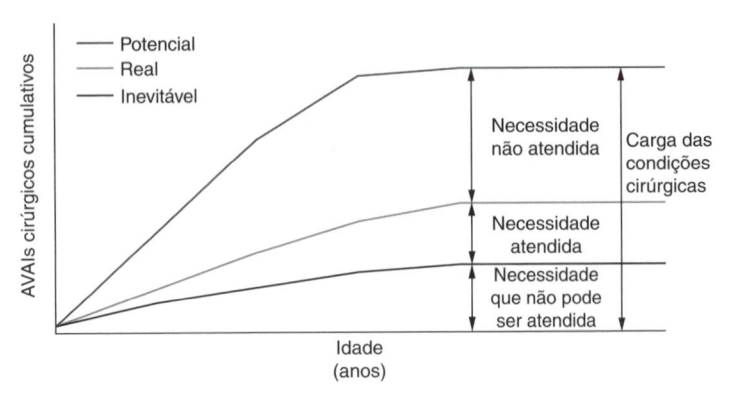

▲ **Figura 14-2** Diagrama que estima a carga de condições cirúrgicas e a necessidade não atendida de assistência cirúrgica. A deficiência e a morte prematura por cirurgia em uma população são funções dependentes do tempo que se relacionam com a incidência de condições cirúrgicas e a quantidade e qualidade da assistência cirúrgica disponível. As curvas de potencial, real e inevitável representam os anos de vida ajustados por incapacidade (AVAIs) cumulativos específicos para a idade com diversos níveis de assistência cirúrgica. As condições cirúrgicas não atendidas também são chamadas "oportunidades perdidas de assistência cirúrgica." Veja a Tabela 14-6 para obter as definições de assistência cirúrgica e a carga das condições cirúrgicas. (Adaptada de Bickler S, Ozgediz D, Gosselin R, et al. Key concepts for estimating the burden of surgical conditions and the unmet need for surgical care. World J Surg 2010;34:374-380.)

As lesões são um problema crescente de saúde pública global e resultaram em mais de 5 milhões de mortes e milhões de pessoas com deficiência por ano. A OMS estima que 90% dos acidentes de trânsito e 90% das queimaduras ocorrem em países em desenvolvimento. O trauma é a maior causa de morte em crianças entre 10 e 19 anos e 70% das queimaduras ocorrem em crianças pequenas.[34] A atenção oportuna ao trauma pode salvar vidas, com baixo custo. O acréscimo de atenção pré-hospitalar em ambientes com restrição de recursos reduziu a mortalidade de lesões em mais de 25%, e o treinamento em Advanced Trauma Life Support (ATLS) pode reduzir ainda mais a mortalidade.[35,36] A melhoria da assistência cirúrgica no trauma em países em desenvolvimento poderia salvar entre 1.730 e 1.965 milhão de vidas por ano em pacientes feridos com gravidade.[37]

Projeta-se que as consequências econômicas do aumento da incidência de cânceres em países em desenvolvimento excederão US$7 trilhões até 2025, ou 25 a $50 por pessoa no mundo todo. O acréscimo de intervenções cirúrgicas aos programas de prevenção pode reduzir esse impacto econômico. A Tabela 14-7 relaciona os dados do GLOBOCANs de 2008 sobre as incidências dos seis principais tipos de câncer nos países em desenvolvimento e estima a porcentagem desses cânceres que podem ser tratados com cirurgia, se a assistência cirúrgica adequada for disponibilizada. Em geral, 33% ou 2.211 milhões de pessoas que vivem em países em desenvolvimento diagnosticadas com câncer em 2008 seriam potencialmente beneficiadas com intervenções cirúrgicas e, sem elas, morreriam.

Vários trabalhos observaram o custo por AVAI evitado com a prestação dos serviços cirúrgicos essenciais. O custo por AVAI evitado em quatro hospitais rurais que incluíam tratamento de apendicite, reparo de hérnia encarcerada e trauma foi estimado entre 11 e US$33 por AVAI. O custo de oferecer atenção a lesões e trauma baseada no hospital foi quantificado em aproximadamente $78 por AVAI evitado.[38-40] Essa análise de custo é compatível com o custo de várias intervenções de saúde pública primária, como programas de distribuição de vitamina A e imunização. Uma apendicectomia aberta sem complicação e um reparo de hérnia podem ser realizados em um cenário rural e custam menos de US$120, evitando aproximadamente 9,3 AVAIs.[41] O tratamento de peritonite secundária a apendicite pode evitar 27 AVAIs.[42] Isso é quase equivalente ao custo de oferecer medicações antirretrovirais combinadas para uma pessoa por um ano.[43,44] O custo por AVAI evitado pela cirurgia para reparo de lábio leporino e defeitos no palato é estimado em $73 por pessoa.[45] O lábio leporino e os defeitos no palato não tratados, somente na África subsaariana, podem se traduzir em perdas econômicas

Tabela 14-7 A incidência, em 2008, dos seis principais tipos de câncer DNT em NCD cancers in PBMRs utilizando números totais e taxas padronizadas para idade (ASR) em cada 100.000[a]

DNTs	Incidência, 2008 (ASR)	Tratáveis por cirurgia	Evitáveis
Cânceres:			
Mama	691.521 (27,3)	81,6%[1]	+/−
Pulmão	884.359 (19,1)	45%[2]	+
Colo do útero	453.531 (17,8)	50%[3]	+
Estômago	713.907 (15,3)	85%[4]	+
Fígado	626.548 (13,1)	25%[4]	+
Colorretal	506.558 (10,7)	80%[4]	+/−
Todos os cânceres	**7.107.273 (147,8)**	**33% (2.353.561)[b]**	

ASR, taxa padronizada para a idade (do inglês *age standardized rate*); DNT, doença não transmissível.
Taxa padronizada para idade: uma taxa é o número de novos casos ou mortes em cada 100 mil pessoas por ano. Uma taxa padronizada para a idade é a taxa que uma população apresentaria se tivesse estrutura-padrão de idade.
[a]Estimativas de potenciais intervenções cirúrgicas obtidas de relatórios de dados de países de baixa e média rendas e de países desenvolvidos. (*De GLOBOCAN 2008*. http://globocan.iarc.fr/factsheets/populations/factsheet.asp?uno=902.)
[b]O número de casos novos (incidência) de câncer tratados por meio de intervenção cirúrgica.
[1]Groot MT, Baltussen R, et al. Cost and health effects of breast cancer interventions in epidemiologically different regions of Africa, North America and Asia. *Breast J.* 2006;12(Suppl 1):S81–S90.
[2]Hammerschmidt S, Wirtz H. Lung cancer: current diagnosis and treatment. *Dtsch Arztebl Int* 2009;106(49): 809–820.
[3]Duska LR, Toth TL, Goodman A. Fertility options for patients with stages Ia2 and Ib cervical cancer: presentation of two cases and discussion of technical and ethical issues. *Obstet Gynecol* 1998;92(4, Pt 2):656-658.
[4]Doherty G. *Current Diagnosis and Treatment: Surgery*. 13th ed. New York: McGraw-Hill, 2010.

entre 252 e US$441 milhões por causa de morte prematura, potencial não atingido e deficiência.[46] Embora esses dados econômicos sejam úteis na determinação de onde são gastos os recursos financeiros, eles não levam em consideração os impactos das externalidades sociais, incluindo perda da produtividade pelos cuidadores da família ou pagamentos diretos associados ao transporte e aos tratamentos.

O impacto econômico é apenas um dos fatores na determinação da alocação de recursos; os direitos humanos e a dignidade também devem ser incluídos nas decisões políticas. A minimização do sofrimento devido a um sangramento incontrolado, à perda da via aérea ou a uma fratura aberta deve ser reconhecida como um direito básico. As consequências socioeconômicas de condições cirúrgicas não tratadas podem comprometer indivíduos, suas famílias e a comunidade em que vivem. A perda de capital humano devido à morte ou deficiência tem impacto sobre a economia familiar, especialmente se a pessoa for o provedor principal. Problemas de saúde entre famílias pobres podem, em geral, resultar em consequências adversas, como tirar crianças da escola para prestar assistência ou desviar as mensalidades escolares para o pagamento de honorários médicos, passar o trabalho no campo ou outros trabalhos para crianças e reduzir o consumo familiar de alimentos.[47-49] As condições cirúrgicas não tratadas podem diminuir o tamanho da força de trabalho, afetando a economia e o desenvolvimento locais. Embora a carga econômica exata das condições cirúrgicas específicas não tenha sido medida, estima-se que o impacto econômico de doenças com lesões ou câncer representam uma grande carga para as famílias. Reestabelecendo a saúde às pessoas doentes e feridas depois de emergências cirúrgicas, a produtividade é restaurada e as demandas financeiras sobre a família diminuem. A prevenção primária de lesões e condições cirúrgicas é indiscutivelmente a maneira mais custo-efetiva de evitar as consequências negativas de morte prematura e deficiência, mas o acréscimo do diagnóstico precoce custo-efetivo e de tratamentos cirúrgicos reparadores como prevenção secundária reduziria ainda mais a carga de doença nos países em desenvolvimento.

QUADRO 14-1

Doenças não transmissíveis: câncer

As DNTs foram descritas como "desastre em câmera lenta" em seu modo de acontecer.[50] Durante as reuniões de alto nível de 2011 das Nações Unidas e da Assembleia Mundial de Saúde, o crescente problema das DNTs foi discutido pelos estados-membros e pelas agências de auxílio.[51,52] A prevalência de diabetes na Região do Pacífico agora é superior a 40%. Prevê-se que as mortes globais por câncer aumentarão de 7,1 milhões para 11,5 milhões e as mortes globais por doença cardiovascular aumentarão de 16,7 milhões para 23,3 milhões até 2030. No total, 53% dos casos de câncer e 60% das mortes por câncer ocorrerão nos países em desenvolvimento.[53]

- Os tipos mais comuns de câncer que podem ser tratados com intervenções cirúrgicas nos países em desenvolvimento incluem câncer de mama, colo do útero, gástrico, fígado, cólon e pulmão.
- Os cânceres tendem a se apresentar em estágios avançados devido à demora no acesso à assistência e à falta de programas de rastreamento. Muitos desses tipos de câncer podem ser prevenidos.
- Programas de rastreamento de baixo custo poderão detectar cânceres quando forem potencialmente curáveis por excisão.
- Os programas de rastreamento nos países em desenvolvimento são uma "faca de dois gumes". Encontrar um número maior de lesões em estágio inicial que sejam curáveis por meio de intervenção cirúrgica sem fortalecer a capacidade cirúrgica frustraria os pacientes e os profissionais.

QUADRO 14-2

Objetivos de Desenvolvimento do Milênio

A conquista dos ODMs 1 (Erradicação da pobreza extrema e da fome), 4 (Redução da mortalidade infantil), 5 (Melhoria da saúde materna) e 6 (Combate a HIV/AIDS, malária e outras doenças) pode aumentar com a adição de intervenções cirúrgicas aos programas abrangentes de sistemas de saúde.

- ODM 1: A erradicação da pobreza extrema e da fome é auxiliada pela inclusão da assistência cirúrgica. Devolver o estado de saúde e a produtividade às pessoas tem amplos impactos sociais, econômicos e de desenvolvimento não apenas sobre um país, mas também sobre indivíduos e famílias. O Fórum Econômico Mundial estima que o impacto apenas das DNTs excederá $47 trilhões até 2030.
- ODM 4: Cirurgia corretiva para anomalias congênitas e condições perinatais, como ânus imperfurado, fenda palatina e lábio leporino ou pé boto, reduzirá a deficiência e mortalidade infantis.
- ODM 5: A capacidade de realizar partos cesáreos e reparar fístulas obstétricas salvaria vidas e reduziria a morbidade. Menos de 40% dos hospitais em países desenvolvidos estão aptos a realizar procedimentos obstétricos capazes de salvar vidas devido à falta de treinamento.
- ODM 6: Reduzir a transmissão de HIV/AIDS por meio da circuncisão masculina e do estímulo de técnicas cirúrgicas seguras.

QUADRO 14-3

Acidentes de trânsito, lesões e violência

As lesões são responsáveis por mais de 5 milhões de mortes no ano todo, com mais de 90% das mortes por lesão ocorrendo nos países em desenvolvimento. Milhões são incapacitados, gerando perdas econômicas. As lesões podem ocorrer devido a guerras e violência; no entanto, as lesões não intencionais, incluindo acidentes de trânsito, afogamentos, queimaduras, envenenamentos e quedas, são as principais causas de morte em jovens, o segmento mais economicamente produtivo de uma população global.

- As lesões matam mais pessoas do que HIV, TB e malária combinados.
- Para homens adultos com idades entre 15 e 44 anos, as lesões de trânsito ficam em segundo lugar, depois de HIV/AIDS, como causa principal de problemas de saúde e morte prematura no mundo todo.
- Em países de alta renda, ocorre 1,7 morte em cada 10.000 veículos, em contraste com mais de 50 em cada 10.000 veículos na África subsaariana.
- O comportamento do motorista (velocidade, consumo de álcool, não uso do cinto de segurança), a falta de manutenção dos veículos e a infraestrutura ruim das estradas contribuem para as maiores taxas de morte por número de veículos observadas nos países em desenvolvimento.
- A proporção de mortes pré-hospitalares por lesões está inversamente relacionada com as capacidades de ressuscitação e transporte pré-hospitalares de um país.
- Nos países em desenvolvimento, faltam sistemas pré-hospitalares organizados de assistência ao trauma e serviços de emergência.
- O treinamento em Suporte Avançado à Vida no Trauma (ATLS, do inglês Advanced Trauma Life Support) regular e acessível é necessário, pois menos de 50% dos membros de equipes que tratam pacientes de trauma em países em desenvolvimento possuem sua certificação atualizada. O acréscimo de serviços regulares de ATLS mostrou diminuir a mortalidade em mais de 35%.
- O Programa de Prevenção de Violência e Lesão da OMS (VIP, do inglês Violence and Injury Prevention) mostrou que a ênfase na prevenção, juntamente com serviços e protocolos de trauma, pode reduzir a deficiência e as fatalidades.
- A assistência cirúrgica em áreas de conflito e contextos de desastres pode salvar vidas se mobilizada no início com suprimentos e pessoal adequados.

CONSTRUÇÃO DA CAPACIDADE CIRÚRGICA

Há obstáculos significativos, porém não insuperáveis, para estabelecer e melhorar a assistência cirúrgica como parte integrante dos sistemas de saúde dos países em desenvolvimento. A capacidade de um país oferecer assistência cirúrgica a seus cidadãos foi descrita em relatórios do Paquistão, Afeganistão, Ilhas Salomão e vários países na África subsaariana.[55-63] A relação continua a crescer. Apesar de sua diversidade geográfica, foram observadas várias deficiências em comum nesses relatórios:

1. Falta de infraestrutura
2. Escassez de materiais de consumo
3. Número e desenvolvimento inadequados de força de trabalho
4. Barreiras ou "fatores do paciente"* que contribuem para a incapacidade de acessar a assistência cirúrgica
5. Custo do estabelecimento da assistência cirúrgica
6. A percepção de que a cirurgia não é compatível com os objetivos de saúde pública

A próxima seção deste capítulo discute cada uma dessas deficiências em detalhes e inclui soluções e programas que irão corrigi-las.

---

*"Fatores do paciente" incluem medo, influências culturais e educacionais e obstáculos geográficos, assim como restrições financeiras.

> ### QUADRO 14-4
> #### Doenças não evitáveis aleatórias com tratamento cirúrgico
>
> Alguns processos de doença são aleatórios e não sofrem um impacto significativo com a prevenção e a educação. Essas condições são chamadas doenças não evitáveis aleatórias (DNEAs) e geralmente não são contabilizadas nos dados de carga geral de doença. Muitas são tratadas por intervenções cirúrgicas. Os melhores exemplos de DNEAs são apendicite, anomalias congênitas e hérnias.
>
> - Apendicectomia é o procedimento cirúrgico de emergência mais comumente realizado, representando um risco, durante o período de vida, de 8% e sendo responsável por 10% das internações.
> - Nos países em desenvolvimento, a apendicite se apresenta, em geral, com gangrena, abscesso, perfuração e peritonite devido à demora na obtenção do tratamento.
> - As hérnias são 10 vezes mais comuns nos países em desenvolvimento do que nos países desenvolvidos, onde são realizadas mais cirurgias de hérnia.
> - Trabalho manual, trabalho agrícola, má nutrição e pobreza contribuem para o número de hérnias, e atrasos no tratamento resultam em hérnias inguinais-escrotais grandes e complicadas.
> - O número de reparos de hérnia inguinal e de hérnia inguinal estrangulada realizado na África é baixo, apesar da alta incidência de hérnias. Estima-se que entre 18 e 56 a cada 100 mil cirurgias tenham sido realizadas em países de baixa a média renda; ocorrem entre 130 e 260 a cada 100 mil reparos de hérnia em países de alta renda.
> - Até 85% das crianças exigem algum procedimento cirúrgico até os 15 anos de idade, enfatizando a necessidade de serviços e profissionais de anestesia e cirurgia pediátrica seguros.[54]

▶ Falta de infraestrutura e inadequação de suprimentos cirúrgicos

A falta de habilidades e equipamentos são as principais razões pelas quais os pacientes são encaminhados de hospitais distritais para hospitais de atenção terciária. Muitos hospitais distritais ou provinciais são localizados em áreas rurais isoladas, onde a eletricidade e água não são confiáveis. Os centros cirúrgicos podem não existir ou podem não possuir equipamentos apropriados, como iluminação, máquinas de anestesia ou autoclaves para esterilizar equipamentos. Em hospitais que possuem os instrumentos cirúrgicos básicos, a falta de manutenção apropriada reduz gravemente a efetividade e a vida útil dos equipamentos. Quase todos os hospitais distritais nos países em desenvolvimento têm problemas com a obtenção e manutenção de suprimentos cirúrgicos de consumo, como gaze, sutura, luvas estéreis, antibióticos, medicações para dor e agentes anestésicos. A situação é composta, ainda, pelo afastamento desses hospitais e pela má capacidade de gestão hospitalar. A escassez de suprimentos resulta em atrasos no tratamento, o que causa impacto às vidas e acrescenta carga financeira a famílias já empobrecidas; os recursos humanos também são influenciados pelos fatores políticos e econômicos locais, nos casos em que os orçamentos operacionais atingem setores diferentes e exigem cooperação entre os Ministérios da Saúde e das Finanças. Além disso, é mais fácil para os financiadores, Ministérios das Finanças e planejadores adotarem projetos de infraestrutura como investimentos não recorrentes; no entanto, sem a cadeia de suprimentos e estruturas de reparo embutidas nesses investimentos, eles podem rapidamente se tornar disfuncionais e incapazes de sustentar a prestação de serviços. Os incentivos para os líderes políticos ou burocratas consertarem essas deficiências são limitados, pois esses líderes, com consideráveis despesas para seu país, costumam viajar com seus familiares que sofrem problemas cirúrgicos para países mais ricos em busca de tratamento.

Como a assistência cirúrgica é centrada no hospital, a melhoria da qualidade e da disponibilidade costuma exigir melhorias no nível hospitalar individual e no nível do sistema de saúde. Hospitais de atenção terciária ou hospitais de encaminhamento urbanos tendem a ser localizados em

> **QUADRO 14-5**
>
> **Avaliação da capacidade cirúrgica de uma região em desenvolvimento**
>
> Utilizando a Ferramenta de Análise Situacional da Iniciativa Global para Assistência Cirúrgica Essencial e de Emergência da OMS, a capacidade cirúrgica dos países em desenvolvimento relacionados aqui foi avaliada. São coletados dados sobre o tipo de hospital, população servida, infraestrutura disponível, força de trabalho, suprimentos e procedimentos realizados durante as visitas ao local.
>
> | | | |
> |---|---|---|
> | Afeganistão | Bangladesh | Botswana |
> | Etiópia | Gâmbia | Gana |
> | Libéria | Malawi | Mongólia |
> | Moçambique | Níger | Nigéria |
> | Paquistão | Ruanda | Serra Leoa |
> | Ilhas Salomão | África do Sul | América do Sul |
> | Sri Lanka | Tanzânia | Uganda |
> | Vietnã | Zâmbia | |

áreas urbanas. Esses hospitais geralmente são os mais bem equipados e possuem as melhores equipes do país, oferecendo, assim, serviços cirúrgicos especializados e complexos. Porém, os hospitais de atenção terciária podem ter serviços inadequados devido à falta de financiamento e de equipamentos ou devido a treinamento limitado. Nas áreas rurais, onde vive a maioria das pessoas nos países em desenvolvimento, é importante melhorar o acesso à assistência cirúrgica segura básica. Os investimentos em infraestrutura devem incluir água corrente e um gerador-reserva ou fontes de energia solar para hospitais. Nem todo hospital distrital ou provincial precisa de um departamento cirúrgico em operação completa. Os principais hospitais provinciais devem ser identificados, para estabelecimento da assistência cirúrgica essencial, conforme determinada pelo Ministério da Saúde (MS), e baseados na população servida, com facilidade de acesso, conexão com um centro de atenção terciário, financiamento disponível e vontade política para melhorias, suprimentos e expansão da força de trabalho. O objetivo desses centros regionais de encaminhamento é oferecer assistência cirúrgica e obstétrica de emergência básica e segura, conforme determinado pelo GIEESC da OMS. Devem ser incluídos protocolos que orientem a equipe sobre quando e como encaminhar pacientes gravemente feridos ou doentes para centros de atenção terciária. A assistência técnica com capacidades de manejo, supervisão financeira, compras de suprimentos médicos, assim como contratação e programação de profissionais, deve ser incluída, para evitar a interrupção dos serviços.

Programas cirúrgicos internacionais estão fornecendo suporte aos seus colegas cirurgiões e estão oferecendo desenvolvimento que solicitam, em vez do que se acredita ser necessário. Uma abordagem de cima para baixo voltada para o fortalecimento dos serviços cirúrgicos não é necessariamente a melhor abordagem, pois os projetos são sustentados pelas parcerias pessoais e profissionais desenvolvidas com as principais pessoas responsáveis pelas atividades cotidianas. Essas parcerias para desenvolvimento cirúrgico trabalham para manter as intervenções cirúrgicas seguras, responsáveis do ponto de vista ambiental, culturalmente apropriadas, custo-efetivas e com a infraestrutura adequada. Nem toda a tecnologia usada nos países desenvolvidos pertence a ambientes com restrição de recursos, nem os equipamentos velhos e descartados devem ser doados. A familiaridade com as Diretrizes para Doações de Equipamentos para a Saúde da OMS evita que a generosidade se torne desperdício.[64] Equipamentos novos ou remanufaturados de maneira competente devem ser comprados considerando-se o custo, a manutenção e a presunção de responsabilidade local pelo sistema de saúde. A educação em Engenharia Biomédica (EBM) e o treinamento em cuidado e desenvolvimento de equipamentos médicos ajuda a evitar a "lacuna de implementação" que existe entre as inovações de saúde e seu emprego nos países em desenvolvimento. Programas de parceria para treinamento em EBM entre países desenvolvidos e em desenvolvimento atualmente focam nas restrições locais de projeto, deficiências de manutenção e soluções de desenvolvimento para o ambiente local.[65]

Em um esforço para criar equipamentos cirúrgicos economicamente acessíveis, grupos de cirurgia internacionais começaram a aplicar as chamadas técnicas de acessibilidade extremas ao desenvolvimento de suprimentos cirúrgicos, a fim de reduzir o custo.[66,67] Os cirurgiões que trabalham em ambientes com restrição de recursos, como o Dr. Awojobi Oluyombo, da Nigéria, são forçados, pelos suprimentos e fundos limitados, a construir equipamentos médicos funcionais a partir de itens comuns, como uma centrífuga para hematócritos a partir da roda traseira de uma bicicleta.[68]

Parcerias público-privadas (PPPs) formadas entre ONGs, governos e corporações que fabricam suprimentos cirúrgicos resultaram no desenvolvimento de produtos para ambientes com restrição de recursos que são menos caros e de alta qualidade. Inovações de tecnologias vêm lentamente reduzindo o custo dos equipamentos médicos e diagnósticos no mundo todo e poderiam ser levadas mais adiante, utilizando estratégias de colaboração de sul para sul, por meio das quais os países em desenvolvimento produziriam suprimentos médicos para uso em outros países em desenvolvimento.[69] Um excelente exemplo da aplicação das colaborações de sul para sul é o Aravind Eye Care System. A catarata é a principal causa de cegueira no mundo e, na Índia, mais de 10 milhões de pessoas precisam de tratamento para catarata, mas o alto custo das lentes intraoculares (LIOs) necessárias para a cirurgia tornam o procedimento muito dispendioso. Aravind fez uma parceria com uma companhia fabricante local, Aurolab, para produzir LIOs acessíveis e expandir os serviços a milhares de pessoas que vivem em países em desenvolvimento.[70] Esse tipo de fabricação "local", juntamente com a criação de uma economia de escala, mantém baixos os custos dos procedimentos, permitindo que o tratamento seja oferecido a pacientes que, de outra forma, não teriam acesso a ele. Promove a sustentabilidade do suprimento e encoraja a produção local, que estimula a indústria e a economia.

▶ Força de trabalho cirúrgica inadequada

Nos países em desenvolvimento, há uma escassez de força de trabalho em saúde em todos os níveis e em todas as áreas de especialidades. Isso inclui cirurgiões, anestesiologistas, enfermeiros de centro cirúrgico e técnicos. Na África, há 0,25 cirurgiões treinados para cada 100 mil pessoas, em comparação a 5,7 para cada 100 mil nos Estados Unidos.[71,72] Também falta força de trabalho de anestesia. Em Uganda, há aproximadamente 19 anestesistas para mais de 30 milhões de pessoas e, na Etiópia, há 19 anestesiologistas cuidando de 82 milhões. Para colocar isso em perspectiva, há mais de 70 mil profissionais de anestesia apenas nos Estados Unidos. Os números e o treinamento inadequados de cirurgiões, anestesiologistas e enfermeiros, assim como a falta de suprimentos, contribuem para as mortes perioperatórias, algumas estimadas em até 2,6%.[73] As faltas graves de técnicos biomédicos, técnicos em patologia e técnicos médicos também influenciam a qualidade da atenção.

Múltiplos fatores contribuem para a falta de profissionais de saúde, incluindo a chamada "fuga de cérebros". Contribuem para a emigração dos agentes de saúde a má remuneração e as condições ruins de trabalho. A escassez na força de trabalho em saúde em países de alta renda e programas de recrutamento também tiram os agentes de saúde dos países em desenvolvimento. O custo da educação de um cirurgião na África subsaariana é de aproximadamente 5 mil dólares americanos. O recrutamento desses novos graduados resultou em perdas de mais de $2 bilhões nos retornos dos investimentos no treinamento desses médicos.[74] O Código de Prática de Recrutamento Internacional de Profissionais de Saúde da OMS, estabelecido em 2010, aborda medidas cooperativas voluntárias que diminuem o impacto que a emigração teve sobre as forças de trabalho de saúde.[75] Outros fatores que contribuem para a escassez das forças de trabalho de saúde incluem a falta de treinamento, os números inadequados de agentes de saúde que ingressam na força de trabalho, mudanças de carreira, aposentadoria precoce e morte. As faculdades da área da saúde nos países em desenvolvimento não têm sido capazes de treinar médicos, enfermeiros e técnicos suficientes para atender às suas próprias demandas e, juntamente com a perda de profissionais de saúde para países de alta renda, isso resultou em tal inadequação de profissionais que a segurança do paciente foi impactada negativamente. O restante da força de trabalho em saúde pode facilmente ficar sobrecarregado e os profissionais podem sofrer esgotamento, exaustão e desmoralização. O treinamento cirúrgico está sujeito a outros fatores de estresse, pois é especializado e exige abrangente ensino especializado. Se os preceptores de cirurgia não possuírem habilidade de ensino e pesquisa, as habilidades clínicas dos novos treinados sofrem. As pesquisas em geral são consideradas um luxo em contextos de recursos limitados e necessidades não atendidas. A omissão das pesquisas cirúrgicas contribui para a falta de tratamento específico no contexto e de programas de prevenção baseados nas questões de saúde definidas localmente.

A extensão da assistência cirúrgica a hospitais distritais estrategicamente identificados exige aumento de recursos, incluindo a expansão da força de trabalho cirúrgica. Isso inclui o aumento do número e do apoio para educação de cirurgiões novos e dos atuais, anestesiologistas e enfermeiros. A mudança de tarefa por meio do treinamento de médicos não cirurgiões e técnicos não médicos em cirurgia e anestesia deve ser encorajada, pois se mostrou uma maneira custo-efetiva, segura e uma forma de aumentar a força de trabalho. A implementação da mudança de tarefa depende da vontade política do país, da aprovação pelas associações médicas e cirúrgicas locais e de regulamentações apropriadas que definam o treinamento e o escopo dos serviços que esse quadro de não cirurgiões prestará.[76-78] O treinamento de engenheiros biomédicos locais também deve ser incluído, pois os equipamentos médicos são um investimento e a manutenção e reparo regulares são críticos para a assistência.

A criação de barreiras positivas para a emigração, como incentivos financeiros para que os profissionais obtenham habilidades adicionais ou bônus ao se inscreverem para trabalhar em hospitais rurais carentes, pode ajudar a reduzir a perda precoce de formandos de escolas de medicina e enfermagem. Além de reduzir a "fuga de cérebros", os programas de educação melhorariam a distribuição e a qualidade da atenção em cenários rurais. Atingir o objetivo de fortalecer a educação médica exige colaboração entre os Ministérios da Saúde e das Finanças, com ajuda das faculdades de medicina e ONGs parceiras. Essa colaboração promove ambientes de trabalho favoráveis para a força de trabalho de saúde. O paradigma Ruanda-Canadá para treinamento cirúrgico, mantendo o conceito de "treinar o treinador", inclui professores de faculdade de cirurgia expatriados que servem como moderadores e facilitares de programas de educação dirigidos por cirurgiões locais. O currículo é desenvolvido com base nas necessidades locais. Esse tipo de parceria aborda os elementos essenciais da educação médica e da construção da capacidade cirúrgica nos países em desenvolvimento: responsabilidade local, capacidade de liderança e desenvolvimento de carreira e responsabilidade pela sustentabilidade do programa.[79] Para médicos e especialistas em saúde que trabalham em ambientes isolados e austeros ou em países que não possuam universidades de medicina, deve-se oferecer uma combinação criteriosa de treinamento no país e fora do país. Além de focar nas habilidades cirúrgicas, os cirurgiões locais são encorajados a documentar sua experiência única na prestação de assistência em ambientes com restrição de recursos por meio de publicações e apresentações e a inscreverem-se para obtenção de bolsas de pesquisas que os permitam abordar essas questões. A nova categoria de "cirurgiões de saúde pública" está criando uma força de trabalho que prioriza a prevenção, a detecção precoce e os programas de tratamento. As associações cirúrgicas regionais podem ter a iniciativa para a expansão e promoção dessas oportunidades.

Por natureza, os cirurgiões baseiam-se nos hospitais e, portanto, devem contribuir com a administração hospitalar, supervisionando os serviços cirúrgicos. Trabalhar junto com a equipe do hospital para controlar os suprimentos e participar do gerenciamento evita interrupções na atenção. Os cirurgiões locais devem ensinar não apenas os novos residentes, mas também toda a equipe de saúde, incluindo seus colegas médicos, que serão a fonte de encaminhamentos cirúrgicos. Os programas, quando a carga de trabalho permitir, devem distribuir o tempo adequado para cada uma dessas tarefas, juntamente com as responsabilidades clínicas.[80]

▶ Barreiras à assistência cirúrgica

Alguns fatores do paciente contribuem para o atraso ou a falha no acesso com o intuito de possibilitar o atendimento cirúrgico. Grimes et al examinaram as barreiras à assistência cirúrgica em países em desenvolvimento.[81] Com base em 52 relatórios sobre barreiras a serviços de oftalmologia, obstetrícia e ginecologia, foram definidas algumas barreiras à procura da atenção. Esses fatores, apesar de únicos em alguns aspectos da assistência cirúrgica, possuem muitos elementos em comum com HIV, TB e outros desafios de tratamento de doenças transmissíveis.

Obstáculos culturais, educacionais e medo

As pessoas temem o desconhecido e temem a dor. A experiência anterior de uma pessoa, ou mesmo observações ou opiniões, podem impedir que elas ou outras influenciadas por elas procurem tratamento cirúrgico. A morte de um membro da família quando submetido a um procedimento cirúrgico pode resultar na percepção de que a cirurgia é bruxaria, influenciando negativamente qualquer busca futura de assistência cirúrgica. Ou a comunidade pode perder a confiança no centro de saúde local, se os desfechos forem ruins. Da mesma forma, se uma operação marcada é cancelada ou adiada, o paciente pode optar por não remarcá-la, baseado em superstição ou frustração. As normas culturais também podem impedir que as pessoas busquem assistência cirúrgica oportuna. Em muitas culturas, as mulheres são proibidas de viajarem sozinhas, o que resulta em atrasos na busca de assistência, pois precisam esperar que membros da família do sexo masculino as acompanhem. Se um familiar doente é o cuidador de criança, a impossibilidade de sua ajuda pode levar a dificuldades em casa, assim como impacto econômico. A falta de educação e confiança no sistema de saúde também contribui para as barreiras na busca da atenção oportuna.

Obstáculos geográficos

A falta de infraestrutura, equipamentos e experiência em cirurgia nos hospitais distritais significa que os serviços cirúrgicos podem não estar disponíveis no local e exige percorrer uma distância significativa até o centro mais próxima que possua serviços cirúrgicos adequados. Um país composto de várias ilhas que exija uma longa viagem de barco, uma região montanhosa impossível de ser atravessada por causa da neve ou inundações durante a estação chuvosa que alaguem as estradas podem dificultar o acesso à atenção baseada em centros de saúde. A falta de disponibilidade de estradas transitáveis, barcos, aviões, veículos e até mesmo animais de trabalho pode contribuir para a incapacidade de viajar, assim como o custo. A capacidade clínica dos agentes de atenção primária em reconhecer e atuar em condições cirúrgicas também é problemática.

Impacto financeiro da obtenção de atenção

A preocupação financeira é uma das barreiras mais significativas à obtenção da assistência cirúrgica. Em um estudo obstétrico de Gana, a atenção oferecida sem custo resultou na probabilidade 4,6 vezes maior de as mulheres procurarem atenção profissional à saúde. As barreiras financeiras à atenção são resultado de custos diretos e indiretos. Os custos diretos incluem honorários cirúrgicos, medicamentos, suprimentos, exames diagnósticos, transporte, alimentos e a estadia hospitalar. Na Índia, assim como em muitos outros países em desenvolvimento, os familiares precisam comprar os suprimentos cirúrgicos e farmacêuticos no mercado negro localizado do lado de fora de vários hospitais e entregá-los aos médicos para iniciar o tratamento de seus entes queridos. Os encaminhamentos para a atenção terciária costumam ser atrasados até que as verbas necessárias para cobrir os custos possam ser obtidas. Os custos indiretos são aqueles relacionados à perda de produtividade no trabalho e à necessidade de um cuidador, devido à doença. Isso inclui perda de renda e tempo fora de casa para assistência e viagem. Uma grande porcentagem das pessoas que vive em países em desenvolvimento depende de atividades de subsistência, como agricultura e pesca, resultando em rendas muito modestas e recursos limitados. Qualquer evento que aumente as despesas pode ter um profundo efeito negativo sobre os indivíduos e suas famílias. A carga financeira associada à cirurgia pode ser enorme e esses custos, combinados com a perda de renda e/ou trabalho de atenção da família, podem empobrecer grandes famílias. Em alguns países, 11% da população sofrem de pobreza relacionada aos custos com a saúde e 5% são forçadas à pobreza extrema. O uso das Contas Nacionais de Saúde (CNSs) pelos países em desenvolvimento permite que identifiquem suas fontes de financiamento em saúde e que desenvolvam políticas para lidar com a desigualdade de custo. A redução dos pagamentos diretos para menos de 15 a 20%, conforme recomendado pela OMS, diminui o risco de catástrofe financeira. No entanto, muitos dos países mais pobres possuem despesas diretas que excedem 50% dos gastos totais em saúde.

É necessária educação pública sobre a disponibilidade e os benefícios da obtenção de assistência cirúrgica para obstetrícia, lesões, queimaduras e anomalias congênitas. A eliminação dos custos iniciais para assistência de emergência e assistência cirúrgica eletiva subsidiada é necessária. Na África subsaariana, a abolição de taxas do usuário teve efeitos positivos sobre a utilização dos serviços de saúde, mas são necessários o planejamento e a implementação desses programas.[82] Transferências de dinheiro condicionais para acesso ao tratamento inicial e financiamento para transporte subsidiado mostraram aumentar o uso dos serviços de centros de saúde, adiando os custos pessoais.[83] Financiamento de auxílio externo, associado à redução ou eliminação dos custos iniciais, pode ajudar. Uma delimitação clara de quais intervenções cirúrgicas podem ser oferecidas com segurança em hospitais distritais é obtida por meio da educação da equipe sobre critérios para encaminhamento à atenção de nível superior por um serviço de transporte médico treinado. A expansão dos conjuntos de habilidades dos profissionais locais na assistência cirúrgica de emergência essencial permite que a assistência ocorra mais perto de casa, reduzindo os custos e encorajando o acesso.

► Custo do estabelecimento da assistência cirúrgica

Existe uma percepção de que a oferta de assistência cirúrgica em contextos com restrição de recursos é muito cara e, portanto, não deve fazer parte dos esquemas de saúde global. Essa percepção provavelmente se origina do custo da atenção nos sistemas de saúde de países desenvolvidos. Os serviços cirúrgicos nos Estados Unidos são muito dependentes de tecnologia e dispendiosos. Mais da metade de todo o dinheiro gasto em dispositivos médicos no mundo todo é gasto nos Estados Unidos.[84] Procedimentos de alta tecnologia, como aqueles que utilizam robô DaVinci, próteses de quadril de cerâmica, *bypass* gástrico e outros, não têm participação em países com restrição de recursos que têm necessidade de serviços para salvar vidas e prevenir deficiências por meio de intervenções cirúrgicas essenciais. A maioria dos programas de fortalecimento do sistema de saúde nos países em desenvolvimento omitiu a assistência cirúrgica básica e apropriada por causa dessa má concepção de custo. Ao contrário, como mencionado anteriormente, neste capítulo, uma vez estabelecida, a assistência cirúrgica em países em desenvolvimento é tão custo-efetiva quanto o tratamento de HIV/AIDS, TB ou programas de vacinação.

Organizações cirúrgicas internacionais têm trabalhado com orçamentos limitados consistindo principalmente de doações privadas, pequenas doações e doações em espécie das indústrias usadas dentro de seus próprios serviços. Esses esforços demonstraram que, ao contrário da crença popular, as intervenções cirúrgicas podem ser oferecidas a custo reduzido. O aumento da força de trabalho, suprimentos e melhorias na infraestrutura inicialmente são altos, mas, uma vez estabelecidos, devem estabilizar ou diminuir. O uso de tecnologias inovadoras, técnicas de acessibilidade extrema e colaboração de fabricação de produtos de sul para sul ajudariam a manter os custos baixos.

► A percepção de que a cirurgia não é compatível com os objetivos de saúde pública

As intervenções cirúrgicas podem ser vistas como uma violação aos princípios de saúde pública: o foco em indivíduos, em vez de populações, e intervenções curativas, em vez das tradicionalmente preventivas. Como mencionado antes neste capítulo, o tratamento cirúrgico restaura a função para indivíduos e famílias, melhorando o desenvolvimento da comunidade, a estabilidade financeira e a sensação de justiça social, utilizando abordagens de prevenção secundária ou terciária. A prevenção primária de cânceres, doenças transmissíveis, problemas de saúde materna e infantil, emergências obstétricas e lesões é muito custo-efetiva, mas não é perfeita. O tratamento cirúrgico de muitas doenças também deve ser considerado um componente de abordagens abrangentes ao controle e à prevenção de doenças. A prevenção primária não pode ser o único meio de lidar com várias das doenças mencionadas neste livro, e recusar o tratamento cirúrgico onde é apropriado seria como recusar o tratamento para TB ou HIV/AIDS.

No mundo inteiro, cirurgiões começaram a incorporar os princípios de saúde pública ao seu trabalho cotidiano. Programas de treinamento cirúrgico nos Estados Unidos integraram princípios de saúde populacional ao ensino do tratamento de doenças cirúrgicas.[85] A inclusão do treinamento em saúde pública para cirurgiões nos países em desenvolvimento ajudará na criação da defesa para seus colegas cidadãos, documentando a necessidade de cirurgia não atendida e os recursos necessários para tratá-la.[86,87] Deixando que o centro cirúrgico realize esforços de prevenção com a descrição de doenças que enxergam e sentem, os cirurgiões podem contribuir para a mudança de comportamentos não saudáveis e o impacto das doenças. Também podem discutir questões de saúde com seus líderes nacionais e orientá-los na ratificação, implementação e apoio a medidas de prevenção, como a Convenção Quadro para o Controle do Tabaco (CQCT) e o Plano de Prevenção de Violência da OMS.

CONCLUSÃO

Este capítulo discutiu a importância de incorporar assistência cirúrgica apropriada aos programas de saúde global nos países em desenvolvimento. Em particular, define o papel da cirurgia no paradigma de saúde pública no manejo de doenças não transmissíveis, trauma e lesões, ODMs 1, 4, 5 e 6 e outras condições cirúrgicas. Também fornece a justificativa para investir em força de trabalho e melhorias de infraestrutura e para abordar as barreiras no acesso à atenção. Descreve como os cirurgiões devem se envolver na prevenção e oferecer liderança

> **QUADRO 14-6**
>
> **Prioridades de pesquisa para formação da capacidade cirúrgica[4]**
>
> - Coletar dados epidemiológicos para definir de forma mais completa a necessidade cirúrgica atendida e não atendida
> - Medir o efeito das intervenções cirúrgicas sobre a prevenção da mortalidade e morbidade
> - Estabelecer avaliações comparativas para qualidade da atenção
> - Avaliar a custo-efetividade das intervenções cirúrgicas
> - Criar um centro de coordenação para todos os dados que entram
> - Conduzir um estudo prospectivo sobre o impacto dos programas de formação da capacidade cirúrgica sobre a carga de doença

> **QUADRO 14-7**
>
> **Formação da capacidade cirúrgica**
>
> - Ajustar a infraestrutura nos principais hospitais distritais para incluir assistência cirúrgica
> - Estabelecer cadeias de compras de suprimentos e expandir a capacidade de treinamento do pessoal biomédico
> - Expandir a força de trabalho para assistência cirúrgica e perioperatória por meio do treinamento de novos cirurgiões e enfermeiros e de mudança de tarefas
> - Oferecer educação médica continuada à força de trabalho cirúrgica
> - Promover desenvolvimento de carreira cirúrgica
> - Treinar cirurgiões para serem educadores cirúrgicos
> - Enfatizar a saúde pública e a prevenção

em seus hospitais e comunidades. Os cirurgiões de saúde pública que promovem programas de prevenção nos países em desenvolvimento podem demonstrar como uma abordagem integrada para a saúde salva vidas e economiza dinheiro.

Formar ou fortalecer programas cirúrgicos em países em desenvolvimento por meio de parcerias é um processo lento e metódico que deve começar com o estabelecimento de confiança, construída sobre diálogo e respeito mútuo. Qualquer parceria de desenvolvimento deve levar em consideração as preocupações específicas no contexto de trabalhar em um ambiente com restrição de recursos, conforme expresso pelos cirurgiões locais, o MS e qualquer outro setor que tenha impacto sobre a prestação da atenção à saúde. Programas cirúrgicos, como todos os programas de auxílio, devem estar alinhados com as necessidades e objetivos dos profissionais de saúde locais e o MS para tornar os serviços e a educação em saúde congruentes com as necessidades das pessoas e as limitações de recursos. A responsabilidade local dos programas deve ser parte integrante do planejamento. A comunicação aberta e, quando viável, a coordenação com outras agências que oferecem assistência ao desenvolvimento para saúde (ADS) devem ocorrer por meio do compartilhamento aberto e transparente dos registros e relatórios, assim como da participação ativa em reuniões do MS e de agências financiadoras.

Para criar programas de assistência cirúrgica estáveis em países em desenvolvimento e permitir o florescimento do trabalho sustentável, são necessários compromissos de financiamento de longo prazo. Como os programas de HIV/AIDS, os programas de formação de capacitação cirúrgica inicialmente passam por uma intensa fase de desenvolvimento conforme a mão de obra, a mudança de tarefas, a infraestrutura e as habilidades entram em operação. Essa fase inicial dá espaço a uma fase menos dispendiosa e menos intensa de manutenção ou apoio, conforme os agentes de saúde cirúrgicos locais assumem a responsabilidade pelos programas. Sem apoio financeiro consistente, os ganhos do programa podem se perder rapidamente. Alguns programas cirúrgicos internacionais, como o Programa Internacional do Royal Australian College of Surgeons (RACS) e a Rede Canadense de Cirurgia Internacional (CNIS, do inglês Canadian Network for International Surgery), recebem apoio financeiro consistente de suas agências de auxílio governamental, a Agência Australiana para o Desenvolvimento Internacional (AusAID, do inglês Australian Agency for International Development) e a Agência Canadense de Desenvolvimento Internacional (CIDA, do inglês Canadian International Development Agency), respectivamente. A Iniciativa de Acesso à Saúde Clinton (CHAI, do inglês Clinton Health Access Initiative), USAID e o MS de Ruanda estabeleceram o Programa de Recursos Humanos para Saúde, um programa que abordará a crítica escassez de agentes de saúde em Ruanda, incluindo de cirurgiões.[88] O Colégio de Cirurgiões do Leste, Centro e Sul da África (COSECSA, do inglês College of Surgeons of East, Central, and Southern Africa), uma "faculdade sem paredes," promove educação cirúrgica de pós-graduação em nível de hospitais regionais, missionários e distritais na África subsaariana. Isso é feito por meio da padronização do tratamento e auxílio ao MS na implementação das melhores práticas.[89] A Academia Panafricana de Cirurgiões Cristãos (PAACS, do inglês Pan African Academy of Christian Surgeons) e vários programas de treinamento cirúrgico comprometidos baseados na fé recebem apoio financeiro regular, assim como espiritual, de suas igrejas. Seu árduo trabalho começou a valer a pena. O programa PAACS formou 18 cirurgiões desde 1997, e a maioria desses formados está trabalhando nas áreas rurais da África hoje.[23]

A mensagem de que a assistência cirúrgica essencial deve ser incluída nos programas de saúde global está sendo implementada, ainda que de maneira lenta. Em 2008 e mais uma vez em 2012, o Grupo de Consenso de Copenhague, um grupo de reflexão composto de economistas e laureados com o Prêmio Nobel encarregados de definir medidas que causem impacto em alguns dos maiores problemas do mundo, relacionou "fortalecimento da capacidade cirúrgica" nos países em desenvolvimento como uma das principais medidas custo-efetivas que melhoraria significativamente o bem-estar das pessoas pobres do mundo.[90] O acréscimo da bolsa MEPI do NHI e outras fontes de financiamento permitirá que os programas cirúrgicos nos países em desenvolvimento cresçam e melhorem a prestação da atenção à saúde aos milhões de pessoas pelas quais são responsáveis.

Doenças não tratadas têm um impacto significativo sobre a vida cotidiana, a produtividade e uma economia em desenvolvimento. Por definição, a saúde global "prioriza a melhoria da saúde e a obtenção da equidade na saúde para todas as pessoas no mundo. Enfatiza questões de saúde, determinantes e soluções transnacionais; envolve várias disciplinas das ciências da saúde, assim como de outras áreas, e promove a colaboração interdisciplinar; e é uma síntese da prevenção baseada na população com atenção clínica em nível individual."[91]

Os profissionais em cirurgia podem fazer uma contribuição significativa para a saúde global. O papel da cirurgia no tratamento de doenças nos países em desenvolvimento precisa ser reconhecido por sua efetividade em eliminar o sofrimento e a dor por queimaduras, lesões e outras condições cirúrgicas. Não é um luxo; é um direito humano que não pode ser ignorado. A assistência cirúrgica que salva vidas e restaura a saúde é essencial e deve ser incorporada aos programas de fortalecimento dos sistemas de saúde atuais.

QUESTÕES DE ESTUDO

1. Determine seis deficiências identificadas na prestação da assistência cirúrgica nos países em desenvolvimento e discuta como melhorá-las.

2. Que papéis as organizações como Médicos Sem Fronteiras e a Iniciativa Global para Assistência Cirúrgica Essencial e de Emergência tiveram na formação de capacidade e assistência cirúrgica?

3. Como o acréscimo da assistência cirúrgica tem o potencial de causar impacto sobre as taxas de morte e deficiência devido a lesões e acidentes de trânsito, os ODMs 1, 4, 5 e as DNTs?

REFERÊNCIAS

1. Global Forum for Health Research, 10/90 research gap. 2011. http://www.globalforumhealth.org/about/1090-gap/
2. WHO, Declaration of Alma-Ata, 1978 http://tinyurl.com/ 7rpss7s.
3. Weiser T, Regenbogen S, Thompson K, et al. An estimate of the global volume of surgery: a modeling strategy based on available data. *Lancet* 2008; 372(9633):139–144.
4. Tollefson T, Larrabee W. Global surgical initiative to reduce the surgical burden of disease. *JAMA* 2012;307(7):667–668.
5. Lett R. International surgery: definition, principals and Canadian practice. *Can J Surg* 2003;46(5):365–372.
6. Chu K, Stokes C, Trelles M, Ford N. Improving effective surgical delivery in humanitarian disasters: lessons from Haiti. *PLoS Med* 2011;8(4):e1001025.
7. Missios S. Hippocrates, Galen, and the uses of trepanation in the ancient classical world. *Neurosurg Focus* 2007;23(1): E1–E9.
8. Raveenthiran V. Knowledge of ancient Hindu surgeons on Hirschsprung's disease: evidence from Sushruta Samhita of circa 1200–600 BC. *J Pediatr Surg* 2011;46:2204–2208.
9. Paneth N. Assessing the contributions of John Snow to epidemiology. *Epidemiology* 2004;14(5):514–516.
10. Ajayi OO, Adebamowo CA. Surgery in Nigeria. *Arch Surg* 1999;134(2):206–211.

11. Burke-Gaffney H. The history of medicine in the African countries. *Med Hist* 1968;12(1):31–41.
12. Chu K, Rosseel P, Trelles M, Gielis P. Surgeon without borders: a brief history of surgery at Médecins Sans Frontières. *World J Surg* 2010;34:411–414.
13. World Bank. World Development Report 1993. http:// tinyurl.com/3qdan9b.
14. Kushner AL, Groen RS, Kingham TP. Surgery and refugee populations. *Scand J Surg* 2009;98:18–24.
15. Chu K. Rethinking surgical care in conflict. *Lancet* 2010; 375:262–263.
16. Chu KM, Trelles M, Ford NP. Quality of care in humanitarian surgery. *World J Surg* 2011;35(6):1169–1172.
17. Welling DR, Ryan JM, Burris DG, Rich NM. Seven sins of humanitarian medicine. *World J Surg* 2010;34:466–470.
18. Shein M. Commentary: Seven sins of humanitarian medicine. *World J Surg* 2010;34:471–472.
19. Abelson R, Rosenthal E. Charges of shoddy practices taint gifts of plastic surgery. *New York Times*. http://www.nytimes.com/1999/11/24/world/charges-of-shoddy-practices-taint-gifts- of-plastic-surgery.html?scp=5&sq=Charges+of+shoddy+practices+ taint+gifts+of+plastic+surgery&st=nyt.
20. Wolfberg AJ. Volunteering overseas—lessons from surgical brigades. *N Engl JMed* 2006;354(5):443–445.
21. Maki J, Qualls M, White B, Kleefields S, Crone R. Health impact assessment and short term medical missions: a methods study to evaluate quality of care. *BMC Health Svc Res* 2008; 8:121.
22. Lancet editorial. Global surgery—the final frontier? *Lancet* 2012;379:194.
23. Pollack JD, Love TP, Steffes BC, Thompson CD, Mellinger J, Haisch C. Is it possible to train surgeons for rural Africa? A report of a successful international program. *World J Surg* 2011;35:493–499.
24. Riviello R, Ozgediz D, Hsia RY, Azzie G, Newton M, Tarpley J. Role of collaborative academic partnerships in surgical training, education, and provision. *World J Surg* 2010;34: 459–465.
25. WHO Emergency and essential surgical care. http://www.who.int/surgery/mission/GIEESC2005_Report.pdf.
26. Murray CJ, Lopez AD. Alternative projections of mortality and disability by cause 1990–2020: Global Burden of Disease Study. *Lancet* 1997;349:1498–1504.
27. Debas HT, Gosselin R, McCord C, Thind A. Chapter 67. In: *Surgery, Disease Control Priorities in Different Countries*. 2nd ed. Washington, DC: World Bank, 2006: 1245–1258.
28. Gosselin R, Gyamfi Y, Contini S. Challenges of meeting surgical needs in the developing world. *J Surg* 2011;35:258–261.
29. Weisert T, Regenbogen S, Thompson K, et al. An estimate of the global volume of surgery: a modeling strategy based on available data. *Lancet* 2008;372(9633):139–144.
30. Bickler S, Ozgediz D, Gosselin R, et al. Key concepts for estimating the burden of surgical conditions and the unmet need for surgical care. *World J Surg* 2010;34:374–380.
31. Vos T. Improving the quantitative basis of the surgical burden in low-income countries. *PLoS Med* 2006;6(9):1–2.
32. Groen R, Samai M, Stewart K, et al. Untreated surgical conditions in Sierra Leone: a cluster randomized, cross-sectional, countrywide survey. *Lancet* 2012;380(9847):1082–1087.
33. Personal correspondence, Peter Kingham, Surgeons Over Seas.
34. Lavy C, Sauven K, Mkandawire N, et al. State of surgery in tropical Africa: a review. *World J Surg* 2011; 35:262–271.
35. Husum H, Gilbert M, Wisborg T, Heng H, Urad M. Rural prehospital trauma systems improve trauma outcome in low-income countries: a prospective study from north Iraq and Cambodia. *J Trauma* 2003;54:1188–1196.
36. Ali J, Adam R, Butler AK, et al. Trauma outcome improves following the advanced trauma life support program in a developing country. *J Trauma* 1993;34:890–899.
37. Mock C, Joshipura M, Arreola-Risa C, Quannsah R. An estimate of the number of lives that could be saved through improvements in trauma care globally. *World J Surg* 2012; 36:959–963.
38. Gosslein R, Thind A, Bellardinelli BA. Cost/DALY averted in a small hospital in Sierra Leone: what is the relative contribution of different services? *World J Surg* 2006;30:505–511.
39. Gosslein R, Heitto M. Cost-effectiveness of a district trauma hospital in Battambang, Cambodia. *World J Surg* 2008;32: 2450–2453.
40. Gosslein R, Maldonado A, Elder G. Comparative cost-effectiveness analysis of two MSF surgical trauma centers. *World J Surg* 2010;34:415–419.
41. Shillcutt SD, Clarke MG, Kingsnorth AN. Cost-effectiveness of groin hernia surgery in the western region of Ghana. *Arch Surg* 2010;145(10):954–961.
42. Gosslein R, Thind A, Bellardinelli BA. Cost/DALY averted in a small hospital in Sierra Leone: what is the relative contribution of different services? *World J Surg* 2006;30:505–511.
43. Bendavid E, Leroux E, Bhattacharya J, Smith N, Miller G. The relation of price of antiretroviral drugs and foreign assistance with coverage of HIV treatment in Africa: retrospective study. *BMJ* 2010;341:c8218.
44. Hontelez JAC, de Vlas SJ, Tanser F, et al. The impact of the new WHO antiretroviral treatment guidelines on HIV epidemic dynamics and cost in South Africa. *PLoS* 2011;6(7):e21919.
45. Corlew D. Estimates of impact of surgical disease through economic modeling of cleft lip and palate care. *World J Surg* 2010;34:391–396.
46. Alkire B, Hughes C, Nash K, Vincent J, Meara J. Potential economic benefit of cleft lip and palate repair in sub-Saharan Africa. *World J Surg* 2011;35:1194–1201.
47. Zivin J, Thirumirthy H, Goldstein M. AIDS treatment and intrahousehold resource allocation: children's nutrition and schooling in Kenya. *J Public Econ* 2009;93(7–8):1008–1015.
48. Thirumirthy H, Zivin J, Goldstein M. The economic impact of AIDS treatment: labor supply in western Kenya. *J Hum Resour* 2008;43(3):511–552.
49. D'Adda G, Goldstein M, Zivin J, Nangami M, Thirumirthy H. ARV treatment and time allocation to household tasks: evidence from Kenya. *Afr Dev Rev* 2009; 21(1):180–208.
50. Rosenbaum L, Lamas D. Facing a "slow-motion disaster": the UN meeting on noncommunicable diseases. *N Engl J Med* 2011; 365(25):2345–2348.

51. NCD Alliance. UN high-level meeting puts NCDs on the map, falls short of setting goals or targets. http://www.ncdalliance.org/node/3517.
52. GTF CCC Report: Closing the cancer divide. http://gtfccc.harvard.edu/icb/icb.do?keyword=k69586&pageid=icb.page450139.
53. WCR 2008. http://www.iarc.fr/en/publications/pdfs-online/wcr/2008/index.php.
54. Bickler S, Telfer M, Sanno-Duanda B. Need for paediatric surgery care in an urban area of Gambia. Trop Doct 2003;33:91-94.
55. Kingham TP, Kamara TB, Cherian MN, et al. Quantifying surgical capacity in Sierra Leone: a guide for improving surgical care. Arch Surg 2009;144:122-127.
56. Blanchard RJ, Blanchard ME, Toussignant P, et al. The epidemiology and spectrum of surgical care in Pakistan. Am J Public Health 1987;77:1439-1445.
57. Contini S, Taqdeer A, Cherian M, et al. Emergency and essential surgical services in Afghanistan: still a missing challenge. World J Surg 2010; 34: 473-478.
58. Ozgediz D, Galukande M, Mabweijano J, et al. The neglect of the global workforce: experience and evidence from Uganda. World J Surg 2008; 32: 1208-1215.
59. Choo S, Perry H, Hesse AJ, et al. Assessment of capacity for surgery, obstetrics and anaesthesia in 17 Ghanaian hospitals using a WHO assessment tool. Trop Med Int Health 2010;15(9):1109-1115.
60. Iddriss A, Shivute N, Bickler S, et al. Emergency, anaesthetic and essential surgical capacity in the Gambia. Bull World Health Organ 2011;89(8):565-572.
61. Sani R, Nameoua B, Yahaya A, et al. The impact of launching surgery at the district level in Niger. World J Surg 2009; 33: 2063-2068.
62. Natuzzi ES, Kushner A, Jagilly R, et al. Surgical care in the Solomon Islands: A road map for universal surgical care delivery.- World J Surg 2011; 35:1183-1193.
63. Kwon S, Kingham T, Kamara T, Sherman L, Natuzzi E, Mock C, Kushner A. Development of a surgical capacity index: opportunities for assessment and improvement. World J Surg 2012;36(2):232-239.
64. World Health Organization. WHO guidelines for health care equipment donations, 2000. http://www.who.int/medical_devices/publications/en/Donation_Guidelines.pdf.
65. Douglas T. Biomedical engineering education in developing countries: research synthesis ConfProc IEEE Eng Med Biol Soc 2011; 2011: 3628-3630.
66. Design That Matters. Extreme affordability. http://designthatmatters.org/.
67. DeVries CR, Price RR. Global Surgery and Public Health. -Burlington, MA: Jones and Bartlett, 2011.
68. World Health Organization. Rising to the challenge of rural surgery. Bull World Health Organ 2010; 88:331-332.
69. Smith MD, Christensen CM. Disruptive innovation: can health care learn from other industries? Health Affairs 2007; 26(3):w288-w295.
70. Levine R. Treating Cataracts in India. Case Studies in Global Health: Millions Saved. Burlington, MA: Jones and Bartlett, 2007.
71. Lynge DC, Larson EH, Thompson MJ, Rosenblatt RA, Hart LG. A longitudinal analysis of the general surgery workforce in the United States, 1981-2005. Arch Surg 2008;143:345-350.
72. Chu K, Rosseel P, Giells P, Ford N. Surgical task shifting in Sub-Saharan Africa. PLoS 20096(5): e1000078.
73. Ouro-Bang'na Maman A, Kabore R, Zoumenou E, Gnassinge K, Chobli M. Anesthesia for children in sub-Saharan Africa—a description of settings, common presenting conditions, techniques and outcomes. Pediatr Anest 2009;19:5-11.
74. Mills E, Kanters S, Hagopian A, et al. The financial cost of doctors emigrating from sub-Saharan Africa: human capital analysis. BMJ 2011;343:d7031.
75. The WHO Global Code of Practice on International Recruitment of Healthcare Personnel. Sixty-Third World Health Assembly; WHA63.16, May 2010. http://www.who.int/hrh/migration/code/full_text/en/index.html.
76. Rosseel P, Trelles M, Guilavogui S, Ford N, Chu K. Ten years of experience training non-physician anesthesia providers in Haiti. World J Surg 2010; 34(3):453-458.
77. Chu K, Ford N, Trelles M. Providing surgical care in Somalia: a model of task shifting. Conflict Health 2011;5:12.
78. Mullan F, Frehywot S. Non-physician clinicians in 47 sub-Saharan African countries. Lancet 2007;370: 2158-2163.
79. Deckelbaum D, Ntakiyiruta G, Liberman A, Razek T, Kyamanywa P. Augmenting surgical capacity in resource-limited settings. Lancet 2012;380(9843): 713-714.
80. Luboga S, Galukande M, Ozgediz D. Recasting the role of the surgeon in Uganda: a proposal to maximize the impact of surgery on public health. Trop Med Int Health 2009;14(6): 604-608.
81. Grimes C, Bowman K, Dodgion C, Lavy C. Systematic review of barriers to surgical care in low-income and middle-income countries. World J Surg 2011;35:941-995.
82. Riddle V, Morestin F. A scoping review of the literature on abolition of user fees in health care services in Africa. Health Policy Plann 2011;26:1-11.
83. Lim S, Dandona L, Hoisington J, James S, Hogan M, Gakidou E. India's Janani Suraksha Yojana, a conditional cash transfer programme to increase births in health facilities: an impact evaluation. Lancet 2010; 375:2009-2023.
84. Suter LG, Paltiel AD, Rome BN, et al. Medical device innovation: Is "better" good enough? N Engl J Med 2011; 365(16): 1464-1466.
85. Crandall ML. Integrating population health into a general surgical residency curriculum. Am J Prev Med 2011; 41(4S3): S276-S282.
86. Loew J, Kingham TP, Casey KM, Kushner AL. Global surgery: thoughts on an emerging surgical subspecialty for students and residents. J Surg Educ 2010; 67(3):143-148.
87. Chu K. Open letter to young surgeons interested in humanitarian surgery. Arch Surg 2010; 145: 123-124.
88. Clinton Foundation up close. http://tinyurl.com/8zcdt36.
89. COSECSA. http://www.cosecsa.org.
90. Copenhagen Consensus Report 2012 and 2008. http://www.copenhagenconsensus.com/Default.aspx?ID=788.
91. Kaplan JP, Bond TC, Merson MH, et al. Towards a common definition of global health. Lancet 2009; 373:1993-1995.

15 Assistência humanitária e auxílio a desastres

Sheri Fink, Vera Sistenich e Clydette Powell

OBJETIVOS DE APRENDIZADO

- *Compreender a história da assistência humanitária internacional, incluindo as principais organizações envolvidas e os princípios e leis que regem seu trabalho*
- *Conhecer as causas mais comuns de morbidade e mortalidade nas populações afetadas por conflito, desastre e terrorismo e as principais estratégias de avaliação e intervenções de saúde pública a serem consideradas*
- *Familiarizar-se com as abordagens de preparação para desastres e atos de terrorismo e os papéis e limitações das intervenções de saúde na mitigação de conflitos e proteção humanitária*
- *Ser capaz de aplicar as lições aprendidas aos casos reais que envolvem conflito, desastre, deslocamento e terrorismo*
- *Saber onde procurar informações atualizadas no campo de assistência humanitária e sua prática*

INTRODUÇÃO

Um profissional de saúde que deseje ter um impacto positivo em uma situação de desastre enfrenta muitos desafios. Para começar, objetivos devem ser definidos. O objetivo do trabalho médico humanitário é reduzir a morte, a doença e o sofrimento durante um período de vulnerabilidade aguda? Ou o trabalho se estende para promover o desenvolvimento sustentável dos sistemas de saúde e avançar a paz, a justiça e o respeito aos direitos humanos? E se a opção de se engajar no trabalho de auxílio for motivada por objetivos religiosos, políticos ou militares?

Sejam os objetivos do trabalho definidos de maneira estreita ou ampla, os médicos precisam de excelentes habilidades clínicas na medicina baseada em evidências e em saúde pública para evitar causar mais dano do que fazer bem. Devem se familiarizar rapidamente com os problemas de saúde particulares que ameaçam a população em questão, os recursos disponíveis (estruturais, financeiros, humanos e organizacionais) e as estratégias que existem para lidar com eles. Os voluntários mais eficazes levantam e priorizam as preocupações de saúde daqueles que estão sendo assistidos: respeitam, apoiam, aprendem e, quando apropriado, orientam os colegas; coordenam esforços; mantêm a flexibilidade; e lutam por igualdade e eficiência, assegurando que a assistência também chegue às populações mais vulneráveis. Esses voluntários também se dedicam a servir outros, tomando cuidado para manter a saúde pessoal e a serenidade em meio às situações mais incomuns e estressantes.

Voluntários experientes percebem que seu trabalho pode expô-los ao perigo e contribuem para a segurança individual e de grupo, respeitando protocolos válidos de segurança, mantendo relações interpessoais positivas (com oficiais, membros da comunidade e colegas) e coletando e compartilhando informações relevantes. Resumindo, o profissional de saúde humanitária perfeito combina compaixão, compromisso e integridade com proficiência técnica na promoção da prestação dos serviços de saúde preventivos e curativos mais apropriados, baseados em evidências e atualizados – o que é difícil em ambientes que costumam ser carregados de desafios!

Os potenciais perigos, estresses, frustrações e, às vezes, a monotonia no trabalho humanitário não devem ser subestimados. Ainda assim, longe de ser um exercício altruísta, as recompensas desse trabalho são muitas.

HISTÓRIA DO TRABALHO HUMANITÁRIO

A palavra *humanitário* evoca uma figura misteriosa vestindo um casaco branco manchado e operando à luz de velas, ao som de bombas e artilharia. O epíteto que dá elegância ao frontispício do manual de cirurgia de Guerra da OTAN apenas reforça essa visão romântica da medicina em tempos de guerra: "Quão grande e variada é a experiência do campo de batalha e quão fértil é o sangue dos guerreiros na criação de bons cirurgiões."

A realidade da maior parte do trabalho voluntário difere radicalmente dessas imagens de medicina carregada de adrenalina e o atendimento na crise médica. Com mais frequência, o trabalho humanitário envolve esforços duradouros para prevenir doenças e facilitar o acesso aos cuidados de saúde. Às vezes, longe de ser um meio de cultura ideal para as maiores conquistas da medicina, os estresses e as tensões do trabalho voluntário tentam a boa vontade e desafiam as bússolas éticas daqueles que se envolvem nele.

▶ O que é humanitário?

Muitos grupos com diferentes filosofias participam do trabalho de auxílio. A maioria acredita que a assistência humanitária se trata de aliviar o sofrimento e salvar vidas em momentos de conflito e em outras situações em que as entidades normalmente responsáveis por fornecer os serviços fundamentais à vida não o fazem.

A história do Movimento da Cruz Vermelha está entrelaçada com o desenvolvimento do direito e do trabalho humanitários modernos. Seu fundador, Henri Dunant, foi um empresário suíço que encontrou milhares de soldados de múltiplas nacionalidades feridos perto de Solferino, Itália, durante a Guerra da Unificação Italiana, em 1859. Dunant ajudou os feridos e escreveu um livro sobre a experiência, enfatizando a necessidade de um quadro de voluntários pré-treinados prontos para auxiliar em emergências e pedindo o estabelecimento de uma sociedade de assistência internacional.[1] Sua ideia era que os voluntários deveriam ter permissão para entrar no campo de batalha sem sofrer danos, contanto que concordassem em se manterem neutros em um conflito.

O Movimento da Cruz Vermelha nasceu dessa ideia e a *humanidade, imparcialidade, neutralidade, independência* e *voluntarismo* estão entre os princípios centrais da agência. As Convenções de Genebra, discutidas mais adiante neste capítulo, atribuem ao Comitê Internacional da Cruz Vermelha (CICV) a obrigação de proteger e assistir as vítimas de conflitos armados nacionais e internacionais. Suas atividades incluem, entre várias outras, o auxílio a civis e prisioneiros (p. ex., visitar prisioneiros de guerra para avaliar suas condições, transportar mensagens entre membros de famílias divididas por conflitos e oferecer assistência médica e cirúrgica), ajuda para reunir famílias e rastrear desaparecidos e disseminar o conhecimento sobre o direito humanitário. O CICV é baseado em Genebra, Suíça, e seus delegados geralmente são suíços. Além disso, quase 200 países mantêm a sociedade da Cruz Vermelha ou do Crescente Vermelho. Essas sociedades são membros da Federação Internacional das Sociedades da Cruz Vermelha e do Crescente Vermelho. Essas organizações juntas formam o Movimento da Cruz Vermelha e do Crescente Vermelho. Para reconhecer a sociedade nacional de emergência de Israel, Magen David Adom, foi introduzido ao Movimento um emblema distintivo de *status* equivalente ao da Cruz Vermelha e do Crescente Vermelho, em 2005: uma moldura vermelha em formato de quadrado nas bordas conhecida como Cristal Vermelho.[2]

Quando os delegados da Cruz Vermelha documentam violações das leis de guerra, em geral fazem recomendações em segredo às autoridades responsáveis. Essa política de confidencialidade ajuda a organização a manter o acesso sem paralelos, mas será que tem limites? Durante a Segunda Guerra Mundial, os delegados do CICV visitaram campos de concentração e não revelaram publicamente o que viram. Manter o silêncio sobre violações extremas e persistentes aos direitos humanos pode passar por cumplicidade e, agora, o CICV ocasionalmente divulga suas conclusões quando os governos falham em dar atenção às suas preocupações. Por exemplo, a Cruz Vermelha questionou repetidamente a legalidade e as consequências humanitárias da prática norte-americana de detenções não divulgadas e alegadas técnicas de interrogação que dizia serem torturas em instalações na Baía de Guantánamo, em Cuba, e em Bragram, no Afeganistão, na primeira década do século XXI. Mais recentemente, em 2010, o CICV também condenou o bloqueio de Gaza por Israel como uma violação dos compromissos do país, de acordo com a legislação internacional. Outras organizações de auxílio, como a organização não governamental (ONG) Médicos Sem Fronteiras (em francês, Médecins Sans Frontières, MSF), fazem do "testemunho" às violações aos direitos humanos e da defesa das populações em risco uma parte central de seu trabalho humanitário. Com frequência, os voluntários são os únicos estranhos independentes a testemunhar crimes de guerra contra civis.

▶ Quem mais presta auxílio?

Primeiro, e acima de tudo, a maior parte da assistência oferecida em situações de conflito e desastre, particularmente nos primeiros dias críticos, é prestada por agências e autoridades locais e nacionais – e não internacionais. Estas incluem profissionais e centros de saúde locais, capítulos da Cruz Vermelha e do Crescente Vermelho, organizações da sociedade civil, militares, polícia e cidadãos. Muitas vezes, seu trabalho é negligenciado ou fica em segundo plano por causa de atores internacionais que chegam para "salvar o dia."

As agências das Nações Unidas (ONU) também têm um importante papel na assistência humanitária. Fundada em 1948, a ONU surgiu da Guerra Fria no início da década de 1990 como uma importante organização para prevenir e resolver conflitos internacionais. O Alto Comissariado das Nações Unidas para Refugiados (UNHCR, do inglês United Nations High Commissioner for Refugees) tem o dever de proteger refugiados de acordo com a Convenção sobre o *Status* de Refugiados de 1951 e seu Protocolo de 1967. Nos últimos anos, a agência também auxiliou uma população em maior número de pessoas internamente deslocadas (PIDs) que, ao contrário dos refugiados, são deslocadas dentro de seus países de origem. A Tabela 15-1 descreve as diferenças entre os refugiados e as PIDs. Em 1997, a necessidade da ONU de "agir de maneira coerente" foi reconhecida pelo então secretário-geral Kofi Annan, que começou a reformular a agência para integrar

Tabela 15-1 Definição de termos

Refugiado: Definido de acordo com a lei internacional como uma pessoa que, "devido ao receio bem-fundamentado de ser perseguido por motivos de raça, religião, nacionalidade, participação em um grupo social em particular ou opinião política, está fora do país de sua nacionalidade e não pode ou, por causa desse receio, não está disposto a recorrer à proteção daquele país; ou que, não tendo nacionalidade e estando fora do país de sua residência habitual anterior como resultado desses eventos, não pode ou, por causa desse receio, não está disposto a retornar a ele." Artigo 1, Convenção Relacionada ao *Status* de Refugiados de 1951.
Em 2011, havia uma estimativa de 10,5 milhões de refugiados, de acordo com o The State of the World's Refugees 2012: In Search of Solidarity (Estado dos Refugiados no Mundo em 2012: Em Busca de Solidariedade) do UNHCR.
Pessoa Internamente Deslocada (PID): Uma PID costuma fugir de sua residência por motivos idênticos aos de um refugiado e enfrenta dificuldades similares. As PIDs, porém, são definidas por não terem cruzado uma fronteira internacionalmente reconhecida. As PIDs não desfrutam das proteções legais conferidas pela Convenção de Refugiados de 1951, mas estão cada vez mais, na prática, recebendo assistência similar, de acordo com os Princípios Orientadores relativos aos Deslocados Internos de 1998 da ONU.
Segundo o UNHCR, em 2011, havia até 27,5 milhões de PIDs – as PIDs estavam em número maior do que o número de refugiados, devido ao aumento de conflitos armados não internacionais em comparação aos internacionais.
Desastre: Uma situação ou evento que envolve destruição de propriedade, lesões e mortes de múltiplas pessoas, que em geral supera a capacidade local e necessita de assistência externa. Os tipos de desastres incluem os naturais (p. ex., hidrometeorológicos, geológicos, biológicos), tecnológicos (p. ex., explosão de minas, derramamento químico, outros acidentes industriais) e provocados pelos humanos (p. ex., emergência humanitária complexa).
Emergência Humanitária Complexa (EHC): Um desastre que ocorre, pelo menos em parte, devido ao projeto humano. O termo EHC normalmente é usado para descrever um desastre que envolve múltiplos componentes, como deslocamento em larga escala de pessoas no contexto de conflito, guerra, perseguição, crise econômica, terrorismo, instabilidade política ou inquietação social.
Terrorismo: Não há uma definição internacionalmente acordada de terrorismo. Uma Estratégia Global Contra o Terrorismo da ONU, adotada em setembro de 2006 e revisada em junho de 2012, descreve o terrorismo como "atividades voltadas para a destruição dos direitos humanos, das liberdades fundamentais e da democracia, ameaçando a integridade territorial e a segurança dos Estados e desestabilizando governos legitimamente constituídos." Terrorismo com frequência se refere a ataques a alvos não militares, como bombardeios deliberados de civis e a tomada e a morte de reféns. Esses tipos de ataques, se conduzidos durante períodos de guerra, violariam as leis de guerra e, por isso, constituiriam crimes de guerra. O terrorismo às vezes é definido como atos violentos, ameaçadores ou criminosos perpetrados contra vítimas humanas, mas voltados para alvos maiores, geralmente os Estados, com a intenção de criar medo ou terror nas mentes de uma população.

estruturas humanitárias, para manutenção da paz e políticas.[3,4] Agências da ONU e outros grupos envolvidos no trabalho humanitário são relacionados na Tabela 15-2.

As centenas de ONGs que existem têm histórias e filosofias diferentes. Alguns desses grupos sem fins lucrativos nasceram do molde da Cruz Vermelha. Outros oferecem assistência com base nas convicções religiosas de seus membros para assistir os menos afortunados. Agências governamentais, como a Agência para Desenvolvimento Internacional dos Estados Unidos (USAID, do inglês United States Agency for International Development) e o Gabinete Humanitário da Comunidade Europeia, financiam assistência humanitária, pelo menos em parte devido ao seu reconhecimento de que promove boa vontade e boas relações internacionais, além de sua capacidade de melhorar vidas.

Os governos, às vezes, contratam companhias privadas para trabalho de assistência com fins lucrativos, assim como sem fins lucrativos. Além disso, os países oferecem as extensas capacidades logísticas de suas forças militares para auxiliar no período que se segue a desastres estrangeiros. As unidades de assuntos civis das forças armadas envolvidas em ações militares em países estrangei-

---

Tabela 15-2 Entidades normalmente envolvidas no trabalho de auxílio

Movimento Internacional da Cruz Vermelha e do Crescente Vermelho: Comitê Internacional da Cruz Vermelha (CICV) (www.icrc.org), Federação Internacional das Sociedades da Cruz Vermelha e do Crescente Vermelho (FISCVCV) (www.ifrc.org), sociedades nacionais da Cruz Vermelha.

Agências das Nações Unidas:
Muitas, incluindo a Organização Mundial de Saúde (OMS) (www.who.int), Fundo das Nações Unidas para a Infância (UNICEF, do inglês United Nations Children's Fund) (www.unicef.org), Gabinete para Coordenação de Assuntos Humanitários (GCAH) (ochaonline.un.org), Alto Comissariado das Nações Unidas para Refugiados (UNHCR) (www.unhcr.org), Programa Mundial de Alimentos (PMA) (www.wfp.org), Programa de Desenvolvimento das Nações Unidas (PDNU) (www.undp.org), Entidade das Nações Unidas para Igualdade de Gêneros e Empoderamento das Mulheres (www.unwomen.org), Fundo de População das Nações Unidas para Atividades (UNFPA, do inglês United Nations Population Fund for Activities) (www.unfpa.org)

Organizações Não Governamentais Internacionais (ONGs):
Muitas, incluindo American Jewish World Service (AJWS) (www.ajws.org), American Refugee Committee (ARC) (www.arcrelief.org), CARE (www.care.org), Catholic Relief Services (CRS) (www.crs.org), Médicos do Mundo (MDM, do francês Médecins du Monde) (www.doctorsoftheworld.org), Médicos Sem Fronteiras (MSF, do francês Médecins Sans Frontières) (www.doctorswithoutborders.org), Corpo Médico Internacional (CMI) (www.internationalmedicalcorps.org), Comitê Internacional de Resgate (CIR) (www.rescue.org), Islamic Relief (IR) (www.islamic-relief.com), Mercy Corps International (MCI) (www.mercycorps.org), Oxfam International (www.oxfam.org), Save the Children (STC) (www.savethechildren.org), World Vision International (www.worldvision.org)

Organizações não governamentais e da sociedade civil locais e nacionais:
Muitas, diferentes em cada país

Entidades do governo dos Estados Unidos:
US Agency for International Development (USAID) (http://www.usaid.gov), Bureau of Population, Refugees and Migration (PRM) (www.state.gov/j/prm/)

Outras agências governamentais:
Departamento para Ajuda Humanitária da União Europeia (ECHO) (ec.europa.eu/echo/index_en.htm)
Departamento para o Desenvolvimento Internacional do Reino Unido (DFID) (www.dfid.gov.uk/)
Agência de Cooperação Internacional do Japão (JICA) (www.jica.go.jp/english/)

Organizações intergovernamentais:
Organização Internacional para Migração (OIM) (www.iom.int/)

Operações militares:
Forças de Manutenção da Paz
Forças de Monitoramento
Forças Beligerantes (partes de um conflito)
Organizações Políticas/Militantes Não Estatais
Centro de Operações Civil-Militar (COCM)
Centro de Informações Civil-Militar (CICM)

Organizações Governamentais Locais e Nacionais:
Ministérios da Saúde
Ministérios do Interior

ros também podem prestar auxílio a civis, como fizeram as forças da Coalizão no Iraque.

Do ponto de vista de segurança nacional, a promoção da saúde pode ser uma maneira de promover a estabilidade nacional ou regional. O Departamento de Defesa norte-americano tem programas para dar suporte à saúde em desastres estrangeiros e emergências humanitárias, em conjunto com a USAID. No entanto, as metas e os prazos militares com frequência diferem dos objetivos de desenvolvimento, apresentando desafios de colaboração. As complexidades na relação civil-militar são exploradas nos Estudos de Caso 1 e 2.

Grupos locais considerados pelos Estados Unidos e outros países como organizações terroristas também podem operar alas responsáveis pela prestação de assistência de emergência. Por exemplo, grupos militares baseados na Caxemira lideraram vários dos campos de pessoas deslocadas após o terremoto de 2005, no Paquistão, e o Hezbollah prestou auxílio às vítimas da guerra de 2006, no Líbano. Voluntários estrangeiros devem estar preparados para encontrar esses grupos no campo.

▶ Coordenando agências diversas

Em emergências complexas, as necessidades humanitárias excedem a capacidade de uma única agência. Nos últimos anos, cada vez mais agências têm se envolvido no trabalho humanitário. No entanto, em emergência após emergência, a maior crítica da resposta de auxílio internacional tem sido sua má coordenação. Como parte de seus esforços de reforma, em 2005, a ONU estabeleceu nove "grupos" temáticos que cobrem as principais áreas de assistência humanitária em crise, incluindo saúde, nutrição e água/saneamento.* No campo, cada grupo é liderado por uma agência da ONU. O objetivo é oferecer assistência humanitária de maneira coesa e efetiva com uma agência líder com mandato e responsabilidades. No entanto, as avaliações do sistema de grupos sugerem que, apesar de ter levado a algumas melhorias, é dispendioso e possui muitos pontos fracos.[5]

Embora as ONGs operem de maneira independente, a maioria concordou em aderir a um código de conduta[6] e padrões mínimos comuns.[7] A coordenação humanitária no local em geral é facilitada pelo Gabinete de Coordenação de Assuntos Humanitários da ONU ou por agências estabelecidas pelos governos dos países afetados. Por meio do sistema atual de coordenação, atores da ONU e de fora da ONU engajam-se no planejamento e na priorização de estratégias de resposta humanitária e acessam grupos de financiamento compartilhados. Quando chegam a uma emergência, é importante inteirar-se sobre reuniões de coordenação interagências e procurar por Centros de Informações Humanitárias, que costumam ser montados para oferecer uma central de informações e mapas e controlar "quem faz o que onde." Com os avanços nas tecnologias de satélites e comunicações, há uma crescente participação para que os especialistas em tecnologia estabeleçam rapidamente redes de comunicações e informações em emergências.

As mesmas agências que respondem às populações afetadas por conflitos também tendem a responder aos grandes desastres naturais. Estes com frequência ocorrem em partes do mundo que são simultaneamente afetadas por conflitos, lutas civis e pobreza.

Estudo de caso/dilema 1: Iraque

No final de 2002 e começo de 2003, agências de auxílio humanitário preparam-se para oferecer assistência aos iraquianos, no caso de uma ofensiva militar liderada pelos Estados Unidos. As ONGs discordavam quanto a aceitar verbas do governo norte-americano para apoiar seu trabalho. Alguns líderes de ONGs acreditavam que aceitar o dinheiro permitiria que respondessem a uma catástrofe em potencial, como um deslocamento populacional massivo ou um surto de doença em uma população que já sofria anos de sanções, isolamento e repressão. Aceitar as verbas também poderia dar às ONGs um canal para fornecer *feedback* aos Estados Unidos sobre as necessidades da população civil. Outras ONGs assumiram posições completamente diferentes. Seus líderes argumentaram que aceitar dinheiro de uma parte de um conflito (beligerante) comprometeria a independência das agências de auxílio, que aparentariam defender um dos lados do conflito.

Depois que a guerra começou, o dilema se aprofundou. Voluntários discordavam entre si quanto a como deveriam se relacionar com a coalizão liderada pelos Estados Unidos e seus centros de operação civil-militares, que estavam envolvidos na assistência aos civis iraquianos. Os voluntários retraíram-se quando a coalizão liderada pelos Estados Unidos divulgou seu trabalho como parte dos esforços para ganhar os "corações e mentes" iraquianos. Quando os ataques dos insurgentes

---

*Os nove grupos são agricultura, coordenação e manejo de campo, recuperação inicial, educação, saúde, nutrição, proteção, abrigo e água em emergências e saneamento e higiene. Dois grupos comuns são telecomunicações e logística em emergências.

contra os voluntários aumentaram, muitos se preocuparam com a clareza da definição entre as linhas entre os militares, os políticos e os humanitários, não somente no Iraque, mas também no Afeganistão e em outros países. A Figura 15-1 mostra os serviços médicos que uma agência de auxílio americana ofereceu durante a campanha de bombardeios liderada pelos Estados Unidos no Afeganistão, ironicamente tratando as feridas de uma criança pequena sofridas em função de munições disponíveis de uma guerra anterior.

Estudo de caso/dilema 2: USNS Comfort após o terremoto no Haiti*

O terremoto de magnitude 7.0 no Haiti em janeiro de 2010 causou lesões estimadas em centenas de milhares. Embora os hospitais de Miami ficassem a poucas horas de voo, no começo, apenas os haitianos com cidadania americana tiveram permissão para entrar nos Estados Unidos para receber assistência. Os Estados Unidos enviaram um vasto navio hospital, o USNS Comfort, para o porto de Port-au-Prince e começaram a tratar os feridos e doentes em estado crítico uma semana após o terremoto. Sua construção branca reluzente decorada com cruzes vermelhas era um símbolo notável da generosidade americana. O Comfort e seus mais de mil médicos e funcionários prestaram uma variedade de serviços médicos e cirúrgicos avançados, muitos dos quais não estavam disponíveis em qualquer outro país de baixa renda. Aproximadamente 254 pacientes chegaram nas primeiras 72 horas, exaurindo os recursos e o pessoal do navio.[8] Em um período de 40 dias, um total de 872 pacientes foi atendido, dos quais mais de 800 ficaram internados por mais de 1 dia. Mais da metade deles foi para o centro cirúrgico e muitos foram submetidos à cirurgia múltiplas vezes.[9] Os equipamentos do navio incluíam um aparelho de tomografia computadorizada, sala de radiologia intervencionista, uma grande farmácia e banco de sangue.

No entanto, surgiram dolorosos dilemas éticos. Primeiro, havia muito mais pacientes que precisavam de ajuda do que o Comfort e outros hospitais e clínicas seriam capazes de tratar. Como

---

*N. de E.: As emergências humanitárias complexas são chamadas complexas por um motivo. A situação haitiana era muito difícil, e cada aspecto era complexo e tinha muitas perspectivas. Além das referências mencionadas aqui, esse estudo de caso foi baseado nos relatos e nas entrevistas feitos pela autora Sheri Fink, de janeiro a março de 2010. Essas informações são muito importantes e ajudam a compreender quanto ainda se tem para aprender. Nesse curto período, porém, não é possível começar a mostrar o quadro completo dessa operação e não se pode apresentar qualquer visão oficial da marinha americana. Para mais leitura sobre esse assunto, várias referências são mencionadas no fim deste estudo de caso.

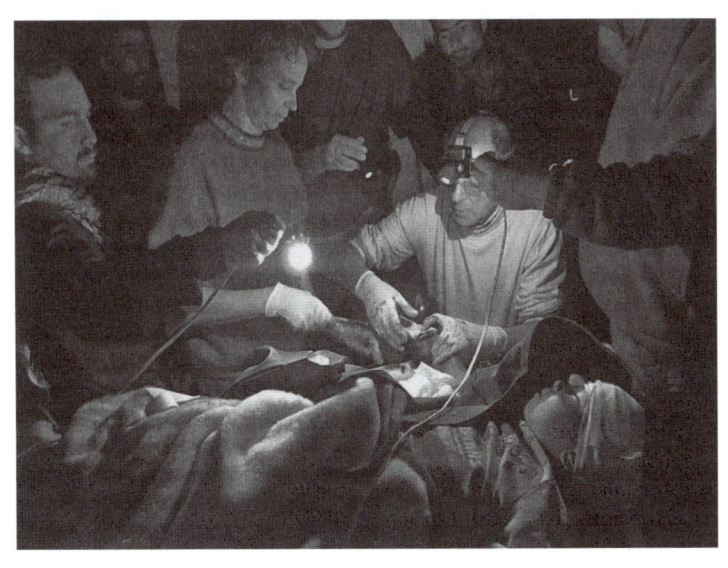

▲ **Figura 15-1** Dezembro de 2001, Afeganistão: funcionários de uma ONG trabalham em condições extremamente austeras para estabilizar um menino afegão. O menino estava brincando com uma granada russa não detonada, que descarregou, amputando sua mão direita. Aparentemente, o amigo do menino acertou o pino de disparo da granada com uma pedra, causando a explosão. Reproduzida com permissão de Andrew Cutraro Creative LLC. www.cutraro.com.

decidir quais pacientes seriam tratados? Deveria o Comfort aceitar um número menor de pacientes que precisassem de assistência muito especializada e com grande necessidade de recursos que apenas o navio poderia oferecer? Ou alguns pacientes deveriam ser deixados para morrer, em uma tentativa de maximizar o número geral de pacientes tratados? Quem deveria tomar essas decisões? Um Comitê de Ética em Saúde multidisciplinar foi reunido antes mesmo de chegar ao Haiti e era consultado com frequência durante a implementação.[10] A Figura 15-2 mostra os dilemas enfrentados pelos profissionais de saúde americanos no Haiti.

Outros dilemas surgiram. Representantes do Ministério da Saúde do Haiti desencorajaram o tratamento de pacientes que precisariam de assistência de seguimento avançada, do tipo que não poderia ser garantido no Haiti depois da partida do Comfort. A equipe médica do navio deveria seguir esse conselho? Ou deveria salvar as vidas desses pacientes e trabalhar para garantir outros recursos para assistência posterior, tirando vantagem da enorme fonte de assistência e dinheiro disponíveis após o desastre? Algumas exceções foram feitas à orientação do ministério. A equipe do navio também ofereceu treinamento e suprimentos para profissionais de saúde em terra para tratamento de seguimento e assistência hospitalar.[11]

Embora muitas das necessidades médicas e dos dilemas éticos no Haiti fossem previstos, a comunicação com membros da família e médicos de encaminhamento era problemática. No caos do desastre, helicópteros com frequência levavam os doentes e feridos de um centro médico para outra sem documentação, deixando familiares para trás.[12] Às vezes, não se permitia que familiares viajassem para o Comfort com os pacientes. A bordo do navio, apenas 1 em cada 5 pacientes tinha acompanhante. Os profissionais de saúde tinham que tomar decisões de tratamento e de alta para crianças que chegavam desacompanhadas e não podiam fornecer consentimento informado.

Inicialmente, não havia um número de telefone que funcionasse para que os parentes ou médicos de encaminhamento pudessem ligar para verificar as centenas de pacientes que eram tratadas a bordo do Comfort.[12] Familiares em busca de seus entes queridos ficavam angustiados. Em um caso, um jovem levado ao navio simplesmente desapareceu. Mais tarde, a família foi informada de que estava morto ao chegar ao navio, mas nunca receberam seu corpo, não receberam documentação e não tiveram permissão para ver as fotografias que um oficial do navio afirmou terem sido feitas antes que fosse transferido para um sobrecarregado necrotério haitiano, que não possuía registros de tê-lo recebido.

O Comfort registrava os pacientes em um sistema eletrônico de registros médicos, mas não tinha o hábito de disponibilizar as informações sobre os pacientes para as clínicas que haviam encaminhado. Um homem foi levado ao Comfort de um hospital de campo operado pelo governo americano para tratamento de uma fratura grave no fêmur. Seus familiares não tiveram permissão para acompanhá-lo e retornaram repetidamente ao local do hospital de campo durante semanas, até que o homem, que finalmente fora transferido do navio para tratamento em um hospital em Atlanta, Geórgia, falou com um repórter americano, que telefonou para eles.

Finalmente, como e quando acabar com a dispendiosa missão?[13] Levar assistência médica avançada a um país em desenvolvimento que possuía pouco dessa assistência antes de um desastre apresenta questões éticas inerentes: Que nível de assistência deve ser restaurado antes que seja aceitável partir? Que impacto esse nível de atenção pode ter sobre os médicos locais? Para onde os pacientes devem ser levados ao receberem alta, quando não possuem mais casas, e para onde podem ser transferidos para o tratamento contínuo necessário, quando os hospitais locais estão sobrecarregados? Além disso, apenas as prioridades de saúde agudas "relacionadas ao terremoto" devem ser levadas em consideração ao se planejar a partida, ou outras necessidades deveriam ser consideradas, como os pacientes com problemas médicos crônicos anteriores ao terremoto e que eram inadequadamente tratados em um país de baixa renda, ou o espectro de lesões contínuas causadas pelos fragmentos do terremoto, ou o surgimento de epidemias infecciosas, como cólera?

O Comfort deixou o Haiti dois meses após o terremoto, depois que líderes seniores consideraram sua missão de auxílio humanitário completa. Mais ou menos ao mesmo tempo, todos os hospitais e clínicas de campo em terra operados pelo Departamento de Saúde e Serviços Humanos dos Estados Unidos, que prestavam serviços de cirurgia, tratamento de feridas e partos, também fecharam. As necessidades cirúrgicas agudas estavam dando lugar às necessidades de reabilitação e atenção primária, mais bem manejadas pelo governo haitiano, instituições médicas locais e ONGs.

No entanto, as partidas foram controversas. O governo haitiano apoiou publicamente essas decisões. Os oficiais do governo enfrentavam pressão de médicos haitianos particulares que acre-

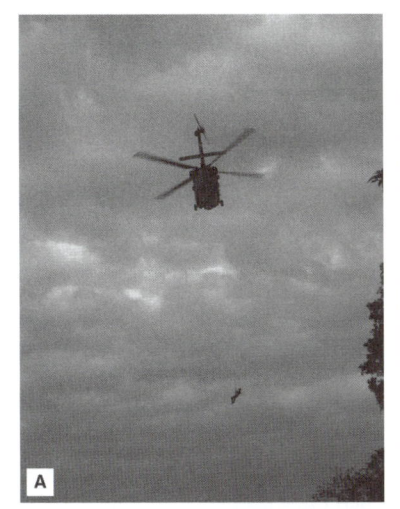

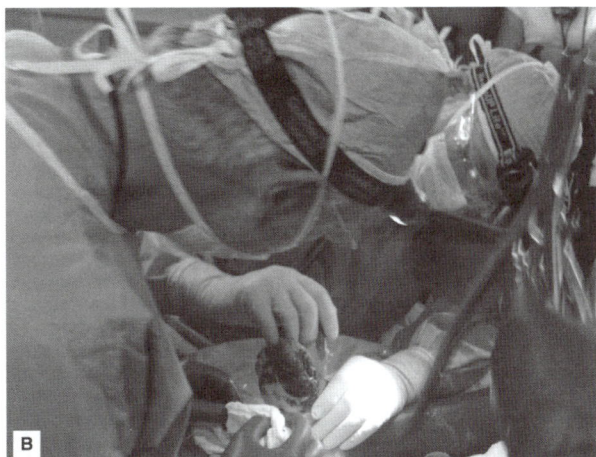

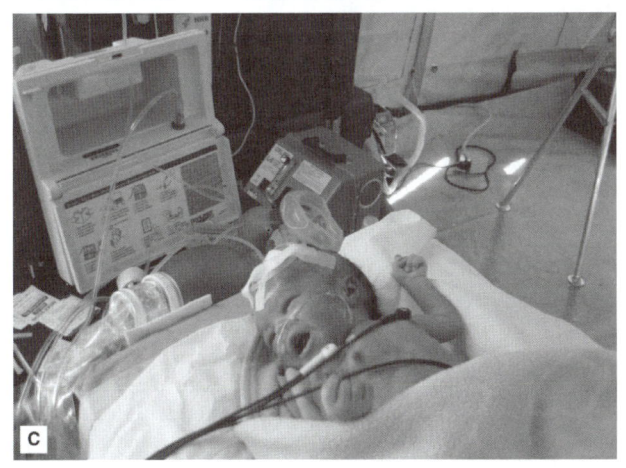

▲ **Figura 15-2** Montagem de três fotografias. (A) Um soldado é içado de volta para um helicóptero da marinha, depois de transportar um bebê para um hospital operado pelo governo americano em Port-au-Prince, em 25 de janeiro de 2010. O bebê chegou sem familiares e apresentava hidrocefalia não tratada, uma condição não relacionada com o terremoto, que exigia neurocirurgia, uma especialidade escassa no Haiti, antes do terremoto. Depois de uma visita ao hospital e ao campo pelo repórter da CNN e neurocirurgião de Atlanta Dr. Sanjay Gupta, o bebê foi transferido para o USNS Comfort, para uma possível cirurgia. (*Foto de Dr. Sheri Fink.*) (B) Dr. Chris Born, cirurgião ortopédico de Rhode Island (esquerda), e Dr. Carl Schulman, cirurgião de trauma de Miami (direita), amputam os dedos dos pés de um paciente com gangrena em um hospital operado pelo governo americano em Port-au-Prince. Os profissionais da área médica enfrentavam dilemas e tentavam minimizar as amputações depois de avisados que os amputados haitianos poderiam sofrer discriminação e enfrentar dificuldades para sobreviver na sociedade haitiana depois de suas cirurgias. (*Foto de Dr. Sheri Fink.*) (C) Um bebê recém-nascido com suspeita de tétano neonatal é tratado na cabana de terapia intensiva de um hospital de campo operado pelo governo americano em Port-au-Prince, em 24 de janeiro de 2010. O hospital de campo apresentava falta de oxigênio, ventiladores pediátricos e combustível para seus geradores, entre outros recursos críticos, resultando em uma luta para comprar mais, enquanto os médicos tomavam decisões de triagem de vida ou morte. (*Foto de Dr. Sheri Fink.*)

ditavam que, paradoxalmente, haviam perdido seus negócios para estrangeiros que ofereciam assistência gratuita. Em contraste, alguns voluntários e outros médicos haitianos opuseram-se veementemente às partidas, apontando a contínua necessidade de enxertos de pele, tratamento de feridas complicadas e correção de cirurgias realizadas com pressa e em condições menos do que ideais.

Eis alguns recursos úteis para mais informações:

1. Farmer P. Haiti after the Earthquake. Washington, DC: Public Affairs, 2011.
2. Katz JM. The Big Truck That Went By. New York: Palgrave, MacMillian, 2013.
3. *Time* magazine editors. Haiti tragedy and hope. New York: Time Home Entertainment, 2010.
4. Center for Naval Analysis. *Assessment of Medical Support for Haitian Relief Operations.* Alexandria, VA: CAN, April 2011. CRM D0024702.A4/1Rev.
5. US Navy Bureau of Medicine and Surgery. *Operation Unified Response-Haiti: Navy Medicine After Action Review.* Washington, DC: BUMED, May 2010.
6. Department of Health and Human Services. Haiti—USNS Comfort Medical and Surgical Support, 2010. www.hhs.gov/haiti/usns_comfort.html.
7. Pan-American Health Organization. *Health Response to the Earthquake in Haiti: January 2010: Lessons to Be Learned for the Next Massive Sudden-Onset Disaster.* Washington DC: PAHO, 2011. http://www2.paho.org/disasters/dmdocuments/HealthResponseHaitiEarthq.pdf.
8. Sternberg S. Haiti's 'Floating Hospital': Tough Questions on the USNS Comfort. *USA Today*, 2010. http://usatoday30.usatoday.com/news/health/2010-01-27-1Acomfort27_CV_N.htm.
9. US Naval War College. Humanitarian Assistance/Disaster Relief Conference. Rhode Island, May 2011. http://www.usnwc.edu/ha.

▶ Humanitários na era do terrorismo

O terrorismo é uma grande preocupação para os voluntários internacionais, não apenas porque causa morbidade e mortalidade entre civis, mas também porque os próprios voluntárioso são, cada vez mais, alvos dos terroristas. Mais de 100 voluntários por ano morreram nos últimos anos, número triplicado em uma década, de acordo com um estudo da ONU,[14] e o número de sequestros também aumentou acentuadamente. Essas tendências perturbadoras podem, pelo menos em parte, ser explicadas por aspectos beligerantes dos mandatos humanitários, políticos e de manutenção da paz da ONU, que aconteceram como resultado dos processos de integração e coordenação humanitária da ONU. Em Bagdá, no Iraque, em 2003, as instalações da ONU, que abrigavam as alas política e humanitária, assim como a sede da CICV, foram alvos de bombardeios suicidas. Desde 2005, a violência contra voluntários tornou-se mais letal e mais sofisticada e concentrou-se em um pequeno número de países voláteis, incluindo Afeganistão, Sudão e Somália.

Para sua proteção em zonas de conflito, os humanitários tradicionalmente contaram com um escudo invisível feito de tradição e das "leis da guerra," que afirmam que não combatentes, e particularmente prestadores de ajuda, nunca são alvos militares legítimos. Normalmente, os humanitários preferem evitar medidas de segurança que envolvam proteção armada. Os voluntários esforçam-se para se distinguir dos militares, com frequência recusando escoltas militares e contando, em vez disso, com seu *status* amplamente reconhecido como neutro e imparcial para protegê-los.

Como os beligerantes jogaram com a vulnerabilidade dos prestadores de auxílio – o fato de costumarem ser alvos fáceis, sem muita proteção armada – a magnitude e a frequência dos ataques forçaram uma crença entre alguns trabalhadores de que a promessa de proteção feita pelas Convenções de Genebra é inadequada. Alguns voluntários sentiram-se compelidos a utilizar guardas armados para proteção e outras opções pragmáticas para evitar a necessidade de se retirar e deixar para trás os civis em apuros que cruzaram o mundo para ajudar. Muitas agências de auxílio retiraram-se de países onde a violência aumentou nos últimos anos, como Afeganistão, Paquistão e Somália, por causa de preocupações com a segurança e a sensação de que o "espaço humanitário" necessário para desempenhar seu trabalho de acordo com seus princípios se perdeu.

▶ Convenções legais que regem a prática humanitária

Os principais órgãos de legislação que se aplicam ao trabalho humanitário, particularmente em tempos de guerra e conflito, incluem a legislação humanitária internacional (LHI), legislação de refugiados e legislação de direitos humanos.[15]

A LHI inclui, acima de tudo, as Convenções de Genebra de 1949 e os Protocolos Adicionais I e II (1977). Em 2006, as Convenções de Genebra obtiveram aceitação universal. Em 2012, o estado mais jovem do mundo, o Sudão do Sul, reuniu-se a todos os outros, informalmente concordando em segui-la. A LHI exige que os beligerantes respeitem

DILEMA: IDENTIFICAÇÃO DE EMBLEMAS

A Lei Humanitária Internacional (LHI) exige que os voluntários se identifiquem com determinados emblemas para sua proteção. Porém, nos últimos anos, os voluntários têm sido alvo específico de militares, outros grupos armados e terroristas. Algumas agências removeram todas as marcas de identificação de suas vestimentas e locais de trabalho. O que você acha?

Para promover a confiança nos beneficiários, os trabalhadores humanitários há muito abandonaram as armas e guardas, contando, em vez disso, com o respeito da legislação internacional e as fortes relações com a comunidade para proteção. No entanto, os ataques contra voluntários ocorreram com frequência nos últimos anos. Os humanitários devem considerar se e quando contratar forças privadas de segurança ou aceitar escoltas militares para torná-los mais seguros e efetivos em seu trabalho ou, ao contrário, comprometer sua independência e seu acesso às populações mais vulneráveis. Como você decidiria a melhor maneira de garantir a segurança de sua equipe – para ambas, equipes nacionais e internacionais?

quatro princípios: *discriminação* entre objetos militares e não militares; *proporcionalidade* (o grau de força usado deve ser proporcional à vantagem militar prevista e deve ser considerado em relação ao risco de danos "colaterais" aos civis); *precaução* para minimizar o risco a não combatentes; e *proteção de não combatentes*.

Os não combatentes incluem não apenas os civis que nada têm a ver com a luta, mas também os combatentes feridos e capturados, os refugiados e o pessoal humanitário, médico, religioso e jornalístico que desempenha suas funções na área de conflito. A LHI dá aos trabalhadores da Cruz Vermelha e outros humanitários o direito de atender populações afetadas pela guerra sem interferência ou agressões e também determinadas responsabilidades: principalmente, de praticar de acordo com a ética médica e não se envolver nas lutas (exceto por autodefesa ou proteção de pacientes).

A Lei de Refugiados (Convenção sobre o *Status* de Refugiados, 1951, e o Protocolo Relacionado ao *Status* de Refugiados, 1967) confere às nações o dever de garantir asilo, protegendo, assim, os refugiados, quando seus países nativos não o fizerem.

A Lei de Direitos Humanos (baseada na Declaração Universal dos Direitos Humanos, 1948, e vários outros instrumentos, incluindo aqueles relacionados ao genocídio [1948], discriminação racial [1965], direitos civis e políticos [1966], direitos econômicos, sociais e culturais (1966), direitos das mulheres [1979], direitos das crianças [1989], tortura [1984] e deslocamento interno [1998]) protege certos direitos "inalienáveis" que não podem ser limitados em nenhuma circunstância, inclusive durante períodos de guerra ou emergência nacional. Esses direitos incluem o direito à vida; personalidade jurídica e devido processo legal e liberdade de religião, pensamento e consciência. A lei de direitos humanos também proíbe a tortura, escravidão e degradação ou o tratamento desumano ou punição, em períodos de guerra ou de paz.

A proteção a ser conferida a não combatentes durante períodos de guerra é, basicamente, a proteção contra sofrimento e morte, seja de violência física, privações de guerra ou violação de direitos humanos inalienáveis. A responsabilidade pela oferta dessa proteção repousa principalmente sobre os estados e membros das forças armadas. Por sua vez, eles devem permitir que as organizações humanitárias operem sempre que as necessidades dos não combatentes superarem a capacidade dos estados ou dos militares de prover para eles.

Os médicos voluntários que operam em ambientes afetados por conflitos devem observar a *neutralidade médica*. O conceito origina-se dos direitos humanos internacionais, da lei humanitária e da ética médica. Refere-se à ideia de que os profissionais médicos devem manter a ética médica (p. ex., beneficência, autonomia, não maleficência e justiça) e tratar os pacientes de acordo com a necessidade, sem discriminação baseada na nacionalidade, religião, etnia, visões políticas ou até mesmo seu *status* como membros de uma força militar em particular. Os profissionais de saúde não devem causar danos aos seus pacientes ou participar de torturas. As clínicas ou hospitais usados pelos militares para armazenar armas ou conduzir ataques podem perder seu *status* de proteção.

▶ **Tendências atuais**

Nos últimos anos, o número de refugiados sob o mandado da UNHCR variou – de quase 18 milhões em 1992 para pouco mais de 9 milhões em 2004 e para 10,5 milhões em 2011. No entanto, o número de PIDs no mundo todo aumentou drasticamente – de pouco mais de 1 milhão em 1982 para uma estimativa de 27,5 milhões em 2011. Vários fatores podem ter contribuído para essa tendência, por exemplo, o maior reconhecimento internacional de PIDs como grupo; a tendência de potenciais países para asilo a fecharem suas fronteiras para os refugiados e o aumento nos conflitos internos e guerras civis em que civis são alvos específicos. É importante observar que situações de deslocamento com frequência se estenderam por vários anos ou até mesmo décadas, enfatizando a necessidade de assistência internacional à saúde e – mais importante – esforços para obter soluções justas e duradouras muito além do período em que a atenção da mídia mundial está concentrada na situação dos deslocados.

Outra tendência preocupante é o aumento na proporção de baixas de civis em relação a militares em guerras e conflitos. Embora as estatísticas sejam difíceis de estabelecer, há uma concordância geral de que tem havido um enorme aumento na proporção de baixas de civis, em relação aos militares, em conflitos. Mais preocupante, os civis costumam ser alvos intencionais de hostilidades, em violação absoluta aos princípios fundamentais da lei humanitária internacional. Apesar das promessas feitas pelos governos e pela ONU após a falha na proteção dos civis na década de 1990 em genocídios que ocorreram em lugares como Ruanda e Bósnia-Herzegovina, a falha da comunidade internacional em agir de forma decisiva para proteger os civis em conflitos armados tornou-se clara mais uma vez na primeira década do século XXI, em locais como Darfur, Sudão e a República Democrática do Congo (RDC).

O que se desenvolveu, porém, foi a chamada lei maleável, incluindo o surgimento de uma nova norma de segurança internacional e direitos humanos, a Responsability to Protect ou "R2P" (Responsabilidade para Proteger). A R2P baseia-se no princípio de que a soberania do estado traz responsabilidades, especificamente a de prevenir os quatro crimes de atrocidade em massa: genocídio, crimes de guerra, limpeza étnica e crimes contra a humanidade. A Assembleia Geral da ONU (em 2005) e o Conselho de Segurança da ONU (CSNU, em 2006) formalizaram seu apoio à R2P, adotando a seguinte declaração: "Estamos preparados para uma ação coletiva, de maneira oportuna e decisiva... se os meios pacíficos forem inadequados e as autoridades nacionais estiverem manifestamente falhando em proteger suas populações contra genocídio, crimes de guerra, limpeza étnica e crimes contra a humanidade."

Essa convicção nasceu em março de 2011, quando a OTAN efetivou ação militar contra o regime de Gaddafi na Líbia, com aprovação do CSNU, depois que concluiu que as autoridades líbias haviam falhado em sua responsabilidade de proteger sua própria população. Essa intervenção comprovou ser controversa em fundamentos legais e morais, assim como a aparente inconsistência enfatizada pela falta de intervenção no começo de 2012 pela comunidade internacional no sangrento conflito interno na Síria.

Um crescente número de desastres naturais também foi relatado nas últimas décadas, afetando um número cada vez maior de pessoas, de acordo com o Centro de Pesquisas de Epidemiologia de Desastres (CEPED) na Bélgica. É interessante observar que, embora o número de pessoas afetadas pelos desastres naturais e o custo financeiro estimado dos danos tivesse aumentado nesse período, o número de relatos de pessoas mortas nesses desastres caiu de maneira estável.[16] A pobreza extrema está entre os vários fatores que ampliam o sofrimento humano em desastres. Para melhor compreender esses fatores, especialistas caracterizaram três aspectos dos desastres: o *perigo,* que é o próprio evento físico ou biofísico (p. ex., inundação, terremoto, tsunami); a *exposição,* que é o grau de risco das pessoas estarem em um local perigoso (p. ex., o número de pessoas que vive em áreas propensas a desastres, a qualidade da construção de suas casas); e a *vulnerabilidade,* que é quão suscetível as pessoas estão ao evento, devido a fatores físicos, sociais, econômicos e ambientais (As pessoas têm meios de escapar? Há sistemas de alerta? Até que ponto os sistemas médicos funcionam?). Além dos desastres naturais, desastres tecnológicos, como acidentes industriais, afetam um grande número de pessoas por ano, no mundo todo, embora a tendência tenha diminuído na última década.[17]

PREPARAÇÃO E PREVENÇÃO

Com frequência, a preparação e a prevenção são as últimas coisas em que os prestadores de auxílio internacional pensam ao responder a uma crise. No entanto, "um raio costuma cair duas vezes no mesmo lugar", e as populações afetadas por um desastre, mais tarde, sofrem outro. Nos Estados Unidos, muitos daqueles que escaparam do Furacão Katrina, em setembro de 2005, várias semanas depois foram deslocados pelo Furacão Rita. Eis algumas das maneiras que os voluntários internacionais podem usar para promover a preparação e a prevenção:

- Formar a capacidade de resposta das agências de saúde, hospitais, clínicas e cuidadores locais
- Priorizar as melhorias físicas para centros de saúde e outras estruturas críticas
- Promover soluções seguras de alojamento para populações deslocadas
- Educar o público quanto a potenciais ameaças de desastre e como responder a elas
- Construir pontes humanas entre áreas afetadas por conflito, por exemplo, contratando profissionais de vários lados de um conflito, unindo os profissionais de saúde para programas de treinamento e apoiando cessar-fogo para campanhas de vacinação

PRIORIDADES MÉDICAS E DE SAÚDE PÚBLICA

A assistência humanitária é uma prática moral antiga e uma disciplina científica e social cada vez mais profissional. A falha das agências humanitárias de evitar a disseminação da morte e de sofrimento entre populações refugiadas na década de 1990 (em particular entre refugiados de Ruanda, onde então era o Zaire) levou a definições de normas mínimas de auxílio, aumento das qualificações dos voluntários e melhores pesquisas sobre o que funciona e o que não funciona para diminuir a morbidade e a mortalidade das populações afetadas. Um resultado desse trabalho foi o Projeto Esfera, de 1997, que levou a um manual de normas mínimas de auxílio amplamente utilizado. Agora em sua terceira edição, publicada em 2011, cobre o suprimento de água, promoção do saneamento e da higiene, segurança alimentar e nutrição, abrigo, assentamento, itens não alimentares e ação em saúde.

O projeto Esfera baseia-se na ideia de que os voluntários prestam auxílio não apenas por sua própria vontade de aliviar o sofrimento humano, mas também porque as populações afetadas por desastres têm direito à dignidade humana e, portanto, de receber assistência de qualidade. Os objetivos do Esfera são declarados em sua Carta Humanitária, que se concentra no aprimoramento da qualidade da proteção e assistência aos afetados por desastres e na promoção da responsabilidade dos voluntários para com aqueles que buscam ajudar.

Grupos que se unem ao Esfera concordam com um conjunto comum de princípios baseados no direito internacional, incluindo o direito à vida com dignidade; a distinção entre combatentes e não combatentes; e o princípio de não repulsão (os refugiados não devem ser forçados a retornar ao país de onde fugiram se ainda houver perigo para eles). Os grupos também se comprometem em minimizar os efeitos adversos que a prestação do auxílio teve, com muita frequência, no passado, que é, paradoxalmente, tornar os civis mais vulneráveis a ataques ou contribuir para atividades hostis.

O Esfera também possui críticos, incluindo membros do MSF e algumas outras organizações. Argumentam que a proficiência técnica não é a única maneira pela qual a ação humanitária deve ser julgada – os humanitários devem ser considerados igualmente responsáveis por demonstrar compaixão, promover a solidariedade humana, testemunhar o sofrimento humano e apoiar a justiça.

Embora anteriormente faltasse ênfase na proteção física, a última edição do manual do Esfera inclui os quatro Princípios de Proteção para orientar o trabalho de humanitários: "Evitar a exposição de pessoas a mais dano como resultado de suas ações"; "Garantir o acesso das pessoas à assistência imparcial – em proporção à necessidade e sem discriminação"; "Proteger as pessoas de dano físico e psicológico resultante de violência e coerção"; e "Auxiliar as pessoas a buscarem seus direitos, ter acesso aos remédios disponíveis e recuperar-se dos efeitos de abuso." Os grupos de direitos humanos também enfatizaram a importância de medir e avaliar as violações de direitos humanos no contexto de emergências.

▶ Principais causas de morbidade e mortalidade em conflitos e desastres

Nos últimos anos, a vigilância e as pesquisas epidemiológicas aprofundaram a compreensão das causas específicas de morbidade e mortalidade em populações afetadas por guerras e desastres (Tabela 15-3). Os dados mais robustos vêm de situações de campo, que provaram ser cenários ideais para pesquisas epidemiológicas, ao mesmo

Tabela 15-3 Causas frequentes de morbidade e mortalidade em emergências complexas

Doenças infecciosas
Lesões traumáticas
Sofrimento emocional
Má nutrição/deficiências de micronutrientes
Exacerbações de doenças crônicas (normalmente por causa de interrupção do tratamento)

tempo sendo arranjos terríveis de moradia para populações deslocadas.

As maiores ameaças infecciosas com potencial de epidemia incluem infecções diarreicas (particularmente cólera), sarampo, infecções respiratórias e malária. Surtos de doenças infecciosas tendem a ser menos comuns entre populações deslocadas por desastres naturais do que por guerras. O perfil de saúde preexistente de uma população afeta sua experiência durante o deslocamento. Por exemplo, populações com *status* ruim de saúde pré-desastre costumam apresentar uma proporção maior de problemas devido a doenças infecciosas, particularmente doenças que podem ser prevenidas com vacinas, e maiores vulnerabilidades em geral, se estiverem malnutridas.

▶ Coletando dados: avaliação, vigilância e monitoramento

Uma agência de auxílio o contrata para responder a um terremoto. Você chega no local pronto para agir. Primeiramente, porém, precisa de algumas informações básicas. Quantas pessoas foram afetadas por esse desastre? Além disso, qual era o *status* de saúde e a infraestrutura de saúde basais da população? Quais são as taxas de imunização e as incidências de doenças endêmicas? Há desigualdades importantes de sexo, etnia ou tribos na prestação dos serviços de saúde? Quantos centros e quantos profissionais de saúde operavam aqui, antes da catástrofe? Você também precisará avaliar rapidamente se há potencial de crise alimentar e se haverá populações em necessidade de abrigo, saneamento e suprimento de água; também vale saber se as criações de animais foram ou serão afetadas. Você ainda pode desejar saber se a logística de sua assistência sofrerá impacto adverso de estradas, aeroportos e clima. Mais importante, desejará visitar os locais onde as pessoas estão reunidas para avaliar rapidamente seu tamanho, os problemas atuais de saúde e os centros e os profissionais de saúde agora disponíveis para eles. Conversará com líderes comunitários e profissionais de saúde e examinará os registros do centro de saúde, para colher as informações baseadas na população que procura.

O ponto principal aqui? Uma avaliação é uma maneira de dizer a uma comunidade que você está lá para oferecer o que precisam e querem, não o que você pensa que eles precisam ou o que você tem prontamente à sua disposição para dar. Geralmente, quanto mais os voluntários estrangeiros ouvirem, colaborarem e envolverem as comunidades afetadas no estabelecimento de prioridades e prestação de auxílio, mais úteis e sustentáveis serão seus esforços de auxílio. A Tabela 15-4 relaciona alguns aspectos importantes de uma avaliação inicial.

Seria um desperdício de tempo e excesso de carga sobre os primeiros respondentes e líderes comunitários se todos que respondessem a uma emergência fizessem uma avaliação rápida pessoalmente. Por isso, será necessário compartilhar dados com outras agências em reuniões e por meio de bancos de dados informatizados. Podem lhe pedir para preencher um formulário padronizado de avaliação rápida. A coleta de dados digital por meio de dispositivos portáteis está se mostrando superior aos métodos tradicionais em papel, em termos de velocidade, qualidade dos dados e segurança, embora as interrupções no fornecimento de energia elétrica, comuns em emergências, tenham limitado sua utilidade no passado.[18]

Avaliações conjuntas por múltiplas agências também são realizadas em algumas ocasiões. Além disso, nesta era da informação, tire vantagem de Sistemas de Informações Geográficas, plataformas

Tabela 15-4 Avaliação Inicial Rápida de Emergência

Localização da área avaliada
Acessibilidade e linhas de suprimento e transporte
Segurança
Dados populacionais
Presença de grupos vulneráveis
Suprimento de água
Instalações sanitárias
Abrigo e acomodações
Disponibilidade de alimentos e animais para uso alimentar; saúde dos animais acompanhantes; zoonoses locais
Problemas de saúde, incluindo as principais causas e taxas de morbidade e mortalidade em crianças e adultos
Disponibilidade de medicamentos, profissionais de saúde e centros de saúde
Outras necessidades da comunidade afetada
Capacidades do governo local, sociedade civil e outros de prestar auxílio
Obstáculos para o retorno de PIDs ou refugiados
Infraestrutura e capacidade de armazenamento disponíveis
Potencial impacto ambiental das operações de auxílio
Suprimento de eletricidade
Metas, planos de continuidade e estratégia de saúde (saber quando o trabalho está terminado)

de *crowd sourcing*,* como Ushahidi, e tecnologias de mapeamento relacionadas baseadas na internet e em telefones celulares para ajudar a identificar as populações carentes e escolher os grupos para avaliação. O uso de imagens de satélite para monitoramento de movimentos populacionais, assim como a coleta de evidências de violações de direitos humanos, como feita no Sudão pelo Projeto Satélite Sentinela, é uma tecnologia em rápida evolução em assistência e proteção humanitária.[19]

Uma vez que sua agência tenha se estabelecido e esteja prestando auxílio aos sobreviventes, há alguns indicadores críticos que precisará rastrear.[7] Um deles é a *taxa de mortalidade bruta* (TMB), o número de mortes em cada população de 10 mil por dia. Os profissionais de saúde usam essa taxa como substituto para avaliação da saúde geral de uma população atingida por um desastre e medida contínua para considerar a efetividade do trabalho de auxílio. A TMB basal dá uma ideia da saúde preexistente da população. Em geral, fica entre 0,5 por 10 mil por dia. Durante uma crise humanitária, a TMB é usada para monitorar a situação. Se a TMB basal dobrar, ou, na ausência de uma linha de base confiável, exceder 1 em cada 10 mil por dia (ou mais de 2 em cada 10 mil por dia para crianças com menos de 5 anos), é considerada uma emergência. Uma TMB superior a 2 em cada 10 mil por dia na população em geral (ou mais de 4 em cada 10 mil por dia na população com menos de 5 anos) é considerada uma emergência grave. O *status* nutricional de crianças com menos de 5 anos é outro indicador sensível usado para detectar a tensão em saúde em uma população. Como as taxas de mortalidade podem flutuar, devem ser calculadas durante um período prolongado, de 1 semana a 1 mês.

Outra estatística importante que reflete o *status* de saúde preexistente inclui a *taxa de mortalidade materna*, normalmente expressa como número de mortes maternas em cada 100 mil nascidos vivos, e a *taxa de mortalidade infantil*, a medida da taxa anual de mortes em crianças com menos de 1 ano de idade, expressa como mortes em cada mil nascidos vivos no mesmo ano.

Vigilância

Em uma emergência, a Organização Mundial de Saúde (OMS), ONGs e agências governamentais com frequência unem forças para estabelecer ou aprimorar um sistema de informações de saúde. Solicita-se aos profissionais de saúde que documentem e relatem a ocorrência de doenças importantes com potencial de surto, assim como mortes perinatais de mães e bebês, semanalmente. A Figura 15-3 apresenta uma amostra de um formulário de vigilância semanal, incluindo definições de caso de doenças infecciosas com potencial de epidemia. Um formulário de vigilância mais extenso pode incluir problemas de saúde mental, lesões e doenças crônicas.

Profissionais de saúde locais sobrecarregados às vezes consideram onerosos a coleta e o relato de dados adicionais. Apreciam a ajuda com a logística da coleta e compilação de formulários e comunicação dos resultados e apreciariam se todas as agências pudessem concordar com um único formulário de relato, que complementasse os sistemas existentes de relatos de saúde. Sistemas de relato baseados em celulares e computadores portáteis podem ajudar a reduzir o trabalho envolvido.

O único motivo para reunir informações é usá-las! O objetivo da vigilância deve ser orientar a tomada programática de decisões e o cuidado à saúde. Para esse fim, é crítico que os resultados – como relatos de vigilância regionais – sejam devolvidos para os médicos que coletam os dados e que serão responsáveis pela implementação das intervenções locais para a saúde da população a que atendem.

Pesquisas

Podem ser necessários estudos de larga escala baseados na população a respeito de nutrição e doenças para compreender realmente os problemas de saúde e as necessidades da população. Pesquisadores acadêmicos e epidemiologistas do Centro de Prevenção e Controle de Doenças (CDC) costumam servir como consultores de agências humanitárias que conduzem esses estudos. Devido aos extensos recursos necessários para fazer pesquisas de qualidade, é melhor colaborar com outras agências, trabalhar com elas e reforçar os órgãos de pesquisas locais e nacionais.

Avaliação

Você e seus colegas têm trabalhado incansavelmente durante semanas ou meses após um desastre. Como estão se saindo? Avaliações em tempo real e periódicas ajudam a avaliar a efetividade do trabalho de sua organização e orientar seus esforços futuros. As organizações financiadoras que fornecem a verba para que façam seu trabalho podem exigir que demonstrem sua efetividade. Vocês precisarão

---

*N. de R.T. *Crowd sourcing* é uma fonte de informações oriunda de uma multidão.

**Amostra de Formulário de Relato de Vigilância SEMANAL de Paciente Ambulatorial
Morbidade (doença) e Mortalidade (morte)**

Província   Distrito: Subdistrito:
Cidade/Vila/Assentamento/Campo: ....

Tamanho da população   < 5 anos .... ≥ 5 anos ....
Tipo de centro de saúde: Fixa,
                             Móvel com captações fixas
                             Móvel com captações variadas
Agência de apoio: ....

Nome e número de telefone do responsável: ………………………………………....

Semana de segunda-feira: _____/_____/200_ a domingo_____/_____/200_

	Relato de Número de CASOS	MORBIDADE (casos)		MORTALIDADE (mortes)	
		<5 anos	≥5 anos	<5 anos	≥5 anos
A	TOTAL DE CONSULTAS				
B	TOTAL DE MORTES				
C	Morte relacionada à gravidez				
D	Mortes neonatais (< 28 dias)				
E	Diarreia líquida aguda				
F	Diarreia com sangue				
G	Malária confirmada por teste				
H	Outra febre >38,5				
J	Suspeita de sarampo				
K	Infecção respiratória aguda				
L	Síndrome da icterícia aguda				
M	Meningite				

- Escreva 0 (zero) se não teve qualquer caso ou morte durante a semana para uma das síndromes relacionadas no formulário.
- As mortes podem ter ocorrido no centro de saúde ou podem ter sido relatadas pela comunidade.
- Tenha cuidado para relatar apenas as mortes ocorridas durante a semana.
- As mortes devem ser relatadas apenas na seção de mortalidade, NÃO na seção de morbidade.
As definições de caso para vigilância são apresentadas no verso.

ALERTA DE SURTO

No momento em que **você suspeitar** de qualquer das doenças a seguir, deve alertar a Coordenação de Vigilância, enviando um SMS ou telefonando para _____, com o máximo de informações sobre o momento, local e número de casos e mortes.

Diarreia líquida aguda/Cólera   Diarreia com sangue   Sarampo   Aumento de malária
Tifoide   Tétano   Hepatite   Dengue   Meningite

▲ **Figura 15-3** Esse Formulário de Relato de Vigilância Semanal de Paciente Ambulatorial foi desenvolvido pela OMS e pelo Ministério de Saúde da Indonésia e usado por profissionais de saúde depois do tsunami de dezembro de 2004 em Aceh.

rastrear dois tipos de indicadores. Os *indicadores de processo* refletem suas atividades reais, como o número de pacientes atendidos em sua clínica ou o número de crianças vacinadas contra sarampo. Mais importante, os *indicadores de desfecho* refletem o resultado dessas atividades em uma população, como o número de crianças que contraíram sarampo ou o número de mortes em um campo de refugiados.

ASSISTÊNCIA HUMANITÁRIA E AUXÍLIO A DESASTRES — CAPÍTULO 15

OBSERVAÇÕES GERAIS (p. ex., água, saneamento)

DEFINIÇÕES DE CASO RECOMENDADAS PELA OMS

DIARREIA LÍQUIDA AGUDA
Três ou mais fezes anormalmente moles ou fluidas nas últimas 24 horas com ou sem desidratação.

Para suspeitar de um caso de cólera:
Pessoa com mais de 5 anos com desidratação grave ou morte por diarreia líquida aguda, com ou sem vômitos.
Pessoa com mais de 2 anos com diarreia líquida aguda em uma área onde há surto de cólera.

Para confirmar um caso de cólera:
Isolamento de *Vibrio cholerae* O1 ou O139 da amostra de fezes diarreicas.

SÍNDROME DE ICTERÍCIA AGUDA
Doença com início agudo de icterícia e ausência de qualquer fator precipitante conhecido e/ou febre.

INFECÇÃO AGUDA NO TRATO RESPIRATÓRIO INFERIOR/PNEUMONIA EM CRIANÇAS, 5 ANOS
Tosse ou dificuldade ao respirar.
e
Respirar 50 ou mais vezes por minuto para bebês com 2 meses a 1 ano de idade.
Respirar 40 ou mais vezes por minuto para crianças entre 1 e 5 anos de idade.
e
Ausência de retração intercostal, ausência de estertor, ausência de sinais gerais de perigo.

Observação: **Pneumonia grave** = *Tosse ou dificuldade para respirar + qualquer sinal geral de perigo (incapacidade de ingerir líquidos ou mamar, vomita tudo, convulsões, letárgica ou inconsciente) ou retração intercostal ou estertor em uma criança calma.*

DIARREIA COM SANGUE
Diarreia aguda com sangue visível nas fezes.

Para confirmar um caso de disenteria bacilar epidêmica:
Colher espécime de fezes para cultura e sangue para sorologia. Isolamento de *Shigella dysenteriae*.

MALÁRIA
Pessoa com febre ou história de febre nas últimas 48 horas (com ou sem outros sintomas como náusea, vômitos e diarreia, dor de cabeça, dor nas costas, calafrios, mialgia) com exame laboratorial positivo para parasitas maláricos [esfregaço de sangue (esfregaço fino ou grosso) ou teste diagnóstico rápido].

SARAMPO
Febre e erupção maculopapular (ou seja, não vesicular) e tosse, coriza (ou seja, nariz com secreção) ou conjuntivite (ou seja, olhos vermelhos).
ou
Qualquer pessoa em quem um profissional de saúde clínico suspeite de infecção por sarampo.

Para confirmar o caso:
Presença de anticorpos IgM específicos para sarampo.

MENINGITE
Suspeita de caso:
Início súbito de febre (> 38,5) com rigidez de nuca.
Em pacientes com menos de um ano de idade, um caso suspeito de meningite ocorre quando a febre é acompanhada por fontanela saliente.

Caso provável de meningite bacteriana:
Suspeita de caso de meningite aguda, conforme definido acima, com liquor turvo.

Caso provável de meningite meningocócica:
Caso suspeito de meningite, conforme definido acima
Com coloração de Gram apresentando diplococo gram-negativo
Ou epidemia em andamento
Ou petéquias ou erupção púrpura

Caso confirmado:
Suspeita de caso ou caso provável, conforme definido acima
Com
Detecção de antígeno no liquor positivo para *Neisseria meningitidis*
Ou cultura positiva de liquor ou sangue com identificação de *Neisseria meningitidis*

▲ **Figura 15-3** (Continuação)

O Projeto Esfera identifica uma variedade de indicadores importantes para ajudar os trabalhadores humanitários a julgarem se os padrões mínimos de auxílio foram atendidos. Para estabelecer se um programa em particular está tendo efeito, precisará avaliar o *nível basal* de cada indicador no início do programa. Nem todas as avaliações são quantitativas – medidas qualitativas também são importantes. Com frequência, as agências contratam avaliadores externos para estudar seus programas.

No entanto, como as avaliações podem ser caras, repetitivas e absorventes para uma equipe de campo que tenta implementar programas, a colaboração é uma opção. Voluntários de 50 agências formaram a Coalizão para Avaliação do Tsunami, depois do terremoto e tsunami no Oceano Índico em 2004. Essa coalizão foi desenhada para avaliar a efetividade em cada setor humanitário e estudar o impacto das políticas humanitárias.

▶ Principais intervenções de saúde pública

Com frequência, os voluntários pensam na resposta ao desastre em fases, começando com a sequência imediata (horas a dias), seguida por uma fase de emergência (dias a semanas) e então a fase tardia/de recuperação (semanas a meses) e finalmente a fase de reabilitação e reconstrução (meses a anos). Em vez de fases distintas, porém, as necessidades de uma população na sequência de um desastre ou deslocamento populacional, normalmente, variam ao longo de um *continuum*. Para alguns segmentos da população afetada, as necessidades de emergência podem durar até a fase de reconstrução. Além disso, no contexto de determinados conflitos, por exemplo, daqueles que envolvem cerco ou deslocamento populacional repetido, a fase de emergência pode durar anos.

Por outro lado, algumas das intervenções de saúde pública que são, em geral, conduzidas nas fases tardias de um desastre podem e devem ser implementadas muito mais cedo, se existirem a necessidade e a capacidade de fazê-lo. O trabalho humanitário e o de desenvolvimento são financiados e implementados separadamente. No entanto, devido à pobreza e má infraestrutura, que contribuem para a vulnerabilidade a desastres e conflitos, há um reconhecimento cada vez maior de que alguns trabalhos rudimentares de desenvolvimento podem ser apropriados, mesmo em um contexto de emergência. Por exemplo, a enorme efusão de generosidade para os sobreviventes do tsunami em Aceh, na Indonésia, permitiu que algumas ONGs começassem rapidamente a treinar parteiras. Isso foi crítico devido à alarmante taxa de mortalidade materna que existia, mesmo antes do tsunami. Ainda assim, é útil considerar as prioridades que têm precedência em vários pontos no *continuum* de um desastre.

A seguir, há um resumo das principais intervenções preventivas de saúde pública. As diretrizes de tratamento para as condições médicas comuns ficam fora do escopo deste capítulo, mas podem ser prontamente acessadas nas publicações da OMS, do CDC e de ONGs como MSF.[20]

Sequência imediata

As prioridades imediatas de saúde após um evento agudo incluem resgate, primeiros socorros, assistência a trauma e proteção da população de mais exposição a danos. Dependendo do tempo necessário para organizar uma resposta externa e movimentar os ativos humanos e mecânicos às áreas afetadas, a comunidade local será encarregada de oferecer o essencial desses serviços.

Triagem[21] *Triagem* é uma palavra usada pelos franceses em referência à escolha dos grãos de café e aplicada ao campo de batalha pelo cirurgião chefe de Napoleão, o Barão Dominique-Jean Larrey. Hoje, a triagem é usada quando o número de feridos excede os recursos disponíveis. No entanto, não há consenso sobre qual seria a melhor maneira de fazer isso. Normalmente, os profissionais médicos tentam dividir a atenção para obter o maior bem para o maior número de pessoas. Há um contínuo debate sobre como fazê-lo e o que significa "o maior bem". É o número de vidas salvas? Anos de vida poupados? Melhores anos de "qualidade" de vida poupados? Ou outra coisa? Deveria a idade ser um fator na priorização da atenção? E quanto ao valor de terceiros na emergência?

Existem pelo menos nove sistemas de triagem bem-reconhecidos. A maioria pede que as pessoas com lesões relativamente pequenas esperem, enquanto pacientes com as necessidades mais agudas são evacuados ou tratados. Alguns pedem a inclusão de uma categoria adicional: pacientes considerados como tendo pouca chance de sobrevida, devido aos recursos disponíveis. Essa categoria é mais comumente criada durante um evento devastador, como um bombardeio de caminhão em uma zona de guerra, onde há muito mais vítimas gravemente feridas do que ambulâncias ou médicos.

A decisão de que determinadas vítimas gravemente feridas ou doentes devem ser tratadas ou evacuadas por último tem seus riscos. Prever como um paciente irá reagir é inexato e sujeito a viés. Em um estudo de triagem, pediu-se a socorristas experientes que classificassem os mesmos pacientes, e as respostas obtidas foram muito diferentes.[22] Além disso, as condições dos pacientes podem mudar; nunca se deve esquecer que mais recursos podem se tornar disponíveis para ajudar aqueles cujas situações, a princípio, pareciam desesperadoras. A importância de reavaliar cada pessoa é fácil de ser esquecida uma vez que uma classificação é atribuída.

Trabalhos recentes sobre padrões de atenção em emergências de movimento mais lento, como pandemias, enfatizaram a importância da tomada ética de decisões e do engajamento com a comunidade local sobre como são tomadas as decisões para alocar os recursos médicos.[23] Fazer isso ajuda a manter a confiança na profissão médica. Finalmente, a vontade de ser eficiente e de auxiliar a maioria dos pacientes deve ser equilibrada com procedimentos justos e razoáveis.

Emergência

Conforme a fase de emergência continua e chega ajuda externa, as maiores prioridades incluem a oferta de água potável em quantidades adequadas, abrigo seguro e alimento e saneamento apropriados.

As estruturas médicas locais e regionais com frequência precisam de apoio. A maior ênfase da assistência médica internacional deve ser, geralmente, a atenção primária, a atenção de emergência e os serviços de saúde preventivos, focando nas principais causas de morbidade e mortalidade nas populações deslocadas, particularmente na vigilância e no controle de doenças transmissíveis. Em algumas populações, a manutenção do tratamento de condições crônicas, como diabetes, doença renal e cardíaca, assim como HIV/AIDS e tuberculose, são prioridades urgentes em situações de desastre ou deslocamento.

A falta de água em quantidade e qualidade adequadas, o saneamento ineficiente e a má higiene podem resultar em epidemias de doenças diarreicas, incluindo cólera, que tendem a ser os maiores causadores de morte em situações de refugiados e pessoas deslocadas, devido à desidratação profunda. As necessidades de água variam, mas, em geral, são necessários pelo menos 15 litros por pessoa por dia, para consumo, cozimento e higiene pessoal. As necessidades de sobrevivência para consumo e alimento são de 2,5 a 3 litros por dia. Quando é preciso escolher entre quantidade e qualidade, garantir a quantidade adequada deve ter precedência. O manual do Esfera oferece orientações sobre a escolha de fontes de água, os tempos máximos recomendados para fila e o número mínimo de torneiras necessárias por população dependente de sua taxa de fluxo. A qualidade da água deve ser monitorada no ponto de uso. A água encanada e toda água em risco de contaminação ou durante epidemias de diarreia devem ser desinfetadas (p. ex., com cloro), assim como a água usada em centros de saúde, hospitais e centros de alimentação.

Para prevenir surtos de diarreia, boas práticas de higiene, como a lavagem das mãos com sabão (ou, quando indisponível, com cinzas) e água, devem ser promovidas. Além disso, latrinas devem ser estabelecidas a sotavento e em desnível e pelo menos a 30 metros de distância de fontes de água subterrânea e pelo menos 1,5 metro acima do lençol freático. Recomenda-se no mínimo 1 latrina para cada 20 pessoas, mas 1 para cada 50 pessoas é aceitável durante o estágio inicial da emergência. As latrinas devem ser mantidas limpas e bem iluminadas.

A disponibilidade inicial e a instituição de terapia de reidratação para diarreia é crítica, pois a grande maioria de mortes relacionadas à diarreia pode ser evitada apenas com a reidratação oral adequada. A prevenção de má nutrição em crianças com diarreia é uma prioridade importante.

Quando grandes grupos de pessoas não têm acesso a alimentos ou não têm meios de comprá-los, as agências de auxílio podem introduzir programas alimentares complementares ou terapêuticos para abordar ameaças, desde anemia e deficiência de micronutrientes até má nutrição proteicoenergética grave ou aguda global (veja o Capítulo 7). A decisão de distribuir alimentos deve ser tomada com cautela, com base em avaliações e com consideração a outras maneiras mais sustentáveis de promover a "segurança alimentar."

Nas fases de emergência de um desastre, pelo menos 1.200 calorias por pessoa por dia devem ser garantidas, com 10% da energia de proteínas, 17% da energia de gorduras e micronutrientes adequados fornecidos por alimentos frescos ou fortificados. A suplementação especial pode ser necessária para crianças pequenas (alimentos complementares nutritivos e com alto teor de energia), gestantes ou lactantes (nutrientes adicionais e apoio) e aqueles com AIDS e outras doenças. Os alimentos fornecidos a uma população devem ser apropriados e aceitáveis de acordo com as práticas culturais, crenças religiosas e praticidade. Deve-se dar atenção especial às necessidades no momento de preparo de alimento.

Para promover a saúde e prevenir diarreia e desidratação em bebês com menos de 6 meses, recomenda-se amamentação exclusiva. Desastres internacionais são um ímã para grandes doações de fórmulas infantis; no entanto, oferecer a fórmula a bebês é desencorajado em emergências por vários motivos, incluindo a falta de água limpa para misturar com a fórmula. O UNICEF e outras agências estabeleceram diretrizes e módulos de treinamento para alimentação de bebês em emergências, que devem ser incluídos nas atividades comunitárias de educação em saúde.

Se a má nutrição grave atingir um determinado limiar e distribuição na população, programas de alimentação terapêutica podem ser indicados. Estes envolvem tratamento nutricional e médico. Tradicionalmente, os programas têm se baseado em centros de alimentação; no entanto, novos protocolos estão permitindo que a alimentação terapêutica ocorra nas comunidades, o que reduz a dificuldade para as famílias.

O sarampo tem sido uma das principais causas de morte de crianças em algumas populações deslocadas. A rápida organização de uma campanha de vacinação em massa contra sarampo para crianças entre 6 meses e 15 anos deve ser implementada, se a cobertura de vacinação local ficar abaixo de 90% ou se for desconhecida, incluindo a administração de vitamina A a crianças entre 6 e 59 meses. Como leva algum tempo para o desenvolvimento da imunidade após a vacinação, os profissionais de saúde devem estar alertas a sinais de sarampo e preparados para colocar em quarentena as crianças doentes, rastrear seus contatos e "vacinar em anel" as crianças que estiveram em contato próximo.

Desastres naturais de início súbito costumam estar associados a um grande número de lesões e um risco relativamente maior de tétano. Embora a vacinação de emergência em massa contra tétano não seja recomendada, aconselha-se um reforço com toxoide tetânico para aqueles com feridas contaminadas e os envolvidos em operações de resgate ou limpeza que os coloquem em risco. Os pacientes com feridas contaminadas que nunca receberam um curso completo de vacinação também devem receber uma dose da globulina imune ao tétano (GIT), seguida por Td ou Tdap. A GIT deve ser administrada para feridas propensas ao tétano em pacientes infectados com HIV, independentemente da história de imunizações contra tétano. As feridas devem ser limpas e debridadas da maneira adequada, na presença de sujeira ou tecido necrótico.

Além da diarreia e do sarampo, infecções respiratórias agudas são muito comuns em populações deslocadas e podem levar a níveis significativos de mortalidade e morbidade em crianças muito pequenas, idosos e pessoas de qualquer idade que sofram de outras doenças. Populações de refugiados são particularmente suscetíveis devido aos espaços limitados, à má nutrição com deficiência de vitaminas, à exposição à fumaça e a temperaturas extremas. Coqueluche (tosse convulsa) deve ser considerada em populações com cobertura de vacinação inadequada. É comumente diagnosticada da maneira errada, muito contagiosa e pode causar apneia em bebês e desidratação e má nutrição em crianças.

Condições de moradia sobrelotadas e deslocamento para áreas endêmicas também podem propiciar condições ideais para que a malária se torne uma importante causa de morte que pode ser prevenida, em especial para gestantes e crianças. O uso de telas mosquiteiro tratadas com inseticida reduz significativamente a incidência de malária; portanto, a distribuição de telas e a instrução são importantes medidas de saúde pública após desastres em áreas endêmicas. Lençóis impregnados com inseticida, roupas de cama de plástico tratadas com inseticida e controle do vetor (extermínação de mosquitos) por meio da pulverização também são úteis. A remoção de água parada é essencial para privar os mosquitos de seus locais de criadouro. Os profissionais de saúde devem usar mangas longas e calças compridas nas horas do início da manhã e do final da tarde, aplicar repelentes contra insetos e dormir sob redes de proteção contra mosquitos. Os voluntários de regiões não endêmicas de malária devem considerar tomar quimioprofilaxia. Em situações de emergência, há protocolos para o tratamento e a prevenção da malária, estabelecidos pela OMS e por agências internacionais, baseados nas condições locais. Esses protocolos utilizam medicações localmente efetivas e devem ser rigorosamente obedecidos.

A malária por *Plasmodium falciparum* pode ser rapidamente fatal; os casos devem ser detectados e tratados precocemente. Como os laboratórios podem não estar disponíveis em emergências e a malária costuma ser resistente à cloroquina, os testes diagnósticos rápidos estão se tornando o padrão em operações de campo no diagnóstico da malária, como o tratamento com terapia combinada baseada na artemisinina (veja o Capítulo 9). A Iniciativa Mentor possui recursos úteis.[24]

A dengue é outra doença febril transmitida por mosquito comum em climas tropicais. Pacientes que desenvolvem complicações hemorrágicas podem morrer rapidamente se não forem transferidos ou evacuados para um centro onde possam receber suporte hematológico e hemodinâmico intensivo. Os mosquitos de manchas brancas *Aedes aegypti* que portam a dengue alimentam-se durante o dia, então são necessárias medidas ambientais e de saúde pública para diminuir as populações dos mosquitos criadores. As telas mosquiteiro não são o suficiente para prevenir a infecção.

A meningite é uma questão de saúde potencialmente grave em algumas populações deslocadas. Infecções oculares e infecções na pele também são problemas de saúde agudos comuns. No passado, muitas das doenças infecciosas resultavam de condições de sobrelotação e da oferta inadequada de abrigo. A facilitação de melhores opções de abrigo para populações afetadas por catástrofes deveria ser uma prioridade importante para os humanitários. Mesmo quando os campos forem a única opção, o melhor planejamento pode reduzir a disseminação de doenças endêmicas e melhorar a segurança humana, por exemplo, garantindo que as mulheres não precisem caminhar até latrinas remotas em vias escuras, à noite. A violência baseada no sexo e no estupro com frequência flagelam as populações deslocadas e afetadas por conflitos, e é importante que os profissionais de saúde internacionais tenham consciência de que seus pacientes podem estar em risco.

Para promover a prevenção de doenças, agências de saúde internacionais costumam recrutar e treinar profissionais de saúde locais para ajudar a monitorar os surtos de doenças infecciosas e outras ameaças à saúde e promover a conscientização da boa higiene em suas comunidades e de práticas saudáveis, como amamentação, em vez da oferta de mamadeira, aos bebês. Assegurar o acesso aos serviços de saúde entre a população afetada é crítico. Muitas pessoas deslocadas são relutantes ou incapazes de deixar suas famílias ou sua comunidade para procurar um serviço de saúde.

Os voluntários geralmente oferecem suprimentos médicos, medicamentos e apoio técnico aos profissionais de saúde locais, assim como serviços curativos, particularmente em estruturas de saúde sobrecarregadas, saqueadas ou cortadas das cadeias de suprimento farmacêutico usuais. As agências de auxílio com frequência estocam o Interagency Emergency Health Kit 2011 (IEHK 2011 – *Kit de Saúde de Emergência Interagências 2011*), a quarta edição do conjunto padronizado da OMS de medicamentos, suprimentos e equipamentos essenciais, com instruções para atender às necessidades de saúde primária de uma população deslocada sem centros de saúde.[25] Cada *kit* serve aproximadamente 10 mil pessoas durante três meses. Fornecedores internacionais, como a International Dispensary Association (IDA), o MSF e o UNICEF, mantêm estoques prontamente disponíveis de *kits* de saúde padronizados com medicamentos de alta qualidade de companhias farmacêuticas aprovadas, rotulados e proporcionados conforme apropriado para várias situações de emergência.

Alguns governos estabelecem diretrizes para aqueles que desejam fazer doações médicas para seus países. Essas diretrizes podem estar alinhadas com a Relação de Medicamentos Essenciais da OMS. Agentes de saúde nacionais que conhecem seu suprimento e suas necessidades estão em boa posição para aceitar ou rejeitar doações. Podem especificar e quantificar com base nas necessidades do projeto, evitar duplicação, apoiar sistemas de gestão de cadeia de suprimento e indicar necessidades especiais, como formulações pediátricas. Idealmente, mesmo em um contexto de desastre, manter e atualizar um registro central pode auxiliar uma nação hospedeira em uma rápida priorização e alocação de doações rápidas e intermitentes do exterior. Além disso, sistemas que possam rapidamente inspecionar, confirmar o recebimento e armazenar as doações com segurança atendem às necessidades das populações cujos sistemas de medicamentos foram interrompidos por conflitos ou desastres naturais.

Infelizmente, os desastres costumam atrair doações inapropriadas, inúteis e vencidas, que acabam como um problema de lixo médico tóxico no momento e local exatos em que as comunidades são menos capazes de lidar com eles. (Às vezes, são bem intencionadas; outras vezes podem ser motivadas por reduções fiscais significativas para o hospital doador ou a companhia doadora.) As diretrizes para doações apropriadas foram desenvolvidas pela OMS e estão resumidas na Tabela 15-5.

Também pode ser preciso enfatizar a necessidade de serviços médicos de nível mais complexo, como ortopedia, neurocirurgia e terapia intensiva. No entanto, a importância desses tipos de serviços pode diminuir rapidamente depois da ocorrência de um desastre natural, como um terremoto. Com frequência, nações bem-intencionadas fazem o gesto público de doar hospitais de campo ou usar navios-hospital da marinha. Quando estes chegam, semanas ou meses depois da ocorrência do desastre, presume-se que serão apreciados pelos pacientes que sofrem de condições médicas há muito não tratadas em países com má infraestrutura de saúde. Porém, grande parte de sua capacidade pode não ser aproveitada, como foi o caso do USNS Mercy, durante o tsunami de 2004 no oceano Índico. É importante apoiar a reabilitação, reconstrução e alocação de pessoal dos centros de saúde existentes, para melhorar a atenção ao paciente a longo prazo e mitigar desastres futuros que possam ocorrer na

Tabela 15-5 Diretrizes para doações de medicamentos

Selecione os medicamentos com base nas necessidades reais
Notifique os recebedores com antecedência da chegada da doação
Certifique-se de que os medicamentos sejam similares em apresentação, potência e formulação àqueles usados pelos profissionais de saúde recebedores
Obtenha medicamentos de fontes que atendam às normas de qualidade estabelecidas pelo país doador e pelo país recebedor e sejam fabricados de acordo com as Boas Práticas de Fabricação (BPF)
Rotule claramente os medicamentos em idioma compreendido pelos profissionais locais. Rotule com a Denominação Comum Internacional (DCI) ou nome genérico
Certifique-se de haver pelo menos um ano de vida útil antes do vencimento, exceto em situações extraordinárias
Inclua listas de embalagens detalhadas
Cubra os custos de transporte, armazenamento e desembaraço aduaneiro

---

área. Como ocorre com todos os serviços prestados por agências internacionais, a ênfase deve estar no suporte e desenvolvimento da capacidade local, sempre que possível.

Em situações de conflito, porém, os ataques a civis podem criar uma constante necessidade de cirurgiões-gerais capazes de tratar trauma físico. Por exemplo, durante a guerra civil do Sri Lanka, entre os militares e os Tigres para a Libertação de Tamil Eelam, o MSF forneceu cirurgiões internacionais e suporte cirúrgico ao longo dos anos às suas instalações no país insular. Cirurgiões internacionais de várias organizações também trabalharam durante longos períodos em conflitos recentes na Libéria, Sudão e RDC, entre outros.

O *trauma psicossocial* é reconhecido como uma importante causa de sofrimento em emergências.[26] A resposta apropriada a ele depende muito do contexto cultural. Por exemplo, o foco no estilo ocidental no debriefing* e a psicoterapia individual podem não ser particularmente apropriados ou úteis em muitas sociedades, em especial quando o comportamento de busca pela saúde para transtorno psicológico for limitado. As maneiras mais benéficas de promover a saúde mental em uma população costumam envolver intervenções sociais que ajudam a restaurar a sensação de controle, segurança e atividade consciente em uma comunidade. Para crianças, isso é especialmente importante. As intervenções úteis incluem a oferta de espaços seguros para recreação e a rápida organização da retomada da educação. Adultos beneficiam-se da participação ativa na assistência de suas famílias e comunidades, mantendo os costumes de luto e observações religiosas, sendo informados sobre os planos para reabilitação e reconstrução e envolvendo-se neles e tendo oportunidades para geração de renda e atividade econômica. Para todos, a reunificação da família é uma prioridade, assim como a identificação dos mortos.

Porém, aqueles com doença psiquiátrica preexistente, particularmente os que dependem de medicação, costumam apresentar uma exacerbação de suas condições. A atenção psiquiátrica de emergência e medicamentos psiquiátricos devem ser disponibilizados. O acesso à saúde mental básica deve ser facilitado no sistema de saúde e na comunidade. Todas as intervenções devem ser desenhadas em colaboração com os profissionais de saúde mental dos países afetados, pois eles terão a compreensão do contexto cultural.

Muitas agências de auxílio internacionais também se comprometeram com a rápida implementação do Pacote de Serviço Mínimo Inicial (PSMI), um conjunto de ações projetado para responder às necessidades de saúde reprodutiva (incluindo os riscos de mortalidade materna e neonatal, HIV e violência sexual) em meio a emergências agudas.[27] O PSMI envolve a distribuição de *kits* padronizados (apropriados para vários níveis do sistema de saúde, desde parteiras da comunidade até hospitais de encaminhamento) que contêm equipamentos, suprimentos e medicamentos relacionados aos partos normais, emergências obstétricas básicas, manejo pós-estupro, contracepção, precauções universais para controle de infecções e transfusões de sangue seguras. Vários fatores associados à transmissão de HIV são aumentados em um desastre, como o deslocamento de pessoas, instabilidade social, piora da pobreza devido à perda de renda (que pode levar à troca de sexo por alimentos e outros recursos), violência sexual e estupro, acesso deficiente a preservativos e chegada de novas populações, incluindo trabalhadores de reconstrução e auxílio, soldados e transportadores. O PSMI aborda a prevenção do HIV de duas formas principais: disponibilizando livremente os preservativos e garantindo que os equipamentos médicos e o sangue para transfusão sejam livres de agentes infecciosos. Além disso, é crucial evitar a interrupção do tratamento das pessoas com HIV e AIDS.

---

*N. de R. T. *Debriefing* é uma reunião em que se faz o relatório da tarefa ou missão executada.

Fases tardias da emergência

O PSMI, idealmente, forma a base do restabelecimento e da garantia de serviços abrangentes de saúde reprodutiva nas fases tardias da resposta ao desastre (veja o Capítulo 4). Outras prioridades importantes no período seguinte ao desastre são descritas a seguir.

Condições crônicas Estas incluiriam o apoio à detecção e ao tratamento da tuberculose, AIDS, doenças crônicas e condições psicológicas. A tuberculose é uma das doenças infecciosas que mais causam morte no mundo de hoje,[28] sendo comum entre populações deslocadas. Devido à necessidade de terapia de longo prazo consistente, o tratamento da tuberculose deve ser uma alta prioridade nas fases tardias da resposta ao desastre. Serviços de reabilitação, fisioterapia, próteses e órteses devem ser disponibilizados para amputados, pessoas que sofreram lesões na medula espinal e outros sobreviventes de trauma físico.

Em 2011, em uma reunião de alto nível, a Assembleia Geral da ONU enfatizou a importância da ação internacional para combater doenças não transmissíveis, incluindo diabetes, doença cardíaca e pulmonar e cânceres. Essas doenças são responsáveis por uma alta e crescente proporção de morbidade e mortalidade em nações de todos os níveis de renda, e muitas pessoas deslocadas por guerras e desastres provavelmente desenvolverão essas doenças ou estarão em risco de desenvolvê-las. A exposição ao tabagismo é o principal fator de risco.

Saúde infantil As prioridades incluem o restabelecimento do Programa Estendido de Imunizações, Manejo Integrado de Doenças da Infância e intervenções nutricionais contínuas, como desparasitação em massa de crianças em populações com altos níveis de anemia infantil e infecção parasítica.

Infraestrutura de saúde A presença de voluntários internacionais é apenas uma situação temporária, mas é uma oportunidade importante para oferecer treinamento e educação especializada a profissionais de saúde que tiveram pouca chance de receber esse conhecimento ou de ter essa experiência. Isso pode levar a compromissos de prazo mais longo para apoiar oportunidades formais de educação em saúde no país afetado. Além do treinamento médico, os voluntários podem apoiar a gestão do suprimento de medicamentos, gestão dos sistemas de saúde (particularmente onde grandes números de administradores de saúde foram mortos ou deixaram a área) e serviços laboratoriais.

Preparação e prevenção Ajudar as sociedades a afastar o sofrimento futuro é uma das contribuições mais importantes que podem ser feitas. A prevenção e preparação para desastres são tão importantes como são, na sequência de conflitos violentos, a reconciliação nacional, a reintegração de ex-soldados e o fortalecimento de instituições civis. As agências envolvidas na saúde pública e resposta médica podem não ter a experiência ou a obrigação de realizar esse trabalho diretamente; porém, essas atividades claramente merecem maior ênfase e conscientização do que vêm historicamente recebendo da comunidade humanitária.

CONSIDERAÇÕES ESPECIAIS EM DETERMINADAS CRISES

Algumas ameaças de saúde provavelmente são encontradas em vários tipos de crises. As questões a seguir surgem menos comumente, mas também merecem atenção.

▶ Lidando com restos humanos

Os sobreviventes têm uma forte necessidade de saber o que aconteceu com seus entes queridos, por motivos de bem-estar emocional e jurídicos (p. ex., os benefícios do sobrevivente podem ser atrasados por anos se não houver certidão de óbito para o cônjuge). Portanto, é importante manejar os mortos com dignidade e de maneira que facilite sua identificação e permita que os familiares sejam mantidos envolvidos e informados.

Normalmente, em desastres naturais os corpos representam pouco risco de causar epidemias, então o enterro rápido – a menos que ditado de outra forma pela necessidade religiosa – não deve tomar precedência sobre a identificação. Os requisitos básicos para lidar com os restos humanos incluem vestir luvas e botas, lavar as mãos e desinfetar as vestimentas, os equipamentos e os veículos de transporte. Também é sábio evitar o contato com fluidos corporais como sangue e fezes. A maioria dos organismos infecciosos não sobrevive além de dois dias; no entanto, o HIV foi encontrado seis dias após a morte. Gases tóxicos podem se formar em espaços confinados e não ventilados, então a recuperação dos corpos, nessas situações, deve ser abordada com cautela.

Em certos casos, os restos humanos podem, de fato, representar grandes riscos aos vivos. Estes incluem epidemias de praga, cólera, tifo, antraz e febre hemorrágica viral (que ocorre naturalmente ou como resultado de guerra ou terrorismo biológico) e após ataques químicos, quando resíduos químicos possam permanecer nos corpos. Nesses casos, o manuseio do corpo deve ser feito por especialistas, sempre que possível.

No caso de doenças epidêmicas, soluções de cloro ou outros desinfetantes são as melhores opções para desinfecção. Os familiares precisam ser avisados de que práticas tradicionais, como lavar o corpo e grandes funerais, representam risco de disseminar a epidemia – é melhor enterrar ou cremar o corpo rapidamente, perto do local da morte, com um número limitado de pessoas presentes. Lidar com a disposição de corpos em um surto de vírus Ebola ou outra febre hemorrágica exige altos níveis de proteção. No tifo e na peste, vestimentas de proteção devem ser usadas para evitar infestações com pulgas ou piolhos. Aqueles que entraram em contato com corpos em uma epidemia de cólera devem se lavar cuidadosamente com água e sabão. Vítimas que possam apresentar tuberculose pulmonar ativa devem colocar proteção respiratória sobre o rosto antes de mover o corpo, para proteger os vivos da exposição ao material infeccioso exalado.

A coleta e identificação de mortos não está na alçada de trabalhadores humanitários, mas, devido à escala massiva dos desastres recentes, o conhecimento desse campo se tornou imperativo. Erros de identificação ocorrem com frequência em situações de desastre em massa. Quando a identificação visual imediata por contatos próximos não é possível, o uso rápido de fotografia, exame forense (incluindo exame das impressões digitais e da arcada dentária) e registro de características únicas e efeitos pessoais encontrados nos corpos devem ser usados para auxiliar na identificação. Os corpos se decompõem rapidamente em climas quentes, de modo que a identificação facial pode ser difícil depois de 12 a 48 horas. Se possível, os corpos devem ser mantidos em sacos ou enrolados em lençóis e refrigerados ou enterrados temporariamente, em túmulos bem-organizados. Rótulos à prova d'água com números exclusivos de identificação devem ser presos de forma segura aos corpos, em vez de escrever nos corpos ou sacos, o que pode ser facilmente apagado. A tecnologia de comparação de DNA tem sido usada para identificar milhares de pessoas (p. ex., em Nova York, depois do ataque ao World Trade Center, em 2011, e na Bósnia-Herzegovina, depois da guerra de 1992-1995), mas exige compromissos financeiros significativos de longo prazo e cooperação da comunidade.

Na Tailândia, onde houve um esforço de identificação em massa depois do tsunami de dezembro de 2004, a maioria dos corpos foi identificada pessoalmente ou posteriormente por meio de fotografias, impressões digitais e registros dentários. No entanto, a tecnologia forense foi aplicada de forma desigual. Logo após o desastre do tsunami, equipes de identificação de vítimas correram para a Tailândia vindos de vários países e, a princípio, trabalharam independentemente dos cientistas tailandeses para identificar turistas estrangeiros. A loucura dessa abordagem logo foi revelada – em poucos dias, era difícil distinguir os corpos asiáticos dos corpos brancos. Apenas trabalhando juntos e tratando todos os corpos com o mesmo respeito, foi possível corresponder as vítimas aos seus parentes. Em 2009, a Organização Panamericana de Saúde (OPAS) publicou a segunda edição de um manual de campo para o manejo de corpos após desastres, que está disponível para *download* em seu *website*.[29]

▶ Ameaças químicas, biológicas, radioativas e nucleares

Ameaças de fontes químicas, biológicas, radioativas e nucleares (QBRNs) são um perigo sempre presente de acidentes industriais, guerras e terrorismo. No período anterior à guerra do Iraque, em 2003, vários esforços foram feitos para desenvolver diretrizes para voluntários internacionais que poderiam ser chamados para responder a incidentes ou cujo trabalho pudesse colocá-los em perigo.[30] A conclusão de muitos especialistas foi que os voluntários internacionais estavam malpreparados para responder a essas ameaças e poucos tinham muita experiência com elas. O risco da exposição aos agentes e armas QBRNs durante ações humanitárias é atualmente considerado baixo, mas o acidente nuclear de março de 2011, após o massivo terremoto e tsunami no Japão, ressaltou a possibilidade.[31]

Os princípios importantes para eventos QBRNs incluem:

- **Preparação pré-destacamento:** Aprenda quais ameaças QBRNs existem no ambiente para o qual será enviado. Considere vacinação contra varíola para você e sua equipe. É importante incluir máscaras, macacões, luvas, botas descartáveis e fitas no material a ser levado para o campo.

- **Plano de resposta à emergência:** Desenvolva e divulgue o plano com antecedência, incluindo procedimentos de evacuação.

- **Vigilância:** Em um ambiente onde existem ameaças QBRNs, indicadores apropriados devem ser acrescentados às formas de vigilância. Sinais de animais mortos (p. ex., roedores, pássaros) ou gado com dificuldade para caminhar sugerem a necessidade de evacuação imediata. Um único caso de varíola exige ação imediata. Os médicos precisam estar cientes da ameaça e dos potenciais sinais e sintomas para que possam diagnosticar casos-sentinela.
- **Prevenção da exposição e descontaminação:** Um ambiente seguro, como uma sala interna totalmente vedada, pode ser útil como abrigo durante o momento do ataque. No caso de radiação, use abrigo subterrâneo ou no interior de um prédio com paredes de concreto grossas até a nuvem passar, se não puder fugir para outra direção. Apenas água e alimentos vedados devem ser considerados seguros. Haverá necessidade de muita água potável e aumento da segurança alimentar.
- **Tratamento:** É importante lembrar que muitos medicamentos necessários para tratar incidentes QBRNs não estão incluídos no *kit* de saúde de emergência da OMS.
- **Coordenação e compartilhamento de informações:** Militares na área podem possuir sensores de contaminação e equipamentos para descontaminação e tratamento das vítimas. A evacuação pode ser necessária e precisará ser coordenada.

Ameaças químicas

Descargas químicas podem causar efeitos à saúde de minutos a horas, afetar um grande número de pessoas e persistir no ambiente. Também representam um risco de contaminação secundária. Os princípios importantes são, primeiro, distanciar-se da ameaça e então descontaminar. No ataque ao metrô de Tóquio com gás de nervos Sarin, os primeiros respondentes também foram afetados. Agentes de nervos causam sintomas como miose (constrição das pupilas) e tropeços. Os pacientes expostos devem ser tratados imediatamente com atropina, ou podem morrer. Agentes bolhosos, como gás mostarda, tendem a causar lacrimação e inchaço nos olhos e podem causar queimaduras, com exposição mais duradoura.

A descontaminação é crítica – os voluntários podem ser colocados em perigo pela disseminação secundária. Outras ameaças químicas em potencial incluem agentes de asfixia, agentes sanguíneos, agentes lacrimogêneos e agentes incapacitantes. Os riscos industriais incluem produtos petrolíferos, pesticidas e seus precursores (como isocianato de metila, responsável pelo acidente de Bhopal). A maioria dos últimos é extremamente irritante, e o instinto de afastar-se da fonte deve ser obedecido. Incêndios em poços de petróleo podem causar fumaça densa – colocar um pano molhado sobre o nariz e boca pode proteger contra algumas partículas pesadas. Vestimentas de proteção úteis para ataques químicos incluem máscaras de pano descartáveis, macacões de papel, luvas e calçados (presos com fita aos macacões).

Em ataques químicos, os princípios de tratamento importantes, em ordem de prioridade, incluem:

1. Remoção do local de exposição
2. Descontaminação completa, incluindo remoção das roupas; secar a pele exposta e lavar o corpo todo e os cabelos com água e sabão
3. Estabilização e triagem dos pacientes

Ameaças biológicas

Ameaças biológicas tendem a vir de partículas infecciosas encontradas na natureza utilizadas para produzir doença disseminada. O CDC mantém uma relação de agentes biológicos de alta prioridade. Alguns dos mais potencialmente ameaçadores incluem varíola, antraz, peste, botulismo, tularemia e Ebola e outras infecções hemorrágicas. É importante que, quando forem uma ameaça, os voluntários internacionais sejam treinados para reconhecer e tratar essas doenças. Muitas delas podem ser prevenidas e tratadas com antibióticos. A vigilância e o uso de boas medidas de controle de infecção são críticos.

Ameaças radioativas e nucleares

Como o Grande Terremoto do Leste do Japão e tsunami de 2011 mostraram, emergências radioativas em usinas nucleares e instalações de armazenamento, descarte ou processamento de resíduos podem resultar de desastres naturais ou acidentes, não apenas de ataques militares ou terrorismo. Os riscos também vêm de bombas nucleares, incluindo alguns dispositivos nucleares em miniatura, do tamanho de malas, que se relatou terem sido roubados de depósitos na antiga União Soviética. Também há o potencial de uma chamada bomba de sujeira, um dispositivo explosivo para dispersar material radioativo, que pode causar pânico muito além de seus efeitos físicos. A remoção da fonte e proteção são ações importantes. O cuidado de lesões e queimaduras provocadas pela explosão é geralmente a primeira prioridade, seguido pela descontaminação. A maior parte da contaminação externa pode ser removida por meio do descarte das roupas e da lavagem com água e sabão suave. Use as precauções universais para minimizar a exposição secundária. A maior ameaça de longo prazo da exposição radioativa vem da inalação de partículas gama de precipitação radioativa contaminada. A proteção respiratória é imperativa, pois mesmo um milionésimo de um grama de alguns compostos radiológicos pode causar câncer de pulmão.

NECESSIDADES PARTICULARES DE POPULAÇÕES ESPECÍFICAS

Junto ao desejo de oferecer o maior benefício para o maior número de pessoas, os voluntários devem considerar as necessidades particulares dos grupos específicos nas populações a que atendem.

▶ Pacientes que precisam de serviços médicos indisponíveis na área imediata

Alguns pacientes precisam de atenção de nível superior ao que podem receber na área imediata onde estão abrigados (como uma clínica de atenção primária baseada em um campo). As transferências para locais em que possam receber essa atenção superior com frequência não são tranquilas. Por exemplo, em um país de asilo, as autoridades nacionais e locais podem considerar os refugiados uma carga adicional a um sistema de saúde já sobrecarregado. O padrão de cuidado em hospitais de atenção terciária pode ser baixo, então é importante permanecer envolvido na atenção ao paciente transferido e, possivelmente, apoiar o hospital que o receberá com materiais, para compensar a carga do caso extra.

Nessas situações, os hospitais de campo com equipamentos adequados e doados com profissionais em emergências podem, certamente, ser úteis. Alternativamente, às vezes, hospitais e médicos estrangeiros oferecem-se para tratar pacientes, se puderem ser evacuados. As evacuações médicas, apesar do potencial de salvar vidas, quase sempre são frágeis, com logística difícil e preocupações éticas. Os profissionais médicos são demandados com apelos de evacuação dos pacientes e suas famílias, frequentemente para condições crônicas de longo período. O desespero pela evacuação pode levar à corrupção e a recompensas no sistema médico. Faz sentido que uma organização externa imparcial e experiente, como a Organização Internacional para Migração (OIM), assuma o rastreamento, a priorização e a logística (viagem e repatriação, ligações com os hospitais recebedores). Diretrizes médicas claras para evacuação precisam ser estabelecidas e informadas à comunidade.

Em alguns casos, um programa de evacuação médica foi pareado com esforços para melhorar a capacidade local e nacional para oferecer tratamento médico especializado – por exemplo, o Programa para Reabilitação de Saúde e Evacuação Médica para o Iraque (MEHRPI, do inglês Medical Evacuation and Health Rehabilitation Program for Iraq), coordenado pela OIM. De 2003 a 2004, esse Programa facilitou o tratamento de 250 pacientes no exterior, oferecendo suporte ao treinamento avançado de vários profissionais médicos iraquianos. Tragicamente, o surto de violência contra civis e a deterioração dos serviços médicos nos anos subsequentes tornaram necessário o relançamento de um programa de evacuação médica para o Iraque.

Estudo de caso/dilema 3: evacuações médicas de Srebrenica[32]

Em abril de 1994, fazia 1 ano que a cidade de Srebrenica, no leste da Bósnia-Herzegovina, estava sitiada pelas forças sérvias nacionalistas e a população da cidade estava desesperada. Quando os primeiros comboios de primeiros socorros chegaram à cidade, foi feita uma tentativa de evacuar mulheres e crianças gravemente feridas nos caminhões de retorno. Os homens feridos não poderiam ser evacuados pelas estradas devido à probabilidade de serem levados por soldados nos pontos de verificação.

Um médico internacional anotava quais pacientes seriam evacuados referindo-se aos seus números de leito hospitalar, mas os pacientes mais fortes forçavam os pacientes fracos a saírem de seus leitos. Os médicos passaram a marcar as prioridades de evacuação dos pacientes com tinta indelével em suas testas. Quando os pacientes selecionados estavam sendo levados do hospital, mulheres e crianças não feridas invadiram os caminhões de evacuação, desesperadas para saírem da cidade. Os caminhões ficaram tão sobrelotados que várias pessoas morreram durante a jornada de horas. As autoridades locais acusaram a ONU de auxiliar na "limpeza étnica" da cidade.

Várias semanas depois, foi estabelecida uma trégua e o CSNU designou Srebrenica uma "área segura." Após longas negociações, as forças sérvias concordaram com uma evacuação médica de homens feridos de Srebrenica, de helicóptero. Amputados do sexo masculino na cidade protagonizaram um protesto quando souberam que os critérios para evacuação não os incluiria (veja Figura 15-4).

A primeira tentativa de evacuação foi descartada quando a área de pouso do helicóptero foi bombardeada, mas a evacuação começou novamente depois que garantias mais firmes de segurança foram recebidas. Um trabalhador sênior do CICV e um trabalhador de auxílio da ONU eram encarregados da missão. O trabalhador da Cruz Vermelha seguiu com rigor todos os procedimentos, verificando cada paciente, preenchendo papelada e obtendo todas as assinaturas necessárias antes de permitir que os pacientes embarcassem nos helicópteros. O trabalhador de auxílio da ONU teve uma abordagem diferente – rapidamente carregou a maior quantidade de homens possível nos helicópteros, qualquer que fosse sua condição, sentindo que essa seria sua única chance de escaparem da cidade sitiada.

Nos três dias de evacuação, quase 500 homens foram transportados para uma área segura. A guerra continuou por mais dois anos, e poucos outros homens conseguiram sair da cidade. Em julho de 1995, as forças ao redor de Srebrenica lançaram um ataque. Apesar do *status* de cidade protegida pela ONU, da presença de um contingente holandês de soldados da ONU na cidade e de um acordo de apoio aéreo com a OTAN, não houve esforço internacional para combater militarmente as forças de ataque. Médicos militares holandeses na cidade foram proibidos por seu comandante de tratar civis feridos. Durante o ataque, as forças sérvias finalmente tomaram a cidade e massacraram um número estimado de 8 mil homens e várias mulheres e meninos, enterrando-os em túmulos, em massa. Dois funcionários médicos internacionais do MSF estavam presentes em Srebrenica. Conseguiram salvar as vidas de seus funcionários nacionais recusando-se a evacuar sem eles. O Tribunal de Crimes de Guerra da ONU para a Antiga Iugoslávia e a Corte Internacional de Justiça, ambos em Haia, concluíram que um crime de genocídio foi cometido em Srebrenica.

O que você teria feito, se fosse responsável pelas evacuações médicas de 1993? O que essa história diz sobre a capacidade dos profissionais de saúde internacionais de protegerem pacientes em uma zona de guerra?

Estudo de caso/dilema 4: a primavera árabe[33]

Onde a saúde se encaixa em um novo regime político? Após as demonstrações de civis na Tunísia e no Egito, os líbios começaram a protestar em meados de fevereiro de 2011 contra o governo liderado por 42 anos pelo coronel Muammar Gaddafi. A inquietação se espalhou rapidamente, levando a conflitos armados entre os leais a Gaddafi e os oponentes. Os refugiados fugiram para países vizinhos, enquanto

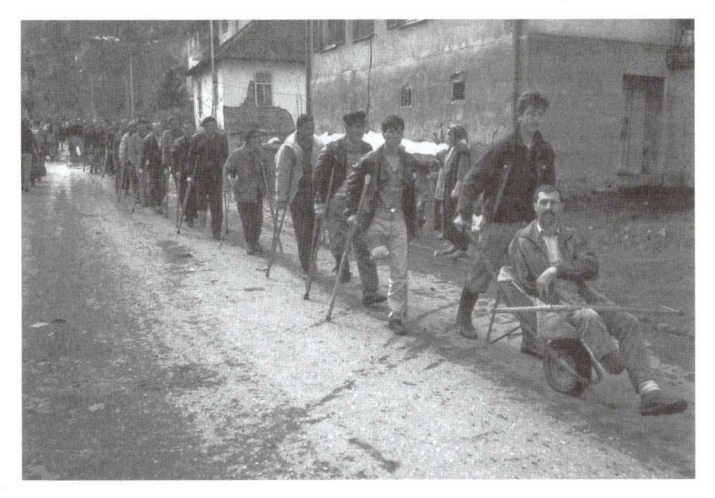

▲ **Figura 15-4** Abril de 1993, Srebrenica, Bósnia-Herzegovina: Homens feridos, a maioria amputados, marcham pela cidade de Srebrenica, protestando contra sua exclusão da evacuação médica aérea para fora do enclave sitiado, supervisionada pelo pessoal da ONU e da CICV. (*Foto de Philipp von Recklinghausen*.)

as populações internamente deslocadas buscaram refúgio em abrigos seguros e assentamentos temporários. Várias organizações de auxílio, agências da ONU e governos estrangeiros, incluindo os Estados Unidos, ofereceram assistência humanitária. A OTAN conduziu operações mlitares após uma resolução do CSNU. Em outubro, Gaddafi foi capturado e morto e sua família fugiu. Em meses, os Estados Unidos e outros países reconheceram o Conselho Nacional de Transição (CNT) da oposição como autoridade governante legítima para a Líbia, até que uma autoridade provisória pudesse ser estabelecida.

Uma importante consideração para o CNT e os trabalhadores humanitários foi a saúde e disposição adequadas dos feridos na guerra. As estimativas dos feridos variavam amplamente: de 500 a 1.000 a dezenas de milhares.[34] Alguns foram evacuados por meio de esforços multinacionais para hospitais e instalações em outros países no Oriente Médio, na Europa e nos Estados Unidos. No entanto, o programa de evacuação médica foi desenhado de maneira imperfeita. Embora muitos feridos de guerra recebessem excelente atenção no exterior, alguns indivíduos que foram evacuados ficaram desapontados com suas experiências em centros estrangeiros por uma variedade de motivos médicos e não médicos. Além disso, os oficiais de saúde da Líbia, focando nas soluções de longo prazo, queriam que os esforços internacionais se concentrassem na reconstrução e melhoria dos centros de saúde e no aprimoramento dos profissionais de saúde na Líbia, não em mandar os pacientes para outros locais.

O desafio imediato era como ajudar aqueles indivíduos feridos na guerra que permaneceram na Líbia, incluindo amputados obrigados a ficar em casa em áreas urbanas e rurais que estavam desempregados, privados de seus direitos e ainda armados. Alguns haviam sido lutadores; outros, incluindo crianças, foram feridos por engenhos que não explodiram, cabos de eletricidade caídos ou mostravam efeitos de detenção e tortura. Além de próteses e fisioterapia básica, o país não possuía os serviços de reabilitação física e psicossocial para cuidar deles. Além disso, havia um estigma fortemente associado à amputação, que levou a mais marginalização.

Outras questões de saúde pós-conflito? Residentes de longo prazo da Líbia, de outras nações subsaarianas, foram perseguidos, sob suspeita de serem leais a Gaddafi ou mercenários africanos. Esses "migrantes plantados," como foram oficialmente chamados, haviam fugido de suas casas para campos de PIDs, viviam em condições de superlotação abaixo do padrão e eram periodicamente assistidos pelo MSF e OIM. De fora e, às vezes, de dentro, os residentes dos campos sofriam intimidação, roubos e agressões, e as mulheres tinham dificuldade no acesso à saúde.

A escassez de assistentes sociais e psiquiatras líbios limitava o alcance aos traumatizados pela guerra, incluindo crianças e mulheres estigmatizadas que sobreviveram à violência baseada no sexo e aos estupros associados à guerra.

Depois de sete meses de lutas, engenhos abandonados e não explodidos representavam riscos de mais lesões e mortes. Os fluxos e a dispersão sem controle de pequenas armas e armas leves entre uma população não acostumada a esse acesso resultou em mau uso, mortes e lesões por disparos comemorativos de armas e por armazenamento não seguro de armas pequenas em residências.

Acidentes com veículos motorizados eram uma importante causa de mortalidade e morbidade, conforme o movimento livre retornava, em um momento de vigência enfraquecida das leis. Doenças crônicas, como diabetes, doença cardiovascular, acidente vascular encefálico (AVE) e doenças relacionadas ao tabaco, continuaram a representar uma carga importante para o sistema de saúde. A gestão de saúde ambiental também era um problema, incluindo a disposição de resíduos biomédicos (tecidos, sangue, objetos perfurocortantes), resíduos comunitários e depósitos de armas abandonados. Os perigos à saúde incluíram riscos a crianças e animais mexendo nos lixos.

Transição para sustentabilidade? Um governo de transição fazendo malabarismo com múltiplas prioridades poderia dedicar apenas parte da atenção à saúde. O novo ministro da saúde enfatizou a necessidade de restabelecer a confiança dos líbios em seu próprio sistema de saúde. Em quase todas as circunstâncias, os diretores dos hospitais eram recém-eleitos ou nomeados, alguns com poucas habilidades de administração hospitalar e gestão. Relatos de falta de estoque de medicamentos e escassez de suprimento de laboratórios refletiam uma cadeia de suprimentos quebrada e a falta de um sistema de estoque e informação que funcionasse.

Muitos enfermeiros e profissionais de saúde aliados eram estrangeiros (com frequência das Filipinas, Coreia ou Ucrânia) que deixaram a Líbia durante a guerra e voltaram em pequeno número, à medida que os conflitos diminuíam e a segurança melhorava. Os sistemas de registro médico de pacientes e os sistemas de informações com qualidade que coletavam dados sobre a carga de doença, estatísticas de serviço e compras precisavam de fortalecimento, assim como a saúde primária e preventiva, há muito negligenciadas.

▶ Minorias políticas, étnicas e religiosas e grupos socialmente marginalizados

Muitas guerras e conflitos recentes tiveram como alvo grupos específicos para deslocamento e até mesmo extermínio. Oferecer auxílio médico aos membros desses grupos é, de certa forma, um ato político. Como um dos oficiais de auxílio governamental dos Estados Unidos, que pediu anonimato, uma vez declarou: "Você faz uma declaração política quando diz que alguém deve viver, quando outro alguém não quer que ele viva." Aqui, há dois difíceis dilemas para voluntários. Um é o perigo de que as organizações de auxílio sejam afastadas desses grupos e possam não notar suas necessidades. Portanto, grupos de minoria e marginalizados precisam ser identificados logo e o monitoramento deve ser instituído para garantir o acesso equivalente ao auxílio.

No entanto, outro perigo é que esses grupos recebam o que parece, para os outros próximos a eles, um tratamento preferencial, enfatizando, assim, o risco de mais perseguição ou abuso a eles mesmos. Esse é um dos motivos pelos quais a comunicação e a transparência são críticas para o trabalho de organizações de auxílio. Explique para as autoridades e os recebedores por que e como o auxílio está sendo oferecido e que está sendo oferecido de forma imparcial e com base na necessidade (e, se for verdade, ao "lado deles," também). Para que o auxílio chegue às populações vulneráveis, os trabalhadores podem ter que decidir quando negociar de forma privada, quando denunciar publicamente e quando considerar uma parte do auxílio roubado por soldados paramilitares em um posto de controle um preço que vale a pena pagar.

Um dos perigos de se comprometer com a oferta de um alto padrão de auxílio às vítimas de desastres é que isso pode aumentar as tensões existentes (ou criar novas tensões) entre as populações. Por exemplo, o subconjunto da população afetado pelo desastre pode receber mais alimentos ou abrigo de maior qualidade do que aqueles ao seu redor que estão em condições de vida basais, porém muito mais pobres. Esse problema da igualdade ainda não foi resolvido de maneira satisfatória pela comunidade de auxílio.

Estudo de caso/dilema 5: Aceh, Indonésia, 2004

Antes do terremoto e tsunami de 2004 no Oceano Índico, a província indonésia de Aceh estava envolvida em um conflito de três décadas entre o Movimento Aceh Livre rebelde e o governo da Indonésia. Estrangeiros, incluindo a maioria dos voluntários, haviam sido proibidos de trabalhar na província. Depois do tsunami, o grupo rebelde e o governo concluíram um acordo de paz e o interior da província afetado pelo conflito finalmente foi aberto para os voluntários, que já estavam reunidos ao longo da costa, respondendo ao tsunami (veja Figura 15-5).

Porém, os líderes das agências de auxílio não estavam certos se poderiam, de maneira legítima, usar as doações para recuperação do tsunami para implementar programas em áreas que, na verdade, haviam sido devastadas primariamente pelo conflito. As desigualdades da prestação de auxílio às áreas costeiras, em comparação ao interior, aumentaram as tensões entre residentes de alguns dos distritos de Aceh afetados pelo conflito.

O princípio humanitário da imparcialidade exige que o auxílio seja alocado sem qualquer padrão além da necessidade. Seria moral, com bilhões de dólares disponíveis, distribuir alimentos a crianças ao longo da costa, permitindo que as crianças nas montanhas morressem de má nutrição? Há justificativa para reconstruir apenas centros de saúde destruídos pelo tsunami, mas não aqueles danificados pela guerra, que atendem crianças mais doentes, a poucos quilômetros, no interior?

▶ Crianças

O UNICEF recentemente estimou que mais de 1 bilhão de crianças com menos de 18 anos viviam em áreas afetadas por conflitos ou em áreas emergindo de guerras; muitas dessas crianças foram separadas das famílias e subsequentemente desacompanhadas.[35] Do ponto de vista médico, as crianças são mais vulneráveis do que os adultos aos estresses e às privações do trauma e deslocamento. São mais propensas à desidratação, má nutrição, deficiências de micronutrientes e fadiga, em comparação aos adultos, e seus sistemas imunes imaturos podem torná-las mais vulneráveis a infecções. As doenças e a má nutrição apresentadas precocemente podem continuar a causar impacto por toda a vida – por exemplo, estudos mostraram que a má nutrição na infância pode ter efeitos prejudiciais de longo pra-

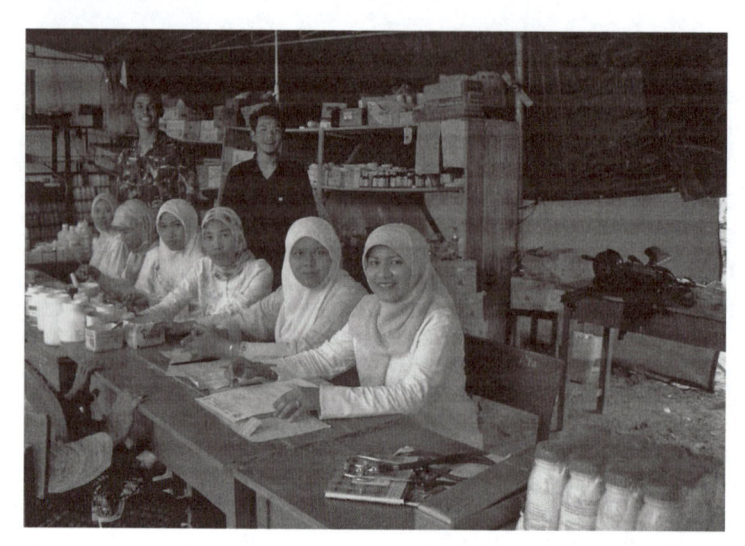

▲ **Figura 15-5** Fevereiro de 2005, Distrito Aceh Utara, Nanggroe Aceh Darussalam, Indonésia: Enfermeiras e médicos indonésios que sobreviveram ao tsunami de dezembro de 2004 trabalham em uma clínica de saúde improvisada em um acampamento para pessoas deslocadas. Os profissionais locais normalmente prestam a maior parte dos serviços de saúde após um desastre. Um soldado do governo da Indonésia armado com uma metralhadora automática está presente na clínica – uma prática comum desencorajada por muitas organizações internacionais de auxílio. (*Foto de Dr. Sheri Fink.*)

zo de déficit de desenvolvimento no cérebro e no desenvolvimento comportamental.

A exploração de crianças, incluindo tráfico infantil para correntes de trabalho forçado ou prostituição, outros tipos de abuso sexual e abdução por forças militares podem ocorrer em acampamentos e outras situações de deslocamento. O casamento infantil de meninas também é comum em algumas culturas e a pressão para que as meninas se casem pode aumentar quando muitos homens perderam as mulheres em um desastre. Algumas agências de auxílio, como UNICEF, Save the Children e IRC (do inglês Rescue Committee) (www.rescue.org), costumam enviar um oficial para proteção infantil com a equipe de resposta ao desastre, para organizar serviços para crianças e defendê-las. A Convenção sobre os Direitos da Criança de 1989 e seus Protocolos Opcionais (2000), assim como as Convenções de Genebra e seus dois Protocolos Adicionais, a Convenção de Refugiados, a Declaração de Viena e o Programa de Ação de 1993, a Convenção para Proibição das Piores Formas de Trabalho Infantil e Ação Imediata para sua Eliminação de 1999 e a lei de direitos humanos fornecem uma base legal para o trabalho de proteção infantil.

Crianças desacompanhadas, crianças separadas de seus cuidadores habituais, órfãos e lares chefiados por crianças são particularmente vulneráveis à exploração, incluindo tráfico. O Protocolo para Prevenir, Suprimir e Punir o Tráfico de Pessoas, Especialmente Mulheres e Crianças, que complementa a Convenção Contra o Crime Organizado Transnacional da ONU (2003), e o Plano Global de Ação para Combater o Tráfico de Pessoas da ONU (2010) foram desenvolvidos para lidar especificamente com esse crescente fenômeno global. Portanto, é crucial usar todos os esforços para preservar a unidade familiar. Os Princípios de Orientação Interagências para Crianças Desacompanhadas e Separadas, de 2004, fornecem mais orientações úteis.[36] As Diretrizes de 2008 da UNHCR sobre a Determinação dos Melhores Interesses da Criança também são um recurso prático para a estrutura legal internacional relacionada à proteção das crianças, como o Princípio dos Melhores Interesses deve ser aplicado e como apoiar os sistemas nacionais de proteção à criança.[37]

Evacuações, incluindo evacuações médicas, podem causar separação. Se possível, as crianças devem ser evacuadas com as famílias intactas ou, pelo menos, com um cuidador. Se isso não for possível, as informações pessoais e as familiares devem estar disponíveis com a criança, com cópias retidas pelos pais, representantes governamentais e agências de monitoramento como a Agência de Rastreamento Central da CICV. A evacuação deve ocorrer mais próxima possível do local da morada e da família e esforços devem ser feitos para permitir que as crianças comuniquem-se com membros da família, enquanto estiverem separados delas.

Qualquer desastre pode separar crianças de suas famílias. É importante que as crianças desacompanhadas sejam rapidamente identificadas, registradas, fotografadas e recebam documentação – tudo de forma a não aumentar seu risco ou estigma ou atrapalhar os esforços de sua comunidade para cuidar delas. Sempre que possível (exceto, p. ex., quando isso puder colocar uma família em perigo), deve ser feita uma busca concentrada por familiares sobreviventes. Normalmente, a CICV ou o UNICEF trabalha com as autoridades governamentais e agências humanitárias para registrar e rastrear familiares separados.

A cobertura pela mídia de crianças em sofrimento sempre resulta em ofertas de adoção internacional. No entanto, muitos especialistas acreditam que é melhor para as crianças que fiquem com familiares ou membros da comunidade. Vários países instituíram políticas que proíbem a adoção internacional após desastres, já que tira das crianças a chance de reunião com as famílias e de manutenção dos laços com suas comunidades.

Da mesma forma, sempre que possível, deve-se evitar internar essas crianças em orfanatos e outras instituições. É melhor colocar as crianças com parentes, vizinhos ou amigos em suas comunidades. Deve-se dar atenção especial à saúde e nutrição adequadas dessas crianças (p. ex., crianças com menos de 6 meses devem ser amamentadas, se possível, por uma lactante com resultado negativo de teste de HIV). Garantir o registro de nascimentos durante o desastre também ajuda a proteger as crianças.

O trauma psicológico é muito real para as crianças e pode ter impacto de longo prazo, mas as crianças também são muito resistentes. Não se deve presumir que crianças que passem por uma guerra sofrerão cicatrizes psicológicas. A grande maioria é capaz de levar vidas produtivas e felizes. Para facilitar isso, é importante estabelecer estruturas em que as crianças possam experimentar a normalidade o mais rapidamente possível. A retomada da educação é particularmente importante – o UNICEF oferece *kits* "School-in-a-Box" (Escola na Caixa), que contém suprimentos e materiais para um professor e até 40 crianças, projetados para salas temporárias de curto prazo em cenários de assentamento. Às vezes, são criados centros de recreação infantil, onde as crianças podem desfrutar de brincadeiras, segurança e aconselhamento, se necessário.

▶ Mulheres

A segurança sempre deve ser a maior prioridade, já que, em circunstâncias instáveis, as mulheres com frequência são vítimas de agressão física e sexual.[38] Programas de contracepção e assistência pré-natal devem ser iniciados para evitar consequências de longo prazo de gestações não desejadas e partos prematuros. A OMS e o MSF publicaram vários manuais oferecendo diretrizes sobre essas situações de saúde. Costuma ser útil envolver as mulheres locais na prestação de serviços de saúde e na educação em saúde e higiene nas populações afetadas por desastres ou conflitos. Esse tipo de alcance em saúde é importante, pois muitas mulheres relutam em deixar as proximidades de suas residências para buscar atenção médica por medo de se separarem de seus filhos ou de colocá-los em risco durante a viagem.

▶ Homens

Os homens em geral não são considerados um grupo vulnerável. Os médicos voluntários podem não pensar muito nos problemas particulares dos homens. No entanto, homens em idade militar estão com frequência em risco de serem mortos por forças hostis ou de serem pressionados a lutar. Os homens também podem ser menos propensos a buscar ajuda para problemas físicos e especialmente psicológicos.

▶ Idosos e pessoas com doenças crônicas

Idosos são definidos pela ONU como pessoas acima de 60 anos, e seus números e proporções estão aumentando no mundo todo. O grande valor dos idosos para suas comunidades, em termos de conhecimento, prestação de cuidados e resistência, deve ser lembrado durante emergências. Tragicamente, costumam estar entre os mais vulneráveis e pobres e foram negligenciados com frequência durante crises humanitárias. A fragilidade física e o isolamento exacerbam a vulnerabilidade dos idosos durante esses períodos; no Grande Terremoto do Leste do Japão e tsunami de 2011, quase 65% das mortes relatadas ocorreram entre idosos, cerca de duas vezes sua proporção na população.[39]

Os idosos costumam depender de outros para oferecer-lhes alimento, abrigo e necessidades básicas e, assim, são propensos à exploração e a negligências e necessitam de atenção particular. Além disso, em desastres, são com frequência separados de suas famílias e ficam sozinhos. Deve-se fazer um esforço para identificar os idosos incapazes de se cuidarem sozinhos, rastrear e reunir suas famílias e cuidar de sua assistência.

Em uma emergência, não é suficiente oferecer assistência apenas àqueles que procuram por ela. Não importa o quanto os médicos estejam ocupados, também devem arranjar um tempo para buscar pessoas que possam estar indefesas em um canto de uma cabana, com uma doença grave, porém tratável. Essas pessoas existem em todos os desastres – desde os campos em Darfur, Sudão, aos abrigos após o Furacão Katrina e os tsunamis japonês e no Oceano Índico.

Os idosos costumam sofrer de doenças crônicas que exigem medicamentos e atenção contínua. Suas condições podem ser exacerbadas pelo estresse do desastre ou pelo fim das medicações necessárias. Em muitos conflitos e desastres recentes, a exacerbação de doenças crônicas foi responsável por uma grande quantidade de morbidade e mortalidade, em particular de hipertensão, diabetes, doença renal, doença cardíaca e AVE. A carga global dessas doenças está aumentando. Durante o conflito civil de 2012 na Síria, a OMS relatou faltas críticas de medicamentos que podem salvar vidas e suprimentos não apenas para atenção a trauma e cirúrgica, mas também para doenças não transmissíveis e crônicas.

O tratamento com insulina pode ser difícil em locais onde a refrigeração é um problema. Caixas refrigeradas costumam ser necessárias. Pacientes dependentes de diálise precisam de transferência rápida para instalações com capacidades de diálise ou morrerão. Embora o tratamento sofisticado para o câncer geralmente não esteja disponível em situações de conflito ou desastres, os pacientes com câncer costumam receber baixa prioridade de evacuação, devido ao seu prognóstico pior. Vergonhosamente, as organizações humanitárias não fizeram um bom trabalho em disponibilizar medicamentos para tratar suas intensas dores, como analgésicos narcóticos. Em muitos países em desenvolvimento, os medicamentos essenciais, incluindo morfina, são quase inexistentes, mesmo em períodos normais, devido a restrições legais, regulamentações e receios de mau uso; muitos pacientes sofrem e morrem com dor sem tratamento. Veja treatthepain.com ou Iniciativa de Acesso Global ao Alívio da Dor (www.gapri.org).

▶ **Pessoas que vivem com HIV/AIDS**

Quando desastres acontecem, aqueles que vivem com HIV e AIDS podem apresentar problemas para lidar com os estresses físicos do deslocamento.[40] Sua sobrevivência está em risco por infecções e má nutrição e é importante que tenham acesso a água limpa extra para consumo e higiene e a alimentos nutritivos para se manterem saudáveis (as exigências de energia podem ser maiores e os micronutrientes são importantes para manter a função imune). Com frequência, a diarreia crônica é um problema. Quando combinada com fraqueza, pode ser difícil que as pessoas com AIDS cheguem às latrinas. Invenções simples, como um balde com um assento sanitário e tampa encaixados, podem ajudar a restaurar a sensação de dignidade e melhorar a qualidade de vida para as pessoas com AIDS e aqueles que cuidam delas em circunstâncias difíceis. Os voluntários devem se esforçar para garantir que não ocorra discriminação contra pessoas que vivem com HIV e AIDS.

Atividades de prevenção de HIV e campanhas informativas são partes importantes dos programas de auxílio. Além disso, várias agências de auxílio demonstraram a viabilidade de iniciar a terapia antirretroviral ativa em contextos de refugiados. Cada vez mais, aqueles afetados por conflitos e desastres podem já estar tomando tratamento antirretroviral (ARV) e, devido à probabilidade de desenvolvimento de resistência, é crítico que seus esquemas de tratamento não sejam interrompidos, como ocorreu durante a violência pós-eleição e deslocamento no Quênia em 2008. As etapas que garantem a continuidade incluem oferecer aos pacientes estabelecidos um maior suprimento de ARVs e as localizações de outras clínicas durante períodos de instabilidade; o uso de rádio, linhas telefônicas diretas e gratuitas, outras mídias e alcance direto (p. ex., por meio de redes existentes de pessoas que vivem com HIV) para informar e localizá-los em crises e o registro de múltiplas maneiras de alcançá-los, inclusive por meio de contatos familiares. Esteja ciente de que o estigma do HIV ainda existe em alguns lugares e os pacientes podem não ser imediatamente diretos sobre o *status* de HIV e uso de ARV. Em todos os casos, aqueles que vivem com AIDS devem receber assistência médica apropriada para reduzir seu risco de adquirir infecções oportunistas e reduzir a transmissão de mãe para filho. As recomendações para tratamento de HIV e AIDS mudam rapidamente, então é importante consultar as diretrizes atualizadas.

▶ **Pessoas com deficiências físicas**

É importante garantir que as pessoas com mobilidade limitada não sejam separadas dos equipamentos necessários, como cadeiras de rodas e próteses de membros, durante um desastre. Elas também precisarão de assistência adicional para acessar alimentos, abrigos ou atenção médica. A incapacidade deve ser levada em consideração em todos os aspectos da criação do campo e assentamento, de forma que as fontes de água potável, instalações de banho, latrinas e outros serviços (como escolas e postos de saúde) sejam acessíveis para todos. Os assentamentos estabelecidos devem ser avaliados e reparados, quando necessário. Infelizmente, essas considerações são normalmente ignoradas, criando riscos para pessoas com deficiências. A Convenção sobre os Direitos de Pessoas com Deficiências (2006) apoia os direitos daqueles com deficiências físicas sob todos os outros tratados de direitos humanos; o Artigo 11 refere-se especificamente à "proteção e segurança de pessoas com deficiências em situações de risco, incluindo situações de conflito armado, emergências humanitárias e ocorrência de desastres naturais."[41] Nos Estados Unidos, agências públicas foram processadas por não incluírem pessoas com deficiências no planejamento de desastres. Handicap International (www.handicapinternational.org) é uma agência importante, com experiência em situações de emergência.

Estudo de caso/dilema 6: fronteira Kosovo-Macedônia 1999

Durante a guerra do Kosovo (ou Kosova) em 1999, muitos albaneses do Kosovo foram forçados a fugir. No entanto, o governo albanês, a princípio, fechou sua fronteira com Kosovo, prendendo quase 100 mil pessoas em uma terra de ninguém fria e lamacenta ao lado do cruzamento da fronteira. Várias ONGs e a Cruz Vermelha Macedônica criaram uma área de tratamento médico de tendas. Duas linhas de polícia macedônica com equipamentos antimotim colocaram-se entre a população e a área médica, e a polícia não permitia que familiares acompanhassem os doentes para assistência. Isso fez com que dezenas de idosos, doentes crônicos, deficientes mentais e paraplégicos acabassem na área média sem familiares para cuidar deles. Os médicos estavam ocupados com os casos médicos agudos e mudaram essas pessoas para uma tenda separada de "descanso", mas acabaram se esquecendo delas.

Aquela tenda miserável acabou conhecida como "a tenda dos condenados." Aqueles que não podiam caminhar sujavam-se e não eram limpos. Não recebiam água ou alimentos suficientes. Alguns sentiam dores e não recebiam analgésicos ou tratamento. Os voluntários fizeram vários apelos por ajuda ao Ministério da Saúde macedônico, mas as autoridades recusavam-se a colocar esses pacientes vulneráveis em instalações de assistência. Vários dias depois, a área da fronteira foi evacuada. Representantes da Organização de Segurança e Cooperação na Europa e o UNHCR concordaram em transferir os habitantes da "tenda dos condenados" para um hospital local, uma instalação de atenção ou um campo. Por motivos desconhecidos, foram deixados sós por mais uma noite fria na tenda, sem assistência de enfermagem, antes de serem transferidos. Mais uma mulher morreu.

▶ Pessoas afetadas por doenças mentais

Os indivíduos em tratamento para doenças mentais preexistentes em geral ficam sem seus medicamentos durante desastres. Além disso, as situações estressantes podem causar sofrimento psicológico ou transtornos psicológicos em uma parte da população. Em algumas sociedades, muita estigma envolve a doença mental e os afetados podem ser escondidos ou maltratados. Em outros casos, a depressão ou uma experiência traumática, como um estupro, pode reduzir a motivação da pessoa para procurar assistência médica ou até alimentos. Todos esses problemas enfatizam a necessidade de conduzir ativamente a busca de casos (*finding case*) em contextos de emergência. Os prestadores de serviços médicos devem ser sensíveis ao fato de que os pacientes que compareçam à clínica com reclamações físicas também podem estar apresentando sofrimento psicológico.[42]

▶ Pessoas com déficit cognitivo

O deslocamento pode ser particularmente desorientador para pessoas com déficit cognitivo. Elas também podem precisar de assistência adicional para garantir que suas necessidades básicas sejam atendidas e para protegê-las do perigo.

▶ Um grupo vulnerável: pessoas voluntárias

Oferecer assistência humanitária é um negócio arriscado. Centenas de voluntários foram mortos no trabalho, nos últimos anos. Com frequência, foram alvos intencionais. Muitos outros foram feridos ou submetidos à violência baseada no sexo. Todo voluntário tem a responsabilidade de garantir que sua agência ofereça treinamento adequado em segurança e possua um sólido plano de segurança. Cursos breves de segurança em emergências estão disponíveis em organizações, incluindo RedR (www.redr.org). A ONU oferece um módulo de treinamento *on-line* de Segurança Básica no Campo (BSITF II), que é compulsório para toda sua equipe.[43] Além disso, os riscos de doenças infecciosas, acidentes de trânsito e sequestros podem ser maiores onde os voluntários fazem seu trabalho do que em seus próprios países de origem.

O trabalho humanitário também costuma ser estressante. É preciso resistir à tentação de trabalhar até a exaustão porque isso pode reduzir significativamente a efetividade e causar *burnout*. Os voluntários também correm o risco de encontrar situações extremamente perturbadoras, que podem deixar um duradouro impacto psicológico. A transição para vida de volta para casa pode ser difícil. Muitos acharam útil procurar aconselhamento profissional, que pode ser oferecido gratuitamente pela agência contratante.[31,44]

OS PAPÉIS E LIMITAÇÕES DOS PROFISSIONAIS DE SAÚDE NA PROTEÇÃO FÍSICA E MITIGAÇÃO DE CONFLITOS

Os humanitários costumam estar entre os poucos estrangeiros presentes em situações de violência extrema. Seu papel tradicional tem sido de auxiliar e proteger os vulneráveis. Embora a responsabilidade pela garantia da proteção física de civis durante períodos de guerra seja principalmente dos governos e militares, os humanitários também devem abraçar esse objetivo como central ao seu trabalho. O mais importante é examinar as atividades regularmente, para avaliar se estão contribuindo para a proteção ou desviando-se dela.

Alguns analistas argumentam que a mera presença de voluntários oferece uma medida de proteção aos civis. No entanto, experiências recentes sugeriram que a presença de humanitários também pode conferir uma falsa sensação de proteção a uma população e pode, paradoxalmente, representar um obstáculo à ação militar efetiva focada em neutralizar as forças agressivas. Além disso, a presença de equipes humanitárias, as quais são mercadorias desejáveis, pode tornar uma população mais propensa a ataques. Nesses casos, deve-se pensar em tornar o auxílio menos desejável para saqueadores em potencial, por exemplo, entregando o auxílio em pequenos pacotes de tamanho familiar.

Porém, há várias maneiras pelas quais os médicos voluntários podem promover a proteção, respondendo às violações de direitos humanos, remediando-as e construindo um ambiente positivo para proteção. Isso é conhecido como o modelo "ovo" para proteção da CICV. Os voluntários podem se preocupar, achando que falar diretamente sobre violações de direitos humanos ou crimes de guerra colocará em perigo seu acesso às pessoas que atendem. Essa é uma decisão muito difícil para os voluntários. A Rede de Aprendizagem Ativa de Responsabilidade e Desempenho em Ação Humanitária (ALNAP, do inglês Learning Network for Accountability and Performance in Humanitarian Action – www.alnap.org) publicou um Guia de Proteção que detalha cinco opções para voluntários respondendo a problemas de proteção:

1. Denúncia pública daqueles que cometem atrocidades ou violações de direitos humanos
2. Persuasão direta dos envolvidos para acabar com o padrão de abuso
3. Mobilização ou discreto compartilhamento de informações com defensores de direitos humanos, jornalistas, monitores de manutenção da paz ou outros que possam ter a capacidade de influenciar líderes militares ou políticos para conformarem-se às normas de direitos humanos e às leis humanitárias internacionais
4. Substituição ou prestação de auxílio para ajudar aqueles em risco de doença, má nutrição e morte
5. Formação de capacidade ou oferta de apoio a outros que ofereçam proteção.

Profissionais de saúde internacionais também podem promover associações entre populações em conflito (ou em conflito recente). Por exemplo, podem facilitar a cooperação entre profissionais de saúde em lados diferentes das linhas de frente ou contratar profissionais de grupos étnicos ou religiosos diferentes. Profissionais de saúde também tiveram sucesso em coordenar tréguas humanitárias para permitir vacinações, uma estratégia com frequência chamada "Paz por meio da Saúde."

Os profissionais de saúde usaram sua experiência profissional para informar o público mais amplo sobre os terríveis efeitos à saúde de determinadas armas, como as minas terrestres. Os profissionais médicos tiveram uma importante participação na Campanha Internacional para Proibição de Minas Terrestres, ganhadora do Prêmio Nobel da Paz, que resultou no Tratado de Proibição de Minas de 1997. O tratado se tornou lei internacional em 1999.

Além disso, profissionais de saúde documentaram os efeitos de tortura e estupro naqueles que buscam asilo e forneceram evidências em processos contra crimes de guerra. Médicos, epidemiologistas e outros com experiência em pesquisas também conduziram estudos com delineamento epidemiológico nos quais apresentam violações dos direitos humanos que revelam fortes evidências sobre padrões de abusos e podem ser usados em tribunais criminais. Aqueles que cometem atrocidades têm cada vez mais conhecimento de que podem ser responsabilizados por seus crimes e podem tentar esconder as evidências, evitar deixar sobreviventes ou recusar acesso dos profissionais de saúde a populações que tenham sido alvos.

TRABALHANDO COM REPÓRTERES E COMUNICANDO-SE COM O PÚBLICO

A cobertura da mídia pode formar a resposta à crise do público, dos políticos e da comunidade financiadora. Pode expor violações de direitos humanos e as leis de guerra que impactam civis e voluntários. Os repórteres também promovem a responsabilidade na prestação de auxílio, ajudando a descobrir práticas não éticas e prejudiciais e a catalisar melhorias.

Os jornalistas e especialistas em comunicação têm papéis relacionados, porém diferentes. Os repórteres devem buscar e relatar a verdade, traduzindo o que está acontecendo em histórias para vários segmentos do público. Especialistas em relações públicas representam as agências humanitárias que os empregam e ajudam a disseminar informações sobre seu trabalho. Com frequência, informam repórteres, marcam entrevistas ou transmitem mensagens ou histórias da agência diretamente para o público por meio de reuniões, rádio, internet, mídia social e outros canais.

Há várias áreas de potencial sinergia entre os repórteres e os voluntários. Por exemplo, os repórteres podem obter acesso e segurança em uma zona de crise viajando com humanitários. As organizações de auxílio, por sua vez, podem aumentar a compreensão e o apoio do público, cooperando com os jornalistas e convidando-os para cobrir seu trabalho. A independência é um importante valor jornalístico, e os jornalistas devem relatar o que consideram verdadeiro de uma variedade de fontes e não o que um voluntário ou oficial do governo quer que seja a "mensagem."

Algumas regras para humanitários se comunicarem com repórteres e o público: Usar linguagem clara e não jargões ou acrônimos que um não especialista possa não compreender. Se deseja oferecer informações, mas não ser mencionado como fonte, seja claro sobre as regras fundamentais com o repórter antes de compartilhar a informação. Os repórteres têm permissão ética de usar o que lhes é relatado, a não ser que cheguem a um acordo prévio. Além disso, repórteres de diversos países e canais de mídia aderem a conjuntos diferentes de valores jornalísticos, tornando importante avaliar a confiança, conforme a relação de trabalho se aprofunda. (Nos dias de hoje, qualquer um com um *smartphone*, não apenas um repórter tradicional, tem o potencial de compartilhar informações com uma ampla audiência.) Alguns repórteres e profissionais de comunicações possuem treinamento médico ou em saúde pública ou experiência no campo de relatos de crises em saúde pública. Outros não.

Disponibilize tempo para compreender o contexto político e histórico do lugar em que está trabalhando. Esteja consciente da política, das linhas de autoridade, agendas ocultas e sensibilidades que possam fazer com que suas palavras sejam mal-interpretadas ou causem ofensa não intencional a alguns segmentos da sociedade. Isso pode ser particularmente importante em situações militares tensas ou para os voluntários que sejam afiliados a governos ou que venham de países envolvidos em um conflito. Pode haver raras ocasiões em que algo que você diga ou que um jornalista queira cobrir possa colocar em perigo seus beneficiários ou o esforço maior de auxílio. Nesses casos, você pode desejar discutir esses receios francamente com o repórter que trabalha na história, primeiro certificando-se de que concorde que o conteúdo da discussão não seja mencionado.

Se sua equipe não possui um representante de relações públicas, pode ser útil escolher alguém como a pessoa que vá à mídia para receber e transmitir dados, histórias e atualizações de todas as outras pessoas. Se houver algo que você ou outras pessoas em sua organização sinta ser importante transmitir, certifique-se de que o repórter compreenda isso. Pode ser necessário repetir esses fatos ou perspectivas importantes.

Manter a compostura sob pressão, certificar-se de compreender as perguntas e oferecer dados objetivos e confiáveis e atualizações regulares sobre a situação pode ajudar a torná-lo uma fonte confiável para um repórter. Não comprometa a ciência nas mensagens por querer que o repórter o leve a sério. Se o repórter entender os fatos de forma errada, corrija-o gentilmente para registro. Além disso, quando possível, ser previsivelmente disponível para a mídia (logo no início ou fim do dia, p. ex.) é uma maneira eficiente de transmitir as informações básicas para vários canais de mídia, deixando-o aberto para dar acesso especial e entrevistas a repórteres que trabalhem em histórias mais exclusivas ou mais aprofundadas.

Ofereça-se para pesquisar rapidamente qualquer resposta que não saiba; não pareça estar passando a responsabilidade ou sendo evasivo sobre a informação. Ainda assim, se não puder divulgar algo, afirme isso claramente. Por último, lembre-se de que os jornalistas nunca estão de folga e conversas casuais ainda podem ser colhidas e relatadas.

RESUMO

O trabalho de um voluntário internacional é de grande desafio, responsabilidade e potencialmente grandes recompensas. Exige excelentes habilidades médicas e uma sólida compreensão de ética médica e legislação internacional. Os prestadores de auxílio costumam obter uma compreensão mais profunda dos eventos atuais, dos problemas de saúde internacional persistentes e das implicações humanas das decisões políticas e militares. O trabalho com frequência proporciona aos provedores uma profunda sensação de propósito. A dedicação e humanidade dos colegas, particularmente daqueles que vêm de uma sociedade afetada, são inspiradoras. Às vezes, porém, dispensar um comprimido, vacinar uma criança ou até mesmo documentar uma atrocidade parece quase inútil entre a violência e a destruição esmagadoras; os presentes mais importantes que um profissional de saúde internacional pode dar aos afetados são o afeto, a solidariedade e a esperança.

QUESTÕES DE ESTUDO

1. Você é um voluntário enfrentando um desastre que envolve uma grande população deslocada. Relacione pelo menos 10 intervenções médicas e de saúde pública que você consideraria aplicar em situações imediatas (horas a dias), médias (dias a semanas) e longas (semanas a meses). Relacione pelo menos três fatores que precisará considerar ao escolher suas prioridades e descreva como esses fatores influenciarão suas escolhas.

2. Algumas ONGs contam com financiamentos do governo para apoiar seus trabalhos que salvam vidas. Releia o estudo de caso do Iraque. Se é oferecido dinheiro a uma ONG por um governo que é parte de um conflito, você acredita que a ONG deveria aceitar as verbas para atender à população com necessidade ou deveria recusá-lo, com o intuito de evitar prejuízos da independência da agência? Que fatores políticos, éticos ou outros influenciam sua decisão? Que outras soluções podem ser possíveis?

3. Em todo desastre e guerra, há um subconjunto de pessoas altamente vulneráveis que estão em risco de sofrer mais do que as outras. Releia o estudo de caso sobre a "tenda dos condenados" durante a guerra do Kosovo. Se você fosse um voluntário na fronteira do Kosovo, de que outras maneiras poderia ter abordado a situação? Relacione pelo menos três intervenções que poderiam ter melhorado as vidas e protegido a saúde dos pacientes vulneráveis.

RECURSOS PRINCIPAIS

Livros e artigos

1. Amundson D, Dadekian G, Etienne M, et al. Practicing internal medicine onboard the USNS *Comfort* in the aftermath of the Haitian earthquake. *Ann Intern Med* 2010;152(11):733–737.
2. *Humanitarian Charter and Minimum Standards in Disaster Response*. Geneva: Sphere Project, 2011. http://www.sphereproject.org/handbook/.
3. Médecins Sans Frontières. *Clinical Guidelines: Diagnosis and Treatment Manual*. 8th ed. Paris: Médecins Sans Frontières, 2010. http://www.refbooks.msf.org/.
4. Médecins Sans Frontières. *Refugee Health: An Approach to Emergency Situations*. London: Macmillan, 1997. http://www.refbooks.msf.org/.
5. Moss WJ, Ramakrishnan M, et al. *Child Health in Complex Emergencies*. Washington, DC: The National Academies Press, 2006. www.nap.edu/catalog.php?record_id=11527.

Documentos

1. Inter-Agency Standing Committee (IASC). *Guidelines for Addressing HIV in Humanitarian Settings*, 2010. http://www.unhcr.org/4b603d1e9.html.
2. Inter-Agency Standing Committee (IASC). *Humanitarian Action and Older Persons: An Essential Brief for Humanitarian Actors*, 2008. http://www.unhcr.org/refworld/docid/490b0c102.html.
3. UNHCR. *Managing the Stress of Humanitarian Emergencies*. Geneva, July 2001. http://www.the-ecentre.net/resources/e_library/doc/managingStress.pdf.
4. World Health Organization. *25 Questions and Answers on Health and Human Rights* (via WHO Webpage). Health and Human Rights Publication Series, no. 1. Geneva: WHO, July 2002.http://www.who.int/hhr/activities/publications/en/.
5. World Health Organization. *Guidelines for Medicine Donations—Revised 2010*. Geneva: WHO, 2011. http://whqlibdoc.who.int/publications/2011/9789241501989_eng.pdf.
6. World Health Organization. *Mental Health in Emergencies: Psychological and Social Aspects of Health of*

Populations Exposed to Extreme Stressors. Geneva: WHO, 2003. www.who.int/mental_health/media/en/640.pdf.

Websites

1. Advanced Training Program on Humanitarian Action (ATHA). Online multi-media training program in humanitarian action. http://www.atha.se/.
2. AlertNet. Disaster and conflict news. http://www.trust.org/alertnet/.
3. ALNAP. Active Learning Network for Accountability and Performance in Humanitarian Action. http://www.alnap.org.
4. EM-DAT. The International Disaster Database of the Center for Research on the Epidemiology of Disasters. http://www.emdat.be/.
5. Enhancing Learning and Research for Humanitarian Action (ELRHA). A collaborative network dedicated to supporting partnerships between higher education institutions and humanitarian organizations and partners around the world. http://www.elrha.org/.
6. Forced Migration Online. Links to full-text versions of many documents related to health in disasters and humanitarian emergencies. http://www.forcedmigration.org/sphere/health.htm.
7. Harvard Humanitarian Initiative. A Harvard-wide program dedicated to advancing the science and practice of humanitarian response worldwide, including through crisis mapping projects. http://hhi.harvard.edu.
8. Humanitarian Practice Network. The Humanitarian Policy Group with publications, events, and resources for humanitarian work. www.odihpn.org.
9. IRIN: Humanitarian News and Analysis. An editorially independent news service covering around 70 countries delivering unique stories and unheard voices, run out of UN OCHA. http://www.irinnews.org.
10. Professionals in Humanitarian Action and Protection (PHAP). International association committed to professional development and networking opportunities among individuals deployed in the context of humanitarian crises. http://phap.org/.
11. Program on Humanitarian Policy and Conflict Research (HPCR). A Harvard-based academic initiative providing technical assistance and information support for international organizations engaged in humanitarian action and conflict transformation. http://www.hpcrresearch.org/.
12. Reliefweb. Up-to-date information on individual disasters and complex emergencies. Job listings for aid workers. http://reliefweb.int/.
13. The Responsibility to Protect. Resources from the Office of the United Nations Special Adviser on the Prevention of Genocide. http://www.un.org/en/preventgenocide/adviser/responsibility.shtml.
14. The Sphere Project. Humanitarian charter and minimum standards in disaster response. http://www.sphereproject.org.
15. Ushahidi. A nonprofit tech company that develops open source software for information collection and sharing. http://ushahidi.com/.
16. World Health Organization. Technical Guidelines for Humanitarian Health Action in Crises. http://www.who.int/hac/techguidance/en/.
17. World Health Organization/Pan-American Health Association. *Health Library for Disasters*. Geneva: WHO/PAHO, 2007. http://helid.desastres.net/?e=d-000who--000--1-0--010---4-----0--0-10l--11es-5000---50-packa-0---01131-001-110utfZz-8-0-0&cl=CL1.2&d=Js2912s.10&az=A%3E=0&gc=&ihs=0%3E=2.

Periódicos e boletins informativos

Disaster Medicine and Public Health Preparedness, American Medical Association. http://dmphp.org/.

Disasters: The Journal of Disaster Studies, Policy and Management, Overseas Development Institute. http://old.library.georgetown.edu/newjour/d/msg02569.html.

Humanitarian Practice Exchange. Humanitarian Practice Network. http://www.odihpn.org/.

Prehospital and Disaster Medicine. World Association for Disaster and Emergency Medicine. http://pdm.medicine.wisc.edu/.

REFERÊNCIAS

1. Dunant H. *A Memory of Solferino*. Geneva: International Committee of the Red Cross, 1986.
2. Introduced via the Third Additional Protocol (Protocol III) to the Geneva Conventions in 2005. http://www.icrc.org/ihl.nsf/FULL/615?OpenDocument.
3. Sistenich V. *Briefing Note: UN Integration & Humanitarian Coordination: Policy Considerations towards Protection of the Humanitarian Space*. Program on Humanitarian Policy and Conflict Research, Harvard University, 2012. http://hpcrre search.org/blog/vera-sistenich/2012-07-06/briefing-note-un-integration-humanitarian-coordination-policy--conside.
4. Metcalfe V, Giffen A, Elhaway S. *UN Integration and Humanitarian Space. An Independent Study Commissioned by the UN Integration Steering Group*. Humanitarian Policy Group (HPG) & Stimson Center, 2011. http://www.stimson.org/images/uploads/research-pdfs/Integration_final.pdf.
5. Stoddard A, Harmer A, Haver K, Salomons D, Wheeler V. *Cluster approach evaluation final*. OCHA Evaluation and Studies Section, 2007. www.humanitarianoutcomes.org/pdf/-ClusterApproachEvaluation.pdf.
6. Code of Conduct for the International Red Cross and Red Crescent Movement and NGOs in Disaster Relief. IFRC. http://www.ifrc.org/publicat/conduct/index.asp.
7. *Humanitarian Charter and Minimum Standards in Disaster Response*. Geneva: Sphere Project, 2011. www.sphereproject.org/handbook/index.htm.
8. Amundson D, Dadekian G, Etienne M et al. Practicing internal medicine onboard the USNS *Comfort* in the aftermath of the Haitian earthquake. *Ann of Intern Med* 2010; 152(11): 733-737.
9. Statistics for the USNS *Comfort*'s Haiti earthquake deployment are drawn from an analysis of all patients evaluated and treated between January 19 and February 27, 2010, as recorded in medical charts in the ship's database: Walk R, Safford S, Donahue T et al. Haitian Earthquake Relief: Disaster Response Aboard the USNS *Comfort*. *Disaster Medicine and Public Health Preparedness* 2012;6(4):370-377.

10. Etienne M, Powell C, Amundson D. Healthcare ethics: the experience after the Haitian earthquake. *American Journal of Dis Med* 2010;5 (3):141-147.
11. Etienne M, Powell C, Faux B. Disaster relief in Haiti: a perspective from the neurologists on the USNS COMFORT. *Lancet Neurol* 2010;9:461-463.
12. Fink S. "Haitians under US treatment are often separated from families." *ProPublica*, February 2, 2010. http://www.propublica.org/article/haitians-under-u.s.-treatment-are-often-separated-from-families.
13. Fink S. Haiti loses its lifeboat. *ProPublica/The Daily Beast*, March 13, 2010.
14. Egeland J, Harmer A, Stoddard A. To stay and deliver: Good practice for humanitarians in complex security environments. Office for the Coordination of Humanitarian Affairs (OCHA), 2011. http://ochanet.unocha.org/p/Documents/Stay_and_Deliver.pdf
15. International Humanitarian Law: Answers to your Questions. International Committee of the Red Cross, 2002. http://www.icrc.org/eng/assets/files/other/icrc_002_0703.pdf
16. EM-DAT, The International Disaster Database. *Natural Disaster Trends*. Centre for Research on the Epidemiology of Disasters—CRED, 2011. http://www.emdat.be/natural-disasters-trends.
17. EM-DAT, The International Disaster Database. *Technological Disasters Trends*. Centre for Research on the Epidemiology of Disasters—CRED, 2011. http://www.emdat.be/technological-disasters-trends.
18. The KoBo Toolbox is an open-source, sophisticated but user-friendly suite of applications designed to support in-field digital data management. http://www.kobotoolbox.org/.
19. For example, http://hhi.harvard.edu/programs-and-research/ crisis-mapping-and-early-warning/satellite-sentinel-projectandhttp:// satsentinel.org/.
20. Médecins Sans Frontières. *Clinical Guidelines: Diagnosis and Treatment Manual*. Paris: MSF, 2010. http://www.refbooks.msf.org/.
21. Fink S. The Deadly Choices at Memorial. *The New York Times/ProPublica*, 2009.
22. Navin M, Waddell B 2nd. Triage is Broken. *Emerg Med Serv* 2005;34(8):138-142.
23. Committee on Guidance Crisis Standards of Care for Use in Disaster Situations; for Establishing Institute of Medicine. In: Hanfling D, Altevogt B, Viswanathan K, Gostin L., Eds. *Crisis standards of care: A systems framework for catastrophic disaster response*. Washington DC: The National Academies Press, 2012.
24. The MENTOR Initiative. http://thementorinitiative.org/.
25. *The Interagency Emergency Health Kit 2011: Medicines and medical devices for 10,000 people for approximately three months*. Geneva: The World Health Organization, 2010. http://www.who.int/medicines/publications/emergencyhealthkit2011/en/index.html.
26. World Health Organization. *Psychological First Aid: Guide for Field Workers*. Geneva: WHO, 2011. http://whqlibdoc.who.int/publications/2011/9789241548205_eng.pdf.
27. For more information on the MISP, see: http://misp.rhrc.org/.
28. World Health Organization. *The Top 10 Causes of Death: Fact Sheet Number 310*, Updated June 2011. http://www.who.int/mediacentre/factsheets/fs310/en/index.html.
29. *Management of Dead Bodies after Disasters: A Field Manual for First Responders*. PAHO, 2009. http://www.paho.org/english/dd/ped/DeadBodiesField-Manual.pdf.
30. *Chemical, Biological, and Radiation Threats: A Guide for Aid Workers* is a training CD-ROM produced by the International Medical Corps (IMC) and the Center for International Emergency Medicine at UCLA in 2003. http://pdf.usaid.gov/pdf_docs/PNACU009.pdf.
31. Roberts D. *Staying Alive: Safety and Security Guidelines for Humanitarian Volunteers in Conflict Areas*. Geneva: ICRC, 2005. http://www.icrc.org/eng/assets/files/other/icrc_002_0717.pdf.
32. For a more complete story of war-time Srebrenica, see Fink S. *War Hospital: A True Story of Surgery and Survival*. New York: Public Affairs, 2003.
33. This case study is based on first hand observations by author Clydette Powell.
34. Personal communication to author Clydette Powell from representatives of the Ministry of War Wounded, Transitional National Council, Tripoli, Libya, December 2011.
35. Machel study 10-year Strategic Review: Children and Conflict in a Changing World. New York: United Nations Children's Fund (UNICEF), 2009. www.unicef.org/publications/files/Machel_Study_10_Year_Strategic_Review_EN_030909.pdf.
36. *Inter-agency guiding principles on unaccompanied and separated children*. Geneva: International Committee of the Red Cross Central Tracing Agency and Protection Division, 2004. http://www.unicef.org/violencestudy/pdf/IAG_UASCs.pdf.
37. UN High Commissioner for Refugees, *UNHCR Guidelines on Determining the Best Interests of the Child*. Geneva: UNHCR, 2008. http://www.unhcr.org/refworld/docid/48480c342.html.
38. The Task Force on Gender of the Inter-Agency Standing Committee (IASC). *Guidelines for Gender-Based Violence Interventions in Humanitarian Settings: Focusing on Prevention of and Response to Sexual Violence in Emergencies*. Geneva: UNHCR, 2005. http://www.unhcr.org/refworld/docid/439474c74.html.
39. Sawai M. *Who is vulnerable during tsunamis? Experiences from the Great East Japan earthquake 2011 and the Indian Ocean tsunami 2004*. Working paper, United Nations Economic and Social Commission for Asia and the Pacific (ESCAP). Tokyo: 2011. http://www.unescap.org/idd/working%20papers/IDD-DRS-who-is-vulnerable-during-tsunamis.pdf.
40. Inter-Agency Standing Committee. *Guidelines for Addressing HIV in Humanitarian Settings*. Geneva: UNHCR, 2009. http://www.unhcr.org/4b603d1e9.html.
41. *The Convention on the Rights of Persons with Disabilities*. Geneva: UNHCR, 2007. http://www2.ohchr.org/english/law/disabilities-convention.htm.
42. *Mental Health in Emergencies*. Geneva: WHO, 2003. http://www.who.int/mental_health/media/en/640.pdf.
43. Basic Security in the Field (BSITF) II. UNDSS, 2012. https://dss.un.org/dssweb/Resources/BasicSecuritybrIntheFieldBSITFII.aspx.
44. *Humanitarian action and armed conflict: Coping with stress*. Geneva: ICRC, 2001. http://www.icrc.org/eng/resources/ documents/publication/p0576.htm.

Envelhecimento da população e doenças crônicas

16

Wayne A. Hale, Jané D. Joubert e Sebastiana Kalula

OBJETIVOS DE APRENDIZADO

- Desenvolver uma visão geral dos efeitos demográficos e sociais do envelhecimento global e suas relações com as doenças não transmissíveis (DNTs)
- Compreender a crescente contribuição das DNTs com a carga global de doença, especialmente em países menos desenvolvidos
- Desenvolver uma perspectiva sobre a ordem de classificação das doenças crônicas, os fatores de risco e as causas de morte, quando os efeitos da deficiência são incluídos
- Reconhecer as crescentes contribuições dos fatores de risco relacionados ao desenvolvimento à expansão das DNTs
- Tornar-se consciente das respostas institucionais e governamentais aos desafios do manejo do crescente número de idosos e pacientes com doenças crônicas

INTRODUÇÃO

Conforme os países se tornam mais desenvolvidos, ocorrem mudanças em suas populações que alteram os tipos de problemas enfrentados por seus sistemas de saúde e pelos profissionais de saúde. O sucesso da redução das mortes em idades mais jovens e mais avançadas eventualmente muda as distribuições etárias, de forma que os idosos se tornam uma porção cada vez maior das populações. As reduções nas mortes relacionadas à desnutrição, às doenças infecciosas e às lesões permitem que as pessoas vivam mais e se tornem mais vulneráveis a doenças crônicas. Embora essas doenças, conforme classificadas na estrutura da Carga Global de Doença,[1] possam ser secundárias a condições do grupo 1 (doenças infecciosas, perinatais e relacionadas à nutrição) e do grupo 3 (lesões), este capítulo foca nas condições do grupo 2, cada vez mais prevalentes (doenças não transmissíveis [DNTs]).

O desenvolvimento como nação aumenta o acesso aos produtos dos mercados globais. Como consumidores, as pessoas com frequência respondem às conveniências e influências de *marketing* mudando seus estilos de vida. Geralmente, conforme a economia se desenvolve, seus cidadãos utilizam menos esforço para atender às demandas da vida, ao mesmo tempo em que têm maior acesso a calorias alimentares de fontes não tradicionais. O resultante aumento no sobrepeso e na obesidade com as comorbidades associadas, combinado com os efeitos adversos do aumento do abuso de tabaco e substâncias, contribui para a maior incidência e início mais precoce de muitas doenças crônicas. Embora os países menos desenvolvidos costumem ter dificuldades em responder à carga dupla de doença transmissível e não transmissível, os países mais desenvolvidos cumprem os desafios das DNTs crônicas aplicando mais recursos, incluindo mão de obra. Profissionais de saúde capacitados são recrutados de regiões menos desenvolvidas do mundo para atender a essas necessidades. Em princípio, as doenças crônicas podem ser manejadas clinicamente utilizando esses dispendiosos recursos, mas, com o tempo, até mesmo esses recursos não são capazes de evitar o declínio funcional e a morte.

Recentemente, as doenças crônicas se tornaram as causas mundiais predominantes de morte e incapacidade na maioria dos países, e essa carga se faz cada vez mais presente nas áreas em desenvolvimento do mundo. As instituições e os governos se concentram nos desafios que essa transição na carga global de doença apresenta aos esforços para melhorar a saúde no mundo. Sabe-se que a idade influencia fortemente o padrão e a extensão da má saúde, em nível individual e populacional. Isso torna importante considerar as mudanças demográficas e epidemiológicas nas populações, assim como as respostas de seus sistemas de saúde ao envelhecimento individual e populacional.

ENVELHECIMENTO GLOBAL POR MEIO DA MUDANÇA DEMOGRÁFICA

▶ Definição do envelhecimento da população

Enquanto o *envelhecimento individual* refere-se ao processo de envelhecimento em uma pessoa, o *envelhecimento populacional*, em termos simplistas, refere-se ao processo pelo qual os idosos, aqui definidos como pessoas com 60 anos ou mais, tornam-se uma parte proporcionalmente maior da população total de um país ou região.[2] Esse processo, também conhecido como *envelhecimento demográfico*, leva a mudanças na estrutura etária de uma população e a uma idade mediana superior.

▶ Fatores demográficos do envelhecimento da população

No último século, mudanças nos três principais fatores populacionais (fertilidade, mortalidade e migração) contribuíram para o envelhecimento da população global. Primariamente, o declínio da fertilidade e a maior expectativa de vida mudaram o formato das estruturas etárias na maioria dos países do mundo, mudando o peso relativo de segmentos mais jovens para mais velhos de uma população, enquanto a migração internacional teve uma participação menos importante.[3] Embora intuitivamente se possa pensar em mudanças na longevidade ao considerar por que as populações envelhecem, a queda nos níveis de fertilidade tem sido o determinante histórico mais proeminente no envelhecimento global da população.[2,4,5]

Fertilidade

Embora o *declínio* da fertilidade seja o fator mais proeminente do envelhecimento da população, fatores relacionados à fertilidade têm uma participação em múltiplos papéis no processo de envelhecimento. Por exemplo, a fertilidade persistentemente baixa causa um declínio na proporção de crianças, o que aumenta a proporção de idosos. Esse efeito é chamado envelhecimento a partir da base da estrutura da população.[6] No entanto, o declínio passado na fertilidade, como a menor fertilidade apresentada em alguns países durante a Grande Depressão e a Segunda Guerra Mundial, também resultou em uma queda na taxa de crescimento da população mais velha, na medida que coortes de nascimento, com o tempo, atingem menos as idades mais avançadas. No entanto, o aumento passado na fertilidade, como em alguns países após a Segunda Guerra Mundial, contribuiu para um aumento na taxa de crescimento da população mais velha. A partir de cerca de 2008 até cerca de 2018, essas coortes de *baby boom* pós-guerra terão aumentado significativamente o número de idosos.[4]

Estima-se que a fertilidade global tenha sido persistentemente alta nos anos de 1700 e 1800, com uma taxa de fertilidade total (TFT) por volta de 6 crianças por mulher; já a segunda metade dos anos 1900 testemunhou um declínio significativo nos níveis globais de TFT, caindo de 5, no período entre 1950 e 1955, para 2,5 entre 2005 e 2010. Como resultado do declínio contínuo na fertilidade durante os anos de 1900, todos os 45 países desenvolvidos estavam no nível de reposição de 2,1 entre 2005 e 2010, com mediana de 1,5, ou abaixo. As TFTs mais altas para países desenvolvidos entre 2005 e 2010 foram observadas na Nova Zelândia, Islândia, Irlanda e Estados Unidos, de 2,1, e as mais baixas na Bósnia e Herzegovina, Eslováquia, Polônia e Japão, de 1,2 a 1,3.[7] O declínio na fertilidade nos países em desenvolvimento começou mais tarde, mas prosseguiu em ritmo mais acelerado. A fertilidade total caiu de 5,4, entre 1970 e 1975, para 2,7 entre 2005 e 2010, com TFT mediana de 2,7 filhos por mulher. A TFT nos países menos desenvolvidos caiu mais lentamente, com muitos desses países ainda apresentando TFTs acima de 5. A Figura 16-1 ilustra a diferença entre as diferentes regiões de desenvolvimento. Também existem grandes disparidades entre nações na mesma região de desenvolvimento. Por exemplo, Hong Kong SAR, na China, tem a menor taxa entre as nações menos desenvolvidas, de 0,99, e a Nigéria tem a mais alta, de 7,2. Para as duas nações mais populosas do mundo, a China tinha uma TFT estimada de 1,64 em 2010, e a Índia, de 2,73.[7]

Embora continue havendo várias nações com altos níveis de fertilidade e proporções relativamente baixas de idosos, é importante reconhecer que o declínio na fertilidade nas regiões menos desenvolvidas foi, em geral, muito mais rápido do que o apresentado nas regiões mais desenvolvidas, que é estimado que o declínio continue e que haja

Taxa de fertilidade total nas regiões em desenvolvimento da ONU: Estimativas para 1950–1955 a 2005–2010

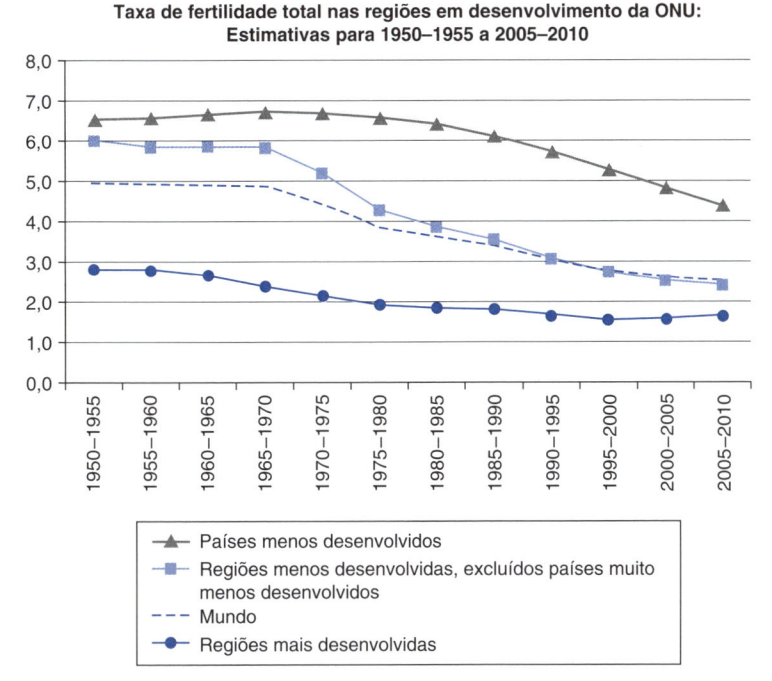

▲ **Figura 16-1** Fertilidade total estimada nas regiões em desenvolvimento das Nações Unidas, de 1950–1955 a 2005–2010. (Dados extraídos das Nações Unidas, Departamento de Assuntos Econômicos e Sociais, Divisão da População (2011). *World Population Prospects: The 2010 Revision*, CD-ROM Edition.)

uma redução particularmente acentuada nos países menos desenvolvidos.[7] Portanto, estima-se que esses países envelheçam em ritmo muito mais acelerado do que aconteceu nas nações desenvolvidas, deixando-os com tempo muito mais curto para preparar as políticas, infraestrutura, saúde e outros recursos para atender às necessidades associadas aos perfis epidemiológicos e demográficos em rápida mudança.[4]

Mortalidade e expectativa de vida

É intuitivo pensar que, quando a mortalidade é reduzida em uma população, isso automaticamente leva ao envelhecimento da mesma população. No entanto, a redução da mortalidade influencia a dinâmica populacional de maneiras particulares, conforme ocorra em idades mais jovens ou mais avançadas. As taxas de mortalidade de bebês e crianças com frequência são reduzidas em uma população antes da redução das taxas de mortalidade adulta. Isso significa que mais bebês e crianças sobrevivem naquela população; portanto, é comum argumentar que declínios na mortalidade em uma população costumam primeiro causar o rejuvenescimento daquela população. Em geral, as histórias demográficas dos países mostram que essas melhorias na mortalidade de bebês e crianças, precedidas por declínios na fertilidade, aumentaram as chances de sobrevida para adultos até idades mais avançadas e se tornaram um fator mais importante no envelhecimento da população.[2-5] Portanto, os declínios na mortalidade adulta normalmente contribuem para o envelhecimento da população em um estágio mais tardio.

Desde a metade do século passado, a expectativa de vida ao nascer aumentou, globalmente, em 20 anos, de 47,7 para 67,9 anos.[7] Existem grandes variações entre as regiões mais e menos desenvolvidas, conforme demonstrado na Figura 16-2. Por exemplo, a expectativa de vida atingiu 70 anos em países mais desenvolvidos durante o final da década de 1960, enquanto essa marca ainda não foi atingida pelas populações em países menos desenvolvidos. Existem variações ainda maiores entre nações nas regiões menos desenvolvidas, mas estima-se que as diferenças diminuam e mais pessoas sobrevivam até idades mais avançadas. Devido aos níveis atuais de mortalidade, quase 75% dos recém-nascidos no mundo sobreviverão até os 60 anos e cerca de 33%

até os 80 anos. Projeta-se que essas proporções, respectivamente, aumentem para cerca de 88% e mais de 50% até a metade deste século. Além disso, estima-se que os ganhos na expectativa de vida sejam maiores em idades mais avançadas do que nas mais jovens. Isso significa que não apenas mais pessoas sobreviverão até idades avançadas, mas também que, uma vez que atinjam a idade avançada, tendem a viver por mais tempo[2] (Figura 16-2).

Em vários dos países mais desenvolvidos, o número de pessoas de idade extremamente avançada tem importância cada vez maior. Apesar dos problemas com a obtenção de dados precisos sobre a idade das pessoas mais velhas, pesquisadores na Europa estimaram que o número de pessoas com mais de 100 anos na Europa e no Japão aumentou em 7% por ano.[5] O Departamento de Assuntos Econômicos e Sociais da ONU estimou, em 2007, que a população de centenários era de cerca de 270 mil em 2005 e que chegará a 2,3 milhões até 2040.[4]

De acordo com as projeções da ONU, o aumento na expectativa de vida ao nascer começou em meados de 1800, continuou durante os anos de 1900 e continuará a crescer em todas as regiões do mundo até 2050.[2] Apesar de os ganhos globais em expectativa de vida ao nascer serem a norma, as mudanças no *status quo* sociopolítico e epidemiológico de alguns países mostraram desafiar esse padrão histórico, com consequências particulares para o processo de envelhecimento da população. Na Europa Oriental e na antiga União Soviética, por exemplo, a taxa de aumento na expectativa de vida desacelerou de forma acentuada em meados da década de 1960, e a expectativa de vida do sexo masculino caiu durante as décadas de 1970 e 1980. Em alguns países, o declínio continuou na década de 1990. Embora os mecanismos causais não sejam claramente compreendidos, os aumentos na mortalidade adulta no sexo masculino são atribuídos a uma combinação de fatores, incluindo dieta deficiente, aumento nas taxas de acidente e homicídio e degradação do meio ambiente e do ambiente de trabalho, mas devem-se predominantemente ao consumo excessivo de álcool.[8]

Em outros países, particularmente na África subsaariana, a epidemia de HIV/AIDS teve um efeito devastador sobre a expectativa de vida. Como a mortalidade por AIDS geralmente se concentra em bebês, crianças e adultos jovens e na meia-idade, o impacto sobre a expectativa de

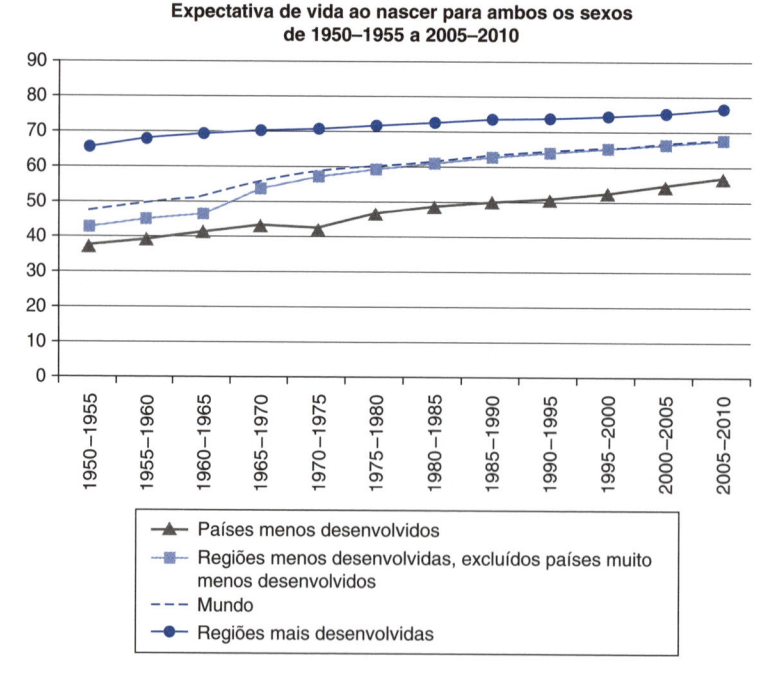

▲ **Figura 16-2** Estimativas de expectativa de vida ao nascer em regiões de desenvolvimento da ONU, de 1950–1955 a 2005–2010. (Dados extraídos das Nações Unidas, Departamento de Assuntos Econômicos e Sociais, Divisão de População (2011). *World Population Prospects: The 2010 Revision*, CD-ROM Edition.)

vida ao nascer demonstrou ser substancial em países como Botswana, África do Sul, Suazilândia, Uganda e Zimbábue. Análises cuidadosas dos dados de mortalidade sul-africana da década de 1990, por exemplo, mostram aumentos acentuados nas taxas de morte específica para a idade em bebês e crianças e aumento intenso na mortalidade de jovens adultos. A análise da Carga da Doença de 2000 para a África do Sul estimou que o HIV/AIDS foi a causa de quase 40% da mortalidade prematura medida em anos de vida perdidos naquele ano e seria responsável por até 75% da mortalidade prematura até 2010, dependendo da eficácia das intervenções.[9] Estimou-se que o nadir da expectativa de vida sul-africana ocorreu em 2005, com expectativa de vida ao nascer de 49,6 anos para homens e 53,8 anos para mulheres.[10]

Migração

O papel da migração internacional na mudança da distribuição etária das populações nacionais foi menos importante em comparação à fertilidade e à mortalidade.[2,4] Uma avaliação, organizada pela ONU, do impacto provável da migração como contrapeso ao envelhecimento levou à conclusão de que, a menos que os fluxos de migração sejam de magnitude muito grande, a entrada de migrantes não será capaz de rejuvenescer as populações nacionais. Porém, há algumas evidências de que o envelhecimento da população pode ser influenciado em nações menores, como ocorreu em determinadas populações caribenhas. Nesses locais, a emigração de adultos em idade de trabalho, a imigração de aposentados estrangeiros e a migração de retorno de antigos emigrantes trabalhadores contribuem para o envelhecimento dessas populações.[4]

Urbanização da população idosa

A migração interna também afeta a distribuição da população de idosos de um país. Até 2005, metade dos idosos do mundo vivia em áreas urbanas, assim como metade da população total do mundo até 2007. A demora na urbanização da população total do mundo reflete as populações maiores, mais jovens e mais rurais no mundo em desenvolvimento. Enquanto a América Latina reuniu-se à América do Norte, Europa e Oceania em sua urbanização, a África e a Ásia continuam sendo populações em grande parte rurais. Embora as pessoas que se mudam para áreas urbanas tendam a ser jovens adultos, os dados disponíveis mostram que o envelhecimento da população está ocorrendo em todas as populações urbanas e rurais, exceto na África rural. Devido às características de menor fertilidade e mortalidade que comumente ocorrem em cidades, estima-se que essa mudança na população acelere a transição para uma população mundial mais velha.[11,12]

Apesar do aumento da urbanização das populações idosas de hoje, a maioria das nações continua a apresentar porcentagens maiores de idosos em suas áreas rurais. Em grande parte, isso é resultado da migração da área rural para a urbana de jovens em busca de emprego, com uma pequena contribuição da migração de retorno dos idosos das áreas urbanas para as rurais. Existem diferenças regionais e, embora os idosos na África apresentem maior probabilidade de viver em áreas rurais do que os idosos de outras regiões, a proporção de idosos urbanizados na América Latina e no Caribe é muito similar às proporções médias encontradas na maioria dos países desenvolvidos. Uma exceção notável é a região da Oceania, que é dominada pelas populações da Austrália e Nova Zelândia, onde os idosos vivem predominantemente nas cidades.[3] Há uma grande variabilidade na porcentagem de pessoas urbanas com mais de 65 anos em comparação à porcentagem de idosos na população total do país, quando se compara a cidades ao redor do mundo.[4] Existe uma crescente atenção voltada para a promoção de ambientes saudáveis para residentes urbanos idosos.[5]

▶ Extensão global do envelhecimento da população

A maioria, se não todas as nações, em algum momento de sua história, teve uma estrutura etária jovem, mas quase todas as nações apresentam, agora, crescimento nos números de suas populações idosas.[4] Entre 1950 e 1955, a taxa de crescimento média anual do número de pessoas com mais de 60 anos de 1,7% era similar à da população global total, de 1,8%. Entre 2005 e 2010, a taxa de crescimento daqueles com mais de 60 anos, de 2,6%, foi mais do que o dobro da taxa da população total, de 1,2%. Entre 2045 e 2050, estima-se que a taxa de crescimento da população acima de 60 anos caia para 1,8%; porém, ainda será mais de cinco vezes a população total, de 0,3%.[3] Em 1950, os idosos contabilizavam 8% (200 milhões) da população mundial: em 2000, 10% (600 milhões) e, em 2050, projeta-se que a proporção aumentará para 22% (2 bilhões).[13] Esses números indicam a triplicação da população acima de 60 anos sobre cada um dos dois períodos consecutivos de 50 anos,[13] o que implica uma projeção de crescimento da população idosa global em uma média de 28 milhões de pessoas por ano, ou aproximadamente 78 mil por dia entre 2000 e 2050. Os números cada vez maiores representam oportunidades e desafios para os países, em particular para aqueles cinco países com projeção de ter mais de 50 milhões de pessoas acima de 60 anos em 2050: China (440 milhões), Índia (316 milhões), Estados Unidos (111 milhões), Indonésia (72 milhões) e Brasil (64 milhões).[3]

▶ Retangularização das estruturas etárias populacionais

Essas mudanças demográficas levam a mudanças no equilíbrio entre os grupos etários. A pirâmide populacional é uma maneira usada com frequência para representar de forma gráfica as distribuições de idade e sexo de uma população. Historicamente, o formato tem sido piramidal devido à preponderância de pessoas em grupos etários mais jovens, com proporções menores nos grupos etários mais velhos. Conforme o grupo etário adulto se torna proporcionalmente maior, o formato de pirâmide comumente muda para um formato de domo e depois para um de retângulo, conforme mostrado na Figura 16-3.[7]

▶ Extensão e taxa do envelhecimento da população nas regiões mais e menos desenvolvidas

Em geral, os países mais desenvolvidos estão em um estágio mais avançado de suas transições demográficas para menor fertilidade e mortalidade e, já em 1950, os países desenvolvidos como grupo apresentavam maior proporção da população com 60 anos ou mais (12%) em comparação aos países em desenvolvimento (6%). Os países desenvolvidos continuam a apresentar maior proporção, com 21%, em comparação a 8% nos países em desenvolvimento.[3] Entre as principais regiões do mundo, a Europa teve a maior proporção de idosos por muitas décadas, e projeta-se que permanecerá assim pelas próximas cinco décadas. Exceto pelo Japão, os 25 países demograficamente mais velhos do mundo estavam todos na Europa. Entre os mais velhos em 2012 por porcentagem de população com 60 anos ou mais, estavam Japão (32%), Itália (27%), Alemanha (27%), Finlândia (26%), Grécia (25%), Suécia (25%) e Bélgica (24%). As regiões da América do Norte e da Oceania apresentam porcentagens mais baixas, porém ainda relativamente altas, com o Canadá e os Estados Unidos, respectivamente, com 21 e 19% e a Austrália e Nova Zelândia, respectivamente, com 20 e 19%, em 2012. No total, 22% das pessoas que vivem nas regiões mais desenvolvidas tinham 60 anos ou mais no ano de 2012. Estima-se que esse número aumente para 32% até 2050.[5] Antes da metade do século atual, alguns desses países podem ter mais avós do que crianças com menos de 18 anos.[4]

Em contraste, 9% da população dos países em desenvolvimento tinham 60 anos ou mais em 2012. Das principais áreas classificadas pela ONU, a África (6%) abrigava as menores proporções de idosos, globalmente. Alguns países menos desenvolvidos estavam mais avançados na mudança demográfica e apresentavam maiores proporções em 2012, incluindo Tunísia (10%), Cingapura (15%), Israel (15%), Argentina (15%), Cuba (18%) e Uruguai (19%). Esses ainda estavam abaixo da média de 22% dos países mais desenvolvidos.[5] Até 2050, projeta-se que, embora o Japão ainda lidere com 42% de sua população acima dos 60 anos, a Bósnia e Herzegovina (40%), Cuba (39%) e a República da Coreia (39%) terão entrado na lista dos 10 primeiros.[14]

As proporções em si, no entanto, não fornecem o sentido real do *momentum* do envelhecimento nos países do mundo. De maior preocupação de saúde pública é o número total de idosos e a taxa de crescimento anual da população idosa. Em comparação ao processo relativamente lento do envelhecimento da população apresentado até agora pelos países mais desenvolvidos, o envelhecimento da população na maioria dos países em desenvolvimento está ocorrendo em ritmo mais acelerado e, assim, em um período mais curto. Além disso, muitos países em desenvolvimento possuem grandes populações e grandes números de idosos vivem naqueles países, apesar de representarem proporções relativamente baixas da população total.[3] Em contraste com o período entre 1950 e 1955, quando o número de pessoas com 60 anos ou mais estava crescendo um pouco mais rapidamente nas regiões mais desenvolvidas (1,9% por ano) do que nas regiões menos desenvolvidas (1,6% por ano), a taxa de crescimento média anual atual é de 1,9% nas regiões mais desenvolvidas e 3% nas regiões menos desenvolvidas. Até a metade deste século, a taxa de crescimento da população com 60 anos ou mais nas regiões menos desenvolvidas (2,1%) está projetada para ser cinco vezes maior do que nas regiões mais desenvolvidas (0,4%), enquanto a taxa de crescimento da população com 60 anos ou mais nos países menos desenvolvidos (3,5%), cerca de nove vezes maior do que nas regiões mais desenvolvidas.[3]

ENVELHECIMENTO DA POPULAÇÃO E DOENÇAS CRÔNICAS CAPÍTULO 16 411

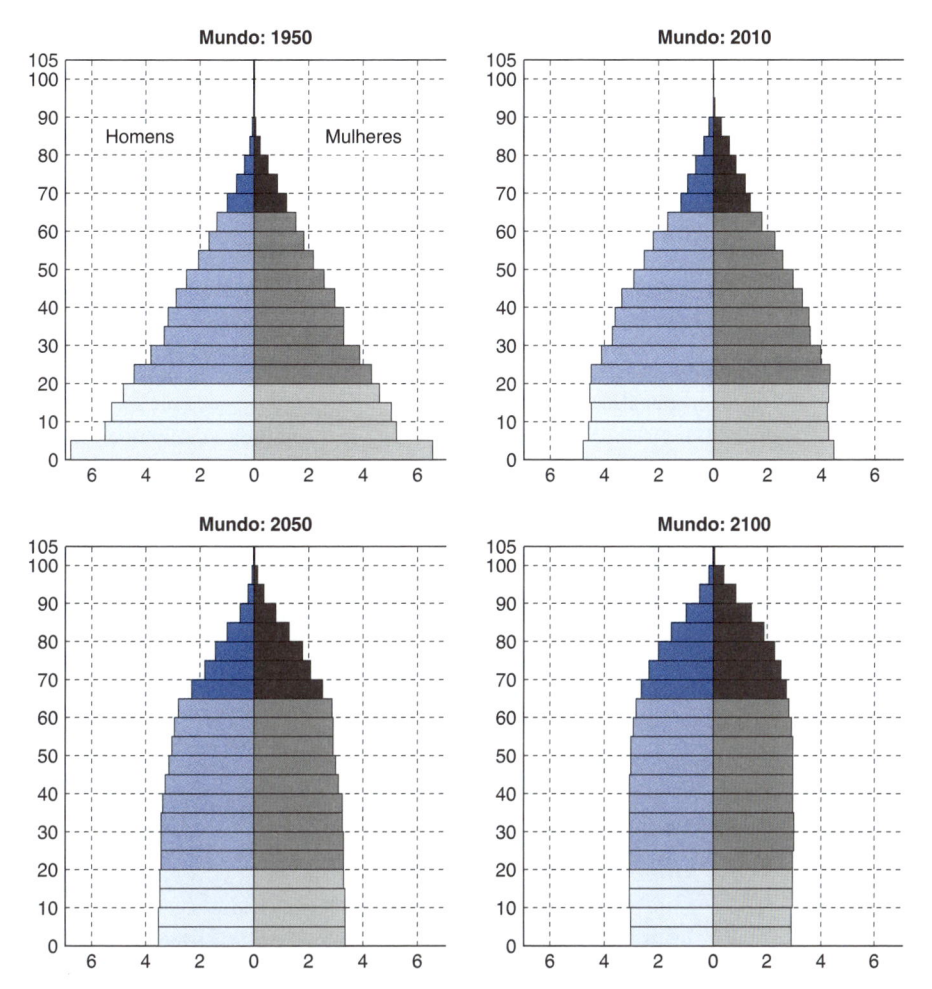

▲ **Figura 16-3** População mundial por grupos etários e sexo: porcentagem da população total em 1950, 2010, 2050 e 2100, respectivamente. (Dados extraídos das Nações Unidas, Departamento de Assuntos Econômicos e Sociais, Divisão da População (2011). *World Population Prospects: The 2010 Revision*.)

Com tais taxas de crescimento, a concentração de pessoas com 60 anos ou mais no mundo menos desenvolvido aumentará e muitos países em desenvolvimento podem esperar grandes aumentos em seu número de idosos. Mais de metade (54%) dos idosos do mundo viviam em regiões menos desenvolvidas em 1950. Essa proporção aumentou para 64% em 2009 e projeta-se que aumentará para quase 80% até 2050. São esperados aumentos drásticos da população idosa em vários países em desenvolvimento, abrangendo uma grande variedade de níveis de desenvolvimento. Para o período entre 2011 e 2050, são estimados aumentos particularmente significativos nos Emirados Árabes Unidos (35%), Barein (29%), Irã (26%) e Omã (25%).[5]

FATORES SOCIOECONÔMICOS DO ENVELHECIMENTO SOBRE AS POPULAÇÕES

▶ Razões de dependência

As razões de dependência, uma medida comumente utilizada de potenciais necessidades de apoio social, são uma maneira de descrever como a retangularização gradual das distribuições de grupo etário produz efeitos socioeconômicos. Essas razões comparam a parte da população que se espera ser de alguma forma dependente daquela parte que provavelmente é economicamente produtiva. Essa probabilidade é estimada utilizando-se agrupamentos etários porque não há dados disponíveis sobre a produtividade individual. Aqueles com menos de 15 anos e mais de 64 anos são considerados improdutivos em termos econômicos e presume-se que aqueles entre 15 e 64 anos ofereçam apoio direto ou indireto àqueles nas idades dependentes. Pode-se argumentar que essas presunções não são precisas para várias populações. Por exemplo, em países desenvolvidos, as exigências educacionais podem adiar a produtividade até os 20 anos de idade ou mais e muitos adultos são economicamente ativo até os 70 anos ou mais. Além disso, em alguns países em desenvolvimento com altos níveis de desemprego, a produtividade na população em idade útil não é ideal e grandes proporções não oferecem apoio direto ou indireto. A deficiência em pessoas entre 15 e 64 anos também pode retirá-las, e com frequência também um cuidador, da população que trabalha. No futuro, medidas mais precisas do número de trabalhadores e dependentes serão necessárias para projeções econômicas, mas essas medidas serão usadas como uma aproximação da carga de dependência para os propósitos deste capítulo (Figura 16-4a e 16-4b).

As razões de dependência infantil, na idade avançada e total na população mundial e nas nações com nível de desenvolvimento maior, menor e muito menor são apresentadas na Figura 16-4a, e a composição da razão de dependência total para as regiões em desenvolvimento e a população mundial estão ilustradas na Figura 16-4b.

Devido ao grande tamanho de suas populações, as regiões menos desenvolvidas apresentam razões que estão muito mais próximas das razões mundiais, em comparação àquelas das regiões mais desenvolvidas. A razão de dependência total da população mundial diminuiu a partir da década de 1970 e projeta-se que continuará a diminuir até cerca de 2015, já que as pessoas nascidas em anos de altas taxas de nascimento entraram nos grupos de idade produtiva e as gerações subsequentes tiveram menos filhos. Por volta de 2020, projeta-se que a razão de dependência total comece a aumentar devido ao rápido crescimento dos grupos etários mais velhos. Nas regiões mais desenvolvidas, a parte de idosos da razão de dependência total já era grande em 2010 (49%) e projeta-se que aumentará para mais de 60% até 2050. A Figura 16-4b ilustra aumentos muito pequenos no componente de idade avançada nas nações menos desenvolvidas até cerca de 2015, quando se projeta que o aumento se torne maior. Projeta-se que menos de metade de seus dependentes será idosa em 2050 (41%); porém, esse é um grande aumento considerando os 10% aproximados pelos quais os idosos eram responsáveis em 1950. Nos países menos desenvolvidos, a proporção de idosos aumentou muito lentamente a partir de 1950; estima-se que aumente mais rapidamente por volta de 2025 e constituirá cerca de 20% da dependência total até 2050.[7]

▶ Transição demográfica tardia como oportunidade de produtividade

Quase todo o aumento (de 2,8 para 4,1 bilhões de pessoas) no grupo em idade produtiva da população mundial ocorrerá nas regiões menos desenvolvidas. Em contraste, esse grupo etário nas regiões desenvolvidas começou a diminuir em 2005 e será 15% menor em 2050. Afirmou-se que essas tendências demográficas apresentam uma oportunidade para as regiões menos desenvolvidas utilizarem sua proporção maior de trabalhadores produtivos para melhorar as condições econômicas em seus países. No entanto, é importante observar que os benefícios associados aqui não são automáticos, mas dependem de políticas macroeconômicas sólidas que aumentem as oportunidades de emprego, promovam o investimento produtivo e garantam um ambiente socioeconômico estável.[11]

▶ Condições de vida de idosos

Um estudo da ONU de 2005 concluiu que um em cada sete idosos vive sozinho, em sua maioria mulheres. Nas regiões em desenvolvimento, 7% dos idosos vivem sozinhos e 25% nas regiões desenvolvidas. Em muitos países desenvolvidos, a tendência de os idosos viverem sós com maior frequência começou a diminuir em alguns países, talvez devido a fatores como aumento na idade em que os filhos saem de casa e, possivelmente, também devido à maior sobrevida até idades muito avançadas, quando há maior necessidade de assistência permanente na residência ou de internação em instituição. Conforme as pessoas ficam muito velhas, apresentam crescente incapacidade funcional e por fim precisam de assistência com as atividades básicas da vida cotidiana. Em algumas sociedades, essas necessidades podem ser gerenciadas à medida que as residências apresentam três e até quatro gerações e essas características tornam-se mais comuns. Em alguns países em desenvolvimento, isso acontece mais em famílias com *status* socioeconômico (SSE) mais alto. A migração para trabalho de filhos adultos, em alguns países, ficou conhecida como um motivo para residências com falhas de gerações, mas pesquisas recentes concluíram que

ENVELHECIMENTO DA POPULAÇÃO E DOENÇAS CRÔNICAS CAPÍTULO 16 413

Razão de dependência total

A

- - - Mundo
— ■ — Regiões menos desenvolvidas
— ● — Regiões mais desenvolvidas
— ▲ — Países muito menos desenvolvidos

Regiões mais desenvolvidas

Regiões menos desenvolvidas

■ Dependência infantil   ■ Dependência na terceira idade

Regiões muito menos desenvolvidas

Mundo

B   ■ Dependência infantil   ■ Dependência na terceira idade   ■ Dependência infantil   ■ Dependência na terceira idade

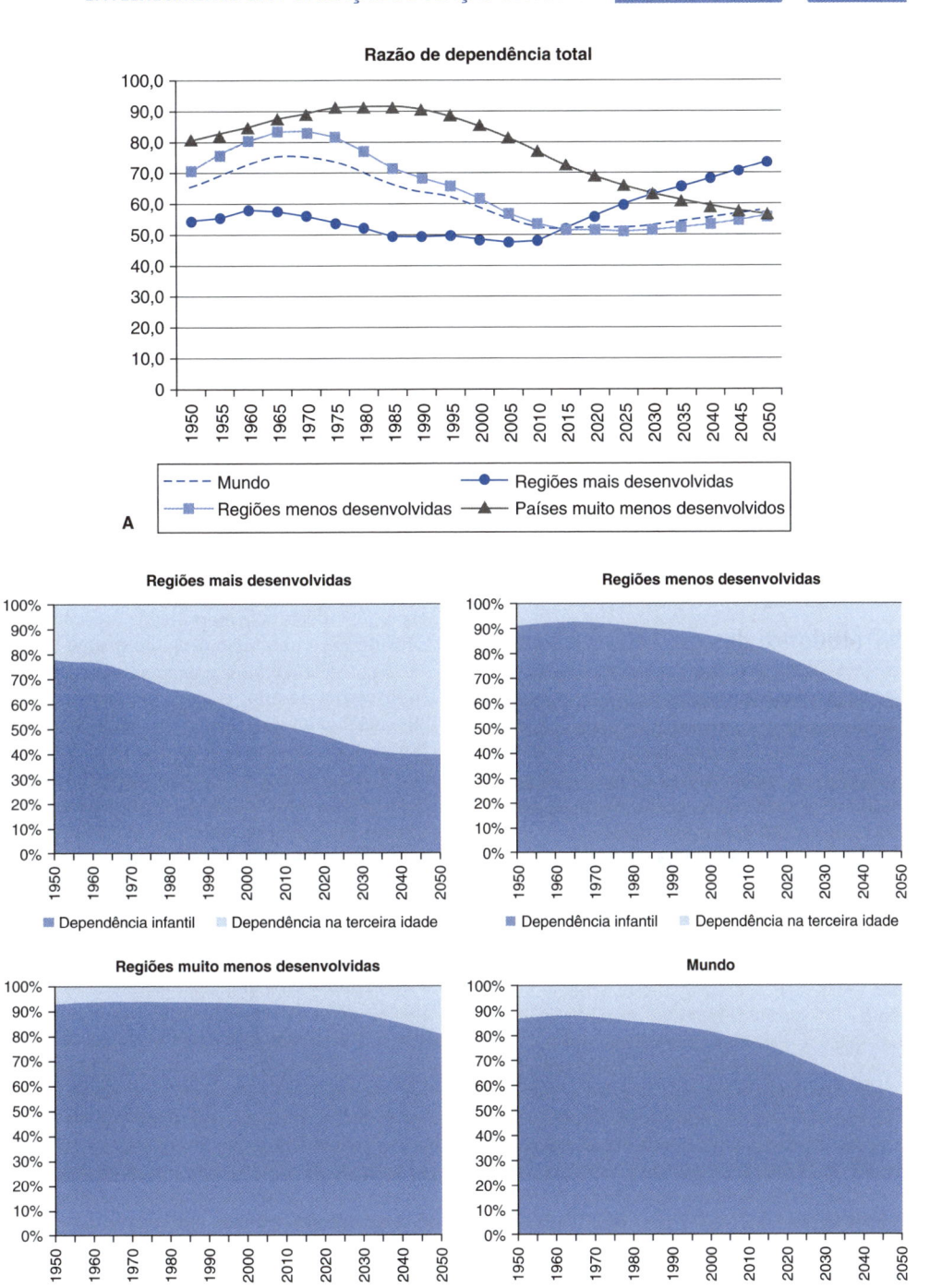

▲ **Figura 16-4** (a) Razão de dependência total: mundo e regiões em desenvolvimento, 1950–2050. (b) Composição da razão total de dependência: regiões de desenvolvimento e mundo, 1950–2050.

essas famílias estão se tornando mais comuns em países onde as crianças vivem com avós devido à perda dos pais para a infecção por HIV. Mulheres idosas apresentam maior probabilidade do que homens idosos de viver nessas condições. Em economias mais desenvolvidas, a demanda percebida para renda familiar está empurrando cada vez mais membros da família para a força de trabalho, deixando menos cuidadores na residência. Finalmente, são colocadas demandas maiores sobre as instituições para assistência aos cuidadores familiares. Nas economias mais pobres, existem situações análogas de participação na força de trabalho e menos cuidadores nas residências, mas pouco se sabe sobre como os idosos enfrentam os problemas onde não existem opções de instituições, cuidados domiciliares formais ou de moradia assistida para ajudar a cuidar dos idosos dependentes.[12]

DESAFIOS DO ENVELHECIMENTO DA POPULAÇÃO

▶ Mudança das estruturas etárias

As mudanças nas estruturas etárias associadas ao envelhecimento da população representam importantes implicações para uma ampla variedade de condições econômicas, políticas e sociais. A população idosa está crescendo mais rapidamente do que a população total nas nações mais e menos desenvolvidas, e grandes aumentos continuam a acontecer no número de idosos. Mais pessoas estão sobrevivendo até a terceira idade e, uma vez que atingem a terceira idade, tendem a viver mais. Quando mais pessoas vivem por mais tempo, aposentadorias, verbas para aposentadoria, auxílios sociais e outros benefícios sociais tendem a se estender por períodos maiores, exigindo mudanças nos sistemas de seguridade social.[5] Ter mais pessoas que vivem por mais tempo resulta em aumento das demandas de serviços de saúde e dos custos médicos. Em geral, as condições de saúde declinam e a fragilidade e incapacidade aumentam com o avanço da idade, de forma que o aumento nos números desse grupo etário de idade mais avançada é uma preocupação em particular. Uma maior frequência nesse grupo sugere um aumento na demanda por atenção a longo prazo, reabilitação, atenção paliativa e outros tipos de atenção de longo prazo.[5,15] Também promove o crescimento das populações institucionais e o aumento na demanda por profissionais de saúde apropriadamente treinados quando as instituições forem economicamente acessíveis, assim como um aumento na demanda por prestadores de cuidados informais, quando as instituições não forem uma opção.

▶ Mudanças nos padrões de fertilidade, mortalidade e migração

Um declínio persistente da fertilidade, provavelmente de maior importância nas nações menos desenvolvidas, está relacionado com o progressivo declínio na disponibilidade de pessoas próximas com as quais as futuras coortes de idosos possam contar para apoio.[2] Menos familiares estão disponíveis para oferecer auxílio nas atividades cotidianas e incapacidade, manejo da vida, apoio financeiro e para subsistência e atenção informal de longo prazo na fragilidade e doença grave.

Quando mais pessoas vivem por mais tempo devido a mudanças no índice de mortalidade na maioria das nações do mundo, vários desafios socioeconômicos são colocados em nível social. Nas nações afetadas, a mortalidade específica por AIDS diminui uma base de apoio crucial (filhos que geram renda e/ou prestam cuidados), produzindo, assim, desafios socioeconômicos em âmbito social, comunitário e individual. Os idosos comumente estão envolvidos com os arranjos de moradia e prestação de cuidados de pessoas doentes de AIDS e seus dependentes em vários países afetados. É um fenômeno comum, em alguns desses países, o fato de muitos idosos, em particular aqueles em lares de múltiplas gerações, auxiliarem na criação dos netos; no entanto, a epidemia de AIDS trouxe-lhes mais responsabilidades, preocupações e fatores de estresse. Estes incluem a prestação de cuidados para uma doença relativamente desconhecida; maior carga de tarefas domésticas; lidar com a estigmatização da doença e daqueles que vivem com a doença; o risco de infecção por HIV por causa das atividades de prestação de cuidados; demandas extras sobre os recursos financeiros do cuidador idoso para cobrir despesas de saúde relacionadas aos filhos com AIDS; crianças doentes, custos relacionados à criação e nutrição dos dependentes de filhos com AIDS e custos com funerais; assim como a perda do apoio financeiro atual e futuro do filho doente.[16,17]

Embora a migração internacional geralmente não tenha uma participação importante no envelhecimento da população, a migração interna pode representar um desafio para o envelhecimento das populações locais dentro das fronteiras dos países. Em nível familiar ou doméstico, a migração interna na forma de movimento rural-para-urbano em alguns países pode ser desvantajosa para idosos que perdem sua base tradicional de prestação de cuidados (em algumas comunidades, a única base local de apoio) quando os filhos emigram. Nos âmbitos comunitário e local, os idosos podem ser negativamente afetados por meio do enfraquecimento da força de trabalho local, que resulta em redução de impostos, o que, por sua vez, resulta em menor acesso a infraestruturas e recursos de saúde, bem-estar ou recreação na forma de centros de saúde, profissionais de saúde, centros de bem-estar social, assistentes sociais e eventos sociais e culturais.[18] A falta de comodidades, serviços e infraestrutura e as más condições de moradia em muitas áreas rurais representam dificuldades para os idosos. A prestação de serviços de saúde, bem-estar social e outros serviços de apoio a idosos doentes, incapacitados e frágeis nas áreas rurais continua representando desafios particulares para muitos governos no mundo todo.[4] Além disso, a prestação de serviços para idosos provavelmente apresenta desafios tanto nas áreas urbanas como rurais, onde a estrutura etária jovem estimula uma ênfase na saúde infantil e reprodutiva. Esses desafios relacionados à fertilidade, mortalidade e migração serão de maior preocupação em países menos desenvolvidos, com recursos limitados e menos preparação para o envelhecimento da população do que nos países mais desenvolvidos.

▶ Aumento da participação feminina

Devido à sua maior expectativa de vida, as mulheres constituem uma significativa maioria da população com mais de 60 anos em grande parte dos países. A participação feminina aumenta com a idade e presume-se que as vantagens de sobrevida das mulheres continuem, de forma que, em 2050, apenas 38% das pessoas com mais de 80 anos serão do sexo masculino. Essa crescente participação feminina é relevante para a política pública, pois as idosas apresentam maior probabilidade de serem viúvas, dependentes do apoio social e de ter educação formal. Geralmente, também menos experiência de trabalho e acesso a oportunidades de geração de renda, bens e fontes provadas de renda. As últimas características socioeconômicas podem se originar das desvantagens do sexo feminino durante a vida toda em oportunidades formais de mercado e da maior carga das mulheres de oferecer cuidados para os doentes, frágeis e incapacitados. Essas questões têm implicações para o apoio social e planejamento público.[2-5]

▶ Aumento da prevalência de doenças crônicas e incapacidade

O mundo está enfrentando magnitudes e velocidade sem precedentes de envelhecimento populacional. O momento e a rapidez desse envelhecimento são apresentados de maneira diferente nas nações desenvolvidas e em desenvolvimento e, conforme o tamanho relativo de cada estrato da população de juventude, idade produtiva e terceira idade, é provável que os pesos dessa mudança aumentem as pressões sociais, econômicas e políticas sobre as sociedades. O envelhecimento da população tornou-se um fenômeno bastante divulgado e uma preocupação pública na maioria das nações desenvolvidas, mas há muito menos conscientização e preocupação pública nas nações em desenvolvimento. Isso ocorre apesar do fato de vários países em desenvolvimento estarem envelhecendo em ritmo muito mais acelerado do que os países no mundo desenvolvido e de o número de idosos nos países em desenvolvimento ter excedido o das nações desenvolvidas. A rapidez e o curto prazo em que essas mudanças estão acontecendo no mundo em desenvolvimento e o fato de estarem ocorrendo em bases populacionais relativamente maiores do que no mundo desenvolvido representam desafios particulares para instituições sociais e econômicas nas nações com escassez de recursos.[15]

À medida que a longevidade individual aumenta, a fragilidade, doença crônica e incapacidade aumentam e as capacidades física, mental e cognitiva diminuem.[5] Em nível social, o envelhecimento demográfico das populações está diretamente relacionado às mudanças fundamentais nos padrões de saúde e doença em uma população conforme a mudança epidemiológica progride da predominância de doenças infecciosas, parasíticas e nutricionais para a predominância de DNTs.[18]

A TRANSIÇÃO EPIDEMIOLÓGICA PARA DOENÇAS NÃO TRANSMISSÍVEIS

Historicamente, o perfil de *status* de saúde e doença das sociedades humanas estava associado ao nível de desenvolvimento social e econômico. Com a industrialização, as principais causas de morte e incapacidade nas sociedades mais desenvolvidas passaram de uma predominância de doenças relacionadas à deficiência nutricional (grupo 1) a doenças classificadas como DNTs (grupo 2), como doença cardiovascular, câncer e diabetes. Essa transição epidemiológicca pode ocorrer em doenças de órgãos específicos e entre categorias diferentes de doenças, com as infecções infantis e a má nutrição sendo substituídas por doenças crônicas adultas e a doença cardíaca reumática por doença cardíaca coronariana.[15,19,20]

▶ Tendências em doenças transmissíveis e não transmissíveis

Considerando que as doenças transmissíveis, anteriormente, eram a principal causa de morte, as melhorias nas condições de moradia e no manejo de infecções e o advento das vacinações fizeram com que as DNTs proliferassem, especialmente nos países ocidentais. As DNTs (doença cardiovascular, diabetes, câncer, doença pulmonar crônica e doença mental) aumentaram a demanda por serviços de saúde nesses países. Na virada do século XXI, as DNTs estavam presentes em todo o mundo e mostraram um aumento até mesmo nos países em desenvolvimento. No entanto, esses países ainda devem lidar com os desafios da dupla carga de DNTs e doenças transmissíveis, já que as últimas não foram eliminadas.[15] Na última parte do século XX, as principais causas de carga de doença eram as doenças transmissíveis e as condições perinatais resultantes de má nutrição, saneamento e higiene deficientes e água insalubre (Tabela 16-1).

Em 2008, das 57 milhões de mortes globais estimadas, 36 milhões (63%) foram atribuídas a DNTs. Considerando que a estimativa de mortes por doenças infecciosas diminuam, projeta-se que as mortes anuais por DNTs atingirão 55 milhões até 2030. Perto de 29 milhões, 80% de todas as mortes por DNTs em 2008, aconteceram em países de baixa e média rendas. Quase metade (48%) das mortes por DNTs em países de baixa e média rendas ocorreram antes dos 70 anos de idade, em comparação a 25% nos países de alta renda e à média global de 44%.[15]

A África é a única região que ainda apresenta mais mortes por doenças infecciosas do que por DNTs, mas isso mudará porque é uma das regiões com crescimento mais rápido da prevalência de DNTs. A mudança será maior na África subsaariana, onde as DNTs causarão 46% de todas as mortes até 2030, em comparação a 28% em 2008. O sul da Ásia terá um aumento da proporção de mortes causadas por DNTs de 51% para 72% no mesmo período.[20]

Os fatores de risco e padrões de doença nessas regiões diferem substancialmente. Em países de baixa renda, o baixo peso, água insalubre, saneamento e higiene deficientes, sexo não seguro, amamentação abaixo do ideal e fumaça de combustíveis sólidos em ambientes internos são os principais fatores de risco que causam anos de vida ajustados por incapacidade (AVAIs, do inglês Disability-Adjusted Life Years). As quatro maiores doenças que causam AVAIs continuam a ser doenças infecciosas.[21] Do total de 7,6 milhões de crianças que morreram antes de completar 5 anos em 2010, 4,4 milhões (58%) morreram por doenças infecciosas. Na África subsaariana, a malária ainda era uma importante causa de morte, causando cerca de 15% das mortes antes dos 5 anos de idade na região[22] (Tabela 16-2).

Em países de média renda, o uso de álcool, pressão arterial alta, tabagismo, sobrepeso/obesidade e glicemia alta são os principais fatores de risco e depressão, e doença cardíaca isquêmica, doença cerebrovascular e acidentes de trânsito lideram as doenças ou lesões que causam AVAIs. As infecções respiratórias inferiores são a maior causa infecciosa, no quinto lugar (Tabela 16-3).

Nos países de alta renda, o tabaco é definitivamente o principal fator de risco, com o uso de álcool, sobrepeso/obesidade, pressão arterial alta e glicemia alta completando os cinco principais.[21]

Tabela 16-1 Evolução das doenças não transmissíveis (DNTs) nos países em desenvolvimento (distribuição em milhões e porcentagens 1990-2020) (Boutayeb, 2005)

	Doenças não transmissíveis	Doenças transmissíveis + maternas + perinatais + nutricionais	Lesões	Total
1990	18,7 (47%)	16,6 (42%)	4,2 (11%)	39,5 (100%)
2000	25,0 (56%)	14,6 (33%)	5,0 (11%)	45,0 (100%)
2020	36,6 (69%)	9,0 (17%)	7,4 (14%)	53,0 (100%)

De: Boutayeb A, Boutayeb S. The burden of noncommunicable disease in developing countries. Int J for Equity in Health 2005; 4(2). http://www.equityhealthj.com/content/4/1/2

Tabela 16-2 Carga importante de doença: dez principais fatores de risco selecionados e dez principais doenças em países de baixa renda, 2004

Fatores de risco	% AVAIs	Doença ou lesão	% AVAIs
Baixo peso infantil	9,9	Infecções respiratórias inferiores	9,3
Água insalubre, saneamento, higiene	6,3	Doenças diarreicas	7,2
Sexo não seguro	6,2	HIV/AIDS	5,2
Amamentação abaixo do ideal	4,1	Malária	4,0
Fumaça de combustível sólido em ambiente interno	4,0	Prematuridade e baixo peso ao nascer	3,9
Deficiência de vitamina A	2,4	Infecções neonatais e outras	3,8
Pressão arterial alta	2,2	Asfixia no parto e trauma no parto	3,6
Uso de álcool	2,1	Transtorno depressivo unipolar	3,2
Glicemia alta	1,9	Doença cardíaca isquêmica	3,1
Deficiência de zinco	1,7	Tuberculose	2,7

Como nos países de média renda, a depressão unipolar lidera as causas de doença ou AVAIs relacionados a lesões, com demência em quarto lugar, seguida de doença cardíaca isquêmica e doença cerebrovascular (Tabela 16-4).

As tabelas utilizam AVAIs para medida da carga global de doença. AVAIs são uma métrica que combina anos de vida perdidos devido à morte prematura e anos vividos com incapacidade (YLD, do inglês *years lived with disability*) com base na gravidade e duração de desfechos não fatais. Assim, um AVAI é considerado um ano de vida "saudável" perdido e a carga de doença medida é a lacuna entre a saúde de uma população e de uma população de

Tabela 16-3 Carga importante de doença: dez principais fatores de risco selecionados e dez principais doenças em países de média renda

Fatores de risco	% AVAIs	Doença ou lesão	% AVAIs
Uso de álcool	7,6	Transtorno depressivo unipolar	5,1
Pressão arterial alta	5,4	Doença cardíaca isquêmica	5,0
Tabagismo	5,4	Doença cerebrovascular	4,8
Sobrepeso e obesidade	3,6	Acidentes de trânsito	3,7
Glicemia alta	3,4	Infecções respiratórias inferiores	2,8
Sexo não seguro	3,0	DPOC	2,8
Sedentarismo	2,7	HIV/AIDS	2,6
Colesterol alto	2,5	Transtornos pelo uso de álcool	2,6
Riscos ocupacionais	2,3	Erros de refração	2,4
Água insalubre, saneamento, higiene	2,0	Doenças diarreicas	2,3

DPOC, doença pulmonar obstrutiva crônica.
Fontes: Organização Mundial de Saúde. *Global health risk. Mortality and burden of disease attributable to selected major risks*. Geneva: World Health Organization, 2009 http://www.who.int/healthinfo/global_burden_disease/GlobalHealthRisks_report_full.pdf & World Health Organization. *The Global Burden of Disease: 2004 Update*. Geneva: World Health Organization, 2008. http://www.who.int/healthinfo/global_burden_disease/GBD_report_2004update_full.pdf

Tabela 16-4 Carga importante de doença: dez principais fatores de risco selecionados e dez principais doenças em países de alta renda, 2004

Fatores de risco	% AVAIs	Doença ou lesão	% AVAIs
Tabagismo	10,7	Transtorno depressivo unipolar	8,2
Uso de álcool	6,7	Doença cardíaca isquêmica	6,3
Sobrepeso e obesidade	6,5	Doença cerebrovascular	3,9
Pressão arterial alta	6,1	Alzheimer e outras demências	3,6
Glicemia alta	4,9	Transtornos pelo uso de álcool	3,4
Sedentarismo	4,1	Perda de audição com início na vida adulta	3,4
Colesterol alto	3,4	DPOC	3,0
Drogas ilícitas	2,1	Diabetes melito	3,0
Riscos ocupacionais	1,5	Câncer de traqueia, brônquios e pulmão	3,0
Baixo consumo de frutas e vegetais	1,3	Acidentes de trânsito	2,6

DPOC, doença pulmonar obstrutiva crônica.
Fontes: Organização Mundial de Saúde. *Global health risk. Mortality and burden of disease attributable to selected major risks.* Genebra: World Health Organization, 2009 http://www.who.int/healthinfo/global_burden_disease/GlobalHealthRisks_report_full.pdf & World Health Organization. *The Global Burden of Disease: 2004 Update.* Geneva: World Health Organization, 2008. http://www.who.int/healthinfo/global_burden_disease/GBD_report_2004update_full.pdf

referência global normativa com alta expectativa de vida vivida com saúde total. Veja o Capítulo 22 para uma descrição mais detalhada dessas medidas.

As tendências globais mostram uma queda na carga de doenças transmissíveis, mas HIV/AIDS foi a segunda maior causa de mortalidade e morbidade entre adultos com idades entre 15 e 59 anos em 2004[23] (Tabela 16-5). Em 2007, a África subsaariana, com 11 a 12% da população mundial, tinha 67% do povo vivendo com HIV/AIDS, 70% de novas infecções por HIV e 75% de mortes relacionadas à AIDS. Na África do Sul, estima-se que mais de 5 milhões de pessoas (um quinto dos adultos) estejam vivendo com infecção por HIV. HIV/AIDS reverteu os ganhos anteriores na expectativa de vida nesses países.[24] Em 2006, Mathers e Loncar recalcularam as projeções globais de mortalidade e carga de doença e projetaram que HIV/AIDS tornar-se-á a causa número um de AVAIs perdidos em todos os grupos etários no mundo, com 12,1% do total perdido em 2030. Previu-se que será a maior causa em países de baixa e média rendas até aquele ano, mas não estará nos 10% superiores do total de AVAIs em países de alta renda.[25] Globalmente, o número de mortes relacionadas à AIDS teve pico de 2,2 milhões em 2005 e caiu para uma estimativa de 1,8 milhão em 2010. O aumento da disponibilidade da terapia antirretroviral e medidas de saúde pública podem inclinar para baixo significativamente nas futuras projeções para 2030.[26]

Em contraste com o grupo etário mais jovem, a carga das DNTs é muito maior na população idosa (Tabela 16-6). O envelhecimento da população e o aumento na prevalência de fatores de risco aceleraram a epidemia de DNTs em vários países em desenvolvimento. Com uma grande proporção da população mundial vivendo em países em desenvolvimento, onde as taxas de morbidade e os níveis de fatores de risco são altos e a morte ocorre em idade relativamente mais jovem, o número absoluto de AVAIs atribuível a cada fator de risco é maior nesses países do que nos países desenvolvidos. A Tabela 16-7 usa dados de 2004 para estimar a prevalência da incapacidade moderada e grave causada pelas enfermidades mais comuns para idades de 0 a 59 e acima de 60 em países de alta renda *versus* países de baixa e média rendas.[23]

▶ Estudo de caso da utilidade da medida AVAI

Aos 56 anos, a Sra. Brown é hospitalizada após um acidente vascular encefálico (AVE) que paralisou um lado de seu corpo. Ela é viúva e incapacitada há dois anos devido à depressão e complicações do diabetes. A filha precisou parar de trabalhar há dois anos para

ENVELHECIMENTO DA POPULAÇÃO E DOENÇAS CRÔNICAS CAPÍTULO 16 419

Tabela 16-5 Principais cargas de doença (AVAIs) entre adultos (15-59 anos) no mundo todo, 2004

Classificação	Causa	AVAIs (000)
1	Transtorno depressivo unipolar	56.532
2	HIV/AIDS	47.514
3	Acidentes de trânsito	30.240
4	Doença cardíaca isquêmica	30.204
5	Tuberculose	27.556
6	Transtorno pelo uso de álcool	22.392
7	Perda de audição (início na vida adulta)	20.589
8	Doença cerebrovascular	19.689
9	Violência	19.374
10	Lesões autoinfligidas	17.345

HIV/AIDS, vírus da imunodeficiência humana/síndrome da imunodeficiência adquirida.
Fonte: Organização Mundial de Saúde. *The global burden of disease: 2004 update*. Geneva: World Health Organization, 2008. http://www.who.int/healthinfo/global_burden_disease/GBD_report_2004update_full.pdf

Tabela 16-6 Principais cargas de doença (AVAIs) entre adultos com mais de 60 anos de idade no mundo todo, 2004

Classificação	Causa	AVAIs (000)
1	Doença cardíaca isquêmica	32.025
2	Doença cerebrovascular	26.081
3	Doença pulmonar obstrutiva crônica	15.994
4	Alzheimer e outras demências	9.244
5	Infecções respiratórias inferiores	7.902
6	Erro de refração	7.737
7	Diabetes melito	6.901
8	Perda de audição com início na vida adulta	6.768
9	Câncer de traqueia, brônquios e pulmão	6.164
10	Catarata	5.585

Fonte: Organização Mundial de Saúde. *The global burden of disease: 2004 update*. Geneva: World Health Organization, 2008. http://www.who.int/healthinfo/global_burden_disease/GBD_report_2004update_full.pdf

cuidar da Sra. Brown, depois que esta sofreu uma amputação abaixo do joelho. Seus recursos financeiros estão exauridos e estão buscando auxílio do governo para cobrir as despesas de um asilo para a Sra. Brown. Sua internação provavelmente será de longo prazo, já que sua filha precisa voltar a trabalhar.

Esse estudo de caso demonstra como o AVAI representa melhor os custos totais para a sociedade, em comparação a simplesmente relacionar as doenças e limitações funcionais do paciente. A perda dos rendimentos da filha da Sra. Brown e o equilíbrio dessa perda com os custos da internação de longo prazo em um asilo são muito mais difíceis de identificar. Nos Estados Unidos, em 2008, o conjunto de perda de rendimentos, pensão e benefícios de Seguridade Social para cuidadores de pais foi estimado em quase $3 trilhões.[27] Em algumas nações, incentivos para manter as pessoas em idade produtiva na força de trabalho podem levar à maior internação em instituições de idosos e incapacitados.

▶ Estimativas globais de prevalência de incapacidade

As duas fontes primárias de incapacidade global são a Pesquisa Mundial de Saúde (PMS) e o Estudo Carga Global de Doença (CGD). A PMS baseia-se em uma pesquisa com base domiciliar de pessoas com mais de 18 anos, utilizando dados de 59 países obtidos entre 2002 e 2004. A pesquisa indicou que 2,2% (92 milhões de pessoas) apresentavam dificuldades muito significativas e 15,6% (650 milhões) apresentavam dificuldades significativas com as funções do dia a dia. A prevalência de dificuldade significativa variou de 11,8% em países de renda mais alta a 18% em países de menor renda. Para pessoas com mais de 60 anos de idade, a prevalência de incapacidade foi 43,4% em países de menor renda, em comparação a 29,5% em países de maior renda. A análise dos dados do estudo CGD de 2004 estimou que 15,3% da população mundial apresentavam "incapacidade moderada ou grave" e 2,9% apresentavam "incapacidade grave."

Extrapolando os dados para incluir todos com mais de 15 anos e utilizando as estimativas populacionais de 2010, havia aproximadamente 785 milhões (15,6%, utilizando os dados da PMS) e 875 milhões (19,4%, utilizando os dados de CGD) vivendo com incapacidade naquele momento. São esperados grandes aumentos nos YLDs relacionados a DNTs nas regiões de rápido desenvolvimento do mundo.[28]

Tabela 16-7 Prevalência estimada de incapacidade moderada e grave (milhões) para as principais condições incapacitantes por idade, em países de alta renda e de baixa e média rendas, 2004

	Países de alta renda						Países de baixa e média rendas				
	Condição incapacitante	0-59 anos	Condição incapacitante	60 anos e mais			Condição incapacitante	0-59 anos	Condição incapacitante	60 anos e mais	
1	Depressão	15,8	Perda de audição	18,5			Depressão	77,6	Perda de audição	43,9	
2	Erros de refração	7,7	Osteoartrite	8,1			Erros de refração	68,1	Erros de refração	39,8	
3	Perda de audição	7,4	Erros de refração	6,4			Perda de audição	54,3	Catarata	31,4	
4	Dependência e uso problemático de álcool	7,3	Alzheimer e outras demências	6,2			Lesões não intencionais	35,4	Osteoartrite	19,4	
5	Dependência e uso problemático de drogas	3,7	Degeneração macular	6,0			Infertilidade devido a aborto não seguro e sepse materna	32,5	Degeneração macular	15,1	
6	Transtorno bipolar	3,3	Doença pulmonar obstrutiva crônica	4,5			Dependência e uso problemático de álcool	31,0	Doença cardíaca isquêmica	11,9	
7	Asma	2,9	Doença cardíaca isquêmica	2,2			Catarata	20,8	Doença pulmonar obstrutiva crônica	8,0	
8	Lesões não intencionais	2,8	Doença cerebrovascular	2,2			Transtornos bipolares	17,6	Glaucoma	7,9	
9	Esquizofrenia	2,2	Artrite reumatoide	1,7			Asma	15,1	Alzheimer e outras demências	7,0	
10	Osteoartrite	1,9	Glaucoma	1,5			Osteoartrite	14,1	Lesões não intencionais	5,7	
11	Transtorno do pânico	1,9	Catarata e lesões não intencionais	1,1 1,1			Esquizofrenia	13,1	Doença cerebrovascular	4,9	

Fonte: Organização Mundial de Saúde. *The global burden of disease: 2004 update.* Geneva: World Health Organization, 2008. http://www.who.int/healthinfo/global_burden_disease/GBD_report_2004update_full.pdf

Doenças não transmissíveis predominantes

Doença cardiovascular

As doenças cardiovasculares (DCVs) são um grupo de doenças do coração e dos vasos sanguíneos e incluem hipertensão, doença cardíaca coronariana, doença vascular periférica e doença cerebrovascular. Essas doenças predominam entre as DNTs como causas de morte (Tabela 2-6). As estimativas da Organização Mundial de Saúde (OMS) das 10 maiores causas de morte para todos os grupos etários em 2008 mantêm a doença cardíaca isquêmica (12,8%) e o AVE e a doença cerebrovascular (10,8%) como as duas causas principais e projetam que continuará assim até 2030.[23]

As mudanças no estilo de vida trazidas pela industrialização, urbanização e globalização de suprimentos alimentares causaram um rápido aumento nas DCVs nos países em desenvolvimento. O tabagismo e o uso de álcool, o sedentarismo e a dieta não saudável são fatores de risco para DCVs. Até 2010, as DCVs tornaram-se a principal causa de morte em quase todos os países em desenvolvimento, com exceção da África. Quase 80% das mortes cardiovasculares estão ocorrendo em países de baixa e média rendas e ocorrem em idade mais precoce do que nos países de alta renda.[29,30] As projeções baseadas nos dados de 2002 mantêm a DCV nas duas primeiras posições, exceto nos países de baixa renda, onde HIV/AIDS desloca a doença cerebrovascular para terceiro lugar.[25]

Diabetes

O diabetes está entre as 10 maiores causas de doença e mortes no mundo. Estima-se que o número de pessoas com diabetes no mundo aumente de 171 milhões em 2000 para 336 milhões em 2030.[31] Em contraste com os países desenvolvidos, o diabetes nos países em desenvolvimento costuma afetar um grupo etário muito mais jovem. As complicações do diabetes, como retinopatia, úlceras nos pés e amputação, nefropatia e doença cardíaca exacerbam a carga. O diabetes e suas complicações são dispendiosos para manejar e impõem grandes desafios para os sistemas de saúde dos países em desenvolvimento. Globalmente, estima-se que as despesas do diabetes totalizem US$ 376 bilhões e cheguem a US$ 490 bilhões até 2030. Em 2010, estima-se que 12% de todas as despesas com saúde no mundo fossem com o tratamento de doenças relacionadas ao diabetes.[32]

Câncer

O câncer se torna mais comum com a idade e, assim, é uma causa cada vez maior de mortalidade no mundo todo. Estima-se que 12,7 milhões de casos novos e 7,6 milhões de mortes por câncer (4,8 milhões nos países economicamente desenvolvidos) tenham ocorrido no mundo em 2008. Prevê-se que a carga crescerá para 21,4 milhões de novos casos de câncer e para 13,2 milhões de mortes por câncer até 2030.[33] De 2008 até 2030, projeta-se que o aumento no câncer seja de 82% em países de baixa renda e 70% em países de média renda e baixa renda, em comparação a 58% nos países de renda superior e 40% nos países de alta renda, em grande parte como resultado de um aumento no número de idosos, aumento no consumo de tabaco e mudanças no estilo de vida.[29] Atualmente, o câncer de pulmão é o câncer mais comum e o mais fatal, causando 1,38 milhão de mortes em 2008, ou 18,2% do total de mortes por câncer.[34] Sua prevalência aumenta diretamente com o aumento do consumo de tabaco. Os cânceres dos tipos da cavidade oral, faringe e esôfago estão correlacionados com o uso de álcool e tabaco, assim como deficiência de micronutrientes.

O câncer colorretal está entre as cinco principais causas de morte por câncer nos países desenvolvidos e em desenvolvimento e tem incidência e taxa de mortalidade duas a três vezes maiores nos países desenvolvidos. Provavelmente, o maior fator para a diferença é que os países desenvolvidos possuem populações de idade mais avançada, mas a dieta e o estilo de vida também foram associados. O câncer de mama tem incidência mais de duas vezes maior em cada 100 mil pessoas nos países desenvolvidos (66,4) em comparação aos países em desenvolvimento (27,3), porém mortalidade apenas 50% maior. A maioria dos casos nos países em desenvolvimento é detectada apenas em estágio avançado e, mesmo se detectada precocemente, o tratamento costuma ser economicamente inacessível.[33]

Atualmente, cerca de 15% dos novos diagnósticos de câncer são atribuíveis a causas infecciosas, mas a prevalência é muito maior nos países em desenvolvimento (26%) do que nos países desenvolvidos (8%). Os mais comuns, cânceres do estômago, fígado e colo do útero, são parcialmente evitáveis com tratamento ou imunização contra um agente infeccioso. O câncer do colo do útero é a segunda causa mais comum de novos casos de câncer e mortes em mulheres nos países em desenvolvimento. Programas efetivos de rastreamento e detecção precoce levaram a uma acentuada queda na incidência e mortalidade de câncer cervical nos países desenvolvidos. A prevalência está aumentando em países de baixa e média rendas devido aos limitados recursos de saúde e à falta de estratégias preventivas em seus sistemas de saúde.[33]

Doença respiratória crônica

Estimou-se que a doença pulmonar obstrutiva crônica (DPOC) tenha causado 3% dos AVAIs relacionados a doenças ou lesões em 2004 (Tabela 16-4). No mundo todo, em 2011, a OMS estimou que 235 milhões de pessoas sofram de asma e que essa é a doença crônica mais comum em crianças.[35] Em 2004, estimou-se que 64 milhões de pessoas no mundo todo sofressem de DPOC ou doenças relacionadas. Três milhões de mortes foram atribuídas a essas doenças em 2005. Em geral, 90% das mortes estão ocorrendo em países de baixa e média rendas. É causada principalmente pela fumaça de tabaco; outros fatores de risco para DPOC são a poluição do ar em ambientes internos e externos, incluindo poeiras e substâncias químicas ocupacionais, e infecções respiratórias inferiores frequentes durante a infância. Até 2030, acredita-se que a DPOC torne-se a terceira causa mais comum de mortalidade no mundo.[36] Na maioria dos países em desenvolvimento, a morte por doenças respiratórias como DPOC e asma ocorre em idade muito mais jovem, por causa da pobreza, do aumento das infecções respiratórias associadas a ela, e do acesso deficiente aos serviços de saúde.

Condições neuropsiquiátricas

O relatório do *status* global da OMS de DNTs para 2011 relacionou as condições de saúde mental como a principal causa de AVAIs para a população mundial, sendo responsável por 37% dos anos saudáveis perdidos para DNTs. Os transtornos depressivos unipolares causam quase um terço dos AVAIs de saúde mental, com transtornos pelo uso do álcool (11,9%), esquizofrenia (8,4%) e transtorno afetivo bipolar (7,2%) também causando proporções significativas. Nos próximos 20 anos, projeta-se que as doenças mentais custarão à economia mundial US$ 16,1 trilhões.[37] A carga da depressão é significativamente maior para mulheres do que para homens, e as mulheres apresentam maior carga de transtornos de ansiedade, enxaqueca e demências de início tardio. Além disso, uma grande proporção de pessoas com doenças físicas crônicas, como diabetes, hipertensão, câncer e HIV/AIDS, apresentam depressão concomitante, o que interfere de maneira significativa em sua adesão aos regimes de saúde.

As doenças mentais têm um efeito tão grande sobre a perda de AVAIs por causa da idade precoce de seu início. Como esses transtornos e outras doenças crônicas recebem melhor manejo e mais pessoas vivem até uma idade avançada, a demência tornar-se-á um fator contribuinte muito maior de incapacidade e morte. Em 2008, estimou-se que Alzheimer e outras demências correspondiam a 5,6% dos AVAIs de saúde mental do mundo.[37] Fatores de risco tradicionais para DCV foram associados ao maior risco de doença de Alzheimer e demência vascular. Um estudo de 2005 mostrou que a presença de tabagismo, hipertensão, colesterol alto e diabetes na metade da vida estava associada a um aumento de 20 a 40% no risco de demência em estágios tardios da vida. Esse risco aumentou exponencialmente com o aumento no número de fatores de risco.[38] Em 2010, estimou-se que havia 35,6 milhões de pessoas no mundo todo com demência, o que se espera dobrar para 65,7 milhões até 2030. A maioria desse aumento ocorrerá em países de baixa e média rendas, passando de 58% das pessoas com demência que vivem nesses países para 71% em 2050.[39]

Outras causas de incapacidade

Doenças perinatais e infecciosas, às quais as crianças são mais suscetíveis, são atualmente as principais causas de AVAIs em países de baixa renda. O principal motivo pelo qual as regiões desenvolvidas (excluindo a Europa Oriental) possuem taxas de morte maiores de DNTs em comparação às outras regiões são suas populações com idade muito mais avançada. Isso obscurece o fato de que há maior risco de morrer de DNTs adquiridas em países de baixa renda com populações mais jovens.[19]

▶ Fatores de risco

Nos países em desenvolvimento, a urbanização e a globalização levaram a uma mudança de uma dieta rica em frutas, vegetais e fibras para uma dieta com alto teor de gordura saturada, açúcar e sal. Essa dieta, combinada com menores níveis de atividade física, abuso de álcool e uso de tabaco, é um fator de risco para muitas DNTs.

Tabagismo

Embora o consumo de tabaco esteja caindo na maioria dos países desenvolvidos, está aumentando nos países em desenvolvimento. Um total de 80% de 1 bilhão de fumantes do mundo vive em países de baixa e média rendas. O tabagismo aumenta o risco de câncer de pulmão de 20 a 30 vezes e o risco de morrer de doença cardíaca coronariana de 2 a 3 vezes. O tabaco é um fator causal de 80 a 90% dos cânceres de esôfago, laringe e cavidade oral e exacerba doenças respiratórias crônicas como DPOC e asma. Estima-se que matará quase 6 milhões de pessoas por ano, um décimo delas não fumantes expostos ao fumo passivo. Em 2030, a taxa será de 8 milhões de pessoas no mundo por ano e 80% dessas mortes ocorrerão em países de baixa e média rendas. O tabaco é um fator de risco evitável para DNTs, contra as quais a OMS está desenvolvendo a Iniciativa Livre de Tabaco (Tobacco Free Initiative), tendo realizado uma convenção sobre o Controle do Tabaco.[29] Poderosos interesses econômicos continuam a comercializar produtos de tabaco, mas as decisões judiciais cada vez mais favorecem as medidas de saúde pública que limitam a exposição do público.

Uso de álcool

O uso de álcool aumentou no mundo todo, com importante aumento ocorrendo nos países em desenvolvimento. Estima-se que o uso de álcool tenha sido responsável por quase 2,5 milhões de mortes em 2004, representando 3,8% das mortes globais e 4,5% do total de AVAIs. No mundo inteiro, no grupo etário entre 15 e 29 anos, 9% das mortes estão relacionadas ao álcool.[40]

Estilo de vida

Em geral, as estimativas afirmam que, em 2008, dos fatores de risco comportamentais modificáveis, a insuficiência de atividade física causou 3,2 milhões de mortes e 2,1% do total de AVAIs; a dieta não saudável causou 1,7 milhão de mortes e 1% do total de AVAIs; o colesterol alto causou 2,6 milhões de mortes por ano e 2% do total de AVAIs; a pressão arterial alta, 7,5 milhões de mortes e 3,7% do total de AVAIs e o sobrepeso/obesidade, 2,8 milhões de mortes e 2,3% do total de AVAIs. O consumo adequado de frutas e vegetais reduz o risco de DCVs, câncer no estômago e câncer colorretal. O alto consumo de sal, acima de 5 gramas por dia, está associado à elevação da pressão arterial e do risco cardiovascular em geral. Gorduras saturadas e trans na dieta aumentam o risco de doença arterial coronariana e de diabetes tipo 2.[29]

Mudanças nas condições de moradia e trabalho no mundo todo resultaram em menos atividade física e trabalho físico. Estima-se que a atividade física moderada por 150 minutos por semana reduza o risco de doença cardíaca isquêmica em 30%, diabetes em 27% e câncer de mama e cólon em 21 a 25%. A participação em atividades físicas diminui o risco de hipertensão, AVE e depressão e também reduz a obesidade.[29]

Sobrepeso/obesidade

As mudanças na dieta e a redução dos exercícios que acompanham o estágio do desenvolvimento parecem ser as principais causas da epidemia de obesidade e suas doenças associadas. O sobrepeso (índice de massa corporal [IMC] de 25 kg/m^2 a 29,9 kg/m^2) e a obesidade (IMC 30 kg/m^2 ou superior) resultam em alterações metabólicas como resistência à insulina e aumento da pressão arterial, do colesterol e dos níveis de triglicérides. Entre 1980 e 2008, a prevalência global de obesidade quase dobrou. No mundo inteiro, de todos os adultos com mais de 20 anos, 1,4 bilhão estava acima do peso e 500 milhões estavam obesos. Globalmente, mais de 2,8 milhões de adultos morrem por ano por estarem acima do peso ou obesos. Outros 44% da carga de diabetes, 23% da carga de doença cardíaca isquêmica e 7 a 41% da carga devido a determinados cânceres são atribuídos ao sobrepeso e à obesidade. Os riscos de câncer de mama, cólon/reto, endométrio, rim, esôfago e pâncreas aumentam quando o IMC aumenta. Como se tornou comum a obesidade começar na infância, muitas doenças crônicas estão ocorrendo em idade mais precoce. Em 2010, dos mais de 40 milhões de crianças com menos de 5 anos que estavam acima do peso, quase 35 milhões viviam em países em desenvolvimento.[29]

▶ Obesidade nos países desenvolvidos e em desenvolvimento

O sobrepeso e a obesidade estão se tornando epidêmicos em países em desenvolvimento e desenvolvidos. Os países líderes em desenvolvimento econômico também foram os líderes no desenvolvimento de populações obesas. Nos Estados Unidos, o inquérito National Health and Nutrition Examination de 2009 a 2010, de adultos com 20 anos ou mais, estimou a prevalência de obesidade em 35,7%, com sobrepeso em outros 33%.[41] A prevalência é quase tão grande em outros países desenvolvidos e maior em alguns países em desenvolvimento. O sobrepeso/obesidade e a má nutrição são encontrados lado a lado na maioria dos países de baixa e média rendas. Nos países menos desenvolvidos, o sobrepeso e a obesidade continuam baixos. A obesidade está abaixo de 10% na África subsaariana e no Haiti, o país mais pobre do Hemisfério Ocidental.[15]

Uma revisão dos estudos da relação entre o SSE e a obesidade em adultos que vivem em países em desenvolvimento encontrou um padrão para as mulheres, mas não para os homens. Na maioria dos estudos em países de baixa renda, o risco de obesidade foi maior nas mulheres mais educadas, mas passou a ser maior ainda nos grupos de SSE inferior, conforme o produto interno bruto do país aumentou.[42] Nos Estados Unidos, em 1974, os grupos de SSE mais baixo e médio de mulheres apresentavam prevalência de obesidade, respectivamente, três e duas vezes maior do que as mulheres no grupo de SSE superior, 7,3%, mas a obesidade aumentou mais rapidamente no último grupo. Entre 2005 e 2008, a prevalência variou de 42% no grupo de SSE mais baixo a 34,5% no grupo médio e 29% no mais alto. Uma tendência similar ocorreu nos homens, embora no grupo de SSE médio tenha sido maior, apresentando prevalência de 34,6% entre 2005 e 2008, em comparação a 29,2% no SSE mais baixo e 32,6% no SSE mais alto. Os três níveis de SSE dos homens aumentaram em peso a partir do inquérito de 2000, com o grupo de SSE mais alto aumentando 7 pontos percentuais.[43] Nos Estados Unidos, como em cada vez mais regiões do mundo, ser mais educado e ter melhor condição econômica parece ter oferecido uma proteção apenas temporária contra "ambientes obesogênicos."[42]

Os países que possuem recursos para tratar doenças crônicas e evitam resultados mortais da insuficiência de um órgão estão concluindo que esses pacientes, então, vivem o suficiente para desenvolver insuficiências de múltiplos órgãos. A manutenção contínua desses pacientes exige dependência de tratamentos de alta tecnologia e profissionais capacitados. Interrupções no uso de tecnologia, como no caso de desastres naturais, colocam esses pacientes em risco de morte se as pessoas, energia e suprimentos para esses sistemas de apoio subitamente se tornarem indisponíveis. Mesmo quando esses apoios tecnológicos estão disponíveis, há evidências de que as expectativas de vida estão caindo em algumas populações.[44] A dependência funcional nos idosos mais jovens (60-70 anos) pode se tornar mais comum e reverter o progresso anterior em direção à compressão da morbidade nos últimos anos de vida. Medidas de saúde pública para toda a população para encorajar a atividade física e reduzir as calorias diárias devem ser estabelecidas, juntamente com mecanismos de pesquisas capazes de documentar sua eficácia e falta de incentivos perversos.

RESPOSTAS AOS DESAFIOS DEMOGRÁFICOS E EPIDEMIOLÓGICOS

▶ Respostas internacionais

Várias entidades internacionais responderam em diversos níveis e vários formatos ao envelhecimento demográfico, incluindo a Associação Internacional de Gerontologia (AIG), a Federação Internacional sobre o Envelhecimento (IFA, do inglês International Federation on Aging), o Fundo Monetário Internacional, o Conselho Populacional, o Gabinete de Referência Populacional, a Organização das Nações Unidas (ONU), o Banco Mundial e a OMS. Esta seção e a Tabela 16-8 concentram-se brevemente nas respostas selecionadas da ONU e da OMS. Essas iniciativas com frequência trabalham em conjunto com instrumentos internacionais mais gerais, como a Declaração Universal de Direitos Humanos da ONU[45] e a Declaração sobre o Direito ao Desenvolvimento da ONU,[46] que têm como objetivo promover as liberdades fundamentais, cuidado, proteção, tratamento justo e desenvolvimento de todos os cidadãos. Várias iniciativas voltadas para orientar o pensamento e a formulação de políticas e programas sobre o envelhecimento foram tomadas pelo Programa para Envelhecimento das Nações Unidas, incluindo algumas relacionadas na Tabela 16-8. A Segunda Assembleia Mundial sobre o Envelhecimento e o resultante Plano de Ação Internacional sobre o Envelhecimento de Madri são iniciativas notáveis focadas em responder à crescente preocupação global com a velocidade e magnitude do envelhecimento populacional e a contínua promoção do conceito de uma "sociedade para todas as idades." Cobrindo as três orientações prioritárias dos idosos e desenvolvimento, avanço da idade e bem-estar na terceira idade e garantindo ambientes facilitadores e de apoio, o Plano Internacional oferece aos planejadores, gestores e legisladores um conjunto de 117 recomendações, ajustadas para atender às necessidades dos países mais e menos desenvolvidos (Tabela 16-8).

No Grupo de Doenças Não Transmissíveis e Saúde Mental da OMS, a resposta do Programa sobre Envelhecimento e Curso de Vida ao envelhecimento inclui uma variedade de publicações *on-line* em http://www.who.int/ageing/publications/active/en/index.html, focando em tópicos pertinentes ao envelhecimento populacional e individual. Uma dessas publicações, Active Ageing: A Policy Framework (Envelhecimento Ativo: Uma Estrutura Política), conceitualiza o "envelhecimento ativo" como um objetivo para formulação de políticas e programas e oferece uma estrutura política para esse envelhecimento ativo e sugestões para as principais propostas políticas que incluam a prevenção e redução da carga do excesso de incapacidades, doença crônica, mortalidade prematura e fatores de risco.[47]

A OMS aprovou a necessidade de cobertura de seguro de saúde universal para toda a popula-

Tabela 16-8 Respostas internacionais selecionadas ao envelhecimento populacional e ao aumento de doenças não transmissíveis

Ano	Iniciativas internacionais selecionadas
1982	Primeira Assembleia Mundial sobre Envelhecimento e seu Plano Internacional de Ação para o Envelhecimento (ONU)
1991	Princípios das Nações Unidas para Idosos
1999	Ano Internacional dos Idosos 1999 (ONU)
1999	Conjunto Mínimo de Dados sobre Envelhecimento e Idosos da OMS
2002	Plano Internacional de Ação sobre o Envelhecimento de Madri (ONU)
2002	Declaração Política adotada na Segunda Assembleia Mundial sobre o Envelhecimento (ONU)
2002	Agenda de Pesquisas sobre o Envelhecimento para o Século XXI (ONU e AIG)
2002	Envelhecimento Ativo: Uma Estrutura Política (OMS)
2002	Estudo sobre Envelhecimento Global e Saúde Adulta da OMS (Study on Global Aging and Adult Health, SAGE) Onda 0 coorte basal da OMS 2002-2004 http://www.who.int/healthinfo/systems/sage/en/index.html
2004	Towards Age-friendly Primary Health Care (OMS) http://libdoc.who.int/publications/2004/9241592184.pdf
2005	Declaração de Valetta (Assistência aos Idosos e Instituto Internacional para o Envelhecimento da ONU)
2005	Estrutura para Monitoramento, Revisão e Avaliação do Plano Internacional de Ação sobre o Envelhecimento de Madri (ONU)
2007	Estudo Beginning of the Global Burden of Diseases, Injuries, and Risk Factors (Começo da Carga Global de Doenças, Lesões e Fatores de Risco) de 2010 pelo Institute for Health Metrics and Evaluation
2011	Reunião de Alto Nível da Assembleia Geral sobre Prevenção e Controle de Doenças Não Transmissíveis. http://www.who.int/nmh/events/un_ncd_summit2011/political_declaration_en.pdf
2012	Estudo sobre envelhecimento global e saúde adulta (SAGE, do inglês Study on Global Ageing and Adult Health) da OMS Onda 4 http://www.who.int/healthinfo/systems/sage/en/index.html

ção mundial se a intenção for a administração de forma efetiva e eficiente da carga do manejo de doenças crônicas pelas nações do mundo em desenvolvimento.[48]

▶ **Estratégias das organizações internacionais relacionadas ao envelhecimento das populações e doenças crônicas**

SAGE, o estudo da OMS sobre envelhecimento global e saúde adulta, começou a onda 1 em 2002 e a onda 4 em 2012, como um programa de inquérito de informações longitudinais abrangentes sobre a saúde e o bem-estar de populações adultas e o processo de envelhecimento. O núcleo SAGE coleta dados sobre os respondentes com 18 anos ou mais, com ênfase nas populações com mais de 50 anos de idade, de amostras nacionalmente representativas em seis países (China, Gana, Índia, México, Federação Russa e África do Sul). Dados de nível familiar e individual sobre pessoas com mais de 50 anos, de 20 países, estão disponíveis como parte do núcleo SAGE, do World Health Survey Plus (WHS+), COURAGE e SAGE-INDEPTH.[49]

Estudos sobre a carga global de doenças e o projeto de prioridades no controle de doenças

Com colaborações do Banco Mundial e da OMS, dois grandes projetos serviram como importantes respostas internacionais em direção ao aprimoramento da saúde global. Esses projetos são o Global Burden of Disease Studies (Estudos sobre a Carga

Global de Doenças), que oferece informações descritivas sobre as mudanças e os desafios demográficos e epidemiológicos no mundo, e o Disease Control Priorities Project (Projeto de Prioridades no Controle de Doenças), que sugere intervenções custo-efetivas em países de baixa e média rendas. Esses projetos incluem publicações com capítulos sobre DNTs, fatores de risco para doenças e lesões e mudança demográfica.

Em 2008, a OMS apresentou seu Plano de Ação de 2008 a 2013 para a Estratégia Global para Prevenção e Controle de Doenças Não Transmissíveis. Resumindo, seus seis objetivos para prevenção e controle de DNTs são promover:

1. Maior conscientização global e nacional dessas doenças e integração dos planos de ação em todos os departamentos governamentais,
2. Políticas e planos nacionais totalmente desenvolvidos,
3. Intervenções para os principais fatores de risco modificáveis,
4. Pesquisas relevantes,
5. Parcerias pertinentes,
6. Monitoramento de DNTs e seus determinantes para avaliar o progresso em todos os níveis.

Iniciativas em colaboração com a indústria de alimentos

Em 2003, a OMS iniciou diálogos com a indústria internacional de alimentos e bebidas com respeito ao papel positivo que o setor privado poderia desempenhar na promoção da dieta adequada e da atividade física. A Estratégia Global sobre Dieta, Atividade Física e Saúde foi aprovada pela Assembleia Mundial de Saúde (AMS) da ONU de maio de 2004. Foi reconhecido que os supermercados cada vez mais dominam as vendas de varejo e que cinco companhias multinacionais controlam 50 a 80% dos mercados globais. Devido ao poder da publicidade da indústria de alimentos, a assembleia recomendou que os governos trabalhem com a indústria para estimular a produção e comercialização de alimentos mais saudáveis. Os governos também foram encorajados a usar a mídia de massa para divulgar iniciativas de saúde como mudanças ambientais que promovam maiores níveis de atividade física nas comunidades.[50]

Medidas de controle de fatores de risco

Os países são estimulados pela OMS e outras agências a desenvolverem medidas preventivas eficientes para deter a crescente tendência das DNTs por meio do controle dos fatores de risco. Um exemplo disso é a Convenção-Quadro para o Controle do Tabaco da OMS (CQCT OMS), que foi negociada sob os auspícios da OMS e entrou em vigor em fevereiro de 2005. A CQCT da OMS foi desenvolvida em resposta à globalização da epidemia de tabaco. Afirma a importância das estratégias para redução da demanda e questões de suprimento e responsabilidade. Os Estados-membros que assinaram a convenção indicam que mostrarão um compromisso político de não debilitar os objetivos nela esboçados. Para mais informações sobre a convenção, consulte www.who.int/tobacco/framework/en/. A proibição do fumo em áreas públicas foi adotada apenas em alguns países, que incluem África do Sul, Brasil, Tailândia, Polônia, Bangladesh e Canadá. Essa proibição e ainda os aumentos nos preços dos produtos de tabaco e nos impostos governamentais sobre o tabaco produziriam benefícios significativos à saúde a um custo muito baixo. A promoção de atividade física e de dieta saudável e o controle do abuso do álcool são necessários, mas não implementados de maneira ativa em muitos países.

Embora muitas nações desenvolvidas tenham focado esforços consideráveis no tratamento de DNTs, a crescente carga de doenças crônicas nos países em desenvolvimento recebeu atenção inadequada. A melhoria da atenção primária para prevenção, rastreamento e detecção precoce de doenças crônicas pode ser prejudicada pelo financiamento inadequado e falta de mão de obra, mas é possível obter ganhos muito substanciais em saúde com despesas relativamente modestas. Há fatores adicionais que limitam o controle das DNTs. Alguns desses fatores são a ênfase dos sistemas de saúde na atenção aguda e a falta de compreensão por parte dos gestores sobre os fatores econômicos que influenciam os riscos de doenças crônicas, falta de informações sobre a carga de doenças crônicas e boa vontade. Na ausência de detecção precoce, muitas pessoas são diagnosticadas em estágios avançados de câncer, DCV e complicações do diabetes. Estima-se que, em 2020, a carga de doença atribuída ao tabaco será quase o dobro de seu nível atual e que haverá um aumento de um terço na perda de vida saudável como resultado do sobrepeso e da obesidade, caso não haja ações adicionais. Para o controle efetivo da carga de DNTs, é necessária uma abordagem equilibrada à prevenção e ao manejo em âmbito governamental, comunitário e individual.[51]

▶ Respostas nacionais ao envelhecimento e a doenças não transmissíveis

Resposta da África do Sul ao envelhecimento populacional

A Tabela 16-9 mostra determinadas iniciativas governamentais realizadas na África do Sul para lidar com as preocupações e necessidades dos idosos. Em 2011, a população da África do Sul com 60 anos ou mais constituía 7,7% da população total.[10] Essa proporção é similar à do Brasil (7,8%), México (6,9%), Samoa (6,8%) e Vietnã (7,5%).

O compromisso do governo sul-africano de cuidar dos idosos está evidente em várias iniciativas legislativas e políticas que contêm provisões de relevância direta ou indireta para os idosos. Por exemplo, a lei suprema do país, a Constituição de 1996, que inclui um Projeto de Lei de Direitos, declara, na seção 9, "Equidade": nenhuma pessoa ou o Estado pode discriminar de maneira injusta, direta ou indiretamente, qualquer pessoa com base na idade.[52] A Lei de Idosos Nº 13, de 2006, que entrou em vigor em 2010, substituiu a Emenda de Lei de Idosos de 1998. O objetivo da lei de 2006 é lidar de maneira efetiva com a situação dos idosos, estabelecendo uma estrutura para fortalecê-los e pro-

Tabela 16-9 Respostas internacionais selecionadas ao envelhecimento populacional e ao crescente número de idosos na África do Sul

Ano	Respostas selecionadas
1996	Constituição da República da África do Sul http://www.info.gov.za/documents/constitution/index.htm http://www.info.gov.za/documents/constitution/1996/a108-96.pdf
1998	Lei de Violência Doméstica http://www.info.gov.za/view/DownloadFileAction?id=70651
1999	Diretriz Nacional sobre a Prevenção de Quedas em Idosos http://www.westerncape.gov.za/Text/2003/falls.pdf
2000	Diretriz Nacional sobre a Prevenção, Detecção Precoce e Intervenção de Abuso Físico de Idosos no Nível Primário http://sgdatabase.unwomen.org/uploads/National%20guideline%20on%20prevention%20of%20physical%20abuse%20of%20elderly%20persons.pdf
2000	Diretriz para Promoção do Envelhecimento Ativo de Idosos no Nível Primário http://www.westerncape.gov.za/Text/2003/ageing.pdf
2001	Diretriz Nacional sobre o Manejo da Osteoporose no Nível Hospitalar e Medidas Preventivas no Nível Primário http://www.westerncape.gov.za/eng/your_life/4483
2002	Diretriz Nacional sobre a Prevenção da Cegueira na África do Sul http://www.westerncape.gov.za/Text/2003/blindness.pdf
2003	Projeto de Lei de Idosos 2003 http://www.info.gov.za/gazette/bills/2003/b68-03.pdf. Foi revogado quando a Lei de Idosos Nº 13 de 2006 entrou em vigor em 2010
2004	Lei de Assistência Social http://www.info.gov.za/view/DownloadFileAction?id=131972
2006	Emenda de Lei dos Idosos http://www.info.gov.za/view/DownloadFileAction?id=67839 A Lei de 1998 foi revogada quando a Lei de Idosos Nº 13 de 2006 entrou em vigor em 2010
2010	Estatuto dos Idosos (2010) (disponível em: http://www.saopf.org.za/your-rights/older-persons-charter)

Outros desenvolvimentos políticos e legislativos incluem:
Diretrizes do protocolo para manejo de condições crônicas de saúde. (Disponível em: Chronic illness. http://www.westerncape.gov.za/eng/your_life/4483.)

tegê-los. A estrutura prevê especificamente a promoção e manutenção do *status*, direitos, bem-estar, segurança física e patrimonial dos idosos em um ambiente facilitador que o Estado deveria criar.[53]

As iniciativas apresentadas na Tabela 16-9, combinadas com amplas perspectivas em instrumentos locais, como a Carta Branca para Transformação do Sistema de Saúde na África do Sul,[54] a Lei Nacional de Saúde[55] e a Carta Branca para Previdência Social,[56] são voltadas para a promoção da proteção econômica, social e física dos idosos; melhoria de sua saúde e bem-estar; e promoção de seu acesso e da sustentabilidade econômica à saúde. Além disso, o governo está comprometido com princípios que emanaram do Ano Internacional para os Idosos, 1999; é signatário da Declaração Política que obriga os países a implementarem o Plano Internacional de Ação para o Envelhecimento, de Madri, de 2002, e mostrou apoio notável a várias respostas internacionais, integrando suas metas às diversas versões da política sul-africana para idosos, que culminou no Projeto de Lei para Idosos em 2003.[57]

Uma resposta salutar às necessidades dos idosos pobres, que são a maioria, é o Programa de Seguridade Social do governo, que transfere uma pensão social mensal não contributiva, mas com critério de renda, a beneficiários elegíveis, com base na renda e idade. Sessenta anos é a idade de elegibilidade para uma pensão social. A quase universalidade e generosidade da transferência de renda é única nos países em desenvolvimento e está no mesmo nível do programa de pensão do Brasil.[58] O valor da pensão social para idade na África do Sul é, atualmente, R1200 (aproximadamente US$144). Embora a quantia possa ser pequena, representa uma rede de segurança para cada beneficiário. Atualmente, a África do Sul tem alto nível de pobreza e alta taxa de desemprego, e essa verba beneficia famílias inteiras onde o beneficiário reside.

Além disso, o governo subsidia serviços para idosos por meio do Ministério de Desenvolvimento Social, que são prestados por organizações não governamentais (ONGs). Esses serviços incluem serviços de trabalho social, como a organização de programas comunitários e intersetoriais e atenção baseada na comunidade para apoiar idosos. Com relação à saúde para idosos, o governo estabeleceu um diretório de Doenças Crônicas, Geriatria e Incapacidade, que desenvolve e dissemina diretrizes sobre o manejo de várias síndromes de saúde em idosos.[59]

As iniciativas relacionadas na tabela demonstram que, em nível político e legislativo, a África do Sul está respondendo ao envelhecimento populacional e ao crescente número de idosos. Mostra compromisso, acima de tudo, com a contribuição para o bem-estar dos idosos. No entanto, há uma lacuna entre a formulação de política e a implementação de programas, e a maioria das iniciativas ainda não foi colocada em prática. As diretrizes sobre o manejo de síndromes de saúde em idosos, por exemplo, não são bem conhecidas e são pouco utilizadas pelos profissionais de saúde para as quais são desenvolvidas.

Estudos de casos de respostas nacionais à doença cardiovascular

Há 40 anos, a Finlândia apresentava a maior taxa de morte por DCV. Entre 1972 e 2006, utilizando intervenções que incluíam a proibição da propaganda de tabaco, incentivos para diminuir o teor de gordura de produtos lácteos e recompensas para comunidades que reduziam os níveis de colesterol de seus cidadãos, o país reduziu as taxas de morte por doença cardíaca em 85% e também diminuiu as taxas de morte por câncer. Durante esse período, a expectativa de vida para homens foi prolongada em sete anos e para mulheres em seis anos.[60] Os participantes de um estudo na Finlândia também apresentaram uma diminuição na incidência de diabetes tipo 2 em 60%, melhorando a dieta e aumentando a atividade física. Apresentaram menores níveis de glicemia, colesterol, triglicérides e pressão arterial depois de um ano e continuaram a melhorar nos seis anos do estudo.[61]

Em 1996, a Secretaria Estadual de Saúde de São Paulo, Brasil, iniciou o programa Agita, para aumentar a conscientização pública sobre a importância da atividade física para a saúde, com objetivo de aumentar os níveis de atividade em 20% em 10 anos. Esse programa foi promovido por meio da mídia de massa, folhetos promocionais, megaeventos, acesso a instalações de esportes, melhoria dos ambientes físicos e prescrições de atividade física pelos profissionais de saúde. Entre 2002 e 2008, a conscientização pública aumentou de 37% para 60%. Durante o mesmo período, a proporção de residentes sem atividade física caiu de quase 10% para menos de 3% e a proporção de residentes com menos de 150 minutos de exercícios semanais caiu de 43,7% para 11,6%.[62]

RESUMO DO PONTO DE VISTA GLOBAL

1. A mudança demográfica tem garantido o aumento no número de idosos, de forma rápida, em todo o mundo.

2. Mudanças demográficas, epidemiológicas, alimentares e sociais contribuíram para que as doenças crônicas sejam consideradas desafio relevante para atenção médica no mundo todo.

3. Países em desenvolvimento terão mais desafios devido aos recursos insuficientes e sistemas de saúde mal-equipados.

4. À medida que a idade média de morte aumenta, os efeitos da incapacidade geralmente se tornam mais significativos para a produtividade de uma nação do que a taxa de morte. O estudo mais recente da Carga Global de Doença reforçou a importância da inclusão de desfechos não fatais na avaliação da saúde da população.

5. O sucesso na economia com o aumento da disponibilidade de alimentos, transporte e verba para comprar produtos como tabaco costuma ter efeitos adversos sobre a saúde de sua população.

6. A atenção médica pode manejar os efeitos prejudiciais dos fatores de risco, mas precisa utilizar dispendiosos métodos de diagnóstico e tratamento para fazê-lo. Esses métodos com frequência não são uma opção em países de baixa renda, e abordagens de intervenção criativas em um paradigma de prevenção podem se mostrar mais custo-efetivas.

7. As companhias que comercializam seus produtos globalmente e utilizam a mídia de massa para promover modos de vida "desejáveis" devem considerar os efeitos para a saúde das populações-alvo.

8. Os governos podem promover dietas e estilos de vida mais saudáveis, mudando os incentivos.

9. Para que a tomada de decisões e o planejamento levem a uma melhor saúde, todos os governos devem assumir a responsabilidade pela saúde da população, promovendo descrições regulares, abrangentes e consistentes da demografia de seu país, sua carga de doença e lesão e os fatores de risco associados.

10. Muitas contribuições para a perda global de vida saudável estão associadas a um pequeno número de fatores de risco importantes. Vários riscos são relativamente proeminentes em regiões em todos os estágios de desenvolvimento. Intervenções de múltiplos fatores de risco relativamente baratas podem fazer melhorias rápidas e significativas sobre os efeitos prejudiciais das DNTs.

QUESTÕES DE ESTUDO

1. Como você alocaria as verbas para saúde, se estivesse direcionando o orçamento de seu país e US$ 100 milhões em dinheiro novo se tornassem disponíveis anualmente?

2. Que medidas podem ser efetivas em um país desenvolvido cuja população está envelhecendo para cuidar efetivamente de uma população aposentada em ascensão, mantendo uma força de trabalho capaz de levar ao crescimento da economia?

3. Que métodos se mostraram efetivos para ajudar uma população com riqueza crescente a fazer escolhas discricionárias de estilo de vida, dieta e hábitos que promovam a saúde?

4. "Conforme a proporção da população mundial na terceira idade continua a aumentar, a necessidade de melhores informações e análises do envelhecimento demográfico aumenta."[2] Argumente criticamente se a geração de conhecimento é uma prioridade importante no discurso de envelhecimento em nações desenvolvidas e em desenvolvimento.

5. O conhecimento epidemiológico resultou na Teoria de Transição Epidemiológica de Omran, de 1971, que implica que, quando os países se tornam mais desenvolvidos, seus perfis de doença mudam de condições infecciosas e outras condições pré-transicionais para uma predominância de DNTs.[63] No entanto, países diferentes apresentam tendências diferentes de mortalidade, morbidade e incapacidade e mais teorias de mudança de saúde foram geradas para acomodar essas diferenças. Até que ponto essas teorias são aplicáveis à situação de saúde de seu país? Demonstre como as mudanças demográficas e epidemiológicas interagem para permitir a mudança das teorias.

6. O clássico trabalho de Breslow de 1952 reconheceu que o controle do peso é "um importante problema de saúde pública hoje" entre os americanos.[64] Há 80 anos, eram cobrados valores maiores de seguro a indivíduos que estivessem com sobrepeso (Dublin e Marks, 1951, conforme citado em Breslow, 1952).[64] A OMS descreve a obesidade como um dos problemas de saúde pública mais flagrantemente visíveis.[65] Porém, os problemas de saúde associados ao sobrepeso e à sobrenutrição ganharam reconhecimento global somente nos últimos 15 anos.[66] Que fatores são responsáveis por essa demora no reconhecimento público de

um dos principais fatores de risco para doença crônica e incapacidade e como os agentes de saúde, como os ministros de saúde, devem responder para remediar a situação?

REFERÊNCIAS

1. Lopez AD, Mathers CD, Ezzati M, Jamison DT, Murray CJL. Global and regional burden of disease and risk factors, 2001: systematic analysis of population health data. *Lancet* 2006;367:1747–1757.
2. United Nations. *World Population 1950–2050*. New York: UN, 2002:1–34. http://www.un.org/esa/population/publications/ worldageing19502050/.
3. United Nations. *World Population Ageing 2009*. New York: UN, 2009. http://www.un.org/esa/population/publications/WPA2009/WPA2009_WorkingPaper.pdf.
4. Kinsella K, Wan He. *An aging world: 2008*. International Population Reports. Series P95/01-1. Washington, DC: US Department of Commerce, 2009:19–31. http://www.census.gov/prod/2009pubs/p95-09-1.pdf.
5. Beard J, Biggs S, Bloom D, et al. *Global Population Ageing: Peril or Promise*. Geneva: World Economic Forum, Program on the Global Demography of Aging, 2011:3–5. http://www3.weforum.org/docs/WEF_GAC_GlobalPopulationAgeing_ Report_2012.pdf.
6. Pressat R. *Demographic Analysis: Methods, Results, Applications*. London: Edward Arnold, 1972.
7. United Nations, Department of Economic and Social Affairs, Population Division. *World Population Prospects: The 2010 Revision*. New York: UN, 2011. CD-ROM edition.
8. Rehm J, Sulkowska U, Manczuk M, et al. Alcohol accounts for a high proportion of premature mortality in central and eastern Europe. *IntJ Epidemiol* 2007;36:458–467.
9. Bradshaw D, Groenewald P, Laubscher R, et al. Initial burden of disease estimates for South Africa, 2000. *South Afr Med J* 2003;93:682–688.
10. Statistics South Africa, Mid-year population estimates, 2011. http://www.statssa.gov.za/publications/P0302/P03022011.pdf.
11. Population Division of the Department of Economic and Social Affairs of the United Nations Secretariat. *The Diversity of Changing Population Age Structures in the World*. New York: United Nations, 2005. http://www.un.org/esa/population/meetings/EGMPopAge/1_UNPD_Trends.pdf.
12. United Nations, Department of Economic and Social Affairs, Population Division. *World Urbanization Prospects: The 2011 Revision*. New York: UN, 2011.
13. Population Division, Department of Economic and Social Affairs, United Nations Secretariat. *World Population Prospects: The 2010 Revision*. New York: United Nations, 2011.http://esa.un.org/unpd/wpp/index.htm.
14. Bloom D, Boersch-Supan A, McGee P, et al. *Population Aging: Facts, Challenges, and Responses*. Boston: Program on the Global Demography of Aging: Working Paper Series, 2011: 1–2. http://www.hsph. harvard.edu/pgda/WorkingPapers/ 2011/PGDA_WP_71.pdf.
15. World Health Organization. *World Health Statistics 2012*. Geneva: WHO, 2012. http://www.who.int/healthinfo/EN_WHS2012_Full.pdf.
16. World Health Organization. *Impact of AIDS on Older People in Africa: Zimbabwe Case Study*. Geneva: WHO, 2002.
17. Kautz T, Bendavid E, Bhattacharya J, et al. AEDS and declining support for dependent elderly people in Africa: retrospective analysis using demographic and health surveys. *BMJ* 2010;340c2841.
18. Joubert JD, Bradshaw D. Population aging and its health challenges in South Africa. In: Steyn K, Fourie J, Temple N, eds.- *Non-Communicable Disease in South Africa, 2005*. Cape Town: South African Medical Research Council, 2006:204–219.
19. Population Facts. *Population Ageing and the Non-Communicable Diseases*. New York: United Nations, 2012.
20. Human Development Network. *The Growing Danger of Non-Communicable Diseases: Acting Now to Reverse Course*. Washington, DC: The World Bank, 2011:1–14.
21. World Health Organization. *Global Health Risk: Mortality and Burden of Disease Attributable to Selected Major Risks*. Geneva: WHO, 2009.
22. World Health Organization, Global Health Observatory. *Causes of Child Mortality for the Year 2010*. Geneva: WHO, 2010. http://www.who.int/gho/child_health/mortality/mortality_causes_text/en/index.html.
23. World Health Organization. *The Burden of Disease: 2004 Update*. Geneva: WHO, 2008.
24. Henry J. Kaiser Family Foundation. *HIV/AIDS Policy Fact Sheet*. Menlo Park, CA: Henry J. Kaiser Family Foundation, 2008. http://www.kff.org/hivaids/upload/7391-071.pdf.
25. Mathers C, Loncar D. Projections of global mortality and burden of disease from 2002 to 2030. *PLoS Med* 2006;3(11):e442.
26. World Health Organization. *Key Facts on Global HIV Epidemic and Progress in 2010*. Based on Progress Report 2011: Global HIV/AIDS response. Geneva: WHO, UNAIDS, UNICEF, 2011.
27. MetLife Mature Market Institute. *Caregiving Costs to Working Caregivers. Double Jeopardy for Baby Boomers Caring for Their Parents*. New York: MetLife, June 15, 2011.
28. World Health Organization. *World Report of Disability*. Geneva: WHO, 2011.
29. World Health Organization. *Global Status Report on Non-Communicable Diseases*. Geneva:WHO, 2011.
30. Gersh B, Sliwa K, Mayosi B, et al. The epidemic of cardiovascular disease in the developing world: global implications. *Eur Heart J* 2010;31:642–648.
31. Wild S, Gojka R, Anders G, et al. Global prevalence of diabetes. Estimates for the year 2000 and projections for 2030. *Diabetic Care* 2004;27:1047–1053.
32. Zhang P, Zhang X, Brown J, et al. Global healthcare expenditures on diabetes for 2010 and 2030. *Diabetes Res Clin Pract* 2010:92(2):301.
33. American Cancer Society. *Global Cancer Facts and Figures*. 2nd ed. Atlanta: American Cancer Society, 2011:1–5.

34. GLOBOCAN 2008. *Lung Cancer Incidence and Mortality Worldwide in 2008*. Geneva: International Agency for Research on Cancer, World Health Organization, 2008.
35. World Health Organization. *Asthma, Fact Sheet #307*. Geneva: WHO, 2011. http://www.who.int/mediacentre/factsheets/fs307/en/index.html.
36. World Health Organization. *Chronic Obstructive Pulmonary Diseases (COPD), Fact Sheet #315*. Geneva: WHO, 2011.
37. Bloom DE, Cafiero ET, Jané-Llopis E, et al. *The Global Economic Burden of Non-Communicable Diseases*. Geneva: World Economic Forum, 2011.
38. Whitmer RA, Sidney S, Selby J, et al. Mid-life cardiovascular risk factors and risk of dementia in late life. *Neurology* 2005;64(2):277–281.
39. World Alzheimer's Report 2010. *The Global Economic Impact of Dementia*. London: Alzheimer's Disease International, 2010.
40. World Health Organization. *Global Strategy to Reduce the Harmful Use of Alcohol*. Geneva: WHO, 2010.
41. Fryar CD, Carroll MD, Ogden CL. *Prevalence of Overweight, Obesity, and Extreme Obesity Among Adults: United States, Trends 1960–1962 Through 2009–2010*. Atlanta: Centers for Disease Control and Prevention, 2012.
42. McLaren L. Socioeconomic status and obesity. *Epidemiol Rev* 2007;29:29–48.
43. Ogden CL, Lamb MM, Carroll MD. *Obesity and Socioeconomic Status in Adults: United States 2005–2008*. National Center for Health Statistics. Atlanta: Centers for Disease Control and Prevention, 2010.
44. Olshansky SJ. A potential decline in life expectancy in the United States in the 21st century. *N Engl J Med* 2005; 352:1138–1145.
45. United Nations. *Universal Declaration of Human Rights*. Resolution 217 A (III) of December 10, 1948, adopted and proclaimed by the General Assembly of the United Nations. New York: UN, 1948.
46. United Nations. *Declaration on the Right to Development*. Resolution 41/128 of December 4, 1986, adopted by the General Assembly of the United Nations. New York: UN, 1986. http://www.un.org/documents/ga/res/41/a41r128.htm.
47. World Health Organization. *Active Aging: A Policy Framework*. Geneva: WHO, 2002. http://whqlibdoc.who.int/hq/2002/WHO_NMH_NPH_02.8.pdf.
48. World Health Organization. *Health Systems Financing: The Path to Universal Coverage*. Geneva: WHO, 2010. http://www.who.int/whr/2010/10_summary_en.pdf.
49. He W, Muenchrath MN, Kowal P. *Shades of Gray: A Cross-Country Study of Health and Well-Being of the Older Populations in SAGE Countries 2007–2010*. Washington, DC: International Population Reports, US Census Bureau, 2012. http://www.census.gov/prod/2012pubs/p95-12-01.pdf.
50. World Health Organization. *Global Strategy on Diet, Physical Activity and Health*. Geneva: WHO, 2004. http://www.who.int/dietphysicalactivity/strategy/eb11344/strategy_eng lish_web.pdf.
51. Yach D, Hawkers C, Gould CL, et al. The global burden of chronic diseases. Overcoming impediments to prevention and control. *JAMA* 2004;291:2616–2622.
52. Republic of South Africa. *Constitution of the Republic of South Africa, Act No. 108 of 1996*. Pretoria: Republic of South Africa, 1996. http://www.info.gov.za/documents/constitution/index.htm.
53. Republic of South Africa. *Older Persons Bill. Act No 13 of 2006*. Pretoria: Republic of South Africa, 2006. http://www.info.gov.za/view/DownloadFileAction?id=67839.
54. Ministry of Health. *White Paper for the Transformation of the Health System in South Africa*. Pretoria: Ministry of Health, 1997. http://www.doh.gov.za/docs/policy/white_paper/healthsys97_01.html.
55. Republic of South Africa. *National Health Act, Act No. 61 of 2003*. Pretoria: Republic of South Africa, 2004. http://www.info.gov.za/speeches/2004/04081914451006.htm.
56. Department of Welfare. *White Paper for Social Development*. Pretoria: Department of Welfare, 1997.
57. Republic of South Africa. *Older Persons Bill, Bill No. 68 of 2003*. Pretoria: Republic of South Africa, 2003. http://www.pmg.org.za/bills/040803b68-03.pdf.
58. Institute of Development and Policy Management (IDPM) and HelpAge International. *Non-Contributory Pensions and Poverty Prevention: A Comparative Study of Brazil and South Africa*. London: IDPM & HelpAge International, 2003.
59. Western Cape Government. *Chronic Illness*. South Africa: Western Cape Government, 2012. http://www.westerncape.gov.za/eng/your_life/4483.
60. Puska P. Successful prevention of non-communicable diseases. 25 year experiences with North Karelia project in Finland. *Public Health Med* 2002;4(1):5–7.
61. Tuomilehto J, Lindstrom J, Eriksson JG, et al. Prevention of type 2 diabetes with changes in lifestyle among subjects with impaired glucose tolerance. *N Engl J Med* 1994;308:367–372.
62. Fioravanti C. Brazilian fitness programme registers health benefits. *Lancet* 2012;380:206.
63. Omran A. The epidemiological transition: a theory of the epidemiology of population change. *Milbank Mem Fund Q* 1971;49:509–538.
64. Breslow L. Public health aspects of weight control. *Am J Public Health Nations Health* 1952;42:1116–1120. (Reprinted in*Int* J Epidemiol 2006;35:10–12.)
65. World Health Organization. *Obesity: Preventing and Managing the global epidemic*. WHO Technical Report Series, No. 894. Geneva: WHO, 2000.
66. Haslam DW, James WPT. Obesity. *Lancet* 2005;366:1197–1209.

17
Doença mental global: a perspectiva dos inquéritos de saúde mental mundial

Jordi Alonso, Somnath Chatterji, Yanling He,
Philip S. Wang e Ronald C. Kessler

OBJETIVOS DE APRENDIZADO

- *Reconhecer a relevância pública dos transtornos mentais no mundo inteiro*
- *Compreender os indicadores da frequência, o impacto e o uso dos serviços em relação aos transtornos mentais*
- *Estimular a busca por mais informações e conhecimento sobre as soluções necessárias para diminuir a carga global dos transtornos mentais*

INTRODUÇÃO

Conforme os gastos em saúde continuam a aumentar, as decisões de alocação de recursos de tratamento precisarão ser cada vez mais baseadas nas informações sobre a prevalência e a carga social da doença. O interesse na carga social cresceu significativamente na última década, com base nesse reconhecimento e como parte de um movimento maior para racionalizar a alocação dos recursos de tratamento e maximizar os benefícios em relação ao custo. Grande parte do interesse atual nos transtornos mentais entre legisladores e gestores de saúde baseia-se no fato de que esses transtornos foram encontrados de maneira consistente em estudos da carga de doença entre os problemas de saúde mais onerosos do mundo[1] e também entre os transtornos com menor proporção entre investimentos no tratamento e carga de doença.[2]

Vários fatores são responsáveis pela alta carga dos transtornos mentais. Ocorrem com frequência, costumam começar em idade precoce, ser bastante persistentes durante todo o curso de vida e ter efeitos adversos substanciais sobre a função. Os baixos investimentos no tratamento são mais difíceis de explicar, mas presumivelmente se devem à falha, pelo menos parcial, dos legisladores e gestores em reconhecerem a alta prevalência e a carga dos transtornos mentais.

Os dados apresentados aqui são inquéritos por iniciativa da Saúde Mental Mundial (WMH, do inglês World Mental Health) da Organização Mundial de Saúde (OMS).[3] Essa iniciativa foi lançada para diminuir a lacuna de informações relacionadas à alta prevalência e à carga de transtornos mentais, com os objetivos específicos de avaliar a prevalência, a gravidade e a carga social comparativa dos transtornos mentais no mundo todo. Embora a WMH ainda seja um trabalho em progresso, foram produzidas informações úteis suficientes para garantir uma revisão dos dados obtidos até agora sobre a epidemiologia global dos transtornos mentais comuns.

A INICIATIVA DE INQUÉRITOS DE SAÚDE MENTAL MUNDIAL DA ORGANIZAÇÃO MUNDIAL DE SAÚDE

A WMH inclui uma série de inquéritos de saúde mental geograficamente representativos realizados em todas as principais regiões do mundo. Um objetivo importante é ajudar os países que, de outra forma, não teriam a experiência ou infraestrutura para implementar inquéritos epidemiológicos comunitários de alta qualidade que possam ser usados para fins de planejamento de política de saúde, oferecendo desenvolvimento de instrumentos centralizados, treinamento e análise de dados (www.hcp.med.harvard.edu/wmh). Vinte e oito países até agora completaram os inquéritos da WMH. A grande maioria desses inquéritos é nacionalmente representativa, embora alguns sejam representativos de apenas uma região (p. ex., a área metropolitana de São Paulo, no Brasil) ou regiões (p. ex., seis áreas metropolitanas no Japão). Os detalhes sobre amostragem nos países que foram analisados para as presentes análises são apresentados na Tabela 17-1.

Todos os inquéritos da WMH utilizam a mesma entrevista diagnóstica, a Composite International Diagnostic Interview (CIDI – Entrevista Diagnóstica Internacional Composta) da OMS.[4] A CIDI é um estado da arte com uma entrevista diagnóstica de pesquisa estruturada desenhada para ser usada por entrevistadores leigos treinados que não tenham qualquer experiência clínica no diagnóstico de transtornos de humor, transtornos de ansiedade, transtornos comportamentais e transtornos de uso de substâncias. São usados materiais de treinamento consistentes para o entrevistador, programas de treinamento e procedimentos de monitoramento do controle da qualidade para garantir a comparabilidade entre todos os inquéritos da WMH. A tradução, retrotradução e os procedimentos de harmonização consistentes da OMS para o texto da entrevista e materiais de treinamento são usados em todos os países. Estudos metodológicos documentaram boa concordância entre os diagnósticos, com base na CIDI e nos diagnósticos clínicos.[5]

A CIDI foi delineada para ir muito além da mera avaliação de transtornos mentais e incluir uma grande variedade de medidas sobre importantes correlatos desses transtornos. Para os fins deste relatório, duas dessas extensões são de importância especial. Uma é que a CIDI inclui medidas específicas de transtorno de prejuízo de participação que são administradas exatamente da mesma forma para cada transtorno mental nos inquéritos, assim como para cada um de uma grande variedade de transtornos físicos crônicos avaliados para fins de comparação nos inquéritos. Essas medidas, uma versão modificada da Escala de Incapacidade de Sheehan (SDS, do inglês Sheehan Disability Scales), avaliam os prejuízos de participação específicos da condição em quatro domínios de participação: manejo do lar, trabalho, vida social e relações pessoais. Estudos metodológicos anteriores documentaram boa confiabilidade de consistência interna entre os domínios da SDS,[6,7] como um resultado que foi replicado nos dados da WMH em países desenvolvidos e em desenvolvimento.[1]

Em segundo lugar, a CIDI avalia não apenas a prevalência do transtorno, mas também a gravidade do transtorno. Isso é importante à luz do achado em inquéritos epidemiológicos anteriores de que uma proporção bastante alta da população em geral em muitos países atende aos critérios para um transtorno mental, de acordo com o Manual Diagnóstico e Estatístico de Transtornos Mentais (Diagnostic and Statistical Manual of Mental Disorders – DSM) ou da Classificação Internacional de Doenças.[8-10] Em face dessa alta prevalência, os esforços de planejamento de política de saúde mental precisam considerar a gravidade do transtorno para fins de planejamento de tratamento, já que a simples presença de um diagnóstico pode não indicar a necessidade de serviços. Todos os respondentes da WMH que foram classificados como atendendo aos critérios para 1 ou mais transtorno mental em algum ponto nos 12 meses anteriores à entrevista foram classificados como casos graves, moderados ou leves. Os casos *graves* foram definidos como aqueles com psicose não afetiva, transtorno bipolar I ou dependência de substância com síndrome de dependência fisiológica; aqueles que fizeram uma tentativa importante de suicídio (ou seja, não um mero gesto suicida); aqueles que relataram prejuízo de participação (*role impairment*) grave devido à sua doença mental em pelo menos duas áreas de funcionamento medidas pela SDS; e aqueles com prejuízo funcional geral devido à sua doença mental consistente com um escore de 50 ou menos na Avaliação Global da Função (AGF)[11]. Os transtornos não classificados como graves foram classificados como *moderados* se incluíssem dependência de substância sem síndrome de dependência fisiológica ou pelo menos interferência moderada na SDS em no mínimo 1 escala específica de transtorno de prejuízo de participação. Todos os outros transtornos foram classificados como *leves*.

É necessário um comentário sobre a cobertura diagnóstica antes de apresentar os resultados. Quase todos os inquéritos epidemiológicos comunitários anteriores de transtornos mentais comuns focaram nos transtornos do humor (depressão importante, distimia, transtorno bipolar), transtornos de ansiedade (transtorno de ansiedade generalizada [TAG], transtorno do pânico, fobia, transtorno obsessivo-compulsivo, transtorno de estresse pós-traumático [TEPT]) e transtornos de uso de substâncias (abuso e dependência de álcool e outras drogas). Os inquéritos da WMH expandiram essa lista para incluir transtornos de comportamento disruptivo (transtorno de déficit de atenção/hiperatividade, transtorno de conduta, transtorno de desafio e oposição e transtorno explosivo intermitente). As psicoses não afetivas (PNA) incluindo,

Tabela 17-1 Características de amostragem por nível de renda do país: os inquéritos da WMH[a]

Nível de renda	Inquérito[b]	Características de amostra[c]	Datas de campo	Faixa etária	Tamanho da amostra Parte I	Tamanho da amostra Parte II[d]	Taxa de resposta[e]
I. Todos os países					121.899	63.678	72
II. Países de renda baixa e média baixa							
Colômbia	NSMH	Todas as áreas urbanas do país (aproximadamente 73% da população nacional total)	2003	18-65	4.426	2.381	87,7
Índia: Pondicherry	WMHI	Região de Pondicherry	2003-5	18-97	2.992	1.373	98,8
Iraque	IMHS	Nacionalmente representativa	2006-7	18-96	4.332	4.332	95,2
Nigéria	NSMHW	21 dos 36 estados do país, representando 57% da população nacional. Os inquéritos foram conduzidos nos idiomas yoruba, igbo, hausa e efik.	2002-3	18-100	6.752	2.143	79,3
RPC[f]: Beijing/Xangai	B-WMH S-WMH	Áreas metropolitanas de Beijing e Xangai	2002-3	18-70	5.201	1.628	74,7
RPC[f]: Shenzhen[g]	Shenzhen	Área metropolitana de Shenzhen. Incluiu residentes temporários e famílias.	2006-7	18-88	7.132	2.475	80,0
Ucrânia[g]	CMDPSD	Nacionalmente representativa	2002	18-91	4.724	1.719	78,3
Total					35.559	16.051	
III. Países de renda média superior							
Brasil: São Paulo	Megacidade de São Paulo	Área metropolitana de São Paulo	2005-7	18-93	5.037	2.942	81,3
Bulgária	NSHS	Nacionalmente representativa	2003-7	18-98	5.318	2.233	72,0
Líbano	LEBANON	Nacionalmente representativa	2002-3	18-94	2.857	1.031	70,0

México	M-NCS	Todas as áreas urbanas no país (aproximadamente 75% da população nacional total)	2001-2	18-65	5.782	2.362	76,6
Romênia	RMHS	Nacionalmente representativa	2005-6	18-96	2.357	2.357	70,9
África do Sul[9]	SASH	Nacionalmente representativa	2003-4	18-92	4.315	4.315	87,1
Total					25.666	15.240	
IV. Países de alta renda							
Bélgica	ESEMeD	Nacionalmente representativa. A amostra foi selecionada a partir de um registro nacional de residentes belgas.	2001-2	18-95	2.419	1.043	50,6
França	ESEMeD	Nacionalmente representativa. A amostra foi selecionada a partir de uma relação de famílias com números de telefone constantes na lista.	2001-2	18-97	2.894	1.436	45,9
Alemanha	ESEMeD	Nacionalmente representativa	2002-3	18-95	3.555	1.323	57,8
Israel	NHS	Nacionalmente representativa	2002-4	21-98	4.859	4.859	72,6
Itália	ESEMeD	Nacionalmente representativa. A amostra foi selecionada a partir de registros de residentes de municípios.	2001-2	18-100	4.712	1.779	71,3
Japão	WMHJ2002-2006	Onze áreas metropolitanas	2002-6	20-98	4.129	1.682	55,1
Holanda	ESEMeD	Nacionalmente representativa. A amostra foi selecionada a partir de registros postais municipais.	2002-3	18-95	2.372	1.094	56,4
Nova Zelândia[9]	NZMHS	Nacionalmente representativa	2003-4	18-98	12.790	7.312	73,3
Irlanda do Norte	NISHS	Nacionalmente representativa	2004-7	18-97	4.340	1.986	68,4
Portugal	NMHS	Nacionalmente representativa	2008-9	18-81	3.849	2.060	57,3

(continua)

Tabela 17-1 *(continuação)*

Nível de renda	Inquérito[b]	Características de amostra[c]	Datas de campo	Faixa etária	Tamanho da amostra	Taxa de resposta[e]
Espanha	ESEMeD	Nacionalmente representativa	2001-2	18-98	5.473	78,6
Estados Unidos	NCS-R	Nacionalmente representativa	2002-3	18-99	9.282	70,9
Total					60.674	32.387

[a] Banco Mundial (2008). Dados e Estatísticas. Acessado em 12 de maio de 2009 em http://go.worldbank.org/D7SN0B8YU0

[b] NSMH (Estudo Nacional de Saúde Mental Colombiano); WMHI (World Mental Health India – Saúde Mental Mundial – Índia); IMHS (Iraq Mental Health Survey – Inquérito de Saúde Mental no Iraque); NSMHW (The Nigerian Survey of Mental Health and Wellbeing – Inquérito Nigeriano de Saúde Mental e Bem-Estar); B-WMH (The Beijing World Mental Health Survey – Inquérito de Saúde Mental Mundial de Pequim); S-WMH (The Shanghai World Mental Health Survey – Inquérito de Saúde Mental Mundial de Xangai); CMDPSD (Comorbid Mental Disorders during Periods of Social Disruption – Transtornos Mentais Comórbidos durante Períodos de Perturbação Social); NSHS (Bulgaria National Survey of Health and Stress – Inquérito Nacional Búlgaro de Saúde e Estresse); LEBANON (Lebanese Evaluation of the Burden of Ailments and Needs of the Nation – Avaliação Libanesa da Carga de Doenças e das Necessidades da Nação); M-NCS (The Mexico National Comorbidity Survey – Inquérito Nacional Mexicano de Comorbidades); RMHS (Romania Mental Health Survey – Inquérito de Saúde Mental da Romênia); SASH (South Africa Health Survey – Inquérito de Saúde da África do Sul); ESEMeD (The European Study of the Epidemiology of Mental Disorders – Estudo Europeu sobre a Epidemiologia de Transtornos Mentais); NHS (Israel National Health Survey – Inquérito de Saúde Nacional de Israel); WMHJ2002-2006 (World Mental Health Japan Survey – Inquérito Japonês de Saúde Mental); NZMHS (New Zealand Mental Health Survey – Inquérito Neozelandês de Saúde Mental); NISHS (Northern Ireland Study of Health and Stress – Estudo de Saúde e Estresse da Irlanda do Norte); NMHS (Portugal National Mental Health Survey – Inquérito Nacional Português de Saúde Mental); NCS-R (The US National Comorbidity Survey Replication – Replicação do Inquérito de Comorbidade Nacional dos EUA).

[c] A maioria dos inquéritos da WMH baseiam-se em amostras familiares de probabilidade de área agrupada (*clustered*) em multiestágios estratificados nas quais as amostras de áreas equivalentes a países ou municipalidades nos Estados Unidos foram selecionadas no primeiro estágio, seguidos por 1 ou mais estágios de amostragem geográfica (p. ex., cidades pequenas em condados, bairros em cidades pequenas, famílias em bairros) para chegar a uma amostra de famílias, em cada uma das quais foi criada uma relação de seus membros, e uma ou duas pessoas foram selecionadas a partir dessa relação para serem entrevistadas. Não foi permitida qualquer substituição quando o membro da família originalmente selecionado não pôde ser entrevistado. Essas amostras familiares foram selecionadas a partir de dados de área do censo em todos os países exceto França (onde listas telefônicas foram usadas para selecionar as famílias) e Holanda (onde os registros postais foram usados para selecionar as famílias). Vários inquéritos de WMH (Bélgica, Alemanha, Itália) usaram registros de residentes municipais para selecionar os respondentes sem relacionar as famílias. A amostra japonesa é a única amostra totalmente não agrupada, com as famílias selecionadas randomicamente em cada 1 das 11 áreas metropolitanas e um respondente randômico selecionado em cada família de amostra. No geral, 17 dos 25 inquéritos baseiam-se em amostras familiares nacionalmente representativas.

[d] Veja o texto do capítulo para uma discussão sobre a diferença entre as amostras da Parte I e Parte II. Apenas 62.971 respondentes da Parte 2 responderam a perguntas sobre condições crônicas, pois essas questões foram inadvertidamente omitidas para 429 respondentes no Líbano e 278 na Irlanda do Norte.

[e] A taxa de resposta é calculada como a proporção entre o número de famílias nas quais a entrevista foi concluída e o número de famílias originalmente constantes da amostra, excluindo do denominador as famílias que se sabia não serem elegíveis por estarem ausentes no momento do contato inicial ou porque os residentes não falavam os idiomas designados no inquérito. A taxa média ponderada de resposta é 72%.

[f] República Popular da China.

[g] Para fins de comparações transnacionais, a amostra limitou-se a pessoas acima de 18 anos.

(Adaptada, com permissão, de Alonso J, et al. Mol Psychiatr 2011;16:1359-4184/11. Tabela 1, pp. 1236-1237.)

por exemplo, esquizofrenia, transtorno esquizofreniforme, transtorno esquizoafetivo, transtorno delirante e reação psicótica breve também foram incluídas em alguns inquéritos epidemiológicos comunitários (p. ex., Kessler et al., 2005; Ochoa et al., 2008; Gureje et al., 2010),[12-14] mas a sensibilidade das medidas de inquérito de PNA é tão baixa que é necessária grande cautela ao interpretar os resultados. Assim, os dados de PNA não são avaliados aqui, embora um rastreamento para PNA tenha sido incluído em muitos dos inquéritos da WMH. Excelentes revisões da literatura sobre a epidemiologia da PNA estão disponíveis em outros locais.[15,16] Além disso, transtornos de personalidade do Eixo II geralmente não foram incluídos em inquéritos epidemiológicos comunitários de transtornos mentais. Embora existam alguns dados preliminares sobre a epidemiologia desses transtornos[17] e alguns inquéritos da WMH incluíssem rastreamento para transtornos de personalidade,[18] esses dados não são revisados aqui, por serem muito escassos.

▶ Prevalência de transtornos mentais comuns nos inquéritos da WMH

Os inquéritos da WMH que foram concluídos até o momento (que são apenas um subconjunto dos 28 na iniciativa) mostram que os transtornos mentais avaliados na CIDI são bastante comuns em todos os países estudados. As estimativas da prevalência em 12 meses, ou seja, as estimativas da proporção de respondentes que atenderam aos critérios para 1 ou mais dos transtornos mentais avaliados nos inquéritos em algum momento no ano anterior à entrevista, são apresentadas aqui. As estimativas de prevalência em 12 meses têm média de 9,7% para qualquer transtorno de ansiedade com variação interquartil (VIQ) (25º ao 75º percentis) entre os países de 6,6 a 13,7 (Tabela 17-2). Os transtornos de humor geralmente são considerados a segunda classe mais prevalente de transtornos, com estimativas de prevalência em 12 meses para qualquer transtorno de humor nos inquéritos da WMH com média de 5,5% e VIQ de 3,4 a 7. As estimativas de prevalência de transtornos de ansiedade e humor geralmente são maiores em países ocidentais desenvolvidos do que nos países em desenvolvimento.

As estimativas de prevalência em 12 meses para transtornos de drogadição (0,2-6,4%; VIQ: 1,2-3,5%) e transtornos de comportamento disruptivo (0,1-10,5%; VIQ: 1,1-3,5%) são consistentemente menores do que para os transtornos de ansiedade ou humor. Vale observar, porém, que alguns inquéritos da WMH não avaliaram o abuso ou a dependência de drogas ilícitas, o que possivelmente levou a estimativas de prevalência artificialmente baixas em comparação a outros países. A dependência de substâncias também foi avaliada apenas na presença de abuso, o que pode ter reduzido ainda mais a estimativa de prevalência.[19]

Há uma variação internacional importante na prevalência em 12 meses dos transtornos mentais avaliados nos inquéritos da WMH. As menores estimativas de prevalência estão na Nigéria (6%), área metropolitana de Pequim/Xanghai (7,1%) e Japão (7,4%); as maiores estão em São Paulo (29,6%), Estados Unidos (27%) e Irlanda do Norte (23,1%). Em geral, os países/regiões com baixas prevalências apresentam frequências menores de todos os tipos de transtornos. As explicações das variações internacionais na prevalência de transtornos mentais há muito foram discutidas.[20] Entre vários problemas, a relevância cultural dos diagnósticos mentais e a gravidade dos casos foram levantadas como possíveis explicações para a variação transnacional nas estimativas de prevalência. Esses problemas são abordados na próxima seção.

▶ Gravidade dos transtornos mentais

Vários inquéritos epidemiológicos anteriores estimaram a prevalência de transtornos, mas os inquéritos da WMH são os primeiros a gerar estimativas sistemáticas da gravidade do transtorno. Como mencionado antes, nas análises da WMH, a gravidade dos transtornos mentais é categorizada como grave, moderada e leve, levando em consideração o tipo de transtorno, o grau de prejuízo e a presença de ideação suicida. As proporções de respondentes com uma constelação de transtornos DSM-IV/CIDI de 12 meses classificados como graves (7,2-36,8%; VIQ: 18,5-25,7%) ou moderados (12,5-50,6%; VIQ: 33-42,3%) no primeiro conjunto de inquéritos concluídos da WMH, utilizando as definições dos termos descritos anteriormente, costumam ser menores do que as proporções com transtornos leves (Tabela 17-3). A distribuição de gravidade entre os casos varia significativamente entre os países ($p < 0,001$), com a gravidade não fortemente relacionada com a região ou *status* de desenvolvimento. A estimativa de prevalência em 12 meses incondicional de doença mental grave nos inquéritos da WMH está

Tabela 17-2 As estimativas de prevalência de 12 meses de transtornos mentais comuns do DSM-IV/CIDI nos inquéritos da WMH[1,2]

	Qualquer transtorno de ansiedade		Qualquer transtorno de humor		Qualquer transtorno de controle de impulsos		Qualquer transtorno de substância		Qualquer transtorno	
	%	(SE)	%	(SE)	%	(SE)	%	(SE)	%	(SE)
I. Países de renda baixa e média baixa										
Colômbia	14,4	(1,0)	7,0	(0,5)	4,4	(0,4)	2,8	(0,4)	21,0	(1,0)
Índia: Pondicherry	10,5	(0,8)	4,8	(0,4)	4,3	(0,7)[9]	5,3	(0,6)	20,0	(1,1)
Iraque	10,4	(0,7)[3]	4,1	(0,4)	1,5	(0,2)[8,9]	0,2	(0,1)	13,6	(0,8)
Nigéria	4,2	(0,5)	1,1	(0,2)	0,1	(0,0)[7,9]	0,9	(0,2)	6,0	(0,6)
RPC[11]: Shenzhen	6,6	(0,4)[3,13]	4,5	(0,3)	2,4	(0,3)[9]	–	–	10,6	(0,5)
RPC: Pequim/Xangai	3,0	(0,5)	1,9	(0,3)	3,1	(0,7)[7,9]	1,6	(0,4)	7,1	(0,9)
Ucrânia	6,8	(0,7)[3,4]	9,0	(0,6)[5]	5,7	(1,0)[7,9]	6,4	(0,8)	21,4	(1,3)
II. Países de renda média superior										
Brasil: São Paulo	19,9	(0,8)	11,0	(0,6)	4,3	(0,4)	3,6	(0,4)	29,6	(1,0)
Bulgária	7,6	(0,7)[12]	2,8	(0,3)	0,8	(0,3)[7,9]	1,2	(0,3)	11,2	(0,8)
Líbano	12,2	(1,2)	6,8	(0,7)	2,6	(0,7)[9]	1,3	(0,8)	17,9	(1,7)
México	8,4	(0,6)	4,7	(0,3)	1,6	(0,3)[6]	2,3	(0,3)	13,4	(0,9)
Romênia	4,9	(0,5)	2,3	(0,3)	1,4	(0,3)	1,0	(0,2)	8,2	(0,7)
África do Sul	8,2	(0,6)[3,4]	4,9	(0,4)[5]	1,9	(0,3)[7,8,9]	5,8	(0,5)	16,7	(1,0)
III. Países de alta renda										
Bélgica	8,4	(1,4)	5,4	(0,5)[5]	1,7	(1,0)[6]	1,8	(0,4)[10]	13,2	(1,5)
França	13,7	(1,1)	6,5	(0,6)[5]	2,4	(0,6)[6]	1,3	(0,3)[10]	18,9	(1,4)
Alemanha	8,3	(1,1)	3,3	(0,3)[5]	0,6	(0,3)[6]	1,2	(0,2)[10]	11,0	(1,3)
Israel	3,6	(0,3)[3,4]	6,4	(0,4)	–	–[6,7,8,9]	1,3	(0,2)	10,0	(0,5)
Itália	6,5	(0,6)	3,4	(0,3)[5]	0,4	(0,2)[6]	0,2	(0,1)[10]	8,8	(0,7)
Japão	4,2	(0,6)[3]	2,5	(0,4)	0,2	(0,1)[7,8,9]	1,2	(0,4)	7,4	(0,9)
Holanda	8,9	(1,0)	5,1	(0,5)[5]	1,9	(0,7)[6]	1,9	(0,3)[10]	13,6	(1,0)
Nova Zelândia	15,0	(0,5)[3]	8,0	(0,4)	–	–[6,7,8,9]	3,5	(0,2)	20,7	(0,6)
Irlanda do Norte	14,6	(1,0)	9,6	(0,8)	3,4	(0,6)	3,5	(0,5)	23,1	(1,4)
Portugal	16,5	(1,0)	7,9	(0,6)	3,5	(0,4)	1,6	(0,3)	22,9	(1,0)
Espanha	6,6	(0,9)	4,4	(0,3)[5]	0,5	(0,2)[6]	0,7	(0,2)[10]	9,7	(0,8)
Estados Unidos	19,0	(0,7)	9,7	(0,4)	10,5	(0,7)	3,8	(0,4)	27,0	(0,9)

SE, erro-padrão, do inglês *Standard Error*.
[1]Veja o texto do capítulo para uma relação dos transtornos incluídos em cada item. [2]Transtornos de impulso restritos à idade ≤39 (China, Ucrânia, Nigéria) ou até a idade ≤44 (todos os outros países). [3]O transtorno de ansiedade de separação adulto não foi avaliado. [4]A fobia específica não foi avaliada. [5]Transtornos bipolares não foram avaliados. [6]O transtorno explosivo intermitente não foi avaliado. [7]O transtorno de déficit de atenção/hiperatividade não foi avaliado. [8]O transtorno de conduta não foi avaliado. [9]O transtorno de oposição e desafio não foi avaliado. [10]Apenas o abuso de álcool com ou sem dependência foi avaliado, Nenhuma avaliação foi feita para o abuso de qualquer outra droga, com ou sem dependência. [11]República Popular da China. [12]O transtorno obsessivo-compulsivo não foi avaliado. [13]O transtorno de estresse pós-traumático não foi avaliado.
(Adaptada, com permissão, de Kessler RC, et al., Global Mental Health Epidemiology, 2011, Tabela 2, p. 42.)

Tabela 17-3 A prevalência em 12 meses de transtornos mentais comuns do DSM-IV/CIDI por gravidade nos inquéritos da WMH[a]

	Grave		Moderado		Leve	
	%	(SE)	%	(SE)	%	(SE)
I. Países de renda baixa e média baixa						
Colômbia	23,1	(2,1)	41,0	(2,6)	35,9	(2,1)
Índia: Pondicherry	21,7	(1,6)	39,0	(3,1)	39,3	(2,8)
Iraque	21,9	(2,3)	36,0	(2,6)	42,1	(2,9)
Nigéria	12,8	(3,8)	12,5	(2,6)	74,7	(4,2)
RPC: Pequim/Xangai	13,8	(3,7)	32,2	(4,9)	54,0	(4,6)
RPC: Shenzhen	7,2	(1,4)	37,9	(2,3)	55,0	(2,8)
Ucrânia	22,9	(1,8)	39,4	(2,9)	37,7	(3,5)
II. Países de renda média superior						
Brasil: São Paulo	33,9	(1,4)	33,0	(1,8)	33,2	(1,4)
Bulgária	20,3	(2,7)	32,0	(3,5)	47,7	(2,7)
Líbano	22,4	(3,1)	42,6	(4,7)	35,0	(5,5)
México	25,7	(2,4)	33,9	(2,2)	40,5	(2,6)
Romênia	28,1	(3,5)	28,7	(3,7)	43,2	(3,5)
África do Sul	25,7	(1,8)	31,5	(2,2)	42,8	(2,2)
III. Países de alta renda						
Bélgica	31,8	(4,2)	37,8	(3,3)	30,4	(4,8)
França	18,5	(2,5)	42,7	(3,0)	38,8	(3,6)
Alemanha	21,3	(2,5)	42,6	(4,6)	36,1	(4,3)
Israel	36,8	(2,4)	35,2	(2,3)	28,0	(2,1)
Itália	15,9	(2,7)	47,6	(3,8)	36,5	(3,9)
Japão	13,2	(3,1)	45,5	(5,3)	41,3	(4,6)
Holanda	30,7	(3,4)	31,0	(3,7)	38,3	(4,6)
Nova Zelândia	25,3	(1,0)	40,8	(1,4)	33,9	(1,2)
Irlanda do Norte	28,8	(3,0)	33,4	(2,6)	37,8	(3,3)
Portugal	17,5	(1,5)	50,6	(2,0)	31,9	(1,9)
Espanha	19,3	(2,4)	42,3	(4,0)	38,4	(4,7)
Estados Unidos	25,2	(1,4)	39,2	(1,2)	35,7	(1,4)

SE, erro-padrão.
[a]Veja o texto do capítulo para uma descrição das regras de codificação utilizadas para definir os níveis de gravidade.
(Adaptada, com permissão, de Kessler RC, et al. Global Mental Health Epidemiology, 2011. Tabela 3, p. 43.)

na faixa de 4 a 6,8% para metade dos inquéritos, de 2,3 a 3,6% para outro quartil e de 0,8 a 1,9% para o quartil final.

Há associações positivas substanciais nos inquéritos entre a prevalência geral de qualquer transtorno e a proporção de casos classificados como graves (Pearson $r = 0,40$, $p < 0,005$) e a proporção de casos classificados como graves ou moderados (Pearson $r = 0,50$, $p < 0,001$). Essas associações positivas são importantes porque abordam uma questão apontada na literatura metodológica com relação à possibilidade de viés das estimativas de prevalência. Dois grupos de pesquisa separados encontraram um padrão oposto ao encontrado nos inquéritos da WMH, levando-os a argumentar que as estimativas de prevalência têm viés em alguns inquéritos epidemiológicos. Um desses grupos, baseado na Coreia, comparou os resultados de seu estudo Korean Epidemiologic Catchment Area (KECA – Área de Captação Epidemiológica Coreana)[21] a resultados de um inquérito paralelo nos Estados Unidos e argumentou que a menor prevalência estimada de depressão importante no inquérito da KECA do que nos Estados Unidos se devia, em parte, a um maior limiar para relato de depressão entre pessoas na população coreana do que nos Estados Unidos. Em apoio a essa afirmação, os investigadores mostraram que os coreanos diagnosticados como deprimidos com uma versão anterior da CIDI, que foi o instrumento diagnóstico usado no inquérito da KECA, apresentavam níveis consideravelmente superiores de prejuízo de participação do que os respondentes diagnosticados como deprimidos utilizando o mesmo instrumento nos Estados Unidos. O segundo grupo que relatou um achado similar foi o grupo de colaboradores do Estudo Colaborativo sobre Problemas Psicológicos em serviços de Saúde Geral (PPG, do inglês Collaborative Study on Psychological Problems in General Health Care), vinculado à OMS. Nesse estudo, quase 26 mil pacientes da atenção primária em 14 países foram avaliados utilizando-se uma versão anterior da CIDI, que incluía uma avaliação dos sintomas atuais de depressão. Como nos inquéritos da WMH, foi encontrada uma variação transnacional substancial na prevalência de depressão importante. No entanto, os investigadores concluíram que a quantidade média de prejuízo associada à depressão entre os países foi inversamente proporcional à prevalência estimada de depressão naqueles países.[21,22] Os investigadores sugeriram que esse resultado é consistente com a possibilidade de que as diferenças substanciais na prevalência estimada de depressão no estudo PPG podem se dever, pelo menos em parte, às diferenças transnacionais nos limiares diagnósticos.

O achado da WMH de uma associação positiva entre a prevalência e a proporção de casos classificados como graves é surpreendente em relação a esses estudos anteriores. Os países com as maiores estimativas de prevalência de transtornos de DSM-IV nos inquéritos da WMH também apresentam os maiores níveis relatados de prejuízo associado a esses transtornos (dados não apresentados aqui). Não está inteiramente claro por que esse padrão consistente da WMH deveria diferir de forma tão dramática do padrão dos dois estudos anteriores, mas uma possibilidade é que os inquéritos da WMH usaram procedimentos de sondagem especiais para encorajar o relato completo e preciso de transtornos mentais, de forma que os casos menos graves foram relatados mais completamente do que nos estudos anteriores.

Outra possibilidade a considerar é que a prevalência em alguns países pode ter sido subestimada porque as categorias do DSM são menos relevantes para a expressão de sintomas em alguns países do que em outros. Essa possibilidade não foi investigada nos inquéritos da WMH, mas presumiu-se que as categorias do DSM-IV fossem igualmente bem aplicadas a todos os países. Uma análise sofisticada da possibilidade de que as categorias do DSM poderiam não se aplicar igualmente a todos os países foi feita como parte do PPG. Nesse estudo, foi feita uma análise da variação transnacional na estrutura de sintomas depressivos, utilizando métodos de teoria de resposta a item.[22] Os resultados mostraram claramente que a estrutura latente dos sintomas depressivos e as associações entre sintomas depressivos específicos e essa estrutura latente foram muito similares entre os países estudados. Esses resultados argumentam contra a sugestão de que a grande variação transnacional na prevalência estimada da depressão encontrada no inquérito da WMH deve-se às diferenças transnacionais na natureza da depressão. Análises psicométricas comparáveis ainda não foram concluídas para outros transtornos, então ainda é possível que existam diferenças transnacionais na estrutura latente que possam ter uma participação na explicação das diferenças substanciais nas estimativas de prevalência de outros transtornos nos inquéritos da WMH.

Ao mesmo tempo, vale observar que os países com as menores estimativas de prevalência de transtorno na série da WMH também apresentam as maiores proporções de casos tratados classificados como "sublimiares," ou seja, não atendem aos critérios para qualquer dos transtornos no DSM-IV/CIDI avaliados na entrevista da WMH. Esse achado sugere, pelo menos indiretamente, a possibilidade de que as avaliações na CIDI sejam menos adequadas para captar as síndromes psicopatológicas comuns em todos os países da WMH. Em particular, as síndromes associadas ao tratamento em países de baixa prevalência não são bem caracterizadas pela CIDI devido à alta proporção de pessoas que relatam estar em tratamento por problemas emocionais que não atendem aos critérios de qualquer dos transtornos avaliados na CIDI. Outros estudos de reavaliação clínica da WMH utilizando avaliações de psicopatologia flexíveis e culturalmente sensíveis estão em andamento em países desenvolvidos e em desenvolvimento, com o objetivo de explorar empiricamente as implicações desse achado.

▶ Transtornos mentais e utilização dos serviços

Indicadores usados nos inquéritos da WMH

Fazer avaliações internacionais de serviços de saúde mental nos países da WMH exige consideração cautelosa da natureza altamente variável dos tratamentos de saúde mental, dentro e entre os países. Os pacientes podem receber tratamentos para transtornos mentais prescritos por clínicos gerais (p. ex., médico de família, internista) e por especialistas em saúde mental (psiquiatras e neurologistas). Os tratamentos específicos recebidos desses médicos também podem diferir, dependendo de sua especialização e treinamento (p. ex., medicações e psicoterapias). No entanto, o que torna o tratamento de transtornos mentais consideravelmente mais variável do que o tratamento da maioria das condições médicas gerais é que existe uma grande diversidade de outros profissionais que oferecem tratamento para problemas emocionais, incluindo especialistas em saúde mental (p. ex., psicólogos, conselheiros de casamento e família, assistentes sociais psiquiátricos), profissionais de serviços humanos (p. ex., orientadores religiosos e espirituais) e prestadores de medicina alternativa e complementar (p. ex., curandeiros tradicionais, acupunturistas, moderadores de grupos de autoajuda). Para compreender verdadeiramente os serviços de saúde mental em âmbito nacional e internacional, os inquéritos da WMH precisaram capturar de maneira sistemática essa amplitude de informações sobre os potenciais tratamentos para transtorno mental dos respondentes.

Além de avaliar o uso de uma grande variedade de serviços pelos respondentes, os inquéritos da WMH contêm detalhes suficientes para começar a comparar os regimes reais de tratamento dos respondentes aos recomendados nas diretrizes de prática baseada em evidências. Essas informações são cruciais para começar a tratar o problema das necessidades não atendidas de tratamento efetivo nas partes que o compõem, como a falha em receber qualquer tratamento, receber tratamento, mas apenas após longas esperas ou receber tratamento inadequado em relação às diretrizes de tratamento publicadas e, portanto, com pouca probabilidade de efetividade. Todas essas questões foram cobertas anteriormente para um número selecionado de países da WMH.[23] Duas dessas questões são abordadas aqui. A primeira é o uso de qualquer serviço de saúde mental no ano anterior, levando em consideração a adequação do tratamento recebido entre aqueles com qualquer uso anterior dos serviços. A segunda é a adequação desse tratamento.

Uso de serviços e gravidade do transtorno mental

A prevalência de uso de qualquer serviço de saúde mental no ano anterior ao inquérito variou significativamente: de 1,6% na Nigéria a 17,9% nos Estados Unidos ($p < 0{,}0001$). Em geral, proporções menores de respondentes usaram tratamentos em países de renda inferior do que em países de renda superior (Tabela 17-4). Existiram relações estatisticamente significativas entre a gravidade do transtorno e o uso de serviços em todos os países da WMH, com exceção das áreas metropolitanas da República Popular da China. O menor uso de serviço em geral foi observado em países em desenvolvimento em comparação aos países desenvolvidos, em todas as categorias de gravidade. Embora isso possa ser interpretado como um sinal de que a saúde mental está sendo alocada de forma racional na maioria dos países, com base na disponibilidade de recursos, é importante destacar que apenas entre 5 (na área metropolitana de Shenzhen) e 62,1% (na Bélgica) dos casos graves receberam qualquer serviço em 12 meses. Em geral, proporções menores de casos moderados e leves receberam serviços. Embora apenas pequenas proporções (entre 1 na Nigéria e 9,7% nos Estados Unidos) dos respondentes que não atendiam aos critérios para transtornos em 12 meses usassem tratamentos, esses ainda poderiam ser potencialmente significativos, considerando que pessoas sem transtorno compõem a grande maioria da população geral. No entanto, outras análises desses responden-

Tabela 17-4 Porcentagens utilizando serviços de 12 meses, por gravidade de transtornos mentais de DSM-IV/CIDI nos inquéritos da WMH[1]

	Qualquer tratamento			Gravidade dos transtornos mentais												Nenhum transtorno mental em 12 meses			Teste da diferença de probabilidade de tratamento por gravidade	
				Grave				Moderado				Leve								
	N	%[2]	SE	n	%[2]	SE	n	%[2]	SE	N	%[2]	SE	n	%[2]	SE	n	%[2]	SE	X[2,3]	(Valor de p)
I. Países de renda baixa e média baixa																					
Colômbia	217	5,5	0,6	54	27,8	4,8	47	10,3	2,0	30	7,8	1,6	86	3,4	0,6	96,1*	(<0,001)
Índia: Pondicherry	103	1,4	0,2		9,8	2,9		6,7	1,2		5,1	1,7	45	0,2	0,1		
Iraque	103	2,2	0,4	27	23,7	6,2	19	9,2	3,2	12	5,3	2,5	45	0,9	0,2	18,7*	0,001
Nigéria	57	1,6	0,6	8	21,3	11,9	6	13,8	7,4	14	10,0	3,0	29	1,0	0,3	27,7*	(<0,001)
RPC: Pequim/Xangai	74	3,4	0,6	5	11,0	5,4	11	23,5	10,9	3	1,7	1,2	55	2,9	0,6	16,1*	(0,001)
RPC: Shenzhen		1,7	0,2		5,2	2,0		10,3	2,8		6,4	1,4		1,0	0,2		
Ucrânia	212	7,2	0,8	49	25,7	3,2	68	21,2	3,6	19	7,6	2,6	76	4,4	0,8	81,2*	(<0,001)
II. Países de renda média superior																					
Brasil: São Paulo		8,7	0,4		32,8	2,4		20,0	2,7		12,7	2,1		3,6	0,3		
Bulgária		3,5	0,3		30,7	5,0		21,9	3,3		14,1	3,0		1,8	0,2		
Líbano	77	4,4	0,6	22	20,1	5,2	19	11,6	3,1	7	4,0	1,6	29	3,0	0,7	34,9*	(<0,001)
México	240	5,1	0,5	52	25,8	4,3	53	17,9	2,9	33	11,9	2,3	102	3,2	0,4	132,9*	(<0,001)
Romênia		3,4	0,4		36,4	7,3		17,9	6,4		14,8	4,5		1,8	0,4		
África do Sul	675	15,4	1,0	45	26,2	3,6	66	26,6	3,9	67	23,1	3,2	497	13,4	0,9	41,0*	(<0,001)
III. Países de alta renda																					
Bélgica	187	10,9	1,4	46	62,1	9,2	30	38,4	8,3	13	12,7	4,6	98	6,8	1,1	227,1*	(<0,001)
França	272	11,3	1,0	56	48,0	6,4	70	29,4	4,0	43	22,4	3,4	103	7,0	1,1	82,6*	(<0,001)
Alemanha	183	8,1	0,8	30	40,6	8,9	39	23,9	4,7	27	20,5	5,2	87	5,9	0,9	54,5*	(<0,001)
Israel	421	8,8	0,4	81	53,9	4,0	54	32,6	3,7	19	14,4	3,2	267	6,0	0,4	368,1*	(<0,001)

DOENÇA MENTAL GLOBAL: A PERSPECTIVA DOS INQUÉRITOS...

CAPÍTULO 17

País	n	%	SE	n	%	SE	n	%	SE	n	%	SE	n	%	SE	X^2	p
Japão	92	5,6	0,9	10	24,2	5,0	16	24,2	5,0	9	12,8	4,4	57	4,5	0,9	44,5*	(<0,001)
Holanda	202	10,9	1,2	57	49,2	6,6	36	31,3	7,2	15	16,1	6,0	94	7,7	1,3	66,8*	(<0,001)
Nova Zelândia	1592	13,8	0,5	458	56,6	2,2	421	39,8	1,9	184	22,2	1,9	529	7,3	0,5	664,8*	(<0,001)
Irlanda do Norte		14,8	1,0		77,1	4,8		35,2	4,3		19,3	4,3		6,8	0,8		
Portugal		15,0	0,8		66,4	4,6		35,1	2,5		18,2	2,9		9,0	0,8		
Espanha	375	6,8	0,5	79	58,7	4,9	93	37,4	5,0	35	17,3	4,3	168	3,9	0,5	446,1*	(<0,001)
Estados Unidos	1477	17,9	0,7	385	59,7	2,4	394	39,9	1,3	219	26,2	1,7	479	9,7	0,6	668,5*	(<0,001)
X^2_{16}	764,6*	(<0,001)		186,9*	(<0,001)		145,6*	(<0,001)		104,1*	(<0,001)		330,0*	(<0,001)			

SE, erro-padrão.
* Significante no nível 0,05, teste bilateral.
[1] Porcentagens baseadas nas amostras inteiras da Parte II.
[2] Porcentagens referem-se ao uso pelos respondentes de qualquer serviço em cada nível de gravidade.
[3] Casos graves e moderados foram combinados em uma categoria para o Japão, e a porcentagem que usa serviços foi mostrada nas duas colunas. O teste X^2 foi de dois graus de liberdade para esse país.
[4] X^2, 6 vem de um modelo que prediz qualquer uso de serviço de 12 meses entre os respondentes em cada nível de gravidade.
(Adaptada, com permissão, de Wang et al, Mental Health Service, 2010, Tabela 6.17, pp. 151-152.)

tes que não preenchiam com os critérios para transtornos, mas usavam serviços, revelaram que muitos apresentavam transtornos ao longo da vida em remissão parcial ou síndromes sublimiares associadas a incapacidades e provavelmente estavam recebendo tratamento apropriado.[24]

Adequação do tratamento

Os respondentes que receberam tratamento minimamente adequado de acordo com as diretrizes baseadas em evidências foram identificados.[25-27] Tratamento minimamente adequado foi definido como receber farmacoterapia (1 mês ou mais de uma medicação, mais quatro ou mais consultas com qualquer tipo de médico) ou psicoterapia (oito ou mais consultas com qualquer profissional). A decisão de ter quatro ou mais consultas com médico para farmacoterapia foi baseada no fato de que, para avaliação, início e monitoramento da medicação, geralmente são recomendadas quatro ou mais consultas durante as fases aguda e de continuação do tratamento.[25-27] Pele menos oito sessões foram necessárias para psicoterapia, pois os ensaios clínicos que mostram eficácia geralmente incluíam oito ou mais consultas.[25-27] Qualquer respondente em tratamento contínuo foi considerado como tendo cumprido essa definição.

Devido aos números insuficientes, apenas dados de 14 países foram apresentados (Tabela 17-5). As proporções de respondentes que usam serviços e que receberam tratamentos que atendiam à definição para adequação mínima variaram entre 10,4 (Nigéria) e 42,3% (França). Países de renda mais baixa geralmente apresentaram proporções menores, embora a proporção pequena observada nos Estados Unidos (18,1%) fosse uma exceção importante. As relações entre a gravidade do transtorno e a probabilidade de receber tratamento minimamente adequado foram significativas em apenas cinco países. Mais uma vez, houve proporções mínimas de casos graves usando serviços e que não recebiam tratamento minimamente adequado e de aparentes não casos utilizando serviços e que recebiam.

▶ Carga de transtornos mentais comuns

Indicadores usados nos inquéritos da WMH

Entre as variáveis pessoais importantes, dois desfechos foram centrais para os inquéritos da WMH: obtenção de educação e papel ocupacional (*role functioning*). Esses indicadores podem oferecer *insight* sobre as potenciais conquistas pessoais e a produtividade e o grau de realização do indivíduo. Para avaliar a obtenção de educação, perguntou-se aos respondentes quantos anos de educação haviam concluído. Como os países variavam em idade de início da educação e duração de cada estágio de estudo, o estágio de educação foi padronizado no país por anos de educação. Presumiu-se uma progressão acadêmica organizada, e quatro marcos educacionais foram definidos, da seguinte forma: término do ensino fundamental após oito anos de educação, término do ensino médio após 12 anos de educação, entrada no ensino superior após 13 anos de educação e graduação do ensino superior (como nível universitário ou outros níveis superiores de ensino após o ensino médio) após um total de 16 anos de educação. A padronização desses estágios educacionais foi feita para todos os países estudados (níveis de renda superior, médio e inferior) com ajuda de pesquisadores dos países participantes.

Como uma aproximação ao impacto dos transtornos mentais comuns sobre a produtividade e a função, os inquéritos da WMH avaliaram, entre outros desfechos, o número de dias que cada respondente ficou fora de seu papel principal devido à doença nos últimos 30 dias anteriores à entrevista. Uma versão modificada do Disability Assessment Schedule[28] (Programa de Avaliação da Deficiência) da ONU foi usada para perguntar aos respondentes o número de dias, nos 30 dias anteriores à entrevista (ou seja, começando no dia anterior à entrevista e voltando 30 dias) que estiveram totalmente incapazes de trabalhar ou de realizar suas atividades normais por causa de problemas com saúde física, saúde mental ou uso de álcool ou medicamentos. Além disso, perguntas sobre "deficiência parcial" questionavam sobre o número de dias em que os respondentes precisaram (1) reduzir o que costumavam fazer (daqui em diante chamado "dias de redução"), (2) diminuir a qualidade do que faziam e (3) fazer um esforço extremo para ter o desempenho habitual. A deficiência parcial foi expressa em equivalentes a dias inteiros para permitir a variação no número de horas de deficiência por dia. A boa concordância desses relatórios foi documentada com registros de folha de pagamento de pessoas empregadas[29] e com relatos em agendas diárias prospectivas.[30]

Impacto dos transtornos mentais precoces na conquista da educação

A educação é um bem básico para que os indivíduos tenham uma vida produtiva e saudável.

O término prematuro da educação coloca os indivíduos em claro risco de menor produtividade, saúde e autorrealização durante a vida adulta.[31] Os dados da WMH que avaliaram a prevalência durante toda a vida de transtornos mentais e dataram a idade do início de cada transtorno foram analisados para examinar de maneira retrospectiva as associações relatadas entre os transtornos que tivessem início em idades mais precoces do que a idade da conclusão da educação e o subsequente término precoce da educação. Os resultados sugerem que os transtornos mentais precoces estão associados a chances significativamente elevadas de interrupção prematura da educação (Tabela 17-6).

As associações (razões de chances [RCs] e intervalos de confiança [ICs] de 95%) de transtornos mentais com interrupção precoce da educação são mais fortes e mais consistentes durante o ensino médio em países de renda média superior e alta. Particularmente, nos países de renda média superior, transtornos do humor (RC: 1,5; IC 95%, 1,2-2) e do comportamento disruptivo (RC: 1,3; IC 95%, 1-1,6) estão significativamente associados à interrupção do ensino médio, mas, é interessante observar, os transtornos de abuso de substâncias não estão. Não foi observado aumento estável no risco de interrupção do ensino médio com o aumento da comorbidade nesses países. Nos países de alta renda, as quatro categorias de transtorno estão significativamente associadas à interrupção do ensino médio, com a magnitude da associação menor para transtornos de ansiedade (RC: 1,3) e maior para transtorno de abuso de substâncias (RC: 2,8).

Apresentar apenas um transtorno está associado a uma probabilidade maior de interrupção nesse grupo de países, e a probabilidade de interrupção aumenta com os maiores números de transtornos comórbidos. A associação do transtorno com a interrupção foi observada apenas entre aqueles com níveis relativamente altos de comorbidade, sugerindo que pode haver interações sinérgicas entre os transtornos que ocorrem simultaneamente. Nos países de renda baixa e média inferior, nenhuma das categorias de transtorno está individualmente associada com a interrupção do ensino médio, mas a interrupção é mais comum entre aqueles com dois ou mais transtornos, mais uma vez sugerindo interações sinérgicas entre os transtornos. Para os marcos educacionais após o ensino médio, a entrada e graduação no ensino superior, houve associações maiores de transtornos mentais com a interrupção precoce da educação nos países de alta renda do que nos dois outros grupos de países. Nos países de alta renda, os transtornos de abuso de substâncias estão associados à interrupção precoce em dois desses marcos, com RCs de 1,4 em ambos, e os transtornos do comportamento disruptivo estão associados apenas à interrupção do ensino superior antes da graduação (RC: 1,4; IC 95%, 1,2-1,7); o aumento da comorbidade está associado à maior probabilidade de interrupção. Esse padrão não é observado nos outros grupos de países.

Nos países de renda baixa e média inferior, apenas duas das associações são estatisticamente significativas e ambas são negativas, indicando que as pessoas com esses transtornos (de ansiedade e substância) apresentam menor probabilidade de interromper sua educação pós-ensino médio do que as pessoas que não apresentam esses transtornos. Nos países de renda média superior, nenhuma das associações atinge significância estatística para qualquer dos marcos educacionais pós-ensino médio, sugerindo que, entre aqueles que atingem esse nível de conquista educacional, os transtornos mentais não são determinantes importantes da progressão acadêmica. É surpreendente que, nessa grande amostra, não houvesse elevação estatisticamente significativa da interrupção precoce da educação associada aos altos níveis de comorbidade, ou seja, três ou mais transtornos mentais, em países de renda baixa e média inferior ou em países de renda média superior.

O padrão geral mostrou que a alteração percentual de pessoas que falham em marcos educacionais atribuível a transtornos mentais anteriores foi geralmente maior nos países desenvolvidos do que nos países em desenvolvimento. Entre todos os marcos educacionais, a alteração de probabilidade entre aqueles com transtornos mentais e aqueles sem transtorno foi maior para o estágio de conclusão do ensino médio, nos países desenvolvidos e em desenvolvimento.

Limitação da participação associada aos transtornos mentais

Estudos anteriores sugeriram que uma proporção substancial do custo social total dos transtornos mentais deve-se às perdas de produtividade (incluindo absenteísmo no trabalho, baixo desempenho quando no trabalho e aposentadoria precoce) causadas pelos transtornos mentais.[32,33] Os resultados da WMH são consistentes com essas alegações.

A Tabela 17-7 mostra as associações entre os transtornos físicos e mentais comuns e os dias totalmente fora de participação (do inglês *out of role*) nos inquéritos da WMH. Embora, como observado antes, as informações sobre os dias fora de

Tabela 17-5 Porcentagens que recebem tratamento minimamente adequado entre os respondentes que utilizam serviços nos inquéritos da WMH[1]

	Qualquer gravidade			Grave			Moderado			Leve			Nenhum transtorno mental em 12 meses			Teste da diferença de probabilidade de tratamento por gravidade X^2 (valor p) (1, 2 ou 3 df)[5]
	n	%[2]	SE	n	%[3]	SE	n	%[3]	SE	n	%[3]	SE	n	%[3]	SE	
I. Países de renda baixa e média baixa																
Colômbia	33	14,7	3,4	11	23,1	8,5	7	21,7	10,5	3	6,3	4,6	12	10,1	3,5	4,7 (0,20)
Nigéria	1	10,4	9,8	0	–[4]	–[4]	0	–[4]	–[4]	0	12,4	11,8	1	12,4	11,8	–
RPC: Pequim/Xangai	19	24,1	7,0	0	–[4]	–[4]	3	–[4]	–[4]	2	20,1	5,9	14	20,1	5,9	0,8 (0,36)
II. Países de renda média superior																
Líbano	18	24,5	7,1	5	24,0	6,2	3	24,0	6,2	3	24,8	10,7	7	24,8	10,7	0,0 (0,95)
México	42	15,2	2,7	8	11,3	4,5	13	28,6	6,3	6	19,8	5,8	15	11,3	4,0	10,5* (0,014)
III. Países de alta renda																
Bélgica	78	33,6	5,2	23	42,5	8,5	12	35,5	12,6	5	–[4]	–[4]	38	29,4	6,2	1,7 (0,63)
França	113	42,3	5,4	29	57,9	8,5	28	36,5	6,6	15	41,5	9,7	41	40,2	8,3	3,4 (0,34)
Alemanha	91	42,0	6,1	21	67,3	10,7	21	53,3	8,4	14	–[4]	–[4]	35	35,4	8,8	6,1 (0,11)
Israel	148	35,1	2,5	28	34,4	5,4	21	40,3	6,8	6	–[4]	–[4]	93	34,3	3,1	0,7 (0,87)
Itália	45	33,0	5,1	12	–[4]	–[4]	11	35,7	9,4	6	–[4]	–[4]	16	29,9	7,4	3,5 (0,32)
Japão	35	31,8	6,8	6	–[4]	–[4]	6	–[4]	–[4]	5	27,9	7,0	18	27,9	7,0	4,4* (0,037)
Holanda	98	34,4	5,0	37	65,7	9,2	19	34,1	10,2	10	–[4]	–[4]	32	21,9	5,2	23,2* (<0,001)
Espanha	152	37,3	3,3	41	47,5	7,5	37	43,6	5,6	20	44,8	9,9	54	30,1	4,4	8,5* (0,037)

| Estados Unidos | 302 | 18,1 | 1,1 | 160 | 41,8 | 3,2 | 101 | 24,8 | 2,1 | 41 | 4,9 | 0,8 | - | - | 114,0* | (<0,001) |
| $X^2_{16}{}^6$ | 117,0* | (<0,001) | | 41,0* | (<0,001) | | 31,2* | (0,002) | | 25,9* | (0,011) | | 96,7* | | | (<0,001) |

SE, erro-padrão.
* Significante no nível 0,05, teste bilateral.
[1] Tratamento minimamente adequado foi definido como oito ou mais consultas a qualquer setor de serviço ou quatro ou mais consultas e pelo menos 1 mês de medicação ou estar em tratamento em andamento no momento da entrevista.
[2] Porcentagens são baseadas nas amostras inteiras da Parte 2.
[3] Porcentagens referem-se àqueles que recebem tratamento minimamente adequado entre os que se encontram em tratamento em cada nível de gravidade.
[4] Porcentagens não relatadas se o número de casos com qualquer tratamento em um nível de gravidade for >30.
[5] O teste não foi realizado na Nigéria porque havia apenas 1 caso (não ponderado) com tratamento adequado. Testes de qui-quadrado com 1 grau de liberdade foram realizados no Líbano, Japão e República Popular da China, onde uma combinação de graves e moderados foi comparada à categoria combinada de leves e nenhum transtorno. O teste com dois graus de liberdade foi realizado nos Estados Unidos, onde as categorias leve e nenhum transtorno foram condensadas. Testes de três graus de liberdade foram realizados em todos os outros países.
[6] $X^2\backslash 3$ vem de um modelo que prediz o tratamento minimamente adequado entre respondentes em cada nível de gravidade que usaram qualquer serviço em 12 meses.
(Adaptada, com permissão, de Wang et al, Mental Health Service, 2010, Tabela 6.20, pp. 158-159.)

Tabela 17-6 Transtornos mentais como preditores da não conclusão dos quatro marcos educacionais por nível de renda do país

Nível de renda	Não conclusão do ensino fundamental			Não conclusão do ensino médio			Não entrada no ensino superior			Não conclusão do ensino superior		
	RC	(IC 95%)	χ^2	RC	(IC 95%)	χ^2	RC	(IC 95%)	χ^2	RC	(IC 95%)	χ^2
I. Países de renda baixa e média baixa												
Transtornos do humor	1,5	(0,4-6,2)	0,3	0,9	(0,5-1,4)	0,4	0,7	(0,5-1,2)	1,3	0,9	(0,6-1,4)	0,11
Transtornos de ansiedade	0,9	(0,6-1,5)	0,1	1,0	(0,8-1,2)	0,0	0,6*	(0,4-0,9)	6,9	0,9	(0,7-1,3)	0,4
Transtorno de comportamento disruptivo	1,7*	(1,0-3,1)	3,8	1,2	(1,0-1,5)	3,5	1,0	(0,7-1,3)	0,1	0,9	(0,6-1,1)	1,0
Transtorno de substância	2,0	(0,7-6,1)	1,5	1,7	(1,0-3,1)	3,5	0,5*	(0,3-0,9)	5,4	1,1	(0,7-1,9)	0,2
Qualquer 1 transtorno	1,1	(0,8-1,4)	0,5	1,0	(0,8-1,1)	0,3	1,0	(0,8-1,2)	0,1	1,1	(0,9-1,3)	0,5
Quaisquer 2 transtornos	1,2	(0,7-2,1)	0,3	1,4*	(1,0-1,9)	3,9	0,9	(0,6-1,4)	0,2	0,9	(0,7-1,3)	0,4
3+ transtornos	0,1*	(0,0-0,6)	7,3	1,5	(1,0-2,4)	3,1	1,1	(0,6-1,8)	0,1	1,0	(0,6-1,7)	0,0
II. Países de renda média superior												
Transtornos do humor	1,5	(0,9-2,6)	2,8	1,5*	(1,2-2,0)	9,1	1,0	(0,7-1,6)	0,0	1,0	(0,6-1,7)	0,0
Transtornos de ansiedade	1,0	(0,8-1,2)	0,1	1,2	(1,0-1,4)	3,6	1,2	(0,8-1,6)	0,8	1,0	(0,7-1,5)	0,0
Transtorno de comportamento disruptivo	1,1	(0,8-1,5)	0,3	1,3*	(1,0-1,6)	5,2	1,1	(0,7-1,6)	0,1	1,3	(0,8-2,0)	1,0
Transtorno de substância	1,7	(0,6-4,4)	1,1	1,2	(0,9-1,7)	1,4	1,0	(0,7-1,5)	0,0	1,1	(0,7-1,6)	0,2
Qualquer 1 transtorno	1,0	(0,8-1,2)	0,0	1,0	(0,9-1,1)	0,3	1,0	(0,8-1,2)	0,0	1,3	(1,0-1,7)	2,6
Quaisquer 2 transtornos	1,2	(0,8-1,6)	0,8	1,1	(0,9-1,3)	0,5	1,0	(0,7-1,4)	0,0	1,3	(0,9-1,9)	2,3
3+ transtornos	1,8*	(1,1-3,0)	6,2	1,8*	(1,3-2,5)	13,8	1,4	(0,9-2,4)	2,0	1,1	(0,6-2,2)	0,1
III. Países de alta renda												
Transtornos do humor	2,0*	(1,3-3,1)	11,2	1,5*	(1,3-1,7)	25,4	1,0	(0,9-1,2)	0,1	1,1	(1,0-1,3)	1,7

DOENÇA MENTAL GLOBAL: A PERSPECTIVA DOS INQUÉRITOS...   CAPÍTULO 17   449

	RC	IC		RC	IC		RC	IC		RC	IC	
Transtornos de ansiedade	1,0	(0,8-1,3)	0,1	1,3*	(1,2-1,4)	26,1	1,1	(0,9-1,2)	0,8	1,1	(1,0-1,3)	3,4
Transtorno de comportamento disruptivo	1,2	(0,8-1,8)	0,6	1,8*	(1,5-2,1)	39,6	1,1	(0,9-1,3)	0,5	1,4*	(1,2-1,7)	16,9
Transtorno de substância	12,8*	(5,5-29,7)	35,5	2,8*	(2,3-3,3)	134,8	1,4*	(1,2-1,6)	17,3	1,4*	(1,2-1,6)	17,4
Qualquer 1 transtorno	0,9	(0,7-1,1)	1,1	1,2*	(1,1-1,3)	12,8	1,1	(1,0-1,2)	3,5	1,0	(0,9-1,2)	0,4
Quaisquer 2 transtornos	1,2	(0,8-1,8)	0,6	1,6*	(1,4-1,8)	45,6	1,0	(0,9-1,2)	0,0	1,2*	(1,0-1,4)	6,0
3+ transtornos	1,6	(1,0-2,5)	3,4	2,2*	(1,9-2,6)	115,6	1,2*	(1,1-1,4)	7,2	1,3*	(1,1-1,5)	10,3

IC, intervalo de confiança.
RC, razão de chances.
* Significante no nível 0,05
Adaptada, com permissão, de: Lee S et al. B J Psych 2009;411-417 Tabela 2, pp 414.

Tabela 17-7 Dias totalmente fora de participação devido a transtornos mentais e físicos comuns. Dias adicionais fora de participação ("efeitos de nível individual") e proporções de risco atribuíveis à população ("efeitos sociais") por nível de renda do país: os inquéritos da WMH

	Nível de renda															
	Todos os países				Baixa e média baixa				Média superior				Alta			
	Dias adicionais		PRAP		Dias adicionais		PRAP		Dias adicionais		PRAP		Dias adicionais		PRAP	
	Média	(SE)	%	(SE)	Média	(SE)	%	(SE)	Média	(SE)	%	(SE)	Média	(SE)	%	(SE)
I. Transtornos mentais																
Abuso de álcool	1,9	(3,2)	0,3	(0,5)	-2,8	(7,2)	-0,5	(1,3)	8,2	(5,0)	1,9	(1,2)	-0,3	(4,5)	0,0	(0,6)
Transtorno bipolar	17,3	(4,9)	1,4	(0,4)	36,5	(15,0)	1,6	(0,7)	23,2	(9,6)	1,7	(0,7)	9,6	(5,8)	1,0	(0,6)
Abuso de droga	2,5	(4,0)	0,1	(0,2)	14,7	(13,9)	0,3	(0,3)	3,9	(12,2)	0,2	(0,6)	1,2	(5,5)	0,1	(0,3)
Ansiedade generalizada	7,7	(3,6)	1,0	(0,5)	13,5	(9,1)	1,4	(1,0)	24,6	(8,4)	3,4	(1,1)	7,6	(4,9)	1,2	(0,7)
Transtorno depressivo importante	9,0	(2,5)	5,1	(1,4)	13,1	(5,0)	8,1	(3,1)	14,7	(4,1)	9,7	(2,5)	4,1	(3,2)	2,2	(1,7)
Pânico e/ou agorafobia	14,3	(3,5)	2,6	(0,6)	24,3	(12,9)	3,3	(1,8)	17,7	(5,5)	4,9	(1,4)	11,7	(4,1)	2,2	(0,8)
Estresse pós-traumático	15,2	(3,5)	2,2	(0,5)	15,3	(11,3)	1,2	(0,9)	-1,1	(9,5)	-0,1	(1,0)	16,2	(4,0)	3,1	(0,8)
Fobia social	7,3	(2,8)	1,7	(0,6)	5,7	(10,0)	0,6	(1,1)	9,0	(8,4)	1,9	(1,9)	7,5	(2,9)	2,2	(0,9)
Fobia específica	3,9	(2,5)	1,8	(1,2)	-6,6	(5,2)	-2,6	(2,1)	4,2	(4,7)	2,2	(2,3)	6,7	(3,3)	3,4	(1,6)
II. Distúrbios físicos																
Artrite	2,7	(1,8)	2,7	(1,8)	6,1	(4,4)	6,5	(5,0)	0,8	(5,0)	0,9	(5,6)	1,8	(2,4)	1,7	(2,3)
Câncer	5,5	(3,5)	0,7	(0,5)	19,4	(17,9)	0,7	(0,7)	-4,2	(12,9)	-0,3	(0,9)	6,9	(3,6)	1,4	(0,7)
Cardiovascular	5,7	(2,1)	6,3	(2,3)	2,7	(6,7)	2,5	(6,2)	1,0	(3,6)	1,7	(6,0)	7,3	(2,7)	7,6	(2,8)

Dor crônica	14,3	(1,5)	21,5	(2,3)	0,9	(3,1)	1,6	(5,5)	11,0	(2,5)	21,8	(5,2)	19,6	(2,1)	25,7	(2,9)
Diabetes	8,6	(2,8)	2,3	(0,7)	4,0	(6,4)	0,8	(1,2)	0,5	(5,6)	0,2	(2,2)	9,6	(3,8)	2,6	(1,0)
Digestivo	7,6	(3,0)	1,8	(0,7)	-4,3	(4,8)	-1,5	(1,8)	-0,4	(4,0)	-0,2	(1,5)	16,6	(4,8)	2,6	(0,7)
Dor de cabeça/ enxaqueca	7,1	(1,5)	6,9	(1,5)	10,4	(3,6)	11,7	(3,8)	6,5	(3,3)	10,7	(5,5)	4,5	(2,1)	3,3	(1,5)
Insônia	7,9	(2,7)	3,0	(1,0)	5,7	(5,3)	2,2	(2,1)	4,6	(5,4)	2,0	(2,2)	9,4	(3,2)	3,5	(1,2)
Neurológico	17,4	(5,8)	1,5	(0,5)	33,7	(23,0)	2,5	(1,6)	18,6	(7,0)	2,4	(0,9)	15,3	(7,4)	1,2	(0,6)
Respiratório	2,6	(1,3)	2,9	(1,4)	10,7	(3,0)	9,2	(2,9)	-1,1	(2,6)	-1,2	(2,7)	0,9	(1,4)	1,1	(1,7)
Todos os mentais	11,9	(1,4)	16,5	(1,8)	10,5	(3,1)	13,7	(4,3)	12,8	(2,3)	20,7	(3,1)	11,3	(1,7)	16,0	(2,2)
Todos os físicos	14,1	(0,8)	47,6	(2,7)	12,6	(3,1)	42,7	(8,3)	9,3	(1,9)	39,9	(7,9)	16,3	(1,0)	52,7	(3,4)
Todos os transtornos	16,5	(0,7)	62,2	(2,1)	15,3	(1,9)	58,1	(5,7)	12,5	(1,7)	59,2	(7,2)	18,4	(0,8)	66,6	(2,6)

PRAP, proporção de risco atribuível à população; SE, erro-padrão.
(Adaptada, com permissão, de Alonso J, et al. Mol Psychiatr 2011;16:1359-4184/11. Tabela 5, p. 1242.)

participação tenham sido obtidas para os 30 dias anteriores à entrevista, as estimativas são para um ano inteiro para cada transtorno. Dois indicadores são usados: dias adicionais ou "efeitos em nível individual" e proporções de risco atribuíveis à população (PRAPs, consideradas "efeitos sociais"). Todas as estimativas foram ajustadas para idade, sexo, estado civil e emprego, assim como o número e o tipo de transtornos comórbidos. Os dias adicionais são estimados para indivíduos com um transtorno em particular, levando em consideração todos os outros transtornos coexistentes, assim como o número total de transtornos comórbidos, quando comparados a um indivíduo hipotético com o mesmo padrão de morbidade, exceto pelo transtorno de interesse. A estimativa é o número adicional de dias totalmente fora de participação devido a um transtorno em particular e é considerada seu efeito em "nível individual." Os coeficientes de nível individual não levam em consideração o quanto os transtornos preditores são comuns na população e, assim, só podem ser usados para descrever a importância relativa dos transtornos preditores do ponto de vista do indivíduo.

As PRAPs foram usadas para avaliar os efeitos esperados da prevenção ou do sucesso do tratamento de 1 ou mais dos transtornos mentais incluídos como preditores nas equações de regressão. Para obter as PRAPs, os efeitos em nível individual estimados para um transtorno em particular foram multiplicados por sua prevalência. A PRAP pode ser interpretada como a proporção de todos os dias fora de participação na população em geral que seriam evitados se os efeitos de um determinado transtorno em dias totalmente fora de participação fossem evitados.

Os transtornos mentais estão associados a um maior nível de incapacidade medido pelos dias adicionais totalmente fora de participação (mais de 40 para transtorno do pânico, TEPT e transtornos bipolares). As correlações de classificação de efeitos individuais das condições foram baixas em todos os tipos de países (de 0,12 a 0,26). As interações foram consideradas subaditivas para a maioria dos transtornos nos três grupos de renda (ou seja, o aumento incremental em dias fora de participação é menor quando um transtorno ocorre de maneira comórbida em comparação a quando o mesmo transtorno ocorre isolado). Isso pode implicar que, para prevenir a incapacidade com maior efetividade, o maior número de transtornos coexistentes deve ser abordado junto. Abordar apenas um transtorno produzirá um desfecho menos efetivo.[34]

Além dos dias de funcionamento totalmente limitado por causa da saúde, os respondentes tiveram dias em que sua saúde afetava parcialmente seu funcionamento. O número de dias adicionais de incapacidade variou por tipo de transtorno, mas estava na faixa de 2,30 a 4,19 para transtornos físicos (mediana: 3,09 dias) e na faixa de 2,32 a 5,26 para transtornos mentais (mediana: 4,04 dias). Respondentes com TEPT (5,26 dias), TAG (4,52 dias) e transtorno bipolar (4,22 dias) relataram o maior número de dias de incapacidade parcial. Geralmente, respondentes com transtornos mentais relataram, de maneira sistemática, 15 a 28% mais dias de incapacidade parcial do que os respondentes com transtornos físicos.

Outros efeitos adversos dos transtornos mentais

Os resultados relatados aqui sobre efeitos adversos dos transtornos mentais sobre a conquista educacional e dias fora de participação são meramente ilustrativos de uma variedade muito maior de efeitos adversos dos transtornos mentais sobre a incumbência da participação (p. ex., emprego, estabilidade no casamento), desempenho da participação (p. ex., qualidade do casamento, qualidade do desempenho no trabalho) e morbidade (problemas de saúde física causados ou exacerbados por transtornos mentais preexistentes). Muitos desses outros efeitos adversos foram investigados nos inquéritos da WMH e são discutidos em profundidade em outros locais.[35]

IMPLICAÇÕES E PESQUISAS FUTURAS

Os dados da WMH revisados neste capítulo documentam que os transtornos mentais ocorrem comumente na população em geral e costumam estar associados a custos sociais adversos significativos. Ainda assim, apenas uma pequena minoria de pessoas com transtornos mentais mesmo gravemente incapacitantes recebem tratamento na maioria dos países e menos ainda recebem tratamento adequado. Essa situação precisa mudar.

Evidências indicam que algumas das cargas dos transtornos mentais podem ser revertidas com melhores práticas de tratamento. Uma implicação dos resultados do inquérito da WMH com relação aos efeitos adversos dos transtornos mentais é que uma expansão do tratamento pode ser uma oportunidade de investimento em capital humano, do ponto de vista do empregador ou da sociedade. As análises da WMH em andamento continuarão a refinar as análises naturalísticas dos efeitos adversos dos transtornos mentais, em um esforço para visar as intervenções experimentais que possam demonstrar o valor do tratamento expandido para tratar a enorme carga global dos transtornos mentais.

RESUMO

Este capítulo apresenta uma visão geral das evidências sobre a epidemiologia descritiva dos transtornos mentais dos Inquéritos da World Mental Health (WMH) da Organização Mundial de Saúde (OMS). A WMH é a maior série internacional de inquéritos epidemiológicos de transtornos mentais realizada até hoje, com mais de 150 mil respondentes avaliados em 28 países. Os inquéritos da WMH avaliam a prevalência, as correlações e a carga de uma grande variedade de transtornos mentais, juntamente com informações sobre padrões de tratamento para esses transtornos. Neste capítulo foram revisados os dados da WMH sobre prevalência, tratamento e consequências adversas das quatro classes amplas de transtornos avaliadas nos inquéritos da WMH: transtornos de ansiedade, transtornos de humor, transtornos de comportamento e transtornos de substâncias. Os resultados documentam que esses transtornos ocorrem comumente e têm muitas consequências adversas para pessoas que os apresentam, no mundo todo. Os dados da WMH também mostram que apenas uma minoria das pessoas que apresenta esses transtornos recebe tratamento e que a qualidade do tratamento costuma ser baixa. Isso é especialmente verdadeiro em países de renda mais baixa e entre pessoas em segmentos desfavorecidos da sociedade. As enormes cargas sociais dos transtornos mentais, não apenas para os indivíduos que apresentam esses transtornos, mas também para suas famílias e comunidades, tornam criticamente importante a expansão do tratamento de alta qualidade.

QUESTÕES DE ESTUDO

1. Como você descreveria (indicadores, fontes de informação) a carga de transtornos mentais em uma determinada região (p. ex., seu país)?

2. Escolha um aspecto de saúde mental (frequência, impacto ou atenção) e estenda-se sobre suas causas e as possíveis ações corretivas.

3. Identifique e discuta algumas causas genéricas da variação internacional da prevalência dos transtornos mentais.

AGRADECIMENTOS

Este capítulo foi preparado com apoio da Iniciativa de Inquéritos da World Mental Health (WMH) da Organização Mundial de Saúde. A relação completa das publicações da WMH pode ser encontrada em http://www.hcp.med.harvard.edu/wmh. As atividades centrais da WMH são apoiadas pelo Instituto Nacional de Saúde Mental (R01 MH070884), a Fundação John D. and Catherine T. MacArthur, a Fundação Pfizer, o Serviço de Saúde Pública dos EUA (R13-MH066849, R01-MH069864 e R01 DA016558), o Fogarty International Center (FIRCA R03-TW006481), a Organização Pan-Americana de Saúde, Eli Lilly and Company, Ortho-McNeil Pharmaceutical, Inc., GlaxoSmithKline e Bristol-Myers Squibb. A Iniciativa Chinesa do Inquéritos da Worlds Mental Health é apoiada pela Fundação Pfizer. O National Study of Mental Health (NSMH) da Colômbia é apoiado pelo Ministério de Proteção Social. O projeto ESEMeD é financiado pela Comissão Europeia (Contratos QLG5-1999-01042; SANCO 2004123, EAHC 20081308), a Região de Piedmont (Itália), Fondo de Investigación Sanitaria, Instituto de Salud Carlos III, Espanha (FIS 00/0028), Ministerio de Ciencia y Tecnología, Espanha (SAF 2000-158-CE), Departament de Salut, Generalitat de talunya, Espanha, Instituto de Salud Carlos III (CIBER CB06/02/0046, RETICS RD06/0011 REM-TAP) e outras agências locais e por uma bolsa educacional irrestrita da GlaxoSmithKline. O Inquérito Nacional de Saúde de Israel é financiado pelo Ministério da Saúde com apoio do Instituto Nacional para Política de Saúde e Pesquisas dos Serviços de Saúde de Israel e pelo Instituto Nacional de Seguro de Israel. O Inquérito da World Mental Health Japan (WMHJ) é apoiado pela Bolsa para Pesquisa sobre Doenças Psiquiátricas e Neurológicas e Saúde Mental (H13-SHOGAI-023, H14-TOKUBETSU-026, H16-KOKORO-013) do Ministério de Saúde, Trabalho e Bem-Estar do Japão. O Inquérito Nacional de Saúde Mental do Líbano (LEBANON) é apoiado pelo Ministério de Saúde Pública do Líbano, a OMS (Lebanon), Fogarty

International, Act for Lebanon, doações privadas anônimas ao IDRAAC, Líbano e bolsas irrestritas da Janssen Cilag, Eli Lilly, GlaxoSmithKline, Roche e Novartis. O Mexican National Comorbidity Survey (MNCS) é apoiado pelo Instituto Nacional de Psiquiatria Ramon de la Fuente (INPRFMDIES 4280) e pelo Conselho Nacional de Ciência e Tecnologia (CONACyT-G30544- H) com apoio complementar da Organização Pan-Americana de Saúde (OPAS). Te Rau Hinengaro: The New Zealand Mental Health Survey (NZMHS) é apoiado pelo Ministério da Saúde da Nova Zelândia, Conselho Consultivo sobre Álcool e o Conselho de Pesquisas em Saúde. The Nigerian Survey of Mental Health and Wellbeing (NSMHB) é apoiado pela OMS (Genebra), a OMS (NIgéria) e o Ministério Federal de Saúde, Abuja, Nigéria. The South Africa Stress and Health Study (SASH) é apoiado pelo Instituto Nacional de Saúde Mental dos EUA (R01--MH059575) e pelo Instituto Nacional de Abuso de Drogas com financiamento complementar do Departamento Sul-Africano de Saúde e da Universidade de Michigan. O estudo Ukraine Comorbid Mental Disorders during Periods of Social Disruption (CMDPSD) é financiado pelo Instituto Nacional de Saúde Mental dos EUA (RO1-MH61905). O National Comorbidity Survey Replication (NCS--R) dos EUA é apoiado pelo Instituto Nacional de Saúde Mental (NIMH; U01-MH60220) com apoio complementar do National Institute of Drug Abuse (NIDA – Instituto Nacional de Abuso de Drogas), a Substance Abuse and Mental Health Services Administration (SAMHSA – Administração de Serviços de Saúde Mental e Abuso de Substância), a Fundação Robert Wood Johnson (RWJF; Bolsa 044708) e o Fundo John W. Alden.

REFERÊNCIAS

1. Ormel J, Petukhova M, Chatterji S, et al. Disability and treatment of specific mental and physical disorders across the world. Br J Psychiatry 2008;192:368–375.
2. Druss BG, Marcus SC, Olfson M, Pincus HA. The most expensive medical conditions in America. Health Aff (Millwood) 2002;21(4):105–111.
3. Kessler RC, Ustun TB. The WHO World Mental Health Surveys: Global Perspectives on the Epidemiology of Mental Disorders. New York: Cambridge University Press, 2008.
4. Kessler RC, Ustun TB. The World Mental Health (WMH) Survey Initiative Version of the World Health Organization (WHO) Composite International Diagnostic Interview (CIDI). Int J Methods Psychiatr Res 2004;13(2):93–121.
5. Haro JM, Arbabzadeh-Bouchez S, Brugha TS, et al. Concordance of the Composite International Diagnostic Interview Version 3.0 (CIDI 3.0) with standardized clinical assessments in the WHO World Mental Health surveys. Int J Methods -Psychiatr Res 2006;15(4):167–180.
6. Hambrick JP, Turk CL, Heimberg RG, Schneier FR, Liebowitz MR. Psychometric properties of disability measures among patients with social anxiety disorder. J Anxiety Disord 2004;18(6): 825–839.
7. Leon AC, Olfson M, Portera L, Farber L, Sheehan DV. Assessing psychiatric impairment in primary care with the Sheehan Disability Scale. Int J Psychiatry Med 1997;27(2):93–105.
8. Somers JM, Goldner EM, Waraich P, Hsu L. Prevalence and incidence studies of anxiety disorders: a systematic review of the literature. Can J Psychiatry 2006;51(2):100–113.
9. Waraich P, Goldner EM, Somers JM, Hsu L. Prevalence and incidence studies of mood disorders: a systematic review of the literature. Can J Psychiatry 2004;49(2):124–138.
10. Wittchen HU, Jacobi F. Size and burden of mental disorders in Europe—a critical review and appraisal of 27 studies. Eur Neuropsychopharmacol 2005;15(4):357–376.
11. Endicott J, Spitzer RL, Fleiss JL, Cohen J. The global assessment scale. A procedure for measuring overall severity of psychiatric disturbance. Arch Gen Psychiatry 1976;33(6):766–771.
12. Gureje O, Olowosegun O, Adebayo K, Stein DJ. The prevalence and profile of non-affective psychosis in the Nigerian Survey of Mental Health and Wellbeing. World Psychiatry 2010; 9(1):50–55.
13. Kessler RC, Birnbaum H, Demler O, et al. The prevalence and correlates of nonaffective psychosis in the National Comorbidity Survey Replication (NCS-R). Biol Psychiatry 2005;58(8):668–676.
14. Ochoa S, Haro JM, Torres JV, et al. What is the relative importance of self reported psychotic symptoms in epidemiological studies? Results from the ESEMeD-Catalonia Study. Schizophr Res 2008; 102(1–3):261–269.
15. McGrath JJ, Susser ES. New directions in the epidemiology of schizophrenia. Med J Aust 2009;190(4 Suppl):S7–S9.
16. Saha S, Chant D, Welham J, McGrath J. A systematic review of the prevalence of schizophrenia. PLoS Med 2005;2(5):e141.
17. Lenzenweger MF. DSM-IR personality disorders in the National Comorbidity Survey Replication. Biol Psychiatry 2007;62: 553–564.
18. Huang Y, Kotov R, de Girolamo G, et al. DSM-IV personality disorders in the WHO World Mental Health Surveys. Br J Psychiatry 2009;195(1):46–53.
19. Hasin DS, Grant BF. The co-occurrence of DSM--IV alcohol abuse in DSM-IV alcohol dependence: results of the National Epidemiologic Survey on Alcohol and Related Conditions on heterogeneity that differ by population subgroup. Arch Gen Psychiatry;61(9):891–896.
20. Weissman MM, Bland RC, Canino GJ, et al. Cross--national epidemiology of major depression and bipolar disorder. JAMA 1996;276(4):293–299.

21. Chang SM, Hahm BJ, Lee JY, et al. Cross-national difference in the prevalence of depression caused by the diagnostic threshold. J Affect Disord 2008;106(1–2):159–167.
22. Simon GE, Goldberg DP, Von KM, Ustun TB. Understanding cross-national differences in depression prevalence. Psychol Med 2002;32(4):585–594.
23. Wang PS, Aguilar-Gaxiola S, Alonso J, et al. Delay and -failure in treatment seeking after first onset of mental disorders in the World Mental Health Survey Initiative. In: Ronald CK, ed. The WHO World Mental Health Surveys: Global Perspectives on the Epidemiology of Mental Disorders. New York: Cambridge University Press, 2008: 522–533.
24. Druss BG, Wang PS, Sampson NA, et al. Understanding mental health treatment in persons without mental diagnoses: results from the National Comorbidity Survey Replication. Arch Gen Psychiatry 2007;64(10):1196–1203.
25. Agency for Health Care Policy and Research (AHCPR). Depression Guideline Panel: Vol 2, Treatment of Major Depression, Clinical Practice Guideline, No. 5. Rockville, MD: Department of Health and Human Services, Public Health Service, Agency for Health Care Policy and Research; 1993.
26. Lehman AF, Steinwachs DM. Translating research into practice: the Schizophrenia Patient Outcomes Research Team (PORT) treatment recommendations. Schizophr Bull 1998;24(1):1–10.
27. American Psychiatric Association. Practice Guidelines for Treatment of Psychiatric Disorders: Compendium 2006. Arlington, VA: American Psychiatric Association Press, 2006.
28. Von Korff M, Crane PK, Alonso J, et al. Modified WHODAS-II provides valid measure of global disability but filter items increased skewness. J Clin Epidemiol 2008;61(11):1132–1143.
29. Kessler RC, Ormel J, Demler O, Stang PE. Comorbid mental disorders account for the role impairment of commonly occurring chronic physical disorders: results from the National Comorbidity Survey. J Occup Environ Med 2003;45(12): 1257–1266.
30. Gureje O. The pattern and nature of mental-physical comorbidity: specific or general? In: Von Korff MR, Scott KM, Gureje O, eds. Global Perspectives on Mental-Physical Comorbidity in the WHO World Mental Health Surveys. Cambridge, MA: Cambridge University Press, 2009: 51–83.
31. Lee S, Tsang A, Breslau J, et al. Mental disorders and termination of education in high-income and low- and middle-income countries: epidemiological study. Br J Psychiatry 2009;194(5): 411–417.
32. Kawakami N, Abdulghani EA, Alonso A, et al. Early-life mental disorders and adult household income in the WHO World Mental Health Surveys. Biol Psychiatry 2012;72(3):228–237.
33. Gustavsson A, Svensson M, Jacobi F, et al. Cost of disorders of the brain in Europe 2010. Eur Neuropsychopharmacol 2011; 21(10):718–779.
34. Alonso J, Petukhova M, Vilagut G, et al. Days out of role due to common physical and mental conditions: results from the WHO World Mental Health surveys. Mol Psychiatry 2011;16(12):1234–1246.
35. Alonso J, Chatterji S, He Y, (eds). The Burdens of Mental Disorders in the WHO World Mental Health Surveys. Vol 4. New York: Cambridge University Press, 2012.

18
Comunicações, *marketing* social e tecnologias emergentes em comunicação na saúde global

Gary Snider

OBJETIVOS DE APRENDIZADO

- Compreender como as pesquisas e campanhas de comunicações em saúde geram impacto no bem-estar dos indivíduos e das comunidades, globalmente
- Descrever o papel da mídia de notícias, mídia social, membros de confiança da comunidade, comunicação participativa e "eduentretenimento*" na promoção e educação em saúde
- Definir as barreiras comuns às pesquisas e aos serviços de comunicações em saúde, particularmente em países em desenvolvimento e com as populações de minorias carentes no mundo inteiro
- Explicar os princípios do marketing social para oferecer as informações e os serviços de saúde e mudar comportamentos
- Mostrar como os telefones celulares e outras tecnologias de comunicação de informação podem acelerar o acesso ao conhecimento, estimular inovações e melhorar a saúde

INTRODUÇÃO

Um motivador significativo para as melhorias em saúde pública no mundo todo nos últimos 40 anos foi o aumento da compreensão e do emprego de pesquisas, campanhas e tecnologias em comunicação em saúde, assim como estratégias de *marketing* social.

As pesquisas em comunicações em saúde oferecem um quadro do conhecimento, das atitudes e dos comportamentos dos indivíduos e das comunidades. As campanhas de comunicação em saúde e *marketing* social utilizam múltiplos canais para aumentar a conscientização e oferecer mensagens culturalmente apropriadas sobre doenças, condições ambientais, nutrição, segurança, educação e vários outros assuntos. Os comunicadores devem compreender as necessidades e vontades individuais e comunitárias, bem como as pressões sociais e políticas e as forças competitivas. Então, serão capazes de informar as pessoas da comunidade de maneira que confiem. Esse processo deve ajudar a comunidade a ser mais aberta a receber a comunicação e pode motivá-la a mudar o comportamento e, finalmente, melhorar sua saúde e produtividade.

As intervenções para o avanço da saúde global concentraram-se, basicamente, em esforços clínicos e de pesquisas, mas isso vem mudando nas últimas três décadas. Uma importante peça que faltava no quebra-cabeça de prevenção-tratamento foi o uso estratégico de ferramentas de comunicação em saúde e *marketing* que podem reforçar as comunidades com o conhecimento, a motivação e o incentivo para melhorar seu ambiente e bem-estar e, em retorno, seu potencial social e econômico e sua sustentabilidade.

Existem muitos exemplos de sucesso nas comunicações em saúde e *marketing* social para mudar comportamentos e melhorar a saúde. Os médicos de saúde global eficientes, particularmente aqueles que trabalham em países em desenvolvimento, compreendem a importância de usar as comunicações e o *marketing* em todos os estágios da mudança de comportamento. Para causar impacto em crenças e práticas consolidadas e abrir o acesso para novos conhecimentos, as comunicações e o

---

*N. de R.T. Combinação dos termos educação e entretenimento; do inglês *edutainment*.

marketing em saúde devem continuar sendo uma peça essencial das estratégias de saúde global voltadas para a comunidade.

Este capítulo explora:

- Pesquisas em comunicação em saúde e desenvolvimento de programas
- Aplicação de um processo de *marketing* social para melhorar e sustentar comportamentos mais saudáveis
- Parcerias com a mídia para promoção e informação
- Exploração das tecnologias mais recentes de comunicação para empoderar indivíduos e comunidades com novos conhecimentos de saúde e mais maneiras de ficarem conectados, compartilhar suas histórias e sustentar mudanças comportamentais positivas duradouras.

COMUNICAÇÕES E PROMOÇÃO DA SAÚDE

A eliminação ou diminuição da carga causada pelas doenças avassaladoras de hoje exige prevenção, tratamento e pesquisa clínicos agressivos, mas também a comunicação significativa com indivíduos e comunidade para promover a mudança saudável de comportamento. O comportamento humano tem uma significativa participação nas principais causas de doença, incapacidade e morte. Isoladamente ou com outras estratégias, as comunicações em saúde podem informar e influenciar os indivíduos e grupos a parar de fumar, usar contraceptivos, dormir sob telas mosquiteiro tratadas com inseticida, fortificar os alimentos que produzem com ferro, fazer uma mamografia anual, fazer suas próprias terapias de reidratação oral, filtrar sua água, manter a adesão às medicações, financiar adequadamente os programas de imunização, praticar exercícios regularmente, rebater mitos ou começar a mudar práticas culturais destrutivas há muito praticadas.

As comunicações em saúde foram definidas de várias formas, mas essencialmente são o uso de planejamento, pesquisas, estratégias, tática e avaliação em saúde para aumentar o conhecimento e motivar ações que melhorem a saúde. Combinadas com serviços de saúde adequados, avanços tecnológicos, infraestrutura necessária e políticas responsivas, podem trazer mudanças sustentadas que transformam o *status* de saúde individual, comunitário e global para melhor.

O uso inicial das comunicações em saúde contava com mensagens de sentido único como "Não polua!" ou "Não use drogas!", que falavam apenas sobre a ação que o pesquisador ou líder do programa desejava mencionar. Ao não levar em consideração o que motivava a ação relacionada, que tipo de necessidade atendia e quais pressões sociais ou econômicas o indivíduo enfrentava, as campanhas de mensagens de sentido único tinham impacto limitado. Porém, cada vez mais, os profissionais de comunicação em saúde aprenderam que, para atingir o desfecho desejado de melhor saúde, é preci-

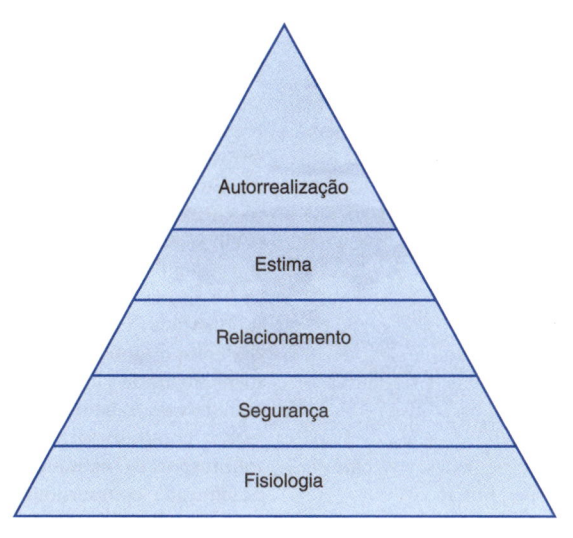

▲ **Figura 18-1** Hierarquia de necessidades de Maslow.

so empregar pesquisa e avaliação bem delineadas. A oferta e o desenvolvimento do programa devem refletir as necessidades, as vontades e os valores culturais da comunidade (em vez de uma abordagem "de cima para baixo" de pensamento ocidental). Os desenvolvedores dos programas devem explorar de maneira criativa os canais de comunicação que sejam acessados facilmente – ou que possam ser motivados – pelo público-alvo. Como os esforços de comunicação e *marketing* visam motivar um indivíduo ou grupo a tomar algum tipo de ação com base em suas necessidades e vontades, é útil entender o que pode influenciar um indivíduo em seu "ecossistema social e de saúde."

Um modelo bem-conhecido que envolve a motivação é a hierarquia de necessidades de Maslow, mostrada na Figura 18-1.[1] Maslow construiu essa teoria baseado nos comportamentos e nas necessidades individuais, descritos na forma de pirâmide. Conforme as necessidades fisiológicas básicas de alimento, água, abrigo e segurança são atendidas, os indivíduos buscar atender sucessivamente as "necessidades superiores", como os elementos sociais de amizade, família, comunidade e amor, e então podem ser motivados pela autoestima, ego, conquista e respeito de outros. No topo da pirâmide, está a necessidade de autorrealização e satisfação. Maslow defendeu isso como atingir o potencial completo do indivíduo, com a motivação não centrada em si próprio, mas compreendendo os problemas da comunidade mais ampla e ajudando a solucioná-los.

Aplicada à saúde global, a hierarquia de necessidades de Maslow pode ser particularmente útil na compreensão de onde estão as maiores necessidades do indivíduo e da comunidade e como melhor posicionar mensagens, materiais e programas naquele nível ou em um nível de aspiração mais alta, para que possam ter mais significado e relevância. Se um conjunto central da juventude aspirar tornar-se líder em sua comunidade, as comunicações e o *marketing* podem ser direcionados para sua "elevação" e reconhecimento por fazerem ações que beneficiem toda a comunidade. Poderiam ajudar a desenvolver a mensagem, divulgação e campanha e aparecer nela, o que poderia acrescentar credibilidade. Exemplos incluem sua escolha para serem testados para o vírus da imunodeficiência humana (HIV) ou participar da campanha Truth (Verdade) para o fim do tabagismo, desenhada e desenvolvida por adolescentes americanos, que descreve o motivo pelos quais optam por não fumar.

Os valores satisfeitos na autorrealização (aceitação de outras visões e tradições, falta de preconceito, uso de criatividade e espontaneidade, busca por soluções para problemas mais amplos) são paralelos às qualidades necessárias para que os profissionais em comunicação em saúde global efetivamente consigam mudar o comportamento da população-alvo e melhorar as condições de saúde. Maslow também apresentou uma visão mundial ao definir autorrealização: quando uma pessoa transcende o condicionamento social e torna-se um cidadão do mundo.

▶ Conectando as comunicações aos níveis de influências

Vários níveis de influência afetam o comportamento de um grupo ou indivíduo, e os profissionais em comunicações em saúde devem levá-los em consideração ao desenhar estratégias efetivas. Esses incluem fatores políticos individuais, interpessoais, institucionais, comunitários e públicos.[2]

As comunicações em saúde, às vezes chamadas "comunicações em mudança de comportamento," podem afetar atitudes, conhecimento, práticas, habilidades e dedicação *individuais* relacionados à mudança desejada. As informações e os programas voltados para relações *interpessoais* informais apresentam-se com famílias, colegas de trabalho, barbeiros, motoristas de ônibus, profissionais de saúde e assim por diante e podem ser efetivos porque vêm de fontes conhecidas e respeitadas. Mensagens e pedidos de ação em saúde orientados a grupos *institucionais* formais de indivíduos que pensam de forma parecida podem influenciar o comportamento. As organizações podem reforçar as informações sobre saúde e apoiar a programação para que seus membros promovam rastreamentos e expectativas de vida mais saudável. Conhecer as normas e os padrões e obter apoio de líderes *comunitários* que contam com a confiança da comunidade, idosos e grupos de pares importantes podem ser um grande passo para o avanço e a sustentação de um processo de comunicação para mudança de comportamento.

Finalmente, os esforços para causar impacto na política pública e nas visões sociais e leis podem ser realizados por meio de uma abordagem abrangente de comunicação em saúde que eduque, personalize e motive o público, a indústria e o governo a mudarem a norma e tomarem ações para o bem maior. Exemplos incluem trabalhos relacionados ao transporte e segurança pública: aumentar o uso de cintos de segurança nos Estados Unidos e reduzir o número de passageiros permitido por lei em miniônibus públicos no Quênia, ou *matatus*.

Comunicações de mudança de comportamento: teorias, modelos e estruturas

As comunicações efetivas em saúde devem começar com o uso de teorias e estruturas únicas ou múltiplas para construir, da maneira adequada, objetivos, estruturas, implementação, avaliação de impacto e sustentabilidade com vários públicos. Cada indivíduo, comunidade ou país apresenta desafios e oportunidades especiais, e o profissional em comunicações em saúde global pode combinar várias teorias para compreender e influenciar a mudança de comportamento relacionada ao(s) problema(s) enfrentado(s).

As teorias e os modelos não tomam o lugar do planejamento da qualidade e de pesquisas voltadas para a comunidade. No entanto, podem servir como base durante o estágio de formação do planejamento de iniciativas de comunicação em saúde e oferecer *insight* sobre o que pode motivar e se identificar com o público quando o programa for implementado. Também podem enfatizar alguns dos desfechos que devem ser levados em consideração ao avaliar programas ou campanhas.

Para um resumo de algumas das estruturas, teorias e modelos mais comumente usados nas comunicações em saúde, veja a Tabela 18-1.

Etapas para realizar programas efetivos de comunicação em saúde

A melhoria da saúde dos indivíduos e das comunidades por meio da comunicação começa com a compreensão das necessidades, dos pontos fortes e das percepções da população e da exploração do fato de o programa ou as mudanças comportamentais desejadas poderem ser adotados com sucesso ou não. O indivíduo, a comunidade, a organização ou o legislador/gestor concordará que os *benefícios* da mudança superam seus *custos*? Quais são as barreiras para conseguir um quadro claro das capacidades daqueles que deseja informar e influenciar? Os programas funcionaram no passado? Se não, por quê? Quais são as ferramentas ou canais disponíveis para comunicar as informações de maneira convincente e crível? Há recursos disponíveis para conscientizar, fornecer incentivos e motivar a mudança sustentável com o tempo? Quem são os indivíduos de confiança que podem ajudar a transmitir as mensagens e causar a mudança no comportamento?

Como observado na Figura 18-2, vários estágios básicos estão envolvidos no desenvolvimento de um programa de sucesso de comunicação em saúde. O processo tem um fluxo, com etapas que se sobrepõem, mas estas representam os ingredientes básicos:

- Começar com um problema percebido e a mudança que se deseja causar
- Usar pesquisas existentes ou conduzir novas pesquisas e estabelecer estratégias
- Trabalhar de perto com a comunidade no desenvolvimento e nos testes de mensagens e materiais
- Implementar o programa
- Avaliar seu impacto sobre os objetivos e sucesso
- Planejar com a comunidade para sustentar o programa e as mudanças de comportamento mais saudáveis

Campanhas estratégicas de sucesso para mudança de comportamento também são orientadas para o benefício, podem ser expandidas para escala e são custo-efetivas.

Observemos mais de perto o que precisa ser levado em consideração e feito nesses diversos estágios para que as comunicações de mudança comportamental funcionem no contexto de saúde global.

ANALISANDO PROBLEMAS, CRIANDO INTERVENÇÕES, MELHORANDO VIDAS: UMA HISTÓRIA HOPI

Pode-se tomar várias abordagens para discernir entre o problema central inicial que se deseja tratar por meio das comunicações e do *marketing social*, a implementação e avaliação do programa e a sustentação da mudança de comportamento. A abordagem que escolher dependerá de seu campo na saúde, experiência, foco da organização afiliada e familiaridade com a região/comunidade em que está trabalhando.

Como a boa comunicação conta uma boa história, coloquemos isso nos termos de uma história.

Você faz parte de uma equipe clínica que quer compreender por que os profissionais de saúde em um Serviço de Saúde em uma área rural indígena continuam tendo pacientes do sexo feminino retornando com a mesma condição de má nutrição

Tabela 18-1 Teorias de mudança de comportamento usadas nas comunicações em saúde

Nível	Teoria/modelo/ estrutura	Descrição
Individual	Modelo de estágios de mudança	Foca na prontidão do indivíduo para mudar ou tentar adotar comportamentos saudáveis. A mudança de comportamento é um processo, e não um evento, e os indivíduos estão em níveis diferentes de motivação para mudar.
	Modelo de crença em saúde	Focado em percepção de risco de adquirir uma condição de saúde; na gravidade das consequências; nos benefícios percebidos da adoção do comportamento; nas barreiras e pistas para ação que podem impedir ou estimular a mudança. Também influencia as decisões dos indivíduos: são capazes de fazer a mudança e sustentá-la? Questões demográficas e nível de conhecimento têm uma participação.
	Teoria das intenções comportamentais	Sugere que a probabilidade de o público indicado adotar um comportamento pode ser prevista pelo estudo de suas atitudes em relação aos benefícios do comportamento, além de como seus pares enxergarão seu comportamento.
Interpessoal	Teoria do aprendizado social	Explica o comportamento como uma relação "recíproca triádica" na qual questões comportamentais, fatores pessoais e comportamento interagem e influenciam uns aos outros.
Comunitário	Teoria da mobilização comunitária	Com raízes nas redes sociais, enfatiza o desenvolvimento e a participação ativa da comunidade para ajudar a identificar, planejar, implementar e resolver problemas com coordenação de médicos. A formação da capacidade e abordagem das injustiças sociais para os oprimidos são os marcos principais.
	Teoria da mudança organizacional	Envolve processos e estratégias para aumentar a probabilidade de uma organização formal adotar políticas e programas saudáveis.
	Difusões da teoria de inovação	Aborda como novas ideias, produtos e práticas sociais se disseminam em uma sociedade ou de uma sociedade para outra. Examina a inovação, os canais e as redes sociais envolvidas.
Individual, interpessoal e comunitário	Estrutura de *marketing* social	Concentra-se na aplicação de tecnologias comprovadas de *marketing* e pesquisa para desenvolvimento, execução e avaliação de programas que influenciam a mudança voluntária de comportamento para melhorar o bem-estar individual e a sociedade em que vivem. Foca nas pesquisas, no cliente e nos comportamentos que sofrem mudança, ao invés de em atitudes e conhecimento.

Fonte: Adaptada do Instituto Nacional de Câncer dos Estados Unidos.[7]

e deficiência de ferro, apesar de terem recebido instruções por escrito sobre como prevenir o problema. A conversa clínica de três minutos entre o médico treinado na Ivy League* e a mãe Hopi não oferece a qualquer das partes muita oportunidade para comunicação ou discussão sobre as questões subjacentes e barreiras para a manutenção de sua boa saúde nutricional.

Então, como pesquisador de comunicação em saúde, você sabe que é preciso pesquisar dentro da comunidade para chegar ao problema central. Descobre quem são as líderes respeitadas da comunidade e marca várias entrevistas com elas em suas casas, onde se sentem confortáveis e mais confiantes. Depois de múltiplas discussões em grupo, um tema comum surge, relacionado ao problema: é culturalmente inapropriado que uma mãe Hopi concentre-se em suas próprias necessidades nutricionais até que seus filhos e marido tenham o bastante para co-

---

* Grupo de oito universidades privadas dos Estados Unidos de grande prestígio e elevada condição acadêmica.

PROCESSO DE CAMPANHA PARA COMUNICAÇÃO EM SAÚDE

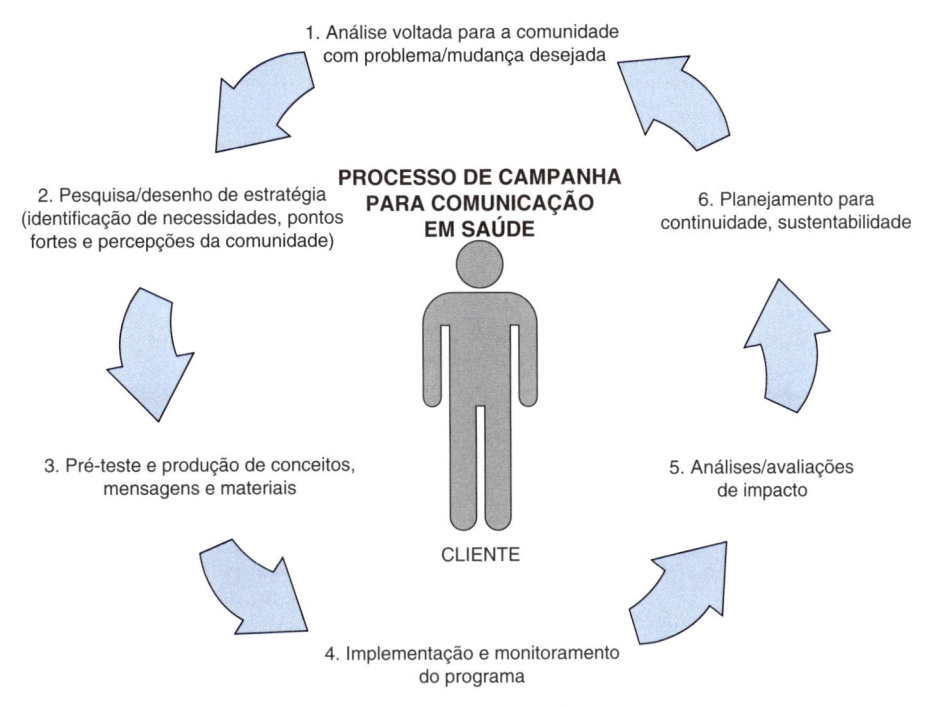

1. Análise voltada para a comunidade com problema/mudança desejada
2. Pesquisa/desenho de estratégia (identificação de necessidades, pontos fortes e percepções da comunidade)
3. Pré-teste e produção de conceitos, mensagens e materiais
4. Implementação e monitoramento do programa
5. Análises/avaliações de impacto
6. Planejamento para continuidade, sustentabilidade

CLIENTE

▲ **Figura 18-2** Processo de campanha de comunicação em saúde.

mer. Como alimentos nutritivos não são abundantes, descobre que ela com frequência fica sem qualquer alimento, pulando refeições ou não tendo acesso a frutas e verduras, depois que cuida dos outros.

Munido desse conhecimento, você começa a desenhar uma campanha de comunicação, com ajuda das mulheres, que envolva toda a família e a comunidade e que apoie a mensagem de que a saúde da mãe tem muita importância para a saúde da família e da comunidade mais ampla. A estratégia utilizará múltiplos canais – da mídia social a rádio e ao entretenimento – para informar e influenciar e envolverá curandeiros tradicionais, que darão sua bênção de que é seguro acrescentar um suplemento de ferro às refeições Hopi.

Você identifica mulheres que são líderes para que eduquem outras mulheres e famílias, e os promotores de saúde locais leigos concordam em trabalhar com os médicos ocidentais para aumentar sua conscientização cultural. Um grupo de voluntários jovens locais incorporará o tema "boa nutrição para a mãe" em uma nova encenação que farão no Festival Hopi do Milho da comunidade.

Como parte de sua estratégia, solicita o auxílio de estações de rádio para transmitir futuros anúncios de serviço público (ASPs) de mulheres para mulheres sobre a importância de comer bem e se manter saudável. Planeja usar conteúdo similar no Twitter, YouTube e em um site de histórias onde os membros da comunidade contam suas histórias em suas próprias vozes.

▶ Desenvolvendo e pré-testando materiais para relevância e credibilidade

Como recebeu seu treinamento em saúde pública em uma universidade em Ohio, você pede à equipe de serviços criativos da universidade que o ajude a escrever e produzir os materiais da campanha. Produzem publicações de alta qualidade com um conteúdo que fornece um roteiro para os ASPs e um breve vídeo para o YouTube. Com cartazes, anúncios, vídeo, nova conta no Twitter e brochuras em mão, você está compreensivelmente animado quando chega ao centro da comunidade Hopi para compartilhar os protótipos dos materiais de campanha. Sua apresentação é observada com um silêncio pouco comum e decepção.

Depois de alguma insistência, descobre por que esses materiais não funcionarão. Alguns Hopis consideram o símbolo da centopeia na capa da brochura um tabu. A foto em tom sépia da estrutura de kiva tradicional na parte de dentro representa um cerimonial no qual as mulheres só têm permissão de entrar para servir alimentos e limpar. Há apenas fotos de indivíduos sozinhos, o que certamente não expressa o conceito Hopi positivo de "Naya," que significa pessoas trabalhando juntas para um bem comum. A música fornecida para o ASP e o vídeo são tibetanos e não Hopi tradicional ou moderna. Finalmente, a pilha de papel brilhante não é feita de materiais reciclados – não apropriado devido ao valor sagrado que os Hopis dão para o ambiente e sua ênfase na reciclagem e reutilização.

Esse é um exemplo do motivo pelo qual o pré-teste de materiais, de mensagens de saúde e de pedidos de ação com a comunidade para a comunidade é tão vital. Às vezes, dezenas ou centenas de milhares são gastos em uma campanha por profissionais de comunicação bem-intencionados, porém culturalmente distantes, que dispensam o pré-teste e então não compreendem por que a campanha de comunicação falhou de forma tão contundente em mudar o comportamento e melhorar a saúde.

▶ Implementando, avaliando e sustentando

Você se aprofunda e encontra, na comunidade, redatores criativos, ilustradores, designers, atores estudantis e uma gráfica que entende as tradições Hopi e refaz os materiais para que reflitam a experiência Hopi e se identifiquem melhor com o público-alvo. As mensagens de saúde devem ser desenvolvidas no contexto Hopi.

Você conhece um jovem cineasta Hopi novato que concorda em produzir um breve vídeo voltado para os maridos jovens, um importante segmento do mercado, já que sua pesquisa mostrou a necessidade de incluir homens, se pretende mudar as visões tradicionais sobre segurança alimentar e mães. Ouvindo sobre a animação gerada por esse projeto, um conhecido ator Hopi oferece-se como voluntário para narrar os ASPs e concorda em levantar verbas para sustentar o esforço por meio do site empreendedor *online kickstarter.com*

Tendo gasto o tempo para aprender sobre a rica tradição de contar histórias entre os Hopi, você trabalha para criar uma seção Hopi em *cowbird.com*, um site onde os indivíduos podem postar suas fotos, vídeos e palavras para criar um mosaico maior, que mostre a história de uma comunidade.

Sabendo da importância da avaliação, incluiu em sua pesquisa anterior um levantamento de Conhecimento, Atitudes e Práticas (KAP, do inglês Knowledge, Attitudes, and Practices) a respeito do conhecimento dos membros da comunidade sobre nutrição e saúde familiar, atitudes em relação aos papéis dos sexos no lar e seus comportamentos atuais relacionados ao problema. Isso estabelece um referencial com o qual poderá fazer novas comparações em seis meses, para verificar se a campanha está funcionando.

Você dá início à campanha "Mães de Ferro", tornando-a um dos elementos de destaque no Festival Hopi do Milho e incluindo rastreamentos de saúde familiar e orientação nutricional de promotores de saúde americanos nativos. Os médicos não nativos auxiliam com o rastreamento e com a prescrição de multivitamínicos com ferro. Os criadores locais dos materiais de campanha são reconhecidos por sua contribuição para o fortalecimento da comunidade Hopi.

Os ASPs são transmitidos todos os dias, uma coluna sobre saúde nutricional é redigida semanalmente para o jornal local e colocada no novo site criado para a campanha, e as publicações com relevância cultural que associam a saúde da mãe ao bem-estar da comunidade Hopi são distribuídas nas residências e no comércio. Uma revista em quadrinhos para crianças, escrita em Hopi e inglês, conta a história de uma criança que se torna super-herói mantendo a mãe saudável e forte. Crianças vestidas como super-heróis ajudam a liderar uma marcha por uma parte comercial da cidade, aumentando a pressão social pelo maior acesso econômico a vitaminas e nutrientes. A história continua *on-line* no site americano nativo e focado na juventude wernative.org, e o conteúdo gerado pelo usuário para a comunidade cresce.

Para sustentar o *momentum* do programa, eventos comunitários mensais produzem a mensagem e os materiais de saúde. O time de futebol americano do colégio apresenta, pela primeira vez, o vídeo de cinco minutos, durante o intervalo do jogo, no telão. O grupo de teatro estreia sua produção "Luta Alimentar" inspirada na nutrição, e o forte e enérgico personagem da mãe torna-se o favorito, na casa lotada. Estudantes da faculdade local criam um aplicativo gratuito para *smartphones* que ajuda as famílias a rastrearem a nutrição e a dieta e a encontrarem alimentos saudáveis e economicamente acessíveis perto de casa. Drogarias e lojas de descontos na área anunciam uma estratégia de compras em cooperativa sem precedentes para a compra de multivitamínicos e suplementos de ferro a granel para venda com um grande desconto para as mulheres no programa "Mães de Ferro." As mães e seus maridos e filhos começam a ir à clínica juntos todos os meses para rastreamento e *check-up* com o médico e um nutricionista Hopi recentemente contratado. Finalmente, depois de muita defesa por muitos grupos e indivíduos, o governo tribal aprova a legislação para usar uma porcentagem dos impostos sobre alimentos para financiar consistentemente suplementos vitamínicos de baixo custo para as famílias carentes.

Depois de seis meses, o resultado clínico parece bom: 80% das mulheres inscritas no programa agora apresentam níveis de ferro normais, em comparação a apenas 35% antes, e os níveis de outras mulheres fora do programa que comparecem à clínica também aumentaram. Você faz outro levantamento de KAP com as famílias, que mostra maior apoio dos homens para ajudar a manter suas esposas, irmãs e mães saudáveis e um notável aumento na compreensão pelas crianças do motivo pelo qual suas mães também precisam consumir frutas, verduras e vitaminas. As mulheres, em geral, passam a perder menos dias de trabalho, um resultado positivo que beneficia a família e a comunidade.

A campanha de *marketing* e comunicação em saúde "Mães de Ferro" estava fazendo diferença de verdade – com a saúde individual e comunitária, mas também com a formação de capacidade. Graças às redes sociais, comunitárias e comerciais construídas para apoiá-la, a adoção dos talentos comunitários Hopi para ajudar a produzi-la e o orgulho de saber que as mães, famílias e a comunidade Hopi estavam ficando mais fortes por isso, a possibilidade de sustentar o esforço e torná-lo parte da vida cotidiana parece alta.

Essa campanha hipotética funcionou porque seguiu a estrutura para pesquisa, desenho, teste, implementação e avaliação de um esforço de comunicação em saúde e também engajou a comunidade para emprestar seu conhecimento, talento e paixão no desenvolvimento de maneiras criativas de manter a atenção sobre esse problema e trazer a mudança de comportamento e melhoria de saúde desejadas. O programa, fundamentado nos valores da tribo Hopi, empregou pesquisas para estudar o problema e medir o sucesso, assim como várias tecnologias de comunicação para enviar as mensagens. Finalmente, sempre esteve focado no *consumidor* (a mãe) e nos *benefícios* para ela, sua família e comunidade.

SAÚDE E COMUNICAÇÕES INTERCULTURAIS

Os profissionais de saúde, os educadores e a mídia que desejam melhorar suas comunicações e desfechos de saúde com comunidades de minorias carentes como a Hopi devem compreender os sistemas de valor e crença dessas comunidades e associar os benefícios do programa aos seus mais profundos valores. Um exemplo é a população latina, que está crescendo rapidamente nos Estados Unidos e cujos principais valores e crenças costumam incluir:

- *Familismo* (significado da família para o indivíduo)
- *Coletivismo* (importância dos amigos, família extensa)
- *Simpatia* (necessidade de relações positivas e relaxadas)
- *Personalismo* (preferência por relações amigáveis com membros do mesmo grupo étnico)
- *Fatalismo* (pouca crença ou experiência com prevenção – há pouco que um indivíduo possa fazer para mudar seu destino)
- *Respeito* (tratamento de deferência com base na idade e posição)[3]

De todas essas crenças, o *fatalismo* talvez seja aquela que impede que os latinos usem medidas de prevenção para sua saúde ou sejam motivados a manejar uma condição crônica como o diabetes. Alguns sentem que não há nada que possam fazer a respeito de uma condição como o diabetes, a maioria acredita que a insulina faz mal e muitos evitam rastreamentos de saúde por causa da crença de que, se não sabe que tem a doença, ela não pode ser real.[4]

Muitos latinos acreditam que "estresse, medo e raiva" atraem o diabetes. Embora "estresse, medo e raiva" não sejam causas diretas de diabetes, não é surpresa que os latinos os considerem assim, devido aos seus valores culturais e à necessidade de manter a vida com *simpatia* ou harmonia para manter a boa saúde. Com respeito ao que os motiva a se exercitarem mais, isso pode apontar para a necessidade de os pesquisadores de comunicações em saúde, profissionais de saúde comunitários e legisladores e gestores considerarem o sistema de crença latino centrado no *coletivismo* ou a importância do trabalho conjunto e coletivo da família e dos amigos em direção a um objetivo ou interesse compartilhado.

Isso foi demonstrado em um levantamento do conhecimento, das atitudes e da prática sobre saúde e uso da mídia de novos imigrantes latinos em Columbus, Ohio. Em resposta a uma pergunta sobre o que os ajudaria a se exercitarem mais, muitos responderam "se amigos ou familiares estivessem envolvidos" e "se houvesse programas gratuitos em um parque ou organização perto de onde a família vive."[5]

Campanhas para promoção e comunicação em saúde são capazes de dissipar concepções errôneas sobre as causas de doenças e formar pontos fortes em comunidades, como *coletivismo* e *simpatia* com os latinos, no design, no desenvolvimento e na implementação de *marketing* em saúde que motive e mude o comportamento de maneira positiva.

Os sistemas de crenças têm um importante papel em como as doenças são percebidas em outras culturas também. Alguns americanos nativos acreditam que, se estão doentes, é porque causaram isso a eles próprios. Afro-americanos costumam ser testados para condições como HIV ou diabetes mais tarde do que outros grupos, às vezes chamados "últimos a serem testados." Essa visão pode ser similar à crença do *fatalismo* latino de que saber que se tem uma condição pode não fazer diferença de qualquer forma, então não haveria motivos para confirmá-la.

Considerando essa lente cultural, a campanha nacional Testing Makes Us Stronger (Testar Nos Faz Mais Fortes), do Centers for Disease Control and Prevention dos Estados Unidos (CDC), tem como alvos homens que fazem sexo com homens (HFSH) na comunidade afro-americana. A mensagem? Conhecer o *status* de HIV de uma pessoa é uma informação importante e útil. A campanha – desenvolvida por um painel de especialistas de líderes comunitários gays e bissexuais negros que trabalham com o CDC – apresenta mensagens e imagens audaciosas e fortes em anúncios digitais, em impressos, na internet, em *outdoors* e no trânsito.

A campanha "Testing Makes Us Stronger" mostra homens assumindo a responsabilidade pelos seus corpos e seu *status* de HIV, assim tornando eles próprios, seus parceiros e sua comunidade mais fortes. A campanha é exibida em cidades selecionadas que apresentam altos níveis de infecção por HIV em homens afro-americanos gays e bissexuais (as taxas de HIV podem ser três vezes maiores entre HFSH negros nos Estados Unidos do que entre HFSH brancos). Mais de 400 homens negros em cinco cidades americanas ajudaram a refinar as mensagens usadas na campanha, um forte testemunho à necessidade de as campanhas de comunicação em saúde serem dirigidas pela comunidade central onde as esperadas mudanças ocorreriam.[6]

O estigma que cerca condições em determinadas culturas, comunidades e sociedades pode ser uma barreira particularmente insuperável – para o indivíduo e os profissionais de comunicação em saúde. Aqueles que vivem com doenças mentais, por exemplo, enfrentam preconceitos sociais resultantes da falta de informações ou de um estereótipo dominante. O resultado é que um soldado que volta para casa de um conflito pode não buscar um tratamento para transtorno de estresse pós-traumático ou uma mãe que sofre depressão profunda não se sente confortável discutindo o assunto com sua família ou recebendo tratamento de seu médico.

O sucesso dos desfechos em saúde pode exigir uma estratégia que disponibilize múltiplas comunicações a públicos que, quando combinados, influenciam a possibilidade da mudança. Por exemplo, para aumentar o número de mulheres que realizam mamografias, uma campanha de sucesso precisaria comunicar mensagens diferentes para os médicos e as mulheres, assim como ajudar a forçar a mudança na política de saúde para oferecer os recursos e a tecnologia necessários (veja Figura 18-3).

▶ Mensagens, métodos e canais para comunicações em saúde

Os profissionais em comunicação em saúde possuem muitos canais e estratégias para se certificarem de que as principais mensagens sejam relevantes, aceitas e produzam resultados. Alguns métodos para o desenho de campanhas efetivas incluem o seguinte:[7]

- **Literacia midiática:** Instrui o público sobre como compreender as mensagens na mídia para identificar os motivos do patrocinador e como compor mensagens orientadas efetivamente para o ponto de vista do público indicado

- **Defesa da mídia tradicional e da nova mídia:** Procura mudar o ambiente social e político no qual as decisões são tomadas, influenciando a escolha de histórias impressas, digitais e em mídia social e dando forma ao debate sobre esses assuntos

- **Relações públicas:** Implementa determinadas mensagens sobre uma questão ou comportamento de saúde ou outros influenciadores para aumentar a conscientização e a atenção sobre o assunto

- **Publicidade:** Coloca mensagens pagas ou de serviços públicos na mídia ou em espaços públicos para aumentar a visibilidade ao apoio a um produto, serviço ou comportamento

- **Educação por meio do entretenimento:** Com frequência chamada "eduentretenimento," busca integrar mensagens e histórias de promoção à saúde no entretenimento de cultura popular e programas de notícias; também busca apoio da indústria do entretenimento para uma questão de saúde, a fim de multiplicar o efeito

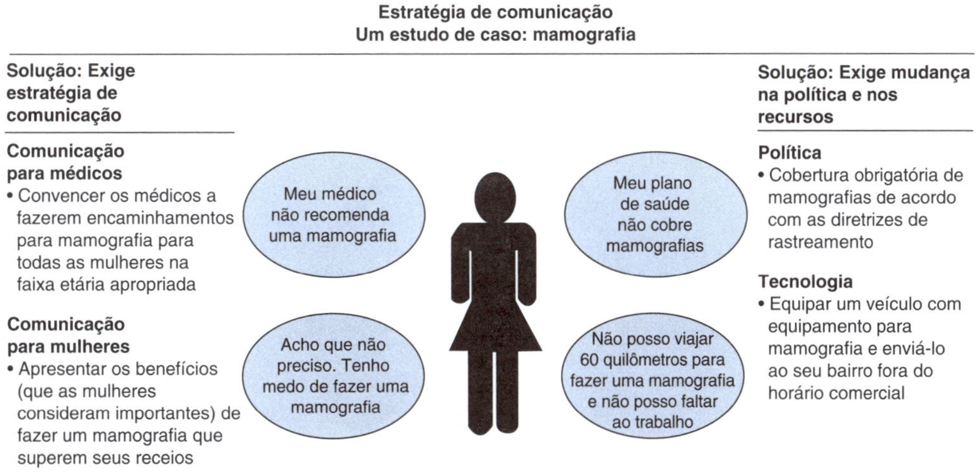

Estratégia de comunicação
Um estudo de caso: mamografia

Solução: Exige estratégia de comunicação		Solução: Exige mudança na política e nos recursos
Comunicação para médicos • Convencer os médicos a fazerem encaminhamentos para mamografia para todas as mulheres na faixa etária apropriada	*Meu médico não recomenda uma mamografia* *Meu plano de saúde não cobre mamografias*	**Política** • Cobertura obrigatória de mamografias de acordo com as diretrizes de rastreamento
Comunicação para mulheres • Apresentar os benefícios (que as mulheres consideram importantes) de fazer um mamografia que superem seus receios	*Acho que não preciso. Tenho medo de fazer uma mamografia* *Não posso viajar 60 quilômetros para fazer uma mamografia e não posso faltar ao trabalho*	**Tecnologia** • Equipar um veículo com equipamento para mamografia e enviá-lo ao seu bairro fora do horário comercial

▲ **Figura 18-3** Estratégia de comunicação: aumento da realização de mamografias. De Making Health Communication Programs Work[7]. (Reproduzida com permissão.)

- **Instrução individual e em grupo:** Influencia, orienta e oferece habilidades e incentivos para apoiar comportamentos positivos
- **Desenvolvimento/defesa de parceria:** Aprofunda o apoio a um programa ou questão, atraindo a influência, a credibilidade e os recursos de legisladores e gestores com fins lucrativos, sem fins lucrativos ou governamentais

De acordo com Communications for Persuasion (Comunicação para Persuasão) de McGuire, para comunicar com sucesso a mensagem, estes cinco elementos de comunicação devem funcionar:

- Credibilidade da fonte da mensagem
- Desenho da mensagem
- Canal de apresentação
- Público pretendido
- Comportamento pretendido[8]

▶ Armadilhas e possibilidades com as comunicações em saúde

Em todos os países, mas particularmente naqueles em desenvolvimento, podem existir vários desafios aos programas efetivos de comunicação. Esses desafios incluem:

- O desenvolvimento da confiança na comunidade e na cultura
- Baixas taxas de literacia do público ao qual pretende se dirigir
- Falta de informações e pesquisas basais de qualidade sobre o assunto
- Perturbações ambientais, como enchentes, terremotos e conflitos armados, que podem afetar estradas, telecomunicações, transportes e acesso a informações precisas
- Corrupção – as verbas para um programa no nível local podem nunca chegar à comunidade local
- Antigas crenças culturais e espirituais; tradições que se contrapõem ao fato
- Imposição de valores (pelo pesquisador ou organização financiadora)
- Muitas abordagens de "cima para baixo" para a implementação; falta de talentos comunitários ou de base para orientar o programa
- Múltiplos idiomas e dialetos na região; falta de intérpretes de qualidade no contexto da saúde
- Falta de meios e canais para atingir a comunidade pretendida
- Censura e outros fatores que restrinjam o acesso às plataformas de comunicação digital, como *smartphones*, internet e mídia social
- Recursos insuficientes – financeiros e humanos – para manter uma presença sustentável
- Tradução literal de imagens e elementos visuais

O significado dado pelos membros da comunidade às palavras e imagens pode ser uma barreira

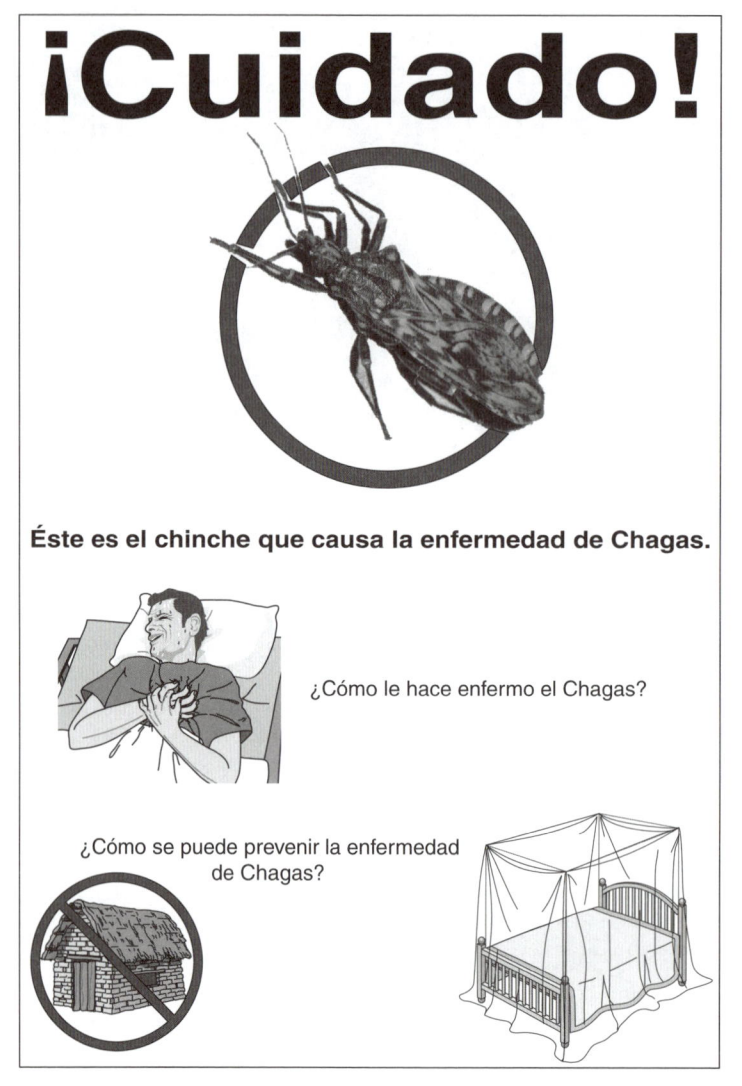

WILLIAM H. MARKLE, MELANIE A. FISHER & RAYMOND A. SMEGO Jr.

¡Cuidado!

Éste es el chinche que causa la enfermedad de Chagas.

¿Cómo le hace enfermo el Chagas?

¿Cómo se puede prevenir la enfermedad de Chagas?

▲ **Figura 18-4** Pôster do transmissor da doença de Chagas, tamanho literal. Moradores de vilarejos no Equador tinham interpretação literal do tamanho desse triatoma, mostrado no pôster com ampliação de 13 centímetros, e diziam aos pesquisadores que nunca o haviam visto em sua comunidade.

ao aumento da conscientização de uma condição de saúde ou tentativa de receber *feedback* sobre a prevalência de um problema. Em sua pesquisa sobre os relatos de HIV/AIDS na mídia, a Kaiser Family Foundation concluiu que a palavra *prostituta* tinha conotação negativa, mas descobriu que *profissional do sexo* era mais aceitável em algumas culturas, pois descrevia com maior precisão situações em que uma mulher não tinha outra oportunidade econômica.[9]

Em vilarejos rurais do Equador, pesquisadores do Instituto de Doenças Tropicais da Universidade de Ohio carregavam uma placa com uma foto ampliada de 13 centímetros do triatoma "barbeiro", vetor do parasita *Trypanosoma cruzi*, que causa a doença de Chagas. Conforme iam a cada vilarejo fazendo vigilância, apontavam para o inseto no pôster e perguntavam aos residentes se já o haviam visto em suas casas ou na comunidade (veja Figura 18-4). Em cada vilarejo, a resposta era "não," nunca

COMUNICAÇÕES, *MARKETING* SOCIAL E TECNOLOGIAS... CAPÍTULO 18 467

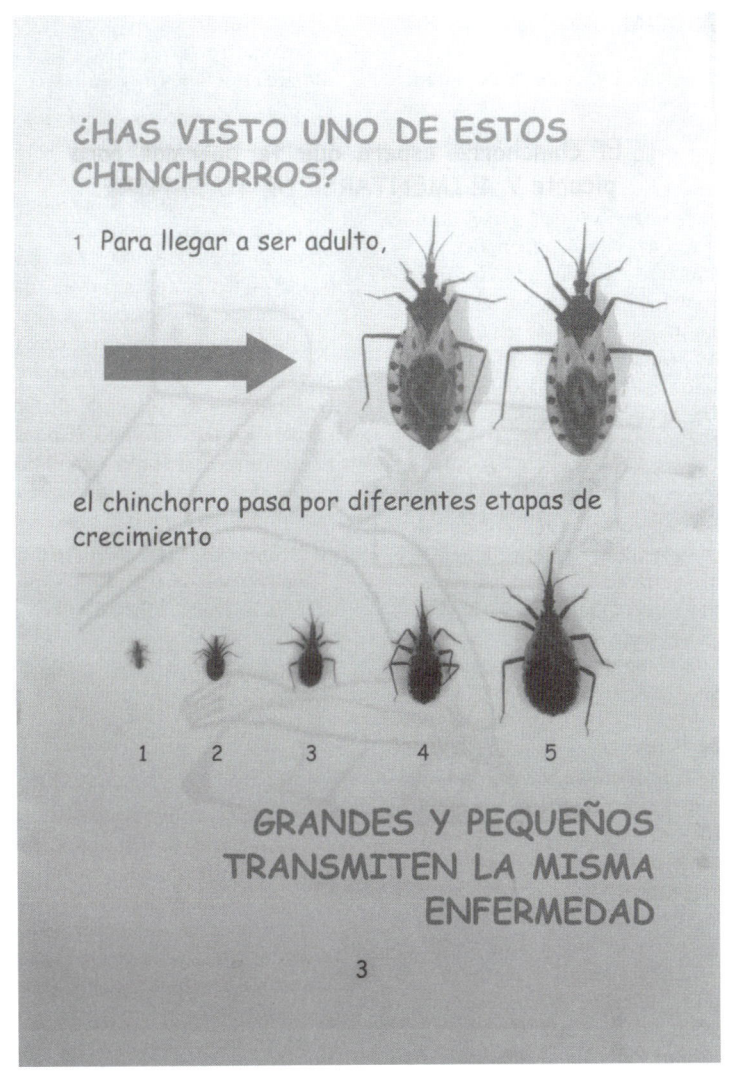

> ¿HAS VISTO UNO DE ESTOS CHINCHORROS?
>
> 1 Para llegar a ser adulto, el chinchorro pasa por diferentes etapas de crecimiento
>
> 1 2 3 4 5
>
> GRANDES Y PEQUEÑOS TRANSMITEN LA MISMA ENFERMEDAD
>
> 3

▲ **Figura 18-5** Triatomas de Chagas, tamanhos reais de "livro". Os pesquisadores do Instituto de Doenças Tropicais de Ohio, então, produziram um folheto com os tamanhos reais dos insetos e os mostraram à comunidade. "Ah sim, vimos esse inseto, é o barbeiro!" Do Instituto de Doenças Tropicais da Universidade de Ohio. (Reproduzida com permissão.)

haviam visto um inseto como aquele, o que surpreendeu os pesquisadores.

Claramente, o barbeiro e os sintomas clínicos da doença de Chagas estavam presentes, mas os moradores dos vilarejos negavam ter visto o inseto. Seria porque o inseto ataca os humanos apenas à noite, quando estavam dormindo? Finalmente, depois de mais discussão, perceberam que os membros da comunidade viam o tamanho do inseto no pôster literalmente e, com esse prisma cultural, compreensivelmente respondiam que nunca haviam visto um barbeiro de 13 centímetros em seu vilarejo.

Os pesquisadores voltaram e imediatamente produziram publicações com fotos representando os tamanhos reais dos triatomas jovens e adultos (veja Figura 18-5). Repetindo o levantamento com os mesmos residentes e com o novo material, ouviram "ah sim, claro que já vimos *esses* insetos... estão por toda parte!"

MARKETING SOCIAL

Um importante desenvolvimento nas comunicações em saúde – o *marketing* social – começou a tomar forma como disciplina na década de 1970, com a ideia de que os mesmos princípios de *marketing* usados para vender produtos ao consumidor poderiam ser usados para "vender" ideias, atitudes e comportamentos que poderiam beneficiar o indivíduo, a comunidade e a sociedade. Como definido por Andreasen, o *marketing* social "procura influenciar os comportamentos sociais, não para beneficiar o profissional de *marketing*, mas para beneficiar o público-alvo e a sociedade em geral."[10]

O *marketing* social visa mudar comportamentos, antes e acima de tudo. Os profissionais de *marketing* dão muito valor à condução de pesquisas de *marketing* para "ouvir" e determinar as necessidades, vontades e percepções do "consumidor." Reconhecem que a mudança comportamental só acontecerá se o pesquisador focar o trabalho onde o cliente está no momento. Quando possível, os pesquisadores cautelosamente segmentam os públicos, em vez de tratá-los como um grupo de massa, e as forças concorrentes que desviam o foco da mudança de comportamento desejada são tratadas por meio da diminuição do apelo e do reforço dos benefícios e da facilidade de acesso ao novo "produto."

O processo de *marketing* social tem sido extensamente usado em programas de saúde global para uso de contraceptivos; terapia de reidratação oral; literacia; tuberculose (TB) resistente a multimedicamentos e prevenção, tratamento e educação de HIV/AIDS. O *marketing* social pode ser observado em campanhas para reduzir o abuso de drogas, aumentar o uso de preservativos, estimular o cuidado ao meio ambiente, praticar exercícios com mais frequência, motivar mais pessoas a doarem seus órgãos e parar de fumar. Essa estrutura é centrada na determinação e nos benefícios que o consumidor deseja e na garantia de que os *benefícios* para eles superem os *custos*.

Com base nos princípios de *marketing*, mas lidando com questões mais complexas que envolvem a mudança de comportamento, o *marketing* social aplica-se aos conceitos tradicionalmente comerciais dos "quatro Ps": produto, preço, posição e promoção e acrescenta um quinto: posicionamento. Quando aplicados ao *marketing* social, esses elementos tornam-se:

- **Produto:** O comportamento ou ideia de saúde que os planejadores da campanha gostariam que os consumidores adotassem. O produto pode ser uma ação (p. ex., fazer autoexames de mama regularmente) ou algo material (p. ex., laticínios livres de gordura).

- **Preço:** Os custos associados à "compra" ou adoção do produto. Os custos podem envolver sacrifícios relacionados ao bem-estar psicológico (p. ex., aumento da ansiedade), socialização (p. ex., possibilidade de ostracismo ou estigma), economia (p. ex., sacrifício financeiro) ou tempo (p. ex., inconveniência). O preço pode ser compensado pelos benefícios, na forma de incentivo monetário ou melhores desfechos, como aumento da produtividade.

- **Posição:** Os canais de distribuição usados para tornar o produto disponível de maneira que possa ser facilmente obtido. O consumidor deve ser informado sobre onde, quando e como pode obter o produto.

- **Promoção:** Os esforços feitos para garantir que o público tenha conhecimento da campanha, dos benefícios e de como os pares o estão adotando.

- **Posicionamento:** O produto deve ser posicionado de forma a maximizar os benefícios e minimizar os custos. "Posicionamento é a estrutura psicológica que envolve a localização do produto com relação a outros produtos e atividades com os quais compete. Por exemplo, a atividade física pode ser reposicionada como forma de relaxamento e não de exercício.[11] Ou os benefícios dos exercícios para a prevenção da demência podem ser posicionados como positivos para as famílias, cuidadores e comunidades que desejam manter os idosos independentes e saudáveis pelo maior tempo possível.

Os profissionais de *marketing* social que trabalham para motivar comportamentos mais saudáveis conduzirão uma análise do ambiente do indivíduo, da comunidade ou da organização. Isso pode envolver uma análise de pontos fortes, pontos fracos, oportunidades e ameaças (SWOT, do inglês *strengths, weaknesses, opportunities, and threats*) para examinar os pontos fortes e fracos do público, assim como as oportunidades e ameaças econômicas, concorrentes, regulatórias/legislativas/de costumes, sociais e tecnológicas.

As perguntas feitas durante essa exploração podem ser:

- Que pontos fortes, habilidades e conquistas esse indivíduo ou comunidade possui que poderiam ser explorados e fortalecidos durante uma campanha de *marketing* social em saúde?

- Que tradições culturais, crenças, leis ou vieses estão presentes que possam dar suporte ou impedir a esperada mudança comportamental?
- Qual é a capacidade econômica, educacional e social para encaminhar uma mudança?
- Os benefícios da mudança proposta podem vencer desejos, hábitos e interesses conflitantes?
- Há canais de comunicação e recursos suficientes disponíveis para informar e motivar o(s) indivíduo(s) a fazer a mudança e sustentá-la?

SEGMENTANDO, PESQUISANDO E SUSTENTANDO

Programas efetivos de *marketing* social exploram outros elementos de *marketing* para alcançar o sucesso. Esses elementos incluem vantagem diferencial, segmentação do público e pesquisa.

A *vantagem diferencial* de um produto, serviço ou mudança comportamental é aquele aspecto ou vantagem que o torna mais desejável para ser adotado do que as alternativas. Pode-se observar sua vantagem diferencial em uma campanha para parar de fumar no fato de que isso salvará a vida do fumante. Porém, focar nos benefícios e vantagens de curto prazo, como melhor hálito, não cheirar a fumaça, parecer mais atraente ou economizar dinheiro pode ser mais relevante para o fumante agora e ter melhor chance de sucesso para o consumidor e o profissional de *marketing* social.

Segmentação de uma população significa definição de subgrupos com base em suas características e traços comuns. Como as populações são diferentes, a segmentação o ajuda a desenvolver materiais, mensagens e canais para entrega que sejam customizados para aqueles que se deseja informar e motivar e que podem estar em maior risco e prontos para a mudança. A segmentação também o ajuda a descobrir quem são os indivíduos ou grupos que podem ajudá-lo a realizar o programa e a mudança.

É possível segmentar uma população em um público prioritário, utilizando as seguintes características para defini-la:

- **Comportamental:** Atividades ou escolhas relacionadas à saúde, grau de prontidão para mudar, adoção precoce de tecnologia, comportamento em busca de informações, uso de mídia e características de estilo de vida
- **Cultural:** Proficiência e preferências de idioma, religião, etnia, *status* de geração, estrutura familiar, grau de aculturação e fatores de estilo de vida (p. ex., alimentos especiais, atividades)
- **Sociodemográfica:** Idade, sexo, ocupação, renda, nível de escolaridade, situação familiar e locais de residência e trabalho
- **Física:** Tipo e grau de exposição a riscos de saúde, condição médica, transtornos e doenças e história de saúde familiar
- **Psicográfica:** Atitudes, ponto de vista sobre vida e saúde, autoimagem, opiniões, crenças, valores, autoeficácia, estágio de vida, classe social e traços de personalidade[7]
- **Coorte:** Observa indivíduos com uma história por uma série de eventos. Os eventos podem ter sido transtornos tecnológicos, guerras, crises políticas e importantes mudanças sociológicas que dão origem e forma às atitudes e crenças de um indivíduo com relação à saúde, à prevenção e às práticas. Dependendo do prazo em que atingiram a maioridade, esses grupos podem ser caracterizados como preocupados com a segurança financeira, com grande aceitação de autoridade, seguidores de normas, muito confiantes em instituições, questionadores de tudo, cínicos, conservadores, jogadores de equipe idealistas, sempre digitalmente conectados, conquistadores e servis à comunidade.[12]

As *pesquisas* estão no cerne de todos os programas de sucesso de *marketing* social. Ao definir o público pretendido, seus conhecimentos, atitudes, práticas e sociodemografia, a intervenção necessária e os objetivos de desfecho, os pesquisadores de mercado podem aplicar dados primários e secundários. Os dados primários, informações coletadas ao observar indivíduos ou questioná-los, abordam uma pergunta específica de pesquisa. Os dados secundários foram coletados anteriormente para outro fim, como o censo americano ou hábitos de acesso a mídias, mas podem ser úteis na formação de um programa de *marketing* social.

As pesquisas observacionais são uma maneira de estudar o comportamento individual ou comunitário. Pode-se observar os papéis dos sexos em uma comunidade ou como os pacientes de cada sexo são tratados quando comparecem pela primeira vez a um centro de saúde. Essas pesquisas podem mostrar o que acontece, mas não podem descrever por que acontece.

Outro método comum usado são as pesquisas de levantamento. Os levantamentos podem ser administrados por meio de entrevistas telefônicas, entrevistas pessoais aprofundadas, grupos de foco, correio, *software* em *smartphones* e aplicativos baseados na internet. Dependendo de sua estrutura e da habilidade do pesquisador, os levantamentos podem produzir muito sobre o conhecimento, as atitudes e as práticas relacionadas à saúde de um indivíduo. Veja as Figuras 18-6 e 18-7 para obter exemplos de levantamentos de saúde baseados na comunidade conduzidos em uma comunidade pobre em Lima, Peru, e no campo de refugiados de Dadaab, no Quênia.

Semelhantes às outras comunicações em saúde, aquelas que usam a abordagem de *marketing* social para aumentar a literacia em saúde e produzir comportamentos mais saudáveis empregam vários canais para enviar suas mensagens. Esses canais podem ser:

- Interpessoais (orientação ao paciente)
- Organizacionais/comunitários (reuniões na prefeitura, campanhas no local de trabalho)
- Mídias de massa (anúncios em jornais, rádio e TV, notícias, cartas ao editor, artigos de opinião, programas de entrevistas e educação por meio do entretenimento)
- Comunicações digitais (*websites* na internet e intranet, e-mail, grupos de discussão, anúncios em *websites*, *blogs* de assuntos ou campanhas, *podcasts* e várias outras mídias sociais digitais e redes ativistas *on-line*)

▶ **Incentivos fiscais para melhorar comportamentos e reduzir custos**

Os profissionais em comunicação em saúde devem planejar para que o "preço" ou custo percebido seja associado a uma mudança positiva de comportamento. Outra consideração ou tática importante nessa esfera é o benefício em potencial que compensa quaisquer custos causados pela mudança. Este poderia ser o benefício de viver por mais tempo e aproveitar um maior período com os netos. Ou poderia ser um benefício ou incentivo financeiro pago ao indivíduo para tomar ações mensuráveis para prevenir doenças e melhorar a saúde.

Incentivos financeiros diretos podem motivar o comportamento do consumidor para melhorar a saúde individual ou do grupo. Exemplos incluem:

- Empregadores que pagam aos funcionários para adotar hábitos mais saudáveis, como um desconto de US$200 na mensalidade de uma academia se o funcionário se exercitar um determinado número de vezes ou oferecer um crédito de US$100 em prêmios de seguro de saúde se o funcionário for não fumante.
- Medida adotada pelo governo equatoriano, que paga US$240 por mês aos pacientes que vivem com TB resistente a multimedicamentos para aumentar a probabilidade de adesão e conclusão de seu esquema de tratamento. Os resultados preliminares do programa nacional mostram que o apoio financeiro resultou em uma redução significativa na porcentagem de pacientes que abandonam seu programa de tratamento.[13]

Um dos estudos mais abrangentes que examinaram os efeitos dos incentivos financeiros sobre o comportamento de saúde do consumidor envolveu uma companhia multinacional localizada nos Estados Unidos e tentativas de encorajar os funcionários fumantes a parar de fumar. Pesquisadores ofereceram informações sobre programas de cessação do fumo a 442 funcionários; um conjunto separado de 436 funcionários recebeu as mesmas informações, além de incentivos financeiros. O incentivo financeiro era de US$100 pela conclusão de um programa de cessação do fumo, $250 pela cessação de fumo em seis meses após a inscrição no estudo, confirmada por teste bioquímico, e US$400 pela abstinência por mais seis meses após a cessação inicial, conforme confirmada por um teste bioquímico.

Os resultados mostraram que o grupo do incentivo financeiro apresentou taxas significativamente maiores de cessação de fumo do que o grupo que recebeu apenas informações 1 ano após a inscrição. Os funcionários apresentaram probabilidade mais de três vezes maior de parar de fumar se recebessem US$750 em incentivos, em comparação àqueles que eram meramente encorajados a parar, mas não recebiam incentivo financeiro.[14]

▶ **Promotores de saúde e *eduentretenimento* assumem o palco central**

Uma parte essencial de qualquer programa de comunicação em saúde envolve descobrir quem na comunidade é a fonte de maior confiança para ajudar e enviar as informações e encorajar a mudança de comportamento. Em muitas culturas, promotores de saúde leigos cumprem esse papel em função

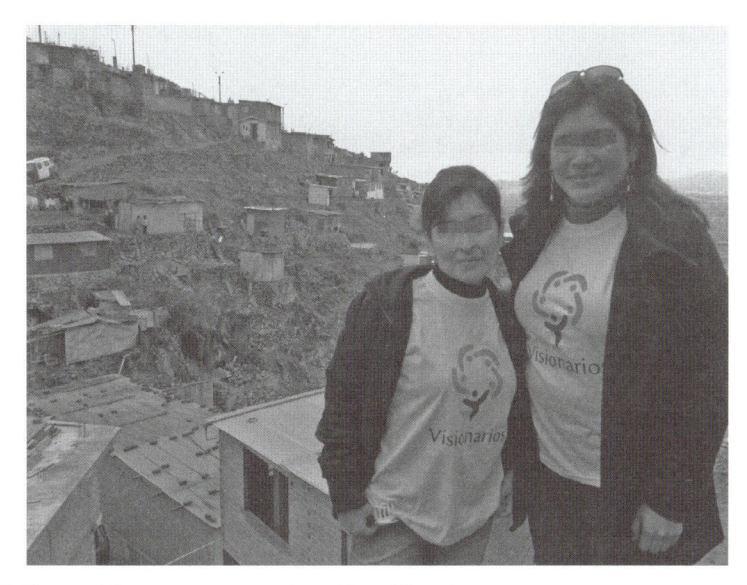

▲ **Figura 18-6** Duas líderes comunitárias de saúde pública da ONG Los Visionarios no Peru, trabalhando na comunidade carente de Alto del Arenal de Villa Maria del Triunfo, em Lima. A ONG está conduzindo o primeiro levantamento de residentes que vivem na parte mais alta da comunidade, que também é a parte mais pobre e carente. A Escola de Medicina Dartmouth Geisel é parceira da ONG e do governo do Peru para melhorar os serviços de educação, pesquisa e saúde. (*Cortesia de Gary Snyder, Escola de Medicina Dartmouth Geisel.*)

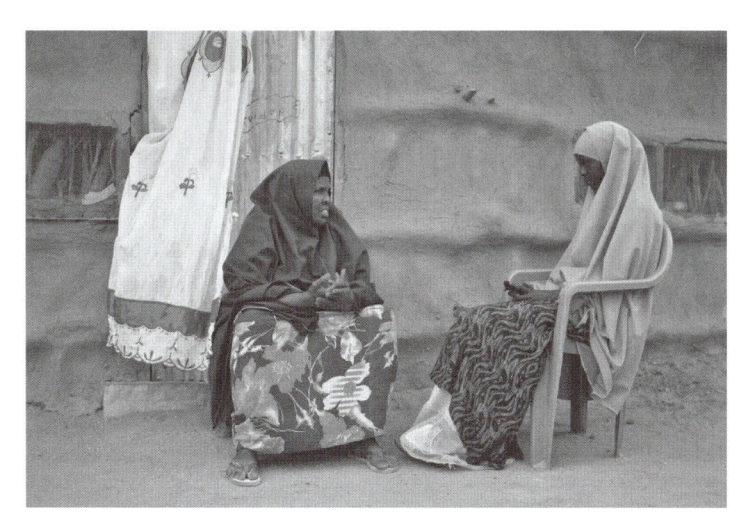

▲ **Figura 18-7** Kowsar Mohamed Warsame usa um *smartphone* para estudar Hawa Musa Farah, de Mogadishu, Somália, em sua casa, no campo de refugiados de Dagahaley em Dadaab, Quênia, em agosto de 2011. Uma equipe de avaliação coordenada pela Internews conduziu um extenso levantamento entre refugiados nos três principais campos de refugiados de Dadaab, com o objetivo de compreender as necessidade de informações desses refugiados e explorar maneiras de melhorar o fluxo de comunicação entre eles, agências de auxílio e comunidades hospedeiras. (*Cortesia de Quintanilla J, Goodfriend L. When Information Saves Lives: 2011 Annual Report, Internews Humanitarian Information Projects. Internews, 2011. Crédito da foto: Meridith Kohut.*)

do seu conhecimento e lugar respeitado na família ou comunidade.

Um grupo mais amplo, chamado de "agentes culturais", também pode ajudar a conectar pesquisador, educador ou organização à comunidade. Esses indivíduos podem variar de enfermeiros, promotores leigos de saúde e xamãs a orientadores escolares, assistentes sociais e líderes da juventude. Recrutando indivíduos na comunidade como líderes, o programa se torna mais relevante, é comunicado por indivíduos conhecidos e tem mais chance de produzir desfechos melhores na saúde. Os promotores e agentes de saúde na comunidade costumam trazer mais credibilidade e aumentar a probabilidade de mudança sustentada, particularmente porque os grupos ou indivíduos de fora da comunidade podem ser percebidos como tendo motivações apenas temporárias e mais egoístas.

Promotoras latinas, profissionais de confiança ou trabalhadores leigos de saúde na comunidade latina mostraram ser efetivos na prestação de informações de saúde culturalmente sensíveis e no aumento do conhecimento sobre câncer de mama e colo do útero. Os pesquisadores concluíram que o fato de os agentes comunitários de saúde conduzirem os programas melhorou o conhecimento sobre câncer dos participantes e mudou suas percepções das barreiras ao rastreamento de câncer.[15]

Agentes culturais bilíngues preenchem a lacuna entre o educador ou a organização de saúde e determinadas comunidades, particularmente aquelas de "difícil alcance" por causa do idioma, cultura ou outras diferenças. Podem ser muito importantes para que as comunicações e programações sejam aceitas e acreditadas pela comunidade ou não (veja Figura 18-8).

Pesquisas mostraram que o *eduentretenimento*, a prática do uso do entrenimento em massa para enviar mensagens de saúde pública, aumenta a conscientização dos problemas e motiva ações e mudança de comportamento. O desenvolvimento de enredos de interesse humano por meio de personagens populares em *telenovelas* (dramas de novelas no idioma espanhol), dramas no rádio, teatro comunitário ou outras mídias e shows podem ter um profundo impacto sobre a compreensão do leitor, ouvinte e telespectador a respeito dos problemas e comportamentos de saúde.

Um dos exemplos mais simples de que misturar o conteúdo de mudança social com entretenimento popular afeta o comportamento foi a telenovela peruana Simplesmente Maria. A personagem central, Maria Ramos, era uma migrante da zona rural para a zona urbana, que se mudou dos Andes para Lima. Trabalhava como doméstica durante o dia e apresentava dificuldades financeiras, pois

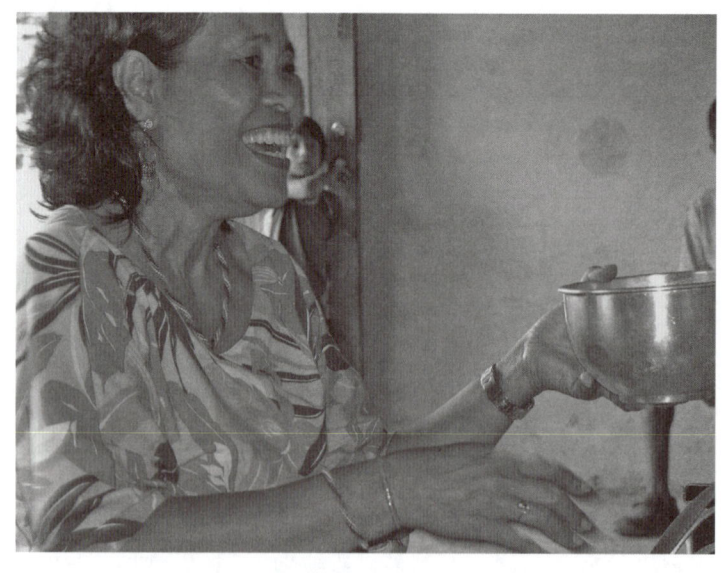

▲ **Figura 18-8** Promotora de saúde com bebida comunitária. Educadores de saúde de confiança preenchem a lacuna entre os pesquisadores e a cultura da comunidade. Aqui, uma promotora de saúde em um vilarejo rural no Equador divide uma bebida tradicional com a comunidade, antes de conversar sobre boa nutrição e práticas seguras com relação à água. (*Cortesia de Gary Snyder, Escola de Medicina Dartmouth Geisel.*)

era analfabeta. Também se tornou mãe solteira. Sua sorte mudou, porém, quando decidiu começar a frequentar aulas de alfabetização para adultos à noite e aprendeu o ofício de uma costureira. Incentivada pela capacidade de ler e pelo crescente negócio com as costuras, começou seu próprio negócio de moda, que se tornou um grande sucesso, e Maria ficou conhecida até em Paris. Mais importante, durante o enredo, a matrícula em aulas de alfabetização para adultos no Peru disparou na década de 1970 e a migração da zona rural para a urbana acelerou.[16]

Outro exemplo do uso inovador da mídia para alcançar o público com histórias de desenvolvimento humano é Story Story, uma transmissão de drama de rádio de sucesso que atinge milhões na Nigéria, na Rede BBC. Combina um enredo com discussões de problemas levantados durante os shows da semana, centrado nas pessoas do dia a dia – pobres, ricos, agricultores, professores, comerciantes – e cobre tópicos como violência, HIV/AIDS, corrupção, sustentabilidade ambiental, empoderamento das mulheres, educação e cidadania.[17]

O rádio, pela acessibilidade de baixo custo e baixa demanda de alfabetização, tem grande potencial para atingir populações nos países em desenvolvimento com histórias e mensagens consistentes de saúde.

No estudo The Digital World of the US Hispanic II (O Mundo Digital do Hispânico nos Estados Unidos II), Cheskin concluiu que o rádio é altamente acessado e "culturalmente relevante" para os latinos. O estudo mostrou que os latinos ouvem cerca de 15 horas de rádio por semana e pouco mais de metade disso são rádios em espanhol.[18] Ouvir rádio faz parte de uma tradição na América Latina, que tem mais de 4 mil estações de rádio (zonalatina.com).[19] Korzenny destaca que, nos Estados Unidos, os latinos tendem a se concentrar em áreas de serviço de mão-de-obra (construção, transporte, agricultura, serviços alimentares, hospedagem), empregos que lhes permitem ouvir rádio. A rádio latina lembra o ouvinte de casa e de estar "culturalmente conectado... de uma forma que a rádio em inglês não é capaz de fazer." A programação mais efetiva entretém as pessoas com humor, música e histórias e traz informações relacionadas aos seus empregos, questões de imigração e educação.[20]

Um esforço do Programa Conjunto das Nações Unidas sobre HIV/AIDS (UNAIDS – United Nations Acquired Immunodeficiency Syndrome) na Índia está usando programação da televisão para abordar o estigma social relacionado ao HIV/AIDS. O programa televisivo educacional e de entretenimento chamado Kalyani, que significa "aquele que oferece bem-estar," é um esforço para encorajar atitudes e comportamentos positivos de saúde. Aborda o estigma relacionado ao HIV, a discriminação e o tratamento por meio de informações sintéticas, canções folk e segmentos informativos com especialistas. Kalyani é transmitido nas capitais de oito estados indianos altamente povoados, atingindo quase 50% da população do país. O programa é reforçado pela ação de seguimento na forma de visitas às áreas rurais em que especialistas e atores do show interagem com os públicos pretendidos. Entre os enredos, havia um jovem que contraiu a doença ao migrar para um vilarejo em busca de trabalho. O vilarejo inicialmente o isola, mas, depois de ser instruído por meio de uma visita dos atores sobre como o HIV é transmitido e como não deve haver estigma, o homem HIV-positivo é aceito e torna-se defensor da prevenção do HIV na área.[21]

De acordo com um levantamento da Porter Novelli Health Styles, mais de 60% dos telespectadores de telenovelas no horário nobre e durante o dia relataram que aprenderam algo sobre uma doença ou como preveni-la em um programa de TV. Quase metade dos telespectadores regulares afirmou ter tomado algum tipo de ação depois de ouvirem algo sobre um problema de saúde ou doença em um programa de TV.[22]

Tendo em vista o crescente potencial que os canais de entretenimento possuem para mudança social, tem havido esforços crescentes para associar profissionais de comunicações em saúde pública, produtores e roteiristas. Uma iniciativa, o projeto Hollywood, Health & Society, na Universidade do Sul da Califórnia, trabalha com o CDC para oferecer aos profissionais da indústria de entretenimento informações precisas e oportunas para os enredos sobre saúde.[23]

A "comunicação participativa" reflete a realidade (pontos fortes e desafios) das comunidades na prestação de informações de saúde por meio de entretenimento, celebridades do esporte, rádio, TV, revistas, teatro, histórias contadas com o uso de fotografias (fotonovelas), entretenimento popular, música, histórias contadas verbalmente, comunicações digitais emergentes e membros de confiança da comunidade. Os elementos essenciais necessários para informar e influenciar devem ser uma abordagem ao conteúdo fundamentada na comunidade, personagens reais com os quais o público possa se identificar, enredos vívidos que evoquem emoção e informações como parte da história, mas de forma a motivar os membros da audiência a tomarem ações para melhorar sua saúde.

▶ Plataformas para contar histórias na era digital

Os pesquisadores de hoje possuem muitas ferramentas para facilitar a mudança de comportamento positiva nas comunidades com as quais trabalham. Talvez o crescimento mais útil nessa área tenha sido o aumento das capacidades criativa e técnica da internet e *smartphones*, fotografia, vídeo e áudio digitais, conteúdo gerado e administrado pelo usuário, mídia social e plataformas para compartilhamento de conteúdo.

Um excelente exemplo da união de pesquisadores com a comunidade para desenvolver uma iniciativa de longo prazo para boa mudança sustentada e do uso de comunicações para ajudar a contar a história é o projeto Healthy Environments (Ambientes Saudáveis), criado por dois membros da faculdade de Assistência Social da Universidade da Carolina do Sul.[24] O objetivo do programa de três anos era ajudar os residentes de dois bairros de baixa renda em Colúmbia, Carolina do Sul, a identificar suas preocupações e pontos fortes, tornar-se mais envolvidos, construir confiança uns com os outros e ajudar a criar espaços saudáveis em seus próprios bairros.

Os pesquisadores deram início ao primeiro ano do projeto lançando um programa chamado Photovoice. Com o Photovoice, os pesquisadores selecionaram membros da comunidade para participar e ofereceram a eles câmeras digitais e treinamento sobre como compor e fazer imagens tecnicamente. Os participantes – adolescentes e adultos – então documentaram suas vidas cotidianas, tirando fotos que mostravam o mundo pelos seus olhos. Os membros da comunidade escreviam legendas descrevendo suas fotos e contavam as histórias que as acompanhavam, como parte de uma exibição de seu trabalho em um museu de arte universitário (http://ces4health.info/find-products/view-product.aspx?code=RBKP8RZS) (veja as Figuras 18-9 e 18-10).

O projeto Photovoice garantiu que as histórias e questões levantadas fossem autênticas e orientadas a partir do ponto de vista da comunidade. Um conjunto de pontos fortes e preocupações surgiu em função do projeto Photovoice, o que levou ao segundo ano e à criação de um Centro de Capacitação Comunitário, juntamente com o treinamento de indivíduos sobre como redigir pedidos de doações para apoio às melhorias. A comunidade então concordou com três necessidades e passou o terceiro ano focada no lançamento dessas ideias: criação de bancos de alimentos próximos, para melhorar o acesso a alimentos saudáveis; treinamento de oito moradores para serem instrutores de exercícios com validação certificada para orientar aulas semanais para crianças e adultos; e desenvolvimento de um boletim informativo para manter os residentes atualizados sobre questões de saúde e segurança.

Sites de mídia social, compartilhamento de fotos e multimídia multiplicaram-se nos últimos anos. Um exemplo, porém, de uma plataforma construída completamente com base na arte da narrativa de histórias e do empoderamento da voz individual e da comunidade é o *cowbird.com*. Aaron Huey, fotojornalista da *National Geographic*, entre outras mídias, criou um ensaio fotográfico da vida na Reserva Indígena Americana Oglala Lakota de Pine Ridge, em Dakota do Sul. O produto acabado, aos olhos de alguns de dentro e fora das comunidades de Pine Ridge, não retratava um olhar equilibrado e estava muito focado nas imagens e histórias mais obscuras da vida na reserva. Huey também sentiu que o número limitado de fotos nas páginas restringia as complexidades do quadro total da comunidade.

Assim, em 2012, Huey decidiu encontrar uma maneira de as histórias de Pine Ridge serem contadas por meio da experiência e das lentes das próprias pessoas da comunidade, em vez da perspectiva de um terceiro que observava de fora. Huey estabeleceu uma parceria com o *cowbird.com*, um site participativo e de narrativa de histórias, para que as pessoas de Pine Ridge pudessem contar sua própria história, sem edição. A *National Geographic* concordou em embutir o Projeto de Narrativa de Histórias da Comunidade de Pine Ridge em seu site: http://ngm.nationalgeographic.com/2012/08/pine-ridge/community-project. Quase 300 histórias em fotografias foram apresentadas pela comunidade de Pine Ridge, muitas acompanhadas de um registro em áudio do fotógrafo-narrador (http://cowbird.com/huey/collection/pineridge/stories/).[25]

Cowbird.com descreve sua filosofia e plataforma como "uma comunidade global de contadores de histórias, interessados em contar histórias mais profundas, mais duradouras e mais ricas do que provavelmente encontrará em qualquer outro lugar na internet." O site visa fortalecer as comunidades "construindo uma biblioteca pública de experiência humana."

MÍDIA

Repórteres e editores podem ser aliados poderosos na força para motivar os indivíduos e as comuni-

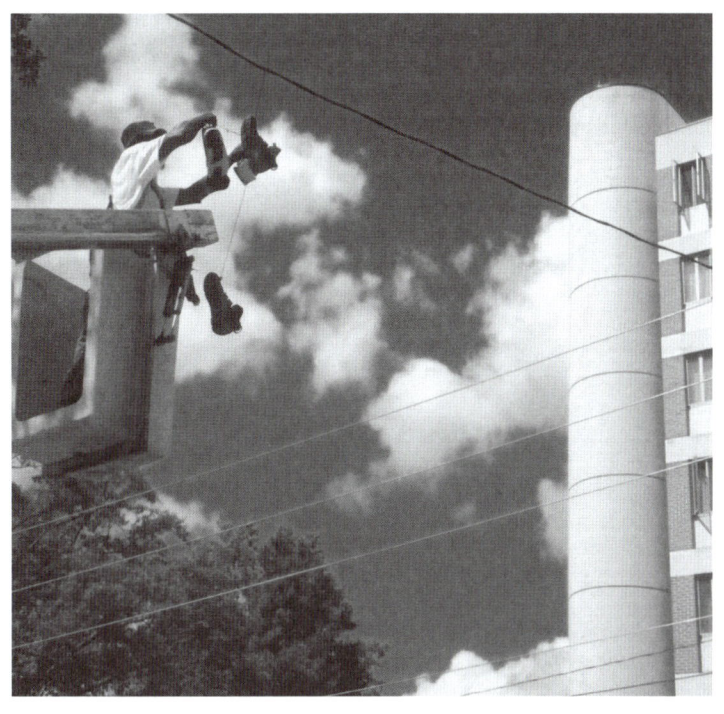

▲ **Figura 18-9** Pesquisadores de assistência social da Universidade da Carolina do Sul utilizaram o método de pesquisa participativa focado na comunidade (CBPR, do inglês *community-based participatory research*) para ajudar a trazer à tona as necessidades e os pontos fortes e causar mudanças positivas em um alojamento público comunitário. Essa foto, intitulada Power Line (Cabo de Energia), feita pelo participante comunitário do Photovoice Tanjenique Paulin-Anderson, mostra um trabalhador retirando tênis pendurados em um cabo de energia. A legenda da foto de Anderson diz "Membros de gangue atiram seus calçados em meu bairro./É uma coisa louca que nunca entendi./Incomoda-me um pouco que usem as cores e falem em código./Mas eu os conheço; nem sempre estão no 'modo gângster.'/Quando vi essa tela não consegui fingir que estava tudo bem. Liguei para a recepção e a Polícia,/Esse é o meu cabo de energia." (*Cortesia de Tanjenique Paulin-Anderson; Columbia, Carolina do Sul.*)

dades a adotarem práticas saudáveis. Esta seção explora brevemente como trabalhar com a mídia para obter cobertura das questões de saúde, o que é feito para treinar a mídia sobre determinadas questões e condições de saúde para que as relatem com mais precisão e a tendência emergente para um jornalismo mais popular, focado na comunidade ou no cidadão.

▶ **Atraindo a cobertura da mídia para o seu problema ou trabalho**

Se você é um profissional de saúde pública em Nebraska, estudante voluntário em uma organização não governamental (ONG) para a saúde feminina na China ou conselheiro de trauma no Quênia, compreender a mídia e fazer parceria com ela pode ajudar muito no avanço de seu trabalho e na melhoria dos desfechos de saúde para as comunidades com as quais trabalha.

Com muita frequência, os indivíduos e as organizações cometem o erro de pensar que a mídia está apenas esperando para contar sua história. Não procuram compreender os interesses editoriais ou os focos dos jornais, das estações de rádio ou TV, sua capacidade (pessoal e nível de conhecimento ou recursos) para cobrir adequadamente uma história ou que podem precisar levar em consideração as pressões político-sociais sobre determinados assuntos. Ao trabalhar com a mídia, certifique-se de:

- **Dedicar um tempo ao exame de quais assuntos ou tópicos são cobertos com mais frequência nos jornais ou programas transmitidos.** Eles cobrem principalmente notícias

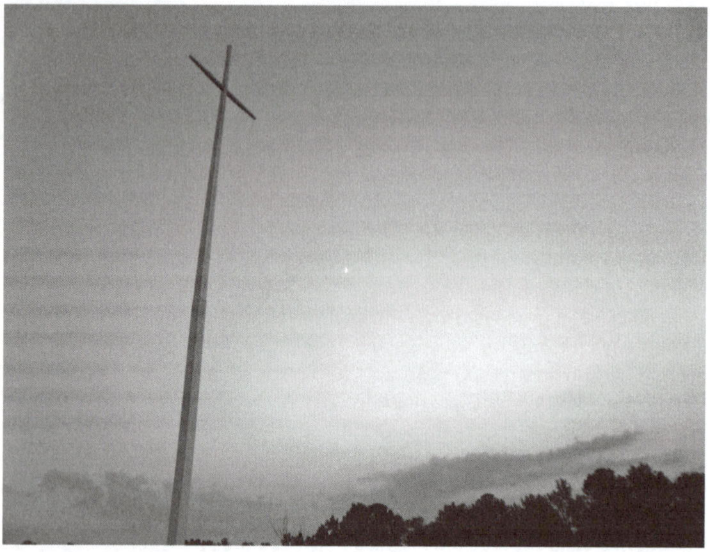

WILLIAM H. MARKLE, MELANIE A. FISHER & RAYMOND A. SMEGO Jr.

▲ **Figura 18-10** Participante do projeto Photovoice, Floyd Cutner, tirou essa foto de uma cruz e uma lua crescente durante uma visita ao cemitério municipal de Columbia, Carolina do Sul, onde seu filho, que foi morto por violência de gangues, está enterrado. Cutner escreveu na legenda de sua foto: "Uma visita ao cemitério para ver aqueles que já se foram, especialmente meu filho, que tentou evitar as ruas e as gangues mas, infelizmente, não enxergou o perigo à sua frente. Depende de todos nós perceber o perigo ao nosso redor e estar ciente de que precisamos estar um passo à frente. Um dia, todos estaremos juntos novamente, se tivermos fé. A pequena mancha no céu é uma meia lua. Naquele momento, sabia que metade da minha vida havia acabado, mas com fé, a vida eterna é apenas o começo." (*Cortesia de Floyd Cutner*.)

locais ou regionais? Há um segmento ou seção de saúde? Caso cubram uma boa quantidade de notícias de negócios, é possível associar os efeitos econômicos dos problemas de saúde? Quais são as tendências ou questões mais importantes para eles e seu público? Possuem o pessoal para sair em campo, pesquisar e cobrir histórias ou transmitirão as histórias que você montar? Qual é a situação cultural ou política em seu território? São independentes, operados pelo governo ou de propriedade de uma corporação? Quais são as capacidades tecnológicas para receber informações e usar conteúdos? Quem são seus leitores, ouvintes ou telespectadores? Quais são os formatos digitais disponíveis?

- **Desenvolver uma relação com os principais repórteres, mostrando a eles que compreende suas necessidades, objetivos, públicos e restrições.** Compreenda que possuem prazos e retorne seus telefonemas e e-mails prontamente. Promova a boa vontade sendo uma fonte de informações consistente, confiável e precisa para eles. Entre em contato ou envie a eles apenas comunicados à imprensa que tenham relevância informativa para seus públicos. Se não souber uma resposta, diga "eu não sei." Lembre-se, não existe um privilégio do tipo "confidencial." Se não quer que um comentário seja impresso ou divulgado, não o faça.

- **Posicione-se você mesmo e aos outros em sua organização como especialistas em suas áreas e fontes valiosas para a mídia.** Treine as outras pessoas em sua organização sobre como serem responsivos à mídia, como conduzir uma entrevista efetiva e como transmitir as informações de maneira concisa, simples e clara. Explore a criação de um banco de dados de relações com a mídia em seu site, para que possa ser buscada facilmente por nome ou área de especialidade.

- **Crie uma conta de Google Alerts para monitorar histórias nos noticiários e o conteúdo da internet diariamente, com relação ao seu campo, companhia ou trabalho.** Isso o ajudará a manter-se atualizado a respeito das últimas notícias e tendências, assim como da mídia que as cobre.

▶ Instruindo a mídia quanto às principais questões de saúde

A mídia, particularmente nos países em desenvolvimento, tem uma participação importante na transmissão de informações precisas sobre doenças e problemas graves ao público. Muitas pessoas, incluindo legisladores e gestores, formam suas visões sobre doenças e condições de saúde com base no que lhes é apresentado na mídia. No entanto, a maioria dos repórteres não tem formação em saúde, medicina ou ciências, pode não levar em consideração as questões culturais ou sociais em sua cobertura e pode dedicar um tempo mínimo às questões de saúde, por causa da escassez de recursos. Às vezes, isso ocorre com o relato da complexa e sensível condição de HIV/AIDS. Algumas comunidades e países continuam mal-informados com relação à AIDS. O papel dos jornalistas e comunicadores também é central para conter essa carga de saúde em lugares como a África e a Índia.

Os jornalistas devem continuar a se instruir sobre os aspectos básicos da doença, como é prevenida e transmitida, quais são os estigmas culturais, qual é o tratamento disponível e quais são as concepções erradas e mitos que ainda existem sobre HIV/AIDS. Sessões de treinamento são essenciais para aumentar o conhecimento clínico entre os jornalistas sobre condições como HIV/AIDS e malária, e como relatar de maneira precisa, ética e clara.

No crescente foco da mídia em questões econômicas, os comunicadores em saúde global, para torná-la relevante, devem associar o impacto da doença e questões como a perturbação ambiental aos efeitos econômicos. Quantos dias de trabalho foram perdidos? Qual é o custo quando uma alta porcentagem do grupo etário mais produtivo de um país está morrendo de complicações de HIV/AIDS? Qual é o custo para o ecoturismo ou a agricultura quando guerra ou desastre marca o ambiente? Qual o impacto da degradação ambiental na pobreza e no fomento de doenças?

Vários grupos internacionais, como os programas "locais" da Internews e UNAIDS, assim como o site globalhealth.kff.org, da Kaiser Family Foundation, oferecem recursos em profundidade e treinamento para a mídia no mundo todo.

A Internews, uma organização internacional de comunicação sem fins lucrativos que trabalha em 70 países, treina milhares de profissionais de mídia por ano sobre como cobrir questões como HIV/AIDS, gripe aviária ou questões de maior preocupação para a comunidade. Faz parcerias com a mídia local, ajuda a produzir programação original e a construir infraestrutura de mídia, oferece os meios para as pessoas se conectarem e serem ouvidas e avança leis e políticas que apoiem uma mídia aberta e independente que sirva como "vigia" do governo e da indústria (veja Figura 18-11). Considerada uma das organizações padrão-ouro para treinamento de repórteres, empoderando comunidades com informações e respondendo rapidamente para preencher lacunas de comunicações após desastres, a Internews também divulga seu trabalho e ajuda a aumentar a sustentabilidade, desenvolvendo jornalistas e repórteres baseados na comunidade, mesmo em ambientes desafiadores (veja Figura 18-12).

▶ Mídia comunitária

As comunidades locais que dão voz às suas próprias necessidades, a seus pontos fortes e desafios, desenvolvendo seu próprio conteúdo que conte *sua* história e que será transmitido na mídia da comunidade, podem ser empoderadas para educação e mudança. A rádio comunitária, por exemplo, torna a rádio mais acessível para todos, com conteúdos que refletem os interesses locais, sejam eles econômicos, de saúde, política, sociais, ambientais ou de entretenimento.

A Associação Mundial de Rádios Comunitárias (AMARC) descreve a rádio comunitária da seguinte maneira:

> Quando o rádio promove a participação de cidadãos e defende seus interesses; quando reflete os gostos da maioria e faz do bom humor e da esperança sua finalidade principal; quando verdadeiramente informa; quando ajuda a resolver os mil e um problemas da vida cotidiana; quando todas as ideias são debatidas em seus programas e todas as opiniões são respeitadas; quando a diversidade cultural é estimulada acima da homogeneidade comercial; quando as mulheres são as partes principais na comunicação e não apenas uma voz bonita ou uma engenhoca publicitária; quando nenhum tipo de ditadura é tolerado, nem mesmo a ditadura musical dos grandes estúdios de gravação; quando as palavras de todos fluem sem discriminação ou censura, essa é a rádio comunitária.

Uma estratégia importante em alguns programas de comunicações em saúde baseados na comunidade é o uso do "jornalismo comportamental," em que se identificam pessoas da comunidade que tenham realizado a mudança comportamental desejada e que possam se apresentar como exemplos

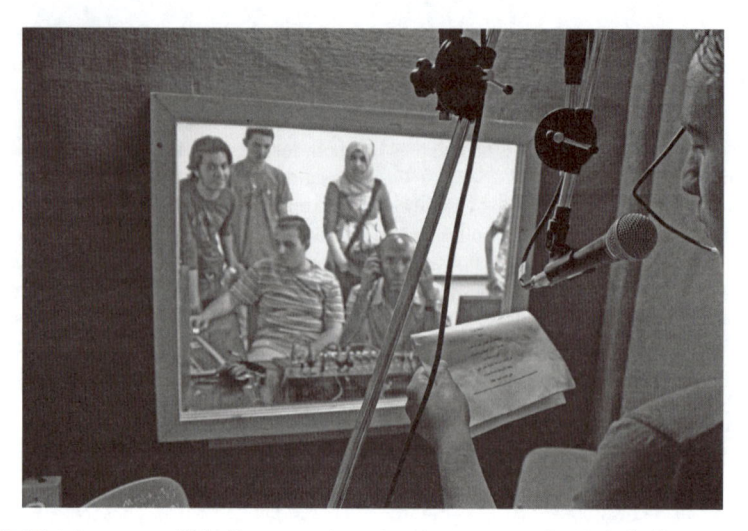

▲ **Figura 18-11** Internews na Líbia. Um grupo de amigos lançou a estação Shabab Libya FM 101.1 em Benghazi, em abril de 2012. "Todos ainda estamos aprendendo," disse o fundador Yazid Ettaib. "A maioria de nós é engenheiro ou contador e não temos ideia da mídia." Na foto, a equipe grava um breve anúncio de notícias. A Internews treina vozes locais para cobrir as principais necessidades na comunidade e fortalecer uma mídia democrática aberta. (*Cortesia de Quintanilla J, Goodfriend L. When Information Saves Lives: 2011 Annual Report, Internews Humanitarian Information Projects. Internews, 2011. Crédito da foto: Benedict Moran.*)

na mídia e nos materiais de divulgação. Ter exemplos na comunidade que ajudem a liderar a campanha torna as mensagens compreensíveis, relevantes e críveis. Além disso, a comunidade vê provas de que a mudança é possível e desejável.

Jornalistas cidadãos, conteúdo gerado pelo usuário e ativismo

Com a recente explosão no acesso a telefones celulares, o desenvolvimento de aplicativos e de novas

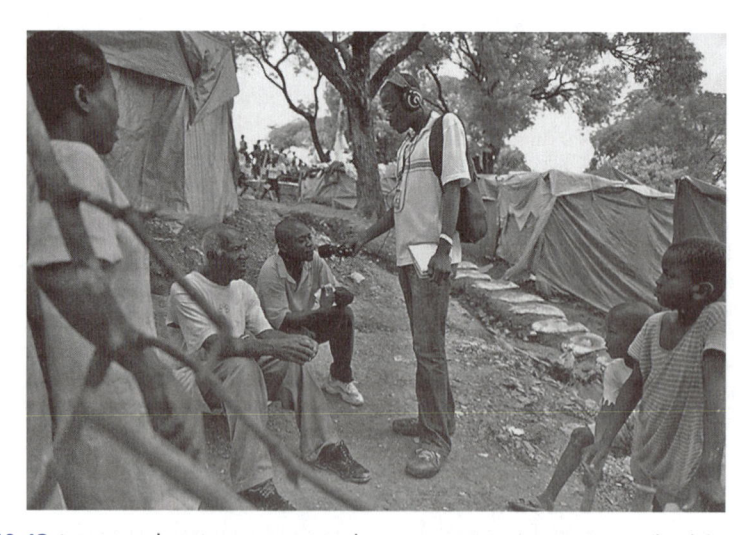

▲ **Figura 18-12** Internews durante a recuperação do terremoto no Haiti. Um repórter local da ENDK entrevista moradores do campo em Port-au-Prince, Haiti, após o devastador terremoto naquele país. O trabalho de campo e as vozes da comunidade são o cerne do trabalho humanitário da Internews no mundo todo. (*Cortesia de Quintanilla J, Goodfriend L. When Information Saves Lives: 2011 Annual Report, Internews Humanitarian Information Projects. Internews, 2011. Crédito da foto: Eckert.*)

plataformas digitais para criação e compartilhamento de conteúdo, um fenômeno correspondente está rapidamente tomando forma no conteúdo gerado por indivíduos, distribuindo-o em tempo quase real em seus sites ou na mídia social e defendendo algum tipo de ação.

Esse conteúdo gerado pelo usuário assume muitas formas: indivíduos que fazem vídeos em seus celulares, por exemplo, da destruição causada por um furacão ou tsunami e o enviam à CNN por meio de seu recurso iReports. Ou cidadãos que documentam abuso por líderes e o que está acontecendo "no local" durante os conflitos da Primavera Árabe, por exemplo, ou transições de poder, postando-os diretamente no YouTube ou Twitter, evitando, assim, a censura e mostrando-os para o mundo.

Outro exemplo são os ativistas que usam mensagens de texto ou a mídia social para educar terceiros a respeito de alguma necessidade imediata ou de uma causa, tentando motivá-los a lidar com ela, tomando medidas e fazendo doações financeiras *on-line* ou por mensagens de texto de celular. A plataforma mais popular para doação *on-line* é a Network for Good, que facilita a doação digital mais do que qualquer outro meio. Em seus 10 anos de história, processaram quase $700 milhões para mais de 80 mil eventos sem fins lucrativos.[26]

TECNOLOGIAS DE COMUNICAÇÃO DE INFORMAÇÃO

Nas últimas três décadas, aprendemos muito sobre como os programas de comunicações em saúde podem ser projetados para educar e motivar o comportamento humano em direção à mudança saudável no mundo todo. Uma das ferramentas mais vitais para gerar conhecimento e conscientização é a tecnologia de comunicação de informação (TCIs). Os avanços nessa área estão mostrando grandes promessas de aumentar o acesso a informações para indivíduos e comunidades.

A velocidade em que a revolução da informação está ocorrendo é notável. Desde 1975, a velocidade e a memória dos computadores aumentaram um milhão de vezes e os preços desabaram. Um PC de $2.000 é equivalente a um supercomputador de $10 milhões em 1975. A revista The Economist, em 1996, destacou que, se a tecnologia de automóveis melhorasse tão rapidamente quanto a tecnologia de informações, um carro atingiria a velocidade de 160.934 km/h, percorreria 321.868 km com um tanque de combustível e custaria US$5.

Essa explosão da tecnologia de comunicações na última década transformou comunidades e países inteiros, alguns com acesso limitado na comunicação na maioria das comunicações, e permitiu que os países em desenvolvimento saltassem alguns estágios dispendiosos e demorados da tecnologia, como a construção de linhas de telefone ou instalação de fibras de banda larga físicas. As mudanças aumentaram o acesso e o compartilhamento das informações que beneficiaram as comunidades de muitas maneiras, mas também trouxeram maiores custos aos indivíduos e comunidades para se manterem atualizados com a tecnologia.

▶ Exemplos do crescimento e uso da tecnologia de informação

Durante muitos anos, o acesso à internet foi bem aproveitado pelos indivíduos que viviam na América do Norte, na Europa e na Austrália. Mas isso mudou. Em junho de 2012, os moradores da América do Norte tinham o maior acesso à internet (quase 80% da população), e a Ásia tinha mais usuários de internet, porém o maior crescimento no uso da internet nos últimos 12 anos ocorreu na África (3,606%), no Oriente Médio (2,640%) e na América Latina/Caribe (1,311%).[27] A rápida expansão do acesso à internet nas regiões em desenvolvimento terá um grande impacto sobre como as informações de saúde são compartilhadas e o que os indivíduos, governos e sociedades fazem com o novo conhecimento.

Entre as muitas tecnologias de comunicação de informação disponíveis – internet, mídia social digital, computadores, mídia de transmissão, telecentros, tablets – um dos desenvolvimentos mais significativos no mundo inteiro foi o advento e a adoção dos telefones celulares.

Telefones celulares: jornalismo, comércio, mHealth e empoderamento

Talvez nenhum avanço tecnológico recente tenha sido adotado mais rapidamente e mudado tanto a vida no mundo quanto os celulares. Para grande parte do globo, o celular empodera e conecta as pessoas. Tornou-se insubstituível para muitos, particularmente no mundo em desenvolvimento, onde ajuda a estimular a mudança econômica e social.

De acordo com um relatório do Banco Mundial, *Information and Communications for Development 2012: Maximizing Mobile* (Informações e Comunicações para Desenvolvimento 2012: Maximizando o Celular),[28] cerca de três quartos dos habitantes do mundo agora têm acesso a um celular. O número de assinaturas de celulares em uso no mundo cresceu de menos de 1 bilhão em 2000 para mais de 6 bilhões em 2012, com quase 5 bilhões das contas em países em desenvolvimento. A posse de múltiplas contas continua a acelerar, sugerindo que seu número logo excederá o da população humana.

O relatório afirma que, em 2011, foram baixados "mais de 30 bilhões de aplicativos, ou 'apps', *software* que estende as capacidades de telefones, por exemplo, para que se tornem carteiras móveis, auxílios de navegação ou ferramentas para comparação de preços. Nos países em desenvolvimento, os cidadãos cada vez mais usam os celulares para criar novas maneiras de subsistência e melhorar seus estilos de vida, enquanto os governos os utilizam para melhorar a prestação de serviços e o *feedback* e os mecanismos de engajamento dos cidadãos."[28]

Os telefones celulares surgiram como catalisadores para o desenvolvimento, em muitos países. Permitem o acesso a informações de mercado para agricultores na Índia, para que saibam onde podem conseguir o melhor preço para suas colheitas e eliminar viagens longas e desnecessárias à cidade, se não houver necessidade. Na China, agricultores de baixa renda usam mensagens de texto para aprender sobre a previsão do tempo ou maneiras de controlar pestes. Para os indivíduos que não podem comprar seu próprio celular, celulares são alugados por minuto nos vilarejos, o que possibilita torná-los acessível.

O relatório de 2012 do Banco Mundial ilustrou que os agricultores e comerciantes que usam tecnologias de aplicativos de celulares observaram aumento em suas rendas: 19% para produtores de batatas na Índia, 29% para comerciantes de grãos na Nigéria e 36% para produtores de banana em Uganda.

Como importante ferramenta de comércio digital, os celulares estão revolucionando a maneira como os consumidores nas cidades africanas conduzem transações financeiras. Com poucos toques no teclado, é possível transferir dinheiro para os agenciadores ou seus bancos, para pagar por suprimentos ou serviços. Pode ser difícil encontrar acesso à internet, bancos eletrônicos e cartões de crédito em alguns países em desenvolvimento, então surgiram serviços como Celpay e M-Pesa, companhias que oferecem serviços bancários pela internet por meio de celulares.

Os clientes da Celpay na África oriental podem transferir valores por meio do sistema, pagar contas de seus celulares e fazer depósitos em suas contas Celpay em vários locais no país.[29] Isso é particularmente significativo para os pobres, que podem não ter condições de abrir contas bancárias tradicionais por não terem história de crédito e serem considerados de alto risco.

M-Pesa (*M* de móvel, pesa de moeda, em Kiswahili) é um serviço de microfinanciamento e transferência de dinheiro baseado em celulares no Quênia, Tanzânia, Afeganistão, África do Sul e Índia. M-Pesa permite que usuários com carteira de identidade nacional ou passaporte depositem, saquem e transfiram dinheiro sem conta bancária, por meio de uma mensagem de texto em um dispositivo móvel. Mais de 50% da população adulta do Quênia usa o M-Pesa para enviar dinheiro para parentes que moram longe, pagamento de compras, contas de utilidades ou uma viagem de táxi para casa, depois de uma saída noturna. Outra vantagem é a maior segurança: por exemplo, proprietários de negócios no Quênia não estão vulneráveis a ser fisicamente roubados como podem estar ao levar dinheiro para o banco, que pode estar a horas de distância.[30]

Uma dádiva para os negócios, a acessibilidade e os preços relativamente razoáveis dos celulares ofereceram às famílias e comunidades uma sensação de segurança e conexão com os serviços de saúde que antes não era disponível. Nas áreas rurais, desconectadas à noite de vizinhos ou serviços de saúde, uma criança com uma doença potencialmente fatal, como cólera ou malária, poderia morrer antes de receber tratamento no dia seguinte em uma clínica a várias horas de distância. Com os celulares, a mãe pode solicitar ajuda e transporte ou talvez obter orientação de profissionais de saúde a muitos quilômetros de distância. A equipe de saúde em clínicas remotas pode pedir ambulâncias usando o celular, e pescadores em lagos africanos podem pedir ajuda de emergência se forem ameaçados por bandidos no mar.

Os telefones agora possuem um chip de sistema de posicionamento global (GPS, de *global positioning system*), que pode ser ativado para localizar excursionistas perdidos, vítimas de acidentes rurais ou pessoas deslocadas após desastres. Celulares equipados com GPS também podem ser usados por pescadores para rastrear tempestades próximas ou por agricultores ou agências de auxílio a desastres para detectar mudanças climáticas que possam trazer seca e, em consequência, fome.

Trabalhadores migrantes que vivem em cidades ou áreas rurais distantes várias centenas ou milhares de quilômetros de casa podem ficar conectados com a família e os amigos regularmente, por meio de seus celulares. Isso ajuda a diminuir a sensação de isolamento e pode ajudar os trabalhadores longe de seus sistemas de apoio social a ficarem menos vulneráveis a tomar decisões comportamentais não saudáveis.

Os celulares estão transformando a forma com que a cobertura de notícias acontece – tanto na informação imediata quanto no aumento do envolvimento de "cidadãos jornalistas." Às vezes chamadas "mídia social participativa," as tecnologias emergentes permitem que o público contribua com a narrativa dos fatos e com sua divulgação. Também melhoram as comunicações durante desastres naturais e oferecem ao mundo o testemunho ocular das atrocidades e injustiças.

A saúde móvel (mHealth) é outra área que está sendo transformada pelas tecnologias móveis. Por exemplo, uma instalação médica remota em Botswana utiliza telefones celulares e tablets equipados com câmeras para enviar fotos dos pacientes para diagnóstico e consultas com especialistas.

Na África do Sul, um serviço de mensagens de texto alerta os pacientes com HIV sobre quando as medicações devem ser utilizados. Outros aplicativos permitem que pacientes diabéticos usem seus celulares para monitorar seu diabetes e enviar dados médicos a profissionais de saúde por meio de armazenamento de dados em nuvem, para diagnósticos precisos.

Os celulares também estão mudando o modo como buscamos informações na internet. Dados de pesquisas relacionados ao comportamento do usuário no site AIDS.gov, do Serviço Humano e de Saúde dos Estados Unidos, mostraram que, quando os indivíduos fazem buscas nos sites de celulares, as buscas são muito mais específicas do que quando são feitas a partir de plataformas não móveis.

DIFICULDADE NA INOVAÇÃO, LACUNA DE GÊNERO DOS TELEFONES CELULARES E "BASE DA PIRÂMIDE"

No mundo todo, a revolução digital continua a provocar inovações entre empreendedores, companhias, agências de saúde, universidades, governos e comunidades. Um importante desfecho enfatizado, considerando como parte desse rápido crescimento, foram as ideias inovadoras e a expansão dos produtos existentes gerada por indivíduos e negócios criativos de baixa renda, particularmente nos chamados países em desenvolvimento. Esse fenômeno de dificuldade na inovação sempre esteve presente, com indivíduos com meios limitados genialmente modificando produtos ou criando seus próprios produtos com base nas suas necessidades em suas comunidades ou países.

Na saúde, um exemplo é a inovação da prótese de qualidade e baixo custo do Dr. Therdchai Jivacate e da Fundação da Prótese, na Tailândia. Eles projetaram, construíram e ofereceram milhares de pernas artificiais de qualidade e gratuitas a amputados em áreas remotas da Tailândia e países adjacentes. Cada prótese de perna custa cerca de US$ 30 para ser fabricada, um baixo custo possível porque é feita parcialmente de itens recicláveis, como latas de cerveja e potes de alumínio doados pelas pessoas. Nos Estados Unidos, uma perna artificial custa cerca de $10.000.[31]

O meteórico crescimento do acesso aos celulares e as novas oportunidades de "baixo para cima" na África oriental ajudaram a estimular um aumento nos investimentos de risco orientados à comunidade, incluindo o iHub, uma incubadora de inovações tecnológicas em Nairóbi, Quênia, com foco "nos jovens empreendedores, programadores de internet e celular, designers e pesquisadores. iHub é parte um espaço de trabalho aberto para a comunidade, parte vetor para investidores e capitalistas iniciais e parte incubadora de negócios."

Embora quatro de cinco conexões móveis estejam nos países em desenvolvimento, as mulheres – particularmente aquelas consideradas na chamada base da pirâmide ou BdP, ou seja, aquelas que vivem com menos de $2,50 por dia – não estão se beneficiando da tecnologia móvel de maneira equivalente aos homens, de acordo com pesquisas feitas pelo GSMA e pela Cherie Blair Foundation for Women. As pesquisas mostraram que uma mulher em um país de baixa a média renda apresenta probabilidade 21% menor de possuir um telefone celular do que um homem. Essa lacuna entre os sexos nos telefones celulares representa 300 milhões de mulheres no mundo em desenvolvimento que não têm acesso a essa importante tecnologia. Os benefícios do acesso às tecnologias móveis incluem "melhoria da literacia das mulheres e da educação das meninas, avanço no acesso à saúde e educação, apoio à participação cívica e ativismo das mulheres, aumento da sensação de segurança e independência para as mulheres e aumento das oportunidades econômicas e de renda."[32]

Os telefones celulares se tornaram tão essenciais para os africanos orientais que, de acordo com um relatório de novembro de 2012 encomendado pelo infoDev, do Banco Mundial, um em cada cinco quenianos na BdP abdicam de uma despesa, como alimentos ou passagem de ônibus, para ter acesso ao telefone celular e manter seu crédito no mesmo. O relatório, conduzido pela incubadora de inovações tecnológicas queniana iHub, sugere que os gastos das pessoas pobres no Quênia agora são influenciados, em grande parte, por seus gastos com os telefones celulares. Essa tendência poderia ser preocupante no futuro, pois as rendas limitadas podem ser cada vez mais direcionadas ao uso do telefone e não à nutrição básica ou prevenção de doenças ou lesões.[33]

Como qualquer tecnologia, também pode haver mau uso dos telefones celulares. Já foram usados para detonar dispositivos explosivos remotamente, por funcionários do governo que forçam as companhias a lhes oferecerem minutos gratuitos em seus telefones celulares como propinas e por exércitos rebeldes que coordenam seus movimentos.

Por outro lado, o Banco Mundial iniciou um programa pacífico de desarmamento no Congo, onde combatentes homens e mulheres podem entregar suas armas e serem notificados por meio do serviço de telefonia celular de que têm direito a um treinamento para emprego e algumas centenas de dólares durante o período de um ano.

TCIs: PREENCHENDO O VAZIO DE COMUNICAÇÃO CAUSADO POR DESASTRES, GEOGRAFIA E POBREZA

As TCIs podem salvar vidas por meio de sistemas de alerta precoce e podem aliviar a privação e o trauma após um desastre oferecendo informações precisas o mais amplamente possível. A mídia e a tecnologia digital e móvel têm uma importante participação na resposta a desastres e conflitos, comunicando-se com sobreviventes e ajudando a reconstruir as comunicações e comunidades.

O programa de preparação para ciclones (PPC), criado pela Federação Internacional das Sociedades da Cruz Vermelha e do Crescente Vermelho no início da década de 1970, tem o crédito de ter salvado milhões de vidas nas últimas três décadas. Seu sistema de alerta precoce explora a maior rede de rádio da Ásia, e os alertas sobre as tempestades emergentes rastreadas por satélite são transmitidos por rádio para 33 mil voluntários bem-treinados nas comunidades. Os voluntários disseminam o alerta para as comunidades a serem afetadas, utilizando sirenes manuais ou gritando por meio de megafones de moto. O PPC é capaz de alertar cerca de 8 milhões de pessoas em toda a região litorânea.[34]

Um dos maiores desafios após desastres é preencher o enorme vazio de comunicações criado quando os moradores das comunidades e os espaços físicos são separados. Na corrida para conseguir suprimentos para tratar algumas das necessidades físicas, a resposta às informações costuma ser negligenciada. Os sobreviventes vulneráveis precisam saber sobre o *status* de seus entes queridos. A logística sobre quando esperar alimentos e roupas de agências de auxílio e quando a eletricidade e a água limpa podem ser restauradas precisa ser compartilhada.

Mitos que crescem da ignorância ou da má informação em campos de refugiados também devem ser desmentidos rapidamente. Rumores que surgiram após desastres recentes, alguns resultando em fatalidades, incluíram:

- Sobreviventes do terremoto no Paquistão revestiram a parte de dentro de suas tendas com querosene, pois ouviram que isso poderia repelir insetos portadores de malária, fazendo com que as tendas pegassem fogo, o que resultou na morte de várias pessoas.

- Habitantes de vilarejos rurais no Paquistão, vendo água engarrafada pela primeira vez, recusaram-se a bebê-la, acreditando não ser segura. Em vez disso, usaram-na para limpeza e beberam água poluída dos rios.

- Após o tsunami na Indonésia, os sobreviventes ouviram dizer que os corpos dos mortos disseminavam doenças, então imediatamente atiraram os corpos em túmulos em massa, causando mais transtorno para as famílias que buscavam seus entes queridos.

Internews, a ONG internacional especializada em "relatos humanitários" em ambientes pós-desastre/conflito como parte de sua missão, ajudou a identificar e corrigir alguns desses mitos, transmitindo entrevistas com especialistas e divulgando as informações. O grupo também reconstrói a infraestrutura de mídia e transmite comunicações precisas e culturalmente relevantes aos sobreviventes ou entes queridos assim que possível, por meio de rádios de corda portáteis dados aos sobreviventes e de receptores de rádio de mala. Grande parte das notícias é criada e relatada por indivíduos locais, que são treinados na arte dos relatos humanitários. (Veja o Quadro 18-1, um estudo de caso de como a Internews ajudou a reconstruir vidas e comunicações após o terremoto de 2010 no Haiti.)

Algumas tecnologias digitais emergentes e abordagens que podem fazer contribuições significativas para a melhoria do acesso ao conhecimento e dos desfechos em saúde nos próximos anos são:

- **O governo da Índia, desejando acabar com a exclusão digital e oferecer computado-**

QUADRO 18-1

Internews: reconstruindo vidas e comunicações após desastres

Problema e contexto local

Um terremoto devastador em 2010 centralizado nas imediações da capital do Haiti deixou centenas de milhares de mortos e mais de 1 milhão de deslocados. Os sobreviventes estavam em necessidade imediata de informações precisas sobre a segurança de seus entes queridos, serviços de auxílio e, com o tempo, esforços de recuperação. Algumas estações de rádio locais continuaram em operação ou retornaram rapidamente ao ar, mas a mídia local sofreu seus próprios problemas e não podia preencher o vazio de informações da maneira adequada.

Solução

Com uma equipe de repórteres locais, a Internews começou a produzir o Enfomasyon Nou Dwe Konnen (Notícias que Você Pode Usar) (ENDK), uma transmissão diária humanitária de notícias, e estabeleceu uma rede de distribuição de estações locais de rádio, eventualmente transmitindo em quase 40 estações, alcançando 70% dos haitianos. Os jornalistas locais receberam treinamento em relatos humanitários e produziram um programa diário, relatando a partir de campos de pessoas deslocadas, utilizando perguntas dos moradores, procurando respostas do governo e da comunidade de auxílio e investigando questões de preocupação.

Resultados

Um mês depois do lançamento do ENDK, 80% dos membros do grupo de foco pesquisados estavam familiarizados com o programa. Em julho, 100% estavam e podiam identificar as partes principais de informações que haviam integrado às suas vidas cotidianas, como maneiras de prevenir a malária livrando-se da água parada e como prevenir doenças diarreicas lavando as mãos regularmente.

Em um levantamento com 11 mil haitianos, 81% afirmaram confiar no rádio como fonte de informação, ficando em segundo lugar apenas para as igrejas e comunidades religiosas. Em geral, 57% da população pesquisada tinham rádios; 72% tinham telefones celulares, muitas vezes com rádio. As mensagens de texto eram uma maneira importante para os ouvintes interagirem com o ENDK, que recebia de 50 a 100 mensagens de texto por dia de ouvintes, procurando informações que o ENDK investigava e respondia no ar.

"A criação do ENDK foi vital para garantir que as populações afetadas tivessem acesso a informações essenciais e oportunas para ajudá-las a sobreviver após o terremoto. Mais recentemente, quando as prioridades passaram de emergência à reconstrução, o ENDK adotou medidas para se manter atualizado com as necessidades dos ouvintes, com base nos resultados de pesquisas da Internews, e começou a oferecer informações mais relevantes para o processo de recuperação" (Avaliação Independente para o Gabinete de Iniciativas de Transição do USAID no Haiti).

Fonte: www.internews.org/what-we-do/case-studies/haiti.

---

res do tipo tablet acessíveis a milhões de estudantes, estabeleceu uma parceria com a Datawind, em 2012, para produzir o tablet Aakash II. O governo está cobrindo metade do preço do tablet de US$ 40, o tablet de menor preço com toque na tela*. O diretor executivo da Datawind afirmou, no lançamento: "Queremos usar a tecnologia para combater a pobreza com uma paixão. O acesso a computadores e à internet ajudará a oferecer educação de melhor qualidade e nivelará o campo de jogo para todos os indianos." http://www.ubislate.com/

- **Google Person Finder ajuda as pessoas a se reconectarem a amigos e entes queridos após desastres naturais e humanitários.** Oferece um painel de registro e mensagem para os sobreviventes, famílias e entes queridos postarem e buscarem informações sobre o *status* e a localização de outros. Foi criado por engenheiros voluntários do Google em resposta ao terremoto de 2010 no Haiti e tem sido usado

---

* N. de R.T. Um tablet com tela capacitiva é bem mais sensível ao toque e é 100% preciso.

desde a sequência de terremoto e tsunami de 2011 no Japão, quando entrou no ar em uma hora, e a enchente nas Filipinas, em 2012. http://google.org/personfinder
- **O Laboratório Fletcher na Universidade da Califórnia, Berkeley, transformou um telefone celular padrão em um microscópio com qualidade para diagnóstico** com ampliação de 5 a 60 vezes. A microscopia por telefone celular – chamada CellScope – permite a visualização de amostras, seguida pela captura, organização e transmissão de imagens importantes para diagnóstico. Essa tecnologia pode ser utilizada em uma variedade de aplicações além da medicina diagnóstica. http://cellscope.berkeley.edu/
- **O Relationship Information Tracking System (RITS – Sistema de Rastreamento de Informações sobre Relacionamentos) permite que as cooperativas de café do Peru até a Tanzânia rastreiem cada etapa do processo da cadeia de suprimento,** começando com o agricultor. Utilizando um aplicativo baseado em nuvem, o gerente da cooperativa de café é capaz de registrar as entregas dos fazendeiros individuais de café, rastrear o *status* de certificação de cada entrega, processar o pagamento do fazendeiro, registrar informações relacionadas à qualidade, agrupar as entregas de café de acordo com a qualidade e gerar relatórios sobre produtividade, pagamentos e amostras de fazendas. Esse processo poderia ser adaptado a outras indústrias, incluindo serviços e custos de saúde, particularmente em países em desenvolvimento. http://www.sustainableharvest.com/RITS
- **A iniciativa Health eVillages equipa profissionais de saúde com telefones celulares pré-carregados** com guias de medicamentos, alertas médicos, resumos de periódicos e referências médicas, garantindo que esses profissionais, mesmo em locais remotos, tenham as mais recentes informações médicas à sua disposição. http://www.healthevillages.org/
- **O Speak Safe da Internews:** *Kit* **de Ferramentas dos Profissionais de Mídia para Práticas On-line e Móveis Mais Seguras** introduz repórteres, jornalistas, blogueiros e profissionais da mídia a práticas simples, porém efetivas, para manter o controle de informações e comunicações importantes em qualquer país ou cultura. O *kit* de ferramentas ajuda os usuários a "compreender os interesses e capacidades tecnológicas daqueles que desejam limitar o acesso do público às informações e está tomando medidas decisivas para limitar esse risco." http://www.speaksafe.internews.org/

- **GEO (Global Emergency Overview – Visão Global de Emergência) é um aplicativo lançado no final de 2012 para smartphones e tablets** e desenhado para melhorar o acesso a informações e análise do impacto de uma crise e contribuir para a criação de conscientização compartilhada sobre a situação nos primeiros estágios de um desastre. O foco está na melhoria da efetividade das operações humanitárias, incluindo a abordagem das necessidades de informações de comunidades afetadas por desastres. http://geo.acaps.org/

- **Telefones celulares, mídia social e internet tornaram-se importantes ferramentas para os especialistas e pesquisadores de HIV/AIDS em saúde pública no mundo todo.** Profissionais de saúde pública que trabalham com educação sobre HIV/AIDS adotaram essas plataformas de mídia digital para transmitir suas mensagens sobre a importância da prevenção, do teste e da notificação do *status* de HIV, particularmente para tentar alcançar os homens que fazem sexo com homens (HFSHs), que cada vez mais se encontram por meio de sites de "encontros" ou de relacionamentos na internet. O fenômeno social de conhecer parceiros facilmente *on-line* ou por meio de aplicativos de localização no celular, juntamente com as crescentes evidências de que o uso da internet aumenta o risco de infecção com HIV para HFSH, mostra que essa área emergente é crítica para intervenções de prevenção de HIV. http://www.ncbi.nlm.nih.gov/pmc/articles/PMC3345812/

- **Digital Green estabelece parcerias com vilarejos e agricultores para produzir vídeos todos os meses sobre a melhoria de processos e rendimentos agrícolas.** Os vídeos, com duração de 8 a 10 minutos, feitos com filmadoras de bolso, incluem testemunhos dos agricultores e demonstrações de técnicas aprimoradas de produção, associações com o mercado e planos governamentais. Como a internet com frequência não está disponível, os vídeos são distribuídos em cartões de memória para reprodução em pico projetores a bateria em cada vilarejo. O programa agora atinge mais de 900 vilarejos e 60 mil agricultores na Índia e está sendo estendido para partes da África subsaariana e sul da Ásia. Digital Green foi considerado 10 vezes mais efetivo, por dólar investido, para converter agricultores a melhores práticas de agricultura do que as abordagens tradicionais para extensão da agricultura. http://www.digitalgreen.org/

- **A Escola de Medicina de Dartmouth Geisel e a Escola de Engenharia Thayer trabalharam com a companhia de software Global Emergency Resources (GER)** para testar e desenvolver um produto portátil que ajude a administrar bancos de dados de hospitais e clínicas, oferecendo monitoramento e mapeamento em tempo quase real de sistemas de saúde durante emergências e operações de saúde cotidianas. Os resultados mostraram melhorias significativas na resposta a emergências, na triagem e no rastreamento de pacientes. http://www.ger911.com

RESUMO

1. Uma importante peça que faltava no quebra-cabeça de prevenção e tratamento era o uso estratégico de ferramentas de *marketing* e comunicação em saúde, que pode empoderar as comunidades com o conhecimento e a motivação para melhorar seu meio ambiente e bem-estar e, em retorno, seu potencial e sustentabilidade social e econômica.

2. O *marketing* social busca influenciar os comportamentos sociais e não beneficiar o profissional de *marketing*, mas beneficiar o público-alvo e a sociedade em geral. Os profissionais de *marketing* social dão muito valor à condução de pesquisas de mercado para "ouvir" e determinar as necessidades, vontades e percepções do "consumidor."

3. Outros elementos de *marketing* usados são a análise de ambiente, vantagem diferencial, segmentação do público e sustentabilidade.

4. Com base nos princípios de *marketing*, mas lidando com questões mais complexas que envolvem a mudança comportamental, o *marketing* social aplica-se aos conceitos tradicionalmente comerciais dos "quatro Ps" de produto, preço, posição e promoção e acrescenta um quinto, o posicionamento.

5. Os levantamentos podem ser feitos por entrevistas telefônicas, entrevistas pessoais em profundidade, grupos de foco, correio, aplicativos para celulares e comunicações baseadas na internet. Dependendo da estrutura e da habilidade do pesquisador, os levantamentos podem produzir muitas informações sobre o conhecimento de um indivíduo e suas atitudes e práticas relacionadas à saúde.

6. O rádio, devido ao seu baixo custo para acessibilidade e pouca exigência de alfabetização, tem grande potencial para alcançar populações em países em desenvolvimento, com histórias e mensagens consistentes sobre saúde.

7. As pesquisas mostraram que o *eduentretenimento*, a prática de usar o entretenimento em massa para enviar mensagens de saúde pública, aumenta a conscientização e motiva ação e mudança comportamental.

8. A mídia, sobretudo nos países em desenvolvimento, tem uma importante participação na obtenção de informações precisas sobre doenças e problemas graves para o público. Muitas pessoas, incluindo gestores e legisladores, formam suas visões de doenças e condições com base em como são apresentadas pela mídia.

9. A explosão das tecnologias digitais e da mídia social oferece ferramentas sem precedentes para os indivíduos, comunidades e profissionais de comunicação em saúde se conectarem, compartilharem informações e gerarem mudança comportamental.

10. Os celulares estão transformando a forma com que a cobertura de notícias acontece – tanto em sua urgência quanto no aumento do envolvimento de "cidadãos jornalistas." Telefones com capacidade para vídeo e texto permitem que o público contribua com a narrativa dos fatos e com sua divulgação, melhoram as comunicações durante desastres naturais e oferecem ao mundo o testemunho ocular das atrocidades e injustiças.

11. A acessibilidade e o custo razoavelmente acessível dos telefones celulares revolucionaram o comércio, o acesso a informações de saúde, a "inovação na privação" e a conectividade nas comunidades e países, particularmente nas nações em desenvolvimento.
12. Para tornar as questões de saúde relevantes para a mídia que foca nas questões econômicas, os comunicadores em saúde global devem conectar o impacto de doença e de questões como perturbações ambientais aos efeitos econômicos.
13. Para ter sucesso, os programas de comunicações em saúde devem incluir intermediadores culturais e promotores de saúde, empoderar a comunidade e ajudar a formar, implementar, avaliar, motivar e sustentar o programa.
14. Um dos maiores desafios após desastres é preencher o enorme vazio de comunicações criado quando os moradores da comunidade e os espaços físicos são separados.
15. As tecnologias emergentes em comunicação de informação, como softwares que mapeiam e rastreiam indivíduos durante emergências e desastres, microscopia por telefone celular e tablets de baixo custo, podem ajudar a tornar o conhecimento e as comunicações em saúde mais acessíveis para todos.

QUESTÕES DE ESTUDO

1. Você é um pesquisador de saúde pública e concordou em ajudar a liderar uma equipe de pesquisa e educação dos Estados Unidos no campo de refugiados de Dadaab, no Quênia, para examinar como os refugiados estão recebendo e compreendendo as informações sobre saúde. Que barreiras você pode encontrar ao realizar esse trabalho?
2. O *marketing* social aplica princípios e métodos de *marketing* para motivar um indivíduo ou grupo a mudar o comportamento e melhorar a saúde. Descreva como os cinco "Ps" tomariam forma em uma campanha centrada na motivação de idosos a se exercitarem regularmente.
3. No estudo de caso que envolve os Hopi, como você trabalharia para sustentar a campanha educacional e as melhorias na saúde feminina? Com que outros desafios você poderia se deparar ao tentar manter o *momentum* da campanha?
4. Você é um jornalista com uma ONG especializada em relatos humanitários e é o primeiro repórter de sua agência a chegar à cena de um terremoto no Peru. A infraestrutura de mídia foi destruída, deixando equipamentos e pessoal mínimos. Milhares de sobreviventes precisam de informações imediatamente. Descreva algumas das abordagens de comunicação em saúde baseadas na comunidade e as tecnologias e mídias mencionadas neste capítulo que você usaria para transmitir as informações precisas e ajudar a melhorar as condições de saúde.
5. Como profissional de saúde trabalhando no leste da África, você precisa se conectar melhor com HFSHs para enviar informações precisas sobre prevenção, testes e tratamento de HIV/AIDS. Devido ao estigma que esses indivíduos podem enfrentar em suas comunidades, particularmente nos vilarejos rurais, que ferramentas e plataformas de comunicação digital você pode usar para atingir com segurança esse grupo em risco e melhorar sua saúde?

REFERÊNCIAS

1. Maslow A. Motivation and personality. *Psychol Rev* 1943;50(4): 370–396.
2. National Cancer Institute. *Theory at a Glance: A Guide for Health Promotion.* 2nd ed. Bethesda, MD: US Department of Health and Human Services, 2005.
3. National Heart, Lung and Blood Institute. *Salud Para Su Corazon, Bringing Heart Health to Latinos: A Guide for Building Community Programs.* Washington, DC: National Institutes of Health, No. 98-3796, 1998.
4. Interview with Hugo Melgar-Quinonez, assistant professor, Ohio State University Department of Human Nutrition, with Gary Snyder, May 24, 2005.
5. Snyder G. *Knowledge, attitudes and practices of central Ohio immigrant Latinos concerning health and information access.* Paper presented at: Global Health Education Consortium and Latin American and Caribbean Congress on Global Health; April 10, 2010;Instituto Nacional de Salud Pública, Cuernavaca, Mexico.
6. US Centers for Disease Control and Prevention. "Testing Makes Us Stronger" Campaign, Act Against AIDS. http://hivtest.cdc.gov/stronger/index.html.

7. National Cancer Institute. *Making Health Communication Programs Work.* Bethesda, MD: NIH Publication No. 04-5145, August 2004. http://www.nci.nih.gov/pinkbook/.
8. McGuire WJ. Public communication as a strategy for inducing health-promoting behavioral change. *Pre Med* 1984;13(3): 299–313.
9. *HIV/AIDS Reporting Manual.* Menlo Park, CA: Kaiser Family Foundation, 2011. http://globalhealth.kff.org/Journalists.aspx.
10. Andreasen A. *Marketing Social Change: Changing Behavior to Promote Health, Social Development, and the Environment.* San Francisco: Jossey-Bass, 1995.
11. Alcalay R, Bell RA. *Promoting Nutrition and Physical Activity Through Social Marketing: Current Practices and Recommendations.* Davis, CA: Center for Advanced Studies in Nutrition and Social Marketing, University of California, 2000.
12. Berkowitz E. *Essentials of Health Care Marketing.* Sudbury, MA: Jones and Bartlett, 2006.
13. Interview with Jaime Bayona, assistant professor, Dartmouth Geisel School of Medicine, with Gary Snyder, November 5, 2012.
14. Volpp KG, Troxel AB, Pauly MV, et al. A randomized, controlled trial of financial incentives for smoking cessation. *N Engl J Med* 2009;360(7):699–709.
15. Encarnacion-Garcia H. Promotoras de Salud: A Culturally- Sensitive Community Intervention Model for Cancer Prevention Among Hispanic/Latino women [dissertation].Bloomington: Indiana University, 2004.
16. Andaló P. Love, Tears, Betrayal ... and Health Messages. *-Perspectives in Health Magazine, The Magazine of the Pan American Health Organization* 2003;8(2).
17. UK Department for International Development. Tell Me a Story. *Developments*, 2005. http://developments.org.uk/data/issue32/tell-story.htm.
18. Cheskin Marketing. *The Digital World of the US Hispanic II.* Redwood Shores, CA: Cheskin, 2001.
19. Zona Latina. http://www.zonalatina.com/Radio.htm.
20. Korzenny F, Korzenny BA. *Hispanic Marketing.* Burlington, MA: Elsevier, Butterworth-Heinemann, 2005.
21. UNAIDS. India: Changing Lives through TV Programming, 2006. http://www.unaids.org/en/resources/presscentre/featurestories/2006/april/20060424india/.
22. Beck V, Huang GC, Pollard WE, et al. Telenovela viewers and health information. Paper presented at: American Public Health Association 131st Annual Meeting and Exposition, San Francisco, CA; 2003.
23. Hollywood, Health & Society Project. University of Southern California, 2011 http://www.learcenter.org/html/projects/ ?cm=hhs.
24. Freeman D, Pitner R, Powers M, Paulin-Anderson T. Using Photovoice to develop a grounded theory of socio-environmental attributes influencing the health of community environments. *Br J Social Work,* November 11, 2012, 10.1093/bjsw/bcs173.
25. Huey A. Pine Ridge Reservation/Cowbird Storytelling Project. http://cowbird.com/huey/collection/pineridge/stories.
26. Network for Good. Washington, DC, 2012. http://www1 .networkforgood.org.
27. Internet World Stats, June 2012. http://www.internetworldstats .com/.
28. The World Bank. *Information and Communications for Development 2012: Maximizing Mobile.* July 17, 2012. http://www .worldbank.org/en/news/2012/07/17/mobile-phone-access-reaches--three-quarters-planets-population.
29. Sullivan K. In war-torn Congo, going wireless to reach home. *Washington Post,* July 9, 2006:A01. http://pqasb.pqarchiver.com/washingtonpost/access/1073868531.html?FMT=ABS& FMTS=ABS:FT&date=Jul+9%2C+2006&author=Kevin+Sullivan+-+Washington+Post+Foreign+Service&desc=In+War-Torn+Congo%2C+Going+Wireless+to+Reach+Home%3B+For+Poor%2C+Cellphones+Bridge+Digital+Divide.
30. Graham F. M-Pesa: Kenya's mobile wallet revolution. BBC News, November 22, 2010. http://www.bbc.co.uk/news/business- 11793290.
31. Saletan W. Body Parts from Trash. Slate: Human Nature, February 2, 2009. http://www.slate.com/blogs/humannature/ 2009/02/02/body_parts_from_trash.html.
32. mWomen Newsletter. Why Women and Mobile for Development. http://www.mwomen.org/Wiki/Why_Women_and_Mobile_ for_Development.
33. Crandall A. How the Kenyan Base of the Pyramid Uses Their Mobile Phone. iHUB, October 24, 2012. http://www.ihub .co.ke/blog/2012/10/how-the--kenyan-base-of-the-pyramid-uses- their-mobile--phone/.
34. UK Department for International Development. What on earth is happening? *Developments*, 2005.

19 Economia e saúde global

Kevin Chan

OBJETIVOS DE APRENDIZADO

- Compreender a interação entre economia e saúde: como a pobreza pode afetar a saúde e como os problemas de saúde podem resultar em pobreza
- Compreender as possíveis associações entre riqueza e saúde e como a riqueza absoluta e relativa têm impacto sobre a saúde
- Descrever quatro mecanismos importantes pelos quais a saúde pode afetar a riqueza
- Mostrar as inter-relações entre saúde e economia observando três doenças importantes (malária, tuberculose e HIV/AIDS)
- Definir e descrever quatro fatores principais na escolha do tipo de sistema de financiamento de saúde
- Definir e descrever cinco métodos de financiamento importantes para a saúde
- Descrever e definir amostragem de risco, aversão de risco, seleção adversa e risco moral

INTRODUÇÃO À ECONOMIA E SAÚDE

Peter Chirwa é um menino de 4 anos no norte de Malawi. Sua família cultiva alimentos em sua propriedade para prover subsistência para o ano. Quando as colheitas são boas, ele e seus cinco irmãos e irmãs alimentam-se bem o ano todo, mas, quando as colheitas são ruins, como têm sido nos últimos três anos, seus irmãos e irmãs ficam malnutridos e doentes. No último ano, dois irmãos mais novos morreram de má nutrição e pneumonia. A família de Peter é pobre e não pode comprar alimentos no mercado. Sua família sobrevive com menos de 50 centavos por pessoa por dia, muito abaixo da linha de pobreza absoluta global de US$1.

O tio de Peter mora cinco casas depois da dele. Esquelético, magro e morrendo de AIDS, olha os visitantes de sua cama. Gastou todo seu dinheiro tentando comprar medicamentos que poderiam salvar sua vida, mas não pode mais arcar com os preços. Provavelmente, morrerá em poucos meses. Sua família senta-se ao lado de seu leito cuidando dele, sabendo que seu futuro não lhe reserva nada além de miséria profunda. Na evolução, a devastação pela má saúde pode empobrecer famílias e deixá-las sem qualquer renda, oportunidade ou esperança.

Há muito tempo, sabe-se que há uma relação entre saúde e riqueza.[1] Há três vias possíveis que podem explicar essa relação:

1. O aumento da riqueza leva à saúde.
2. A melhor saúde leva à riqueza.
3. A relação é causada por um terceiro fator desconhecido.[2]

Rendas mais altas aumentam os gastos governamentais e privados com produtos que melhoram a saúde direta (p. ex., compra de atenção à saúde e

ECONOMIA E SAÚDE GLOBAL — CAPÍTULO 19

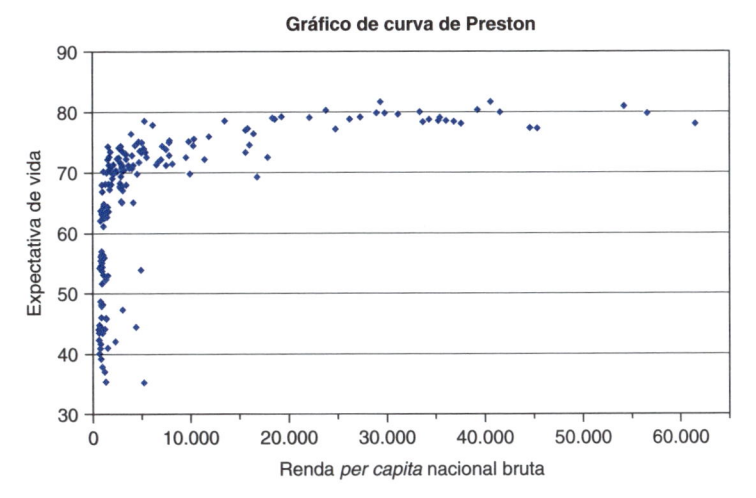

Gráfico de curva de Preston

▲ **Figura 19-1** Correlações entre saúde e riqueza. Os dados apresentados referem-se ao ano de 2004 ou o mais atual para 179 países. (*De Indicadores de Desenvolvimento Mundial 2006.*[67]) Banco Mundial. Indicadores de Desenvolvimento Mundial 2006. Washington DC: World Bank, 2006.

melhor nutrição) e indiretamente (p. ex., melhores moradias, água e instalações de saneamento)[3] (veja Figura 19-1.)

Na última década, tem havido cada vez mais reconhecimento de que a má saúde pode levar à pobreza.[4] Essas inter-relações são associadas a pressões políticas, demográficas e sociais.

A primeira parte deste capítulo analisa as crescentes evidências entre "mais rico é mais saudável"[5] e a contra-alegação de que "mais saudável é mais rico."[4]

A segunda parte deste capítulo concentra-se nas evidências de que a relação entre os sistemas de saúde, por meio de sua organização, financiamento e comportamento, tem impacto sobre desfechos de saúde e econômicos. A maneira como os sistemas de saúde são financiados influencia os comportamentos de consumidores, produtores e intermediários. É importante compreender como essas estruturas são criadas, pois isso pode ter impactos significativos sobre os desfechos de saúde e econômicos.

OS MECANISMOS DA RIQUEZA À SAÚDE

Em geral, as nações mais ricas são nações mais saudáveis. Rendas maiores oferecem a capacidade de comprar muitos bens e serviços que promovem melhor saúde, incluindo alimentos com mais calorias e de melhor qualidade, acesso à água mais limpa, saneamento mais seguro e serviços de saúde de melhor qualidade e mais completos, em nível individual e social. Além disso, mais riqueza pode levar à melhor educação e uma melhor capacitação.

Preston[1] observou uma forte relação entre saúde e riqueza e sugeriu que há um ganho significativo em saúde (medido pela expectativa de vida) com uma riqueza até $1.000 *per capita*. Porém, observou também que, além de $1.000 *per capita*, uma riqueza adicional não resultou em aumentos significativos na expectativa de vida. Seu trabalho clássico concluiu que, entre 1940 e 1970, metade do aumento na expectativa de vida foi devido a melhorias no nível de renda.

Além disso, Pritchett e Summers,[5] em seu trabalho Wealthier Is Healthier (Mais Rico É Mais Saudável), concluíram que 40% das diferenças em mortalidade entre os países podem ser explicadas pelas diferenças nas taxas de crescimento de renda. Estimaram que um aumento de 1% na renda mundial levaria a uma redução de 33 mil mortes de bebês e 55 mil mortes de crianças.

Em uma base nacional no nível microeconômico, Case[6] examinou o impacto de um aumento súbito na renda de pensionistas idosos da África do Sul sobre a riqueza familiar. Ela concluiu que a renda protegia todos os membros da família quando a pensão por idade foi colocada na renda familiar geral, mas quando a pensão por idade não foi colocada na renda familiar, a renda beneficiou apenas o indivíduo pensionista. Definiu as possíveis razões para essa vantagem ser observada nas rendas familiares agrupadas, incluindo a capacidade de viabilizar mais ajuda, melhor saneamento, melhor nutrição e diminuir estresse psicológico no domicílio.

Um achado tão importante quanto esse é que a iniquidade de renda pode levar à má saúde. No Estudo Whitehall, com 10 mil servidores civis britânicos, as taxas de mortalidade ajustadas para a idade foram 3,5 vezes maiores para trabalhadores de grau inferior em comparação aos administradores seniores.[7-9] Isso sugere que a diferenciação da renda pode ter um importante impacto sobre os desfechos de saúde nacionais. Outros estudos corroboram esse achado. Wilkinson,[10] em seu estudo sobre os países da OCDE (Organização para Cooperação e Desenvolvimento Econômico), um grupo dos países mais ricos do mundo, mostrou que, embora rendas absolutas maiores resultem em maior expectativa de vida, a maior desigualdade teve efeito negativo sobre a expectativa média de vida. Essa desigualdade relativa na renda mantém-se no nível individual, sugerindo que as pessoas que têm rendas menores do que seus pares apresentam desfechos de saúde piores.[11,12]

A riqueza também pode aumentar a saúde por meio de mecanismos indiretos, como a educação. O Relatório de Desenvolvimento Mundial, em 1993, Investing in Health (Investindo em Saúde), afirmou que uma das maneiras mais efetivas de melhorar a saúde é oferecer educação primária a meninas.[13]

OS MECANISMOS DA SAÚDE À RIQUEZA

Quatro mecanismos importantes associam a saúde ao aumento da riqueza.[14] Esses quatro mecanismos são melhor produtividade, mais investimento em educação (capital humano), mais investimento em capital físico e utilização do dividendo demográfico.

▶ O papel da saúde no impacto sobre a produtividade

Indivíduos mais saudáveis apresentam maior probabilidade de serem produtivos por terem mais energia e apresentar menor probabilidade de se ausentar do trabalho por doença. Além disso, famílias mais saudáveis precisam de menos tempo fora do trabalho para cuidar de indivíduos doentes.

Uma dificuldade ao observar os impactos da saúde e seu papel na produtividade é a necessidade de separar os componentes genéticos definidos e aqueles socialmente adquiridos do capital humano.[15] Há muito pouco a ser feito para mudar nossa carga genética, restando apenas nos concentrar nos aspectos comportamentais para melhorar nosso capital de saúde.

Strauss[16] acreditava que a produtividade de mão de obra aumenta quando os indivíduos recebem mais calorias. Como a maior produtividade no trabalho pode ter um efeito inverso, resultando em maior consumo de alimentos, usou a variação comunitária no preço dos alimentos como variável de controle. Alguns artigos subsequentes confirmaram que a nutrição aumenta a produtividade no trabalho.[17-19] Strauss e Thomas,[20] em um trabalho posterior, mostraram que esses efeitos tendem a diminuir conforme o consumo diário atinge aproximadamente 2.000 kcal.

Thomas e Strauss[21] enfatizam duas associações conceituais entre saúde e produtividade relevantes para os países em desenvolvimento. Primeira: o impacto de doenças predominantemente transmissíveis nos países em desenvolvimento afeta os indivíduos por toda a vida; as doenças não transmissíveis nos países mais desenvolvidos afetam principalmente os idosos. Segunda: como os países em desenvolvimento tendem a ter mão de obra intensa, a má saúde reduz a renda de maneira desproporcional, já que uma porcentagem maior da força de trabalho é empregada em indústrias com mão de obra intensa.[22] Bhargava e colegas[23] confirmaram que maiores taxas de sobrevida adulta levam a taxas de crescimento de renda maiores em grupos de baixa renda.

Schultz, em uma série de trabalhos, observou o impacto direto da saúde sobre os salários.[15,24,25] Concluiu que "um aumento de uma unidade no IMC foi associado a um aumento de 9% nos salários para homens em Gana e Costa do Marfim e um aumento de 7% nos salários para mulheres em Gana e 15% na Costa do Marfim."[15] De maneira similar, um ganho de 1 centímetro na estatura foi associado a um aumento de 5% nos salários no Brasil para homens e 7% para mulheres.[15] Bloom, Canning e Sevilla[22] demonstraram que um aumento de 1 ano na expectativa de vida ao nascer resulta em um aumento de 4% na produção econômica. Em resumo, a melhor saúde leva diretamente a melhores salários e maior produção macroeconômica geral.

Observando o sul da América no começo do século XX, Bleakley[26] concluiu que a erradicação dos ancilóstomos levou a uma melhoria de 45% nos salários, e metade da diferença da lacuna de salários entre o sul e o norte da América devia-se a fatores ligados a doenças.

Alguns estudos econômicos[27-29] demonstraram que a maior expectativa de vida e menores taxas de mortalidade levaram a maiores rendas e melhor desempenho econômico.

De maneira semelhante, muito trabalho foi feito para observar o papel da saúde e nutrição maternas como importantes determinantes de problemas crônicos de saúde em crianças, também conhecida como "hipótese de Barker."[30,31] A má saúde não tem apenas efeitos na produtividade em curto prazo; pode ter efeitos intergerações que contribuem para a má produtividade no trabalho duradoura de um país.

▶ Maior investimento em capital humano

As más condições de saúde reduzem a expectativa de vida e a quantidade de investimento em capital humano, pois os indivíduos têm menores horizontes de tempo para recuperar os custos desse investimento. Além disso, a saúde pode diminuir diretamente os investimentos em capital humano, pois as crianças podem ficar doentes ou ter menos energia para ir à escola.

A saúde tem um papel fundamental no desenvolvimento da capacidade de aprendizagem. Os prejuízos ocorrem em duas fases específicas:

1. **No útero**: Durante o período que a criança fica dentro do útero da mãe, alguns eventos pré-natais podem ocorrer, incluindo problemas de genética, álcool, tabagismo, má nutrição, infecções e hipertensão, que levam ao mau desenvolvimento cerebral.
2. **Pós-natal**: Alguns problemas após o nascimento resultam em deficiência no desenvolvimento, incluindo doenças como meningite, diarreia, HIV/AIDS e pneumonia e outros problemas, como lesões na cabeça, má nutrição, má educação materna, estímulos inadequados na infância e pobreza. Qualquer desses insultos pode resultar em deficiência do desenvolvimento intelectual.

Leslie e Jamison[32] afirmam que podem ocorrer três problemas na educação em geral, com a má saúde:

1. As crianças podem não iniciar a escola na idade esperada.
2. As crianças podem apresentar deficiência na capacidade de aprendizagem quando começam a escola.
3. Pode haver um grande desequilíbrio entre os sexos com o menor número de meninas frequentando a escola.

Então, que implicações tem a má educação? Mincer[33] mostrou que 1 ano adicional de educação parece aumentar os ganhos em 10% nos Estados Unidos e sugeriu que prolongar o nível médio de educação aumentaria o crescimento econômico. Bloom, Canning e Chan[34] mostraram que o aumento dos níveis de educação pode aumentar significativamente o crescimento da África subsaariana. Em particular, investir na educação superior pode ter um benefício na melhoria do crescimento econômico geral da África.

Portanto, a má saúde pode levar a subinvestimentos no capital humano e ter um grande efeito sobre os salários e o desenvolvimento econômico geral.

▶ Aumento dos investimentos na capacidade física

Assim como o capital humano, a expectativa de vida curta reduz a quantidade de investimento em capital físico devido à redução do tempo para recuperar os custos do investimento. No entanto, uma vantagem da vida mais longa é que os indivíduos precisam economizar para a aposentadoria e, assim, aumentam o investimento no capital físico com esperança de retorno futuro.

As doenças têm um efeito desproporcional sobre as famílias rurais pobres. Como afirmado antes, pode haver uma redução significativa na produtividade individual. Pode também haver gastos para prevenir, diagnosticar e tratar as doenças. Nur[35] demonstrou que a malária reduz as economias das famílias, que cada vez mais gastam dinheiro para contratar mão de obra para compensar as perdas de produtividade dos indivíduos infectados com malária. Portanto, há menos dinheiro disponível para investir em capital físico.

Até mesmo a ameaça da má saúde pode ter um impacto enorme. Por exemplo, o custo da síndrome respiratória aguda grave para a cidade de Toronto foi estimado em US$1,5 bilhões em perda de turismo e investimentos na cidade, apesar de ter causado apenas 44 mortes.[36]

▶ Capturando as vantagens do dividendo demográfico

O mecanismo final pelo qual as melhorias da saúde poderiam afetar o crescimento econômico é o do "dividendo demográfico." A teoria é que as melhorias na saúde desencadeiam um declínio nas taxas de mortalidade, seguido por um declínio nas taxas de fertilidade, anos depois. Isso leva a um aumento populacional. Por fim, essas alterações nas taxas de mortalidade e natalidade geram um grupo populacional economicamente ativo grande quando comparado ao grupo economicamente dependente, constituído por jovens e idosos. Essa grande proporção entre a população em idade produtiva e em idade dependente oferece uma janela de oportunidade para o crescimento econômico, mas não o garante. Exige condições do país apropriadas (política estável, boas políticas macroeconômicas, abertura ao comércio e bom *status* de saúde) para maximizar os ganhos.

Bloom e Williamson[28] sugerem que de um terço a metade do milagre da Ásia oriental de 1965 a 1990 pode ser explicado pelo dividendo demográfico. De maneira similar, Bloom e Canning[37] enfatizam a importância da contracepção na redução da fertilidade e do desencadeamento de um dividendo demográfico, levando ao *boom* econômico na Irlanda nas décadas de 1980 e 1990.

IMPACTO ECONÔMICO DE TRÊS DOENÇAS IMPORTANTES

Malária, tuberculose (TB) e HIV/AIDS são exemplos de doenças que têm impacto econômico significativo sobre as populações.

▶ Malária

A cada ano, há mais de 200 milhões de novos casos de malária e cerca de 600 mil a 1 milhão de mortes, principalmente de mulheres e gestantes.[38,39] Como Gallup e Sachs[40] revelam, países nos quais uma alta proporção da população vivia em regiões de transmissão de malária por *Plasmodium falciparum* apresentaram taxas de crescimento anual 1,3% menores do que os outros países entre 1965 e 1990, mesmo depois de controlar outros determinantes de crescimento-padrão. Concluem que esse efeito acumulou com o tempo e reduziria o nível do produto interno bruto para metade daquele de um país sem malária. Na África subsaariana, a malária não parece ter uma diferença de classe significativa.[41]

Há várias maneiras pelas quais a malária pode reduzir a produtividade econômica. Em primeiro lugar, há os custos médicos públicos e privados com prevenção, diagnóstico e tratamento da malária. Em segundo lugar, há os custos devidos aos dias de trabalho perdidos e com os cuidados dos membros da família doentes com malária. Em terceiro lugar, a malária tem uma consequência de longo prazo, pois pode levar à perda dos rendimentos por morte prematura, diminuição da produtividade no trabalho e, em crianças em idade escolar, redução do desempenho escolar.[42,43] Sachs e Maloney[38] enfatizam que, mais importante, a malária pode causar custos significativos na escola, demografia, migração e economias. Além disso, os efeitos macroeconômicos podem se estender ao comércio, turismo e investimentos estrangeiros diretos.

Historicamente, houve uma redução significativa no comércio entre zonas de malária e sem malária. Por exemplo, na década de 1950, quando os países do sul da Europa, como Grécia, Portugal e Espanha, começaram a erradicar a malária, os investimentos estrangeiros diretos do norte da Europa aumentaram rapidamente, para estimular o crescimento econômico.[40] Portanto, o controle da malária foi historicamente associado ao bem-estar econômico.

▶ Tuberculose

A TB infecta 8,7 milhões de pessoas e causa 1,4 milhão de mortes por ano, com 13% dos pacientes apresentando uma coinfecção com HIV.[44] Mais de 95% dos casos ocorrem em países em desenvolvimento.[45] A TB afeta predominantemente populações em idade produtiva entre 15 e 54 anos de idade.[46] Em média, são perdidos de 3 a 4 meses de trabalho (resultando em uma perda de 20-30% da renda familiar anual).[47] Também há uma perda significativa de renda se um paciente com TB morre, equivalente a 15 anos de perda de renda em uma vida.[47]

Sem curso de tratamento apropriado, aproximadamente 50 a 60% dos infectados morrem.[46] Ainda assim, com o tratamento adequado, a expectativa de vida de uma pessoa saudável em todos os outros aspectos aumentaria em uma média de 25 a 30 anos.[48]

A TB e a pobreza estão interligadas. As moradias com muitas pessoas apresentam maior probabilidade de permitir a disseminação da TB. Além disso, a TB pode levar à pobreza. A presença de TB pode levar a uma venda significativa de bens para pagar por medicamentos, reduzindo o consumo de alimentos por crianças devido à pobreza e diminuindo as oportunidades educacionais. Portanto, a TB é um exemplo clássico do binômio pobreza e má saúde.[49]

▶ HIV/AIDS

Em 2010, 34 milhões de pessoas viviam com infecção com HIV. Houve 2,7 milhões de casos novos e 1,8 milhões de mortes.[50] HIV/AIDS tem um grande impacto sobre o desenvolvimento porque tem como alvo pessoas nas principais idades produtivas, sendo responsável por aproximadamente 65% das mortes.[51] Estudos sugerem que HIV/AIDS afeta preferencialmente homens urbanos e capacitados de alta renda e seus parceiros ou parceiras.[52]

Ainsworth e Over[52] relacionam quatro motivos principais que diferenciam o HIV/AIDS das outras doenças infecciosas:

1. HIV/AIDS não tem cura.
2. HIV/AIDS afeta indivíduos em idade produtiva, principalmente por meio de relações heterossexuais.
3. HIV/AIDS elimina os tecidos sociais de cuidado para os jovens e idosos e retarda o crescimento macroeconômico.
4. HIV/AIDS não poupou a elite econômica e a intelectual.

Bloom e colegas[53] enfatizam que o HIV/AIDS tem reduzido a capacidade de investir no capital humano, o que, por sua vez, leva a uma maior incapacidade de identificar a tratar o HIV/AIDS. Essa capacidade reduzida leva a uma "espiral de morte" descendente, resultando na incapacidade de lidar com as consequências da epidemia de HIV/AIDS.

HIV/AIDS tem um grande impacto no desenvolvimento da África subsaariana. Como explicado anteriormente, o HIV/AIDS diminui as proporções entre a idade produtiva e a idade dependente, resultando em uma proporção de dependência em uma força de trabalho menor. Além disso, com a crescente perda de pais e aumento dos órfãos por HIV/AIDS, há um fardo desproporcional sobre as mulheres e populações em idade produtiva para sustentar os órfãos. Os gastos com HIV/AIDS e as doenças relacionadas representam um terço dos custos totais com saúde e mais de metade dos gastos totais com saúde pública, em muitos países.[51]

Há evidências de que o HIV/AIDS está afetando diretamente as companhias. Aventin e Huard[54] examinaram três companhias na Costa do Marfim e concluíram que um aumento de 10% na prevalência de HIV/AIDS resulta em um aumento de 6,8 a 10% nos custos. Esses efeitos também podem ser observados em nível nacional. Arndt e Lewis,[55,56] Bonnel[57] e ING Barings[58] relatam que, até 2010, o produto interno bruto (PIB) *per capita* da África do Sul iria diminuir em aproximadamente 8% por causa do HIV/AIDS.

HIV/AIDS continua sendo um dos grandes desafios de saúde pública global, não apenas por causa das enormes implicações de saúde no mundo inteiro, mas também por sua capacidade de deter o desenvolvimento econômico. Encontrar soluções para a disponibilização de serviços e medicamentos e prevenir doenças continua sendo primordial nessa luta.

A IMPORTÂNCIA DA SAÚDE PARA A ECONOMIA

Um dos maiores itens no orçamento de qualquer governo são as despesas com a saúde. Os gastos com saúde são responsáveis por 8% do PIB global,[59] mas aumentam para até 16% do PIB nos Estados Unidos.[60] Nesta seção, concentramo-nos na importância do financiamento da saúde e descrevemos os sistemas de pagamento que ajudam a distribuir esse financiamento.

FINANCIANDO A SAÚDE

Todo ministro das finanças e da saúde deve decidir como financiar o sistema de saúde de seu país. São usados cinco métodos principais: renda geral, seguro social, seguro comunitário, seguro privado e pagamento direto pelo comprador.

A maioria dos países usa uma combinação desses métodos. Como decidir quais métodos usar? Quatro fatores importantes determinam a capacidade de cada país de financiar a saúde com sucesso:

1. Recursos financeiros
2. Estágio de desenvolvimento econômico
3. Capacidade de administrar serviços financeiros
4. Vontade política e estrutura[61]

▶ Recursos financeiros

A capacidade de gerar rendas pode determinar a capacidade de um governo de usar determinados métodos para financiar a saúde. Por exemplo, em muitos países em desenvolvimento, a taxação geral pode não ser viável quando mais de metade da população trabalha no setor informal e os mecanismos de regulação são fracos. A saúde é também apenas um dos muitos departamentos concorrentes no orçamento geral. Pode haver mais ênfase na defesa, construção de infraestrutura e educação.

O seguro social exige uma estrutura administrativa que permita a captação de contribuições das companhias. Negócios muito pequenos costumam encontrar dificuldade em separar os lucros pessoais dos ganhos salariais. Em teoria, o seguro social deveria ser baseado apenas nos ganhos salariais, mas isso é muito difícil de delinear. Se há uma estrutura social e de bem-estar significativa, um esquema de seguro social deve ter amplo alcance.

O seguro comunitário refere-se à amostragem dos riscos para oferecer serviços de saúde básicos a uma comunidade. Isso costuma exigir boa cooperação social e tende a ser orientado para segmentos mais pobres da população.

O seguro privado pode ocorrer quando pessoas com renda suficiente querem comprar mais serviços de saúde e/ou serviços de maior qualidade. Isso costuma levar à divisão do sistema de saúde entre aqueles que possuem seguro privado que cobrem mais serviços e aqueles que não possuem.

Sistemas de pagamento direto pelo consumidor (pagamentos diretos e taxa de usuário) são usados em muitos países em desenvolvimento no mundo e incluem pagamentos por medicamentos, suprimentos e serviços quando um paciente fica doente. Assim, como os pagamentos tendem a ser de natureza aguda, tendem também a ser maiores e causar pobreza mais diretamente.

▶ **Estágio de desenvolvimento econômico**

O estágio de desenvolvimento econômico é um fator importante na determinação de qual método de financiamento será usado. Dependendo do bem-estar econômico de um país, os indivíduos podem ser capazes de pagar mais pela saúde e, da mesma forma, é provável que o país enfrente maior demanda por saúde. Em termos gerais, conforme a renda *per capita* aumenta, aumentam os gastos *per capita* com saúde, especialmente no setor público (veja Tabela 19-1).

A implicação de um menor nível de gastos nos países em desenvolvimento é que há menos capital de saúde (leitos, hospitais, clínicas), prestadores de serviços (médicos, enfermeiros e profissionais aliados) e consultas hospitalares (internação e ambulatorial). Também há preocupação de que os países de renda menor têm menos acesso adequado à saúde. Um dos argumentos para melhorar o desenvolvimento econômico é que o aumento da riqueza pode levar diretamente a melhores sistemas de saúde.

▶ **Capacidade de administrar serviços financeiros**

Um dos desafios que os governos enfrentam é a capacidade de administrar serviços de saúde. É preciso manter registros médicos, estabelecer rastreamento financeiro e auditorias e desenvolver outros serviços administrativos. Esses serviços dependem da capacidade do local ou do país de estabelecer e monitorar o sistema e executar efetivamente a regulamentação e legislação de saúde.

Por exemplo, muitos países em desenvolvimento podem não possuir os recursos humanos e sistemas de rastreamento para executar a cobrança de impostos. Além disso, pode ser muito difícil captar rendas de emprego no setor informal. Esses desafios diminuem o número de trabalhadores formais aumentado pelo desenvolvimento econômico. No entanto, sem essas rendas, pode ser difícil desenvolver um seguro social forte ou um método de taxação geral para financiar a saúde.

Tabela 19-1 Os gastos com saúde por faixa de renda e região (2002)[a]

Grupo de renda	Gastos totais em saúde como % do PIB	Gastos totais (entre países no grupo)	Setor público (% do PIB)	Setor privado (% do PIB)
Mundo	10,2	588	5,9	4,3
Baixa renda	4,6	30	1,3	3,3
Média renda	6,0	116	2,5	3,5
Alta renda	11,2	3.449	6,7	4,5
Leste da Ásia e Pacífico	5,0	64	1,9	3,1
Europa e Ásia Central	6,5	194	4,5	2,0
América Latina e Caribe	6,8	222	3,3	3,5
Oriente Médio e África do Norte	5,6	92	2,7	2,9
Sul da Ásia	4,4	24	1,1	3,3
África subsaariana	6,1	36	2,4	3,7

[a]Do Banco Mundial. Indicadores de Desenvolvimento Mundial 2006. Tabela 2.14.[65]

Em outros países, pode haver dificuldades em conseguir a aceitação da cobrança de impostos pelo público, por causa de preocupações com corrupção no governo e com a prestação de serviços. Esses desafios exigem um forte sistema de monitoramento de confiança para garantir a transparência da estrutura financeira e garantir que os serviços sejam prestados.

▶ Vontade política e estrutura

Outra consideração é a importância da saúde dentro da estrutura do governo. Interesses concorrentes com outros setores, como defesa, podem levar a prioridades diferentes. Com frequência, a saúde pode ser um interesse primordial (p. ex., em Cuba e no Canadá), mas, em outros países, a saúde pode assumir um papel menos importante (p. ex., muitos países em desenvolvimento). A maneira como o governo estrutura o financiamento da saúde pode ajudar a determinar sua prioridade e importância em relação a outros segmentos do governo.

SISTEMAS DE FINANCIAMENTO

Agora, serão examinados os principais sistemas de financiamento em uso no mundo todo, hoje. No entanto, primeiro é preciso observar algumas definições básicas no financiamento da saúde.

▶ Agrupamento de risco

Agrupamento de risco refere-se a incluir um grande número de pessoas para diminuir a variância nos desfechos de saúde em base individual e, assim, a dispersão do risco financeiro de um evento adverso. Uma companhia de seguro de saúde pode ajudar a dispersar o risco de um indivíduo agrupando-o com pessoas em nível de risco similar e distribuindo os custos entre eles. Por exemplo, se alguém tem 1 chance em 100 de adquirir uma doença e o custo para tratá-la é \$5.000, 100 indivíduos podem estar dispostos a colocar US\$50 em um fundo comum para enfrentar essa doença. Além disso, essa dispersão do risco permite maior precisão no nível individual sobre as possibilidades de perda financeira.

▶ Aversão ao risco

Outro aspecto que favorece o desenvolvimento do seguro de saúde é que, em geral, as pessoas preferem a certeza à incerteza. Assim, preferem saber que estão pagando uma pequena quantia todos os meses a ter que pagar uma soma enorme quando ficarem doentes. A aversão ao risco é um conceito importante, pois resulta em pagamentos mais equivalentes pelos serviços de saúde, em vez de pagamentos de quantias altas quando os eventos adversos ocorrem.

▶ Seleção adversa

A seleção adversa refere-se à prática das seguradoras de escolher pessoas mais saudáveis ao invés de pessoas doentes para o mesmo seguro, pois isso minimiza os custos esperados a serem pagos. Ao contrário, indivíduos doentes preferem comprar o seguro, ao invés de indivíduos mais saudáveis, pelo mesmo custo.

▶ Risco moral

O risco moral é uma das barreiras à implementação do seguro de saúde. Ele ocorre quando os indivíduos utilizam serviços com mais frequência do que normalmente utilizariam por possuírem uma apólice de seguro.

▶ Pagamento direto pelo comprador (taxas de usuário, taxa por serviço, pagamentos diretos)

O sistema mais básico usado para financiar a saúde é pagar diretamente pelos serviços de saúde. Esses sistemas financeiros dominam os países em desenvolvimento. Uma alternativa a esse modelo é o conceito da taxa do usuário. Essa taxa refere-se ao compartilhamento do custo, à recuperação do custo ou ao copagamento, e tem sido amplamente utilizada desde a Iniciativa de Bamako, em 1987.

A Iniciativa de Bamako foi uma tentativa de descentralizar a saúde ao nível distrital, criar uma política de medicamentos essenciais e oferecer esses medicamentos às comunidades.[62] O mecanismo de financiamento por trás da Iniciativa de Bamako deveria ser uma combinação de governo central, governos regionais, governos locais e pacientes individuais. Em teoria, as taxas de usuário foram criadas para auxiliar no desenvolvimento dos serviços de saúde e não para substituir o financiamento governamental. A esperança era que haveria uma combinação de diversos mecanismos de financiamento, incluindo seguro social, taxas de serviço e pagamento direto, para medicamentos, o que resultaria em uma estrutura sustentável. No entanto, desde a Iniciativa de Bamako, os governos concentraram-se principalmente em esquemas de pagamento de taxas de serviços.

No início da década de 1980, o Banco Mundial foi um grande proponente de taxas de usuário para serviços de saúde. Consideravam-no um importante mecanismo para financiar a saúde. Uma preocupação significativa com a implementação das taxas de usuário é que afetam de maneira desproporcional os pobres, que costumam ser relutantes ao usar os serviços de saúde até que estejam muito doentes. Ainda assim, há uma grande preocupação com o fato de que a abolição das taxas de usuário possa afetar de maneira adversa os serviços primários à saúde, tirando grande parte do financiamento básico necessário para esses serviços.

Uma publicação de 2004 do Banco Mundial reverteu a posição sobre as taxas de usuário.[63] Em contraste, concentrou-se em três ideias principais: proteger as capacidades econômicas dos pobres, construir serviços de saúde sustentáveis e alocar recursos com mais eficiência.

▶ Seguro comunitário

Os sistemas de financiamento podem resultar em algumas tentativas coletivas de agrupar recursos para diminuir o risco individual. O seguro de saúde comunitário é um esquema de pré-pagamento que se concentra no nível comunitário. Pode ser uma comunidade ou grupo de comunidades ou grupo de funcionários que negocia com fornecedores de serviços de saúde para obter serviços de saúde com descontos. Na maioria dos serviços de seguro de saúde comunitário, a saúde primária é integrada, enquanto os serviços secundários e terciários são separados.

A vantagem do financiamento comunitário é que, ao negociar com os prestadores de saúde, há maior incentivo para os médicos comparecerem com regularidade e oferecerem serviço de mais qualidade. Além disso, supera a preocupação com a regulamentação e corrupção no governo em outros esquemas de pré-pagamento. O financiamento comunitário levanta dinheiro em nível local, e a comunidade tem controle claro do movimento das verbas.

Em muitos países em desenvolvimento, os serviços de saúde comunitários são compostos de uma prestação de serviços primários básicos de saúde e contratos com instituições de saúde secundária e terciária para eventos catastróficos de saúde. Há uma assinatura compulsória para todos os membros da comunidade. Uma parte das verbas costuma ser reinvestida em atividades de geração de renda (microfinanças) para encorajar ainda mais os investimentos na comunidade.

Uma grande desvantagem do financiamento comunitário é que exige apoio significativo da comunidade, ou ocorrerá seleção adversa. Além disso, há preocupações com o risco moral. O financiamento também é muito frágil, especialmente durante recessões financeiras, quando muitos agricultores perdem suas principais fontes de renda. Assim, é preciso haver fortes laços comunitários e contratos para sustentar o seguro de saúde comunitário.

▶ Seguro social

O seguro social é uma extensão do seguro de saúde comunitário. Seguro social refere-se à coleta de verbas, com antecedência, para comprar saúde no futuro. O primeiro programa de seguro de saúde social, uma amalgamação de vários esquemas de seguro de saúde comunitário, começou na Alemanha, em 1883. Hoje, as duas maneiras mais comuns de conseguir verbas são por meio dos empregadores ou do governo.

Há três propriedades principais no seguro social. Primeiro, o seguro deve ser compulsório. Se não, ocorrerá a seleção adversa e apenas os mais doentes comprarão o seguro. Segundo, o seguro social exige um pacto social. Há expectativas de que os indivíduos pagarão e as verbas serão usadas de maneira justa por aqueles dentro do esquema de seguro social. Terceiro, as verbas são conseguidas e focadas especificamente para financiar o sistema de seguro de saúde social. Em alguns países, como a França, o seguro social é compulsório para todos os cidadãos; em outros países, ele é oferecido apenas a pessoas no setor de trabalho formal.

As fundações de seguro de saúde social costumam ter suas próprias redes de saúde. Com frequência, uma rede de prestadores negocia com uma organização de seguro de saúde social e extrai uma lista específica de prestações de saúde que serão oferecidas.

Os países que adotaram programas de seguro social incluem países na Europa (França, Holanda e Hungria), América Latina (México, Argentina e Brasil) e leste da Ásia (Coreia do Sul, Taiwan e Filipinas).

Os esquemas de seguro de saúde social aumentam o agrupamento de recursos e verbas. Devido a seu poder de negociação, isso leva a um sistema mais responsivo. Os sistemas de seguro de saúde social são facilmente implementados se os trabalhadores do setor formal puderem ser identificados.

Há algumas desvantagens no sistema de seguro de saúde social. Primeira, ajuda a financiar apenas aqueles inscritos no sistema de seguro social de saúde, que geralmente são empregados do setor formal. Não tem provisões para os pobres e os grupos mais vulneráveis. Segunda, o custo do seguro social passa do empregador para o empregado, em termos de salários mais baixos.[64] Terceira, se houver sistemas de seguro de saúde social concorrentes, competem para incluírem os indivíduos mais saudáveis. Quarta, precisa haver uma capacidade de cobrar as receitas fiscais e administrar os sistemas financeiros e de saúde.

▶ Tributação geral

Em muitos países, os tributos gerais podem sustentar a saúde. Em geral, quando os países se tornam mais ricos e o governo é mais capaz de cobrar impostos, uma quantia cada vez maior dos gastos com a saúde é financiada por meio da tributação geral. Vários tipos de impostos podem pagar a saúde, incluindo imposto de renda, vendas e valor agregado, importação e corporativos. Normalmente, as rendas para o setor saúde aumentam se a economia cresce e, ao mesmo tempo, diminuem se há uma recessão econômica súbita.

A maior vantagem da tributação geral é que há uma forte fonte de renda estável. Além disso, a tributação geral é politicamente controlável e exige alto grau de responsabilidade financeira. Dependendo do tipo usado, a tributação pode ser progressiva e melhorar a equidade e pode agrupar os riscos de saúde em toda uma população. Determinados serviços, como imunização e vigilância de saúde pública, são sempre melhor cobertos pela tributação geral.

O setor saúde enfrenta concorrência com a receita da tributação geral de outras fontes de interesse, incluindo defesa, desenvolvimento de infraestrutura, indústria e educação. Uma grande preocupação com a tributação geral é que exige uma sólida infraestrutura administrativa e transparência, especialmente para cobrar impostos. Sempre há alguma preocupação com favoritismo para determinados grupos; por exemplo, os gastos podem favorecer centros urbanos maiores em relação às áreas rurais.

▶ Seguro privado

Seguro privado refere-se à compra de seguro voluntariamente de vendedores concorrentes individuais. Uma importante diferença é que os prêmios cobrados são baseados no risco do comprador e não em sua capacidade de pagar. Uma das vantagens do seguro privado é que define claramente as preferências pelos diversos níveis de serviços em níveis de renda diferentes. Portanto, o seguro privado atua como estimulador do avanço da tecnologia médica. Também há o argumento de que o seguro privado incentiva os indivíduos a agirem em seus melhores interesses de saúde.

O seguro privado está se tornando cada vez mais prevalente em países mais ricos sem esquemas fortes de tributação generalizada. Uma das maneiras como as corporações viabilizam fidelidade nesses países é oferecendo seguro de saúde como um privilégio adicional para seus empregados. Portanto, as companhias compram o seguro em nome de seus empregados.

Historicamente, o seguro de saúde privado costuma ser considerado responsável pela seleção adversa. As seguradoras preferem incluir as pessoas mais saudáveis, e aquelas que tendem a ficar mais doentes obtêm o melhor seguro possível. Um segundo problema é que os pobres e os doentes tendem a encontrar dificuldade em comprar seguro de saúde. A terceira questão é que com frequência há altos custos de administração e *marketing* agregados ao custo do seguro de saúde.

O melhor exemplo de um mercado de seguro de saúde privado são os Estados Unidos, que têm o maior custo de saúde no mundo e quase 45 milhões de indivíduos sem seguro.

▼ RESUMO

- A saúde e a riqueza fluem em duas direções. Mais riqueza pode comprar serviços de saúde melhores e produtos que podem melhorar a saúde. Ao contrário, a melhor saúde pode levar a mais riqueza por meio de quatro mecanismos principais: produtividade, educação, investimentos em capital físico e impacto sobre o dividendo demográfico.
- Os níveis de baixa renda e as desigualdades de alta renda podem afetar adversamente a saúde da população em geral.
- Os gastos com a saúde são uma grande parte dos gastos governamentais.
- Existem quatro métodos principais de priorização para determinar como financiar a saúde: recursos financeiros, estágio de desenvolvimento econômico, capacidade de administrar os serviços financeiros e vontade política e estrutura.
- Os conceitos básicos principais no financiamento da saúde incluem agrupamento de risco, aversão ao risco, seleção adversa e risco moral.

- Os cinco sistemas de financiamento incluem pagamento direto pelo comprador, seguro comunitário, seguro social, tributação geral e seguro privado.

QUESTÕES DE ESTUDO

1. Você é ministro da saúde de um país em desenvolvimento. Gostaria de melhorar o *status* da saúde das pessoas em seu país. Quais sistemas de financiamento existem atualmente? Qual tipo de sistema de financiamento você gostaria? Justifique por que acredita que esse sistema de financiamento melhoraria o setor saúde. Que crítica poderia receber do ministro das finanças e outros membros do gabinete?
2. Você é ministro da saúde na China. Explique como a gripe aviária pode afetar seus sistemas econômicos e que impactos pode ter sobre o desenvolvimento geral.
3. "Dinheiro, dinheiro, dinheiro" são as três coisas necessárias para melhor saúde. Você concorda com essa afirmação? Por que sim e por que não?

AGRADECIMENTOS

Gostaria de agradecer os comentários construtivos de David Bloom, Rosemary Marotta e Larry Rosenberg.

REFERÊNCIAS

1. Preston SA. Causes and consequences of mortality decline in less developed countries during the twentieth century. In: Easterlin RA, ed. Population and Economic Change in Developing Countries. Chicago: University of Chicago Press, 1980:289–360.
2. Fuchs VR. Time preference and health: an exploratory study. In: Fuchs VR, ed. Economic Aspects of Health. Chicago: University of Chicago Press, 1982:93–120.
3. Fogel RW. Economic growth, population theory and physiology. Am Econ Rev 1994;84(3):369–395.
4. Wagstaff A. Poverty and health. Commission on Macroeconomics and Health Working Paper Series. Paper No. WG1: 5. March 2001. www2.cid.harvard.edu/cidcmh/wg1_paper5.pdf.
5. Pritchett L, Summers LH. Wealthier is healthier. J Hum Resources 1996;31(4):841–868.
6. Case A. Does money protect health status? Evidence from South African pensions. Princeton University and the NBER, 2001:1–30.
7. Wilkinson RG, ed. Class and Health: Research and Longitudinal Data. New York: Tavistock, 1986.
8. Marmot MG, Theorell T. Social class and cardiovascular disease: The contribution of work. Int J Health Serv 1988;18(4): 659–674.
9. Marmot MG, Smith GD, Stansfeld S, et al. Health inequalities among British civil servants: the Whitehall II study. Lancet 1991;337:1387–1393.
10. Wilkinson RG. Income distribution and mortality–-a natural experiment. Health Illness 1990;12:391–412.
11. Deaton A. Inequalities in income and inequalities in health. National Bureau of Economic Research Working Paper Series No. 7141, 1999:1–37.
12. Deaton A, Paxson C. Mortality, education, income and inequality among American cohorts. National Bureau of Economic Research Working Paper No. 7140, 1999:1–49.
13. World Bank. World Development Report 1993: Investing in Health. Oxford: Oxford University Press, 1993.
14. Bloom DE, Canning D. The health and wealth of nations. Science 2000;287(5456):1207–1209.
15. Schultz TP. Productive benefits of improving health: evidence from low-income countries. New Haven, CT: Yale University, 2001. http://www.econ.yale.edu/~pschultz/productivebenefits
16. Strauss J. Does better nutrition raise farm productivity? J Political Econ 1986;94(2):297–320.
17. Deolalikar A. Nutrition and labor productivity in agriculture. Rev Econ Stat 1988;70(3):406–413.
18. Sahn DE, Alderman H. The effect of human capital on wages, on the determinants of labor supply in a developing country. J Develop Econ 1988;29(2):157–183.
19. Foster AD, Rosenzweig M. A test for moral hazard in the labor market: effort, health and calorie consumption. Rev Econ Stat 1994;76(2):213–227.
20. Strauss J, Thomas D. Human resources: empirical modeling of household and family decisions. In: Behrman JR and Srinivasan TN, eds. Handbook of Development Economics. Vol IIIA, Chapter 34. Amsterdam: North-Holland, 1995.
21. Thomas D, Strauss J. The micro-foundations of the links between health, nutrition and development. J Econ Lit 1998; 36:766–817.
22. Bloom DE, Canning D, Sevilla J. The effect of health on economic growth: a production function approach. World Dev 2004;32(1):1–13.
23. Bhargava A, Jamison DR, Lau LJ, Murray CJL. Modelling the effects of health on economic growth. Geneva: World Health Organization, Global Programme on Evidence Discussion Paper, 2000.
24. Schultz TP. Investments in the schooling and health of women and men: quantities and return. J Hum Resources 1993;28(4): 694–734.
25. Schultz TP. Health and schooling in Africa. J Econ Perspect 1999;13(3):67–88.
26. Bleakley H. Disease and development: evidence from the American South. J Eur Econ Assoc 2003;1(2–3):376–386.
27. Barro R, Lee JW. Sources of economic growth. Carnegie-Rochester Conference Series on Public Policy 1994;40:1–46.
28. Bloom DE, Williamson JG. Demographic transitions and economic miracles in emerging Asia. World Bank Econ Rev 1998; 12(3):419–455.

29. Jamison DT, Lau LJ, Wang J. Health's contribution to economic growth, 1965–1990. In: Health, Health Policy and Economic Outcomes. Final report of the Health and Development Satellite WHO Director. Geneva: World Health Organization, 1998.
30. Barker DJ. Fetal and infant origins of adult disease. Br Med J 1990;301(6761): 1111.
31. Fogel RW. Catching up with the economy. Am Econ Rev 1999; 89(1):1–21.
32. Leslie J, Jamison DT. Health and nutrition considerations in education planning: educational consequences of health problems among school-age children. Food Nutr Bull 1990;12:204–214.
33. Mincer J. Schooling, Earning and Experience. New York: Columbia University Press, 1974.
34. Bloom DE, Canning D, Chan KJ. Higher Education and Economic Growth in Africa. Washington, DC: World Bank, 2006.
35. Nur E. The impact of malaria on labour use and efficiency in the Sudan. Soc Sci Med 1993;37:1115–1119.
36. Conference Board of Canada. The economic impact of SARS. May 2003. Ottawa: Conference Board of Canada: 1–3.
37. Bloom DE, Canning D. Contraception and the Celtic tiger. Econ Soc Rev 2003;34:229–247.
38. World Health Organization. World Malaria Report. Geneva: WHO, 2012. www.who.int/malaria/publications/world_malaria_ report_2012/en/index.html.
39. Breman JG, Mills A, Snow RW, et al. Conquering malaria. In: Disease Control Priorities Project. 2nd ed. files.dcp2.org/pdf/DCP/DCP21.pdf.
40. Gallup Jl, Sachs JD. The economic burden of malaria. CID Working Paper No. 52. Cambridge, MA: Centre for International Development, Harvard University, 2000.
41. Filmer D. Fever and its treatment in the more and less poor in sub-Saharan Africa. Development Research Group. Washington, DC: World Bank, 2000.
42. Chima RI, Mills A. Estimating the economic impact of malaria in sub-Saharan Africa: A review of the empirical evidence. 1998. Unpublished manuscript.
43. Malaney P. Benefits of malaria control. Cambridge: Harvard Institute for International Development, 1998.
44. World Health Organization. Global Tuberculosis Report, Executive Summary. Geneva: WHO, 2012. www.who.int/tb/publications/ global_report/gtbr12_executivesummary.pdf.
45. Dye C, Floyd K. Tuberculosis. In: Jamison DT, Breman JG, Meashem AR, eds. Disease Control Priorities. 2nd ed. Washington, DC: World Bank, 2006.
46. Murray CJL. Epidemiology and demography of tuberculosis. In: Timaeus IM, Chackiel J, Ruzieka L, eds. Adult Mortality in Latin America. Oxford: Clarendon Press, 1996.
47. World Health Organization. The Economic Impacts of Tuberculosis. Geneva: WHO, 2000.
48. World Health Organization. Report from a consultation on the socioeconomic impacts of HIV/AIDS on households. UNAIDS/97.3. Geneva: WHO, 1997.
49. Croft RA, Croft RP. Expenditure and loss of income incurred by tuberculosis patients before reaching effective treatment in Bangladesh. Int J Tuberculosis Lung Dis 1998;2(3): 252–254.
50. World Health Organization. Global health observatory, HIV/AIDS. Geneva: WHO, 2013. www.who.int/gho/hiv/en/.
51. Haacker M. The economic consequences of HIV/AIDS in southern Africa. IMF Working Paper WP/02/38. 1–41.
52. Ainsworth M, Over M. AIDS and African development. World Bank Research Observer 1994;9(2):203–240.
53. Bloom DE, Bloom LR, Steven D, Weston H. Business and HIV/AIDS: Who Me? Geneva: World Economic Forum, 2003:1–9.
54. Aventin L, Huard P. The cost of AIDS to three manufacturing firms in Côte d'Ivoire. J Afr Econ 2000;9(2):161–188.
55. Arndt C, Lewis JD. The macro implications of HIV/AIDS in South Africa: a preliminary assessment. South Afr J Econ 2000;68(5):856–887.
56. Arndt C, Lewis JD. The HIV/AIDS pandemic in South Africa: sectoral impacts and unemployment. J Int Dev 2001;13:427–449.
57. Bonnel R. HIV/AIDS: Does It Increase or Decrease Growth? Washington DC: World Bank, 2000.
58. ING Barings. Economic Impact of AIDS in South Africa: A Dark Cloud on the Horizon. Johannesburg: ING Barings, 2000.
59. World Health Organization. World Health Report 2000. Geneva: WHO, 2000.
60. National Coalition on Health Care. Health insurance cost. www.nchc.org/facts/cost.shtml.
61. Hsiao W. Financing. In: Getting Health Reform Right. Oxford: Oxford University Press, 2004.
62. Camara YB, El Abassi A, Knippenberg R, et al. State-Civil Society Partnership Improves Health Services Delivery for the Poorest in West Africa. Washington, DC: World Bank, 2003.
63. World Bank. World Development Report 2004: Making Services Work for Poor People. Washington, DC: World Bank, 2004.
64. Atkinson A, Stiglitz J. Lectures in Public Economics. New York: McGraw-Hill, 1980.
65. World Bank. World Development Indicators 2006. Washington DC: World Bank, 2006.

20 Sistemas de saúde, gestão e organização na saúde global

David Zakus, Onil Bhattacharrya e Xiaolin Wei

OBJETIVOS DE APRENDIZADO

- Explorar as questões mais atuais de gestão de serviços de saúde em países de baixa e média rendas
- Compreender a estrutura dos sistemas de saúde
- Compreender o conceito e as dimensões do desempenho do sistema de saúde
- Explorar as intervenções nacionais, organizacionais, pelo prestador e pelo paciente para melhorar o desempenho dos sistemas de saúde

INTRODUÇÃO AOS SISTEMAS DE SAÚDE

Você já se perguntou por que, em face dos grandes avanços científicos, das comunicações modernas e da disponibilidade de muitas curas, tratamentos e medidas preventivas para a maioria das doenças comumente encontradas em países de baixa e média rendas (PBMRs), essas doenças ainda persistem, e frequentemente com grande prevalência e incidência? Esse é o enigma que esperamos explorar neste capítulo, especialmente no que diz respeito à organização, gestão e prestação de serviços para atingir aqueles carentes de prevenção ou tratamento das várias doenças, crônicas e infecciosas, encontradas nos PBMRs.

Para começar, é importante compreender como os serviços que mantêm, melhoram e restauram a saúde são prestados a indivíduos e populações nas áreas urbanas e rurais, considerando as crescentes iniquidades.[1,2]

A perspectiva mais utilizada na prestação de serviços de saúde e médicos é a do "sistema", que é um conjunto de componentes e suas inter-relações, atributos e propriedades. Compreendemos um sistema como o *continuum* de contribuições, processos e resultados. Portanto, em nossa compreensão da necessidade de serviços de saúde, o sistema de saúde é:

- A totalidade dos recursos necessários, incluindo humanos, mecânicos, materiais e financeiros
- As interações e conversões de organizações formais e informais desses recursos na prestação de serviços para indivíduos e populações para ajudá-los a manter um *status* de saúde bom e aceitável e melhorá-lo quando se perceber a necessidade, seja por doença, deficiência física ou trauma, seja quando percebido abaixo do ideal[3]
- O produto final de saúde, que pode variar em definição, mas é comumente compreendido como estado de completo bem-estar físico, mental e social (e mesmo espiritual) ou a capacidade de se viver a vida compatível com a conquista de suas metas sociais e pessoais, obtendo dignidade e direitos humanos.

O último componente teórico dos sistemas, até o momento, é que são "fechados" ou "abertos." Os sistemas fechados são completamente autocontidos, não são influenciados por eventos externos e, ao final, devem acabar, pois nada se sustenta sozinho. Os sistemas abertos, em contraste, interagem com seus ambientes externos trocando materiais, energias ou informações e são influenciados ou podem influenciar esse ambiente; com o tempo devem se ajustar ao ambiente para sobreviver. Esse ambiente, em geral, pode ser classificado como político, econômico, social e tecnológico, assim como físico (o espaço disponível e a maneira com que os componentes do sistema se relacionam fisicamente uns com os outros). Pensando nos desastres naturais e na mudança da população, o ambiente também sempre tem uma perspectiva ecológica.

Os sistemas de saúde são abertos e devem ser abordados a partir desse ponto de vista. São abertos aos seus ambientes locais e nacionais e, agora, cada vez mais, às influências internacionais e globais. Os ministros de saúde de países de todo o mundo são membros da Organização Mundial de Saúde (OMS) e com frequência agem de acordo com o governo local e, às vezes, com as pessoas às quais servem.

Os sistemas de saúde são um dos vários determinantes de saúde, e sistemas de alto desempenho podem melhorar a saúde de populações.[4] Embora não exista um sistema de saúde perfeito, uma compreensão do sistema em sua forma atual permite obter um quadro abrangente de como ele e suas partes integrantes contribuem para a manutenção da saúde. Isso, então, ajuda na compreensão das interações exigidas de seus vários componentes. Há uma importante necessidade de considerações éticas e de promoção da igualdade.

Na teoria, os componentes de um sistema podem ser determinísticos, ou seja, os componentes funcionam de acordo com uma relação completamente previsível ou definível, como na maioria dos sistemas mecânicos; ou podem ser probabilísticos, quando as relações não podem ser previstas com perfeição, como na maioria dos sistemas humanos ou humanos-máquinas (do inglês *human machine*), como a atenção à saúde. A OMS sugere que os limites do sistema de saúde devem abranger todos os atores que tenham a intenção primária de melhorar e proteger a saúde e torná-la justa e receptiva a todos, especialmente àqueles em pior situação e mais vulneráveis a doenças.[4]

O que, então, faz com que um sistema de saúde seja bom? O que o torna justo? E como se avalia um sistema de saúde ou seus componentes? O relatório da OMS chamado *Health Systems: Improving Performance*[4] (Sistemas de Saúde: Melhorando o Desempenho) oferece uma apresentação e análise detalhadas de por que os sistemas de saúde são importantes, como está sendo seu desempenho, suas falhas organizacionais, seus recursos necessários, seu financiamento e sua governança. Em resumo, define quatro funções principais de um sistema de saúde: "prestar serviços; gerar os recursos humanos e físicos que possibilitam a prestação dos serviços; levantar e agrupar os recursos usados para pagar pela saúde e, de forma mais crítica, a função de administração."[4]

O então diretor-geral, Dr. Gro Bruntland, afirmou: "Com qualquer norma que apliquemos, é evidente que os sistemas de saúde de alguns países terão bom desempenho, enquanto outros não. Isso não se deve apenas às diferenças de renda ou gastos; sabemos que o desempenho pode variar muito, mesmo em países com níveis muito similares de gastos em saúde. A maneira como os sistemas de saúde são desenhados, administrados e financiados afeta as vidas e a subsistência das pessoas. A diferença entre um sistema de saúde de bom desempenho e um que está falhando pode ser medida pela morte, incapacidade, empobrecimento, humilhação e desespero."[4]

O relatório concluiu que:

- A responsabilidade final pelo desempenho do sistema de saúde de um país é do governo.
- O desempenho de muitos países apresenta potenciais limitados, ao considerar apenas o gasto em dólar na saúde. O resultado é um grande número de mortes e vidas prejudicadas pela deficiência que pode ser evitado. O impacto dessa falha incide de forma desproporcional nos pobres.
- Os sistemas de saúde não se preocupam apenas com a melhoria da saúde das pessoas, mas com os custos financeiros das doenças.
- Nos governos, muitos ministros da saúde focam no setor público, em geral desconsiderando a prestação com financiamento privado da atenção (que, com frequência, é muito maior).

Os sistemas de saúde nem sempre existiram; nem existem há muito tempo em sua forma atual. As primeiras tentativas de oferecer acesso organizado nacional e internacional aos serviços de saúde passaram por vários estágios de evolução durante todo o século passado e continuarão a evoluir neste século. As primeiras tentativas de fundar sistemas nacionais de saúde foram comuns em toda a Europa ocidental, começando com a proteção dos trabalhadores, e agora estão sendo seguidas pela maioria dos países ao redor do mundo, em alguma tentativa de oferecer saúde para todos os seus cidadãos. A primeira tentativa foi na Rússia após a Revolução Bolchevique em 1917, mas foram necessários muitos outros anos e uma Segunda Guerra Mundial para que os governos seguissem essa tendência. A Nova Zelândia, no entanto, introduziu um serviço nacional de saúde em 1938; na Grã-Bretanha foi em 1948 com o Serviço Nacional de Saúde; e no Canadá, que é amplamente conhecido pelo seu sistema de saúde nacional e provincial

Medicare, foi somente em 1971. Os Estados Unidos continuam sendo o único país da Organização para Cooperação e Desenvolvimento Econômico sem um sistema nacional de prestação de saúde (embora tenha havido tentativas recentes em direção a isso) e Cuba continua sendo um modelo para o que um sistema público pode conseguir com recursos financeiros limitados.[5]

Hoje, os sistemas de saúde da maioria dos países evoluíram ao longo de duas linhas: o esquema de pagamento empregado/empregador ou o modelo baseado em tributos, em que todos os pagadores de tributos contribuem com toda ou parte da contribuição financeira necessária. Ambos envolvem uma mistura, em graus que variam muito, de prestação pública *versus* privada de serviços. A comparação dos sistemas de saúde costuma ser um exercício útil, especialmente para aprender novas ideias.

A OMS passou a existir em 1946, e seus esforços para promover serviços de saúde viáveis e efetivos culminaram com a Declaração de Alma-Ata em 1978, que defendia o conceito e a estratégia da atenção primária[6] como meio de obter saúde para todos. Embora persista muito debate sobre o valor e a utilidade da atenção primária, continua sendo uma abordagem viável e recentemente renovada para oferecer um nível aceitável de serviços de saúde em países em todos os níveis de desenvolvimento econômico e social.[7-9] O debate agora está centralizado em qual seria a melhor maneira de prestar serviços por meio de prestadores públicos ou privados e a mistura apropriada de mecanismos de financiamento: gastos governamentais, pagamento direto ou vários outros tipos de seguro.

A mudança para o acesso e a cobertura universais agora é considerada obrigatória,[10] e o mundo está se movimentando em direção à obtenção da cobertura universal de saúde, com o objetivo de oferecer a todos em um país os serviços de saúde de que precisam sem barreira financeira.[11] A maioria dos países desenvolvidos já atingiu esse *momentum*, exceto os Estados Unidos, onde o movimento ainda está em discussão política. O Canadá apresenta um dos melhores exemplos de cobertura universal de saúde nos países riscos. Os cinco princípios do esquema do Medicare canadense (integralidade, universalidade, acessibilidade, portabilidade e administração pública) garantem, de maneira suficiente, que todos os canadenses tenham direito à saúde de que precisam, no país todo, sem ônus financeiro. Muitos PBMRs, como México, Tailândia, Filipinas, Vietnã e Gana, estão se movendo nessa direção. Grandes países em desenvolvimento, como a China e a Índia, fizeram progresso significativo na cobertura de seguro nas últimas décadas.[3] Desde 2002, o Novo Esquema Médico de Cooperativa (NEMC), uma forma de seguro de saúde rural, juntamente com vários outros planos de seguro de saúde urbanos, atingiram mais de 90% de cobertura de seguro de saúde da população total da China.[12] Estudos recentes identificaram que o NEMC estava associado a um maior uso de atenção primária e à redução dos gastos diretos em hospitais municipais e clínicas de comunidades.[13] A Índia, hoje, está implementando várias políticas de acesso universal em nível estadual. Essa revolução sem precedentes da reforma da saúde mudará a maneira com que a saúde é financiada e paga, aliviará a necessidade de saúde dos pobres e contribuirá para o desenvolvimento humano mais equivalente, em termos gerais. A cobertura universal mudará a forma de organização de prestação e financiamento da saúde. Novas perspectivas de financiamento de saúde, incluindo seguro baseado em tributos e baseado no empregador e parcerias público-privadas, foram exploradas em diversos países.[14] A cobertura universal, juntamente com um sistema de serviço de saúde com base na atenção primária, contribuirá para o avanço dos Objetivos de Desenvolvimento do Milênio com relação a direitos mais equivalentes à saúde e à melhor acessibilidade aos serviços de saúde.[15]

Os sistemas de saúde são importantes na obtenção da saúde, especialmente para aqueles na extremidade inferior do espectro socioeconômico, mas também para os mais ricos. Embora os sistemas de saúde sejam complexos,[16] a administração e gestão adequadas oferecem o potencial de coordenação de serviços multi e intersetoriais[17] e acessibilidade a esses serviços para aqueles que precisam deles, de acordo com suas necessidades. Os prestadores de serviços de saúde podem ser dos setores público e/ou privado, e como interagem e são coordenados são questões de grande preocupação na perspectiva do sistema de saúde. Tal perspectiva também ajuda a sair do foco exclusivo no setor saúde, com a ideia de que apenas as tecnologias e os serviços médicos são importantes; em vez disso, por meio da perspectiva do sistema, compreende-se que tratar as desigualdades de renda e moradia,[18] implementar leis para uso do cinto de segurança, segurança nas estradas, legislação antifumo, registros de armas de fogo, recomendações alimentares, segurança no local de trabalho e previsões do tempo ajudam a manter a boa saúde e a longevidade. Em 2008, a OMS publicou o relatório final de uma comissão especial formada para investigar os determinantes sociais da saúde. Em seu relatório *Closing the Gap in a Generation: Health*

Equity Through Action on the Social Determinants of Health (Diminuindo a Lacuna em uma Geração: Equidade na Saúde por meio da Ação Sobre os Determinantes de Saúde), demonstram a importância de vários fatores sociais anteriormente não considerados centrais e ainda assim com impacto direto sobre o *status* de saúde. Concluem que "a injustiça social está matando pessoas em larga escala."[19]

O DESEMPENHO DOS SISTEMAS DE SAÚDE

Já foi argumentado que os sistemas de saúde são importantes para a saúde das pessoas e que alguns sistemas parecem alcançar o sucesso mais do que outros; mas, para avaliar isso de maneira crítica, deve-se medi-lo em comparação aos objetivos e desfechos pretendidos de um sistema de saúde. A avaliação dos sistemas de saúde é essencial e prática.[20] O *Relatório da Saúde Mundial de 2000* define três objetivos para os sistemas de saúde: melhorar a saúde das populações a que atendem; responder às expectativas das pessoas; e oferecer proteção financeira contra os custos da má saúde.[4] Além disso, tenta avaliar o nível médio de conquista de um determinado objetivo e sua distribuição em uma população. Isso segue um crescente interesse na equidade, tornando-o um elemento essencial do desempenho.[21] Esses objetivos e medidas são discutidos aqui de maneira geral, sem referirem-se especificamente aos objetivos do relatório da OMS. O primeiro, o *status* de saúde de uma população, seria medido por uma média, como expectativa de vida, mortalidade materna ou mortalidade de bebês, assim como a faixa de expectativa de vida em subgrupos de uma população. É sempre importante desagregar as medidas médias para obter uma compreensão mais completa da situação real. Hoje, por exemplo, estamos aprendendo a salvar 1,2 milhão de natimortos por ano.[22]

Os sistemas de saúde que sistematicamente negligenciam determinados subgrupos apresentando boa média geral teriam desempenho pior do que um sistema com a mesma média, porém com distribuição mais uniforme entre os subgrupos. Esses subgrupos são, geralmente, definidos por características sociais como riqueza, educação, ocupação, etnia, sexo, residência rural ou urbana ou religião.[23] São escolhidos porque essas características não devem afetar a saúde das pessoas (embora o façam com frequência), e os sistemas de saúde devem tentar mitigar esses efeitos quando possível, oferecendo acesso orientado aos serviços apropriados. A diferença no *status* de saúde entre esses grupos – por exemplo, mortalidade materna nas áreas rurais, em comparação às áreas urbanas – seria minimizada em um sistema de saúde de alto desempenho. Isso reflete o grau de justiça distributiva em um sistema, que também é uma medida da efetividade geral.

A receptividade de um sistema de saúde também é um objetivo devido ao interesse na governança e à preocupação com as preferências do paciente e não apenas suas necessidades de saúde epidemiologicamente definidas. Isso é importante porque a preferência do paciente tem um impacto sobre a utilização dos serviços de saúde, conforme demonstrado pelo disseminado uso de serviços de saúde privados nos PBMRs, mesmo entre os pobres e mesmo quando há serviços públicos gratuitos disponíveis.[24] O financiamento justo é um objetivo importante porque os custos com a saúde são imprevisíveis e podem ser catastróficos. Por exemplo, na China, as falências familiares por causa de despesas médicas foram responsáveis por um terço da pobreza rural em 2004.[25] A cobertura universal pode não necessariamente reduzir o ônus financeiro sobre os pacientes, pois muitas barreiras dos planos de seguro de saúde, como copagamento, taxas de usuário, limites e tetos podem impedir os pacientes de usá-los. A rápida expansão da cobertura dos seguros de saúde na China foi associada a um aumento de 2,5 vezes na taxa de internação entre 2003 e 2011; a proporção de famílias falidas por causa de internações aumentou 20%.[26] Os planos de saúde deveriam ser escrutinizados utilizando-se a taxa de cobertura efetiva, ou seja, a cobertura geral dos planos de saúde depois, incluindo todos os custos diretos relacionados ao paciente. Assim, os sistemas de saúde têm a responsabilidade de reduzir o impacto financeiro dos custos de saúde e fazer os pagamentos mais progressivos, de forma que estejam relacionados com a capacidade de pagar, e não com a probabilidade de se ficar doente. Como parte do desempenho de saúde, as pesquisas dos sistemas de saúde estão ganhando destaque. São importantes para subsidiar políticas de saúde,[27] incluindo a cobertura de saúde universal.[28,29]

▶ Funções do sistema de saúde

O sistema de saúde formal pode não ser o único e nem mesmo o principal prestador de atenção a uma população, mas, apesar disso, tem várias funções que promovem os objetivos do sistema (veja Figura 20-1). Essas funções são a administração, a criação de recursos, a prestação de serviços e o

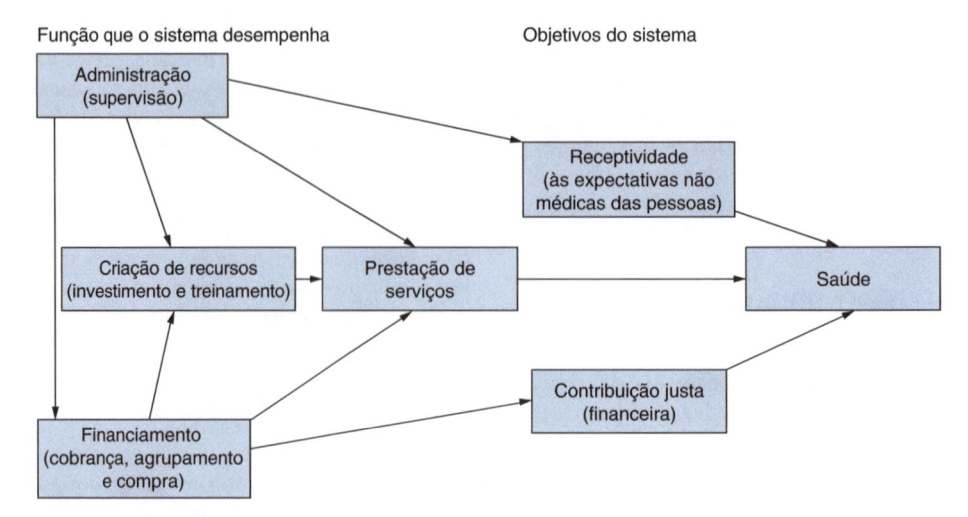

Figura 20-1 Funções de um sistema de saúde. (*Reproduzida com permissão da Organização Mundial de Saúde. The World Health Report 2000. Health Systems: Improving Performance. Genebra: WHO, 2000.* http://www.who.int/whr2001/2001/archives/2000/en.)

financiamento.[4] *Administração* é a supervisão dos componentes e funções do sistema de saúde, e é a função inegavelmente mais bem desempenhada pelos governos nacionais. No entanto, os governos nacionais tendem a negligenciar essa função por causa da falta de verbas, capacidade administrativa, dados e natureza desorganizada dos sistemas de saúde de vários PBMRs, que fazem dela um desafio considerável. O foco de muitos sistemas de saúde nacionais tem sido a prestação de serviços, e a maior parte das verbas de um sistema de saúde é usada para os custos recorrentes da atenção curativa, particularmente salários de profissionais e serviços de grandes cidades (capitais). A supervisão efetiva permitiria que os governos avaliassem o desempenho do sistema com relação às outras funções e permitiria que estabelecesse determinadas áreas como alvos para reforma e monitorasse o impacto das reformas na saúde.

A *criação de recursos* refere-se aos investimentos na infraestrutura de saúde e ao treinamento de profissionais de saúde. Essa função é comumente desempenhada pelo setor público, embora em alguns países de média renda seja exercida por grandes setores privados que incluem escolas de medicina e instalações de alta tecnologia com financiamento privado (p. ex., no Nepal, há 18 escolas de medicina, das quais apenas duas são públicas).[30] Tradicionalmente, a *prestação de serviços* tem sido o principal papel dos sistemas de saúde, mas cada vez mais isso está sendo questionado por causa das dificuldades com a administração pública em muitos PBMRs. Essas dificuldades incluíram incentivos deficientes para prestadores públicos, resultando na má qualidade e quantidade de atenção (particularmente com respeito à receptividade) e no uso disseminado de prestadores do setor privado.[24] Como resultado, alguns autores sugeriram que o papel do governo deve ser comprar serviços e monitorar a qualidade, como parte da função de financiamento.

A *receita para financiar os sistemas de saúde* pode vir de impostos de renda, como no Reino Unido e Canadá, esquemas de seguro de emprego, como na maior parte da América Latina, compra de seguros privados ou pagamentos diretos por pacientes no local de atenção, como na Índia. Como os gastos com saúde dos indivíduos são imprevisíveis, sistemas de pré-pagamento com cobertura significativa protegem os pacientes do empobrecimento devido a despesas com saúde. O impacto financeiro da doença também varia de acordo com a maneira como o risco de doença (e, portanto, as despesas) é agrupado. Sistemas de pré-pagamento nos quais os prêmios de seguro são baseados na capacidade de pagar (em vez de na propensão para doença) permitem o subsídio cruzado dos ricos para os pobres e dos saudáveis para os doentes. Em um grupo de risco suficientemente grande, os custos de ano para ano serão mais previsíveis, e com uma mistura apropriada de jovens, velhos, ricos, pobres, saudáveis e doentes, os custos serão acessíveis para todos. Sistemas de saúde financiados pelo imposto de renda oferecem o maior potencial para agrupamento de risco, enquanto aqueles financiados principalmente por pagamentos diretos têm o pior impacto sobre o financiamento justo. Isso ocorre porque os pobres pagam uma proporção maior de sua renda do que os ricos quando os custos são fixos e porque a natureza imprevisível dos custos diretos é maior para aqueles sem folga financeira ou com acesso limitado ao crédito.

A ESTRUTURA DOS SISTEMAS DE SAÚDE

Os sistemas de saúde em países industrializados são altamente estruturados e foram desenvolvidos em um contexto de estabilidade econômica, com ritmo moderado de mudança social, regência da lei, sistemas eficientes para tributação, fortes estruturas regulatórias e números suficientes de profissionais capacitados para administrar as instituições de saúde. Essas condições ainda não são encontradas na maioria dos PBMRs.[31] Na segunda metade do século XX, muitos países em desenvolvimento estabeleceram sistemas de saúde nacionais ostensivamente desenhados para oferecer serviços abrangentes à toda a população, muito parecidos com o Serviço de Saúde Nacional do Reino Unido, que serviu como modelo internacional. Porém, muitos países não forneceram financiamento ou pessoal suficiente a esses serviços para atingir suas metas, devido a crises financeiras ou à falta de comprometimento com a saúde da população e a universalidade. A incapacidade da maioria dos governos de PBMRs de oferecer serviços abrangentes de saúde para toda a população levou ao surgimento de outros prestadores de serviços para atender à crescente demanda dos pacientes. Nesses sistemas de saúde mistos, a distinção entre público e privado, muitas vezes, é nebulosa. A distinção mais importante é entre o setor organizado, que está sujeito a alguma quantidade de supervisão governamental, e o setor não organizado ou informal, que opera de acordo com regras negociadas localmente e é, em grande parte, independente do Estado e de sua supervisão regulatória.[31]

A Tabela 20-1 mostra os tipos de prestadores e de instituições que apoiam as funções básicas de um sistema de saúde, principalmente saúde pública, consultas e tratamento, oferta de medicamentos, apoio físico para os enfermos e manejo de despesas intertemporais (ou seja, despesas imprevisíveis e potencialmente dispendiosas de saúde).[32] Os prestadores e as instituições são divididos em setores de saúde organizados e não organizados. O primeiro inclui serviços de saúde dirigidos pelo governo e por prestadores privados licenciados; o segundo inclui serviços com base no mercado, como aqueles oferecidos por prestadores privados não licenciados e serviços não baseados no mercado oferecidos por membros da família, vizinhos e membros da comunidade. A importância dos vários setores varia de acordo com a história e a capacidade relativa de cada sistema de saúde. As recomendações de política de saúde não devem ser transferidas de um contexto para o próximo sem a compreensão de sua comparabilidade. Por exemplo, na Nigéria, 16% dos partos são auxiliados por parteiras treinadas, então a grande maioria dos serviços obstétricos é prestada por membros da família, em casa (no setor não mercantilizado) ou por uma parteira tradicional que cobra honorários (no setor mercantilizado local).[30] No Sri Lanka, 97% dos partos são auxiliados por pessoal treinado, então as iniciativas para reduzir a mortalidade perinatal nesses dois países seriam voltadas para segmentos muito diferentes do sistema de saúde para atingir metas similares.[30]

Para cada uma das funções essenciais do sistema de saúde, é importante compreender em qual setor o serviço está sendo prestado para o planejamento racional do sistema de saúde. Por exemplo, a Índia expandiu o número de centros de saúde primária entre 1961 e 1988, em um esforço para aumentar o acesso à atenção.[33] Os planejadores de saúde do governo não levaram em consideração a capacidade existente dos prestadores de saúde privados (que eram amplamente utilizados) nem tentaram prestar um serviço que fosse considerado complementar ou competitivo pelos pacientes, que continuaram a frequentar o setor privado. Como resultado, investiram em instalações de serviço público que continuaram com pouco financiamento, pouco pessoal, pouco utilizadas e não competitivas com os prestadores informais e privados preexistentes. Para que o governo oferecesse administração adequada das reformas de saúde, as políticas deveriam levar em consideração a estrutura existente e a utilização do sistema de saúde.

ABORDAGENS PARA MELHORAR O DESEMPENHO DOS SISTEMAS DE SAÚDE

Agora que foram definidos amplamente os objetivos, as funções e os critérios gerais para avaliação do desempenho dos sistemas de saúde, será analisada uma série de abordagens para melhorar o desempenho. Mais atenção à saúde significa melhor saúde?[34] Essas abordagens foram subdivididas de acordo

Tabela 20-1 Sistemas de saúde pluralísticos

Função relacionada à saúde	Setor de saúde não organizado		Setor de saúde organizado
	Não mercantilizado	Mercantilizado	
Saúde pública	Higiene ambiental familiar/comunitária		Serviço de saúde pública governamental e regulamentações Suprimento de água e outros produtos relacionados à saúde públicos ou privados
Consultoria e tratamento qualificados	Uso de conhecimento relacionado à saúde por membros da família	Alguns serviços especializados, como serviços de parteiras profissionais oferecidos fora do mercado Curandeiros tradicionais Profissionais e centros de saúde não licenciados e/ou não regulamentados Serviço privado encoberto por profissionais de saúde públicos	Serviços públicos de saúde Profissionais e centros de saúde com fins lucrativos licenciados Organizações não governamentais (ONGs) licenciadas/regulamentadas, organizações baseadas na fé, etc.
Produtos relacionados à medicina	Produção familiar/comunitária de medicamentos tradicionais	Vendedores de medicamentos tradicionais e os elaborados pela indústria farmacêutica	Farmácias do governo Farmácias privadas licenciadas
Suporte físico aos doentes agudos, crônicos e deficientes	Cuidado doméstico dos doentes e deficientes Suporte comunitário para pacientes com AIDS e pessoas com doenças crônicas e deficiências	Empregados domésticos Casas de enfermagem não licenciadas	Hospitais governamentais Hospitais e casas de enfermagem licenciados ou regulamentados
Administração de gastos intertemporais	Arranjos recíprocos interfamiliares/intercomunitários para lidar com episódios não planejados na saúde	Empréstimo de dinheiro Sociedades funerárias/sistemas de crédito informais Esquemas de seguro de saúde local	Sistemas organizados de finanças na saúde: Verbas governamentais Seguro compulsório Seguro privado Empréstimos bancários Microcrédito

(Reproduzida, com permissão, de Standing H, Bloom G. Beyond Public and Private? Unorganised Markets in Health Care Delivery. Background paper for the World Development Report [WDR] 2003/4. Oxford: Presented at Making Services Work for Poor People workshop, novembro de 2002.)

com a perspectiva que assumem ou com o nível do sistema de saúde em que atuam. Há a perspectiva *nacional* e a *regional*, que se refere às medidas políticas relacionadas ao local da tomada da decisão no sistema, a estrutura do sistema de saúde e ao grau de integração de suas partes componentes. O nível *local* ou *organizacional* refere-se à administração das instituições que oferecem atenção. Abaixo dele está o *nível do prestador*, a administração dos prestadores de serviços de saúde e a perspectiva *individual*, relacionada com o engajamento ou a modificação do comportamento dos usuários do sistema de saúde.

▶ Perspectivas nacionais

A estrutura organizacional e a administração dos sistemas nacionais de saúde são áreas que têm profundo impacto sobre os desfechos. A organização do sistema de saúde pode ser definida como o "arranjo sistemático de vários recursos, com responsabilidades designadas e canais especiais de comunicação e autoridade, com a intenção de atingir determinados objetivos. O objetivo final das organizações em um sistema de saúde é promover e/ou proteger a saúde das pessoas, mas esse objetivo final é abordado por meio do papel intermediário de várias agências com objetivos mais focados. Essas agências podem estar envolvidas com financiamento, planejamento, administração, regulamentação, prestação ou qualquer outra função relacionada à saúde."[35]

Livremente, pode-se incluir nessas agências:

- Ministérios da saúde e outros ministérios (p. ex., agricultura, finanças, trabalho, moradia, transporte, saneamento, educação) nacional ou regionalmente
- Instituições de seguro
- Empresas públicas
- Agentes do setor privado
- Grupos e sindicatos profissionais
- Organizações voluntárias
- Instituições de educação em saúde
- Participação pública
- Agentes internacionais (p. ex., OMS, outros da ONU, Banco Mundial, organizações financiadoras bilaterais, organizações não governamentais (ONGs), fundações, algumas parcerias público-privadas, etc.)

A REGULAMENTAÇÃO DA SAÚDE É IMPORTANTE

A regulamentação da saúde é uma função central do governo que não pode ser delegada a outros agentes do sistema. As leis regulatórias em geral são desenhadas para proteger o interesse público, mas novas leis também podem ser altamente controversas.[36]

A estipulação e execução de várias normas estão além de uma política em direção a um sistema regulatório governado com justiça e costumam ser consideradas vigilância do governo.[37] Essa vigilân-

QUADRO 20-1

Desafios do sistema de saúde para os pobres: armadilha da pobreza na área médica

Um dos objetivos de um sistema de saúde é minimizar o impacto financeiro da má saúde sobre a população. Em países com cobertura limitada de seguro, o custo dos serviços de saúde é uma causa comum de empobrecimento.[6] A ocorrência da pobreza é resultado de uma sequência de eventos que podem, em grande parte, ser evitados.[24] Um responsável pelos rendimentos da família adoece; deixa de ser capaz de trabalhar, resultando em perda de renda. A pessoa fica sem tratamento ou os custos do tratamento levam à venda de bens e a dívidas para a família. A comida se torna escassa; as crianças ficam desnutridas e podem ser tiradas da escola e colocadas para trabalhar a fim de sustentar a família. A família pobre fica ainda mais empobrecida, geralmente de forma irrevogável. O adulto que adoeceu pode morrer, aumentando a proporção de dependentes para aqueles que sustentam a família e, se o adulto permanecer incapacitado, torna-se mais um ônus para os recursos da família.

Muitos fatores predispõem para a sequência de eventos. O primeiro é a morbidade sem tratamento, pois muitos pacientes podem não consultar os profissionais de saúde por motivos financeiros e podem não ser internados quando recomendado por não terem os recursos financeiros para pagar a internação. Por exemplo, na China, um quarto dos pacientes não era hospitalizado apesar das recomendações médicas e, entre eles, a maioria por motivos financeiros.[25] O acesso a todas as formas de atenção pode ser reduzido porque o pagamento por procedimento é comum em muitos sistemas de saúde de PBMRs. Esses pagamentos formais e informais são altos quando comparados ao salário dos pobres, e a falta de seguro significa que eles não têm proteção financeira contra custos de saúde muito altos, que costumam levar ao empobrecimento a longo prazo. Por último, o acesso à atenção para os pobres costuma ser de baixa qualidade, com uso irracional de medicamentos que podem ser desperdiçados e potencialmente prejudiciais. O uso disseminado e desnecessário de tratamentos intramusculares e intravenosos para condições como infecções virais é um exemplo disso.[4]

cia pode focar em uma grande variedade de componentes do sistema de saúde, como:

- Profissões de saúde, incluindo licenciamento, registro, salário, treinamento e suprimento
- Especificações e normas técnicas, incluindo quantidade e avaliação de equipamentos de alta tecnologia e tempos de espera para que os pacientes tenham acesso a eles
- Produtos farmacêuticos, incluindo segurança e aprovação para venda, listas de suprimento, preço, produção e vendas gravemente fraudulentos
- Mudança de saúde primária para terciária, de centro de saúde para hospital e de rural para urbano, incluindo governança, acreditação, verbas, estruturas físicas e diretrizes locais. Os procedimentos podem envolver listas de espera, administração de registros, uso de eHealth (saúde eletrônica) e eLearning (aprendizado eletrônico), aumento do acesso a serviços e controle da qualidade geral
- Planos de seguro e fundos de doença

Embora os governos estejam mais bem posicionados para regulamentar os sistemas de saúde, na prática, sua capacidade de gerar e implementar políticas apropriadas é altamente variável. Geralmente, isso se deve a imperfeições do mercado político, contradições políticas, falta de supervisão, problemas com ação coletiva (p. ex., nenhuma representação efetiva dos pacientes) e risco moral (p. ex., agentes públicos não sofrem consequências por ação inapropriada ou omissão).[38]

▶ Descentralização

O papel do setor público está no desenvolvimento, financiamento e implementação de políticas para orientar a prestação de serviços, incluindo saúde pública e promoção da saúde. Uma das políticas mais comuns, há muito tempo, tem sido a descentralização ou a delegação do poder de tomada de decisões dos níveis centrais para os níveis locais de governo, incluindo formas de participação comunitária.[39] Os três elementos principais da descentralização incluem a quantidade de escolhas ou opções transferidas das instituições centrais para instituições na periferia, incluindo o componente mais importante, que são os recursos financeiros; que escolhas os agentes locais fazem a partir do seu critério; e que efeitos essas escolhas têm sobre o desempenho do sistema de saúde.[40] A descentralização, portanto, pode assumir várias formas.[35]

- *Desconcentração* envolve a passagem de parte da autoridade administrativa dos gabinetes governamentais centrais para os gabinetes locais de ministérios do governo central.
- *Devolução* envolve a passagem da responsabilidade e um grau de independência para o governo regional ou local, com ou sem responsabilidade financeira (ou seja, a capacidade de levantar e gastar receitas).
- *Delegação* envolve passar as responsabilidades para gabinetes ou organizações locais fora da estrutura do governo central, como organizações *quasi-public** (não governamentais e voluntárias), mas com o governo central retendo o controle indireto (como em várias atividades nacionais financiadas pelo Fundo Global).
- *Privatização* envolve a transferência da responsabilidade e das funções governamentais de órgãos públicos para privados, o que pode consistir em organizações voluntárias e organizações sem fins lucrativos, com graus variados de regulamentação governamental.

Nas últimas décadas, agências de desenvolvimento e financeiras bilaterais e multilaterais encorajaram a descentralização como uma importante estratégia para obter melhores desfechos de saúde, facilitando mais eficiência, efetividade, igualdade, participação e colaboração multissetorial. Em teoria, soa bem descentralizar e aproximar a tomada de decisão do local onde as decisões precisam ser tomadas e onde podem ter mais impacto. Porém, como alguns analistas concluíram, também é importante compreender os contextos políticos e econômicos de qualquer atividade de descentralização. Birn, Zimmerman e Garfield[41] observaram a Nicarágua na década de 1990, quando a descentralização foi implementada juntamente com políticas de ajuste estrutural do Fundo Monetário Internacional (FMI) que favoreciam cortes de orçamento para serviços sociais, incluindo atenção primária à saúde, promoção das taxas de usuários e privatização. Concluíram que a descentralização trouxe poucos benefícios para a Nicarágua, particularmente nas áreas de desenvolvimento de políticas de saúde, estabelecimento de prioridades e programação, e que não é suficiente analisar a descentralização como reforma de setor específico que possa ser compreendida por meio de modificações ex-

---

*N. de R.T. *Quasi-public* é termo já consagrado para a expressão *terceiro setor*.

clusivamente tecnocráticas. O contexto político também deve ser levado em consideração, o que é consistente com uma perspectiva de sistemas.

A descentralização pode se dar na prestação dos serviços de saúde, por exemplo, estendendo serviços de saúde específicos do centro da cidade para áreas rurais, para que o serviço possa estar mais próximo dos pacientes. Esse processo precisa de planejamento sistemático, treinamento da equipe de saúde e estabelecimento de garantia da qualidade para assegurar que o serviço oferecido para uma população de nível socioeconômico mais baixo tenha boa qualidade e possa ser sustentável. Por exemplo, um programa de descentralização da tuberculose nas cidades rurais de Guangxi, na China, resultou em melhores desfechos de tratamento e custos médicos diretos mais baixos.[42]

Em algumas ocasiões, a descentralização pode ser usada como pretexto para mudar o envolvimento do governo. O caso da Indonésia mostrou que a reforma para descentralização foi associada a menos transparência do serviço de saúde em níveis locais, e os centros de saúde pública foram transformados em organizações com fins lucrativos devido à falta de investimentos do governo.[43]

▶ Privatização

A maioria dos países possui sistemas de saúde nos quais os setores públicos e privados têm participação. O grau em que cada um tem permissão de interceder costuma ser controlado pelo governo, embora o setor privado e as agências de desenvolvimento e finanças multilaterais também possam ter participações importantes. O debate sobre se o setor público ou o setor privado deve ser estimulado acontece desde a década de 1990 e continua até hoje. Há concordância sobre o forte papel do governo na construção de sistemas de saúde efetivos por meio da regulamentação, compensando as falhas do mercado (particularmente na área de seguros de saúde), lidando com as desigualdades no acesso à atenção e construindo um sistema de atenção primária forte. No entanto, se o governo deve estar primariamente envolvido na prestação da atenção ou se deve contratá-la do setor privado e regulamentar a qualidade continua sendo área de opiniões variadas. A maioria dos países de sucesso econômico tem alto envolvimento do governo nos gastos de saúde. Muitos PBMRs simplesmente não investem o suficiente de sua riqueza em saúde e educação. A China é uma exceção, com extensos programas de treinamento pós-secundários e reforma da saúde nacional.

Os mercados de saúde são fragmentados, não apenas em termos de sua estrutura, como observado na Tabela 20-1, mas também em termos de sua clientela. Os ricos tendem a usar os serviços privados de mais qualidade e os melhores hospitais de encaminhamento do governo, enquanto os pobres usam serviços governamentais inferiores e prestadores informais do setor privado.[44] Os ricos e poderosos pressionam pelo desenvolvimento de instalações privadas de alta qualidade e atenção pública terciária nas áreas urbanas, o que reduz as verbas disponíveis para a prestação de medidas de saúde pública e atenção básica para os pobres nas áreas rurais. Dessa maneira, o sistema de saúde reproduz as desigualdades encontradas em grande parte da sociedade.

▶ Parcerias público/privadas

Como muitos governos de PBMRs não priorizam a saúde e não estão em posição de implementar um sistema de saúde que atenda às necessidades de seus cidadãos mais ricos, podem fazer parcerias com o setor privado para a disponibilização de uma variedade de intervenções médicas. Embora, historicamente, a maior parte da prestação de serviços de saúde tenha sido feita de forma privada (com frequência por igrejas), o número de agentes do sistema de saúde privado, nos setores sem fins lucrativos e com fins lucrativos, cresceu substancialmente. Muitos negócios privados, especialmente nos setores farmacêutico e de tecnologia de saúde, têm participações substanciais e agora estão sendo cortejados pelos governos para unirem-se a eles na prestação de serviços. No entanto, é no setor voluntário ou ONGs e organizações voluntárias privadas que se observou o maior crescimento nos últimos anos.

Grandes ONGs internacionais, como Oxfam, World Vision, Caritas, CARE, PLAN, SAVE, MSF e assim por diante, têm falado cada vez mais sobre seu papel no sistema de saúde, pois são capazes de empregar grandes somas de dinheiro e grandes números de profissionais, com bastante efetividade. Acrescente-se a isso o número cada vez maior de organizações filantrópicas privadas, como a Rockefeller Foundation, Ford Foundation e agora Bill and Melinda Gates Foundation. Essa parte do setor privado agora é altamente competitiva com as formas usuais de auxílio bilateral (agências de auxílio nacionais) e multilaterais (agências da ONU e do Banco Mundial).

Com a ênfase da OMS na melhoria dos sistemas de saúde, ela tornou-se defensora convicta das parcerias com o setor privado no tratamento de problemas de saúde no mundo todo, incluindo de doenças infecciosas de importância para a saúde pública. Essa parceria levou à criação, em 2001, do Fundo Global para HIV/AIDS, Tuberculose e Malária como agência líder de financiamento. O Fundo Global é uma parceria entre os governos, a sociedade civil, o setor privado e as comunidades afetadas e atua primariamente como agente para avaliar e financiar projetos. O desenvolvimento de medicamentos e vacinas também tem adotado cada vez mais esse tipo de estrutura organizacional. "Uma grande variedade de parcerias público-privadas, combinando as habilidades de uma grande variedade de colaboradores, surgiu para o desenvolvimento de produtos [e] controle de doenças por meio da doação e distribuição de produtos ou do fortalecimento geral ou coordenação dos serviços de saúde. Administrativamente, essas parcerias podem envolver a afiliação a organizações internacionais (ou seja, são essencialmente programas do setor público com participação do setor privado) ou podem ser órgãos sem fins lucrativos legalmente independentes."[45] Essas parcerias são promissoras, mas não são uma panaceia e devem ser consideradas experimentos sociais, talvez especialmente com o alinhamento atual da Coca-Cola com a Aliança GAVI para a disponibilização de vacinas.

Devem ser conduzidas pesquisas de maneira a contribuir para a prestação de serviços de saúde. As pesquisas operacionais e agora de implementação desempenham um papel no preenchimento das lacunas de conhecimento e programas de controle de doenças[46] que, em grande parte, fortalecem o sistema de serviços de saúde e beneficiam as comunidades nos países em desenvolvimento. Isso se chama pesquisa de aplicação clínica. Há vários exemplos específicos de programas para a tuberculose e doenças cardiovasculares em que as prioridades das pesquisa são informadas pela área e podem, então, ser desenvolvidas para melhorar a prestação da saúde e, assim, gerar novas evidências.[47,48] As pesquisas operacionais têm sido tema de estudos de sistemas de saúde e programas internacionais como o Fundo Global contra HIV, Tuberculose e Malária, que tem orçamento e objetivos específicos dedicados à pesquisa operacional. Um conjunto de perguntas, por exemplo, como iniciar o tópico da pesquisa, conduzir a pesquisa e disseminar os resultados, precisa ser considerado cautelosamente para atender às necessidades nos âmbitos operacional e de política de saúde.[49]

Órgãos profissionais, como conselhos médicos e associações de doenças, são tipos importantes de parceiros e influenciam a prestação de serviços de saúde de diversas maneiras. Por exemplo, os conselhos médicos regulamentam como os profissionais de saúde são acreditados e como a qualidade é garantida. Em muitos países em desenvolvimento, o órgão profissional pode prestar serviços diretamente em seus próprios hospitais. Os órgãos profissionais podem disseminar e avaliar os algoritmos médicos e as diretrizes que afetam diretamente a prestação da saúde.

A parceria entre organizações públicas também é crucial para atingir os objetivos do sistema de saúde. Os hospitais são o principal prestador de saúde na maioria dos países, enquanto os programas específicos de controle de doença costumam ser administrados fora dos hospitais, como os chamados programas verticais que operam diretamente sob administração do Ministério da Saúde. Os hospitais podem não obedecer às diretrizes nacionais ao tratar pacientes com tuberculose. Isso pode causar demoras no tratamento, falhas e aumento da tuberculose resistente a medicamentos. Por exemplo, as taxas de detecção de casos de tuberculose na China eram de apenas 30% antes de 2005, substancialmente inferiores ao alvo de 70% da OMS. Isso se devia, em grande parte, à falta de encaminhamento de casos de hospitais públicos para dispensários de tuberculose. Depois do surto de síndrome respiratória aguda grave (SRAG), todos os hospitais ficaram obrigados a relatar as suspeitas e os casos de tuberculose *on-line* dentro de 24 horas.[50] Além disso, foram publicadas diretrizes para melhorar a colaboração entre hospitais e dispensários de tuberculose pelo Ministério da Saúde.[51] Esses esforços, além do comprometimento do governo e do fortalecimento do sistema público de saúde após a SRAG, resultaram na melhoria substancial da detecção de casos na China, para 70%, até 2005.[52] O desenvolvimento recente do novo modelo de integração de hospitais e serviços de tuberculose também melhorou os desfechos do paciente e reduziu seus custos financeiros.[53]

▶ Terceirização

Os gestores de saúde reconhecem que, com frequência, não são capazes de controlar todos os dados necessários para garantir boa saúde e bons serviços para seus pacientes e outras clientelas. Do ponto de vista dos sistemas abertos, reconhecem que há muitos serviços baseados no paciente que podem ser prestados com mais eficiência por suas próprias organizações ou organizações em cooperação com eles. Isso levou à terceirização de determinados serviços. Os serviços podem ser descritos por meio do grau em que sua qualidade pode ser medida e pela contestabilidade ou nível de concorrência para prestação daquele serviço. É melhor contratar serviços cuja qualidade possa ser avaliada facilmente e para os quais existam alguns prestadores concorrentes na oferta do serviço. Exemplos desses serviços são lavanderia, laboratório, produção de alimentos e manutenção. Serviços cuja qualidade seja mais difícil de avaliar incluem atenção ambulatorial (para a qual há ampla concorrência) e política de saúde (para a qual há muito menos concorrência). A dificuldade na terceirização desses tipos de serviços é que os prestadores podem reduzir a qualidade e manter os custos constantes para aumentar o lucro, e o agente de terceirização pode não perceber isso.

▶ Acreditação

Os recursos humanos para desempenhar as atividades cotidianas são um componente central de qualquer sistema de saúde. Embora a profissão médica continue a dominar os serviços de saúde, perdeu muito terreno para outros (como enfermeiros e profissionais de saúde aliados) nos últimos anos. Os hospitais continuam sendo o centro da maioria dos sistemas de saúde, embora tenha havido uma ênfase apropriadamente crescente na atenção ambulatorial e primária em muitos países. Porém, seja médico, enfermeiro ou agente de saúde comunitário, é apenas por meio do desenvolvimento e da implementação de critérios baseados na competência que os pacientes e as comunidades podem ter a garantia de obterem bons prestadores de serviços de saúde. Esses critérios são reunidos em um sistema de acreditação, que também inclui formas de afiliação, conformidade e execução. Com frequência, os procedimentos de acreditação apropriados estão ausentes na maioria dos PBMRs, e companhias como a JCI (Estados Unidos) e Accreditation Canada International comercializam esses serviços no exterior.

A acreditação é comum para profissionais de saúde e também para centros de saúde de grande porte nos países mais ricos, mas é praticamente ausente nos países com menos recursos. Embora as associações profissionais pré-regulamentadas ofereçam algum controle sobre o treinamento, o trabalho e as normas de um grupo particular de prestadores (p. ex., médicos e enfermeiros), apresentam graus variados de credibilidade quanto a o que podem obrigar. Um problema, particularmente nos PBMRs, é como integrar e acomodar os curandeiros tradicionais no sistema de saúde mais amplo.[54,55] Grandes proporções dessas populações procuram ajuda de clínicos tradicionais para uma ampla variedade de problemas. Sejam herboristas, reparadores de ossos ou espíritas, esses clínicos com frequência constituem a primeira linha de comportamento de busca de atenção. Representam um desafio particular para a coordenação dos serviços de saúde, mas também para qualquer tentativa de acreditação e normatização.

No mundo todo, há um número cada vez maior de serviços e produtos complementares de saúde sendo comprados e usados. Os mais legítimos estão sendo lentamente integrados aos serviços mais convencionais (ou ocidentais). Isso ocorre especialmente na China, onde sua medicina tradicional tem sido sistematizada há séculos e é amplamente praticada e integrada a serviços mais modernos em grandes hospitais urbanos e centros de saúde comunitários locais.

APLICAÇÃO DE TEORIAS DE ADMINISTRAÇÃO E COMPORTAMENTO ORGANIZACIONAL

A administração de qualquer organização é deixada, em grande parte, a critério dos administradores. Esse critério é informado pelo conhecimento, pela experiência e pela intuição. Embora a experiência e intuição sejam pessoais e adquiridas com o tempo de maneira um tanto casual, o componente do conhecimento pode ser tratado ativamente de maneira sistemática por meio da educação formal, incluindo educação continuada, ou leitura informal. A validade desse conhecimento, então, entra em questão, especialmente quando sua fonte é a imprensa popular, uma fonte comum de informações para administradores. No entanto, muito pode ser feito para garantir a validade desse conhecimento por meio de boas pesquisas.

Os sistemas, a política e as pesquisas de administração de saúde, como disciplina, agora têm cerca de 40 anos de idade e continuam a crescer. As pesquisas específicas de saúde internacional e desenvolvimento são escassas, e a maioria das pesquisas aborda companhias do setor privado, geralmente aquelas com muitos empregados. Entretanto, há muita coisa acontecendo hoje para promover as pesquisas sobre sistema de saúde e política (do inglês *policy*), em especial no setor multilateral, que recentemente observou o nascimento da Alliance for Health Systems and Policy Research (Aliança para Pesquisas de Sistemas de Saúde e Política) e também nas universidades, onde mais e mais jovens pesquisadores estão interessados na aplicação de suas habilidades à saúde internacional. Várias universidades estão iniciando programas de saúde global. Simpósios de Pesquisas em Sistemas de Saúde Globais Populares foram feitos na Suíça, em 2010, e na China, em 2012. Um Centro de Estudos de Sistemas de Saúde foi aberto na Universidade do Comitê Avançado Rural de Bangladesh (BRAC – Bangladesh Rural Advanced Committee), e um grupo canadense fez um inventário de todos os pesquisadores de sistemas de saúde internacionais em seu país.[56]

As perspectivas teóricas de dependência de recursos,[57] ecologia populacional, institucionalização e teorias de avaliação podem fornecer mais informações sobre como tornar os sistemas e as intervenções de saúde mais efetivos, eficientes e equitativos. Com relação à equidade, o Movimento pela Saúde dos Povos (People's Health Movement) está na vanguarda (www. phmovement.org).

A cultura organizacional é uma teoria particularmente relevante para a administração. Aprendendo com os aspectos das culturas nacionais e focando em questões como valores e crenças, ritos e rituais, símbolos e heróis, mitos e redes culturais, os administradores que os aplicam em seus locais de trabalho podem fazer mudanças significativas para obter melhores desfechos em vários aspectos da vida organizacional.[58]

Se um administrador está trabalhando em um ambiente público ou privado, pode obter *insight* valioso lendo a literatura sobre administração de saúde,[59] que contém vários anos de pesquisas relacionadas ao comportamento das organizações e às pessoas que nelas trabalham. Agora, há também muita literatura sobre liderança e trabalho em equipe, ambos componentes muito importantes, embora com frequência em falta de qualquer sistema de saúde que funcione bem.

DESEMPENHO DE ONGS, INSTITUIÇÕES GOVERNAMENTAIS E COMPANHIAS PRIVADAS

Os agentes dominantes na governança, diplomacia e implementação de serviços de saúde no mundo todo continuam a mudar.[60] Durante grande parte do período próximo da Alma-Ata e na década de 1980, a OMS teve um papel de liderança. Então, várias das multilaterais, especialmente o Banco Mundial, começaram a ocupar um papel mais central, quando criaram novos departamentos no setor da saúde e aumentaram os gastos nessa área. Durante todo esse período, as ONGs tornavam-se cada vez mais prevalentes e cresciam em número e importância, especialmente aquelas com grandes perfis internacionais ou fortes raízes nas comunidades. No entanto, agora há alguma ação por parte de grandes financiadores bilaterais para assumir maior controle da agenda de desenvolvimento e de ONGs com pouco financiamento que são consideradas mais independentes, porém inovadoras. Organizações financiadoras privadas também estão crescendo em importância na saúde global. Essas tendências fazem com que ONGs médias e pequenas e organizações baseadas nas comunidades precisem lutar mais para continuar ativas e fazer seu trabalho, embora esse trabalho seja geralmente reconhecido como mais efetivo devido à proximidade com as comunidades e famílias.

A avaliação do impacto de todos os níveis de envolvimento organizacional no desenvolvimento estrangeiro exige mais atenção. Foi apenas depois de muitos danos que o Banco Mundial e o FMI começaram a compreender o impacto devastador à saúde e outros serviços sociais resultante diretamente de seus programas de ajuste estrutural.[61] Em 2012, a liderança do Banco Mundial foi passada para um especialista em saúde global. Os governos de países de alta renda, com suas grandes agências de auxílio bilaterais, também buscam identificar sua efetividade. As ONGs e organizações vinculadas à comunidade, apesar de muito mais próximas daquelas pessoas que têm oportunidade de observar diretamente o impacto de seu trabalho, ainda precisam de bom monitoramento e avaliação. Essa avaliação pode ser feita por meio de metodologias participativas que podem fornecer informações sobre os desfechos e, ao mesmo tempo, desenvolver a capacitação dos recursos humanos. Em geral, há grande necessidade de mais responsabilidade em todas as formas de cooperação internacional.[62]

▶ Perspectiva do prestador

Abordar questões de saúde pública da perspectiva dos prestadores de serviços é importante, pois eles fazem o trabalho do sistema de saúde. Pertencendo a associações profissionais formais ou como indivíduos não licenciados trabalhando isolados, coletivamente tomam decisões que podem ter grande impacto sobre a utilização de recursos da saúde e, em menor extensão, desfechos de saúde da população. Quem são os prestadores? A definição mais ampla inclui prestadores de serviços de saúde e trabalhadores da administração de saúde e de apoio.[30] Os prestadores de serviços de saúde são aqueles que prestam serviços diretamente para os pacientes, enquanto os trabalhadores de administração e apoio à saúde montam e operam a infraestrutura necessária para prestar esses serviços. Esta seção discute apenas os primeiros, pois há mais nesse grupo, embora futuros trabalhos possam estudar uma variedade maior de recursos humanos em saúde.

A força de trabalho de saúde enfrenta muitos desafios, incluindo seu tamanho, distribuição, mistura de habilidades e condições de trabalho. A OMS estima que exista uma carência global de aproximadamente 4 milhões de prestadores de serviços de saúde, embora nem todas as regiões tenham falta.[30] A distribuição global de profissionais de saúde é desequilibrada; os maiores números de profissionais de saúde estão nas regiões com as populações mais saudáveis. Por exemplo, a região da OMS das Américas tem 10% da carga global de doença, mas 37% dos profissionais de saúde do mundo e 50% dos recursos para saúde. Em contraste, a África sofre com 24% da carga global de doença e tem apenas 3% dos profissionais de saúde do mundo e menos de 1% das despesas globais em saúde.[30]

A distribuição dentro dos países é similarmente distorcida, com a maioria dos prestadores de serviços localizados nas cidades grandes, onde os desfechos de saúde tendem a ser melhores do que nas áreas rurais. Essa situação desastrosa mudou pouco em décadas para grande parte da população mundial.

A mistura de habilidades de enfermeiros, médicos, parteiras e trabalhadores de saúde pública deveria variar de acordo com as necessidades da população, mas isso raramente ocorre, porque essas necessidades não são levadas em consideração nos programas básicos de treinamento. As condições de trabalho dos prestadores de serviços nem sempre conduzem ao alto desempenho, e os baixos salários no setor de saúde costumam levar os prestadores a buscar pagamentos ou trabalhos informais em campos completamente diferentes.

As principais questões de recursos humanos em saúde para criar um local de alto desempenho para trabalhar são:

1. Administrar a entrada na força de trabalho
2. Aprimorar o desempenho dos trabalhadores existentes
3. Limitar as taxas de desgaste
4. Fornecer educação continuada
5. Regulamentar competências

Conseguir o equilíbrio adequado de habilidades e diversidade (racial, de gênero e regional) na força de trabalho de saúde é uma questão importante para as instituições de educação. Isso está sendo abordado por meio de reformas nos currículos de medicina e enfermagem, abertura de escolas de saúde pública (particularmente na Ásia) e uso de cotas para as minorias em desvantagem. As últimas são comuns na Índia, onde um número significativo de vagas universitárias é reservado para estudantes de castas consideradas inferiores e minorias étnicas.[30] Na América do Norte, algumas escolas de medicina têm espaços reservados para estudantes indígenas nativos (p. ex., Washington e Alberta).

Melhorar o desempenho dos trabalhadores existentes é uma estratégia que pode ter maior efeito de curto e médio prazos, devido ao tempo necessário para treinar uma nova geração de prestadores de serviços de saúde. Os principais elementos para melhoria são:

- Disponibilidade (para atender à demanda)
- Competência (para inspirar a demanda, melhorando as capacidades)
- Receptividade (para melhorar a eficiência)
- Produtividade (para melhorar a eficiência)

As estratégias para conseguir isso incluem:

- Combinar as habilidades com as tarefas
- Realizar supervisão apropriada
- Garantir incentivos financeiros e remuneração suficiente
- Garantir o comprometimento da organização
- Promover o aprendizado vitalício
- Promover a responsabilidade com compromisso[30]

Há extensa literatura sobre a melhoria da adequação da atenção em países desenvolvidos, mas muito pouco dos países em desenvolvimento. Não há consenso sobre quais métodos são mais efetivos para colocar as práticas atuais dos prestadores de serviços de saúde em linha com a teoria da "melhor prática" (com base nas melhores evidências disponíveis).[63] Além disso, as abordagens que funcionaram nos países desenvolvidos podem não ser tão efetivas nos países em desenvolvimento devido às diferenças nos ambientes dos serviços. A retenção da força de trabalho da saúde é outro desafio, já que os países mais ricos com frequência retiram os profissionais de saúde dos países mais pobres (com maior necessidade) ou as pessoas deixam a profissão por causa dos baixos salários ou outras más condições de trabalho.[64]

Perspectiva do indivíduo/paciente

Um dos objetivos de um sistema de saúde é a *receptividade*, um termo que significa que o sistema presta serviços que refletem as necessidades e as preferências de seus usuários.[4] Essa é uma das chaves para garantir que o sistema seja apropriado, promova a dignidade dos pacientes e otimize a sua satisfação. Em geral, uma abordagem focada ou centrada no paciente é uma estratégia importante e está entre as principais em todas as organizações de serviços diretos e relacionados à saúde. Uma das tentativas mais sistemáticas de compreender a perspectiva e a experiência do estrato socioeconômico mais desfavorecido dos usuários de sistemas de saúde foi conduzida pelo Banco Mundial e compilada em um relatório chamado *Voices of the Poor* (Vozes dos Pobres).[65] Esse relatório conclui que os pobres, geralmente, consideraram os serviços estatais de saúde e educação não efetivos, inacessíveis e sem empoderamento. Aqueles bem-vestidos, ou que tenham dinheiro ou influência, recebem tratamento preferencial, enquanto os pobres reclamam de consultas insensíveis, apressadas ou não efetivas. Muitas instituições estatais reproduzem as desigualdades sociais que estão presentes em todos os outros locais da sociedade.

Os pacientes costumam consultar serviços privados ou informais por problemas agudos menores e instalações do governo para problemas mais graves. A experiência varia entre os países, mas, geralmente, as agências de saúde governamentais não são usadas porque podem ser difíceis de acessar, podem faltar medicamentos e suas equipes não se sensibilizam com o problema. As barreiras para as consultas para os pobres incluem:

- Distância
- Transporte
- Tempo para viajar
- Falta de medicamentos
- Custos
- Discriminação ou desprezo pelos profissionais
- Absenteísmo dos profissionais
- Tratamento não efetivo

Os serviços de saúde são muito caros para os pobres, quando se inclui o custo da consulta, viagem, pagamentos informais, medicamentos e perda da renda. Além disso, o custo dos pagamentos informais nos chamados serviços governamentais gratuitos é imprevisível e regressivo, de modo que os custos são uma proporção muito maior da renda para os pobres do que para os ricos.

Utilizando a perspectiva do paciente para melhorar o desempenho do sistema de saúde: a questão da demanda no serviço de saúde

Embora as perspectivas nacional, organizacional e do prestador de serviços mencionadas anteriormente sejam fatores importantes no desempenho do sistema de saúde, no final é o paciente que escolhe o tipo de serviço de saúde a procurar, em que circunstâncias e quais instruções do profissional seguir e quais ignorar. Em países onde as despesas diretas são uma das principais fontes de finanças na saúde (como a Índia ou China), o poder aquisitivo dos pacientes pode ser aproveitado para melhorar o acesso ou a qualidade. Abordagens que passam pelos usuários do sistema de saúde para aprimorar o desempenho geralmente se referem ao lado da demanda nos serviços de saúde (ao contrário do lado do suprimento, como discutido nas seções anteriores).

A questão da demanda na saúde tem vários significados.[66] Inclui apresentar os dados, das comunidades para os serviços de saúde, como contribuição de terra, mão de obra e horário (representação local), assim como a compra privada de produtos de saúde, como sais para reidratação oral ou redes tratadas com inseticida para prevenir malária. Também se refere à compreensão e mudança de comportamentos do lado da demanda, como aqueles de busca e promoção da saúde.

O lado da demanda pode ser estimulado para provocar mudanças no comportamento do prestador de serviços por meio de processos consultivos ou de envolvimento no planejamento, desenho, administração e monitoramento dos serviços de saúde. A forma mais direta de intervenção nessa área é o financiamento no lado da demanda que canalize os recursos diretamente para usuários que, então, compram os serviços de saúde. Um exemplo disso é a oferta de *vouchers* para tratamento de doenças sexualmente transmissíveis para profissionais do sexo.[24] Esses pacientes, então, usam o *voucher* para obter tratamento dos prestadores de serviços de saúde aprovados, que apresentam os *vouchers* a um agente financiador que, por sua vez, reembolsa seus serviços. Melhorar o poder aquisitivo do paciente dessa maneira pode criar um mercado de serviços para grupos muito pobres ou marginalizados que passam, então, a ser considerados consumidores viáveis pelos prestadores de serviços existentes.

Idealmente, cidadãos/consumidores empoderados usam sua voz coletiva e qualquer imprensa local para responsabilizar os prestadores de serviços, legisladores e gestores pelo cumprimento de seu contrato para prestar serviços competentes e receptivos. A forma mais direta de responsabilização é entre os prestadores de serviços e os usuários, envolvendo os pobres no monitoramento e na prestação de serviços e tornando o prestador de serviços dependente da responsabilidade com os usuários, como na Guatemala.[46] A forma indireta de responsabilidade é entre o governo e os cidadãos, em que a mudança política mais ampla permite que os cidadãos usem meios democráticos para manifestar a sua opinião na reforma dos sistemas de saúde.[67]

Existem também enormes desigualdades de riqueza e desfechos de saúde entre e dentro de países no mundo todo.[68] Porém, estudos globais sugerem a necessidade de combater doenças e estilos de vida insalubres entre os pobres e os ricos.[69]

DETERMINANTES DO COMPORTAMENTO DO PRESTADOR DE SERVIÇOS DE SAÚDE

Na seção anterior, foram discutidos os vários níveis em que se pode intervir para melhorar o desempenho dos sistemas de saúde. Finalmente, os sistemas de saúde devem oferecer o serviço certo ao paciente certo no momento certo, no contexto mais custo-efetivo (um foco na efetividade e eficiência). Porém, esse não costuma ser o caso em países de alta renda ou em PBMRs. O grau em que o manejo apropriado das condições do paciente é praticado no sistema de saúde depende de uma série de fatores relacionados ao contexto nacional e organizacional e aos próprios prestadores de serviços e pacientes. A Figura 20-2 é inspirada por um modelo de determinantes do comportamento de prestadores de serviços privados de Brugha e Zwi,[70] apesar de poder ser aplicado a todos os prestadores de serviços de saúde.

O contexto nacional inclui a estrutura do sistema de saúde e o grau de interação entre os setores público e privado. Também se refere ao ambiente burocrático e regulatório, à influência das companhias farmacêuticas e à disponibilidade de tecnologias relacionadas à saúde e tratamentos (o que pode ou não ser regulamentado de maneira efetiva pelo governo). Os serviços e o ambiente sociais incluem estruturas de incentivo para os prestadores compensarem pela responsabilidade (p. ex., exposição no mercado para profissionais privados com despesas recorrentes), mecanismos de pagamento do prestador, supervisão e expectativas da comunidade ou dos pacientes. O próximo nível são os prestadores, seu nível de treinamento, as oportunidades para educação continuada, o grau em que seu conhecimento e serviço são influenciados pela indústria de medicamentos, sua capacidade de acessar informações oportunas sobre prática baseada em evidências na forma de diretrizes clínicas[71] e revisões sistemáticas,[72] e seu senso geral de responsabilidade como membros da comunidade potencialmente de alta estima. Por último, a interação entre os prestadores e os pacientes é afetada pela carga de casos de um prestador; o número de pacientes consultados em um dia; a capacidade do prestador de escolher o manejo correto e consultar boas fontes de informações; e a disponibilidade, aceitabilidade e acessibilidade econômica dessa abordagem. Todos esses fatores contribuem para a boa ou má relação do prestador com os pacientes e o manejo de suas condições de saúde.

▶ Estudo de caso: prestadores privados na Índia

O estudo de caso a seguir examina com mais profundidade os determinantes do comportamento de prestadores de serviços de saúde na Índia.

Contexto nacional

A Índia tem uma população de 1,15 bilhão de habitantes e produto interno bruto (PIB) *per capita* de $2.460 em paridade de poder de compra (PPC). A expectativa de vida é 63 anos, a mortalidade infantil é de 57/1.000 e a mortalidade materna é de 450/100.000.[73] As despesas totais em saúde representam 4,9% do PIB, o que resulta em aproximadamente $109 *per capita*. A verba pública é responsável por 20% de todos os gastos em saúde. As verbas privadas são responsáveis pelo restante; 97% desse restante são pagamentos diretos no ponto de serviço. Isso indica um nível muito baixo de cobertura de seguro,[73] embora existam alguns planos para cobertura universal em nível estatal.

Após a independência, o governo indiano estabeleceu um sistema de saúde baseado no modelo do Serviço Nacional de Saúde do Reino Unido, com serviços abrangentes e gratuitos para todos. No entanto, o governo investiu principalmente em infraestrutura, criando uma ampla rede de instalações cronicamente subfinanciadas.[74] A crescente demanda não atendida por serviços, juntamente com a diminuição do investimento do governo em

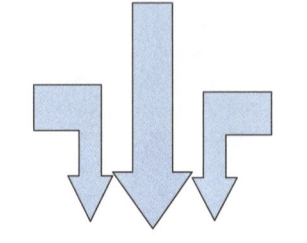

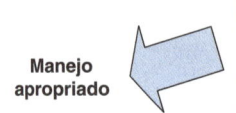

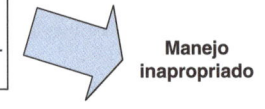

Figura 20-2 Determinantes do comportamento do prestador de serviços de saúde. (Reproduzida, com permissão, de Brugha R, Zwi A. Improving the quality of private sector delivery of public health services: challenges and strategies. Health Policy Plan 1998;13:107–120.)

saúde, deixou uma lacuna em que o setor privado poderia florescer. A Política Nacional de Saúde era promover o setor privado a partir de 1982,[75] embora o governo fizesse pouco para avaliar sua capacidade ou monitorar seu comportamento e não o incluísse nas estratégias de planejamento.[76] As despesas privadas com saúde vêm crescendo rapidamente desde 1960 e esperava-se que dobrassem entre 2004 e 2012.[77] Há 645 mil prestadores registrados, dos quais 75% estão no serviço privado.[73] Um levantamento detalhado dos prestadores privados e públicos concluiu que 72% dos membros das equipes de paramédicos qualificados trabalham no setor privado, principalmente em áreas rurais. Nesse estudo, havia seis vezes mais profissionais "menos do que totalmente qualificados" do que médicos, mais uma vez trabalhando, em sua maioria, nas áreas rurais.[78] Estima-se que 93% de todos os hospitais e 64% dos leitos hospitalares estejam no setor privado. Um total de 91% das instalações privadas pertencem e são administradas por uma pessoa e 86% são pequenas clínicas ambulatoriais com um ou dois leitos. O setor privado oferece 81% de toda atenção ambulatorial e 46% da atenção a pacientes internados.[77]

Contexto político

O governo fez várias tentativas para regulamentar o comportamento dos prestadores privados. A primeira abordagem foi por meio do uso de órgãos profissionais, estabelecendo o Conselho Médico da Índia, que regulamenta a educação médica e registra os médicos por meio de suas filiais em nível estadual. Os estudos iniciais mostraram que não há banco de dados sistemático de seus membros,[79] e poucos prestadores privados conhecem ou seguem suas recomendações.[80] Além disso, há alegações de que o conselho existe mais para proteger os interesses de seus membros do que para proteger o público. Essa alegação é sustentada pelo fato de que poucos conselhos estaduais já suspenderam algum de seus membros, apesar das várias reclamações.[81]

Houve pouca legislação específica para instalações médicas privadas. Somente Délhi e o estado de Maharashtra aprovaram a Lei de Casas de Repouso, que exige que pequenos hospitais privados (menos de 25 leitos) e dispensários registrem-se com as autoridades locais. Um estudo inicial em Délhi concluiu que apenas 130 das aproximadamente 1,2 mil casas de repouso elegíveis foram registradas de acordo com essa lei.[79] A inspeção oficial e o fechamento de casas de repouso são raros, embora um estudo independente de Mumbai tenha mostrado que 63% dos hospitais estavam em construções residenciais, 12,5% em galpões sem cobertura adequada e 50% em prédios com manutenção deficiente. A falta de supervisão pode se dever à carência de pessoas e à capacidade dessas organizações de influenciarem as autoridades locais.[82]

3. Utilizando o estudo de caso de prestadores privados na Índia como exemplo, observe os determinantes do comportamento do prestador de serviços de saúde em outro país. Inclua o contexto nacional, o conhecimento e as atitudes do prestador, as interações entre paciente e prestador e os ambientes social e do serviço.

RESUMO

A perspectiva do sistema de saúde é muito útil ao se trabalhar em direção à melhoria da saúde individual e populacional, ajudando a identificar e responder a questões importantes de manejo e organização. Questões de coordenação, integração, efetividade, eficiência, confiabilidade, acessibilidade, equidade, envolvimento público-privado, atenção primária *versus* terciária e participação comunitária são de consideração importante na prestação de serviços de saúde.[39,57] Em acréscimo a essas várias preocupações nacionais, estão agora as questões de globalização.[83] Doenças estão cruzando fronteiras com alta velocidade e alto volume, profissionais de saúde migram para áreas não exploradas, populações crescem com rapidez, o acesso à tecnologia está se tornando mais amplo, verbas estão disponíveis, o direito à defesa aumenta e todos nos comunicamos mais uns com os outros. Como tudo isso pode melhorar a saúde global e não a denegrir, especialmente nesse momento de terríveis consequências ecológicas, é a questão emergente atual. Compreender esses fenômenos e usá-los para o desenvolvimento sustentável[84] em um mundo altamente conectado e em evolução[10] e no manejo e na organização de serviços de saúde para atender às necessidades crescentes e em mudança é o desafio que deixamos com você.

QUESTÕES DE ESTUDO

1. Relacione as funções de um sistema de saúde, como interagem, e explique o nível de prioridade dado a cada função em seu país.
2. Quais são algumas vantagens e desvantagens, para as nações, da descentralização, verbas e responsabilidade públicas, privatização, parcerias público-privadas, terceirização no setor de saúde e engajamento da comunidade para justiça social?

REFERÊNCIAS

1. Diez Roux A. Conceptual Approaches to the Study of Health Disparities. Ann Arbor, MI: Center for Social Epidemiology Health, Department of Epidemiology, University of Michigan, 2012: 41–58.
2. Bleich S, Jarlenski M, Bell C, LaVeist T. Health Inequalities: Trends, Progress, and Policy. Baltimore, MD: Department of Health Policy and Management and Hopkins Center for Health Disparities Solutions, Johns Hopkins Bloomberg School of Public Health, 2012: 7–40.
3. World Health Organization. Changing mindsets: WHO Strategy on Health Policy and Systems Research. Geneva: WHO, 2012.
4. World Health Organization. The World Health Report 2000. Health Systems: Improving Performance. Geneva: WHO, 2000. http://www.who.int/whr2001/2001/archives/2000/en.
5. Spiegel J, Yassi A. Lessons from the margins of globalization: appreciating the Cuban health paradox. J Public Health Policy 2004;25(1):85–110.
6. Zakus D, Cortinois A. Primary health care and community participation: its origins, implementation and future. In: Fried B, Gaydos L, eds. World Health Systems: Challenges and -Perspectives. Chicago: Health Administration Press, 2002.
7. World Health Organization. Primary healthcare-now more than ever. Geneva: WHO, 2008.
8. Starfield B, Shi L, et al. Contribution of primary care to health systems and health. Milbank Q 2005;83(3):457–502.
9. Walley J, Lawn J, et al. Primary health care: making Alma-Ata a reality. Lancet 2008;372(9642):1001–1007.
10. Best A, Greenhalgh T, Lewis S, Saul J, et al. Large-system transformation in health care: a realist review. Milbank Q 2012;90(3):421–456.
11. Sachs J. Achieving universal health coverage in low-income settings. Lancet 2012;380(9845):944–947.
12. Barber L, Yao L. Development and status of health insurance systems in China. Int J Health Plan Manage 2011;26(4): 339–356.
13. Babiarz K, Miller G, et al. New evidence on the impact of China's New Rural Cooperative Medical Scheme and its -implications for rural primary healthcare: multivariate difference- in-difference analysis. BMJ 2010;341:c5617.
14. Lagomarsino G, Garabrant A, et al. Moving towards universal health coverage: health insurance reforms in nine developing countries in Africa and Asia. Lancet 2012;380(9845):933–943.
15. United Nations. The Millennium Development Goals Report 2011. New York: UN, 2011.

16. Glouberman S, Zimmerman B. Complicated and complex systems: what would successful reform of Medicare look like? Discussion Paper No. 8 from the Commission on the Future of Health Care in Canada, July 2002. http://c.ymcdn.com/sites/www.plexusinstitute.org/resource/collection/6528ED29-9907-4BC7-8D00-8DC907679FED/ComplicatedAndComplexSystems-ZimmermanReport_Medicare_reform.pdf.
17. Health Systems 20/20. 2012. The Health System Assessment -Approach: A How-to Manual, v.2.0. www.healthsystemassessment. org.
18. Zheng H. Do people die from income inequality of a decade ago? Soc Sci Med 2012;75(1):36–45.
19. World Health Organization. Closing the Gap in a Generation: Health Equity Through Action on the Social Determinants of Health. Geneva: WHO, 2008.
20. Norton A, Rogerson A. Inclusive and sustainable development: challenges, opportunities, policies and partnerships. Ministry of Foreign Affairs of Denmark, September 2012. http://www.odi.org.uk/ sites/odi.org.uk/files/odi-assets/publications--opinion-files/7809. pdf.
21. Gwatkin D. The need for equity-oriented health sector-reforms. Int J Epidemiol 2001;30(4):720–723.
22. The enormous, invisible toll of stillbirths in low--income and middle-income countries. NewsRx Health & Science, May 1, 2011. http://www.verticalnews.com/premium_newsletters/NewsRx- Health--and-Science/2011-05-01/246NHS.html.
23. Braveman P, Starfield B, Geiger HJ. World Health Report 2000: how it removes equity from the agenda for public health monitoring and policy. BMJ 2001;323(7314):678–681.
24. Mills A, Brugha R, Hanson K, et al. What can be done about the private health sector in low-income countries? Bull World Health Organ 2002;80(4):325–330.
25. Liu Y, Rao K. Providing health insurance in rural China: from research to policy. J Health Polit Policy Law 2006;31(1):71–92.
26. Meng Q, Xu L, et al. Trends in access to health services and financial protection in China between 2003 and 2011: a cross-sectional study. Lancet 2012;379(9818):805–814.
27. Luft H. From Small Area Variations to Accountable Care Organizations: How Health Services Research Can Inform Policy. Palo Alto, CA: Department of Health Policy Research, Palo Alto Medical Foundation Research Institute, 2012: 377–392.
28. Rodin J, de Ferranti D. Universal health coverage: the third global health transition? Lancet 2012;380(9845):861–862.
29. The struggle for universal health coverage [editorial]. Lancet 2012; 380(9845):859.
30. World Health Organization. World Health Report 2006: Working Together for Health. Geneva: WHO, 2006.
31. Bloom G. Private Provision in Its Institutional Context: Lessons from Health. London: DFID Health Systems Resource Centre, 2004.
32. Standing H, Bloom G. Beyond public and private? Unorganised markets in health care delivery. Background paper for the World Development Report (WDR) 2003/4. Oxford: Presented at Making Services Work for Poor People workshop, November 2002.
33. Berman P. Rethinking health care systems: Private health care provision in India. World Dev 1998;26:1463–1479.
34. Brown R. More Health Care Doesn't Mean Better Health. EvidenceNetwork.ca with the Canadian Institute of Actuaries, September 5, 2012. http://umanitoba.ca/outreach/evidencenetwork/archives/7695.
35. World Health Organization. Health Care Systems in Transition: Production Template and Questionnaire. Copenhagen: WHO Regional Office for Europe, 1996.
36. White H, Waddington H. Why Do We Care About Evidence Synthesis? An Introduction to the Special Issue on Systematic Reviews. New York: Routledge, 2012.
37. Ellen M, Shamian J. How We Move Beyond a Policy Prescription to Action. Healthcare Papers 2011; 11(1):76–83.
38. Wild L, Chambers V, King M, Harris D. Common constraints and incentive problems in service delivery. London: Overseas Development Institute, Working Paper 351, August 2012. http:// www.odi.org.uk/publications/6767-service-delivery-accountability-international-development-aid-contraints-incentives.
39. Zakus D, Lysack C. Revisiting community participation. Health Policy Plan 1998;13(1):1–12.
40. Bossert T. Analyzing the decentralization of health systems in developing countries: decision space, innovation, and performance. Soc Sci Med 1998; 47(10):1513–1527.
41. Birn A, Zimmerman S, Garfield R. To decentralize or not to decentralize, is that the question? Nicaraguan health policy under structural adjustment in the 1990s. Intl J Health Serv 2000;30(1):110–128.
42. Wei X, Liang X, et al. Decentralizing tuberculosis services from county tuberculosis dispensaries to township hospitals in China: an intervention study. Int J Tuberculosis Lung Dis 2008;12(5):538–547.
43. Kristiansen S, Santoso P. Surviving decentralization? Impacts of regional autonomy on health service provision in Indonesia. Health Policy 2006;77(3): 247–259.
44. Bloom G. Private Provision in Its Institutional Context: Lessons from Health. London: DFID Health Systems Resource Centre, 2004: 12–17.
45. Widdus R. Public-private partnerships for health: their main targets, their diversity, and their future directions. Bull WHO 2001;79(8):159–173.
46. Flores W, Zakus D. Engaging country actors and communities in Implementation Research for adoption and scale up: a participatory approach. In: Kengeya-Kayondo J, Gonzalez-Block M, Bochorishvili I, eds. Implementation Research for the Control of Infectious Diseases of Poverty. Geneva: Tropical Disease -Research, WHO, November 2010.
47. Walley J, Graham K, et al. Getting research into practice: primary care management of noncommunicable diseases in low- and middle-income countries. Bull World Health Organ 2012; 90(6):402.
48. Walley J, Khan A, et al. How to get research into practice—first get research into research: lessons learned from TB partnerships in Pakistan and China. Bull World Health Organ 2007;85(6):1–2.
49. Zachariah R, Ford N, et al. Is operational research delivering the goods? The journey to success in low-

-income countries. Lancet Infect Dis 2012;12(5): 415–421.
50. Ministry of Health. Notice About Further Strengthening of TB Report and Patient Management. Beijing: Disease Control -Department, 2004.
51. Wang L, Cheng S, et al. Model collaboration between hospitals and public health system to improve tuberculosis control in China. Int J Tuberculosis Lung Dis 2009;13(12):1486–1492.
52. Wang L, Liu J, et al. Progress in tuberculosis control and the evolving public-health system in China. Lancet 2007;369: 691–696.
53. Zou G, Wei X, et al. Factors influencing integration of TB services in general hospitals in two regions of China: a qualitative study. BMC Health Serv Res 2012;12:21.
54. Weeks J. Major trends in the integration of complementary and alternative medicine. In: Fasss N, ed. Integrating Complementary Medicine into Health Systems. New York: Aspen, 2001: 12–21.
55. Bannerman R. The role of traditional medicine in primary health care. In: World Health Organization, Traditional Medicine and Health Care Coverage: A Reader for Health Administrators and Practitioners. Geneva: WHO, 1983: 318–327.
56. Haddad S, Zakus D, Mohindra, et al. Promoting Canadian Involvement and Capacity Building in Global Health Policy and Systems Research (GHPSR): Perspectives and Recommendations. Ottawa: Université de Montréal & University of Toronto, Canadian Institutes of Health Research, May 2002.
57. Zakus D. Resource dependency and community participation in primary health care. Soc Sci Med 1998;46(4–5):475–494.
58. Denison D, Haaland S, Goelzer P. Corporate culture and organizational effectiveness: is Asia different from the rest of the world? Organizational Dynamics 2004;33(1):98–109.
59. Shortell S, Kaluzny A. Health Care Management: Organization Design and Behaviour. 5th ed. Clifton Park, NY: Thomas Delmar Learning, 2005.
60. Kickbusch I, Berger C. Global Health Diplomacy. In: Sommer M and Parker R, eds. The Routledge International Handbook of Global Public Health. New York: Routledge, 2010.
61. Abbasi K. The World Bank on world health: under fire. BMJ 1999;318:1003–1006.
62. Kirsch D. Improving Results and Reducing Costs Through Greater Accountability. Ottawa: Presented at the Canadian Conference on Global Health, October 22, 2012.
63. Grimshaw J. Is evidence-based implementation of evidence-based care possible? Med J Australia 2004;180:50–51.
64. Labonte R, Packer C, Klassen N, Kazanjian A, et al. The Brain Drain of Health Professionals from Sub-Saharan Africa to -Canada. African Migration and Development Series No, 2, Southern Africa Migration Project. Cape Town, SA: IDASA, 2006.
65. Narayan D, Patel R, Schafft K, et al. Voices of the Poor: Can Anyone Hear Us? New York: Oxford University Press, 2000.
66. Standing H. Understanding the "Demand Side" in Service Delivery: Definitions, Frameworks and Tools from the Health Sector. London: DFID Health Systems Resource Centre, 2004.
67. World Bank. World Development Report 2004: Making Services Work for Poor People. Washington, DC: World Bank, 2004.
68. Kumanyika S. Health Disparities Research in Global Perspective: New Insights and New Directions. Philadelphia: Department of Biostatistics and Epidemiology, Perelman School of Medicine, University of Pennsylvania, 2012: 1–6.
69. Global Study Suggests Need for Strategies to Combat Unhealthy Lifestyles among the Poor and the Rich. Science Daily, August 26, 2012. http://www.sciencedaily.com/releases/2012/ 08/120826142847.htm.
70. Brugha R, Zwi A. Improving the quality of private sector delivery of public health services: challenges and strategies. Health Policy Plan 1998;13:107–120.
71. Zheng ZH, Cui SQ, Lu XQ, et al. Analysis of the status of Chinese Clinical Practice Guidelines development. BMC Health Serv Res 2012;12:218.
72. Tran M. Human rights are the best weapon to combat hunger. The Guardian, September 26, 2012. http://www.guardian.co.uk/global-development/2012/sep/26/human-rights-combat-hunger-report.
73. World Health Organization, Country indicators, 2010. http://www.who.int/gho/countries/en/.
74. World Bank. India: Raising the Sights: A Better Health System for India's Poor. Washington, DC: Health Nutrition and Population Sector Unit, South Asia Region. World Bank, November 3, 2001.
75. Baru R. Private Health Care in India: Social Characteristics and Trends. New Delhi, India: Sage, 1998.
76. Berman P. Rethinking health care systems: private health care provision in India. World Dev 1998;26:1463–1479.
77. Rao K, Nundy M, Dua A. Financing and Delivery of Health Care Services in India, Section II: Delivery of health services in the private sector. New Delhi: National Commission on Macroeconomics and Health Report, Ministry of Health and Family Welfare, 2005.
78. De Costa A, Diwan V. Where is the public health sector? Public and private sector healthcare provision in Madhya Pradesh, India. Health Policy 2007;84:269–276.
79. Bhat R. Regulation of the private sector in India. Int J Health Plan Manage 1996;11:253–274.
80. Bhat R. Characteristics of private medical practice in India: a provider perspective. Health Policy Plan 1999;14:26–37.
81. Thaver I, Harpham T. Private practitioners in the slums of Karachi: professional development and innovative approaches for improving practice. In: Bennett S, McPake B, Mills A, eds. Private Health Providers in Developing Countries: Serving the Public Interest? London: Zed Books, 1997.
82. Yesudian C. Behaviour of the private sector in the health market of Bombay. Health Policy Plan 1994;9:72–80.
83. Waters W. Globalization, socioeconomic restructuring, and community health. J Comm Health 2001;26(2):79–92.
84. Neufeld B, ed. Health Diplomacy Monitor. Ottawa: The Centre for Trade Policy & Law, September 2012;3(5).

21

Ética na saúde global

Anvar Velji e John H. Bryant

OBJETIVOS DE APRENDIZADO

- Definir a disciplina emergente de ética na saúde global e seus componentes
- Expandir o diálogo sobre ética global e sua relação com os direitos humanos; cultura, incluindo raça, sexo, etnia e religião; pobreza; e má saúde
- Discutir o conceito do "ser global" ou "pessoa global" em um ambiente de equidade, igualdade, justiça e referências de imparcialidade

DEFINIÇÃO DE SAÚDE GLOBAL E ÉTICA NA SAÚDE GLOBAL

O mundo está mudando, e um produto dessa mudança é o rápido surgimento de uma nova disciplina: *ética na saúde global, a teoria e prática da ética de maneira holística, tratada por múltiplas disciplinas*. Essas disciplinas incluem saúde pública e populacional e sistemas de saúde; biotecnologia e outras pesquisas científicas; filosofia, incluindo ética; e outros campos, como antropologia, psicologia, sociologia, economia, religião e direito. Os profissionais de ética global, assim, incluem não apenas profissionais e pesquisadores de saúde, mas também profissionais de biolegislação internacional, filósofos, especialistas em bioética, líderes morais e cívicos, defensores de direitos humanos, ambientalistas, especialistas em religião, cientistas sociais e biólogos, agentes governamentais e organizações não governamentais. Uma vez considerados independentes uns dos outros (e com frequência concorrentes), esse grupo diverso convergiu para atingir um objetivo universal comum: o bem-estar e a prosperidade do *ser global* (pessoa) na comunidade mundial. Essa entidade coletiva é incorporada em cada pessoa e transcende as diferenças entre grupos de pessoas, independentemente do fato de essas diferenças se basearem em raça, etnia, afiliação política, economia, cultura, educação, idioma, sexo, idade ou religião.

Enquanto o conceito tradicional de saúde *internacional* se concentrava nas ações bilaterais entre países prósperos e pobres, o conceito de saúde *global* estende-se além da dicotomia rico-pobre e das fronteiras geográficas em direção às forças que separam a população poderosa, livre e privilegiada da população sem poder, sem liberdade e marginalizada. Em sua aceitação da diversidade humana, a saúde global é uma expressão de apoio aos direitos humanos. E, com os direitos humanos como valor principal, a ética na saúde global, assim, oferece orientação moral para sistemas de saúde e governança do mundo. É fundamental que uma definição muito abrangente da Organização Mundial de Saúde (OMS) seja usada nesta discussão, ou seja, *a saúde como estado de bem-estar físico, social, mental e espiritual, que se estende além da ausência de doença ou enfermidade física*.

Para os fins desta discussão, duas definições destacam aspectos diferentes da saúde global, mas até certo ponto se complementam: a compreensão e definição de Velji e Bryant de saúde global "com rosto humano" enfatizam ideias compartilhadas, ideais e valores: saúde global é uma nova visão paradigmática e uma ação que repousa sobre ideias, ideais e valores humanos de oferta de alta qualidade de saúde para todos, globalmente. Em seu núcleo, estão a equidade, a compaixão, o altruísmo, o compartilhamento, a sensibilidade, a dignidade, o respeito, a filantropia e o profissionalismo. Segue um código ético global de conduta e governança que transcende fronteiras, posição socioeconômica, etnia, casta e religião. Consagra a noção de "bem global." A saúde global, como entidade e empreendimento coletivos, vai além das disciplinas, filosofias e ciências que a compõem, mas é abordada por elas. Como nova mentalidade, a saúde global tem consideração pelas liberdades individuais e pelo bem social. Consagra os princípios de equidade, solidariedade, beneficência, lealdade, promoção da imparcialidade e autonomia com responsabilidade. A saúde global respeita as conexões privilegiadas que existem entre todos os seres humanos. É baseada em ciência e evidência e vinculada a dados socialmente sensíveis de todas as partes envolvidas.[1]

Koplan et al definem a saúde global em termos mais práticos com ênfase no estudo, na pesquisa e na prática: "A saúde global é uma área para estudo, pesquisa e prática que dá prioridade à melhoria da saúde e à obtenção da equidade na saúde para todas as pessoas do mundo. A saúde global enfatiza as questões de saúde transnacionais, seus determinantes e soluções; envolve várias disciplinas dentro e além das ciências da saúde, promove a colaboração interdisciplinar e é uma síntese da prevenção baseada na população com atenção clínica em nível individual."[2]

Nas últimas décadas, o desenvolvimento da saúde global foi muito influenciado pela Conferência Internacional sobre Cuidados Primários de Saúde de 1978, organizada pela OMS e UNICEF em Alma-Ata (Cazaquistão, URSS).[3] Nessa conferência, que representou um marco, os cuidados primários à saúde foram estabelecidos como componente fundamental da saúde, com a equidade e o direito à saúde como aspectos centrais. A conferência respondeu às mudanças globais em andamento, particularmente com respeito às suas dimensões éticas.

Como compreende ética clínica/médica, ética de saúde pública, ética de saúde populacional e bioética, o estudo e a prática da ética em saúde global são ferramentas potentes para aliviar o sofrimento humano, a pobreza, doença e degradação ambiental, local e globalmente. Por exemplo, no campo de pesquisas, a ética em saúde global desafia seus praticantes não apenas na identificação de pacientes promissores para pesquisas, mas também na garantia do respeito por sua equidade, dignidade e direitos humanos ao interagir com eles e suas comunidades. Além disso, os pesquisadores de saúde global continuam a ser desafiados pelo intenso desequilíbrio no apoio às pesquisas disponível para países prósperos, em comparação aos recursos disponíveis para países pobres: 90% de todas as verbas para pesquisas médicas são gastas por e para os países mais ricos, para abordar 10% – dos seus problemas – da carga global de doença.

Hoje, os profissionais de saúde pública, legisladores e gestores reconhecem que a segurança na saúde individual – um componente essencial do bem-estar pessoal – é um direito humano ao qual toda sociedade civil está obrigada (e, portanto, sobre o qual deve ter o poder) a proteger. Essa obrigação é enfatizada nos Objetivos de Desenvolvimento do Milênio das Nações Unidas (ONU), que insistem que os principais obstáculos ao desenvolvimento social, econômico e de saúde humana devem ser abordados. Em parceira com especialistas em ética em saúde global, esses objetivos reconhecem que a reforma ética na governança nacional e global é uma necessidade no século XXI, entre as ameaças e a disseminação de violência global, perda de saúde acumulados durante os dois últimos séculos e surgimento de novos desafios de saúde.

ÉTICA NA SAÚDE PÚBLICA, ÉTICA CLÍNICA E ÉTICA BIOMÉDICA

A *ética em saúde pública* foca no bem público geral da população (em vez de focar no indivíduo). A "macroética" de saúde pública transcende a "microética" da medicina (com sua relação profissional-paciente) e a "mesoética," que opera em níveis institucionais. As preocupações de saúde pública envolvem as questões de saúde e segurança nos âmbitos municipal, estadual e nacional. Os princípios e a prática da saúde pública podem ser contrários à "microética" dos direitos e da autonomia individuais. Um exemplo é o clássico enigma ético da obrigatoriedade de quarentena para um paciente com uma doença transmissível como tuberculose ou síndrome respiratória aguda grave (SRAG).

Ética clínica (também chamada *ética médica clínica*) é um campo crescente que foca na melhoria da qualidade da atenção ao paciente por meio da identificação, análise e tentativa de abordar os problemas éticos que surgem na prática clínica. A ética clínica é reconhecida como uma parte inerentemente inseparável da boa medicina clínica e inclui preocupações da família do paciente.[4] Como disciplina, consiste em pesquisa, ensino, trabalho de comitê e atividades de consulta.[4] A ênfase primária do especialista em ética clínica é a qualidade da atenção no fim da vida e a solução de conflitos dentro da estrutura dos comitês de ética clínica. Até hoje, a ética clínica como disciplina distinta tem sido principalmente um fenômeno dos países desenvolvidos e baseia-se em premissas seculares:

"A ética clínica não é fundamentada na filosofia, lei ou teologia, mas na subdisciplina da medicina, centrada nas relações entre o médico e o paciente."[4] Em muitas instituições, os comitês que se reúnem para discutir questões de ética clínica são chamados "comitês de bioética" ou "comitês de ética biomédica." Como disciplina acadêmica, a ética clínica aborda questões em nível clínico, como consentimento informado, autonomia e morte e o processo de morte.

Com frequência chamada "bioética," a *ética biomédica* é uma disciplina limitada às sociedades científicas e acadêmicas; é competência dos departamentos de filosofia. Em nível nacional, os fóruns de bioética discutem políticas e questões institucionais e nacionais, como racionamento e acesso à saúde. A bioética está relacionada com questões e dilemas éticos que surgem nas interfaces entre medicina, biologia, cibernética, política, direito, teologia, filosofia, pesquisa tecnológica e ética da moralidade, deveres e obrigações. No contexto global, as questões de surgimento recente relacionadas à pesquisa do genoma humano e outros importantes desenvolvimentos de biotecnologia, como clonagem, xenotransplantes e pesquisas de células-tronco, tornaram-se focos da bioética.

O surgimento da bioética nos Estados Unidos, após a Segunda Guerra Mundial, evoluiu em torno dos valores protestantes que predominavam na cultura norte-americana. Esse conceito foi sintetizado por Jonsen, que declarou:

> *"(...) a medicina nos Estados Unidos, nos anos imediatos pós-guerra, começou a construir um muro ao redor de si própria e, dentro desse muro, um edifício complexo. Três correntes de preocupações bioéticas enfatizavam essa realidade. A corrente terapêutica, que trouxe novos tratamentos, concluiu que deveria excluir pessoas deles, já que os 'Comitês de Deus' escolhiam alguns para viver e outros para morrer. A corrente experimental, por outro lado, parecia captar alguns, confiando-os a um tratamento que não desejavam ou necessitavam e afastando outros de tratamentos de que necessitavam. A corrente científica talvez fosse a mais assustadora, sugerindo o poder de refazer humanos à imagem de um engenheiro."*[5]

No começo da década de 1960, vigorosos debates nos "Comitês de Deus" centravam-se na primeira tecnologia genuinamente de suporte de vida e com potencial de salvar vidas: a hemodiálise crônica.[5]

O segundo modelo bioético é a euroética (do inglês *euroethics*). Esse modelo também tem valor limitado, pois faltam-lhe diversidade e noção de pluralidade. O foco da euroética é a filosofia da medicina e epistemologia; esse foco contrasta com o modelo americano da bioética, que é mais alinhado com a ética aplicada e prática.[5]

Nominal e conceitualmente, a disciplina moderna da bioética é considerada descendente de um modelo ocidental, predominantemente americano, caracterizado por voluntarismo científico ou morais tecnológicas imperativas e libertárias ou seculares. Esse foco demonstra uma mudança radical da tradição de "*bios*" (vida) e *ethike* (ethos) por meio da manipulação da vida.[6] A disciplina da bioética, como considerada pelo mundo em desenvolvimento, é "conceitualmente uma síntese dos avanços da ciência e das obrigações da consciência."[6] A perspectiva católica romana, manifestada em especial na América Latina, é descrita, de forma sucinta, como contendo premissas bioéticas baseadas nos princípios da santidade da vida e nos imperativos da lei natural, conforme apoiada pela teologia moral da igreja católica.[6]

As regras, as leis e os princípios do secularismo podem ser separados dos princípios religiosos e da recompensa e punição de Deus? Secularistas e fundamentalistas religiosos são contrários a várias questões de relevância atual no novo milênio. Um perigo da forma ocidental (e particularmente a americana) de ética biomédica é "o desencadeamento do individualismo absoluto e atomismo moral de um tipo socialmente destrutivo."[7] Essa poderosa e incessante motivação opera em questões como eutanásia, suicídio assistido, aborto, compra de órgãos para transplante, todas as formas de tecnologia reprodutiva e paternidade substituta, preservação da confidencialidade e uso de verbas de saúde pública para pesquisas.[7]

DE "SAÚDE INTERNACIONAL" PARA "SAÚDE GLOBAL": EXPANDINDO A LINGUAGEM E AS PERCEPÇÕES

Tradicionalmente, os profissionais médicos concentraram-se na saúde de um invivíduo com ponto de vista limitado (prevenção, diagnóstico e tratamento) e eram sujeitos à ética e a alianças que remontam às civilizações antigas (Índia, Pérsia, Egito, China, Grécia), enquanto a nova disciplina de saúde global exige um vocabulário que defina a saúde como um estado de bem-estar físico, social, mental e espiritual que se estende além da ausência de doença ou enfermidade física. O novo diálogo sobre saúde global já ultrapassou as limitações da terminologia atual (p. ex., "saúde internacional"), e ainda não existe um vocabulário específico que descreva, de maneira adequada, a estrutura conceitual e a operacionalização da ética em saúde global. É necessária uma linguagem que transmita completamente os contextos culturais globais em relação a termos como bem individual e público, equidade, iniquidade, direitos, solidariedade, beneficência, autonomia, justiça, razoabilidade, dignidade, virtude e responsabilidade. Com o advento da globalização – um conjunto de novas realidades econômicas entre limites políticos que estão desaparecendo – o pensamento do mundo deve ser reorientado para atingir a saúde nesse novo milênio.

Essa reorientação está sendo guiada por líderes no campo emergente da saúde global, que contribuem com sua experiência e ideias relacionadas a importantes preocupações da ciência social sobre a saúde (p. ex., discriminação social e desigualdade, direitos de saúde, deslocamento populacional, pobreza, ética de práticas ambientais e transferência de tecnologia, acesso a serviços primários de saúde, financiamento de saúde, educação, constituição de redes globais) e das ciências naturais (p. ex., diagnóstico e tratamento de doenças diarreicas, respiratórias, tropicais e infecciosas; má nutrição e carga global de doença), resumidas em dois volumes editados por Velji.[8,9]

Dois volumes sobre saúde global, *Global Health Education* (Educação em Saúde Global) e *Infectious Disease in the New Millennium* (Doença Infecciosa no Novo Milênio), estenderam esse diálogo, engajando mais líderes no pensamento de saúde global para focarem nos desafios e nas soluções do século XXI.[10,11]

Como exemplo das etapas assumidas para abordar os direitos humanos e os determinantes sociais de saúde, local e globalmente, por meio de educação, serviços e pesquisas, um consórcio – originalmente chamado International Health Medical Education (Educação Médica em Saúde Internacional), mais tarde renomeado Global Health Education Consortium (Consórcio de Educação em Saúde Global) e agora uma instituição resultante de uma parceria, Consortium of Universities for Global Health (Consórcio de Universidades para Saúde Global)[12] – foi fundado em 1991, para abordar novos desafios de saúde global, desenvolvimento de saúde global e educação.[13] Os cofundadores desse consórcio declararam sua intenção de divulgar uma abordagem sistêmica de constituição para educação em saúde global, focando nas populações marginalizadas ao redor do mundo. Essa intenção foi depois articulada também na histórica declaração política da OMS, em 1997, de que a "Saúde para Todos no século XXI... [deve ser] construída sobre expressões genuínas de obrigações morais para proteger os vulneráveis e mitigar as desigualdades... com... métodos baseados na ciência e socialmente sensíveis."[14]

Assim, um diretor-geral da OMS articulou a mudança de papel dessa organização como a consciência de saúde do mundo:

> *"O papel da OMS (...) deve incluir o estabelecimento de normas éticas para atender às necessidades de hoje e de amanhã em áreas como clonagem, saúde reprodutiva e acesso a tratamentos com medicamentos triplos para pessoas com infecção por HIV ou uso de interferon para portadores de hepatite C. Várias questões relacionadas ao acesso justo a tecnologias preventivas, terapêuticas e de reabilitação devem ser consideradas, e diretrizes éticas devem ser preparadas."*[15]

ÉTICA DA GLOBALIZAÇÃO RELACIONADA À SAÚDE

Do ponto de vista das nações em desenvolvimento, a globalização manifesta-se como uma investida de mudanças ético-religiosas, culturais, tecnológicas, econômicas e informacionais que perturbam as sociedades estabelecidas. Essas mudanças relacionadas à globalização resultam na marginalização de populações vulneráveis, cuja saúde é ainda mais afetada negativamente por fenômenos adicionais que se apresentam no mundo todo: políticas de doação de órgãos antiéticas, militarização, privatização, práticas comerciais injustas e sanções econômicas.[16-18] Todos esses fenômenos causam mudanças de paradigma social contínuas e esporádicas que transcendem as fronteiras nacionais e afetam a política, ecologia, economia, educação e saúde de sociedades inteiras. Sem comprometimento dos princípios éticos – direitos humanos e liberdade, justiça, adequação, equidade – é recusado ao cidadão global fraco e desfavorecido o acesso à educação, moradia, empregos e alimentos; ele é colocado em uma batalha desproporcional contra o cidadão privilegiado em um ambiente neoliberal e altamente individualista. A falta de intervenção ética continuará a desgastar a atenção à saúde, não apenas nos países em desenvolvimento, mas também nas nações desenvolvidas.

EQUIDADE COMO ELEMENTO CENTRAL DA ÉTICA NA SAÚDE GLOBAL

O enorme tamanho desses desafios exige políticas éticas que beneficiem os vulneráveis e tenham a equidade em seu centro. Esse elemento essencial foi afirmado na Declaração de Alma-Ata da OMS[3] e foi uma peça central da renovação do apelo do programa Saúde para Todos da OMS.[19] A equidade na saúde envolve mais do que igualdade e não é "um desejo vago, porém politicamente popular, de justiça social."[20] Em vez disso, a equidade na saúde é "um processo viável e tangível" em que os benefícios de saúde são recebidos de acordo com a necessidade mensurável, não com base no *status* econômico ou político.[20]

A vigilância do *status* de equidade é uma ferramenta prática de administração que torna viáveis os imperativos morais da justiça social.[21] Iniquidades na saúde – e especialmente nos desfechos de saúde – implicam a presença de um subconjunto de desigualdades mensuráveis que são injustas e que podem ser evitadas. A distribuição equitativa de saúde não é necessariamente suficiente para superar as iniquidades na saúde; a equidade também é medida pela extensão em que as populações desfavorecidas podem exercer seu direito humano à justiça e adequação para obter o bem-estar.

IGUALDADE COMO ELEMENTO CENTRAL DA ÉTICA NA SAÚDE GLOBAL

O epidemiologista britânico do século XIX William Farr tem o crédito de ter iniciado o estudo científico das iniquidades na saúde,[22] um aspecto central da tradição europeia, especialmente no Reino Unido. Ao contrário do conceito normativo de equidade na saúde, a iniquidade na saúde é um conceito primariamente empírico, que enfatiza a disparidade entre populações ricas e pobres e, assim, evita focar na saúde dos pobres.[23] O desafio mais aterrador do terceiro milênio é compreender as causas da iniquidade em saúde e como a saúde é distribuída entre e dentro dos países. Central nessa preocupação é a necessidade de criar sistemas de saúde com base na adequação, justiça distributiva, direitos humanos, democracia e formação da paz – uma sugestão de um relatório da Fundação Rockefeller[24] que apresenta diversas dimensões de equidade de saúde em 13 países. O relatório explora questões fundamentais, como ética e sua medição, assim como análise causal relacionada aos determinantes sociais subjacentes (p. ex., gênero, globalização) e argumenta explicitamente que os valores específicos relacionados à adequação estão envolvidos na distribuição da saúde e na facilitação de desfechos positivos de saúde. O relatório discute ainda iniquidades de saúde remediáveis, incluindo acesso desigual a recursos – assistência financeira, educação, segurança no emprego, ar e água limpos, saneamento, saúde – e iniquidade de gênero. Em qualquer sociedade, a iniquidade na saúde é substituto e barômetro para marginalização, para deficiências na justiça social e direitos humanos e para falta de democracia.[24]

Para ser precisa, qualquer medição de iniquidades na saúde baseada na ética exige uma técnica sofisticada. Idealmente, essa técnica de medição consideraria a distribuição de má saúde em todo o gradiente socioeconômico e não apenas em um segmento selecionado da população.

Os indicadores clássicos de *status* de saúde usados para monitoramento da obtenção da saúde global incluem taxa de mortalidade infantil, mortalidade e morbidade gerais e taxas combinadas de mortalidade e morbidade (descritas por indicadores como anos de vida ajustados à qualidade, anos de vida ajustados por incapacidade [AVAIs, do inglês *disability-adjusted life years* – DALY] e anos de vida saudável). (Veja o Capítulo 2 para mais informações sobre essas medidas.) No entanto, esses indicadores não chegam a monitorar a equidade na saúde. O grupo de trabalho do Conselho de Organizações Internacionais de Ciências Médicas (COICM) sugeriu o monitoramento de outros indicadores de serviços de saúde, incluindo acessibilidade, acessibilidade econômica, utilização e cobertura de saúde juntamente com sua adequação e razoabilidade procedimental. Além disso, os processos de tomada de decisão devem ser visíveis, e os cuidadores devem ser responsabilizados.[25]

A revolução na busca ética por uma atenção à saúde custo-efetiva e equitativa focalizou uma pergunta filosófica e teológica incômoda: Como a vida deve ser valorada? Essa questão leva a outras: a vida deve ser valorada em termos de produtividade econômica e social ou em termos de uma determinada duração de vida, com seu valor intrínseco e variação por idade, produtividade econômica e *status* social? Como medimos o valor da vida futura em relação à presente? Como Morrow e Bryant afirmam,[26] medir e valorar a vida humana contribuem de maneira importante para a compreensão da carga de doença em populações e para a orientação do pensamento sobre as maneiras mais apropriadas de abordar essas cargas com intervenções de saúde. Essas intervenções levam em conta as dimensões éticas da saúde e do desenvolvimento humano.[26] Os AVAIs são considerados uma medida ética e também sensível

– quantitativa e qualitativamente? Como esses conceitos se encaixam na ética da tomada de decisão de saúde global, pública, em comparação à ética tradicional, baseada na relação médico-paciente?[26,27]

O Relatório *Investing in Health*[28] (Investindo em Saúde) do Banco Mundial, de 1993, focou na quantificação e comparação da carga de doença suportada por diversas populações. A métrica criada para esse fim foi o AVAI.[29,30] Subsequentemente, o conceito de referências de razoabilidade, inicialmente introduzido por Daniels e colegas,[31] contestou várias dimensões relacionadas à equidade da reforma na saúde, incluindo a oferta de acesso universal aos serviços, abrangência dos serviços, uniformidade dos benefícios, financiamento equitativo conforme determinado pela capacidade de pagar valor do dinheiro (eficiência financeira e clínica), responsabilidade pública e grau de escolha.[32-34] Tailândia, Paquistão, México e Colômbia modificaram e refinaram algumas dessas matrizes. No Paquistão, por exemplo, foram introduzidas as seguintes referências: saúde pública intersetorial; barreiras ao acesso financeiras e relacionadas ao gênero; abrangência e distribuição dos benefícios; financiamento equitativo; efetividade, eficiência e qualidade da atenção à saúde; eficiência administrativa; responsabilidade democrática; e autonomia do paciente-provedor.[33]

No contexto de baixa renda e insuficiência de dados, são necessários pensamento particular e criação de novos instrumentos para avaliação comparativa para formar maior capacidade de monitorar e analisar políticas do ponto de vista da equidade ética. Na África do Sul pós-*apartheid*, outra ferramenta – *o medidor de equidade* – foi inventada para permitir que os legisladores em âmbito nacional e regional monitorassem o impacto da política do governo sobre os sistemas de saúde.[34]

ÉTICA DE POBREZA GLOBAL, JUSTIÇA DISTRIBUTIVA E DIVISÃO ENTRE RICOS E POBRES RELACIONADA À SÁUDE

Não se pode discutir ética em saúde global sem abordar a pobreza, iniquidade e injustiça. Esta seção examina alguns exemplos dessas questões e de como afetam a saúde das pessoas no mundo todo.

▶ Órfãos e outras crianças vulneráveis das favelas urbanas da África

Das 350 milhões de crianças com menos de 17 anos de idade que atualmente vivem na África subsaariana, 43 milhões (12,3%) são órfãs.[35] Além dessas crianças, no entanto, um número muito grande de crianças não órfãs na África subsaariana está altamente vulnerável por outros motivos; portanto, concentrar a preocupação exclusivamente nos órfãos seria injusto e não razoável. Os órfãos e outras crianças vulneráveis da África são os mais desfavorecidos no mundo. As dimensões desse desfavorecimento vão muito além do que geralmente se pensa ao considerar as vidas dessas crianças, sejam relacionadas a fatores físicos, econômicos, sociais, culturais, educacionais e éticos ou baseadas em direitos.

A vida das crianças vulneráveis inclui uma ampla variedade de circunstâncias profundamente perturbadoras, incluindo a circunstância de ser órfã, abandonada ou apresentar deficiência física; forçada a se tornar um soldado infantil; ser deslocada pela guerra ou exposta a trabalhos perigosos; tornar-se vítima de tráfico humano e outras formas de abuso e negligência; viver em condições de pobreza extrema; ficar sem teto, viver nas ruas; ou uma combinação dessas circunstâncias. Além dessas ameaças à saúde e ao bem-estar, deve-se acrescentar outras cargas impostas pela pandemia de HIV/AIDS: dos 43 milhões de órfãos que vivem na África subsaariana, 28% ficaram órfãos como resultado do HIV/AIDS.[35] (Veja os Capítulos 4 e 5 para ler mais sobre esse assunto.)

Crianças vulneráveis podem, assim, ser definidas como aquelas cuja segurança, bem-estar e desenvolvimento estão ameaçados. Dos vários fatores que contribuem para a vulnerabilidade dessas crianças, os mais importantes são a falta de carinho e afeição, abrigo adequado, educação, nutrição ou apoio psicológico e, ainda, a discriminação frequente.

Pesquisas recentes identificaram duas qualidades fundamentais que determinam a capacidade do cuidador de oferecer atenção efetiva: *sensibilidade* e *receptividade à criança*. Essas habilidades permitem que o cuidador detecte os sinais e responda adequadamente, em sincronia, para atender às necessidades da criança e promover o desenvolvimento de uma criança física, intelectual e socialmente saudável e mais resistente aos efeitos nocivos da pobreza e da violência.[36] Uma abordagem útil pode ser estender além das generalizações relacionadas a essas crianças e focar na população extremamente vulnerável de crianças que vivem nas favelas urbanas da África. Das pessoas que vivem nas grandes favelas urbanas de Nairóbi – 70% da população da cidade – 79% vivem em casas de um cômodo sem água corrente ou saneamento e, geralmente, sem eletricidade. Não é possível ter a noção exata do que são as dificuldades de famílias que tentam construir suas vidas sob essas circunstâncias; não é de surpreender, portanto, a taxa de mortalidade muito alta de crianças com menos de 5 anos de idade. Em algumas áreas, essa taxa chega a 25% das crianças. Mais de metade dessas mortes infantis estão associadas à má nutrição.[37]

Para abordar as necessidades daqueles que vivem nas favelas, o ONU-Habitat comprometeu os países integrantes com o Objetivo de Desenvolvimento do Milênio de melhorar o bem-estar de cem milhões de pessoas que residem nas favelas urbanas da África, simultaneamente expressando preocupação com os órfãos e outras crianças vulneráveis naquelas favelas.[38]

Devido à imensa carga sobre a saúde e o bem-estar dessas crianças, pode-se facilmente compreender a existência de múltiplas abordagens para aliviar seus problemas. No entanto, não existe um conjunto fixo de respostas, e um grande desafio é criar uma interação coerente entre essas respostas.[39]

Um padrão distinto de necessidade é relativamente novo e não recebe o valor devido. Houve avanços recentes na ciência do desenvolvimento infantil inicial que são muito importantes. A Academia Nacional de Ciências dos Estados Unidos[40] e a OMS[41] relatam que interações precoces entre o cuidador e a criança, começando nos primeiros dias de vida, são fortes determinantes das capacidades social, psicológica, física, emocional e cognitiva da criança pequena; uma interação afetuosa, protetora e estimulante entre o cuidador e a criança é essencial para o desenvolvimento inicial da criança. Em contraste, uma interação negligente, não protetora e não afetuosa pode ser perturbadora e prejudicial e produzir efeitos negativos para o resto da vida da criança. A natureza dessas interações ou laços entre o cuidador e a criança foi definida como a representação de um *laço seguro* (acolhedor, propício e afetuoso) ou *laço inseguro* (negligente e perturbador). Pesquisas consideráveis focaram na natureza desses laços e suas consequências positivas e negativas.

Aplicar esses conceitos às circunstâncias das vidas de crianças vulneráveis em cenários de favelas agrega *insight* não apenas aos riscos ao bem-estar dessas crianças, mas também à natureza da equidade. Consideremos por um momento o lugar da equidade no cuidado dessas crianças. A equidade no cuidado de crianças não está relacionada à distribuição equivalente da atenção, mas à prestação da atenção de acordo com a necessidade. Programas de saúde para crianças vulneráveis em favelas urbanas são desafiados pela escassez extrema de recursos e de participação ativa da comunidade. O objetivo desses programas, portanto, é identificar as crianças em maior necessidade e responder da maneira adequada.

Uma questão perturbadora relacionada à equidade é a disseminada subvalorização da importância dos laços iniciais entre o cuidador e a criança para o desenvolvimento fundamental da criança. Por exemplo, é expressa pouca preocupação local com os órfãos e outras crianças vulneráveis sentadas no lixo e na lama de uma comunidade de favela africana; a resposta a essa situação costuma ser "São pobres, com certeza, e talvez famintos, mas não estão sendo prejudicadas." Além do potencial dano resultante da má nutrição e da exposição a doenças infecciosas, a falta de interações suficientes e positivas entre o cuidador e a criança no começo da vida da criança também causa danos. O desenvolvimento das habilidades de vida – em particular, a capacidade de lidar com dificuldades complexas de seu lugar no mundo – é gravemente reduzido nessas crianças. Assim, esse exemplo emergente ilumina as iniquidades não observadas que afetam um grande número de crianças na África.

Essas crianças não terem oportunidade de ter uma boa vida é uma violação aos seus direitos humanos, e essa privação também não deve ser negligenciada. Trabalhando com o ONU-Habitat nas favelas de Nairóbi, Bryant e colegas desenvolveram um projeto focado na saúde e no apoio social a órfãos e crianças vulneráveis com menos de 5 anos de idade em três comunidades de favelas de Nairóbi, Quênia. Uma das finalidades é desenvolver uma metodologia que possa ser estendida para outras comunidades africanas. Um ponto focal primário é demonstrar a viabilidade de conseguir a avaliação do laço entre o cuidador e a criança pelos agentes comunitários de saúde (ACSs) como componente rotineiro da atenção primária à saúde (APS) baseada na comunidade. Devido à efetividade dessa avaliação, outras ações baseadas na comunidade serão tomadas: ações de apoio ao laço seguro ou ações corretivas relacionadas ao laço inseguro.[36]

Assim, um componente importante do projeto é a seleção e o treinamento dos ACSs, oito em cada uma das três comunidades. Agora, há 2.400 residências comunitárias nas três comunidades, cada uma contendo uma ou mais crianças com menos de 5 anos; os ACSs agendam visitas a cada uma dessas residências uma vez a cada um, dois ou três meses, dependendo das necessidades das crianças. Há dois componentes importantes no trabalho dos ACSs. Um é estender a APS a essas crianças, incluindo monitoramento do crescimento, imunizações e uso de telas mosquiteiros tratadas com inseticida, lavagem das mãos com sabonete para prevenir diarreia, terapia de reidratação oral, suplementação nutricional e bem-estar geral da criança. O segundo componente inclui a avaliação e o monitoramento dos laços entre a criança e o cuidador. Uma metodologia para avaliar a relação entre o cuidador e a criança foi desenvolvida por meio de um processo interativo, baseando-se em outras ferramentas de avaliação validadas.

Das 2.560 crianças avaliadas entre julho e dezembro de 2010, 2.391 (90,2%) foram avaliadas como tendo um laço seguro com um dos pais ou outro cuidador; 259 (9,8%) foram avaliadas como tendo um laço inseguro. Crianças com laço seguro apresentaram maior probabilidade de ter peso normal para a idade, em comparação às crianças avaliadas como inseguras, e menor probabilidade de apresentar diarreia ou malária na consulta inicial com o ACS. Após oficinas focadas em métodos para fortalecer as relações de cuidados, as avaliações de seguimento mostraram que, entre as 259 crianças inicialmente avaliadas como inseguras, 215 (83%) foram avaliadas como tendo um laço seguro.

Assim, é evidente que a avaliação do laço entre o cuidador e a criança no contexto de consultas domésticas de rotina por ACS em um contexto de APS é viável e pode produzir *insights* valiosos sobre os riscos e as ações responsivas no âmbito doméstico. Isso vai além do objetivo de sobrevida infantil: está relacionado a importantes ganhos no desenvolvimento infantil inicial.

Além disso, é possível observar aqui a afirmação de uma metodologia para encorajamento e apoio aos laços seguros entre cuidador e criança que pode ser baseada na comunidade e distribuída de maneira equitativa, acessível a toda a África subsaariana. As complexidades da construção de relações colaborativas desses processos são apreciadas, mas os potenciais benefícios são vistos como muito atraentes para as comunidades africanas.[36] Deve-se dar atenção especial às cinco principais estratégias (veja Tabela 21-1) discutidas na Framework for the Protection, Care, and Support of Orphans and Vulnerable Children living in a World with HIV and AIDS (Estrutura para Proteção, Cuidado e Apoio a Órfãos e Crianças Vulneráveis vivendo em um Mundo com HIV e AIDS), que surgiu em Children on the Brink, em 2004.[35]

▶ Iniquidade e pobreza na equação de saúde global

A iniquidade tem raízes profundas no solo da pobreza, e a pergunta feita com frequência "Sou pobre

Tabela 21-1 Estratégias-chave para melhoria da saúde e a ocorrência de órfãos e crianças vulneráveis em comunidades pobres no mundo todo

- Prolongar as vidas dos pais e oferecer apoio econômico, psicossocial e outros; fortalecer a capacidade das famílias de proteger e cuidar de órfãos e outras crianças vulneráveis.
- Mobilizar e apoiar respostas baseadas na comunidade para oferecer assistência imediata e de longo prazo às famílias vulneráveis.
- Garantir que os órfãos e outras crianças vulneráveis tenham acesso aos serviços essenciais, como educação, saúde e registro de nascimento.
- Garantir que os governos protejam as crianças mais vulneráveis, melhorando as políticas e a legislação e direcionando recursos para as comunidades.
- Criar um ambiente de apoio para crianças afetadas por HIV/AIDS; aumentar a conscientização em todos os níveis por meio da defesa e mobilização social.

porque sou doente, ou sou doente porque sou pobre?" aponta para a relação de mútua dependência entre pobreza e saúde global. Assim, a opinião global agora está focada na saúde dos pobres, juntamente com a noção ética da iniquidade na saúde. A economia orientada para a pobreza, dessa forma, ganhou reconhecimento no palco mundial.[42] (Veja o Capítulo 19 para mais informações sobre esse assunto.) Apesar disso, a discriminação social em vários níveis e as práticas antiéticas predatórias – prevalentes global, regional e localmente – ainda atacam os vulneráveis. Depois de um longo estudo sobre a AIDS, Mann afirmou: "O *insight* central de uma década de trabalho árduo contra a AIDS é que a discriminação social está na raiz da vulnerabilidade individual e comunitária para a AIDS e outros problemas importantes de saúde do mundo moderno."[43]

A Tabela 21-2 define um processo de três etapas focado na ética, que foi proposto para abordar os fatores de risco sociais que operam no mundo todo.[43] Central nesse processo de três etapas é um conceito aplicável a uma grande variedade de problemas de saúde global: "Uma análise cuidadosa das principais causas de doença evitável, incapacidade e morte prematura – incluindo câncer, doença cardíaca, lesões e violência e doença infecciosa – mostra que elas, como a AIDS, estão associadas à discriminação social e à falta de respeito pelos direitos humanos fundamentais e dignidade."[43]

No século XXI, a causa primária de má saúde é a pobreza. As recentes catástrofes climatológicas

Tabela 21-2 Processo de três etapas baseado na ética proposto para lidar com os fatores de risco sociais que operam no mundo todo

- Identificação das formas básicas de discriminação em uma comunidade ou nação
- Identificação da discriminação social que leva ao risco de exposição ao HIV e diminui o acesso à saúde
- Identificação de processos que possam reduzir essa discriminação social

Tabela 21-3 Objetivos de desenvolvimento sustentável contidos nos Objetivos de Desenvolvimento do Milênio aprovados por 189 países em dezembro de 2000 na Cúpula do Milênio em Nova York

- Erradicar a pobreza extrema e a fome. Até o ano 2015, reduzir pela metade a proporção de pessoas em pobreza extrema e a proporção de pessoas que sofrem com a fome.
- Obter educação primária universal. Até 2015, garantir que todas as crianças possam concluir um curso completo de ensino primário.
- Promover a igualdade entre os gêneros e empoderar as mulheres para eliminar a disparidade entre os gêneros na educação primária e secundária até 2005 e em todos os níveis de educação até 2015.
- Até o ano 2015, reduzir a mortalidade infantil em dois terços.
- Até 2015, melhorar a saúde materna, reduzindo a taxa de mortalidade materna em 75%.
- Até 2015, combater HIV/AIDS, malária e outras doenças e começar a reverter sua disseminação.
- Garantir a sustentabilidade ambiental. Até 2015, reduzir pela metade a proporção de pessoas sem acesso sustentável à água potável.
- Desenvolver uma parceria global para desenvolvimento. Desenvolver outros sistemas comerciais e financeiros baseados em regras, previsíveis e não discriminatórios e abordar as necessidades especiais dos países menos desenvolvidos.

e geológicas nos primeiros anos deste milênio – o tsunami no Oceano Índico, o Furacão Katrina nos Estados Unidos e os terremotos na Turquia, no Irã, Paquistão e Haiti – atraíram atenção global para a suscetibilidade das populações vulneráveis aos desastres naturais, especialmente dos pobres, e quantidades massivas de auxílio foram oferecidas para ajudar as vítimas dos desastres. No entanto, "tsunamis diários" rotineiros nunca são registrados no radar das mesmas comunidades doadoras em igual proporção. Por exemplo, a pandemia de HIV/AIDS custa ao subcontinente africano 1% de seu produto interno bruto por ano. A malária, sozinha, mata 2.800 africanos por dia,[44] e 314 milhões de africanos – quase o dobro de 1981 – vivem com menos de $1 por dia. Além disso, a África abriga os 48 países mais pobres do mundo, incluindo 24 dos 32 países com classificação mais baixa em desenvolvimento humano.[44] A cada semana, 10 mil mulheres no mundo em desenvolvimento morrem durante o parto, e 200 mil crianças com menos de 5 anos morrem de doenças. A cada dia, mais de 8 mil pessoas morrem de condições relacionadas à AIDS. Apenas em 2005, 2 milhões de pessoas morreram de AIDS. Outro marco desse empobrecimento é a observação de que uma quantidade estimada em 115 milhões de crianças no mundo em desenvolvimento não frequentam a escola.[44] E nem mesmo a Europa foi poupada: a população Roma (nova denominação para o povo cigano), por exemplo, é a minoria mais pobre, que cresce mais rapidamente e a maior em todo o mundo.[44]

Em 2000, em resposta aos desafios da pobreza e discriminação, 189 países tornaram-se signatários do projeto Objetivos de Desenvolvimento do Milênio (ODMs), com metas claramente definidas para redução da pobreza e de outras fontes de privação humana, bem como a promoção de oito objetivos de desenvolvimento sustentável (ODSs)[44-46] (veja Tabela 21-3).

Fundações filantrópicas privadas também tiveram importante papel ético e prático no tratamento dos problemas de saúde global. Os antigos esforços da Fundação Rockefeller, da Fundação Aga Khan, dos Serviços de Saúde Aga Khan e de outros importantes participantes[47-49] agora foram reforçados com contribuintes mais recentes, como Ted Turner, a Fundação Bill e Melinda Gates e Warren Buffett.

Em 1999, a Fundação Bill e Melinda Gates assumiu um importante papel de liderança na luta global contra HIV/AIDS, malária, tuberculose e outras doenças endêmicas subfinanciadas no mundo em desenvolvimento. Um total de US$ 6 bilhões foi prometido pela fundação até junho de 2006, quando Warren Buffett anunciou sua contribuição com cerca de US$ 38 bilhões para a fundação por seus esforços globais. O Fundo Global de Luta contra AIDS, Tuberculose e Malária prometeu $ 4,8 bilhões a 128 países, e o Plano Presidencial de Emergência para Alívio da AIDS [EUA] (PEPFAR, do inglês President' Emergency Plan for HIV/AIDS Relief) prometeu US$ 15 bilhões para ajudar "países selecionados." A Aliança Global para Vacinas e Imunização (AGVI) envolveu-se em 72 países, utilizando um orçamento de metade da contribuição da Fundação Bill e Melinda Gates.[50]

Em 2009, a complexa Iniciativa de Saúde Global do Presidente Obama propôs um esforço de seis anos de $63 bilhões para desenvolver uma abrangente resposta dos Estados Unidos aos desafios de saúde global,[51] mas atualmente está enfrentando oposição, devido aos esforços dos legisladores e gestores americanos para refrear os grandes déficits de orçamento. Além do impasse do orçamento, a crise financeira global e a estagnação econômica nos países financiadores, a taxa anualizada de crescimento na assistência ao desenvolvimento para saúde diminuiu em relação aos anos anteriores, o que resultará na incapacidade de cumprir as metas dos ODMs até 2015.[52] No entanto, um desafio maior será a seleção, lançamento e financiamento dos ODMs pós-2015.

Além desses desafios financeiros, são muitas as questões éticas sobre as prioridades apropriadas na distribuição dos serviços de saúde e verbas para esses serviços e serviços relacionados e na medição de seu impacto. Um recente foco na saúde global é a complicada e confusa inter-relação entre 30 participantes – a Tanzânia, por exemplo, em que a epidemia de HIV/AIDS salienta dilemas éticos.[50,53] O auxílio ao receptor indicado costuma ser bloqueado pela *architectural indigestion* (uma relação complexa entre doadores e receptores, o que leva a desacertos nas transações) que pode resultar das diferentes agendas políticas de múltiplos financiadores combinadas com sua atenção frequentemente inadequada à ética na saúde.

Em resposta às crescentes evidências e pesquisas sobre os determinantes sociais das desigualdades na saúde, a Comissão da OMS sobre Determinantes Sociais da Saúde foi lançada para focar as populações mais vulneráveis do mundo.[54] A comissão busca garantir que a política pública se baseie em uma visão de mundo em que as pessoas são mais importantes e onde a justiça social é, portanto, fundamental.

Os países do G8 – Estados Unidos, Canadá, Grã-Bretanha, França, Alemanha, Japão, Itália e (nominalmente) Rússia – são responsáveis por quase metade da atividade econômica do mundo e dominam os processos de tomada de decisão do Banco Mundial e do Fundo Monetário Internacional (FMI).[55] O apoio do G8, portanto, é crítico para a melhoria dos principais determinantes sociais da saúde, que incluem educação, moradia, saneamento, nutrição e água e alimentos limpos e seguros. A intervenção do G8 é fundamental também para reverter as graves crises de dívida das nações em desenvolvimento (especialmente na África subsaariana), onde economias frágeis e desestabilizadas são suscetíveis a conflitos internos e outras crises, e as crises de saúde são as principais entre elas. As raízes dessas dívidas são sociopolíticas, históricas e econômicas; por exemplo, as nações africanas pós-coloniais experimentaram o marxismo e o socialismo, que aumentaram a extensão da dívida e da perda de infraestrutura. A fome, a seca e as guerras acrescentaram mais carga. Um efeito reconhecido da profunda dívida nacional nos países em desenvolvimento é a *associação dívida-morte*: quanto maior o pagamento de juros em função da dívida de uma nação, menor a expectativa média de vida dos cidadãos dessa mesma nação. Essa associação agora é bem aceita internacionalmente como foco necessário de auxílio à dívida,[56] especialmente porque os países profundamente endividados gastam muito mais dinheiro com armas do que com a redução da dívida. Até 1990, por exemplo, a África subsaariana estava recebendo US$ 11 bilhões por ano para armamento militar, e os países em desenvolvimento, incluindo aqueles ao sul do Saara, enviaram aos países desenvolvidos assombrosos US$ 220 bilhões a mais do que esses países em desenvolvimento receberam em auxílio.[56] Nesse cenário, o relatório do Banco Mundial de 1994 previu que os países negros subsaarianos precisarão de 40 anos para atingir o nível de riqueza que existia lá há 20 anos.[57] Nos países mais pobres do mundo, a carga de dívidas é, portanto, a "nova escravidão."[58] Jubilee 2000, uma coalizão de mais de 90 organizações, incluindo Oxfam, Christian Aid e a Associação Médica Britânica, destacou essa relação entre as nações credoras, o FMI e o Banco Mundial.[58]

Essas questões relacionadas à saúde tornam-se mais críticas a cada ano, conforme a distância entre pobres e ricos aumenta – tanto que o secretário-geral da ONU pediu ação urgente para aumentar os padrões de vida dos pobres do mundo.[59] Na cerimônia de entrega do Prêmio Nobel da Paz, o ex-presidente americano Jimmy Carter afirmou que o maior desafio que o mundo enfrenta é o crescente abismo entre as pessoas mais ricas e as mais pobres do planeta, e que essa disparidade causa a maioria dos problemas não resolvidos do mundo, incluindo fome, analfabetismo, degradação ambiental, conflitos violentos e doenças desnecessárias, desde o verme da Guiné até HIV/AIDS.[60]

Essa enorme e crescente disparidade é ilustrada por várias estatísticas. Do consumo total do mundo, a quinta parte de pessoas mais ricas do mundo consome 86% de todos os bens e serviços, enquanto a quinta parte mais pobre consome apenas 1,3%, e as três pessoas mais ricas do mundo possuem bens que excedem o produto interno bruto combinado dos 48 países menos desenvolvidos.[59,61,62] Os 225 indivíduos mais ricos (dos quais 60 são americanos) possuem riqueza combinada de mais de $ 1 trilhão – equivalente à renda anual dos 47% mais pobres da população mundial.[59,61,62] A quantidade de dinheiro gasta por ano pelos americanos e europeus somente em ração para animais domésticos – US$ 17 bilhões por ano – é $ 4 bilhões mais do que a quantia anual estimada necessária para fornecer saúde e nutrição básicas para todas as pessoas do mundo.[59,61,62] Acredita-se que a crescente onda econômica que se espera fluir da economia de mercado seja uma força que "levantará todos os barcos," mas "os pobres não têm barco e estão se afogando nesse tsunami de lucros corporativos."[63]

▶ Iniquidade na saúde e sua associação mundial com cultura, raça, etnia e gênero

As iniquidades globais da posição socioeconômica e saúde são distribuídas de maneira desproporcional de acordo com a raça. Os grupos e países desfavorecidos identificáveis pela raça sofrem maiores cargas de doença e privação do que suas coortes favorecidas identificáveis pela raça. Essa iniquidade existe apesar da pesquisa genômica atual, que mostra que 99,9% do DNA são compartilhados por todos os seres humanos, independentemente dos aspectos anatômicos e fisiológicos de "raça"[64] e que a variação genética em populações humanas socialmente reconhecidas excede a variação genética entre grupos da população. A raça, portanto, tem significado apenas social e biológico,[64] e a taxonomia racional tradicionalmente usada pelos antropologistas, epidemiologistas, pesquisadores e nações no mundo todo está claramente ultrapassada.

Durante o século passado, 26 esquemas, a maioria deles motivada por política de isolamento e marginalização, buscaram categorizar as diferenças raciais na população americana.[65] Com o tempo, vários desses esquemas foram substituídos por outros. Por exemplo, judeus eram definidos como não brancos, juntamente com outros grupos, mas foram *deracialized* (descaracterizados como raça) mais tarde, no mesmo século. De maneira similar, pessoas de origem sul-asiática foram inicialmente definidas como "hindus"[64] e mais tarde foram classificadas como brancas, independentemente do tom da pele. Na África do Sul, o *apartheid* classificou pessoas japonesas e chinesas – juntamente com outros asiáticos e até mesmo judeus – como "de cor." Mais tarde, com a crescente força da economia japonesa, os japoneses foram classificados como "brancos" no sistema do *apartheid*.

Etnia, em comparação, enfatiza as características culturais, socioeconômicas, religiosas e políticas dos grupos humanos; essas características incluem idioma, vestimentas, costumes, parentesco e identificação histórica com o território.[66] *Cultura* denota crenças fundamentais, arte, idioma, literatura, costumes, ideais e leis em geral[7] e oferece uma associação inextricável com a moral e ética da espécie humana. Violar as crenças e práticas culturais de uma pessoa, portanto, equivale a agredir a humanidade dessa pessoa,[7] e a imposição de crenças e práticas sobre um indivíduo ou uma sociedade também é uma violação e é imoral.[7] Um princípio fundamental da ética em saúde global é respeitar os outros e proteger sua dignidade inviolável.

As disparidades em saúde baseadas na "raça" e "cor" da pele de uma pessoa são prevalentes em muitos países além dos Estados Unidos. No Brasil, por exemplo, a taxa de mortalidade entre crianças com menos de 12 meses de idade é 62,3 para crianças negras e mulatas em comparação a 7,3 para crianças brancas.[64] De maneira similar, na Austrália, a expectativa de vida ao nascer para crianças não indígenas do sexo masculino é 75,2 anos e 81,1 anos para o sexo feminino, enquanto o tempo de vida dos indígenas é consideravelmente mais curto: 56,9 anos para o sexo masculino e 61,7 anos para o sexo feminino. Nos Estados Unidos, onde é realizada a maioria dos estudos sobre disparidades raciais, a taxa de mortalidade relacionada ao diabetes entre os índios americanos é 27,8 em cada 100.000 – 380% maior que a dos brancos (7,3 em cada 100.000). Mulheres negras nos Estados Unidos apresentam taxa três vezes maior de mortalidade relacionada ao parto do que suas coortes brancas, e a taxa entre mulheres hispânicas é 23% maior. Entre as linhas sociais, diferenças similares em desfechos de saúde foram demonstradas para asma, hipertensão, doença cardíaca, câncer, diabetes, HIV/AIDS e doença renal em estágio terminal.

Exemplos de fatores que criam barreiras à saúde – e, portanto, iniquidade – nessas populações desfavorecidas incluem falta de acesso econômico à saúde, barreiras institucionais encontradas pelos profissionais de saúde, políticas e práticas discriminatórias de saúde e falta de competência linguística e cultural entre os profissionais de saúde e os legisladores e gestores.[64] O Conselho Nacional de Diversidade do Kaiser Permanente dentro do Programa de Atendimento Médico do Kaiser Permanente (uma grande organização de cuidados sem fins lucrativos com sede na Califórnia) divulgou várias publicações e manuais para profissionais sobre técnicas para prestar atendimento culturalmente competentes para várias populações, incluindo pacientes afro-americanos, latinos, do sudeste asiático, das ilhas do Pacífico, gays, bissexuais e transexuais, assim como aqueles que apresentam deficiências médicas. Apesar disso, exceto pelo Reino Unido, onde pesquisadores documentaram substancialmente as barreiras à saúde, os dados ainda são insuficientes para descrever essas barreiras como existem na Europa e nas nações em desenvolvimento, onde muitos membros "não brancos" da sociedade foram submetidos à discriminação relacionada à saúde associada à sua etnia e cultura. Esses dados são necessários para abordar as disparidades na saúde e nos desfechos de saúde; porém, também são suscetíveis aos riscos inerentes ao planejamento da prestação de saúde com base em populações étnicas específicas, apesar de qualquer base científica para essa "racialização" das doenças.

Por exemplo, a frequência da mutação genética BRCA-1 (presente em mulheres com câncer de mama) na população geral dos Estados Unidos é 1 em 1.666, enquanto a frequência é de 1 em 107 entre mulheres judias asquenazes de origem europeia oriental.[64] A identificação de pacientes do sexo feminino com essa herança pode, portanto, facilitar os testes que permitiriam que algumas mulheres obtivessem atendimentos médicos apropriados mais cedo do que seria possível sem esses testes. No entanto, esses testes orientados com base nos avanços da tecnologia genômica podem facilmente resultar em estigmatização e discriminação e levantam questões éticas legítimas: seus genes estão sendo salientados como "mutantes"? A população feminina específica deve receber rastreamento de mama e mastectomia "profilática"?

Traços genéticos específicos, como o da anemia falciforme (a primeira doença *racialization* [definição de raça como marcador], podem ser usados inapropriadamente como marcadores substitutos de raça. O rastreamento da população afro-americana para o traço da anemia falciforme e o rastreamento de pessoas de ascendência mediterrânea e do sudeste da Ásia para talassemia são outros exemplos de questões que levantam preocupações éticas.

O sexo é outro fator que influencia as disparidades mundiais na qualidade e na disponibilidade da saúde, e uma perspectiva de valores compartilhados, equidade e direitos humanos adotada para transformar a saúde da pessoa global deve desafiar as normas culturais históricas e as noções que valorizam mais os homens do que as mulheres. As medidas atuais de saúde agregada não quantificam adequadamente os bens familiares por sexo – um marcador de levantamento demográfico que tem grande potencial de melhorar a equidade na saúde feminina e infantil. Um trabalho relevante[67] evocou os direitos humanos e as considerações econômicas para valorizar as mulheres.

A carga de doença é levada de um período da vida para outro – da juventude para a maternidade e durante toda a vida como filha – pois múltiplas instituições paternalistas e dominadas pelos homens (políticas, sociais, legais e religiosas) consideram que o papel da mulher é o de procriadora e que sobre ela os homens têm o poder de decisão acerca da vida e da morte. Na maioria das nações e sociedades, a legislação favorece os homens por meio de agências operadas e apoiadas por homens e em nome da religião e da moralidade. Até 1969, por exemplo, a legislação canadense proibia a distribuição de informações e materiais para contracepção, que era considerada um "crime contra a moralidade."[68] Em sociedades nas quais essas forças paternalistas operam, as mulheres não têm o poder de definir suas próprias prioridades e aspirações nas escolhas reprodutivas e outras decisões relacionadas à saúde. Os direitos de propriedade da gestação e sua interrupção são garantidos aos homens dessas sociedades; o marido detém os direitos de posse e matrimoniais, incluindo o direito legal de controle sobre o feto.[68]

As disparidades de saúde baseadas no sexo são evidentes nas taxas de mortalidade infantil. Em Bangladesh, Índia, no Paquistão e na China, mais bebês do sexo masculino sobrevivem até os 2 anos do que bebês do sexo feminino; mais de 1 milhão de meninas morrem por ano como resultado de nascerem meninas.[69] A cada ano, mais de 95% da estimativa de 20 milhões de abortos feitos sem segurança – considerados por muitos um produto das leis moralistas e da injustiça social – ocorrem em países em desenvolvimento como resultado de leis "coloniais" repressivas,[68,70] "moralidade religiosa," cultura e ideias errôneas sobre "nobreza" familiar.

A disparidade – e a negação – dos direitos reprodutivos no mundo todo e por toda a história está evidente em várias práticas de esterilização involuntárias. A prática nazista de "limpeza étnica" e esterilização involuntária para criar uma "raça mestra" descontaminada foi uma dessas práticas que horrorizaram o mundo civilizado. Também aterradora é a longa história de esterilização não consensual abusiva de pessoas designadas como "intelectualmente abaixo do normal" ou classificadas por outros critérios não profissionais e, às vezes, racistas. Para muitos desses membros vulneráveis da sociedade, a reprodução foi controlada pelo Estado, que considerava sua reprodução uma ameaça social.[68]

▶ Estudo de caso étnico 1: direitos da mãe sobre o zigoto (embrião)

O debate sobre saúde baseada no sexo está relacionado a questões de direitos reprodutivos e outras questões, como a "santidade" da vida humana antes do nascimento e o valor relativo do zigoto e da mãe. Na América do Norte, Europa e em alguns outros países, os fetos viáveis são protegidos no útero como "pessoas legais," entidades protegidas por lei e que possuem direitos jurídicos. Algumas questões éticas nessa área são ilustradas pelo caso a seguir:

> Um tribunal ordena que uma gestante com placenta prévia se submeta a uma cesariana para nascimento do feto. A mulher insiste no parto vaginal e recusa a cesariana eletiva com base em sua crença religiosa. O obstetra e o hospital temem um processo legal contra eles se o feto morrer. Conseguem um mandado judicial para fazer a cesariana sem o consentimento da mãe. Felizmente, a mulher teve um parto vaginal de sucesso.[68]

Quais são os direitos do feto? Esses direitos devem estar acima dos direitos da mãe? Ao conceder o mandado, o tribunal violou os direitos e a autonomia da mãe? Os cuidadores estavam justificados ao basear suas ações no medo de serem processados?

Um caso como esse foi documentado juntamente com seu desfecho negativo: a mãe e o feto morreram depois que a mãe foi submetida a uma cesariana involuntária ordenada pelo tribunal e solicitada pelos seus médicos e pelo hospital.[68]

Esse novo milênio traz consigo grandes esperanças de melhorar os direitos, a saúde e as oportunidades educacionais das mulheres. "Assim como a saúde e a educação médica são orientações críticas na luta de uma comunidade para atingir seu maior potencial, o *status* das mulheres e as profissões a que servem são critérios decisivos",[71] e esses critérios estão intrinsecamente relacionados, tanto quanto o *status* elevado de saúde é um desfecho do *status* social elevado.

OS QUATRO PRINCÍPIOS DA ÉTICA NA SAÚDE GLOBAL E NA CULTURA

Nas últimas quatro décadas, os diálogos da ética em saúde global e da bioética clínica beneficiaram-se da articulação dos quatro princípios da ética: autonomia, beneficência, não maleficência e justiça. Esses princípios passaram por vários desafios, especialmente nos países em desenvolvimento,[72-74] mas, apesar disso, oferecem uma linguagem moral comum para uso como estrutura analítica para o diálogo relacionado à ética.

Autonomia (do grego *autos*, "auto" e *nomos*, "regra") designa uma norma de respeitar as capacidades de tomada de decisão de pessoas autônomas.[74] A prioridade a ser dada a esse princípio formou a base de muita discussão. No diálogo moderno, a ideia original de autonomia como autorregência (aplicada aos estados gregos independentes) foi estendida para diversos significados, incluindo autogovernança, direitos à liberdade, privacidade, escolha individual, liberdade de escolha, responsável pelo próprio comportamento e ser a própria pessoa.

Não maleficência é um termo usado para designar uma norma para evitar causar danos.[74] Com o passar dos séculos, os conceitos e a prática da não maleficência e da beneficência desempenharam um papel central na ética médica em todas as culturas e civilizações registradas. No contexto de saúde global, o objetivo moral de oferecer beneficência (praticar boas ações) e evitar danos presume a produção de *net benefit** a um indivíduo ou sociedade. A máxima "acima de tudo, não prejudique" foi, assim, uma parte fundamental do ensino da ética médica. Esse conceito não se originou nas tradições hipocráticas da ética médica, apesar de o próprio Juramento de Hipócrates afirmar "Usarei o tratamento para ajudar o doente de acordo com a minha habilidade e o meu julgamento, mas jamais o usarei para lesá-lo ou prejudicá-lo."[74]

Beneficência – o outro lado da não maleficência – descreve um grupo de normas para oferecer benefício e para equilibrar o benefício com o risco e o custo.[74] Assim, atos de misericórdia, bondade e caridade – coloridos pelo altruísmo, amor, pela humanidade e a sensação de obrigação – motivam o trabalho da saúde global e a filantropia associada a ele.

Justiça descreve um grupo de normas para a distribuição justa do benefício, risco e custo.[74] A justiça é comumente compreendida como lei ou legalidade; no contexto da saúde global, o signifi-

---
*N. de R.T. *Net benefit* refere-se a um cálculo que apresenta a diferença entre o benefício e o custo, ou seja, é a aplicação da análise custo-benefício.

cado de "justiça" é mais próximo da razoabilidade e é considerado uma virtude. Os conceitos de justiça legal, justiça criminal, justiça distributiva, justiça social e a alocação justa e equitativa de recursos e benefícios refinam ainda mais a noção de justiça. Teorias e abordagens filantrópicas à justiça incluem o igualitarismo, comunitarismo, libertarismo e utilitarismo. Para reflexão construtiva sobre as políticas de saúde global, várias abordagens com ênfases diferentes devem ser consideradas; os diversos problemas na prestação global da saúde são apenas parcialmente abordados por qualquer teoria particular. A ênfase atual na justiça distributiva foca na igualdade, equidade e razoabilidade, especialmente na alocação dos benefícios e recursos.

O princípio de Aristóteles de justiça formal ou igualdade – que iguais devem ser tratados igualmente e desiguais devem ser tratados desigualmente – é fundamentado em várias teorias de justiça.[74] Muitos países usam um ou vários princípios de justiça distributiva, como "para cada pessoa uma parte equivalente," "para cada pessoa de acordo com a necessidade," "para cada pessoa de acordo com o esforço," "para cada pessoa de acordo com a contribuição," "para cada pessoa de acordo com o mérito" ou "para cada pessoa de acordo com as trocas do mercado livre."[74] Em uma linha de pensamento relacionada, também usada na construção de referências de razoabilidade, as teorias de Rawls-Daniel de oportunidade justa e equivalente na saúde ganharam espaço na ética em saúde global. A *virtude* é uma qualidade moral que, como o caráter, aborda a ética do agente (seja o ser humano, a sociedade ou a nação). Essa qualidade moral é inerente à psique humana e, como tal, contrasta com a qualidade *ativa* dos quatro princípios éticos (autonomia, beneficência, não maleficência e justiça), que se refere à ética de ação. As virtudes morais e o caráter são expressos em medidas diferentes. Ao contemplar a virtude e o caráter humano, os antigos filósofos gregos – Sócrates, Platão e Aristóteles – identificaram cinco tipos de caráter, que variam do ser humano de alma nobre até o monstro moral.[75] De acordo com Platão, as virtudes fundamentais incluíam coragem, temperança, sabedoria e justiça, e a essas virtudes cardinais Tomás de Aquino, no século XIII, acrescentou os valores cristãos de fé, esperança e caridade.[75] No entanto, Aristóteles acreditava que uma pessoa estúpida não poderia ter qualquer virtude verdadeira; como outros filósofos gregos antigos, Aristóteles enfatizava os ideais perfeccionistas e uma ética que não poderia acomodar a igualdade e a democracia.[75]

Muitas virtudes – incluindo compaixão, discernimento, lealdade, integridade e consciência – são centrais para os profissionais de saúde[74] e igualmente admiráveis e desejáveis em vários níveis da prática de saúde global. Na matriz obrigatória global de valores e ética, essas virtudes foram explicitadas pelos juramentos cujas raízes históricas registradas se estendem até o grande médico cirurgião Susruta, da Índia antiga.[76] A moral e ética profissional distintas e idealistas alocadas aos profissionais foram ainda mais refinadas com o passar dos séculos. De maneira similar, o Juramento de Hipócrates, o Juramento dos Médicos Muçulmanos e o Juramento de Maimonides transcenderam culturas e fronteiras.

O famoso médico, alquimista e taoísta Sun Szu-Miao (581–682) escreveu talvez o texto mais antigo da China, *Sobre a Absoluta Sinceridade dos Grandes Médicos*. Esse tratado enfatizou a compaixão, humanidade, autodisciplina, educação e consciência rigorosa.[77] A ética baseada em valor claramente dominou e continua a dominar na maioria das culturas norte-americanas.

O PAPEL DA RELIGIÃO NA ÉTICA DA SAÚDE GLOBAL: CRISTIANISMO, ISLAMISMO E JUDAÍSMO

A ética é fundamentada nas convicções socioculturais, filosóficas ou religiosas, assim como nas convicções profundamente enraizadas na fibra social e na cultura de sociedades no mundo todo. As escolhas e opções de saúde são, assim, imensamente influenciadas pela religião. Por sua própria natureza, a religião possui regras básicas morais prescritivas para o julgamento ético e a razoabilidade. Como berço de 11 crenças, incluindo as três principais crenças monoteístas (judaísmo, cristianismo e islamismo) e o hinduísmo, budismo, jainismo, confucionismo, xintoísmo, baha'i, taoísmo e zoroastrismo, a Ásia possui uma rica tradição registrada de valores, ética e humanismo. Ideais como amor, harmonia, tolerância, respeito e reverência eram expressos com frequência nos princípios teológicos e como forma de vida, enquanto as sociedades ocidentais enfatizavam a autonomia, a justiça e os direitos – valores que podem ser considerados mais mensuráveis e práticos. Todas essas religiões, assim como o secularismo, influenciaram a ética em saúde.

Em muitas sociedades, a religião e a cultura influenciam muito a maneira como os serviços de saúde são percebidos, desenvolvidos, acessados e construídos. Em muitas culturas ao redor do mundo, as crenças relacionadas a causalidade da saúde e recuperação de doenças foram significativamente afetadas pela crença no poder do "olho maligno" e em outros conceitos, como carma, *kismet*, magia, feitiços, encantamentos, possessões por fantasmas ou espíritos (bons ou maus), gênio, demônio, bruxas, vudu, espíritos de antepassados, maus humores e deuses. Igrejas cristãs carismáticas e revitalizadoras compartilham com outras uma poderosa crença de que o pecado é uma causa de doenças.

A sabedoria e o sagrado ecológicos do universo (especialmente da Terra) estão enraizados em muitas das principais religiões, juntamente com a grandeza e mobilidade exclusivas do ser humano. Mesmo agora, a qualidade de vida, o meio ambiente, o consumo e a crise ecológica estão no centro do diálogo e da resposta religiosa.[78]

DIREITOS HUMANOS EM RELAÇÃO À ÉTICA NA SAÚDE GLOBAL

A visionária constituição da OMS, adotada em 1946, enfatiza o princípio central do "direito à saúde": "O usufruto do maior padrão atingível de saúde é um dos direitos fundamentais de todos os seres humanos, sem distinção de raça, religião, crença política e condição econômica ou social."[79]

O direito à saúde foi fortalecido pela Declaração Universal de Direitos Humanos (DUDH), assinada em 10 de dezembro de 1948[80] e consagrada nos princípios universais de liberdade, dignidade e direitos dos indivíduos integrados na "razão e consciência." O artigo 25 da DUDH é visionário em sua ampla perspectiva do "indivíduo global" e afirma que "todos têm direito a um padrão de vida adequado para a saúde e o bem-estar de si [sic] e sua [sic] família, incluindo alimentos, vestimentas, moradia, cuidados médicos e serviços sociais necessários."[80]

Várias outras declarações e tratados defenderam a eliminação da discriminação contra as mulheres; reforçaram os direitos das crianças; enfatizaram a eliminação de todas as formas de discriminação, tortura e outros tratamentos desumanos ou degradantes, assim como punições, intolerância e discriminação baseadas na religião e crença.[81] Existem amplas evidências de que uma violação de qualquer desses direitos leva à má saúde.

A Declaração de Alma-Ata da OMS, de 1978, identificou a equidade, os direitos humanos e a justiça social como elementos essenciais para atingir a saúde para todos.[82] O relatório de 1993 do Banco Mundial *Investing in Health* (Investindo em Saúde)[28] apoiou e conectou os princípios baseados na saúde global ao desenvolvimento da saúde global no auxílio à pobreza e má saúde e no empoderamento por meio da educação.

A linguagem e os conceitos expressos nas declarações de direitos humanos da ética em saúde global – incluindo equidade, razoabilidade e justiça – foram protegidos por grupos de profissionais de saúde e advogados dedicados a empoderar as pessoas no mundo todo em questões relacionadas à sua saúde. Grupos como International Physicians for Prevention of Nuclear War (Médicos Internacionais para Prevenção da Guerra Nuclear), Physicians for Social Responsibility (Médicos pela Responsabilidade Social), Physicians for Human Rights (Médicos pelos Direitos Humanos), Médecins Sans Frontières (Médicos Sem Fronteiras), Médecins du Monde (Médicos do Mundo), Global Lawyers and Physicians (Advogados e Médicos Globais), Consórcio pela Saúde e Direitos Humanos, Anistia Internacional e National Academy of Sciences Committee on Human Rights (Academia Nacional do Comitê de Ciências sobre Direitos Humanos) [EUA] desenvolveram estratégias efetivas para promover a saúde e prevenir e tratar doenças e a destruição da ecologia.[82]

No século XXI, a linguagem e a ação de direitos humanos invadem a política global, a lei, a moralidade e a saúde e estão se expandindo rapidamente – como deveria, em seu papel como princípio nobre da ética em saúde global. O diálogo sobre direitos humanos é central para a governança em saúde global.

O PAPEL DAS PESQUISAS CIENTÍFICAS NO AVANÇO DA SAÚDE GLOBAL E A GLOBALIZAÇÃO DA ÉTICA EM PESQUISAS

As pesquisas e inovações científicas continuam a ser reconhecidas como os principais motivadores para a prestação de saúde, equidade e desenvolvimento além do auxílio a países de baixa e média rendas (PBMRs).[83] O conceito de "Além do auxílio trata-se do desenvolvimento que constrói e consolida a capacidade dos países de lidar com seus próprios desafios e gerar os recursos necessários".[83] Enquanto, em 1990, o foco estava no fechamento da "lacuna 10/90" para pesquisas em saúde para desenvolvimento por meio da transferência de mais recursos dos países de alta renda para os PBMRs,[84] hoje é uma realidade que as economias e democracias que prosperam, a regência da lei e dos direitos humanos e a redução da pobreza são os principais orientadores da boa saúde global, do desenvolvimento e de pesquisas.[83] As pesquisas são uma ferramenta essencial para o avanço da saúde global, e as sociedades, assim como as nações no mundo inteiro, ainda têm apresentado progresso desigual nas ciências básicas, ciências clínicas e epidemiologia. E, como a própria pesquisa, as estruturas éticas das pesquisas costumam sofrer com a falta de vontade política, má economia, baixos níveis de educação, recursos humanos inadequados, corrupção política e falta de exercício dos direitos à informação e à justiça. Para garantir um futuro mais seguro e estável, um editorial de 2011 abordou a transformação da saúde global, da educação em saúde global, de doenças infecciosas e de condições crônicas no século XXI.[85]

No entanto, conforme acelera a transformação científica, educacional e nas pesquisas, deve-se lembrar que as intervenções em saúde pública global, vacinas e ensaios clínicos de medicamentos (sejam randomizados, controlados, agrupados ou operacionais) com frequência não apresentam um desfecho benéfico claro aos pacientes. Os controles de pesquisas éticas usados nos países desenvolvidos são facilmente abandonados quando os estudos são feitos em contextos com poucos recursos. Os acadêmicos e as grandes companhias farmacêuticas e consórcios globais que financiam os estudos são grandes beneficiados. A intenção da intervenção muitas vezes não é promover a sustentabilidade e o envolvimento contínuo na comunidade, mas comprovar um ponto científico e seguir em frente. O processo de *globalização da ética em pesquisas* teve início com o Artigo 25 da Declaração Universal de Direitos Humanos, um documento fundamental que enfatiza que os benefícios da pesquisa científica devem ser acessíveis e possibilitar um benefício para toda humanidade igualmente, de forma a abordar a injustiça prevalente nas décadas anteriores.[80] Desenhado por médicos europeus como diretriz profissional, o código de ética dos médicos foi depois adotado pela Assembleia Médica Mundial, na Reunião de Helsinque de 1964. Desde então, a "Declaração de Helsinque" passou por várias revisões.[86]

A Conferência Mundial de Direitos Humanos de 1993, em Viena, adotou o seguinte modelo para cooperação global em pesquisas éticas:

> Todos têm direito a gozar dos benefícios do progresso científico e suas aplicações... e observa que os avanços, notavelmente nas ciências biomédicas e de vida, assim como na tecnologia de informação, podem ter consequências potencialmente adversas para a integridade, dignidade e direitos humanos do indivíduo e pedem a cooperação internacional para garantir que os direitos e a dignidade humanos sejam totalmente respeitados nessa área de preocupação universal.[87]

O documento da UNESCO (IBC) intitulado *Universal Declaration on Human Genome and Human Rights* (Declaração Universal sobre o Genoma Humano e os Direitos Humanos) afirma sucintamente essa declaração e acrescenta a linguagem da não discriminação baseada nas características genéticas.[88]

As diretrizes do COICM/OMS refletem uma preocupação fundamental com a proteção dos direitos e do bem-estar de voluntários de pesquisas e de indivíduos ou grupos vulneráveis. Essas diretrizes são igualmente aplicáveis a países desenvolvidos e em desenvolvimento. Por exemplo, a diretriz 8 afirma que as pesquisas devem ser receptivas à saúde da comunidade e insiste na familiaridade com os costumes, tradições e prioridades da comunidade.[89] A diretriz 15 afirma que os comitês nos países que elaboram e aqueles onde são aplicadas as pesquisas são responsáveis pela condução da revisão científica e ética. A seleção equitativa de voluntários, a privacidade e o consentimento também são enfatizados.[89-91]

ÉTICA NA SAÚDE GLOBAL: QUESTÕES PRÁTICAS E APLICAÇÕES

Para compreender as questões práticas e aplicações da ética em saúde global, várias falhas históricas e que continuam ocorrendo devem ser estudadas, juntamente com as ações para tentar resolver os problemas.

O "Julgamento dos Médicos" em Nuremberg (1946–1947) levou à acusação de 16 dos 23 médicos alemães nazistas, sete dos quais foram executados por enforcamento e nove presos.[92] Nesse primeiro julgamento internacional desse tipo, os médicos foram condenados por homicídio e tortura na condução de experiências médicas nos detidos nos campos de concentração.[92] Os fatos centrais em questão no julgamento relacionavam-se a experiências de pesquisas fisiológicas, como experiências com altitude, hipotermia e água do mar, solicitadas pelo Estado para beneficiar pilotos e soldados alemães.[92]

A defesa apontou que a ética foi "comprometida de maneira similar" durante as experiências na Penitenciária de Statesville sobre malária (conduzidas em Illinois, Estados Unidos, em mais de 800 presidiários) e que nenhum consentimento por escrito havia sido fornecido pelos voluntários (presidiários), embora, supostamente, houvessem sido informados e consentido.[92] Com suas 10 normas, o código de ética de Nuremberg foi o primeiro a estabelecer os conceitos de consentimento e divulgação total, incluindo riscos, benefícios, segurança, direito a optar pela participação, proteção de voluntários humanos, evitar os danos, uso de estudos iniciais com animais e foco em pesquisas úteis. Esse código misturava a ética hipocrática – com sua máxima *primum non nocere* ("em primeiro lugar, não fazer mal") – e os direitos humanos em um único código, ampliando, assim, o escopo da ética em pesquisa. Pela primeira vez, a consideração focava no voluntário humano e não nos interesses do pesquisador ou do Estado.

A violação da ética cometida nos Estados Unidos no começo do século XX incluiu o uso de presidiários como pacientes humanos de pesquisas, um assunto que foi extensamente analisado.[92] Durante os julgamentos de Nuremberg, os médicos nazistas chamaram a atenção para várias circunstâncias de violações de direitos por pesquisadores americanos: desde as experiências com cólera em 1906 em presidiários da Prisão Bilibid em Manila (onde as fatalidades resultaram de injeções acidentais de soro da peste bubônica) a estudos com pelagra no Mississippi.[92]

Outras violações éticas chamaram a atenção do público americano: implantes testiculares na Prisão Estadual de San Quentin, experiências com tuberculose no Hospital Judaico Nacional de Denver e várias experiências após a Segunda Guerra Mundial com plasmaferese, agentes químicos de guerra, limiar de dor e hepatite.[92]

Violações de ética e direitos humanos ocorreram em muitos países (incluindo os antigos países comunistas da Europa) e continuam acontecendo hoje. Muitas dessas violações foram documentadas e publicadas na literatura.

Uma legislação rigorosa entrou em vigor em 1976, apenas depois que outras violações não éticas ocorreram. Exemplos dessas violações incluíram os ensaios clínicos com talidomida, o uso de 22 pacientes senis para estudos vivos de células cancerosas (no Hospital Judaico de Doenças Crônicas da Cidade de Nova York) e as experiências com sífilis em Tuskegee. Apesar dos pronunciamentos de Nuremberg, os pesquisadores – incluindo aqueles que trabalhavam em grandes companhias farmacêuticas e químicas – pareciam incapazes de resistir à riqueza do material de teste contido nas prisões.[92]

▶ Ética do perfil racial
Estudo de caso 2: perfil racial de doadores de sangue

Existem grandes desigualdades no mundo todo na distribuição de sangue seguro: 80% da população mundial têm acesso a apenas 20% do suprimento de sangue do mundo.[93] Além disso, menos de 30% dos países possuem serviços de transfusão de sangue no país todo. Membros da família e doadores pagos são fontes conhecidas de sangue não seguro em aproximadamente 50% das doações de sangue.[94] A cada ano, estima-se que de 80 mil a 160 mil pessoas sejam infectadas com HIV como resultado do recebimento de uma transfusão de sangue.[95] O suprimento mundial de produtos de transfusão de sangue, portanto, é inadequado, e produtos de transfusão contaminados são altamente perigosos. São necessárias estratégias urgentes para obter produtos seguros de transfusão de maneira efetiva e eficiente. Dados epidemiológicos que mostram diferenças entre alguns grupos doadores nas taxas de infecção levaram a casos de estabelecimento de perfil racial na seleção de doadores de sangue.

A doação de sangue é, assim, uma área da prática médica que levantou questões de ética em saúde global. No contexto da saúde nacional e global, o "perfil racial" e o uso de "raça" e etnia para tomar decisões médicas têm sido assunto de discussão nos contextos de saúde nacional e global. No presente, a raça é, na melhor das hipóteses, um substituto imperfeito associado a várias outras variáveis, incluindo idioma, crenças em saúde, cultura e *status* socioeconômico.[65]

Na África do Sul, uma política de perfil por raça, sexo e doador veio à tona em 2004, depois que o público soube que a doação de sangue do presidente sul-africano Mbeke havia disso descartada como resultado dessa política.[96] Essa revelação levantou várias questões éticas. Uma dessas questões foi se o perfil por raça (ou sexo) pode ser um processo razoável e justo (ético) para garantir a segurança dos profissionais de saúde e a segurança das pessoas que recebem os produtos de transfusão. A urgência dessa questão ficou evidente em 1999, quando a soroprevalência pré-natal de HIV foi superior a 20%. A prevalência de HIV na amostra de sangue de doadores chegou a 0,26%, e estima-se que 26 unidades infectadas com HIV tenham entrado no suprimento de sangue. Desde aquela época, o procedimento para processar as doações de sangue foi alterado, de forma que os novos custos acrescentaram $ 15 por unidade. Esse novo procedimento evita o perfil racial, mas como muitas nações podem pagar por essa despesa maior? Deveria ser uma prioridade no orçamento nacional?

Essa questão afeta todas as nações, independentemente de sua prosperidade relativa. Nos Estados Unidos, no começo da década de 1980, por exemplo, imigrantes haitianos foram identificados pelo Centers for Disease Control and Prevention (CDC) dos Estados Unidos como um dos quatro principais grupos em risco de HIV/AIDS. Em 1990, a Food and Drug Administration recusou-se a aceitar sangue de doadores haitianos.[97]

▶ Ética na seleção para tratamento médico

A questão da seleção de três milhões de pessoas com sorte globalmente para receberem tratamento para AIDS em 2005 criou um problema urgente para a OMS. O processo deveria garantir transparência, razoabilidade e equidade.[98] Nesse caso, o que constitui razoabilidade distributiva? Deveriam os pacientes que foram "acidentalmente" infectados por meio de transfusões, os profissionais de saúde em alto risco, os professores ou líderes tribais ter prioridade sobre mulheres e crianças para receber o tratamento? Como a transparência e a razoabilidade foram garantidas?

▶ Ética de pesquisas

Estudo de caso 3: um ensaio clínico de curto prazo sobre AIDS em um país em desenvolvimento

Uma companhia farmacêutica tem um novo medicamento para AIDS. O foco dos ensaios clínicos iniciais é um país da América Latina. Os participantes são selecionados por "loteria" para um estudo de 1 ano a ser conduzido em uma clínica local. O protocolo exige outros componentes para o "coquetel" de multimedicamentos.

No fim do ano, os pacientes inscritos ganham peso e são capazes de trabalhar, ganhar a vida e cuidar de suas famílias. As contagens de CD4 melhoraram muito e as cargas virais são "indetectáveis". A companhia interrompe o ensaio clínico.[99]

Quem se beneficiou com esse estudo? Os pacientes foram notificados apropriadamente de que estavam participando de um estudo apenas por 1 ano e que, após a conclusão do estudo, seriam liberados sem medicamentos e que, assim, o progresso de sua AIDS iria acelerar?

O país em desenvolvimento foi escolhido por causa de diretrizes éticas negligentes? O ensaio clínico tornar-se-ia eticamente apropriado se os pesquisadores locais participassem? A companhia e os investigadores eram obrigados a garantir subsídios de medicamentos ou medicamentos gratuitos para os participantes do estudo por um número de anos razoável, considerando que os medicamentos são necessários para uma supressão vitalícia do HIV?

Estudo de caso 4: um estudo controlado por placebo em um país em desenvolvimento

Um protocolo de estudo mostrou que a zidovudina (AZT) reduziu a transmissão perinatal de HIV em 65%. O uso do AZT, portanto, foi considerado uma terapia altamente eficaz e logo se tornou o padrão de cuidado nos Estados Unidos. O National Institutes of Health (NIH) e o CDC então solicitaram ensaios clínicos controlados por placebo e randomizados de protocolos alternativos e menos dispendiosos de AZT.

O uso de um protocolo de estudo com controle-placebo é ético em países ou comunidades onde o padrão de cuidado é nenhum medicamento ou nenhuma outra intervenção ativa? O uso de um protocolo controle-placebo, nesse caso, é um exemplo de colonialismo científico e imperialista? Os pesquisadores, nesse caso, são *mosquito scientist* (cientistas mosquito), ou seja, pesquisadores que entram em um país para extrair amostras de sangue e tirá-las do país, liberando os resultados apenas na publicação do estudo?[100,101] Os pesquisadores consideraram a cultura e as crenças em saúde dos participantes fora dos Estados Unidos?

O racional do estudo era que a administração do placebo justifica-se quando existe tratamento efetivo porque ensaios clínicos controlados por placebo são a maneira mais rápida de validar a eficácia de medicamentos. Esse argumento é válido?

Estudo de caso 5: o estudo de sífilis de Tuskegee

O histórico estudo de Tuskegee de sífilis não tratada foi solicitado pelo Serviço de Saúde Pública dos Estados Unidos e durou 40 anos, começando em 1932 e terminando em 1973.[102–105] Um total de 412 homens afro-americanos pobres com sífilis não tratada foi monitorado e comparado a 204 homens sem doença para determinar a história natural da sífilis. A pesquisa continuou, apesar da disponibilidade de penicilina e do fato conhecido de que a penicilina cura a sífilis. Nenhum consentimento informado foi assinado por qualquer dos 412 participantes do estudo.

Múltiplas violações éticas graves foram cometidas nesse estudo e documentadas. Os pesquisadores tinham um argumento válido quando afirmaram que "esses pobres homens afro-americanos provavelmente não teriam sido tratados de qualquer maneira" e que os investigadores, portanto, estavam "meramente observando o que aconteceria"?[102–105]

Estudo de caso 6: raça e desenho de estudo

Em 1997, um total de 16 ensaios clínicos randomizados foi conduzido em várias nações africanas, assim como na República Dominicana e na Tailândia, para avaliar a efetividade do uso de um método menos dispendioso para prevenir a transmissão perinatal de HIV. Um total de 17 mil gestantes participou dos ensaios clínicos. Em todas, exceto por um ensaio clínico, um placebo foi usado como controle. As participantes do estudo deram à luz mais de mil bebês, que foram infectados com HIV. Nenhum dos 16 ensaios clínicos foi financiado pelo CDC ou pelo NIH.[106]

O fato de que todas as participantes eram não brancas representa um desenho de estudo eticamente questionável? Essa série de ensaios clínicos foi um exemplo de exploração, já que nenhum benefício foi concedido à população de estudo, além do período do estudo?

Estudo de caso 7: ensaios clínicos em crianças

Um ensaio clínico de um novo antibiótico, trovafloxacina, foi conduzido durante uma epidemia de meningite em Kano, Nigeria,[107] uma cidade pobre e já devastada por surtos concomitantes de cólera e sarampo. Em um período de duas semanas, seis médicos empregados por uma grande companhia farmacêutica americana conduziram o ensaio clínico em crianças, utilizando uma formulação oral de Trovan juntamente com uma dose reduzida do medicamento de comparação, a ceftriaxona. O estudo perpetrou várias infrações éticas, incluindo desvios de protocolo, falta de consentimento informado, manutenção inexata de registros, seguimento inadequado e falha em oferecer aos voluntários uma opção de tratamento alternativo. Além disso, nenhuma pesquisa prévia foi conduzida para estudar a farmacocinética em crianças. Assim, o estudo violou as leis nigerianas e a Declaração de Direitos Humanos de Helsinque e a Convenção sobre os Direitos da Criança da ONU. Em sua defesa, a companhia farmacêutica alegou que o estudo foi "um ato filantrópico."

Esse ensaio clínico foi um exemplo de pesquisa oportunista que explorou de maneira inescrupulosa as necessidades de uma população vulnerável?

Estudo de caso 8: ensaios clínicos e padrão de cuidado

Em Uganda, um braço controle, o qual utilizou placebo, foi incluído em um ensaio clínico de vários regimes de profilaxia contra tuberculose em adultos infectados com HIV, a maioria dos quais apresentava resultados positivos do teste cutâneo de tuberculina.[108] Enquanto isso, nos Estados Unidos, o padrão de cuidado para pessoas infectadas com HIV com teste cutâneo para tuberculina positivo exigia a profilaxia contra tuberculose.

Os estudos futuros em países em desenvolvimento e desenvolvidos deveriam incluir um braço com placebo, se existe um padrão de cuidado para outras populações?[109,110]

▶ Definindo os parâmetros éticos das pesquisas em saúde global

A discussão de Bhutta sobre ética em pesquisas de saúde global do ponto de vista de um país em desenvolvimento é valiosa não apenas por destacar exemplos de estudos mal desenhados, mas também porque ilustra estudos feitos de maneira apropriada.[111] Lições importantes também são tiradas de outros estudos, incluindo os pioneiros estudos em Gâmbia sobre as vacinas contra hepatite B e *Haemophilus influenzae* tipo b,[112] o estudo neonatal de Gadchiorli sobre a suspeita de sepse na Índia[113] e o ensaio clínico controlado randomizado sobre o efeito da lavagem das mãos sobre a saúde infantil.[114]

Outro admirável esforço em epidemiologia, a Rede Internacional de Epidemiologia Clínica, desenvolveu com sucesso uma rede sustentável de unidades de epidemiologia clínica no mundo em desenvolvimento, com auxílio técnico de universidades europeias e norte-americanas.[27,115] Concentrando-se nas necessidades de pesquisas em saúde nos países em desenvolvimento, onde os dados são mais escassos e com frequência não confiáveis e onde novas necessidades e ferramentas de pesquisas são priorizadas no contexto nacional, Morrow e Lansang[27] basearam sua abordagem orientada para a equidade nas necessidades das pessoas nos países em desenvolvimento. No mundo em desenvolvimento, os recursos limitados, a experiência e a capacidade de pesquisas, assim como a infraestrutura deficiente, as agendas nacionais concorrentes e a perda de recursos humanos (na forma de "fuga de cérebros" interna e externa) representam desafios enormes. A implementação de princípios éticos e a criação de parcerias equitativas, sustentáveis e mutuamente benéficas que foquem na equidade e nas necessidades sociais exigem soluções inovadoras. O COICM[91] e as Diretrizes da Comissão Suíça[116] enunciaram claramente os princípios e parâmetros importantes para pesquisas culturalmente sensíveis e apropriadas. Os pontos centrais nas diretrizes suíças[116] incluem formulação coletiva de objetivos, formação de confiança mútua, compartilhamento de informações, responsabilidade e respostas, desenvolvimento de redes, criação de transparência, monitoramento e avaliação da colaboração, disseminação e aplicação equitativas dos resultados, aumento da capacidade de pesquisa e construção a partir de conquistas passadas.

Um livro com uma coleção de 64 estudos de caso, cada um levantando questões éticas importantes e difíceis e envolvendo não apenas o planejamento, mas a condução de pesquisas relacionadas à saúde, foi publicado pela OMS. Essa ferramenta valiosa é adequada para treinar cientistas e membros de comitês de ética de pesquisas ou para uso no desenvolvimento de cursos de certificação.[117]

▶ Ética da responsabilidade

A civilização tecnológica, científica e informacional ocidental criou uma lacuna massiva na arena moral-ética, especialmente com preocupações ecológicas, incluindo a erradicação da floresta tropical; a depleção da camada atmosférica de ozônio da Terra; o aquecimento global; a degradação da qualidade do ar, água e solo; a perda da biodiversidade; a extinção das espécies; o mau uso dos animais; o desaparecimento dos pântanos e áreas descampadas; e a necessidade de preservação dos desertos e de intervenções biotecnológicas em animais.[118]

Depósitos geológicos de esgoto, lixo e resíduos tóxicos provocaram o comentário: "Certamente nenhuma criatura além do ser humano jamais conseguiu sujar seu ninho em um período tão curto."[119] Poderosas forças industriais e comerciais desencadearam danos tremendos aos biossistemas e mudaram o equilíbrio naturalmente autorrejuvenescedor do ecossistema – um equilíbrio estreitamente interligado com a saúde humana. A saúde global e a ecossaúde são prejudicadas por nações e por grandes corporações que operam com autonomia ecológica ilimitada, apesar da obrigação local e global de agir como responsáveis pela Terra e seus recursos. O relatório da OMS *Ecosystems and Human Well-Being: Health Synthesis* (Ecossistemas e Bem-Estar Humano: Síntese de Saúde) enfatiza as complexas associações entre a preservação da saúde e a biodiversidade, os ecossistemas naturais e a saúde humana e conclui: "Nos últimos 50 anos, os humanos mudaram os ecossistemas naturais mais rápida e extensamente do que em qualquer período comparável na história humana."[120]

Estudo de caso 9: conflito de interesse

Em 2000, um grupo de 30 mil indígenas e mendigos entrou com uma ação contra uma companhia petrolífera que operava no Equador, acusando-a de infligir danos irreparáveis à floresta tropical amazônica. A ação foi arquivada por um tribunal dos Estados Unidos.[121] Consequências negativas da exploração de petróleo também ocorreram na Bolívia, na Colômbia, no Peru e em outros países da América Latina, África e Ásia.

Ao avaliar os méritos desse caso, considere as duas declarações a seguir:

- "O petróleo é uma importante fonte de renda para o Equador e, desde a década de 1970, tem sido o 'motor' da economia da nação, que cresce, em média, 7% ao ano. A renda *per capita* aumentou de US$ 290, em 1972, para US$ 1.200, em 2000, e o petróleo é responsável por 40% do orçamento nacional. Petroecuador, a companhia governamental, é responsável por 55% da produção total de petróleo."[121]

- As taxas de morbidade e mortalidade em áreas produtoras de petróleo são maiores do que em comunidades sem esse envolvimento.

Qual deve ser a resposta ética do governo? Quais devem ser a resposta e a responsabilidade de todas as companhias petrolíferas? A OMS e a ONU têm um papel nessa situação? Esse caso é um exemplo de uma violação aos direitos humanos?

Estudo de caso 10: conflitos de interesse relacionados a pandemias

Em 1918, um total de 20 a 50 milhões de pessoas morreu da "gripe espanhola," uma cepa da influenza que parece ter sido uma variante do vírus da gripe aviária.[122] A epidemia de HIV fez com que mais de 13 milhões de crianças ficassem órfãs. O surto limitado de SRAG no século XX e a subsequente ameaça de influenza aviária pandêmica trouxeram o foco da energia global de volta para o planejamento e questões éticas e legais como equidade, acesso, progresso justo, vulnerabilidade, engajamento cívico e alocação dos recursos existentes global e localmente.[122]

A regulação, a propriedade intelectual, os incentivos de mercado e as questões de confiabilidade acrescentaram ramificações ainda mais complexas.

Em um planejamento ético relacionado a maiores taxas de ataque a populações mais jovens e saudáveis e relacionado à disponibilidade de recursos escassos, um processo altruísta e baseado na equidade tem precedência sobre um processo de seleção que favorece a prioridade de grupos intergerações (p. ex, os idosos, frágeis, pacientes com doenças crônicas, bebês e gestantes)?[122] Como essa consideração deve ser aplicada às nações subsaarianas? O surto de SRAG em Toronto levantou mais questões, como os riscos aos profissionais e às suas famílias. Importantes questões e valores subjacentes, como liberdade individual, proteção do público contra danos, proporcionalidade, reciprocidade, transparência, privacidade, proteção das comunidades contra estigmatização indevida, dever de prestar cuidados e solidariedade, foram destacadas.[123]

▶ Clonagem terapêutica e reprodutiva e pesquisas com células-tronco: desafios éticos

Agora que o mapeamento e o sequenciamento do genoma humano permitiram aos serem humanos observar o espelho da autoclonagem, a discussão atual concentra-se na ciência da clonagem (especialmente da clonagem reprodutiva), nas tecnologias de clonagem, nas aplicações de pesquisas com células-tronco e nas consequências morais dessas atividades. Esse novo encontro com os elementos básicos da vida, prospectos de autorregeneração e a capacidade de escolher a prole futura fez com que todas as religiões proibissem a clonagem de um ser humano inteiro.

O Relatório do Comitê Consultivo da Califórnia sobre Clonagem Humana *Clonando californianos?*[124] resumiu as observações, para os membros do Poder Legislativo do Estado da Califórnia, sobre a ética da clonagem humana e de pesquisas com células-tronco e abordou alguns aspectos complexos dos debates. Pesquisas limitadas com células-tronco atualmente estão ocorrendo no mundo todo, após o sucesso da clonagem de ovelhas (apesar das consequências adversas aos animais de teste).

No início do novo milênio, um consenso global entre as nações e *faiths states* (estados com insuficiência religiosa importante) afirma que a clonagem reprodutiva não deve ser permitida. A oposição mais forte a todas as formas de clonagem foi declarada pela Igreja Católica Romana, que é disseminada em vários países. Têm sido expressadas diferenças de opinião entre os estados árabes e outras nações muçulmanas. Alguns desses países muçulmanos conduziram pesquisas genômicas altamente avançadas, enquanto alguns estados árabes estão considerando uma proibição regional da clonagem humana. Os participantes da sessão de novembro de 2003 da Assembleia Geral da ONU não chegaram a um consenso sobre a questão da clonagem.[125]

A discussão ética sobre a clonagem continua na matriz das crenças religiosas e dos valores e normas de sociedades e no progresso da ciência. Cada vez mais, porém, a clonagem terapêutica está ganhando vantagem porque seus conceitos e objetivos centrais relacionam-se com a cura de doenças e com a melhoria da saúde e qualidade de vida para toda a humanidade. Não obstante, no momento da redação deste texto, a clonagem regenerativa foi banida globalmente por todas as maiores religiões. Pesquisas limitadas sobre clonagem humana para coleta de células-tronco estão ocorrendo no Reino Unido, no Japão e nos Estados Unidos. O debate delicado, atual e fundamental está centrado no conceito da vida em si. É o embrião um "ser humano" após a segunda semana de gestação (quando começa a diferenciação do sistema sensorial), após a terceira semana (quando é possível detectar os primeiros sinais de batimentos cardíacos), quando ocorre movimento fetal observado por meio de ultrassom (na décima semana de gestação) ou quando os movimentos fetais passam a ser observados pela mãe (em 16 semanas de gestação)?[125]

No Islã, foram definidos três estágios de concepção: a fusão do óvulo "espermatizado" (estágio de zigoto), a implantação e a "formação da alma" em 120 dias da concepção. Alguns acreditam que o último ocorre no 40º dia.[125] Hoje, o consenso no Islã é de que qualquer debate sobre clonagem não precisa repousar apenas sobre o mérito e que avanços na ciência não deveriam ser considerados como ameaça à crença religiosa, contanto que a dignidade humana, os valores e as culturas sejam honrados. No entanto, muçulmanos muito conservadores, como suas contrapartes cristãs conservadoras, tendem a "desenhar uma linha na areia"* e são totalmente opostos a qualquer forma de clonagem. As controvérsias recentes situam-se ao redor da legalidade, moralidade e responsabilidade social da transferência nuclear da célula somática e da comercialização da tecnologia de clonagem e suas várias aplicações, desde a clonagem de animais domésticos e espécies animais em risco

---

*N. de R.T. *Draw a line in the sond* é uma expressão idiomática no inglês que significa afirmar que uma atividade ou ideia não é apoiada ou aceita.

de extinção até a clonagem terapêutica para produzir células-tronco para o tratamento de várias doenças crônicas, como diabetes, Parkinson e Alzheimer.[126-128] Assim, a ciência e os interesses comerciais continuarão sendo a força motivadora e as expectativas são de que as forças morais sociais continuem a ser os modificadores orientadores para prevenir os excessos e as práticas abusivas.

EM DIREÇÃO A UMA NOVA E CORAJOSA VISÃO DA ÉTICA EM SAÚDE GLOBAL NO NOVO MILÊNIO

Os valores e princípios éticos consagrados nos acordos e juramentos do médico global são cada vez mais desafiados por uma nova ordem mundial que enfatiza o consumismo e a ganância à custa da saúde. Historicamente, como o ditado central da profissão médica – que a doença e a enfermidade transcendem fronteiras e limites – as "cibernetizações" (do inglês *cybernation*) também transportam conhecimento e curas além fronteiras e entre castas, credos, religiões e culturas. Certos princípios e valores orientadores universais obrigam todos os médicos e profissionais de saúde, e ainda mais o médico de saúde global, à incessante busca da saúde para todos. Taylor[76] definiu esses princípios éticos para o "médico internacional" em uma "versão livre do Juramento de Hipócrates" (veja Tabela 21-4), que ainda se relaciona bem com o médico de saúde global.

O comovente e pragmático lembrete de Kofi Annan do "Efeito borboleta" é, de fato, a nova ordem ética mundial: "As verdadeiras fronteiras de hoje não são entre as nações, mas entre os poderosos e os sem-poder, os livres e os que apresentam restrição da liberdade, os privilegiados e os humilhados. Hoje, nenhum muro é capaz de separar as crises humanitárias ou de direitos humanos em uma parte do mundo das crises de segurança nacional em outras partes."[129]

O ser humano global deve ser o foco da ética em saúde global, conforme proclamado pela carta da OMS[129] e pela Carta da ONU. Se o século XIX foi o século da ação em saúde pública e o século XX o século da saúde internacional e o início da saúde global, então o século XXI certamente será definido por uma nova e mais profunda conscientização de ética, direitos, equidade, razoabilidade, justiça e solidariedade em saúde, cada conceito centrado na dignidade do ser humano global. Entramos no novo milênio por um "portal de fogo," a tragédia e o horror do 11 de setembro de 2001, que foi idealizada por um ser humano global. De maneira similar, o genocídio e a "limpeza étnica" começam com a morte de um ser humano global, não pelo que foi feito, mas por causa de quem é esse indivíduo.[120] "O que começa com a falha em proteger a dignidade de uma vida, com muita frequência acaba com calamidade para nações inteiras."[129]

Assim, a ONU definiu três prioridades importantes para o novo milênio: erradicar a pobreza, prevenir conflitos e promover a democracia. Essas prioridades também são elementos importantes na garantia do avanço da saúde. São de importância fundamental se o século XXI pretende mostrar melhorias em relação ao século XX, que viu várias e extensas guerras, violência, ódio, pobreza, exploração, "limpeza étnica" e outras violações humanas que fizeram com que milhões de pessoas perdessem suas vidas ou fossem permanentemente feridas ou deslocadas.

A aplicação mundial da ética em saúde global exige a cooperação competente de todos os governos do mundo. Hoje, porém, a governança da saúde pública global é justificadamente percebida como antiquada e estruturalmente fraca.[130,131] São

Tabela 21-4 "Versão Livre do Juramento de Hipócrates" de Taylor[a]

- Compartilharei a ciência e a arte por preceito, por demonstração e por todas as maneiras de ensino com outros médicos, independentemente de sua origem nacional.
- Tentarei ajudar a garantir para os médicos em cada país a estima de seu povo e, por meio do trabalho colaborativo, fazer com que recebam crédito total.
- Lutarei para eliminar as fontes de doença em todos os lugares no mundo e não meramente estabelecer barreiras à disseminação de doenças para meu próprio povo.
- Trabalharei para a compreensão das diversas causas de doenças, incluindo sociais, econômicas e ambientais.
- Promoverei o bem-estar da humanidade em todos os seus aspectos, não meramente o corporal, com simpatia e consideração pelas culturas e crenças das pessoas.
- Lutarei para prevenir a morte dolorosa e prematura e também ajudarei os pais a conseguirem um tamanho de família adequado aos seus desejos e à sua capacidade de cuidar de seus filhos. Em minha preocupação com as comunidades por inteiro, nunca me esquecerei das necessidades de seus membros individuais.

[a]Taylor CE. Ethics for an international health profession. Science 1966 Aug 12;153(3737):716–720. (Reproduzida com permissão.)

necessários processos da reforma ética para abordar a governança nacional e global neste século XXI entre ameaças e disseminação da violência global, novos desafios de saúde e perda de muitos ganhos de saúde adquiridos durante os últimos dois séculos. A transformação dos textos de tratados, declarações e acordos para uma realidade prática não pode ocorrer em um vácuo de autonomia alegado por nações poderosas, ditadores ou corporações globais; de fato, interesses insulares e aspectos relevantes e limitados da soberania estadual foram recentemente abdicados para abordar ameaças de saúde transnacionais, como SRAG, influenza aviária e a Convenção-Quadro Global sobre Controle de Tabaco.[132,133]

Com o objetivo de acelerar a agenda para mudar a forma da governança global de saúde, reduzir as desigualdades, melhorar a transparência, definir os papéis e responsabilidades nacionais e internacionais em um mundo pós-ODM, a Iniciativa de Ação Conjunta e Aprendizado sobre as Responsabilidades Nacionais e Globais para Saúde formou uma campanha internacional para defender uma Convenção-Quadro sobre Saúde Global. Essa iniciativa recebeu aprovação do Secretário-Geral da ONU.[134]

▶ Treinamento e ética em saúde global

Tem havido uma atividade considerável que possibilita afirmar que estão sendo construídas pontes e parcerias baseadas no respeito mútuo, na confiança, beneficência e solidariedade na estrutura de uma nova ordem mundial, em relação ao aumento das preocupações globais com vulnerabilidade, proteção e segurança. Os blocos para construção desses esforços incluem conhecimento compartilhado, geração e aplicação de novos conhecimentos, força de trabalho global compartilhada, recursos, incluindo recursos naturais, paz e governança efetiva, justa e representativa. A proteção e a segurança compartilhadas têm muitos componentes, como direitos básicos a alimentos, água limpa, abrigo, empregos, educação e liberdade de culto.[135]

Com uma grande ênfase recente e bem-vinda na educação e no treinamento em saúde global e na proliferação de institutos de saúde global e centros de excelência, alguns autores desenvolveram valiosos princípios e orientações éticos, alguns com exemplos de caso de trabalho, sobre como estruturar treinamentos, serviços e parcerias em saúde éticos, mutuamente benéficos, transparentes e sustentáveis.[136–142]

Em uma parceria coletiva cultivada pela ética e harmonia, as sociedades civis devem ser reenergizadas e empoderadas para proteger a saúde individual e os direitos, pois esses direitos – principalmente segurança em saúde e bem-estar – estão intimamente ligados a obrigações sociais. Para atingir esses objetivos, os conceitos éticos que operam para o bem de todos os seres humanos – a pessoa global – foram descritos por um vocabulário registrado pela primeira vez há muitos séculos. Os conceitos asiáticos antigos de harmonia, tolerância, valores e amor podem servir como pontes para conceitos de ética ocidentais e seculares mais concretos e práticos.[143]

QUESTÕES DE ESTUDO

Releia os estudos de caso apresentados neste capítulo e reflita sobre as várias questões éticas de saúde global abordadas.

AGRADECIMENTOS

Yvonne Sargent e Carolyn Fishel foram responsáveis pela assistência bibliográfica deste capítulo nesta edição e na primeira edição deste texto. A assistência editorial foi dada pela equipe do MedicalEditing Service do Departamento de Desenvolvimento e Educação do Médico do Permanente Medical Group: Lila Schwartz, David W. Brown, Janet H. Startt e Juan Domingo, para a primeira edição.

REFERÊNCIAS

1. Velji A, Bryant J. Global health: evolving meanings. *Infect Dis Clin North Am* 2011;25(2):299–309.
2. Koplan J, Bond T, Merson M, et al. Towards a common definition of global health. *Lancet* 2009; 373(9679): 1993–1995.
3. Declaration of Alma-Ata. International Conference on Primary Health Care, Alma-Ata, USSR, September 6–12, 1978. http://www.who.int/publications/almaata_declaration_en.pdf.
4. Singer P, Pellegrino E, Siegler M. Clinical ethics revisited. *BMC Med Ethics* 2001;2:E1.
5. Jonsen A. The origins of bioethics in the United States of America. In: Bankowski Z, Bryant J, eds. *Poverty, Vulnerability, the Value of Human Life, and the Emergence of Bioethics: Highlights and Papers of the XXVIIIth CIOMS Conference, Ixtapa, Guerrero State, Mexico, 17–20 April 1994.* Geneva: CIOMS, 1994:38–40.
6. Mainetti J. Academic and mundane bioethics in Argentina. In: Pellegrino E, Mazzarella P, Corsi P, eds. *Transcultural -Dimensions in Medical Ethics.* Frederick, MD: University Publishing Group, 1992: 43–55.
7. Pellegrino E. Prologue: intersections of Western biomedical ethics and world culture. In: Pellegrino E, Mazzarella P, Corsi P, eds. *Transcultural Dimensions in Medical Ethics.* Frederick, MD: University Publishing Group, 1992: 13–19.

8. Velji A, ed. International health. *Infect Dis Clin North Am* 1991;5(two-theme issue):183–435.
9. Velji A, ed. International health. Beyond the year 2000. *Infect Dis Clin North Am* 1995;(two-theme issue):223–461.
10. Velji A, ed. Global health, global health education, and -infectious disease: the new millennium, part I. *Infect Dis Clin North Am* 2011;25(2):xiii–xxi.
11. Velji A, ed. Global health, global health education, and -infectious disease: the new millennium, part II. *Infect Dis Clin North Am* 2011;25(3):xiii–xxii.
12. Stuck C, Bickley L, Wallace N, et al. International health medical education consortium. Its history, philosophy, and role in medical education and health development. *Infect Dis Clin North Am* 1995; 9(2):419–423.
13. Velji A. Global health education consortium: 20 years of leadership in global health and global health education. *Infect Dis Clin North Am* 2011; 25(2):323–335.
14. Bryant J. [opening of the conference]. In: Bankowski Z, Bryant J, Gallagher J, eds. *Ethics, Equity and the Renewal of WHO's Health-for-All Strategy: Proceedings of the XXIXth CIOMS Conference, Geneva, Switzerland, 12–14 March 1997*. Geneva: CIOMS, 1997: 1–3.
15. Nakajima H. [opening of the conference]. In: Bankowski Z, Bryant J, Gallagher J, eds. *Ethics, Equity and the Renewal of WHO's Health-for-All Strategy: Proceedings of the XXIXth CIOMS Conference, Geneva, Switzerland, 12–14 March 1997*. Geneva: CIOMS, 1997: 4–6.
16. Delamothe T. Embargoes that endanger health [editorial]. *BMJ* 1997;315(7120):1393–1394.
17. Fort M, Mercer M, Gish O, eds. *Sickness and Wealth: The Corporate Assault on Global Health*. Cambridge, MA: South End Press, 2004.
18. Kim J, Millen J, eds. *Dying for Growth: Global Inequality and the Health of the Poor*. Monroe, ME: Common Courage Press, 2000.
19. Bankowski Z, Bryant J, Gallagher J, eds. *Ethics, Equity and the Renewal of WHO's Health-for-All Strategy: Proceedings of the XXIXth CIOMS Conference, Geneva, Switzerland, 12–14 March 1997*. Geneva: CIOMS, 1997.
20. Taylor C. Ethical issues influencing health for all beyond the year 2000. *Infect Dis Clin North Am* 1995;9(2):223–233.
21. Taylor C. Surveillance for equity in primary health care: policy implications from international experience. *Int J Epidemiol* 1992;21(6):1043–1049.
22. Whitehead M. William Farr's legacy to the study of inequalities in health. *Bull World Health Organ* 2000;78(1):86–87.
23. Gwatkin D. Health inequalities and the health of the poor: what do we know? What can we do? *Bull World Health Organ* 2000;78(1):3–18.
24. Evans T, Whitehead M, Diderichsen F, et al., eds. *Challenging Inequities in Health Care: From Ethics to Action*. New York, NY: Oxford University Press, 2001.
25. Brock D. Working Group III. Measurement/surveillance for equity: health status and health systems functions. In: Bankowski Z, Bryant J, Gallagher J, eds. *Ethics, Equity and the Renewal of WHO's Health-for-All Strategy: Proceedings of the XXIXth CIOMS Conference, Geneva, Switzerland, 12–14 March 1997*. Geneva: CIOMS, 1997: 171–173.
26. Morrow R, Bryant J. Measuring and valuing human life: cost-effectiveness, equity and other ethics-based issues. In: Bankowski Z, Bryant J, eds. *Poverty, Vulnerability, the Value of human life, and the Emergence of Bioethics: Highlights and Papers of the XXVIIIth CIOMS Conference, Ixtapa, Guerrero State, Mexico, 17–20 April 1994*. Geneva: CIOMS, 1994:53–56.
27. Morrow R, Lansang M. The role of clinical epidemiology in establishing essential national health research capabilities in developing countries. *Infect Dis Clin North Am* 1991;5(2):235–246.
28. World development report 1993: Investing in Health. The World Bank Web site. http://econ.worldbank.org/external/default/main?pagePK=64165259&theSitePK=469382&piPK=64165421&menuPK=64166093&entityID= 000009265_3970716142319.
29. Murray C. Quantifying the burden of disease: the technical basis for disability-adjusted life years. *Bull World Health Organ* 1994;72(3):429–445.
30. Murray C, Acharya A. Understanding DALYs (disability- adjusted life years). *J Health Econ* 1997;16(6): 703–730.
31. Caplan R, Light D, Daniels N. Benchmarks of fairness: a moral framework for assessing equity. *Int J Health Serv* 1999;29(4):853–869.
32. Daniels N, Bryant J, Castano RA, et al. Benchmarks of fairness for healthcare reform: a policy tool for developing countries. *Bull World Health Organ* 2000;78(6):740–750.
33. Daniels N, Flores W, Pannarunothai S, et al. An evidence-based approach to benchmarking the fairness of health-sector reform in developing countries. *Bull World Health Organ* 2005;83(7):534–540.
34. Ntuli A, Khosa S, McCoy D. The equity gauge. Health Systems Trust Web site. http://www.healthlink.org.za/publications/104 Published 1999.
35. Joint United Nations Program on HIV/AIDS, United Nations Children's Fund, and United States Agency for International Development. Children on the brink 2004: a joint report of new orphan estimates and a framework for action. United -Nations Children's Fund Web site. http://www.unicef.org/publications/files/cob_layout6-013.pdf. Published 2004.
36. Bryant J, Bryant N, Williams S, Ndambuki R, Erwin P. Addressing social determinants of health by integrating assessment of caregiver-child attachment into community-based primary health care in urban Kenya. *Int J Environ Res Public Health* 2012;9:3588–3598.
37. Population and health dynamics in Nairobi's informal settlements: report of the Nairobi Cross-Sectional Slums Survey (NCSS) 2000. African Population and Health Research Center Web site. http://www.aphrc.org/images/Downloads/ncss%20report.pdf. Published 2002.
38. The challenge of slums: global report on human settlements 2003. United Nations Human Settlements Programme Web site. http://www.unhabitat.org/pmss/listItemDetails.aspx?publicationID=1156
39. Subbarao K, Coury D. Reaching out to Africa's orphans: a framework for public action. The World Bank Web site. http://siteresources.worldbank.org/INTHIVAIDS/Resources/375798-1103037153392/ReachingOuttoAfricasOrphans.pdf Published 2004.

40. Committee on Integrating the Science of Early Childhood -Development, Shonkoff JP, Phillips DA, eds. From neurons to neighborhoods: the science of early childhood development. National Academies Press Web site. http://www.nap.edu/books/0309069882/html/. Published 2000.
41. The importance of caregiver-child interactions for the survival and healthy development of young children: a review. World Health Organization Web site. http://www.who.int/maternal_child_adolescent/documents/924159134X/en/index.html. Published 2004.
42. Feachem R. Poverty and inequity: a proper focus for the new century. *Bull World Health Organ* 2000;78(1):1–2.
43. Mann J, Tarantola D. The global AIDS pandemic: toward a new vision of health. *Infect Dis Clin North Am* 1995;9(2): 275–285.
44. Annual Report 2005. The World Bank Web site. http://web.worldbank.org/WBSITE/EXTERNAL/EXTABOUTUS/ EXTANNREP/EXTANNREP2K5/0,,menuPK:1397361~pagePK: 64168427~piPK:64168435~theSitePK:1397343,00.html Published 2005.
45. Millennium Development goals. The World Bank Web site. http://www.mdgawards.org/webroot/index.php?option=com_content&view=article&id=50&Itemid=56 Published 2004.
46. Sachs J, McArthur J. The Millennium Project: a plan for meeting the Millennium Development Goals. *Lancet* 2005; 365(9456):347–353.
47. Velji A. International health. Beyond the year 2000. *Infect Dis Clin North Am* 1991;5(2):417–428.
48. Umhau T, Umhau J, Morgan R. National and international health agencies. Profile of key players. *Infect Dis Clin North Am* 1991;5(2):197–220.
49. Howard L. Public and private donor financing for health in developing countries. *Infect Dis Clin North Am* 1991;5(2): 221–234.
50. Cohen J. Global health. The new world of global health. *Science* 2006;311(5758):162–167.
51. US Global Health Policy. *US Funding for the Global Health Initiative (GHI): the President's FY 2013 Budget Request Fact Sheet*. Menlo Park, CA: Henry Kaiser Family Foundation, -February 2012. http://www.kff.org/globalhealth/upload/8160-02.pdf.
52. Leach-Kemon K, Chou D, Schneider A, et al. The global financial crisis has led to a slowdown in growth of funding to improve health in many countries. *Health Affairs* 2012;31(1):1–8. http:// www.healthmetricsandevaluation.org/sites/default/files/pub lication_summary/2011/Global_Financial_Crisis_Led_Slow down_Health_Affairs_Dec_2011_IHME.pdf.
53. Bissell R. International health: beyond the year 2000. Project selection. Many needs, few resources. *Infect Dis Clin North Am* 1995;9(2):377–389.
54. Marmot M. Social determinants of health inequalities. *Lancet* 2005;365(9464):1099–1104.
55. Labonte R, Schrecker T, Grupta AS. A global health equity agenda for the G8 summit. *BMJ* 2005; 330(7490):533–536.
56. Osuntokun B. A developing-country perspective on the emergence of bioethics. In: Bankowski Z, Bryant J, eds. *Poverty, Vulnerability, the Value of Human Life, and the Emergence of Bioethics: Highlights and Papers of the XXVIIIth CIOMS Conference, Ixtapa, Guerrero State, Mexico, 17–20 April 1994*. -Geneva: CIOMS, 1994: 42–46.
57. World development report 1994. The World Bank Web site. http://econ.worldbank.org/external/default/main?pagePK= 64165259&theSitePK=469382&piPK=64165421&menu PK=64166322&entityID=000011823_20071010172019.
58. Abbasi K. Free the slaves [editorial]. *BMJ* 1999; 318(7198): 1568–1569.
59. Crossette B. Kofi Annan's astonishing facts! *New York Times,* September 27, 1998. http://www.nytimes.com/1998/09/27/weekinreview/kofi-annan-s--astonishing-facts.html.
60. Carter J. The Nobel lecture, December 10, 2002, Oslo, Norway. The Nobel Peace Prize Web site. http://nobelpeaceprize.org/en_GB/laureates/laureates-2002/carter-lecture/.
61. Human Development Report 2000: human rights and human development. United Nations Development Programme Web site. http://hdr.undp.org/reports/global/2000/en/. Published 2000.
62. Handful hog most of the wealth. *Business Times* (Johannesburg, South Africa), September 13, 1998. http://webcache. googleusercontent.com/search?q=cache:TXIZAYchXE8J:htt p://www.btimes.co.za/98/0913/world/world04.htm%2BHan dful+hog+most+of+the+wealth&hl=en&gbv=2&prmd=ivns&strip=1.
63. Mukherjee J. Global injustice. In: Fort M, Mercer MA, Gish O, eds. *Sickness and Wealth: The Corporate Assault on Global Health*. Cambridge, MA: South End Press, 2004: xiii.
64. Lee S, Mountain J, Koenig B. The meanings of "race" in the new genomics: implications for health disparities research. *Yale J Health Policy Law Ethics* 2001;1:33–75.
65. American Anthropological Association response to OMB Directive 15: race and ethnic standards for federal statistics and administrative reporting. American Anthropological -Association Web site. http://www.aaanet.org/gvt/ombdraft.htm Published September 1997.
66. Barth F. Introduction. In: Barth F, ed. *Ethnic Groups and Boundaries: The Social Organization of Cultural Differences*. Boston: Little, Brown, 1969: 9–38.
67. Curlin P, Tinker A. Women's health. *Infect Dis Clin North Am* 1995;9(2):335–351.
68. Cook R, Dickens B, Fathalla M. *Reproductive Health and Human Rights: Integrating Medicine, Ethics, and Law*. Oxford: Clarendon Press, 2003.
69. Grant G. *The State of the World's Children 1992*. New York: Oxford University Press, 1992.
70. Safe abortion: technical and policy guidance for health systems. World Health Organization Web site. http://extranet.who.int/iris/bitstream/10665/70914/1/9789241548434_eng.pdf Published 2003.
71. Velji A. Preface. *Infect Dis Clin North Am* 1991;5(2): xii–xv.
72. Gillon R. Medical ethics: four principles plus attention to scope. *BMJ* 1994; 309(6948):184–188.
73. Gillon R. Ethics needs principles—four can encompass the rest—;and respect for autonomy should be "first among equals." *J Med Ethics* 2003;29(5):307–312.
74. Beauchamp T, Childress J. *Principles of Biomedical Ethics*, 5th ed. New York: Oxford University Press, 2001.

75. Pence G. Virtue theory. In: Singer P, ed. *A Companion to Ethics*. Oxford: Blackwell, 1991: 249–258.
76. Taylor C. Ethics for an international health profession. *Science* 1966;153(3737):716–720.
77. Tsai D. Ancient Chinese medical ethics and the four principles of biomedical ethics. *J Med Ethics* 1999;25(4):315–321.
78. Tucker M, Grim J. Series forward: the nature of the environmental crisis. Center for the Study of World Religions Web site. http://www.hds.harvard.edu/cswr/research/ecology/foreword.html Published 2005.
79. Constitution of the World Health Organization. World Health Organization Web site. http://www.searo.who.int/LinkFiles/About_Searo_const.pdf.
80. Universal declaration of human rights. United Nations Web site. http://www.un.org/Overview/rights.html.
81. Mann J, Gostin L, Gruskin S, et al. Health and human rights. *Health Hum Rights* 1994;1(1):6–23.
82. Annas G. Human rights and health—the Universal Declaration of Human Rights at 50. *N Engl J Med* 1998;339(24): 1778–1781.
83. COHRED, The Ministry of Science and Technology, The Ministry of Health. *Beyond AID: Research and Innovation as Key Drivers for Health, Equity and Development*. Final -Report to Forum 2012: Cape Town, SA, 2012 http://www.forum2012.org/2012/10/final-report-to-forum-2012-on-beyond-aid-research-and-innovation-as-key-drivers-for-health-equity-and-development/.
84. Commission on Health Research for Development. *Health -Research: Essential Link to Equity Development*. New York: -Oxford University Press, 1990.
85. Velji A. Transforming global health, global health education, infectious disease, and chronic conditions in the 21st century. *Infect Dis Clin N Am* 2011;25:485–498.
86. Declaration of Helsinki. World Medical Association Web site. http://www.wma.net/en/30publications/10policies/b3/17c. pdf Published 2003.
87. Report of the World Conference on Human Rights. United Nations Web site. http://www.unhchr.ch/Huridocda/Huridoca.nsf/TestFrame/76a62cb583c2a55c802567c9004c62ea? Opendocument.
88. Mayor F. Message from Federico Mayor, Director--General, UNESCO. In: Bankowski Z, Bryant JH, Gallagher J, eds. *Ethics, Equity and the Renewal of WHO's Health-for-All -strategy: Proceedings of the XXIXth CIOMS Conference, -Geneva, Switzerland, 12-14 March 1997*. Geneva: CIOMS, 1997: 7.
89. Bankowski Z, Levine R. A decade of the CIOMS programme: health policy, ethics and human values: an international dialogue. In: Bankowski Z, Bryant J, eds. *Poverty, Vulnerability, the Value of Human Life, and the Emergence of Bioethics: Highlights and Papers of the XXVIIIth CIOMS Conference, Ixtapa, Guerrero State, Mexico, 17-20 April 1994*. Geneva: CIOMS, 1994: 13–25.
90. Bankowski Z, Bryant J, Last J, eds. *Ethics and Epidemiology: -International Guidelines: Proceedings of the XXVth CIOMS Conference, Geneva, Switzerland, 7-9 November 1990: cosponsored by the World Health Organization*. Geneva: CIOMS, 1991.
91. International ethical guidelines for biomedical research involving human subjects. Council for International Organizations of Medical Sciences (CIOMS) Web site. http://www.cioms.ch/publications/guidelines/guidelines_nov_2002_blurb.htm.
92. Hornblum A. They were cheap and available: prisoners as research subjects in twentieth century America. *BMJ* 1997;315(7120):1437–1441.
93. WHO: protect the public from contaminated blood: 55th session of the WHO Regional Committee. World Health Organization Regional Office for the Western Pacific Web site. http://www2.wpro.who.int/rcm/en/archives/rc55/press_releases/pr_20040916_3.htm. Published 2004.
94. Fact sheets: blood safety and voluntary donations. World Health Organization Regional Office for the Western Pacific Web site. http://www.wpro.who.int/mediacentre/factsheets/fs_20040610/en/index.html. Published 2004.
95. Blood supply and demand [editorial]. *Lancet* 2005; 365(9478): 2151.
96. Global challenges: South African blood service to stop calculating donors' risk of HIV infection based on race. Henry Kaiser Family Foundation Web site. http://www.kaiserhealthnews.org/Daily--Reports/2004/December/07/dr00027102. aspx?p=1 Published December 7, 2006.
97. Donor exclusion policy under review. *FDA Consumer* 1990; 24(6):6.
98. Daniels N. Fair process in patient selection for antiretroviral treatment in WHO's goal of 3 by 5. *Lancet* 2005;366(9480): 169–171.
99. Edejer T. North-South research partnerships: the ethics of carrying out research in developing countries. *BMJ* 1999;319(7207):438–441.
100. Angell M. The ethics of clinical research in the Third World. *N Engl J Med* 1997;337(12):847–849.
101. Lansang M, Olveda R. Institutional linkages: strategic bridges for research capacity strengthening. *Acta Trop* 1994; 57(2–3): 139–145.
102. Caplan A. Twenty years after. The legacy of the Tuskegee Syphilis Study. When evil intrudes. *Hastings Cent Rep* 1992; 22(6):29–32.
103. Edgar H. Twenty years after. The legacy of the Tuskegee Syphilis Study. Outside the community. *Hastings Cent Rep* 1992; 22(6):32–35.
104. King P. Twenty years after. The legacy of the Tuskegee Syphilis Study. The dangers of difference. *Hastings Cent Rep* 1992;22(6):35–38.
105. Jones J. The Tuskegee legacy. AIDS and the black community. *Hastings Cent Rep* 1992;22(6):38–40.
106. Randall V. Race, health care and the law: regulating racial discrimination in health care. United Nations Research -Institute for Social Development Web site. http://www.unrisd.org/80256B3C005BCCF9/(httpPublications)/603AC6BDD 4C6AF8F80256B6D005788BD?OpenDocument. Published 2001.
107. Stephens J. As drug testing spreads, profits and lives hang in balance. *Washington Post*, December 17, 2001: A01. http://www.washingtonpost.com/ac2/wp-dyn/A11939-2000 Dec15?language=printer.
108. Whalen C, Johnson J, Okwera A, et al. A trial of three regimens to prevent tuberculosis in Ugandan adults infected with the human immunodeficiency virus. Uganda-Case Western Reserve University Research Collaboration. *N Engl J Med* 1997;337(12):801–808.
109. Angell M. Ethical imperialism? Ethics in international collaborative clinical research. *N Engl J Med* 1988;319(16): 1081–1083.
110. Angell M. The Nazi hypothermia experiments and unethical research today. *N Engl J Med* 1990; 322(20):1462–1464.

111. Bhutta Z. Ethics in international health research: a perspective from the developing world. *Bull World Health Organ* 2002;80(2):114–120.
112. Mulholland E, Hilton S, Adegbola R, et al. Randomized trial of *Haemophilus influenzae* type-b tetanus protein conjugate vaccine [corrected] for prevention of pneumonia and meningitis in Gambian infants. *Lancet* 1997;349(9060): 1191–1197.
113. Bang A, Bang R, Baitule S, et al. Effect of home-based neonatal care and management of sepsis on neonatal mortality: field trial in rural India. *Lancet* 1999;354(9194):1955–1961.
114. Luby S, Agboatwalla M, Feikin D, et al. Effect of handwashing on child health: a randomized controlled trial. *Lancet* 2005; 366(9481):225–233.
115. Neufeld V, Alger E. Network is a verb. The experience of the network of community-oriented educational institutions for health sciences. *Infect Dis Clin North Am* 1995;9(2):407–418.
116. Guidelines for research in partnership with developing countries; 11 principles. Commission for Research Partnerships with Developing Countries Web site. http://www.kfpe.ch/download/Guidelines_e.pdf. Published 1998.
117. Cash R, Wikler D, Saxena A, et al, eds. *Case Book on Ethical Issues in International Health Research* [online monograph]. Geneva: World Health Organization, 2009. http://whqlibdoc.who.int/publications/2009/9789241547727_eng.pdf.
118. Donnelley S. Humans within nature. Hans Jonas and the imperative of responsibility. *Infect Dis Clin North Am* 1995; 9(2):235–244.
119. White L. The historical roots of our ecologic crisis. *Science* 1967;155(3767):1203–1207.
120. Human health under threat from ecosystem degradation: threats particularly acute in poorer countries. World Health Organization Web site. http://www.who.int/mediacentre/news/ releases/2005/pr67/en/index.html.
121. San Sebastian M, Hurtig A. Oil exploitation in the Amazon basin of Ecuador: a public health emergency. *Rev Panam Salud Publica* 2004;15(3):205–211.
122. Gostin L. Medical countermeasures for pandemic influenza: ethics and the law. *JAMA* 2006;295(5):554–556.
123. Singer P, Benatar S, Bernstein M, et al. Ethics and SARS: lessons from Toronto. *BMJ* 2003;327(7427):1342–1344.
124. Summary notes for members of the California State Legislature on the ethics of human cloning and stem cell research: a report from "California cloning: a dialogue on state regulation" held at Santa Clara University, October 12, 2001. Markkula Center for Applied Ethics Web site. http://www.scu.edu/ethics/publications/cloning.html.
125. Development of a regional position on human cloning. World Health Organization Regional Committee for the Eastern Mediterranean Web site. http://applications.emro.who.int/docs/EM_RC51_infDoc11_en.pdf.
126. Noogle S, et al. Human oocytes reprogram somatic cells to a pluripotent state. *Nature* 2011;478:70–75.
127. Williams B, Cavico F, Mujtaba B. Integrating modern business values and cloning. The legality, morality, and social responsibility of somatic cell nuclear transfer. *Adv Manage App Econ* 2011;1:53–92.
128. Global Legal Research Center. *Bioethics Legislation in selected Countries. Bioethics in International Law*. Washington, DC: The Law Library of Congress, October 2012. http://www.loc.gov/law/help/bioethics_2012-008118FINAL.pdf.
129. Annan K. Nobel lecture, December 10, 2001, Oslo, Norway. Nobel Peace Prize Web site. http://nobelprize.org/peace/laureates/2001/annan-lecture.html.
130. Gostin L. International infectious disease law: revision of the World Health Organization's International Health Regulations. *JAMA* 2004;291(21):2623–2627.
131. Smolinksi M, Hamburg M, Lederberg J, eds. Committee on Emerging Microbial Threats to Health in the 21st Century, Board on Global Health. Microbial threats to health: emergence, detection, and response [monograph on the Internet]. National Academies Press. http://www.nap.edu/openbook.php?isbn=030908864X Published 2003.
132. Taylor A, Bettcher D. WHO Framework Convention on Tobacco Control: a global "good" for public health. *Bull World Health Organ* 2000;78(7):920–928. http://www.who.int/bulletin/archives/78(7)920.pdf.
133. Novotny T, Carlin D. Ethical and legal aspects of global tobacco control. *Tobacco Control* 2005;14(Suppl II):ii26–ii30. http://tobaccocontrol.bmj.com/content/14/suppl_2/ii26.full.
134. Gostin, L. A framework convention on global health: health for all, justice for all. *JAMA* 2012;307(19):2087–2092.
135. Velji A. Transforming global health, global health education, infectious disease, and chronic conditions in the 21st century [editorial]. *Infect Dis Clin North Am* 2011;25(3):485–498.
136. Barnard D, Bui T, Chase J, Jones E, et al. Ethical issues in global health education. In: Chase J, Evert J., eds. *Global Health Training in Graduate Medical Education: A Guidebook*. 2nd ed. San Francisco: Global Health Education Consortium, 2011:30–52.
137. Evert J, Huish R, Heit G, et al. Global health ethics. In: Illes J, Sahkian J, eds. *Oxford Handbook of Neuroethics*. New York: Oxford University Press, 2011:835–856.
138. Pinto A, Upshur R. Global health ethics for students. *Dev World Bioeth* 2009;9(1):1–10.
139. Crump J, Sugarman J; Working Group on Ethics Guidelines for Global Health Training (WEIGHT). Ethics and best practice guidelines for training experiences in global health. *Am J Trop Med Hyg* 2010;83(6):1178–1182.
140. Student handbook for global engagement. University of Michigan Web site. http://open.umich.edu/education/sph/resources/student-handbook-global-engagement/2011 Published 2011.
141. Dharamsi S, et al. *Global Praxis: Exploring the Ethics of -Engagement Abroad*. Vancouver, BC: Ethics of International Engagement and Service Learning Project, 2011. http://ethicsofisl.ubc.ca/downloads/_2011-EIESL-kit-loRes.pdf.
142. White M, Evert J. Developing ethical awareness in global health: four cases for medical educators. *Dev World Bioethics* 2012. doi:10.1111/devb.12000 http://www.ncbi.nlm.nih.gov/pubmed/23025791.
143. Macer D. Bioethics in and from Asia [editorial]. *J Med Ethics* 1999;25(4):293–295.

Educação e carreiras em saúde global

22

Jessica Evert e Scott Loeliger

OBJETIVOS DE APRENDIZADO

- Apreciar o panorama da educação em saúde global para estudantes de ciências da saúde e outros
- Descrever os desafios e as oportunidades da força de trabalho de saúde global
- Definir as competências da educação em saúde global e os modelos estruturais para os programas educacionais

VISÃO GERAL

A natureza multifacetada e interdisciplinar da saúde global compõe um campo que possui muitos caminhos educacionais e muitas carreiras que levam a ela e que se originam dela. Na última década, muitas disciplinas e programas de saúde incluíram a educação em saúde global. Essa vinculação veio na forma de conteúdo e vias de saúde global, competências educacionais e consenso da globalização da educação em ciências da saúde. Apesar da crescente popularidade da educação e das carreiras em saúde global, ainda há muitos obstáculos para que essa globalização seja totalmente percebida. Os desafios centrais incluem garantir que ocorra engajamento global de maneira ética e obter apoio institucional sustentável. Cada vez mais, há reconhecimento da necessidade de abordagens interdisciplinares às questões de saúde global que contrastem com os focos específicos de disciplinas tradicionais em contextos acadêmicos. Têm surgido organizações e escolas dedicadas a encurtar a distância entre esses focos e a aumentar a relevância das instituições acadêmicas no engajamento em saúde global, especificamente nas áreas de educação, pesquisa, serviço e advocacia.[1]

Há uma variedade de estruturas de programas, conteúdo e foco de saúde global dentro das ciências da saúde e escolas de saúde pública. Muitos *westerners* que discutem a educação em saúde global referem-se ao treinamento de estudantes do norte global sobre saúde e determinantes de saúde no sul global. O *norte* é o termo coletivo para os países economicamente desenvolvidos e industrializados, enquanto o *sul* refere-se aos países de baixa e média rendas.[2] Muitas dessas abordagens educacionais baseiam-se em evidências empíricas ou no impacto sobre os estudantes em treinamento, sem atenção ao impacto sobre as comunidades receptoras com poucos recursos. Há uma necessidade de pesquisas e desenvolvimento de programas nas áreas de verdadeiro engajamento educacional interdisciplinar, sustentabilidade de programas, impacto sobre as comunidades receptoras e custo-efetividade. Além disso, o melhor desempenho de profissionais *westerners* nos círculos de saúde global ainda não está claro. Embora alguns programas educacionais estimulem os *westerners* a serem prestadores diretos de cuidados, outros veem os papéis de defensores e agentes de empoderamento como mais apropriados e sustentáveis. Por último, há um desenvolvimento considerável de educação em saúde global ocorrendo com colaborações sul-sul e dentro de países que prometem desenvolver uma força de trabalho de saúde global sustentável.

MAIOR RESPONSABILIDADE SOCIAL E TRANSFORMAÇÃO DA EDUCAÇÃO EM SAÚDE

Dois relatórios fundamentais evidenciam o momento na educação em saúde global. A comissão do Lancet, Education for Health Professionals for the 21st Century (Educação para os Profissionais de Saúde para o Século 21), produziu um relatório em 2010 para examinar o estado da educação em saúde no mundo todo e propor as ações necessárias para lidar com a "falha coletiva no compartilhamento dos avanços importantes em saúde com equidade."[3] A comissão compartilhou essa visão:

> Todos os profissionais de saúde em todos os países devem ser educados para mobilizar o conhecimento e engajar-se na discussão crítica e conduta ética, de forma que sejam competentes para participar de sistemas de saúde centrados no paciente e na população como membros de equipes localmente responsáveis e globalmente conectados. O objetivo final é garantir a cobertura universal de serviços abrangentes de alta qualidade que sejam essenciais para estimular a equidade em saúde dentro e entre países.

O relatório oferece um diagnóstico dos problemas atuais dos sistemas de saúde e educação e elabora sobre suas intersecções e suas influências mútuas. As reformas interdependentes são expostas como as próximas etapas necessárias. A comissão do Lancet incluiu mecanismos de administração, um dos quais é a acreditação socialmente responsável de instituições educacionais.

Um esforço paralelo em nome de 65 delegados da educação e acreditação médicas reflete-se no Consenso Global sobre a Responsabilidade das Escolas de Medicina (GCSA, do inglês Global Consensus on Social Accountability of Medical Schools). O GCSA definiu 10 áreas para as escolas abordarem e assumirem uma responsabilidade social. Exemplos dessas áreas incluem a antecipação das necessidades de saúde da sociedade e a adaptação ao papel em evolução dos médicos e outros profissionais de saúde. É importante observar que o GCSA sugere que as comunidades nas quais a escola de medicina está inserida ofereçam *feedback* sobre a responsabilidade social da instituição. O Consenso sugere que essa avaliação da comunidade seja adicionada às normas nacionais para acreditação. Esse foco na receptividade e parceria locais é um pilar da estrutura do GCSA.[4] O Training for Health Equity Network (THEnet – Rede de Treinamento para Equidade na Saúde), um consórcio de instituições educacionais de saúde baseadas na comunidade e comprometidas com a equidade em saúde, publicou uma estrutura para avaliar a educação socialmente responsável dos profissionais de saúde.[5] Os esforços do THEnet para aumentar a visibilidade das escolas de medicina baseadas na comunidade (a maioria delas no sul do globo) que treinam indivíduos locais para abordar os desafios de saúde também locais são únicos. A natureza dos esforços do THEnet contrasta com muitas escolas no norte do globo, que treinam predominantemente estrangeiros para abordar os desafios de saúde global nas comunidades geograficamente afastadas da escola de medicina.

Os esforços para avançar em direção a instituições educacionais mais socialmente responsáveis e afetar os sistemas e as disparidades de saúde são o cerne do movimento de educação em saúde global. Os estudantes têm um interesse cada vez maior nas questões de saúde global, equidade em saúde e serviço internacional.[6] Em resposta a esse interesse e aos movimentos de reforma da educação resultantes, surgiu uma variedade de programas de educação em saúde global, fortalecendo os programas existentes. Os programas educacionais são diversos e refletem várias facetas da saúde global. De maneira similar, esses programas são uma evidência dos esforços para globalizar os sistemas educacionais e a força de trabalho de saúde.

▶ Necessidades da força de trabalho

Ao se pensar na força de trabalho para saúde e atenção médica, é importante definir cautelosamente que parte da força de trabalho de saúde está sendo descrita. Além dos médicos, esse termo também inclui administradores, farmacêuticos, radiologistas, flebotomistas, enfermeiras especializadas em obstetrícia, assistentes de médicos e vários outros profissionais nos sistemas de saúde. Deve ser incluído na discussão o segmento da força de trabalho que contribui para mudança comportamental, saúde pública e ambiente, pois a atenção clínica contribui com apenas cerca de 10% dos determinantes de saúde.[7] Deve-se focar não apenas nos profissionais de saúde global que vêm da Europa e América do Norte em projetos acadêmicos ou de auxílio, mas também focar na massiva falta de muitas categorias de profissionais capacitados, o que representa uma das maiores barreiras à melhoria da saúde em todos os países de todo o mundo (Figura 22-1). Uma discussão abrangente deve incluir, de maneira correta, elementos de equidade de salário e atenção cautelosa aos verdadeiros programas de intercâmbio acadêmico e intelectual. Finalmente, devem ser abordadas não apenas as necessidades ou os benefícios de nossos estudantes e professores, mas também os processos que promovem, orientam e dão aos profissionais locais, em países com poucos recursos, a capacidade de obter

EDUCAÇÃO E CARREIRAS EM SAÚDE GLOBAL CAPÍTULO 22   549

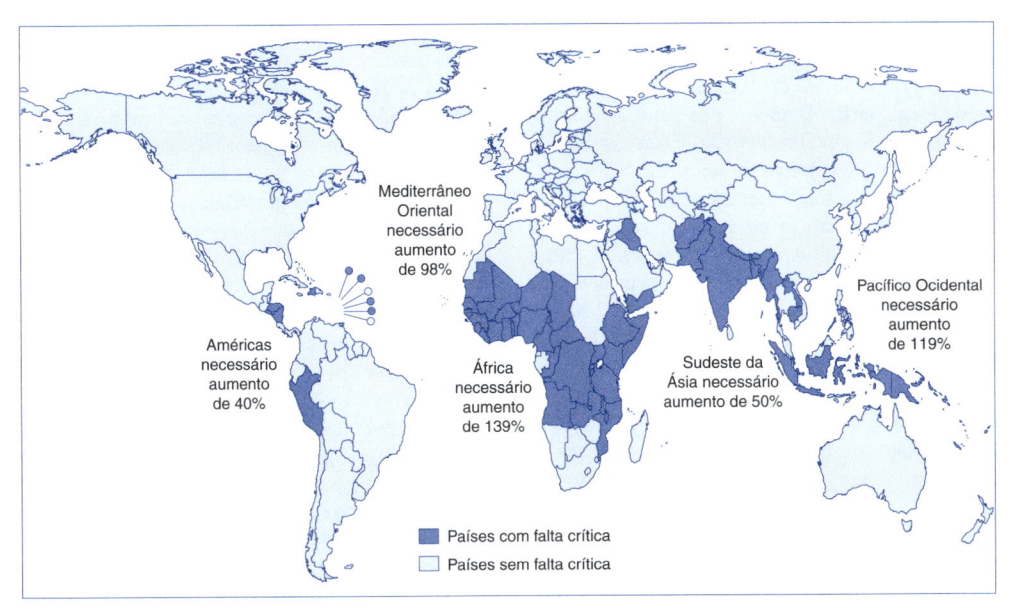

▲ Figura 22-1 Países com falta crítica de profissionais de saúde.

Regiões indicadas no mapa:
- Américas necessário aumento de 40%
- Mediterrâneo Oriental necessário aumento de 98%
- África necessário aumento de 139%
- Sudeste da Ásia necessário aumento de 50%
- Pacífico Ocidental necessário aumento de 119%

Legenda: Países com falta crítica / Países sem falta crítica

conhecimento, de serem retidos e de terem acesso à educação médica continuada.

A Aliança de Força de Trabalho de Saúde Global (Global Health Workforce Alliance – GHWA) foi criada em 2006 para abordar a crise da falta crônica de profissionais de saúde, aproximadamente 4,2 milhões no mundo e 1,5 milhão somente na África. Essa nova aliança representa uma parceria global de governos nacionais, sociedade civil, agências internacionais, instituições financeiras, pesquisadores, educadores e associações profissionais. Seus membros agora incluem mais de 300 organizações ao redor do mundo, como a Universidade Johns Hopkins, o Instituto de Ciências da Saúde BP Korala, no Nepal, a Family Health International, a Escola de Medicina de Fiji e a Aliança GAVI (anteriormente Aliança Global para Vacinas e Imunização, do inglês Global Alliance for Vaccines and Immunisation).[8] No Primeiro Fórum Global sobre Recursos Humanos para Saúde em Kampala, Uganda, em 2008, o GHWA publicou uma declaração sobre uma agenda para ação global para lidar com a crise da força de trabalho de saúde. Essa declaração pede ação coordenada dos governos, multilateral e bilateral, instituições acadêmicas, sociedade civil, setor privado e associações e sindicatos de profissionais de saúde.[9]

A conquista dos Objetivos de Desenvolvimento do Milênio 4, 5, 6 e 8 (mortalidade infantil, saúde materna, doenças infecciosas e parcerias globais) apoia-se no rápido aumento da quantidade de saúde. Para os médicos, abordar esses objetivos é uma oportunidade importante para trabalhar com outros grupos profissionais a fim de compreender como distribuir a energia e o dinheiro em programas que apoiem outros profissionais de saúde que são necessários em um sistema de saúde nacional e local funcional.

A definição atual de saúde global inclui apropriadamente as áreas carentes e pobres de todas as nações, desenvolvidas e em desenvolvimento. Houve discussões acirradas para estabelecer uma uma descrição que permita uma base comum para discussões, propostas e ações. Koplan e outros ofereceram a seguinte definição:

> *Saúde global é uma área de estudo, pesquisa e prática que dá prioridade à melhoria da saúde e à conquista da equidade em saúde para todas as pessoas do mundo. A saúde global enfatiza as questões de saúde transnacionais, os determinantes e as soluções e envolve várias disciplinas das ciências da saúde e outras promovendo a colaboração interdisciplinar. É uma síntese da prevenção baseada na população com atenção clínica em nível individual.*[10]

Há uma reconhecida contradição quando os profissionais de saúde de países ricos em recursos embarcam em aviões que sobrevoam suas próprias favelas urbanas e comunidades rurais pobres a fim de tratar as comunidades carentes no mundo inteiro. O problema das disparidades persistentes de saúde local, particularmente nos Estados Unidos, deve ser levado em consideração. É razoavelmente reconhecido que sistemas de saúde de sucesso exigem um grupo atuante na atenção primária em saúde e infraestrutura para serem sustentáveis, custo-efetivos e culturalmente competentes. Entre os médicos de países desenvolvidos, há uma tensão emergente sobre o foco do trabalho que é necessário para apoiar a melhor atenção à saúde. Tradicionalmente, as missões médicas costumavam consistir de cirurgiões, obstetras/ginecologistas e especialistas em doenças infecciosas que focavam em doenças específicas que pudessem ser tratadas com medicações, tratamentos e procedimentos de uma única vez. Essa visão especialista costuma ser apoiada por instituições acadêmicas nos países menos desenvolvidos, que foram baseadas em instituições com convênio e orientadas por especialistas na América do Norte e na Europa. O surgimento da atenção primária à saúde como focos centrais dos serviços de saúde e recursos humanos em saúde no mundo desenvolvido e em desenvolvimento criou um aumento na demanda por médicos de família, internistas primários, pediatras, obstetras, profissionais de enfermagem, assistentes de médicos e enfermeiras especializadas em obstetrícia, como prestadores de serviços e educadores. A Dra. Margaret Chan, em uma declaração na Conferência Internacional de Saúde para o Desenvolvimento em Buenos Aires, em 2007, observou que o caminho para reduzir as mortes maternas e infantis e aumentar a cobertura para malária, tuberculose, HIV/AIDS e doenças crônicas será uma rápida ampliação de equipes de atenção primária, mais do que de tecnologia.[11]

Será difícil conseguir um rápido crescimento das capacidades de atenção primária em saúde no mundo em desenvolvimento sem uma remodelagem da educação médica e do treinamento de pós-graduação que produza mais profissionais de atenção primária e profissionais de saúde compatíveis com o novo modelo deste nível de atenção. Para os países em crise da Ásia, África e América do Sul/Central, essa enorme tarefa parece impossível, a menos que os esforços sejam adaptados para aumentar os recursos humanos relevantes para saúde. A "fuga de cérebros" e os conflitos por causa da escassez de médicos continuam piorando. No início de 2008, países como Quênia, Gana, Angola e Moçambique tinham de 43 a 75% de seus médicos treinados trabalhando no exterior.[12]

O Sudão do Sul, o país mais novo do planeta, oferece um exemplo perfeito de um país que não possui a força de trabalho básica para compor o quadro de funcionários de um hospital central ou de uma instituição de treinamento para os estudantes e residentes de medicina necessários. Conflitos e falta de infraestrutura básica fora da capital impedem o estabelecimento até mesmo dos postos de atenção primária mais rudimentares.

O enorme foco da força de trabalho em programas verticais, como HIV/AIDS, tuberculose e malária, expôs mais do que nunca as iniquidades e inadequações dos recursos humanos nos países em desenvolvimento. Essa percepção motivou o mais recente e um tanto controverso esforço de aumentar a força de trabalho médica para abordar as iniquidades no mundo em desenvolvimento. O Instituto de Medicina (IOM, do inglês Institute of Medicine), conforme solicitado pelo Gabinete do Coordenador Global de AIDS dos Estados Unidos, começou a estudar opções para colocar profissionais de saúde americanos em 15 países-foco. O IOM propôs um esforço de recrutamento e mobilização do estilo do Corpo da Paz. O relatório afirmava: "Nada menos do que um contingente de profissionais de saúde e outros especialistas da escala do Corpo da Paz deve ser mobilizado para planejar, realizar e sustentar uma campanha contra a doença."[13]

O Serviço de Saúde Global proposto por volta de 2005 previa seis programas:

1. Corpo de Serviço de Saúde Global
2. Avaliação de Necessidades da Força de Trabalho de Saúde
3. Programa de Bolsas de Estudo
4. Programa de Reembolso de Empréstimo
5. Programa de Parceria
6. Centros de Coordenação

O Corpo de Serviços de Saúde Global agora é uma realidade, com o lançamento, em julho de 2012, da Parceria de Serviços de Saúde Global. O objetivo da força de trabalho é compensar as faltas em recursos humanos e promover o trabalho direto com as comunidades locais. Esse programa é uma parceria público-privada entre o Plano Presidencial de Emergência para Alívio da AIDS (PEPFAR, do inglês President's Emergency Plan for AIDS Relief), o Corpo da Paz e o Corpo de Serviço de Saúde Global. Os enfermeiros e médicos atuarão principalmente como professores-adjuntos nos programas de treinamento existentes. Os três primeiros países foram Tanzânia, Malawi e Uganda, que começaram em julho de 2013. Essas posições utilizaram médicos e enfermeiros licenciados, mas, como os voluntários do Corpo da Paz, receberam apenas ajuda financeira mensal, transporte, assistência médica, férias e um subsídio para reajustamento. O compromisso inicial era de 1 ano, com oportunidade para extensão apenas para um segundo ano.[14]

O programa de "parceria", mencionado na proposta original, começou em 2010. A Iniciativa de Parceria em Educação Médica (MEPI, do inglês Medical Education Partnership Initiative) é indicada para fortalecer os sistemas de saúde e programas educacionais e reforçar os números de profissionais de saúde para 140 mil em um prazo muito mais longo.[15] Esse esforço, que também utiliza as verbas reorientadas do PEPFAR, é uma tentativa de desenvolver relações "irmanadas" entre instituições acadêmicas dos Estados Unidos e instituições com grave falta de recursos em vários países da África subsaariana. Similar ao Corpo de Serviço de Saúde Global, grande parte da atenção inicial está na África, pois ela apresenta 24% da carga global de doença, mas apenas 3% da força de trabalho de saúde global e apenas 1% dos gastos de saúde do mundo.[16] O MEPI tem orçamento de $130 milhões e utiliza os recursos dos Serviços Humanos e de Saúde, do PEPFAR, do Fogarty International Center do National Institutes of Health (NIH) e mais de 15 grandes universidades americanas que trabalham com múltiplas instituições educacionais em mais de 10 países da África subsaariana. Esse projeto, em parte, foi um esforço para tratar o redirecionamento das verbas dos programas de AIDS. Muitos especialistas sentiram que esses programas negligenciavam as necessidades de vários países de terem profissionais de saúde mais treinados e de dar mais atenção às questões de saúde básicas de água, saneamento, nutrição e doenças crônicas.[17]

Esses esforços recentes para focar mais no treinamento e apoio ao desenvolvimento dos sistemas de saúde devem estimular o debate sobre questões éticas para evitar danos e para se considerar os desfechos futuros das ações ou assistências atuais. Isso é especialmente importante para estudantes, estagiários e residentes que contemplam ir para o exterior como indivíduos ou como parte de uma organização não governamental ou acadêmica maior. Embora a frase *primum non nocere*, "antes de tudo, não prejudicar," geralmente se aplique à atenção e ao tratamento de pacientes individuais, deveria também ser aplicada a comunidades e agências governamentais nos países que recebem apoio. De modo muito parecido com os programas "verticais" tradicionais, que desviaram a força de trabalho e os recursos de saúde dos programas nutricionais, de saúde pública e doenças crônicas preexistentes em muitos países, uma nova dependência em um modelo de Corpo de Paz de voluntários médicos de curto prazo pode retardar as soluções mais sustentáveis de prazo mais longo nos países em desenvolvimento.

Um debate público na página do editorial do *New York Times* em 2008 destacou esse dilema. Dois antigos voluntários, um senador americano e outro um antigo recrutador e diretor de uma organização voluntária de um país, ofereceram suas opiniões sobre dobrar o número de voluntários (o senador) ou ser mais circunspecto ao enviar voluntários de curto prazo que não são solicitados e podem não ser necessários.[18] Programas mais antigos, como a Foundation for the Advancement of International Medical Education and Research (Fundação para o Avanço de Educação e Pesquisa Médica Internacional), concentraram-se na melhoria da capacidade e competência dos professores em instituições de treinamento em medicina/enfermagem no exterior para inovar e desenvolver os modelos apropriados para aqueles que recebem treinamento. Esse tipo de auxílio indireto, não medicações ou força de trabalho, tem o potencial de manter os médicos estrangeiros no local e, simultaneamente, desenvolver relações profissionais e equitativas com os educadores médicos no mundo inteiro.[19]

Um modelo de esforços cooperativos de baixo orçamento, chamado Friends of Family Medicine Uganda (FFMU – Amigos da Medicina de Família em Uganda), sob a égide de um comitê consultivo internacional, destaca o desenvolvimento colaborativo do currículo de medicina de família, programas de residência e faculdades de medicina de família no país. Em vez de passar semanas ou meses lutando para tratar doenças e fazer curativos em sistemas de prestação de saúde falidos, as faculdades participantes do FFMU da Europa, do Canadá e dos Estados Unidos trabalham com suas contrapartes africanas eletronicamente e em visitas/conferências periódicas.

Outro projeto maior, financiado pelo ACP-Eu-Edulink europeu, trabalha a partir de uma estrutura similar em alguns países subsaarianos. Conhecido como Primafamed, faculdades da Europa e dos Estados Unidos apoiaram reuniões e o desenvolvimento de um periódico *on-line* de saúde primária e medicina de família fundado em 2009.[20] A rede do Primafamed atualmente oferece uma plataforma para as instituições educacionais africanas preocupadas com questões de saúde primária e medicina de família. Oferece treinamento para aumentar a capacidade necessária em países como África do Sul, Sudão, Uganda, Nigéria, Gana, República Democrática do Congo (RDC), Ruanda, Tanzânia e Quênia.[21]

Além disso, o programa VLIR ZEIN 2009, financiado pelo governo belga e pelo Conselho Interuniversitário Flamengo, fundou um "projeto de irmanação de medicina de família sul-africano." Os departamentos de medicina de família na África do Sul irmanam-se com os complexos de treinamento que foram ou serão estabelecidos na Namíbia, Zâmbia, Moçambique, Malawi, Lesoto, Suazilândia, RDC e Botswana. O Primafamed oferece apoio em termos de formação de capacidade, desenvolvimento de conteúdo e monitoramento de treinamento de pós-graduação em medicina familiar. Essa rede está promovendo o princípio da cooperação sul-sul, encorajando o compartilhamento de conhecimentos entre diversas instituições africanas e criando uma rede institucional.[22]

De preocupação particular para a saúde global é o aumento da emigração de profissionais de saúde em resposta às forças de mercado.[23] Com o movimento de médicos, enfermeiros e farmacêuticos de ambientes economicamente desfavorecidos para países desenvolvidos, surge uma crise de assistência nos países em desenvolvimento. Por exemplo, a África tem 25% da carga de doença do mundo, no entanto apenas 0,6% dos profissionais de saúde do mundo. Mais de um terço dos graduados em escolas de medicina sul-africanas emigram para o mundo desenvolvido por ano. Em Zimbábue, onde os farmacêuticos oferecem atenção primária substancial, apenas 40 são treinados por ano e, em 2001, 60 migraram para outros países. São necessárias soluções éticas para esses fluxos de mão de obra; essas soluções podem incluir incentivos educacionais e institucionais que associem instituições acadêmicas em países desenvolvidos a instituições parceiras em países em desenvolvimento. Em 2011, aproximadamente 2.700 graduados internacionais em medicina não americanos foram aceitos para treinamento em residência nos Estados Unidos.[24] Isso representa mais de 10% de todos os residentes de primeiro ano e é uma perda significativa de força de trabalho médica de países que não têm condições de sofrer essa perda. Também mostra como os Estados Unidos (e, provavelmente, a Europa) ao mesmo tempo em que tomam talentos de países com menos recursos, preparam uma legião de seus próprios médicos para irem para esses países por meio do novo corpo de serviço de saúde global.

Existem modelos para contribuição de mão de obra de saúde de áreas com mais recursos para áreas muito carentes. Cuba tem contribuído com médicos para países em desenvolvimento há décadas como exigência de serviço comunitário para seus novos graduados e estendeu sua preocupação com áreas carentes treinando estudantes de medicina americanos para tratar americanos urbanos pobres. Milhares de estudantes de medicina de outros países menos desenvolvidos são treinados em Cuba para voltar para casa e atender às necessidades locais.[25]

Outros modelos para cooperação e parceria

Conforme discutido na seção sobre atividades de pesquisa, as parcerias em pesquisas de saúde têm benefícios consideráveis que melhoram a qualidade dessas pesquisas, o intercâmbio de conhecimento entre as contrapartes e o desenvolvimento de competências focadas em pesquisas em saúde global. Um produto recente desse foco, conduzido pela Coalizão Canadense para Pesquisas em Saúde Global e apoiado pelo Centro de Pesquisas em Desenvolvimento Internacional, foi o desenvolvimento de um "Kit de Ferramentas para Avaliação de Parceria."[26] Um objetivo central do kit de ferramentas é quebrar a tensão que existe em várias iniciativas de pesquisa e assistência de países desenvolvidos e a falta de um verdadeiro empoderamento e responsabilidade criada pelos modelos neocoloniais de origem vertical (*top-down*, ou de cima para baixo).

Recentemente, um importante relatório da Comissão Global sobre Educação de Profissionais de Saúde para o Século XXI, no Lancet, tentou apontar o caminho para preencher as lacunas em equidade e força de trabalho de saúde dentro e entre os países.[3] O foco primário do relatório foi transformar a educação para fortalecer os sistemas de saúde. A abordagem centrada desse sistema tem claras implicações para a força de trabalho de saúde e para estudantes, pós-graduados e residentes norte-americanos e europeus. Um comentário feito por vários estudantes europeus da Áustria e Holanda aprova essa nova abordagem:

> *Estimulamos a educação baseada em equipe para evitar o foco excessivo no profissional. Trabalhar no setor saúde significa trabalhar em equipes multidisciplinares e interdisciplinares. Como o trabalho em equipe é uma habilidade transversal que pode ser aprendida, seu desenvolvimento deve ser promovido pelos cursos interprofissionais propostos, com início em uma idade precoce. Nos últimos sete anos, os estudan-*

tes de saúde internacional reconheceram a importância da educação interprofissional e lançaram um fórum internacional que reúne estudantes de medicina, enfermagem, farmácia e profissionais de saúde aliados.[27]

ESTRUTURAS PARA EDUCAÇÃO EM SAÚDE GLOBAL

A educação em saúde global ocorre em todos os níveis da educação médica: estudantes universitários pré-medicina*, graduação médica, residência e estágios. Também ocorre em saúde pública, enfermagem e outros tipos de educação em saúde. Além disso, a saúde global e temas similares são estudados na maioria das disciplinas não relacionadas à saúde, com atenção particular em geografia, estudos de gênero, antropologia e outras ciências sociais. Como os determinantes de saúde são tão amplos, especialmente no mundo em desenvolvimento, a educação em saúde global é matéria de administração, engenharia, ciência política e várias outras disciplinas. Mesmo quando não concebida como educação explicitamente em saúde global, os conceitos, os princípios e as intervenções da maioria das disciplinas, quando aplicados de maneira globalizada, são integrados à saúde global em sua forma mais inclusiva.

Em disciplinas específicas da saúde e relacionadas à saúde, a educação em saúde global explícita assume várias formas:

- Programas de graduação (escolas não profissionais) em relações internacionais, saúde pública, antropologia, etc.
- Programas de certificação, aplicados a estudantes visitantes e estudantes de escolas profissionais concentradas em saúde global.
- Trajetórias de saúde global para estudantes de medicina, farmácia, enfermagem, odontologia e medicina veterinária.
- Um trabalho eletivo ou obrigatório de saúde global durante a educação de graduação em medicina, enfermagem ou outras profissões da área da saúde.
- Mestrado em ciências da saúde global ou pesquisa clínica focado em tópicos de saúde global.
- Áreas de concentração para estudantes de doutorado em ciências básicas, enfermagem ou outros campos para apoiar projetos de pesquisa em saúde global.
- Programas de estudos clínicos para residentes que desejam expandir seu treinamento clínico que incluam pesquisas, serviços ou trabalho em programas no exterior.
- Participação em organizações locais, nacionais e internacionais lideradas por estudantes (p. ex., IFMSA, GlobeMed, Unite for Sight, Global Brigades) e participação em grupos profissionais (p. ex., AAFP's Global Health Workshop, ACS Operation Giving Back, Seção de Saúde Infantil Internacional da AAP), consórcios (p. ex., CUGH, WONCA) e outras organizações nacionais/internacionais (p. ex., Doctors for Global Health, Physicians for Social Responsibility).
- Participação de revezamentos internacionais ou programas estrangeiros por meio de instituições acadêmicas ou organizações não governamentais (p. ex., Child Family Health International, Cross Cultural Solutions, outras).

Não há uma estrutura acordada ou universal para educação em saúde global.[28] Bozorgmehr e colegas apresentaram características principais da educação em saúde global que enfatizam conceitos importantes como interprofissionalismo, foco na justiça social e pensamento crítico (Tabela 22-1).[29] No entanto, cada programa é um reflexo de seus próprios pontos fortes institucionais, capacidades de ensino, agenda de saúde global, filosofia exclusiva e abordagem ética subjacente.[30]

Muitos do norte global referem-se aos programas de educação em saúde global como aqueles em instituições do norte global que ensinam conceitos de saúde global a uma população de estudantes predominantemente ocidentais. Porém, também há aqueles que se concentram no treinamento de indivíduos do sul global para atenderem às suas próprias comunidades. Isso ocorre por meio de atividades de formação de capacidade básica, instituições de educação formal e programas de irmanação. A formação de capacidade básica costuma ocorrer em nível comunitário ou distrital. Essas atividades incluem o treinamento de agentes comunitários de saúde, profissionais de saúde existentes e outros. Embora esse processo ocorra internamente, a literatura reflete uma predominância de programas de educação e formação de capacidade que envolvam facilitadores do norte global.[31-33]

Existem instituições educacionais formais que treinam as populações de estudantes locais no

---

*N. de R.T. Nos Estados Unidos há uma formação pré-médica que não existe no Brasil.

Tabela 22-1 Características importantes da educação em saúde global

Categoria	Características	Implicação	Justificativa
Objeto	Foca nas forças sociais, econômicas, políticas e culturais que influenciam a saúde no mundo todo	As oportunidades de aprendizado em saúde global focam nos determinantes estruturais subjacentes da saúde	Garantir que as intervenções educacionais cubram a etiologia social, econômica, política e cultural da má saúde e não meramente seus sintomas orientados por doença em nível global
	Preocupação com as necessidades dos países em desenvolvimento, com questões de saúde que transcendam as fronteiras nacionais e com o impacto da globalização	As oportunidades de aprendizado em saúde global associam dimensões territoriais a supraterritoriais dos determinantes estruturais subjacentes de saúde	Garantir que as intervenções educacionais esclareçam as associações entre as situações territoriais de saúde (domésticas e/ou situações em outros países) e seus determinantes subjacentes transfronteiriços e globais
Orientação	Para a saúde para todos	As oportunidades de aprendizado em saúde global devem adotar e transmitir os aspectos éticos e práticos da conquista da saúde para todos	Garantir que as intervenções educacionais sejam relevantes para as necessidades das pessoas em âmbito comunitário, local, nacional, internacional e global
	Para a equidade na saúde	As oportunidades de aprendizado em saúde global devem enfatizar questões de equidade na saúde (ou iniquidade na saúde) dentro e entre países	Garantir que as intervenções educacionais orientem sobre o desafio de conquistar a equidade na saúde no mundo todo
Desfecho	Identificação de ações	As oportunidades de aprendizado em saúde global facilitam a identificação de ações (pelo estudante) para resolver problemas descendentes (do inglês *top-down*) ou – mais importante – ascendentes (do inglês *bottom-up*)	Garantir que as intervenções educacionais promovam o pensamento crítico e apresentem opções para engajamento profissional em diversas dimensões para saúde para todos e equidade na saúde
Metodologia	Interdisciplinaridade	As oportunidades de aprendizado em saúde global envolvem educadores e/ou estudantes de várias disciplinas e profissões	Garantir que as intervenções educacionais levem à compreensão das influências na saúde além do paradigma biomédico e respeitem a importância de setores além do setor da saúde na melhoria da saúde
	Aprendizado ascendente e orientação para problemas	As oportunidades de aprendizado em saúde global exigem métodos não convencionais de ensino e aprendizado	Garantir que as intervenções educacionais esclareçam a relevância de a capacidade da força de trabalho lidar com os determinantes transfronteiriços e/ou globais de saúde

Adaptada de: Bozorgmehr K, Saint V, Tinnemann P. Global Health Education Framework: A Conceptional Guide for Monitoring, Evaluation and Practice. *Globalization and Health* 2011; 7: 8.(29)

mundo inteiro. Houve um crescimento e colaboração dessas instituições dedicadas à educação de indivíduos locais para serem médicos, prestadores de serviços de nível médio, enfermeiros e farmacêuticos dedicados a cuidar dos indivíduos carentes em seus próprios países e regiões. THEnet é um consórcio de 11 escolas de medicina ao redor do mundo comprometidas com o treinamento de profissionais de saúde inseridos na comunidade, receptivos às suas necessidades e dedicados a uma agenda de justiça social. Isso contrasta com a visão tradicional de "torre de marfim" das escolas de medicina. As instituições acadêmicas tradicionais "torre de marfim" são consideradas fora de alcance das comunidades em que estão localizadas, preocupadas com os avanços tecnológicos, e não priorizam a disseminação equitativa dos recursos existentes e em geral não apresentam prioridades consistentes com a equidade na saúde.[34-37]

Embora ainda haja uma escassez de instituições de treinamento, particularmente na África subsaariana, o apoio das instituições que treinam as populações locais para lidar com suas próprias necessidades de saúde e engajar-se na saúde global da perspectiva do sul é crucial para impactos sustentáveis. Há uma participação cada vez maior em parcerias sul-sul para educação e serviços de saúde, além de parcerias norte-sul, que têm o objetivo de melhorar a educação e a permanência do médico no local.[38-40]

▶ Competências e educação em saúde global

Além dos múltiplos quadros que existem para programas de educação em saúde global e estruturas de parceria, também há várias lentes pelas quais podemos observar as competências e objetivos dessa educação.

A utilização das competências como desfechos pré-definidos de campos de educação médica, de ciências da saúde e outros campos surgiu nos últimos anos. Conhecida como Educação Médica Baseada em Competências (EMBC) no campo médico, essa abordagem é definida como "uma abordagem baseada em desfechos ao desenho, implementação, avaliação e análise dos programas de educação médica, utilizando uma estrutura organizada de competências." Frank e colegas identificaram quatro temas em destaque que orientam a EMBC: foco nos desfechos, ênfase nas habilidades e não apenas no conhecimento, fim da ênfase no treinamento baseado no tempo e promoção de maior centralização do aprendiz.[41]

A comunidade de educação em saúde global enfatizou um maior foco nas competências e na padronização do currículo.[42,43] Um processo de grupo nominal na Conferência de Bellagio, realizada no Rockefeller Center em 2008, concluiu que a humildade cultural foi a competência mais importante na educação em saúde global. Vários conjuntos de competências foram desenvolvidos para educação em saúde global. No entanto, ainda não há consenso ou padronização de competências e vários programas são desenvolvidos sem uma orientação dos objetivos de aprendizado.[44]

As competências em saúde global podem ser classificadas em competências centrais essenciais e competências especializadas. As competências centrais são aquelas necessárias para todos os estudantes de medicina, independentemente do interesse em saúde global. As competências especializadas são relevantes para estudantes que buscam expandir o treinamento em saúde global, em geral por meio de trajetórias, distinções, certificados, bolsas ou similares. Quatro domínios de competências foram sugeridos como centrais para todos os estudantes de medicina: carga global de doença, medicina do viajante, saúde de imigrantes e conscientização cultural.[45,46] Esses domínios foram expandidos pelo Comitê Conjunto Americano/Canadense sobre Competências Centrais Essenciais em Saúde Global (Tabela 22-2). Além de identificar domínios de conhecimento e competências, o comitê deu um passo além para discutir como os estudantes podem demonstrar cada competência.

Peluso e colegas dividiram as competências em competências gerais e locais (Tabela 22-3). As competências gerais são aplicáveis a todos os locais ao redor do mundo, independentemente da origem nacional do estudante, quando está trabalhando em um novo cenário cultural. As competências de saúde global locais são específicas ao local e dependentes da localização.[44]

As competências gerais do Conselho de Acreditação para Educação Médica de Graduação (ACGME, do inglês Accreditation Council for Graduate Medical Education) para os residentes de medicina são o cuidado com o paciente, o conhecimento médico, o aprendizado e a melhoria baseados na prática, as habilidades interpessoais, o profissionalismo e a prática baseada em sistemas.[47] A Seção de Saúde Infantil Internacional da Academia Americana de Pediatria criou diretrizes de currículo que destacam como a exposição e os tópicos de saúde global podem ajudar a cumprir as exigências da ACGME.[48] A Academia Americana de Médicos de Família delineou um currículo recomendado em saúde global para residentes que inclui competências, atitudes, conhecimento e domínios de habilidades.[49] Anspacher e colegas propõem objetivos para cada competência da ACGME conforme se relacionam à saúde global e considerações específicas sobre a população.[50]

As competências da ACGME orientam a educação médica de graduação nos Estados Unidos, e a CanMEDS é um quadro desenvolvido pelo Royal College of Physicians and Surgeons do Canadá para melhorar a atenção ao paciente, organizando o treinamento e as competências de prática sobre sete temas. Esses temas também são

Tabela 22-2 Competências Centrais Conjuntas Estados Unidos/Canadá em Saúde Global

Domínios de conhecimento	Competências
Carga Global de Doença	• Conhecimento das principais causas globais de morbidade e mortalidade e de como os riscos de saúde variam por sexo e renda entre as regiões. • Ser capaz de, com conhecimento, discutir a definição de prioridades, o racionamento e o financiamento para saúde e pesquisa relacionada à saúde.
Implicações de Saúde de Viagem, Migração e Mudança de Moradia	• Compreender os riscos à saúde associados a viagens, com ênfase nos riscos em potencial e no manejo apropriado, incluindo encaminhamentos. • Compreender os riscos à saúde relacionados com a migração, com ênfase nos riscos em potencial e nos recursos apropriados. • Compreender como as viagens e o comércio contribuem para a disseminação de doenças transmissíveis.
Determinantes Sociais e Econômicos da Saúde	• Compreender a relação entre saúde e determinantes sociais de saúde e como os determinantes sociais variam entre as regiões do mundo.
Populações, Recursos e Meio Ambiente	• Compreender o impacto do rápido crescimento populacional e do consumo não sustentável e não equitativo de recursos sobre importantes recursos essenciais à saúde humana, incluindo água, saneamento e suprimento de alimentos, e saber como esses recursos variam entre as regiões do mundo. • Descrever a relação entre acesso à água limpa, saneamento e nutrição e a saúde individual e populacional. • Descrever a relação entre degradação ambiental, poluição e saúde.
Globalização da Saúde e Atenção à Saúde	• Compreender como as tendências na prática da saúde, comércio e cultura contribuem para a saúde, a qualidade e a disponibilidade da atenção à saúde, local e internacionalmente. • Estar familiarizado com grandes esforços multinacionais para melhorar a saúde globalmente. • Compreender e descrever as tendências e influências gerais na disponibilidade e no movimento globais dos profissionais de saúde.
Atenção à Saúde em Cenários de Poucos Recursos	• Identificar as barreiras à saúde e à atenção à saúde em cenários de poucos recursos local e internacionalmente. • Demonstrar compreensão quanto às estratégias de prestação de serviços de saúde em cenários de poucos recursos, especialmente o papel de saúde baseada na comunidade e os modelos de atenção primária. • Demonstrar compreensão das questões éticas e culturais no trabalho com populações carentes. • Demonstrar a capacidade de adaptar as habilidades e práticas clínicas em um cenário de restrição de recursos. • Para estudantes que participam de cenários eletivos de poucos recursos fora de suas situações domésticas, demonstrar que participaram de treinamento para se prepararem para essa situação eletiva.
Direitos Humanos na Saúde Global	• Demonstrar uma compreensão básica da relação entre saúde e direitos humanos.

papéis exigidos pelos médicos: especialista médico, comunicador, colaborador, administrador, defensor da saúde, estudioso e profissional.[51] Esses temas de competência foram fundamentados pelo Grupo de Trabalho do Currículo de Medicina Familiar em Saúde Global de Ontário para desenvolver uma estrutura curricular compartilhada e informada por evidências.[52] Esse grupo definiu oito componentes de uma Estrutura de Educação em Saúde Global:

1. Definição de saúde global
2. Missão da saúde global
3. Princípios e valores
4. Competências em saúde global
5. *Curriculum delivery*

Tabela 22-3 Competências centrais gerais e locais para saúde global

Competências centrais gerais de saúde global
　Competências individuais
　　Competência intercultural
　　Habilidades linguísticas e de comunicação
　　Compreensão da carga geográfica de doença
　　Solução de problemas com recursos limitados
　　Identificação dos determinantes sociais e ambientais de saúde
　　Reconhecimento das iniquidades em saúde e seu efeito sobre a saúde individual
　　Trabalho em equipe e solução de problemas colaborativos
　　Profissionalismo e comportamento ético
　　Conscientização das exigências para os profissionais de saúde
　Competências comunitárias
　　Condução de um estudo limitado, baseado na população ou na comunidade
　　Aplicação do conhecimento ou da atenção preventiva
　　Compreensão do impacto da migração e marginalização sobre a saúde
　　Compreensão dos principais "jogadores" na saúde global
　　Competências centrais locais de saúde global
　　Conhecimento da história, cultura, estrutura social e política locais
　　Compreensão da estrutura local do serviço de saúde
　　Conhecimento da terminologia médica local

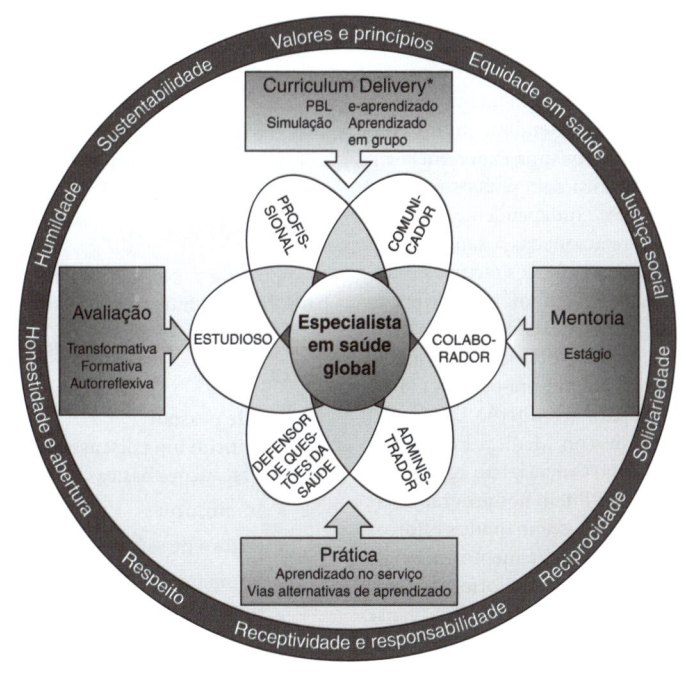

▲ **Figura 22-2** Uma estrutura de educação em saúde global. (*Reproduzida de Redwood-Campbell L, Pakes B, Rouleau, et al. Developing a curriculum framework for global health in family medicine: emerging principles, competencies, and educational approaches.* BMC Med Educ. 2011 Jul 22;11:46. doi: 10.1186/1472-6920-11-46. http://www.biomedcentral.com/1472-6920/11/46) PBL, aprendizado baseado em problema (do inglês *problem-based learning*)

*N. de R.T. Curriculum delivery corresponde às várias formas pelas quais o currículo possibilita que os alunos consigam atingir os objetivos de aprendizado, ou seja, é parte de uma inter-relação dinâmica com desenho do currículo e como um componente do ciclo de vida do seu desenvolvimento. Dentro deste processo, *delivery* é definido como o ponto no qual alunos interagem com o currículo delineado.

6. Mentoria
7. Aprendizado em serviço e cenários de prática
8. Avaliação

Essa estrutura orienta o desenvolvimento de programas e é demonstrada graficamente na Figura 22-2. Cada programa deve customizar seu conteúdo para refletir o contexto local, os recursos, os especialistas disponíveis e o foco.[48]

▶ Inserções internacionais e educação em saúde global

Argumenta-se que os únicos cenários que desafiam as atitudes dos estudantes de medicina e provocam o desenvolvimento transformativo necessário para o sucesso da educação em saúde global são aqueles fora da cultura de referência do estudante, da sua localização geográfica e, talvez, do seu idioma.[44] Há evidências de que, na educação médica de graduação, as inserções internacionais possam ser o ponto de decisão sobre a exposição de um estudante à saúde global, o que, com frequência, existe sem um contexto curricular mais amplo.[53] Embora muitos presumam que isso se dá fora do país de origem do estudante, outros argumentam que essa mudança no pensamento e entendimento do estudante pode ser catalisada por uma experiência em uma comunidade doméstica com poucos recursos ou com cultura diferente.[54] Independentemente do fato de as colocações relacionadas à saúde global ocorrerem em cenários com poucos recursos e cultura diferente no país de origem ou no exterior, os componentes dessas experiências devem ser similares. Recentemente, um importante componente dessas inserções, o treinamento pré-partida (TPP), tornou-se obrigatório para acreditação LCME (do inglês Liaison Committee on Medical Education) das escolas de medicina no Canadá. Isso confirma o importante papel que o TPP tem nos programas de saúde global. Essa exigência, como muitos esforços para expandir e melhorar o treinamento em saúde global das escolas de medicina, foi orientada por estudantes, nesse caso pela Associação Canadense de Estudantes de Medicina e sua contraparte de Quebec, a FEMC (do inglês Future of Medical Education in Canada).[55] Os componentes curriculares do TPP têm o objetivo de preparar os estudantes para entrarem em uma nova comunidade, ajudá-los a lidar com o estresse de cenários com recursos limitados e oferecer uma maneira de processar a experiência. Embora muitas instituições não tenham integrado o currículo compulsório de saúde global, um grande número de estudantes voltou-se para estágios internacionais e outras inserções em países estrangeiros para focar em interesses de saúde global.[56] Em 2011, 30,5% dos estudantes de graduação de medicina nos Estados Unidos relataram ter ido para o exterior durante a sua formação.[57] Ainda que existam evidências dos benefícios dessas experiências,[58-60] há preocupações com o impacto local, as questões éticas, a sustentabilidade e os potenciais riscos aos pacientes e estudantes expostos a essas experiências.[61-63] Para mitigar esses riscos, disponibilizar um currículo com continuidade antes, durante e depois da inserção internacional é o ideal.

Preparando estudantes para inserções em saúde global: treinamento pré-partida

O TPP pode ser definido como "qualquer preparação que os estudantes concluam antes de assumir uma participação em um programa eletivo de saúde global que tenha como objetivo formar a competência do estudante nas habilidades necessárias para maximizar o aprendizado, também minimizando os danos a eles e às comunidades em que estudam."[64] Foram sugeridas cinco áreas de TPP:

- Saúde pessoal
- Segurança em viagem
- Conscientização cultural
- Competências de idioma
- Considerações éticas[65]

Cheung e colegas sugerem esse esboço útil para TPP, que integra várias fontes.[66]

TPP recomendado para inserções internacionais de estudantes

1. **Saúde pessoal**
   Isso inclui uma discussão de:
   - Precauções básicas de saúde
   - Imunizações
   - Seguro de saúde
   - Equipamento de proteção pessoal
   - Profilaxia pós-exposição
   - Como e onde acessar a atenção médica durante um programa eletivo

2. **Segurança na viagem**
   Isso inclui a obtenção de conhecimento prévio de:
   - Contatos locais
   - Opções de transporte e arranjos de acomodação

- Exigências de bagagem
- Registro na embaixada do país de origem do estudante
- Leis e costumes locais
- Conscientização dos alertas mais atuais de viagem e como ter acesso a essas informações
- Preparação de emergência e planos de evacuação

3. **Competência cultural**
   Os estudantes devem ter compreensão sobre:
   - Conceito de cultura
   - Comportamento humilde
   - Especificidades da cultura das comunidades em sua inserção
   - Relações interculturais
   - Tendências históricas na região e na comunidade
   - Religião
   - Papel dos curandeiros tradicionais
   - Normas sexuais
   - Vestimenta apropriada
   - Significado da compra e consumo de álcool na comunidade que recebe
   - Normas de profissionalismo das instituições de envio e que recebe
   - Normas de prática das instituições de envio e que recebe
   - Valorização do conhecimento e da experiência dos colaboradores (indivíduos e instituições)
   - Resolução apropriada de conflitos e habilidades de comunicação (no contexto da cultura)

4. **Competências de idioma**
   Os estudantes devem ter compreensão sobre:
   - Exigências de linguagem da International Medical Experience (IME) e expectativas da instituição que recebe para o nível de competência no idioma
   - No mínimo, nível básico do idioma (os estudantes devem ganhar experiência trabalhando com intérpretes, se aplicável)

5. **Considerações éticas**
   Se não abordado anteriormente durante outros treinamentos em saúde global, conforme discutido antes, o TPP é uma oportunidade para os estudantes refletirem sobre os desafios éticos que podem encontrar em seu programa eletivo. As discussões devem incluir:
   - Motivações pessoais para participar de uma IME
   - Uma estrutura ética para abordar vários problemas
   - Um código de conduta profissional esperado
   - Confidencialidade do paciente (p. ex., blogs)
   - Estabelecimento de metas, objetivos, nível de treinamento e limitações, no início, com supervisores
   - Garantia de supervisão e mentoria apropriadas e efetivas dos estudantes de IME e dos custos associados aos estudantes locais e à prestação de cuidados
   - Licenças e privilégios apropriados para o trabalho clínico durante o IME
   - Considerações específicas de pesquisas
     - Foco no interesse, nas prioridades, nas necessidades e na relevância para a hospedeira
     - Seguimento dos procedimentos de pesquisa das instituições que recebem e de envio
     - Obtenção da aprovação do comitê de ética antes do início da pesquisa
     - Recebimento do treinamento apropriado em ética de pesquisa
     - Seguimento das normas internacionais para autoria de publicações
     - Discussão de ideias e planos para apresentações no início das colaborações

Desfechos e avaliação da educação em saúde global

As viagens internacionais e o aprendizado com experiência têm sido, tradicionalmente, um componente da educação em artes liberais. As avaliações de desfecho desse aprendizado eram, até recentemente, bastante escassas, mas o valor do estudo no exterior foi associado a necessidades que resultam da globalização.[67] Os desfechos baseados em evidências refletem crescimento pessoal, melhores habilidades de cuidado clínico e do paciente e efeitos sobre a escolha da carreira. Os resultados de um estudo de desfecho mostram que os estudantes que estudaram no exterior geralmente apresentaram melhoria nas habilidades de comunicação intercultural em comparação àqueles que não o fizeram. No entanto, somente a experiência de estudar no

QUADRO 22-1

Mitos e fatos para estudantes

- **Mito:** A demanda por profissionais de saúde global supera a oferta.
- **Fato:** Embora exista falta de profissionais de saúde, não há empregos formais suficientes nas organizações para oferecer trajetórias sólidas de carreira para a maioria dos interessados. Em vez disso, deve-se ter uma abordagem estratégica na carreira que possa garantir um interesse. Isso incluiria o treinamento clínico apropriado, certificações extras e aprendizado por experiência.
- **Mito:** Trabalhar na saúde global é uma boa maneira de se encontrar.
- **Fato:** Esse desfecho pode resultar do trabalho na saúde global, mas esse trabalho não é uma solução para incertezas na carreira ou crise pessoal. A saúde global é um serviço público, e não uma terapia.
- **Mito:** Você será capaz de tratar pacientes.
- **Fato:** É difícil combinar o trabalho clínico (a permissão para o trabalho no exterior é um problema) com o trabalho programático. As preocupações éticas sobre estudantes praticando nas comunidades-membro com as quais entram em contato cresceram com o aumento do número de estudantes que viaja para o exterior. A saúde global é, por sua natureza de saúde pública, com intervenções não clínicas, a mais efetiva. No entanto, os profissionais de saúde voluntários ainda encontram seu lugar no trabalho de auxílio e ocasionais oportunidades de serviço clínico (p. ex., Médicos Sem Fronteiras – MSF – e organizações baseadas na fé).
- **Mito:** É preciso ser médico ou enfermeiro para trabalhar em saúde global.
- **Fato:** Claramente, esse não é o caso; conhecimento técnico, intervenções baseadas na comunidade, saneamento e educação em saúde pública não exigem diplomas clínicos. As mais novas iniciativas de força de trabalho estão se concentrando nas necessidades da força de trabalho e cotreinamento de profissionais de saúde baseados nas necessidades e nos recursos de cada local. Os médicos, porém, ainda apresentam liderança e o seu manejo é vital ao sucesso das melhorias no *status* de saúde.
- **Mito:** O voluntariado em outros países expandirá suas habilidades técnicas.
- **Fato:** Certamente pode expandir a criatividade e talvez aproximá-lo da tecnologia apropriada, mas, na maioria dos casos, não melhorará o raciocínio técnico. Também pode ensinar ao estudante como adotar abordagens que utilizem a tecnologia apropriada e os limites dos recursos locais para obter os melhores desfechos de saúde possíveis.
- **Mito:** Mais atenção à saúde é a melhor solução para os problemas de saúde no mundo em desenvolvimento.
- **Fato:** O acesso à saúde costuma ser uma boa ideia, porém mais uma vez, grande parte da solução para os problemas de saúde globais está nas abordagens de saúde pública e não na saúde individual. O foco atual de programas como MEPI e Global Health for Social Change baseia-se no apoio e treinamento do pessoal no país, juntamente com melhorias nos padrões básicos de vida e no acesso equitativo à atenção para todas as pessoas na comunidade. Até mesmo o financiamento ilimitado não cria, necessariamente, resultados sustentáveis.

---

exterior não foi o único determinante da competência cultural; experiências anteriores e treinamento provavelmente também têm efeitos sobre os desfechos finais, sugerindo que um programa de aprendizado integrado de prazo mais longo pode ser importante para otimizar os desfechos de aprendizado com experiência de curto e médio prazos. Estudos longitudinais seriam muito importantes na avaliação das implicações de carreira e habilidades de comunicação duradouras resultantes de um aprendizado com experiência.[68]

Uma revisão da literatura de 2003 para identificar os desfechos das experiências interculturais de estudantes de enfermagem e medicina apontou alguns dados quantitativos mostrando desfechos positivos para desenvolvimento profissional, incluindo competência cultural, desenvolvimento pessoal, aprendizado clínico e benefícios para a população hospedeira.[69] Uma perspectiva ampliada sobre o mundo (e, presumivelmente, a saúde global) foi o desfecho dessas experiências citado com mais frequência. No entanto, a revisão indicou a escassez de evidências relacionadas a desfechos definidos com clareza para os estudantes de medicina ou para as populações hospedeiras. Outra revisão da literatura[70] de estudos de desfecho, incluindo 522 estudantes de medicina e 166 residentes, sugeriu que programas eletivos internacionais de saúde podem estar associados à escolha de carreiras na atenção primária e com o foco de atividade profissional em populações carentes. Muitos dos estudos revisados observaram efeitos positivos nas habilidades clínicas e na maior apreciação da importância dos sistemas de saúde pública, cultura e saúde. Além disso, a revisão sugeriu que os participantes no aprendizado com experiência podem ser mais competentes em medicina tropical, e um atendimento com mais apoio para imigrantes e viajantes. Outros relatórios confirmaram os efeitos positivos do aprendizado com experiência sobre a competência com comunidades multiculturais.[71]

Estudos de instituições fora dos Estados Unidos mostram resultados similares. Um inquérito holandês sobre estudantes de faculdades de medicina relatou desfechos significativos de aprendizado com experiências internacionais em conhecimento médico, habilidades, organização da saúde, sociedade e cultura e crescimento pessoal.[72] O Centro de Saúde e Educação Médica Internacional na University College London desenvolveu programas eletivos em Módulos Selecionados pelo Estudante e Saúde Internacional, combinando experiência no exterior com treinamento didático apropriado (veja a próxima seção). Uma avaliação preliminar desse programa integrado sugeriu que o valor do aprendizado com experiência é aprimorado pela integração desse aprendizado com um programa abrangente de ensino sobre saúde global.[73]

Um ensaio clínico controlado randomizado desses programas seria essencialmente impossível, mas são necessários melhores estudos de seguimento de longo prazo sobre participantes *versus* não participantes utilizando instrumentos validados. Um seguimento de longo prazo de um programa integrando didática e experiência na Drew University of Medicine and Science relatou que, dos 52 alunos que concluíram o curso como estudantes de medicina, dois terços vincularam-se a organizações de auxílio nacionais ou internacionais, e 80% retornaram ao local do programa escolhido para mais experiências de trabalho ou culturais.[74]

Uma associação entre experiência em saúde internacional e atenção primária, saúde pública ou trabalho em comunidades carentes na prática parece consistente com os estudos. Embora esses achados provavelmente sejam influenciados pela escolha de futuros médicos pensando no serviço como experiência em saúde global durante a residência (portanto, "viés de seleção"), também podem refletir um desfecho importante da exposição à saúde global na escolha da carreira.

Não de forma diferente de outras matérias educacionais, há múltiplas maneiras de abordar a análise e avaliação na educação em saúde global. É importante avaliar os desfechos para os estudantes e o impacto geral e a qualidade dos programas de educação em saúde global. Utilizar um método de avaliação ou análise pode não ser suficiente para compreender o impacto multifacetado da educação em saúde global.[75] Os mecanismos comumente utilizados para avaliação do participante incluem autorreflexão, projetos acadêmicos, testes padronizados, avaliações baseadas em competência, múltiplas fontes ou avaliações globais. A autorreflexão e a reflexão crítica são cada vez mais usadas nas arenas da educação médica, incluindo a saúde global. A reflexão crítica avança a autorreflexão para criar planejamento orientado para a ação e avaliação objetiva de transformações. Há evidências de que os estudantes podem aumentar sua percepção de cuidado solidário utilizando a reflexão.[76-79]

Independentemente dos métodos usados para análise e avaliação, esses são componentes importantes de qualquer programa de educação em saúde global. Basear a avaliação em competências e objetivos de aprendizado ajuda a estabelecer os desfechos desejados. Quando possível, a avaliação do impacto e das conquistas do programa dos estudantes deve desencadear dados de uma variedade de perspectivas, incluindo comunidades hospedeiras, faculdades, pares e o próprio estudante.

▶ Oportunidades de pesquisa e responsabilidades

As atividades de pesquisas no mundo em desenvolvimento são dificultadas pelo período relativamente curto que os acadêmicos, estudantes e profissionais de saúde voluntários *westerners* passam nos países que recebem assistência de outros países. Sabe-se que esforços e resultados de pesquisas de alta qualidade podem informar as abordagens de qualidade à saúde, doenças infecciosas e crônicas e desenvolvimento de sistemas de saúde que melhoram os índices de saúde. Há vários esforços de pesquisas biomédicas focados na etiologia de doenças, distribuição e efetividade de tratamentos e no impacto de melhores medidas de sistemas de saúde, como acesso a serviço materno infantil a mortalidade infantil e materna. Esse foco mais novo busca ampliar os esforços de pesquisas realizados no mundo todo por meio de instituições acadêmicas americanas ou entidades privadas. Além das preocupações sobre a ética do envolvimento estrangeiro em assuntos de força de trabalho, há outras preocupações sobre quais componentes da saúde global devem ser estudados. Muitos dos estudos de organizações realizados em países em desenvolvimento envolvem pesquisas sobre doenças, efetividade de medicamentos e tratamentos médicos além de pesquisas descritivas sobre assuntos de saúde pública. No entanto, o centro da atenção efetiva e eficiente à saúde em todos os países, ricos e pobres, é um sistema de atenção primária forte. Anos de pesquisas por Barbara Starfield e outros mostraram que a atenção primária melhora o acesso e a equidade e prevê um melhor *status* de saúde.[80-82] Como Starfield apontou em um editorial, as pesquisas em atenção primária mostram o atendimento mais equitativo e a mudança do foco para "que tipo de paciente apresenta uma doença" em vez de "que tipo de doença um paciente apresenta."[83]

Investimentos em pessoal, vacinas e medicamentos em geral são o foco principal da assistência em saúde global. Parece realista – e apropriado – que aumentos similares em investimentos que promovem pesquisas básicas, redes de pesquisa e atividades baseadas em evidências agora sigam esses esforços massivos. Já há algum esforço para reformatar o financiamento do programa vertical de HIV em saúde global em apoio a programas multi--institucionais cooperativos para melhorar a capacidade de treinamento acadêmico em vários países subsaarianos, conforme anteriormente descrito na seção sobre força de trabalho.

O panorama da filantropia e dos investimentos em saúde global foi muito alterado e complicou ainda mais os impactos da chamada "fuga de cérebros" nos países em desenvolvimento.[84] A escassez de pessoal treinado frustra as melhores intenções das fundações, dos financiadores bilaterais, do Banco Mundial e de outras organizações multinacionais de trazerem novos recursos para os problemas de AIDS, tuberculose e malária e doenças que podem ser evitadas com vacinas. Sistemas de saúde em deterioração ou em transição não apoiam adequadamente a disseminação de produtos farmacêuticos e vacinas efetivas. A atenção tradicionalmente inadequada a pesquisas sobre doenças que afetam populações mais pobres ignorou o desenvolvimento de novos medicamentos, vacinas, diagnósticos e outras tecnologias apropriadas para populações globais carentes. Uma das principais responsabilidades éticas de qualquer empreendimento de pesquisa em saúde é garantir uma resposta equitativa a problemas que contribuem para as principais causas da carga global de doença e para o círculo vicioso de má saúde e pobreza. (Veja o Capítulo 21 para ler mais sobre esse tópico.) Um código ético para a condução de pesquisas é paralelo a elementos do Código de Conduta para Fortalecimento de Sistemas de Saúde (do inglês Code of Conduct for Health Systems Strengthening) de ONGs.[85] Esse código de fortalecimento dos sistemas de saúde é indicado especificamente para abordar ONGs internacionais e seus papéis no treinamento, na garantia e emprego de recursos humanos nos países em que trabalham. Há seis áreas em que as ONGs podem melhorar: (1) políticas de contratação, (2) esquemas de compensação, (3) treinamento e apoio, (4) minimização do ônus de gestão para os governos devido a múltiplos projetos de ONGs em seus países, (5) ajuda aos governos ao conectar comunidades ao sistema de saúde formal e (6) oferecer melhor apoio aos sistemas de governo por meio do *policy advocacy* (apoio ativo de uma política específica). Esse código oferece práticas sustentáveis em cada uma dessas áreas de preocupação. De maneira similar, as preocupações com a escolha de tópicos de pesquisa, o uso dos resultados e a disseminação dos resultados para instituições acadêmicas e comunidades locais estão aumentando. Um grupo de pesquisa, a Coalizão Canadense para Pesquisas em Saúde Global, propôs o uso de um kit de ferramentas para avaliação de parcerias a fim de aprimorar a qualidade de pesquisas, melhorar o intercâmbio de conhecimento entre as contrapartes e desenvolver as capacidades de pesquisa em escala global.[86]

O desequilíbrio nos investimentos em pesquisas ficou conhecido como a Lacuna 10/90 em pesquisas de saúde, na qual 90% do financiamento de pesquisas em saúde global são concentrados em apenas 10% da população global.[87] Essa lacuna estreitou nos últimos anos, devido aos maiores investimentos em pesquisas em saúde global.

Foram identificadas três causas principais para essa lacuna:

1. Falha do setor público nos países de alta renda em alocar financiamento com base nas prioridades de saúde global

2. Capacidade limitada para pesquisas em muitos países de baixa e média rendas como resultado da limitação de financiamento, de mão de obra e de políticas progressivas

3. Limitação das pesquisas pelo setor privado sobre doenças negligenciadas e determinantes resultantes da insuficiência de incentivos comerciais, embora isso esteja mudando

Mais uma vez, Barbara Starfield liderou o avanço para pesquisas em atenção primária e seu papel essencial nos sistemas de saúde global e a cobrança para melhorar a equidade nos serviços de saúde para as pessoas mais pobres e menos saudáveis do mundo.[88] Durante a primeira década do século XXI, houve múltiplos pedidos de pesquisas de atenção primária em cenários de saúde global, incluindo o reconhecimento de que as pesquisas devem ser não apenas sobre, mas também dentro da atenção primária.

Incluída nessa ênfase na atenção primária deve estar uma pesquisa participativa baseada na comunidade (PPBC). A PPBC é uma orientação de pesquisa que envolve, de forma equitativa, todos os parceiros no processo e reconhece os pontos fortes exclusivos que cada parceiro possui. Já foi dito que essa colaboração costuma faltar em muitos esforços de pesquisas em saúde global. As vantagens da PPBC incluem:

- União de parceiros com experiências diversas para abordar problemas complexos de saúde pública.
- Melhoria do desenho e da implementação de intervenções, facilitando o recrutamento e a retenção dos participantes.
- Aumento da qualidade e validade das pesquisas.
- Aprimoramento da relevância e do uso dos dados.
- Aumento da confiança e do preenchimento das lacunas culturais entre os parceiros.
- Oferta de recursos para as comunidades envolvidas.
- Benefícios à comunidade e pesquisadores similares por meio do conhecimento obtido e das ações tomadas.
- O potencial de traduzir os achados de pesquisas para orientar o desenvolvimento de futuras intervenções e mudanças políticas.[89]

Outra mudança de foco do auxílio e assistência que sustentam instituições de treinamento em saúde e infraestrutura é encontrada em um programa da Fundação Gates chamado Grand Challenges (Grandes Desafios). Esse programa busca financiar pesquisas baseadas na comunidade e sustenta as capacidades e competências de pesquisas de organizações dentro do país.

Grand Challenges in Global Health (Grandes Desafios na Saúde Global) é baseado no modelo dos ideais de grandes desafios formulado há mais de 100 anos pelo matemático David Hilbert. Sua relação de problemas importantes não resolvidos encorajou a inovação nas pesquisas de matemática, desde então. Grand Challenges in Global Health será concentrada em 16 importantes desafios de saúde global com o objetivo de engajar mentes criativas em disciplinas científicas – incluindo aquelas que, tradicionalmente, não assumiram papel nas pesquisas em saúde – para trabalhar em soluções que podem levar a avanços inovadores para aqueles no mundo em desenvolvimento.

QUADRO 22-2

Outras oportunidades em pesquisas em saúde global

Estágios do HIVCorps na Zâmbia
Fellowships da Sociedade Americana de Medicina Tropical
Fellowship Internacional Robert E. Shope em Doenças Infecciosas
Fundo Burroughs Wellcome/*Fellowship* para Pós-Doutorado da Sociedade Americana de Medicina Tropical e Higiene em Doenças Tropicais Infecciosas
Fundação Sarnoff de Pesquisa Cardiovascular
Programa Eletivo de Epidemiologia do CDC
Programa Fulbright para Estudantes dos EUA
Programa de Verão Erasmus
Programa de Treinamento em Pesquisa Clínica do NIH-Duke
CDC Foundation
Fundo para Bolsas e *Fellowships* da IHCAI Foundation
Child Family Health International
Programa de *Fellows* Lambarene Schweitzer
The Global Health Fellows Program (GHFP – Programa de *Fellows* em Saúde Global)
Fellowships de Pesquisa e Desenvolvimento Clínico TDR
Fellowships da Sociedade Americana de Microbiologia[91]

Fonte: website da Fogarty International Center, http://www.fic.nih.gov/

Desde 2003, as bolsas totalizaram $458 milhões para pesquisas em 33 países. Deram origem a um programa subsequente, em 2008, da Fundação Bill e Melinda Gates, chamado Grand Challenges Explorations (Explorações de Grandes Desafios). Essa é uma iniciativa de bolsa ágil e acelerada com requerimentos de duas páginas e sem exigências de dados preliminares, com o objetivo de encorajar qualquer pessoa com uma ideia ousada. Até hoje, foram concedidas 700 bolsas do Grand Challenge Explorations em 45 países.[90]

RECURSOS, CONTATOS E AGÊNCIAS PARA ESTUDANTES/RESIDENTES

Há muitas organizações disponíveis para os interessados no desenvolvimento de carreira em saúde global. A Associação Americana de Saúde Pública, o Conselho de Saúde Global, o Consórcio de Educação em Saúde Global, o Consórcio de Universidades para Saúde Global, a Sociedade Americana para Medicina Tropical e Higiene e quase todas as organizações profissionais (em pediatria, prática de família, cirurgia, obstetrícia/ginecologia, etc.) possuem seções de saúde global que apoiam os interesses dos estudantes e o desenvolvimento profissional em saúde global.

A maneira clássica de um profissional de saúde praticante ou certificado recentemente entrar na carreira da saúde global era por meio do voluntariado. É menos provável que essa seja uma trajetória de sucesso e recompensas no século XXI, pois mesmo as organizações de voluntariado agora preferem pessoas com experiência apropriada. Por exemplo, o MSF apenas aceita voluntários iniciais que possam oferecer pelo menos seis meses de serviços, que tenham treinamento clínico específico e experiência internacional significativa. O aprendizado com experiência em escolas profissionais pode ser a melhor opção. Com isso, os grupos voluntários serão mais confiantes na orientação cultural, flexibilidade e dedicação do profissional. Não é possível enfatizar em excesso o treinamento no idioma, e o treinamento adquirido no contexto de uma experiência médica é a melhor preparação.

Várias agências buscam indivíduos treinados em saúde global. Na próxima seção, alguns desses grupos são considerados em detalhes.

▶ Departamento de saúde e serviços humanos

Embora o Departamento de Saúde e Serviços Humanos (DHHS, do inglês Department of Health and Human Services) seja uma agência doméstica, tem um papel cada vez mais importante na saúde global, com várias oportunidades para desenvolvimento de carreira. Profissionais de saúde de várias disciplinas podem servir como oficiais do Serviço de Saúde Pública (PHS, do inglês Public Health Service) ou como funcionários civis. Uma relação parcial dessas oportunidades inclui:

- **The Epidemic Intelligence Service – EIS (Serviço de Inteligência em Epidemias).** Essa *fellowship* de dois anos em epidemiologia aplicada é conduzida pelo Centers for Disease Control and Prevention (CDC). É a principal força de trabalho para investigação e aplicação de programas em saúde pública para o DHHS, e vários líderes em saúde pública americanos são alunos desse programa. Há treinamento substancial em epidemiologia básica, redação científica, investigação epidemiológica, análise e avaliação de programas. As oportunidades internacionais substanciais no treinamento envolvem investigação de surtos, HIV/AIDS, malária, infecções emergentes, vigilância, imunizações e outros assuntos. Embora esse programa seja direcionado a cidadãos americanos, interessados internacionais podem se qualificar para uma *fellowship* que, essencialmente, duplica a experiência.[92]

- **Fogarty International Center, NIH.** Esse é o componente internacional do NIH; aborda os desafios de saúde global por meio de pesquisas e programas de treinamento inovadores e colaborativos que apoia e amplia a missão do NIH por meio de parcerias internacionais. Financia bolsas para pesquisas (com colaboração de outros institutos do NIH), programas de treinamento internacional e intercâmbios regionais de informações e apoia projetos específicos, como o Projeto de Prioridades no Controle de Doenças (DCPP, do inglês Disease Control Priorities Project), a Iniciativa Multilateral para Malária e a Fogarty-Ellison International Fellowship.[93]

- **Serviço de Saúde Pública dos Estados Unidos.** Como um dos sete Serviços Uniformizados dos Estados Unidos, o *Corps* é um sistema de carreira especializada desenhado para atrair, desenvolver e reter profissionais de saúde que possam ser designados para agências federais, estaduais ou locais ou organizações internacionais. Chefiado pelo cirurgião-geral, é um sistema de pessoal integrado no DHHS e em outras agências federais (como a Guarda Costeira, Administração Aeronáutica e Oceanográfica

Nacional, CDC, NIH, Serviço de Saúde Indígena, Food and Drug Administration e Administração de Serviços e Recursos de Saúde). Os oficiais do PHS costumam ser empregados em resposta a emergências e crises em outros países; podem servir como oficiais do EIS no CDC. Como nos serviços militares, é uma carreira de 20 anos para fins de aposentadoria (menor tempo de serviço não conta para aposentadoria), com bom treinamento, benefícios e apoio para desenvolvimento de carreira.

- **Office of Global Health Affairs (Gabinete de Assuntos de Saúde Global – antigo Office of International and Refugee Health – Gabinete de Saúde Internacional e de Refugiados).** Essa equipe está vinculada ao secretário do DHHS e representa o departamento perante outros governos, outros departamentos e agências federais, organizações internacionais e setor privado em questões internacionais e de refugiados. Desenvolve a política e as posições estratégicas dos Estados Unidos com relação às questões de saúde e facilita o envolvimento colaborativo do PHS norte-americano em apoio a essas posições e organizações. Quase todas as agências no DHHS possuem seus gabinetes internacionais ou oficiais principais concentrados em saúde global coordenados por esse gabinete; assim, em agências específicas, há oportunidades em saúde global que servem aos interesses do departamento (www.globalhealth.gov).[94]
- **Global Health Service Corps (Corpo de Serviço de Saúde Global).** Conforme discutido em uma seção anterior, essa entidade planejada anteriormente é uma ONG que trabalhará com o representante do Corpo de Paz para colocar médicos e enfermeiros experientes em instituições acadêmicas com a finalidade de treinar uma força de trabalho local para prestação de serviços. Os três primeiros países receberam pessoal em julho de 2013.

▶ USAID/Departamento de Estado/Corpo da Paz

A US Agency for International Development (USAID – Agência Americana para Desenvolvimento Internacional) é uma agência do governo federal independente que recebe orientação política estrangeira geral da secretaria de estado. Seu trabalho tem como objetivo o apoio de longo prazo e o crescimento econômico equitativo, por meio do avanço dos objetivos políticos estrangeiros dos Estados Unidos para crescimento econômico, agricultura e comércio; saúde global; democracia, prevenção de conflitos e assistência humanitária. O Gabinete de Saúde Global no USAID oferece liderança para melhorar a qualidade, a disponibilidade e o uso de serviços de saúde essenciais. Concentra-se em HIV/AIDS, outras doenças infecciosas (como tuberculose e malária), saúde materna e infantil, planejamento familiar, saúde ambiental e nutrição. Grande parte desse trabalho é realizada por meio de contratos concedidos de maneira competitiva para ONGs e algumas agências do governo americano, como o CDC e USPHS. Por exemplo, os oficiais do PHS servem no Gabinete de Assistência a Desastres Estrangeiros do USAID, coordenando as agências para apoio a desastres e situações pós-conflitos. As oportunidades de carreira podem ser diretas ou por meio de terceiros e agências do DHHS.[95]

O USAID está gradualmente se integrando de forma mais próxima com o Departamento de Estado norte-americano (DOS, do inglês Department of State), o braço de política estrangeira do governo americano. Nessa agência, há raras oportunidades para carreiras em saúde global, mas há oportunidades clínicas para médicos, enfermeiros e profissionais de nível médio que são funcionários do DOS e programas no exterior.[96]

O Corpo de Paz, um ramo do DOS, possui um Gabinete de Serviços Médicos em Washington, DC, que atende às necessidades clínicas e de saúde pública dos voluntários. Isso é complementado pelos profissionais de saúde de nível médio que se encontram no exterior como Oficiais Médicos do Corpo de Paz. Além disso, o Corpo de Paz agora tem um Programa de Mestrado Internacional (MI) com várias escolas de saúde pública, em que um possível estudante registra-se simultaneamente para o Corpo de Paz e para a faculdade participante. Depois de aceito por ambos, os candidatos concluem 1 a 2 anos de trabalhos de graduação na respectiva universidade, enquanto continuam a se preparar para trabalhar no exterior. Cada Programa de MI tem suas próprias exigências e concede bolsas para o serviço do Corpo de Paz. Essa é uma oportunidade extraordinária para adquirir um diploma de MPH (provavelmente não para estudantes de medicina, mas ideal para profissionais de enfermagem ou de nível médio) e obter uma experiência de campo insuperável.[97]

▶ Serviço militar

O serviço militar pode oferecer várias oportunidades para o serviço, pesquisa e treinamento em saúde global. Por exemplo, os Laboratórios de Pesquisas do Exército norte-americano (ARL, do inglês Army Research Laboratories) incluem cientistas, engenheiros, administradores e equipes de apoio, que fazem contribuições valiosas para a missão do ARL e para a saúde global. Com frequência, esses laboratórios e outros serviços militares oferecem resposta a crises a desastres naturais, resposta de primeira linha a epidemias emergentes (p. ex., influenza aviária) e suporte laboratorial para identificação e pesquisa sobre biopatógenos em potencial ou infecções emergentes. Há programas de pesquisas pós-doutorado disponíveis em instalações militares.[98]

Organizações não governamentais

As ONGs talvez ofereçam as oportunidades mais extensas para variedade no serviço, na pesquisa e na prática. Essas oportunidades variam de prestadores diretos de serviços clínicos a contratados de programas específicos e consultores para organizações bilaterais e multilaterais. A maioria exige treinamento e experiência substanciais para ser aceita, mas a grande parte não possui trajetórias de carreira de longo prazo e "bem-pagas." O Conselho de Saúde Global (www.globalhealth.org) era uma associação de profissionais e organizações de saúde que incluía ONGs, fundações, corporações, agências governamentais e instituições acadêmicas que trabalhavam em saúde global. Atualmente, está sendo reconstituído, depois de fechar suas portas, em 2012.

Grupos voluntários privados/ organizações baseadas na fé

O voluntariado tem sido o pilar do envolvimento de curto prazo, e às vezes de carreira, em saúde global. Isso pode assumir várias formas, incluindo comprometimentos baseados na fé ou associados a missões, mas também respostas de curto prazo a emergências e crises e necessidades clínicas especializadas específicas, como oftalmologia, cirurgia maxilofacial, cirurgia ortopédica e reconstrutiva e cirurgia cardíaca. O MSF talvez seja o grupo de auxílio voluntário privado de quintessência, tendo recebido o Prêmio Nobel da Paz em 1999 e muitos outros prêmios internacionais. Seu foco – como o do Comitê de Resgate Internacional, Oxfam e Save the Children – geralmente está em crises e urgências humanitárias com alguns programas de prazo mais longo indicados para melhorar os padrões de saúde em vários países pobres.

Terceirizados

Grupos privados, com ou sem fins lucrativos, podem atuar como terceiros para organizações financiadoras, organizações multilaterais e governos a fim de realizar projetos específicos em saúde global. As sedes de muitas dessas organizações podem estar próximas de Washington, DC, ou de sedes de agências da ONU em Nova York ou outros lugares. Algumas, como a Family Health International, são grandes organizações que se concentram em uma área em particular (saúde reprodutiva); outras especializam-se em projetos financiados pelo governo, com frequência mesclando as fronteiras entre as agências governamentais e o setor privado. Muitas eram membros do Conselho de Saúde Global. A contratação é, em grande parte, para tarefas específicas, e consórcios de universidades, indivíduos ou outras companhias podem ser formados para responder a necessidades específicas das agências de financiamento. Pode-se obter uma ideia da variedade, quantidade e complexidade dos terceirizados do USAID acessando a Lista Amarela do USAID, um compêndio dos contratos concedidos em um determinado ano.[99]

Organizações multinacionais

As organizações multinacionais são aquelas compostas por estados-membros (países) sob os auspícios das Nações Unidas ou por meio de alguma outra base de afiliação, como defesa ou cooperação econômica. É difícil obter oportunidades de carreira nessas organizações, mas muitas possuem programas de ingresso de Jovens Profissionais, oportunidades de estágio e oportunidades para destacamentos do governo ou de outras agências por meio de contratos de pessoal interagências. Em muitos casos, os consultores são contratados para as agências como resultado das suas contribuições importantes.

Organizações da ONU

As Nações Unidas são o maior empregador internacional do mundo. Mais de 60 mil membros da equipe vêm de todo o mundo, incluindo cerca de 4.500 dos Estados Unidos. Entre eles, estão profissionais de saúde como sanitaristas, médicos, sociólogos, enfermeiros, economistas em saúde e gestores de sistemas de saúde. Os níveis de pessoal da ONU são determinados pelas contribuições dos Estados-membros e apoio não financeiro, assim como pela integração cultural. As Nações Unidas são um conjunto complexo de organizações, comissões e conselhos, muitos com foco em saúde.

A Organização Mundial de Saúde (OMS) (www.who.int), o Fundo das Nações Unidas para a Infância (UNICEF), o Programa de Desenvolvimento das Nações Unidas (UNDP) e outras agências multinacionais relacionadas à saúde são organizações autônomas separadas relacionadas às Nações Unidas por arranjos especiais. Possuem sua própria organização de membros, órgãos legislativo e executivo, secretarias e orçamentos, mas trabalham com a ONU e umas com as outras por meio do Conselho Econômico e Social. Embora as equipes da ONU possam ser encontradas em quase todos os países, a maioria trabalha em Nova York, na sede da ONU, e em escritórios regionais ou sedes de agências em Bangkok, Cairo, Copenhague, Genebra (OMS), Harare, Manila, Montreal, Nairóbi, Nova Délhi, Paris, Roma, Viena e Washington (Organização Pan-americana de Saúde [OPAS]). Há cotas oficiais e não oficiais para americanos nessas organizações, em parte devido à influência da maior economia do mundo sobre quase todas as decisões. Há um esforço consciente das secretarias desses grupos para envolver países da Parte II (economias em desenvolvimento) em vez de serem predominantemente influenciados por países da Parte I (economias desenvolvidas).

Um dos componentes mais importantes da OMS é a GHWA. A aliança foi criada em 2006 como uma plataforma comum para abordar a crise na saúde. A aliança é uma parceria de governos nacionais, sociedade civil, agências internacionais, instituições financeiras, pesquisadores, educadores e associações profissionais dedicada à identificação, implementação e proposta de soluções.

A maioria dos cargos profissionais exige nível avançado, competência em pelo menos dois idiomas oficiais da ONU (árabe, chinês, inglês, francês, russo e espanhol) e vários anos de experiência profissional especializada, grande parte obtida de serviços em um país ou região em particular. Os tipos de trabalho nas organizações da ONU costumam ser divididos em (1) cargos profissionais e (2) especialistas e consultores. Os especialistas e consultores são contratados por um curto período para prestar consultoria técnica sobre projetos específicos em países em desenvolvimento. As Nações Unidas e muitas de suas organizações possuem seu próprio formulário-padrão de aplicação, embora a maioria agora aceite currículos individuais, e muitas aplicações possam ser preenchidas *on-line* (www.jobs.un.org). Alguma assistência pode ser oferecida a cidadãos norte-americanos por meio do DOS (http://www.state.gov/p/io/empl/).

Banco Mundial

O Banco Mundial, com sede em Washington, DC, e 7 mil funcionários, concentra-se na solução da pobreza e, com isso, no desenvolvimento de saúde e humano (www.worldbank.org). Trabalha intimamente com agências americanas e ministérios da saúde dos estados-membros. Fundado como Banco Internacional para Reconstrução e Desenvolvimento após a Segunda Guerra Mundial e presidido por uma junta de diretores com poder de voto baseado no produto interno bruto, assumiu o papel global dominante no financiamento do desenvolvimento da saúde desde o início da década de 1990. Esse papel cresceu a partir do Relatório de Desenvolvimento Mundial de 1993, um relatório anual do Banco que se concentrou, pela primeira vez, em como os desenvolvimentos da saúde e econômico estão inextricavelmente associados. Com um portfólio de empréstimos de mais de $20 bilhões e pelo menos $2,5 bilhões dedicados a projetos relacionados à saúde, o Banco Mundial influencia a política de saúde e trabalha com outros parceiros para apoiar as principais intervenções de saúde. Muitas dessas intervenções são centralizadas no desenvolvimento de sistemas de saúde, mas projetos de saúde pública, incluindo doenças infecciosas, controle de tabaco, lesões e saúde mental também receberam investimentos. O Banco possui equipe de profissionais de saúde como parte da Rede de Desenvolvimento Humano, com recursos do escritório central e dos profissionais de equipes dos países que desenvolvem projetos de saúde.

As pesquisas são uma extensa atividade do Banco, especialmente em economia em saúde, macroeconomia e saúde e intervenções de saúde baseadas em evidências. O Banco possui um programa de Jovens Profissionais que, ocasionalmente, contrata médicos, mas exige treinamento substancial em economia para esses interessados. Os consultores têm um papel importante no desenvolvimento e na implementação de projetos. Eles podem ser funcionários de ONGs, universidades, companhias com fins lucrativos ou simplesmente indivíduos com contatos pessoais no Banco.[100]

Outros

Organizações econômicas multinacionais, como a Organização para Cooperação e Desenvolvimento Econômico (OCDE), com 30 estados-membros, estão comprometidas com a economia de mercado global. Seus interesses incluem questões econômicas e sociais de macroeconomia a comércio, educação, desenvolvimento e ciência e inovação. A saúde e a economia estão interligadas – os desfechos no setor saúde e os seus custos são preocupações cada vez maiores para os países desenvolvidos e em desenvolvimento. Os economistas de saúde têm uma importante participação nas análises e publicações produzidas por essas organizações, e essas publicações podem guiar a política e o financiamento de saúde global. Jeffry Sachs, um importante promotor dos Objetivos de Desenvolvimento do Milênio, é economista e usa essas teorias para forçar a rápida correção das iniquidades em saúde global.

Outro exemplo é a Cooperação Econômica Ásia-Pacífico (CEAP), que possui uma Força Tarefa de Saúde dedicada a compartilhar informações e responder a questões emergentes de saúde que afetam diretamente o comércio, o movimento de pessoas, o turismo e o desenvolvimento econômico. A síndrome respiratória aguda grave (SRAG) e a gripe aviária são de interesse particular, e os consultores de saúde mobilizaram-se para ajudar a lidar com esses problemas regionais de saúde global.

A Organização Mundial do Comércio (OMC) é a organização internacional global que lida com as regras de comércio entre as nações. Os contratos da OMC são negociados e assinados pelas principais nações comerciantes do mundo e ratificados em seus parlamentos. O objetivo é ajudar os produtores de bens e serviços, exportadores e importadores a conduzirem seus negócios. Com frequência, as regras de direitos de propriedade intelectual, especialmente com relação aos medicamentos essenciais, podem ter um papel importante na saúde. Embora não exista uma representação significativa de profissionais de saúde na OMC, há opiniões consideráveis de ministérios da saúde e organizações de saúde relacionadas às respostas de emergência a crises de saúde e iniquidade em saúde devido à falta de disponibilidade dos medicamentos essenciais.

A Network: Towards Unity for Health (TUFH – Rede: Em Direção à Unidade para Saúde) é uma ONG com orientação acadêmica e uma relação oficial com a Organização Mundial de Saúde (OMS). Iniciada há mais de 30 anos durante o período do foco na atenção primária, a TUFH tem o objetivo principal de promover inovações orientadas à comunidade que levam a reformas no currículo em instituições de saúde e médicas no mundo todo. A TUFH possui mais de 200 instituições-membros, organizações e indivíduos – muitos de países em desenvolvimento.[101]

▶ **Academia**

A pesquisa, o treinamento e a consultoria são importantes trajetórias de carreira para profissionais de saúde acadêmicos. A faixa de assuntos é ilimitada e, com frequência, os profissionais acadêmicos de saúde podem combinar trabalhos ocasionais no exterior com uma prática clínica ativa. No entanto, as pesquisas em saúde internacional no século XXI podem exigir treinamento mais específico em diplomacia em saúde, competência cultural, economia em saúde e estudos da área que preparam pesquisadores e treinadores para pesquisas apropriadamente colaborativas. Oportunidades de treinamento em medicina tropical, diagnósticos laboratoriais, controle de vetores e prática em saúde pública são especialmente importantes para potenciais profissionais de pesquisa em saúde pública, e esses assuntos não foram tratados de modo adequado pelas instituições existentes. Assim, alguns propuseram a fundação de uma nova instituição acadêmica que ofereceria treinamento interdisciplinar para a próxima geração de cientistas em saúde global.[97]

O Global Health Education Consortium (GHEC – Consórcio para Educação em Saúde Global) serviu como importante centro de coordenação e local de rede para tudo que fosse relacionado à saúde global. Fundado em 1991, ofereceu guias, módulos de ensino, conferências anuais e um local para programas para anunciar atividades relacionadas ao trabalho e aprendizado de saúde global (http://www.ghec.org). O GHEC agora foi desdobrado no Consórcio de Universidades para Saúde Global (CUGH, do inglês Consortium of Universities for Global Health), mas o website ainda oferece recursos para estudantes, residentes e professores. O CUGH continua mantendo uma conferência anual e tem como objetivo:

- Definir o campo e a disciplina de saúde global
- Padronizar os currículos e as competências exigidos para saúde global
- Definir os critérios e as condições para inserções de estágios para estudantes e professores nas instituições que recebem
- Oferecer coordenação de projetos e iniciativas entre universidades ricas em recursos e nações menos desenvolvidas e suas instituições

O CUGH dedica-se a criar equilíbrio nos recursos e no intercâmbio de estudantes e professores entre instituições em países ricos e pobres. Reconhece a importância da parceria equivalente entre as instituições acadêmicas nas nações em desenvolvimento e suas contrapartes ricas em recursos no planejamento, implementação, gestão e avaliação de impacto de projetos conjuntos.[102]

Devido à nova filantropia na pesquisa e prática de saúde global, os interesses de estudantes, residentes, cientistas de pesquisas e professores no serviço e na equidade da saúde global e das demandas de uma economia globalizada, as carreiras acadêmicas estarão cada vez mais concentradas na saúde global e a academia deve responder com currículo apropriado, apoio administrativo e oportunidades. As carreiras no horizonte próximo e distante em saúde global acadêmica são excitantes, sem limites e estão ao alcance daqueles que as procuram. Esperamos que este capítulo tenha provocado o apetite dos estudantes de hoje, que serão os líderes de saúde global de amanhã.

QUESTÕES DE ESTUDO

- Por que há um foco cada vez maior na formação de programas de educação em saúde global e iniciativas interdisciplinares? Quais são os obstáculos a essa colaboração nas instituições educacionais e nos modelos de prática?
- As competências necessárias para um especialista em saúde global estão muito além do conhecimento biomédico tradicional nos currículos das escolas de medicina. Quais são algumas competências e domínios profissionais importantes para um especialista em saúde global?
- A migração da força de trabalho em saúde global ocorre em duas direções – dos países mais pobres para os mais ricos e vice-versa. Contraste as motivações por trás desses dois tipos de migração.
- O que é a lacuna 10/90 e por que existe?
- A Aliança de Força de Trabalho em Saúde Global começou em 2006 para lidar com as necessidades de força de trabalho ao redor do mundo. Se você pudesse criar uma organização que lidasse com o desafio da força de trabalho em saúde global, como se chamaria sua organização, qual seria sua missão e como conquistaria essa missão?

AGRADECIMENTO

O Dr. Thomas Novotny foi o autor deste capítulo na edição anterior desse texto. Parte do conteúdo da versão anterior foi usada nesta versão atualizada do capítulo e gostaríamos de agradecer pelas contribuições valiosas do Dr. Novotny.

REFERÊNCIAS

1. Merson M, Page K. *The Dramatic Expansion of University Engagement in Global Health: Implications for US Policy.* Washington, DC: Center for Strategic and International Studies, 2006. Consortium of Universities for Global Health, http://www.cugh.org/.
2. Patrick W. The Asia Pacific Academic Consortium for Global Public Health and Medicine: stabilizing south-south collaboration. *Infect Dis Clin N Am* 2011;25:537–554.
3. Frenk J, Chen L, Bhutta Z, et al. Health professionals for a new century: transforming education to strengthen health systems in an interdependent world. *Lancet* 2010;376:1923–1958.
4. Global Consensus for the Social Accountability of Medical Schools. December, 2010. http://health-socialaccountability. sites.olt.ubc.ca/files/2011/06/11-06-07-GCSA-English-pdf-style.pdf.
5. The Training for Health Equity Network. *THEnet's Social Accountability Evaluation Framework Version 1. Monograph I.* Baisy-Thy, Belgium: The Training for Health Equity -Network, 2011.
6. Panosian C, Coates T. The new medical "missionaries"—grooming the next generation of global health workers. *N Engl J Med* 2006;354(17):1771–1773.
7. Schroeder S. We can do better—improving the health of the American people. *N Engl J Med* 2007;357:1221–1228.
8. The Global Health Workforce Alliance, 2012, WHO. http://www.who.int/workforcealliance/about/en.
9. The Global Workforce Alliance and the Kampala Declaration, 2010, WHO. http://www.who.int/workforcealliance/knowledge/resources/kampala_declaration/en/.
10. Koplan J, Bond C, et al. Towards a common definition of global health. *Lancet* 2009;373:1993–1995.
11. Chen M. The contribution of primary health care to the Millennium Development Goals. Buenos Aires: World Health Organization, 2007. http://www.who.int/dg/speeches/2007/- 20070816_argentina/en/index.html.
12. Africa 'being drained of doctors.' BBC News, 2008. http:// newsvote.bbc.co.uk/mpapps/pagetools/print/news.bbc.co.uk/2/ hi/health/7178978.stm.
13. Institute of Medicine of the National Academies. *Healers Abroad: Americans Responding to the Human Resource Crisis in HIV/AIDS report brief.* Washington, DC: National Academies Press, 2005.
14. Peace Corps. The Peace Corps now accepting applications for Global Health Service Partnership Positions. 2012. http://www.peacecorps.gov/resources/media/press/2092/.
15. Mullan F, et al. The Medical Education Partnership Initiative: PEPFAR's effort to boost health worker education to strengthen health systems. *Health Affairs* 2012;31(7): 1561–1572.
16. Global Health Service Corps. Building Capacity through Health Service. Boston, 2012. http://globalhealthservicecorps.-org/need-by-the-numbers.
17. McNeil D. *Africa: $130 million from United States to train doctors in a dozen countries. New York Times,* 2010. http://www.nytimes.com/2010/10/12/health/12global.html.

18. Strauss R. *Too many innocents abroad.* New York Times, 2008. http://www.nytimes.com/2008/01/09/opinion/09strauss.html.
19. Education Commission for Foreign Medical Graduates (ECFMG), 2012. www.ecfmg.org.
20. African Journal of Primary Health Care and Family Medicine (PHCFM) http://www.phcfm.org.
21. Primafamed Africa Network. http://www.primafamed.ugent.be.
22. De Maesseneer J. Primary health care in Africa: now more than ever! *Afr J Prm Health Care Fam Med* 2009;1(1): Article112.
23. Davies A. Health care worker migration: Why should we care? *Migration*, March 2006:15–18. http://publications.iom.int/bookstore/index.php?main_page=product_info& cPath=40&products_id=465.
24. ECFMG-Fact Card Summary Data, 2012. http://www.ecfmg.org/forms/factcard.pdf.
25. Connor G. Cuba's Latin American Medical School: can -socially-accountable medical education make a difference? *MEDICC Rev* 2012;14(3):5–11.
26. Canadian Coalition for Global Health Research (CCGHR). www.ccghr.ca.
27. Stigler F, et al. Health professionals for the 21st century: a student's view. *Lancet* 2010;376:1877–1878.
28. Peluso M, et al. Guiding principles for the development of global health education curricula in undergraduate medical education. *Med Teach* 2012;34(8): 653–658.
29. Bozorgmehr K, Saint V, Tinnemann P. The 'global health' education framework: a conceptional guide for monitoring, evaluation and practice. *Global Health* 2011;7:8.
30. Evert J, Chase J, eds. *Graduate Medical Education in Global Health: A Guidebook.* 2nd ed. Global Health Education Consortium, 2011.
31. Lewin SA, et al. Lay health workers in primary and community health care. Cochrane Database Syst Rev 2005: CD004015.
32. Brown A, Cometto G, Cumbi A, et al. Mid-level health providers: a promising resource. *Rev Peru Med Exp Salud Publica* 2011;28(2):308–315.
33. Petroze R, et al. Collaboration in surgical capacity development: a report of the inaugural meeting of the Strengthening Rwanda Surgery Initiative. *World J Surg*. In press.
34. Glasper A. Escaping the ivory tower: emancipation of the modern clinical academic. *Br J Nurs* 2012;21(8):496–497.
35. Kolars J. Taking down 'the ivory tower': leveraging academia for better health outcomes in Uganda. *BMC Int Health Hum Rights* 2011;11(Suppl 1): S1.
36. Gugushe T. Beyond the ivory tower: service learning for community engagement. *SADJ* 2010;65(3):138, 140.
37. Schur C, Berk M, Silver L, et al. Connecting the ivory tower to main street: setting research priorities for real-world impact. *Health Aff (Millwood)* 2009;28(5):w886–w899.
38. Eichbaum Q, Nyarango P, Bowa K, et al. Global networks, -alliances and consortia in global health education—the case for south-south partnerships. *J Acquir Immune Defic Syndr* 2012; 61(3): 263–264.
39. Chen C, Buch E, Wassermann T, et al. A survey of Sub-Saharan African medical schools. *Hum Resour Health* 2012;10:4.
40. Kasper J, Bajunirwe F. Brain drain in sub-Saharan-Africa: contributing factors, potential remedies, and the role of academic medical centres. *Arch Dis Child* 2012;97(11):973–979.
41. Frank J, Snell L, Cate O, et al. Competency based medical education: theory to practice. *Med Teach* 2010;32(8):638–645.
42. Brewer T, Saba N, Clair V. From boutique to basic: a call for standardized medical education in global health. *Med Educ* 2009;43(10):930–933.
43. Battat R, Seidman G, Chadi N, et al. Global health competencies and approaches in medical education: a literature -review. *BMC Med Educ* 2010;10:94.
44. Peluso M, et al. Guiding principles for the development of global health education curricula in undergraduate medical education. *Med Teach* 2012;34(8):653–658.
45. Houpt E, Pearson R, Hall T. Three domains of competency in global health education: recommendations for all medical students. *Acad Med* 2007;82(3): 222–225.
46. Association of Faculties of Medicine of Canada Resource Group on Global Health. Creating Global Health Curricula for Canadian Medical Students. Report of the AFMC Resource Group on Global Health, 2007. http://www.afmc.ca/pdf/pdf_2007_global_health_report.pdf.
47. University of Maryland. Graduate Medical Education: ACGME Competencies. Baltimore, MD: University of Maryland, 2008. http://www.umm.edu/gme/core_comp.htm.
48. Evert J, Stewart C, Chan K, Rosenberg M, Hall T. *Developing Residency Training in Global Health: A Guidebook*. San Francisco: Global Health Education Consortium, 2008.
49. American Academy of Family Physicians (AAFP). *Recommended Curriculum Guidelines for Family Medicine Residents, Global Health*. American Academy of Family Physicians, Reprint 287, 2011. http://www.aafp.org/online/etc/medialib/aafp_org/documents/about/rap/curriculum/globalhealth.Par.0001.File.tmp/Reprint287.pdf.
50. Anspacher M, Hall T, Herlihy J, et al. Competency-based global health education. In: Chase J, Evert J, eds. *Global Health Training in Graduate Medical Education: A Guidebook*. 2nd ed. San Francisco: Global Health Education Consortium, 2011.
51. Royal College of Physicians and Surgeons of Canada. The CanMeds Framework. http://www.collaborativecurriculum.ca/en/modules/CanMEDS/CanMEDS-intro-background-01.jsp.
52. Redwood-Campbell L, Pakes B, Rouleau K, et al. Developing a curriculum framework for global health in family medicine: emerging principles, competencies, and educational approaches. *BMC Med Educ* 2011;11(1):46.
53. Castillo J, Castillo H, Dewitt TG. Opportunities in global health education: a survey of the virtual landscape. *J Grad Med Educ* 2011;3(3):429–432.
54. Anderson K, Slatnik M, Pereira I, et al. Are we there yet? -Preparing Canadian medical students for global health electives. *Acad Med* 2012;87(2):206–209.

55. Canadian Federation of Medical Students. Pre-Departure Training, 2012. http://www.cfms.org/index.php/global-health/ projects/pre-departure-training.html.
56. Izadnegahdar R, Correia S, Ohata B, et al. Global health in Canadian medical education: current practices and opportunities. *Acad Med* 2008;83(2):192–198.
57. AAMC. Medical School Graduation Questionnaire. AAMC, 2012. https://www.aamc.org/download/300448/data/2012gqallschoolssummaryreport.pdf.
58. Godkin M, Savageau J. The effect of medical students' international experiences on attitudes toward serving underserved multicultural populations. *Fam Med* 2003;35(4):273–278.
59. Mutchnick I, Moyer C, Stern D. Expanding the boundaries of medical education: evidence for cross-cultural exchanges. *Acad Med* 2003;78(10 Suppl):S1–S5.
60. Thompson M, Huntington M, Hunt D, Pinsky L, Brodie J. Educational effects of international health electives on U.S. and Canadian medical students and residents: a literature review. *Acad Med* 2003;78(3):342–347.
61. Hanson L, Harms S, Plamondon K. Undergraduate international medical electives: some ethical and pedagogical considerations. *J Studies Int Educ* 2011;15:171–185.
62. Pinto A, Upshur R. Global health ethics for students. *Dev World Bioeth* 2009;9(1):1–10.
63. Crump J, Sugarman J. Ethics and best practice guidelines for training experiences in global health. *Am J Trop Med Hyg* 2010;83(6):1178–1182.
64. Anderson K, Slatnik M, Pereira I, Cheung E, Xu K, Brewer T. Are we there yet? Preparing Canadian medical students for global health electives. *Acad Med* 2012;87(2):206–209.
65. Anderson K, Bocking N. Preparing medial students for electives in low-resource settings: a template for national guidelines for pre-departure training. AFMC Global Health Resource Group and CFMS Global Health Program, 2008. http://www.cfms.org/downloads/Pre-Departure%20Guide lines%20Final.pdf.
66. Cheung E, Abelson J, Matthews D. Going global: approaching international medical electives as an institution. In: Evert J, Drain P, Hall T, eds. *Developing Global Health Programming for Medical and Other Professional Schools*. San Francisco, CA: CFHI. In press.
67. Marcum J. What direction for study abroad? Eliminate the roadblocks. *Chron Higher Educ* 2001; 47(36):B7–B8.
68. Williams T. Exploring the impact of study abroad on students' intercultural communication skills: adaptability and sensitivity. *J Studies Int Educ* 2005; 9(4):356–371.
69. Mutchnick I, Moyer C, Stern D. Expanding the boundaries of medical education: evidence for cross-cultural exchanges. *Acad Med* 2003;78(10Suppl):S1–S5.
70. Thompson M, Huntington M, Hunt D, et al. Educational effects of international health electives on US and Canadian medical students and residents: a literature review. *Acad Med* 2003;78(3):342–347.
71. Godkin M, Savageau J. The effect of medical students' international experiences on attitudes toward serving under-served multicultural populations. *Fam Med* 2003;35:273–278.
72. Niemanstsverdriet S, Majoor G, van der Vleuten C, et al. "I found myself to be a down to earth Dutch girl": a qualitative study into learning outcomes from international traineeships. *Med Educ* 2004;38:749–757.
73. Miranda J, Yudkin J, Willott C. International health electives: four years of experience. *Travel Med Infect Dis* 2005; 3(3):133–141.
74. Esfandiari A, Gill G. An international health/tropical medicine elective. *Acad Med* 2001;76(5):516.
75. Epstein R. Assessment in medical education. *N Engl J Med* 2007;356(4):387–396.
76. Jones E. Students going abroad for service-learning experiences: questions considered. *The Advisor*, June 2009: 25–29.
77. Kalish R, Dawiskiba M, Sung Y-C, Blanco M. Raising medical student awareness of compassionate care through reflection of annotated videotapes of clinical encounters. *Educ Health (Abingdon)* 2011; 24(3):490.
78. Aronson L. Twelve tips for teaching reflection at all levels of medical education. *Med Teach* 2011; 33(3):200–205.
79. Belani H, Dempsey K, Stone G, et al. Competencies and assessment. In: Evert J, Drain P, Hall T, eds. *Developing Global Health Programming for Medical and Other Professional Schools*. San Francisco, CA: CFHI. In press.
80. Starfield, B, Leiyu S, Macinko J, et al. Contribution of primary care to health systems and health. *Milbrook Q* 2005;83(3):457–502.
81. Starfield B. Toward international primary care reform. *CMAJ* 2009;180(11):1091–1092.
82. Starfield B. The hidden inequity in health care. *Int J Equity Health* 2011;10:15.
83. Osler W. Remarks on specialism. *Boston Med Surg J* 1892;126: 457–459.
84. Cohen J. The new world of global health. *Science* 2006;311: 162–167.
85. NGO Code of Conduct for Health Systems Strengthening. Seattle, WA: Health Alliance International, 2007. http:// ngocodeofconduct.org.
86. Afsana K, Habte D, Hatfield J, et al. *Partnership Assessment Method*. Ottawa, ON: Canadian Coalition for Global Health Research, 2009. http://www.ccghr.ca/Resources/Documents/Resources/PAT_Interactive_e.pdf.
87. Global Forum for Health Research. *Strategic Orientations 2003–2005*. Geneva: World Health Organization, 2003.
88. Beasley J, Starfield B, et al. Global health and primary care research. *J Am Board Fam Med* 2007;20(6): 18–526.
89. Office of Behavioral and Social Sciences Research. Community Based Participatory Research (CBPR). Washington, DC: 2012. http://obssr.od.nih.gov/scientific_areas/methodology/ community_based_participatory_research/index.aspx.
90. Grand Challenges Explorations. Grand Challenges in Global Health, 2012. http://www.grandchallenges.org/about/Pages/Overview.aspx.

91. Fogarty International Clinical Research Scholars and Fellows Support Center (FICRS-F). Nashville, TN: 2012. https://fogartyscholars.org/resources/global-health.
92. Centers for Disease Control and Prevention. Epidemic Intelligence Service. Atlanta, GA. http://www.cdc.gov/eis/index.html.
93. National Institutes of Health. Fogarty International Center. Bethesda, MD. http://www.fic.nih.gov/.
94. US Department of Health and Human Services. Office of Global Health Affairs. http://www.globalhealth.gov.
95. USAID. Global Health, 2012. http://www.usaid.gov/what-we-do/ global-health.
96. Foreign Service Careers. http://www.foreignservicecareers.com/ specialist/self_evals/med_jobs.html.
97. Peace Corps. Master's International, 2012. http://www. peacecorps.gov/index.cfm?shell=learn.whyvol.eduben.Mastersint.
98. US Army. US Army Research Laboratory (ARL), 2012. http://www.arl.army.mil/main/Main/default.cfm?Action=3.
99. Contractors: USAID Yellowbook, 2001. http://gemini.info.usaid.gov/yellowbook/.
100. The World Bank. Jobs, 2012 http://web.worldbank.org/WBSITE/EXTERNAL/EXTJOBSNEW/0,,contentMDK:23122244~menuPK:8680050~pagePK:8454306~piPK:7345678~theSitePK:8453353,00.html.
101. The Network: Towards Unity for Health (TUFH), 2011. http:// www.the-networktufh.org.
102. Consortium of Universities for Global Health (CUGH), 2012. http://cugh.org/about-us.

Índice

1,2 dibromo-3-cloropropano (DBCP), 174–175
1978 Conferência Internacional sobre Atenção Primária à Saúde, 521–522
1978 Declaração de Alma-Ata da OMS, 533–534
1993 Relatório do Banco Mundial, 525, 533–534
1993 Relatório de Desenvolvimento Mundial, 567–568
1993 Conferência Mundial de Direitos Humanos, 533–536
1997 Tratado de Proibição de Minas, 400–401
1999 Ano Internacional do Idoso, 427–429
2002 Plano Internacional de Ação para o Envelhecimento, de Madri, 427–429
2004 Princípios de Orientação Interagências para Crianças Desacompanhadas e Separadas, 396–397

A

Abordagens baseadas na comunidade
    atenção à tuberculose, 273–275
    monitoramento e promoção do crescimento, 195–200
    para atenção materna e infantil, 116–123
Aborto inseguro, 97–98
Abstinência, fidelidade e uso de preservativo (ABC), 285–288
Abuso de drogas ilícitas, 15–17
Abuso de substâncias, 15–17, 105–106
Academia Americana de Pediatria (AAP), 201–202
Academia Nacional de Ciências dos Estados Unidos, 525–526
Acaso em estudos epidemiológicos, 52–56
Accreditation Council for Graduate Medical Education – Conselho de Acreditação para Educação Médica de Graduação (ACGME), 555–558
Aceh, Indonésia, ajuda humanitária em, 394–396
Acesso à saúde, 273–275
Acidentes, 336–337
Acidose, 248–249
Acinetobacter baumanii, 324–325, 327–328
Aconselhamento, HIV/AIDS, 281–284, 288–289
Aconselhamento e testes voluntários em HIV/AIDS, 288–289
Acreditação, sistema de saúde, 510–512
Administração, 504–505
Administração de serviços financeiros, 493–496
Adolescência, 102–106
Affordable Care Act (Lei de Cuidados Acessíveis com a Saúde), 235–239
África, órfãos na, 524–528
África subsaariana, 80–81, 180–181, 224–226, 229–232, 245–246, 263–265, 291–292

Agência de Proteção Ambiental dos Estados Unidos (EPA), 173–174
Agência para Desenvolvimento Internacional dos Estados Unidos (USAID), 88–89, 120–122, 147–148, 203–205, 370–372, 564–565
Agências governamentais para saúde global, 370–372, 563–569
Agentes antimicrobianos, 5–7
Agentes biológicos, 24–27
Agentes bolhosos, 390–391
Agentes comunitários de saúde (ACSs), 116–117, 525–528
Agentes de bioterrorismo, 322–324
Agentes neurotóxicos, 390–391
Água
    da chuva, 161–162, 172–173
    exposição recreativa e doença, 169–170
    fornecimento de, 161–163
    manejo de, 169–171
    poluição, 22–23
    qualidade, 163–167
    quantidade, 162–164
    salobra, 170–171
    superficial, 159–160
    suprimento, 159–162
Águas residuais na comunidade, 168–169
Águas subterrâneas, 160–161
AIDS (síndrome da imunodeficiência adquirida); Tuberculose (TB)
    atribuição de causa, 44–45
    controle de, 4–6
    e perturbação do ambiente natural, 170–171
    emergente, 318–324
    epidemiologia de, 69–76
        controle de doença infecciosa, 71–74
        erradicação de doença, 73–76
        métodos de transmissão, 71
        reservatórios, 69–71
        visão geral, 69–70
    imunidade em massa, 72–73
    medidas de controle, 73–74
    número reprodutivo básico, 72–73
    tráfico humano, 143–144
Ainsworth, M., 492–493
Ajuda internacional com alimentos, 210–211
Ajudando bebês a respirar (ABR), 120–123
Álcool
    consumo abusivo, 15–17
    e doenças não transmissíveis, 423–424
    e lesões no tráfego rodoviário, 338–339
    e lesões por fogo, 340–342
    e risco de afogamento, 339–340
    mortes atribuíveis ao, 36–38
Alerta de pandemia, 322–323
Alerta global, 22–24, 172–173
Aliança de Força de Trabalho em Saúde Global (GHWA), 548–549
Aliança Global para Desenvolvimento de Medicamentos para TB, 275–277

Aliança Global para Vacinas e Imunização (AGVI), 529
Aliança para Pesquisas de Sistemas de Saúde e Política, 511–512
Alimentação complementar, 200–203
Alimentação excessiva, 181–184
Alimentos terapêuticos prontos para usar (ATPVs), 206–207
Alojamento de idosos, 412–415
Alto Comissariado das Nações Unidas para Refugiados (UNHCR), 20–21, 207, 369–370, 399–400
Altura, 198–201
Amamentação, 200–203, 279–282
Ambiente construído, 173–174
Ameaças químicas, biológicas e radioativas, 389–393
Amerithrax, 323–324
Amigos da Medicina de Família de Uganda (FFMU), 551–552
Amodiaquina, 253–255
Amostragem de risco, de sistemas financeiros, 494–496
Análise
    de coorte, 272–273
    de dados, vigilância, 77–78
    de intenção de tratar, 66–67
    de pontos fortes, pontos fracos, oportunidades e ameaças (SWOT), 468–469
    de sobrevida, 59–61
    de tempo até o evento, 59–60
    estatística, 69–70
    quantitativa da camada leucocitária, 252–253
    SWOT (pontos fortes, pontos fracos, oportunidades e ameaças), 468–469
Andreasen, A., 466–468
Anemia, 13–14, 89–93, 188–189, 248–249
Anemia falciforme (SCD), 250–252
Angina pectoris, 8–10
Animais, uso de antimicrobianos em, 331–333
Animais para alimentação, uso de antimicrobianos em, 331–333
Annan, Kofi, 540–542
Anopheles, 51, 170–171
    ciclo de vida e transmissão, 245–248
Anopheles gambiae, 247–248
Anos de vida ajustados por incapacidade (AVAIs), 8–10, 33–34, 36–39, 41, 42, 44–47, 49–50, 159–160, 336–338, 350–354, 416–419
Anos de vida perdidos (YLL), 37–38
Anos perdidos para deficiência (YLD), 36–38, 417–418
Anos potenciais de vida perdidos (APVP), 36–38
Anthrax, 322–324
Antropometria, 195–197
Anúncios de serviços públicos (ASPs), 461–462

ÍNDICE

Aquinas, Thomas, 532-533
Aristóteles, princípio de, 532-533
Arranjos de residência para idosos, 412-415
Arsênico, contaminação por, 173-175
Artemisinina, 253-255
Ascaris, infecção por, 166-167, 302-304
Aspirados nasofaríngeos, 319-320
Assembleia Geral das Nações Unidas, 539-540
Assembleia Médica Mundial, 535-536
Assembleia Mundial de Saúde (WHA), 73-74, 272-273, 424-426
Assistência permanente na residência, 412-415
Associação Cristã de Saúde de Lesotho, 231-232
Associação dívida-morte, 529-530
Associação Internacional de Gerontologia (AIG), 424-425
Associação Pan-Americana de Saúde, 389-390
Ataques cardíacos, 8-10
Atenção cirúrgica, 347-348
    barreiras à, 361-363
    cultura, medo e obstáculos à educação, 361-362
    custo do estabelecimento, 362-363
    falta de infraestrutura e suprimentos cirúrgicos, 357-361
    impacto financeiro de, 361-363
    obstáculos geográficos, 361-362
Atenção de emergência, 218-219
Atenção médica secundária, 218-219
Atenção médica terciária, 218-219
Atenção no parto 94-99
Atenção obstétrica de emergência (AOEM), 118-120
Atenção pós-parto/pós-natal, 98-99
Atenção pré-natal, 93-94
Atenção primária à saúde, 216-242
    definição de, 218-221
    e saúde materna e infantil, 93-94
    e vontade política, 237-241
    estudos de caso, 226-239
        em Lesotho, 229-232
        na Bélgica, 227-231
        no Vietnã, 231-236
        nos Estados Unidos, 235-239
        visão geral, 226-228
    história de, 216-219
    princípios de, 220-226
    recursos humanos para, 224-227
    relação com a doença, 219-221
    visão geral, 216-217
Aterro, 169-170
Ativismo, 477-479
Atlas de Doença Cardíaca e AVE, 8-10
Atovaquona-proguanil, 256-257
ATPUs (alimentos terapêuticos prontos para uso), 207-208
Atraso de crescimento, 186-188
Atribuição de causa, carga global da doença, 38-45
Autonomia, 531-533
    na atenção primária, 228-229
Autoridades federais, 227-228
Auxílio qualificado ao parto, 82-83, 224-226

AVAIs (anos de vida ajustados por incapacidade), 8-10, 33-34, 36-39, 41, 42, 44-47, 49-50, 159-160, 336-338, 350-354, 416-419
Avaliação de risco comparativa (ARC), projeto, 38-39, 42
Avaliação de risco quantitativa, 42
Avaliação Global da Função (AGF), 433-437
Avaliação rápida de subnutrição, 193-197
Avaliações da ajuda de emergência, 381-384
Avaliações em, 193-197
Avaliações em tempo real e ajuda humanitária, 381-384
AVAQs (anos de vida ajustados por qualidade), 33-35, 38-39
AVE, 8-11
Aventin, L., 492-493
Aversão de risco, de sistemas financeiros, 494-496
AZT (azidotimidina), 282-284

B

Bacilos álcool-ácido resistentes (BAAR), 264-267
Baixo peso ao nascer (BPN), 12-13, 82-83, 120-122, 220-221, 249-250
Balanças Salter, 195-197
Banco Mundial 36-38, 424-425, 494-496, 511-512, 514-515, 567-568
Banho comunitário, 169-170
Barbeiro, 464-467
Barker, hipótese de, 490-491
Basotho, 229-231
BCG (vacina com o bacilo de Calmette-Guérin), 267-270, 275-277
Bebês alimentados com fórmula, 201-202
Bélgica, atenção primária na, 227-231
Benchmarks de justiça, 524-525, 532-533
Beneficência, 532-533
Berkson, viés de, 55-56
Bhargava, A., 490-491
Bilharziose, 304-308
Bill and Melinda Gates, Fundação, 509-510, 528-529
Bioética, 521-523
Bioterrorismo, 24-27, 320-324
Birn, A. E., 507-509
Bleakley, H., 490-491
Bloom, D. E., 490-493
Bloom, L. R., 492-493
Bomba manual, 160-161
Bombas sujas, 390-391
Bósnia-Herzegovina, ajuda humanitária na, 392-394
Bozorgmehr, K., 552-553
Bradford Hill, critérios de, 53-54
Bruntland, Gro, 501-502
Bryant, J. H., 525-526
Buffett, Warren, 528-529
Bukanas, 231-232
Bureau of Health Professions (Gabinete das Profissões de Saúde), 235-237

C

Cadáveres, lidando com, 389-390
Caloria, 184-185
Campanha Internacional para Proibição de Minas Terrestres, 400-401

Campylobacter, 159-160, 172-173, 325-327
Câncer, 44-45, 419-423
    cervical, 44-45, 114-116, 422-423
    colorretal, 419-421
    de mama, 112-115, 419-421
    de pulmão, 419-421
    no fígado, 419-421
    reprodutivo, 112-116
Candidíase, 282-284, 325-327
Canning, D., 490-492
Capacetes e lesões no trânsito, 338-339
Capital, investimentos humanos e físicos, 490-492
Características comportamentais, 468-469
Características de coorte, 469-470
Características psicográficas, 469-470
Características sociodemográficas, 469-470
Carga atribuível de doença, 38-45
Carga de condições cirúrgicas, 350-351, 353-354
Carga global da doença (GBD), 32-50
    atribuição de causa, 38-45
    disparidades na saúde global, 47-50
    e pobreza, 46-49
    estudos, 424-426
    indicadores compostos, 32-39
        expectativas de saúde, 33-36
        lacunas na saúde, 36-39
        visão geral, 32-34
    projeções da OMS para 2030, 44-47
    resumo de medidas da saúde populacional, 38-39
    visão geral, 32-33
Carmel, Y., 328-329
Carreiras acadêmicas, 568-569
Carreiras em saúde global
    acadêmicas, 568-569
    agências governamentais, 563-569
    organizações multinacionais, 565-569
    organizações não governamentais, 565-567
Carta Branca para Previdência Social, 427-429
Carta Branca para Transformação do Sistema de Saúde na África do Sul, 427-429
Carter, Jimmy, 529-530
Casamento, idade no, 82-85
Casamento infantil, 83-85
Casamento precoce, 82-85
Cassete cromossômico estafilocócico (SC-Cmec), 327-328
Catástrofes, 23-24. *Veja também* Trabalho humanitário
Catolicismo Romano, 522-523
Causação, 53-54
Cefalosporinas, 328-329
Ceftriaxona, 537-538
Cegamento, 54-55, 65-69
Celulares, telefones, 479-480
Células T auxiliares, 277-278
Centers for Disease Control and Prevention (CDC), 2-4, 36-38, 169-170, 181-183, 323-325, 381-384, 536-537
Centro de Colaboração para Vigilância da Resistência a Antibióticos da OMS, 329-330
Centro de Estudos sobre Sistemas de Saúde, 511-512

ÍNDICE

Centro de Pesquisas de Epidemiologia de Desastres (CEPED), 378–379
Centro de saúde comunitário (CSC), 236–237
Centro de Saúde e Educação Médica Internacional, 560–562
Centro Nacional de Estatísticas de Saúde (NCHS), 186–188
Centros de Informações Humanitárias (HICs), 372–373
Centros de saúde de qualificação federal, 236–239
Chagoma, 311–313
Chan, K. J., 491–492
Chirwa, Peter, 488–489
Chlamydia trachomatis, 114–115, 307–308
Cibernetizações, 540–542
Ciclo infecção-subnutrição, 189–190
Ciclo pássaro-mosquito-pássaro, 322–323
CIDI (Entrevista Diagnóstica Internacional Composta), 433–437, 440–444
Cintos de segurança e lesões do tráfego de automóveis, 338–339
Circuncisão, 288–291
  feminina (CF), 108–109
  masculina, 288–291
Circunferência média da parte superior do braço (MUAC), 195–197, 206–207
Cirurgia
  compatibilidade com metas de saúde pública, 362–365
  definição de, 347–348
  força de trabalho inadequada, 360–362
  história internacional da, 347–351
Cirurgião, 347–348
Cirurgião geral, 564–565
Citomegalovírus (CMV), 282–284
Classificação Internacional de Deficiências, Incapacidades e Desvantagens, 32–33
Classificação Internacional de Doenças, 42, 433–437
Classificação Internacional de Função, Incapacidade e Saúde, 32–33
Clientes Celpay, 479–480
Clima, 172–173
  mudança, 22–24
Clindamicina, 328–329
Clínicos gerais (GP), 228–231
Clitoridectomia, 109–111
Clonagem, terapêutica e reprodutiva, 539–542
Clonagem reprodutiva, 539–542
Clonagem terapêutica, 539–542
Cloramidas, 164–166
Cloro, 160–161, 163–166
Cloroquina, 253–257
Clubes de Pais, 118–120
CMV (citomegalovírus), 282–284
Coalizão de Avaliação do Tsunami, 381–384
Cobrança de impostos, 496–498
Código genético, 282–284
Colégio Americano de Enfermeiras-Obstetras (ACNM), 118–120
Cólera, 170–173
Coletivismo, 462–464
Colite ulcerativa (UC), 61–63
Colonização, 71
Combustíveis sólidos, 21–22

Comissão da OMS sobre Determinantes Sociais da Saúde, 529–530
Comitê Internacional da Cruz Vermelha (CICV), 369–370, 396–397, 400–401
Comitê Luz Verde, 272–273
"Comitês de Deus," 522–523
Compartilhamento de custo, 494–496
Competências em saúde global, 555–558
Complexo *Mycobacterium avium* (MAC), 282–284
Compostos orgânicos voláteis, 175–176
Comprimidos efervescentes, 190–191
Comunicação de resultados de vigilância, 77–78
Comunicação participativa, 472–474
Comunicações de saúde, 456–487
  e mídia, 474–479
  e promoção, 457–468
    armadilhas e desafios, 464–467
    mensagens, métodos e canais, 464–467
    níveis de influência, 458–459
    programas efetivos, 458–460
    programas interculturais, 462–465
    teorias, modelos e estruturas, 458–459
    visão geral, 457–459
  incentivos fiscais para melhorar, 469–472
  marketing social segmentação, pesquisas e sustentação, 468–475
  tecnologias da comunicação, 477–481
  visão geral, 456–458
Comunicações de saúde interculturais, 462–465
Comunidades socioeconomicamente desprivilegiadas, 47–49
Concentrações de álcool no sangue, 338–339
Condições de trabalho dos prestadores de saúde, 512–514
Condições neuropsiquiátricas, 422–423
Conferência de Alma-Ata, 218–219
Conferência Internacional sobre População e Desenvolvimento, 87–88, 106–107, 117–118
Confiabilidade, 74–76
Conflitos de interesse e ética, 538–540
Confusão em estudos epidemiológicos, 52–56
Conselho de Organizações Internacionais para Ciências Médicas (COICM), 524–525, 535–536
Conselho de Saúde Global, 565–567
Conselho Nacional de Diversidade do Kaiser Permanente, 530–531
Conselho Nacional de Segurança, 19–20
Conselho Populacional, 424–425
Consenso Global sobre a Responsabilidade das Escolas de Medicina (GCSA), 548–549
Consórcio de Educação em Saúde Global, 563–564, 568–569
Consórcio de Universidades para Saúde Global, 522–524, 568–569
Contaminação fecal-oral, 169–170
Contextos de emergência, desnutrição
Contratação de serviços de saúde, 510–511
Contratantes, 565–567
Controle de infecção, 332–333

Controle e monitoramento de doenças emergentes e outras doenças transmissíveis, 324–325
Convenção das Nações Unidas, *Status* de Refugiados, 19–20
Convenção do Plano de Controle do Tabaco, 46–47
Convenção sobre os Direitos da Criança da ONU, 537–538
Convenções de Genebra, 369–370, 376–377, 395–396
Convenções legais e práticas humanitárias, 376–377
Convenções que regem a prática humanitária, 376–377
Cooperação Econômica Ásia-Pacífico (CEAP), 568
Coordenação e compartilhamento de informações, 390–391
Copagamento, 494–496
Coronavírus de síndrome respiratória aguda grave (SRAG-CoV), 318–319
Corpo de Paz, 550–551, 564–565
Corpos de Serviço de Saúde Global, 550–551, 564–565
Corpos mortos, lidando com, 389–390
Correlações água-saúde, 489–491
Correlações saúde-riqueza, 490–492
Corte Internacional de Justiça, 393–394
Cosgrove, S. E., 328–329
Credibilidade das comunicações de saúde, 461–462
Crescimento ósseo, 190–191
Crescimento populacional, 20–22
Crianças. *Veja também* Saúde materna e infantil
  casamento entre, 83–85
  e ética, 524–528
  embalagem resistente a, 339–340
  ensaios clínicos em, 537–538
  exploração de, 395–397
  obesidade em, 181–183
  taxas de mortalidade, 337–338
  trauma psicológico, 396–397
  vacinas para, 6–7
Criando recursos, 504–505
Crime contra a moralidade, 531–532
Criptosporidiose, 166–167
Cristianismo e ética na saúde, 532–534
Cryptococcus, 282–284
Cryptosporidium, 159–160, 166–167, 169–170, 172–173
Cuidados terapêuticos baseados na comunidade (CTC), 206–207
Culex, 170–171, 322–323
Cultura
  características, 468–470
  e desigualdade na saúde, 529–532
Curandeiro, 216–218
Curandeiros tradicionais, 217–218
Curva de sobrevida, 33–34

D

Daniels, N., 524–525
Dartmouth Atlas of Health Care, 236–237
DBCP (1,2-dibromo-3-cloropropano), 174–175
DCV (doenças cardiovasculares), 8–11, 419–421

ÍNDICE

De Humanis Corporis Fabrica, 217–218
Declaração das Nações Unidas sobre o Direito ao Desenvolvimento, 424–425
Declaração de Alma-Ata, 82–83, 502–503
Declaração de Direitos Humanos das Nações Unidas, 424–425
Declaração de Helsinque, 535–536
Declaração Universal de Direitos Humanos (DUDH), 533–536
Declaração Universal de Direitos Humanos de Helsinque, 537–538
Defeitos do tubo neural (NTDs), 191–192
Defesa da mídia, 462–464
Deficiência
    de ácido fólico, 191–193
    de ferro, 89–93, 186–189, 459–461
    de iodo, 188–189
    de niacina, 192–193
    de vitamina A, 188–191
    de vitamina B1, 192–193
    de vitamina C, 192–193
    de vitamina D, 190–192
    parcial, 444–445
Deficiências, 36–38, 415–416
Deficiências calóricas, 11–13
Deficiências de micronutrientes, 186–193
    ácido fólico, 191–193
    ferro, 186–188
    iodo, 188–189
    monitoramento de nutrição, 193–195
    visão geral, 186–188
    vitamina A, 188–191
    vitamina D, 190–192
    zinco, 190–191
Delegação, 507–509
Demanda no serviço de saúde, 514–515
Dengue, 313–315, 385–386
Departamento de Ajuda Humanitária da União Europeia (ECHO), 369–370
Departamento de Estado dos Estados Unidos (DOS), 564–565
Departamento de Estado norte-americano, 564–565
Departamento de Prevenção de Lesões e Violência, 336–337
Departamento de Saúde e Serviços Humanos dos Estados Unidos (DHHS), 563–569
Departamentos de Medicina Familiar, 234–236
Dependência, 15–17
Depressão e ansiedade, 105–106
Desastres, 22–24. *Veja também* Trabalho humanitário
    definição de, 370–372
    fase de emergência de, 384–390
    ICTs e, 482–483
    lidando com restos humanos, 389–390
    prevenção de, 389–391
Desastres naturais, 22–24. *Veja também* Trabalho humanitário
Descentralização, sistema de saúde, 507–509
Desconcentração, 507–509
Descontaminação, 390–391
Desenho fatorial, 66–67
Desenvolvimento de parceria, 464–467
Desenvolvimento de recursos aquáticos, 22–23

Desenvolvimento econômico, 493–494
Desidratação, 101–102, 385–386
Desigualdade, 524–532
Desistências, ensaio clínico, 66–69
Desnutrição, 12–13, 44–45, 101–102, 181–183, 229–231, 385–386. *Veja também* Nutrição
Desnutrição por micronutrientes, 101–102
Desperdício, 186–188
Despesas intertemporais, 504–505
Devolução, 507–509
Dia Mundial de TB em 2006, 270–271
Diabetes, 42, 419–421
Diagnóstico
    HIV/AIDS, 277–282
    tuberculose, 266–268, 274–275
Diarreia, 101–102, 159–160, 166–167, 383, 385–386
"Dias de redução," 444–445
Dicotomia rico-pobre, 525–532
Dignidade humana, 530–531
Dióxido de carbono, 22–24
Direitos, 531–534
Direitos da Criança e seus dois Protocolos Opcionais (2000), 395–396
Direitos humanos, 376–377, 530–531, 533–534
Direitos reprodutivos, 531–532
Diretrizes da Comissão Suíça, 538–539
Disparidades
    lesão, 337–338
    saúde global, 47–50
Disparidades na saúde, global, 47–50
Distúrbios do ambiente natural, 170–173
Distúrbios neurológicos e psiquiátricos, 142–144
Distúrbios reprodutivos e urogenitais, 142–143
Dividendo demográfico, 491–492
Doadores de sangue, 536–537
Doença cardíaca coronariana, 8–11
Doença cardíaca isquêmica, 45–46
Doença cirúrgica, carga da, 350–358
Doença de Chagas, 282–284, 311–313, 464–467
Doença de Lyme, 170–171
Doença do sono, 311–314
Doença respiratória, 422–423
Doenças. *Veja também* Carga global da doença (GBD); Doenças infecciosas
    cardiovasculares (DCV), 8–11, 111–113, 419–421
    controle de, 4–6
    crônicas, 111–113, 388–389, 422–423
        e alívio a desastres, 396–399
        e envelhecimento, 415–416
        e prioridades da ajuda humanitária, 388–389
        respiratórias, 422–423
    diarreicas, 42
    emergentes, 318–324
    evitáveis por vacina, 6–7
    infecciosas, 96–98. *Veja também* HIV (vírus da imunodeficiência humana)
    não transmissíveis, 2–4, 415–425
        e envelhecimento, 415–425
        resposta nacional e internacional a, 424–429
        padrões, 416–417

    pulmonares obstrutivas crônicas (DPOC), 422–423
    reemergentes, 320–324
    relação com a atenção primária, 219–221
    relacionadas à ocupação, 19–20
    surgimento, 318–324
    transmissíveis, 2–4, 415–419
    tripanossômicas, 311–314
    tropicais micobacterianas negligenciadas, 309–313
    tropicais negligenciadas (DTNs), 300–316
        dengue, 313–315
        doenças tripanossômicas, 311–314
        doenças tropicais micobacterianas negligenciadas, 309–313
        esquistossomose (bilharzia), 304–308
        futuro de, 314–316
        infecções helmínticas, 301–306
        leishmaniose, 308–310
        tracoma, 307–309
        visão geral, 300–301
Doxiciclina, 256–257
DPOC (doenças pulmonares obstrutivas crônicas), 422–423
Dracunculíase, 73–74, 304–307
Dracunculus medinensis, 304–306
DSM (Manual Diagnóstico e Estatístico de Transtornos Mentais), 433–437
DTNs. *Veja* Doenças tropicais negligenciadas
DUDH (Declaração Universal dos Direitos Humanos), 533–536
Dunant, Henri, 369–370

E

EARSS (Sistema Europeu de Monitoramento de Resistência a Antimicrobianos), 329–330
ECHO (Departamento para Ajuda Humanitária da União Europeia), 369–370
Eclâmpsia, 97–99
Economia, 488–498
    carga de lesões, 337–338
    impacto
        da saúde, 492–493
        de doenças importantes, 491–493
    mecanismos
        da riqueza à saúde, 489–491
        da saúde à riqueza, 490–492
    visão geral, 488–490
Ecossistemas, destruição de, 170–171
Educação, 85–87, 332–333. *Veja também* Educação em saúde global
    impacto de transtornos mentais precoces sobre a realização, 444–452
    pessoal de saúde, 224–227
Educação em belas artes, 559–560
Educação em saúde, 205–206. *Veja também* Educação em saúde global
Educação em saúde global, 547–569. *Veja também* Saúde pública
    carreiras em saúde global
        academia, 568–569
        agências governamentais, 563–569
        organizações multinacionais, 565–569
        organizações não governamentais, 565–567

ÍNDICE

competências e, 555-558
desfechos e avaliação de, 559-562
estruturas para, 552-558
necessidade de, 548-553
oportunidades de pesquisa e responsabilidades, 560-564
posicionamentos internacionais e, 556-562
preparando *trainees* para, 558-560
visão geral, 547
Educação médica baseada na competência (EMBC), 555-558
Educação sexual, 288-289
Eduentretenimento, 470-474
Efeito borboleta, 540-542
Efeito de coorte, 61-63
Efeito de geração, 61-63
Efeito de repercussão, 65-67
Efeito do trabalhador saudável, 55-56
Efeito placebo, 65-67
Efeitos em nível individual, 445-452
Efeitos socioeconômicos do envelhecimento, 410-415
Efetividade, 67-69
Eficácia, 67-69
Eficiência, 67-69
Eliminação, 73-74
ELISA, teste, 278-279
Elos culturais bilíngues, 470-472
Emblemas, trabalhador auxiliar, 376-377
Embriões, 531-532
Emergência Humanitária Complexa (EHC), 370-372
Empobrecimento, 504-505
Empoderamento e educação das mulheres, 84-87
Encapsulamento, 539-540
Endemia, 71
Enfermeiros, 94-97
Ensaio Clínico Colaborativo de Eclâmpsia, 97-98
Ensaio Clínico Magpie, 97-98
Ensaios clínicos
  AIDS, 536-538
  e padrão de atenção, 537-539
  em crianças, 537-538
  em epidemiologia, 65-70
Ensaios clínicos de Nuremberg, 535-537
Ensaios de liberação de interferon-gama (IGRAs), 267-268
Enterococcus faecium, 325-328
Enterococos resistentes à vancomicina (VRE), 324-325
Entidades federais, 227-228
Entretenimento e educação, 464-467
Entrevista Diagnóstica Internacional Composta (CIDI), 433-437, 440-444
Envelhecimento
  ativo, 424-426
  das mulheres, 115-117
  das populações, 32-33, 405-430, 412-416
    desafios de, 412-416
    e alteração demográfica, 406-412
      definições, 406-407
      extensão e ritmo, 409-412
      extensão global, 409-410
      fatores demográficos, 406-409
      retangularização das estruturas etárias da população, 409-410

e doenças não transmissíveis, 415-425
  efeitos socioeconômicos de, 410-415
  respostas ao desafio, 424-429
  visão geral, 405-407
demográfico, 406-412
individual, 406-407
populacional global, 406-407
Envenenamento alimentar, 203-205
Envenenamento não intencional, 338-340
Epidemia, 71
  comum, 72-73
  contínua, 72-73
  intermitente, 72-73
  propagada, 72-73
Epidemiologia, 51-79, 343-344
  acaso, viés e confusão, 52-56
  de doença infecciosa, 69-76
    controle de doença, 71-74
    erradicação de doença, 73-76
    métodos de transmissão, 71
    reservatórios, 69-71
    visão geral, 69-70
  de exames médicos, 74-78
    rastreamento, 76-77
    vigilância, 76-78
  de HIV/AIDS, 264-265
  de transição para NCDs, 415-425
  de tuberculose, 263-265
  desenhos de estudo, 60-70
    analítico, 65-70
    estudos descritivos, 61-64
    visão geral, 60-63
  indicadores básicos de saúde, 55-61
  visão geral, 51
Epidemiologia analítica, 63-70
  ensaios clínicos, 65-70
  estudos de caso-controle, 63-65
  estudos de coorte, 64-65
  metanálise, 67-70
  visão geral, 63-64
Epilepsia, 205-206
Equipamentos reflexivos, 338-339
Equipes de auxílio, 381-384, 392-393, 399-400. *Veja também* Trabalho humanitário
Erradicação, doença infecciosa, 73-76
ESBLs (β-lactamases de espectro estendido), 324-327
Escherichia coli, 159-160, 325-327
Escolha reprodutiva, 87-88
Escorbuto, 192-193
Escore de desvio-padrão (DP), 198-200
Escores Z, 200-201
Esgotos, 168-169
Especialista de Primeiro Grau em Medicina de Família, 235
Espécies de *Trypanosoma*, 313-314
Especificidade, 74-76
Espinha bífida, 191-192
Espiral da morte, 492-493
Esquistossomose, 166-168, 170-171, 304-308
Estados Unidos
  agências governamentais, 371-372
  atenção primária nos, 235-239
Estágios de desenvolvimento econômico, 493-494
Estilo de vida e doença, 423-424

Estratégia da Visão de Imunização Global, 8-10
Estratégia Global para Contenção da Resistência a Antimicrobianos, 329-330
Estrutura, sistema de saúde, 504-506
Estrutura Estratégica para Diminuir a Carga de TB/HIV, 291-292
Estruturas, comunicações de saúde, 458-459
Estruturas etárias, 409-410, 412-415
Estudo Área de Captação Epidemiológica Coreana (KECA), 437-440
Estudo cruzado, 65-67
Estudo de levantamento multinacional, 35-36
Estudo de Saúde dos Médicos, 66-67
Estudo de sífilis de Tuskegee, 537-538
Estudo KECA (Área de Captação Epidemiológica Coreana), 437-440
Estudo Whitehall de 10 mil servidores civis britânicos, 489-490
Estudos
  analíticos experimentais, 63-64
  analíticos observacionais, 63-64
  controlados por placebo, 537-538
  correlacionais, 61-63
  de caso-controle, 63-65
  de coorte, 64-65
  de coorte retrospectivos, 64-65
  descritivos, 61-64
  epidemiológicos. *Veja* Epidemiologia
  epidemiológicos descritivos, 61-64
    estudos correlacionais, 61-63
    estudos transversais, 61-64
    relatos de caso e séries de caso, 61-63
  transversais, 61-64
Etapas de treinamento, sustentação e retreinamento, 226-227
Ética, 520-543
  baseada em valores, 532-533
  baseada no médico-paciente, 524-525
  biomédica, 521-523
  clínica, 521-523
  de pobreza, justiça distributiva e divisão pobre-rico, 524-532
  direitos humanos, 533-534
  e conceitos de saúde global, 522-524
  equidade, 523-524
  futuro da, 540-543
  igualdade, 523-525
  papel da religião em, 532-534
  pesquisa científica e avanço da, 533-536
  princípios de, 531-533
  questões práticas e aplicações, 535-542
  relacionada à saúde, de globalização, 523-524
  saúde pública, clínica e treinamento em saúde global e, 542-543
  visão geral, 520-522
Etnia, 529-532
"Euro-Ética," 522-523
Evacuações médicas, 392-393
Exames médicos, epidemiologia de, 74-78
Excesso de peso, 423-425
Excisão, 109-111
Expectativa de vida (EV), 2-4, 35-36, 219-221, 406-409
  ajustada por incapacidade, 34-35
  ajustada à saúde (HALE), 33-36, 38-39

na infância, 47–49
saudável (HLE), 34–36
Expectativas de saúde, 33–36
Exposição, 378–379, 390–391
Exposição ao chumbo, 173–174
Exposição recreativa à água, 169–170

F

Falácia ecológica, 61–63
Familismo, 462–464
Fansidar, 255–256
Farr, William, 523–524
Fase de janela, 278–279
Fatalismo, 462–464
Fatores ambientais evitáveis, 158–159
Fatores de risco, 416–417
    e carga da doença, 38–45
    para doença não comunicável, 42, 422–424
Febre
    amarela, 170–171
    de Oroya, 172–173
    do caracol, 304–306
    espanhola, 539–540
    hemorrágica, 320–322
Federação Internacional de Associações de Estudantes de Medicina (IFMSA), 552–553
Federação Internacional sobre o Envelhecimento (IFA), 424–425
Fertilidade e envelhecimento, 406–407, 412–416
FEWSNET (Rede de Sistemas de Alerta Precoce da Fome), 202–205
Fidelidade, 285–288
Filariose linfática, 306–307
Filtração, 163–164
Filtração de areia, 164–166, 168–169
Filtros, 161–162
Filtros de argila, 164–166
Filtros de mochila, 163–164
Financiamento, saúde, 492–496
Fístula, 97–98
Fístula obstétrica, 97–98
Fixação segura, 525–526
Flavivírus, 320–323
Fleming, Alexander, 5–6
Flexner, A., 217–218
FMI (Fundo Monetário Internacional), 424–425, 507–509, 511–512, 529–530
Fogarty International Center, NIH, 564–565
Fogarty-Ellison International Fellowship, 564–565
Fome, 11–13. *Veja também* Nutrição
Fontes de água de topo de montanha, 166–167
Food and Drug Administration, 331–332
Força de trabalho, saúde, 548–553
Força Tarefa Interagências contra Resistência a Antimicrobianos, 331–332
Ford Foundation, 509–510
Formação da capacidade cirúrgica, 357–365
Formação de granuloma, 265–266
Formas recombinantes circulantes (FRCs), 278–279
Fórmula de leite em pó fortificado, 206–207

Fortificação de alimentos, 186–188, 192–195
Fração atribuível à população (FAP), 38–39, 44–45
Framingham Heart Study, 64–65
Franklin, Benjamin, 65–67
Free Aceh Movement, 394–395
"Fuga de cérebros", fenômeno da, 274–275, 550–551, 562–563
Funções, sistema de saúde, 503–505
Fundação Aga Khan, 528–529
Fundações filantrópicas privadas, 528–529
Fundamentalistas religiosos, 522–523
Fundo Monetário Internacional (FMI), 424–425, 507–509, 511–512, 529–530
Fundo Mundial de Medicamentos, 268, 272–273

G

Gabinete das Nações Unidas para Coordenação de Assuntos Humanitários, 371–373
Gabinete de Assistência a Desastres Estrangeiros, 564–565
Gabinete de Assuntos de Saúde Global, 564–565
Gabinete de Referência da População, 424–425
Gallup, J. I., 491–492
Garfield, R., 507–509
GBD (carga global da doença), 32–50
Gene Mec, 327–328
Generalização, 55–56
Genética molecular, 5–7
GeoSentinel (Rede Sentinela de Infecções Emergentes da Sociedade Internacional de Medicina de Viagem), 324–325
Geração de poder, 174–175
Gestação, 12–13, 92–99
Giárdia, 166–167, 169–170, 172–173
Globalização, 226–227, 523–524
GMAP (Plano de Ação Global contra Malária), 259–260
GPS (sistema global de posicionamento), 480–481
Gráfico "caminho para a saúde", 195–197
Grupo de Doenças Não Transmissíveis e Saúde Mental, 424–425
Grupos socialmente marginalizados, 394–396
Grupos voluntários privados, 565–567
Guerras, 340–344. *Veja também* Trabalho humanitário

H

H5N1, vírus da influenza aviária, 320–322
Habilidades de salvar vidas (HSVDs), 118–120
Habilidades para Salvar Vidas no Domicílio (HSVD), 118–122
Haemophilus influenzae, 6–7, 324–325, 329–330
HALE (expectativa de vida ajustada à saúde), 33–36, 38–39
Halogenação, 164–166
Halógenos, 166–167
Handicap International, 399–400
HAT (tripanossomíase humana africana), 311–314
HBB (ajudando bebês a respirar), 120–123

Helicobacter pylori, 7–8, 61–63
Hemofílicos, 277–278
Hemorragias, 96–97
Hepatite, surto, 4–5
Herbicidas, 174–175
Herpes-vírus, 282–284, 325–327
Herpes-vírus simples tipo 2 (HSV2), 287–288
HICs (Centros de Informações Humanitárias), 372–373
Hidrocarbonos poliaromáticos carcinogênicos, 174–175
Hierarquia de necessidades de Maslow, 183–184, 457–459
Hipócrates, 217–218
Hipoglicemia, 248–250
Hipotermia, 120–122
Hipótese nula, 53–54
Histoplasmose, 282–284
HIV (vírus da imunodeficiência humana)/ AIDS (síndrome da imunodeficiência adquirida), 5–6, 277–294
    atenção médica e tratamento, 281–288
    como desafio à saúde pública, 10–12
    e desnutrição, 206–208
    e tuberculose, 291–294
    ensaios clínicos de curto prazo, 536–538
    impacto econômico, 492–493
    pacientes e alívio a desastres, 397–399
    patogênese, diagnóstico e transmissão, 277–282
    prevenção de, 285–291
    programas de HIV/AIDS, 289–292
    visão geral, 263–265
HLE (expectativa de vida saudável), 34–36
Homens
    e alívio a desastres, 396–397
    papel na atenção à saúde materna e infantil, 117–120
    taxas de mortalidade, 337–338
Homens que fazem sexo com homens (HSH), 285–288
Homicídios, 342–343
Hospitais, 92–93. *Veja também* Saúde; Sistemas de saúde
HPV (papilomavírus humano), 114–116
HRQL (qualidade de vida relacionada à saúde), 33–35
HSH (homens que fazem sexo com homens), 285–288
HSV2 (herpes-vírus simples tipo 2), 287–288
HSVDS (Habilidades para Salvar Vidas no Domicílio), 118–122
HTLV (retrovírus linfotrófico de célula T humana), 277–278
Huard, P., 492–493
HUI (Índice de Utilidade à Saúde), 33–34

I

IAG (Associação Internacional de Gerontologia), 424–425
ICPD (Conferência Internacional sobre População e Desenvolvimento), 87–88, 106–107, 117–118
ICTs (tecnologias de comunicação de informações), 477–485
Idade avançada. *Veja* Envelhecimento das populações

ÍNDICE

Idade no casamento, 82–85
Identificação de vítima, 389–390
Idosos, 396–399. *Veja também* Envelhecimento das populações
IEC (informações, educação e comunicação), 291–292
IFA (Federação Internacional de Envelhecimento), 424–425
IFMSA (Federação Internacional de Associações de Estudantes Médicos), 552–553
IGRAs (ensaios de liberação de interferon-gama), 267–268
Igreja Católica, 522–523
Igualdade
 ética, 523–524
 na saúde, 228–229
II Guerra Mundial, sistemas de saúde, 82–83
ILTB (infecção latente por TB), 292–293
Iluminação pública, 338–339
IMC (índice de massa corporal), 181–183
Imperador Amarelo, 217–218
Implantação, 539–540
Impostos gerais, 496–498
Imunidade, na malária, 250–252
Imunidade em massa, 72–73
Imunizações, 6–10
Imunofluorescência, 266–267
Incêndios, lesões de, 339–340
Incentivos à comunicação de práticas de saúde, 469–472
Incineração de resíduos, 169–170
Índia, prestadores de saúde privada na, 515–517
Indicadores
 compostos, carga global da doença, 32–39
  expectativas de saúde, 33–36
  lacunas na saúde, 36–39
  visão geral, 32–34
 de desfecho, 381–384
 de processo, 381–384
 de saúde, 55–61
 estudos WMH, 440–444
 saúde, 55–61, 81–83
Índice de Utilidade de Saúde (HUI), 33–34
Índios Hopi, 459–464
Indivíduos e sistemas de saúde, 512–515
Indonésia, ajuda humanitária na, 394–396
Indústria de alimentos, 424–426
Industrialização, 419–421
Infecção
 alimentar, 37–38, 71, 203–205
 latente, 71
 latente por TB (LTBI), 292–293
 não aparente, 71
 nosocomial, 71
 por anciláustomos, 166–167, 188–189, 302–304
 por *Trichuris*, 166–167, 302–304
 respiratória aguda (IRA), 21–22, 101–102
 respiratória inferior (LRI), 175–176
Infecções
 baseadas na comunidade, 6–7
 filáricas, 304–307
 fúngicas, 159–160
 gastrintestinais, 23–24

helmínticas, 301–306
 oportunistas (OIs), 207–208, 282–284
 por *Clostridium difficile*, 331–332
 respiratórias inferiores agudas (IRIAs), 21–22
 sexualmente transmissíveis (ISTs), 93–94, 285–288
 transmitidas por mosquitos, 170–171
Infectividade, 71
Inferência estatística, 52, 54–55
Infibulações, 109–111
Influenza, 49–50
Influenza aviária, 5–6, 320–323
Informações, educação e
Informações Nutricionais em Situações de Crise (INSC), 193–195
Infraestrutura de saúde e recuperação de desastres, 388–389
Infrator, características do, 139–142
Inibidores
 da neuraminidase, 322–323
 da protease (PIs), 292–293
 da transcriptase reversa análogos de nucleosídeos (ITRNs), 282–284
 da transcriptase reversão não análogos de nucleosídeos (ITRNNs), 282–284, 292–293
Iniciativa de Bamako, 494–496
Iniciativa de Parceria em Educação Médica (MEPI), 550–551
Iniciativa Global para Assistência Cirúrgica Essencial e de Emergência (GIEESC), 349–350
Iniciativa Multilateral de Malária, 564–565
Injeções contaminadas, 42
Injustiça, 524–532
Inquéritos de grupos multi-indicadores, 195–197
Instalações de incineração, 174–175
Institucionalização de idosos, 412–415
Instituições de saúde governamentais, 511–515
Instituto de Doenças Tropicais da Universidade de Ohio, 464–467
Instituto de Medicina (IOM), 319–321, 550–551
Institutos Nacionais de Saúde (NIH), 331–332, 564–565
Interações cuidador-criança, 525–526
Interesses estudantis, 563–564
"Intermediadores" culturais, 470–472
International Dispensary Association (IDA), 386–388
Intervenções controladas por mulheres, 288–289
Intervenções de alteração comportamental, 288–289
Investimentos de capital físico, 491–492
Investimentos de capital humano, 490–492
Iodização do sal, 188–189
IPEC (Programa Internacional de Eliminação do Trabalho Infantil), 137–138
IPPC (Painel Intergovernamental sobre Mudança Climática), 22–24
IPs (inibidores da protease), 292–293
IRA (infecção respiratória aguda), 21–22, 101–102
Iraque, coordenação de agência de auxílio no, 372–374

IRI (infecção respiratória inferior), 175–176
IRIAs (infecções respiratórias inferiores agudas), 21–22
Islã e ética na saúde global, 532–534
Isolados resistentes à quinupristina-dalfopristina, 327–328
Isolamento, 73
Isoniazida, 272–273, 292–293
Isospora belli, 282–284
ISTs (infecções sexualmente transmissíveis), 93–94, 285–288
ITRNNs (inibidores da transcriptase reversão não análogos de nucleosídeos), 282–284, 292–293
ITRNs (inibidores da transcriptase reversa análogos de nucleosídeos), 282–284
IUATLD (União Internacional Contra Tuberculose e Doenças Pulmonares), 268–270
Ivermectina, 307–308, 314–315

J

Jamison, D.T., 491–492
Jenner, Edward, 6–7
John Snow, 347–348
Jornalistas, 477–479
Jornalistas cidadãos, 477–479
Jubilee 2000, 529–530
Judaísmo, 532–534
Justiça distributiva, 524–532
Justiça formal ou igualdade, 532–533
Juventudes, 102–106

K

Kaiser Family Foundation, 477–478
Kaplan-Meier, curva de, 60–61
Klebsiella, 324–328, 331–332
Kofi Annan, 370–372, 540–542
Korzenny, F., 472–474
Kosovo, ajuda humanitária em, 399–400
Kwashiorkor, 185–186, 198–200

L

β-lactamase de espectro estendido (ESBLs), 324–327
Lacuna 10/90 na pesquisa de saúde, 562–563
Lacunas na saúde, 33–34, 36–39
Lagoas, 168–169
Lansang, M. A., 538–539
Lares comandados por crianças, 11–12
Lares multigeracionais, 412–415
Latrinas, 167–169
Legislação humanitária internacional (LHI), 376–377
Legislatura do Estado da Califórnia, 539–540
Lei de Emenda para Idosos de 1998, 427–429
Lei de Proteção às Vítimas de Tráfico (TVPA), 134–135, 146–148
Lei de Refugiados, 376–377
Lei Médica de 1858, 217–218
Lei Nacional de Saúde, 427–429
Leishmaniose, 282–284, 308–310
Leite inicial, 201–202
Leite posterior, 201–202
Lepra, 309–313

ÍNDICE

Leslie, J., 491-492
Lesões
  autoinfligidas, 340-343
  carga econômica de, 337-338
  classificação de, 336-337
  disparidades, 337-338
  do trânsito rodoviário, 15-19, 37-38, 337-339
  intencional, 340-344
  mortalidade e AVAIs, 336-338
  não intencional, 337-344
  por afogamento, 339-340
  por fogo, 339-340
  prevenção futura de, 343-344
  versus acidentes, 336-337
  visão geral, 336-337
Lesotho, atenção primária em, 229-232
Leucocidina de Panton-Valentine, 327-328
Levantamento de Conhecimento, Atitudes e Práticas (KAP), 461-462
Levantamento Mundial de Saúde (WHS), 35-36, 418-421
Levantamento Porter Novelli Health Styles, 472-474
Ligação insegura, 525-526
Limiar de epidemia, 77-78
Limpeza étnica, 531-532
Linezolida, 327-328
Linfadenopatia hilar, 265-266
Linfadenopatia mediastinal, 265-266
Literacia midiática, 464-465
Lixiviado, 169-170
Lixo, 169-170
Luz ultravioleta (UV), 166-167

M

Má classificação diferencial, 55-56
Má classificação sistemática, 55-56
Má nutrição aguda global (GAM), 202-203
Má nutrição aguda grave (SAM), 203-205
MAC (complexo *Mycobacterium avium*), 282-284
Macedônia, ajuda humanitária na, 399-400
Maconha, 105-106
Macroética, 521-522
Maine, D., 94-97
Malaney, P., 491-492
Malária, 51, 101-103, 136-137, 170-171, 244-262, 383, 385-386, 491-493
  aspectos clínicos, 247-250
    estágios clássicos da febre, 247-248
    síndromes causadas, 247-250
  cerebral, 248-249
  ciclo de vida e transmissão de *Anopheles*, 245-248
  diagnóstico, 250-253
    direto, 250-253
    sorodiagnóstico, 252-253
  distribuição de, 244-246
  erradicação global de, 257-262
  fatores protetores não imunes, 250-252
  história de, 244-245
  impacto econômico e sociológico, 257-259
  imunidade em, 250-252
  iniciativas de desenvolvimento de vacinas, 260-262
  na gestação, 249-252
  quimioprofilaxia de, 255-257
  resistência a medicamentos, 257-259
  tratamento, 252-259
Malária cerebral, 248-249
Manejo de caso na comunidade (MCC), 116-118
Manejo Integrado de Doenças da Infância (MIDI), 116-117, 207-208, 388-389
Manual Diagnóstico e Estatístico de Transtornos Mentais (DSM), 433-437
Marasmo, 184-185, 198-200
Marketing social
  segmentação, pesquisa e sustentação, 468-475
Maslow, A., 457-458
Masters International (MI) Program, 564-565
Maus-tratos, 342-343
Maus-tratos a idosos, 116-117
McGowen, J. E., 328-329
McGuire, W. J., 464-467
MDR-TB (tuberculose resistente a multimedicamentos), 5-6, 266-267, 272-273, 324-325, 328-329
Mecanismos de distribuição de informações, 484-485
Médecins sans Frontiers (MSF) (Médicos Sem Fronteiras), 348-349, 369-370, 386-388, 393-394
Medicamentos
  tratamento de HIV/AIDS, 281-282
  tratamento de tuberculose, 275-277
Medicare, 237-239
Medicina Familiar, 231-232, 234-236
Médico generalista, 218
Medições antropométricas, 195-197
Médicos, 217-218
Médicos descalços, 217-218
Médicos Zemstvo, 217-218
Medidas de saúde pública para toda a população, 424-425
Medidas resumidas de saúde populacional, 38-39
MedLine, 68-69
Mefloquina, 253-257
MEHRPI (Programa para Reabilitação de Saúde e Evacuação Médica para o Iraque), 392-393
Meningite, 383, 385-388
Menopausa, 115-117
MEPI (iniciativa de parceria na educação médica), 550-551
Mercados de saúde, 509-510
Mercúrio, 174-175
Mesoética, 521-522
Metais pesados, 173-174
Metanálise, 67-70
Método de padronização, 57-58
Método mãe-canguru (MMC), 120-123
Método Sullivan, 34-36
Metodologia agrupamento-amostragem, 195-197
MGF (mutilação genital feminina), 105-106, 108-113
mHealth, 480-481
Microbicidas, 288-289
Microética, 521-522
Microscopia de esfregaço de escarro, 266-267, 274-275
Microsporidiose, 166-167
MIDI (Manejo Integrado de Doenças da Infância), 116-117, 206-207, 388-389
Mídia comunitária, 477-478
Mídia e comunicações de saúde, 474-479
Mídia social participativa, 480-481
Migração da área rural para a área urbana, 409-410, 412-416
Migração e envelhecimento, 408-409, 412-416
Milho, infecções fúngicas do, 159-160
Minas terrestres, 23-26
Mincer, J., 491-492
Mineradores de urânio, 173-174
Ministério Chileno da Saúde, 333-334
Minorias étnicas, 394-396
Minorias políticas, 394-396
Minorias religiosas, 394-396
Mitigação de conflito por profissionais auxiliares, 399-401
Modelo de treinamento de treinadores, 120-122, 234-236
Modelos de utilidade, 170-171
Módulos Selecionados pelo Aluno, 560-562
Monitoramento do crescimento, 195-200
Monitoramento materno, 93-94
Moraxella catarrhalis, 324-325, 329-330
Morbidade
  adolescente, 104-106
  causas principais de, 379-380
  e mortalidade em conflitos e desastres, 379-380
    reunião de dados, 379-384
    visão geral, 379-380
  medição, 32-33, 56-58
Morrow, R., 538-539
Mortalidade
  adolescente, 103-105
  causas principais de, 379-380
  e AVAIs, 336-338
  e envelhecimento, 406-409, 412-416
  e morbidade em conflitos e desastres, 379-380
    reunião de dados, 379-384
    visão geral, 379-380
  infantil e materna, 12-15
  medidas de, 57-60
  neonatal, 81-82, 98-99
  padronizada pela idade, 220-221
  perinatal, 81-82, 98-100
  perinatal e neonatal, 98-100
  pós-natal, 81-82, 98-100
Morte intrauterina, 98-99
Mortes
  atribuíveis ao álcool, 36-38
  "esperadas", 58-59
  perinatais, 98-99
Mosquiteiros, 172-173
Mosquitos *Aedes aegypti*, 170-171, 320-322, 385-386
Motores de combustão interna, 174-175
Movimento de sanatórios, 268-270
Movimento Internacional da Cruz Vermelha e do Crescente Vermelho, 371-372
M-Pesa, 479-480
MRSA (*Staphylococcus aureus* resistente à meticilina), 324-329
MSF (Médicos Sem Fronteiras), 348-349, 369-370, 386-388, 393-394

ÍNDICE

MTB *(Mycobacterium tuberculosis)*, 6-7, 263-265, 282-284
MUAC (circunferência média da parte superior do braço), 195-197, 206-207
Mulheres. *Veja também* Saúde materna e infantil
  direitos reprodutivos, 531-532
  e alívio a desastres, 396-397
  expectativa feminina e a parte feminina, 415-416
Mutação genética BRCA-1, 530-531
Mutilação genital feminina (MGF, 105-106, 108-113
  classificação, 109-111
  consequências de saúde, 109-113
  prevalência e tendências, 109-111
Mycobacterium africanum, 264-265
Mycobacterium bovis, 264-265
Mycobacterium canettii, 264-265
Mycobacterium caprae, 264-265
Mycobacterium leprae, 310-311
Mycobacterium microti, 264-265
Mycobacterium pinnipedii, 264-265
Mycobacterium tuberculosis (MTB), 6-7, 263-265, 282-284

N

Não conformidade, ensaio clínico, 66-69
Não maleficência, 532-533
Nascentes, 160-162, 166-167
Necessidades de água, 384-385
Necessidades de apoio social, 410-412
Necessidades de hidratação, 162-164
Neijing, 217-218
Neisseria gonorrhoeae, 324-325
Neurocisticercose, 203-205
Nevirapina (NVP), 280-281
NHANES (Levantamento Nacional de Exames de Saúde e Nutricionais), 61-63, 193-195
NIH (Institutos Nacionais de Saúde), 331-332, 564-565
Nitrato de amilo, 277-278
Nitrato de butilo, 277-278
Níveis de influência e comunicações de saúde, 458-459
Nível basal, 381-384
Notícia de Surto de Doença, 324-325
Núcleos de gotículas, 71
Número necessário para tratar (NNT), 67-69
Nur, E., 491-492
Nutrição, 11-12, 179-214
  avaliação rápida em contextos de emergência, 193-197
  deficiências de micronutrientes, 186-193
    ácido fólico, 191-193
    ferro, 186-188
    iodo, 188-189
    vigilância nutricional, 193-195
    visão geral, 186-189
    vitamina A, 188-191
    vitamina D, 190-192
    zinco, 190-191
  déficits nutricionais, 89-90
  doenças relacionadas a, 183-184
  e HIV/AIDS, 206-208
  intervenções de subnutrição, 205-206-

monitoramento e promoção do crescimento baseados na comunidade, 195-200
  nanismo nutricional, 198-200
  prevenção da subnutrição, 200-205
  subnutrição de proteína-energia, 184-188
  visão geral, 179-180
NVP (nevirapina), 280-281

O

Obesidade, 8-10, 13-17, 44-45, 181-184, 423-425
Obesidade adulta, 423-424
Objetivos de Desenvolvimento do Milênio (ODMs), 12-13, 80-81, 85-87, 92-93, 208-210, 232-233, 272-273, 525-526, 528-529
Objetivos de desenvolvimento sustentável (ODSs), 528-529
OCDE (Organização para Cooperação e Desenvolvimento Econômico), 13-15, 489-490, 501-502, 567-568
Oficiais Médicos do Corpo de Paz (PC-MOs), 564-565
OIT (Organização Internacional do Trabalho), 19-20, 132-133, 136-137
OMC (Organização Mundial do Comércio), 567-568
OMS (Organização Mundial de Saúde)
  carga global de projeções de doença para 2030, 44-47
  Convenção de Estrutura para Controle do Tabaco (OMS FCTC), 424-426
  Declaração de Alma-Ata, 523-524
  implementação da constituição, 1
  iniciativas em colaboração com a indústria alimentar, 424-426
  IUATLD (Projeto Global sobre Vigilância da Resistência a Medicamentos Antituberculose), 272-273
  Projeto de Atenção Comunitária à TB na África, 274-275
  sistema de estadiamento de HIV/AIDS, 278-281
Onchocerca volvulus, 306-307
Oncocercose, 306-308
ONGs (organizações não governamentais), 147-148, 181-183, 273-275, 289-291, 369-372, 509-512, 565-567
ONU (Organização das Nações Unidas), 565-568
Orfanatos, 396-397
Órfãos, 524-528
Organização de Segurança e Cooperação na Europa (OSCE), 399-400
Organização Internacional do Trabalho (OIT), 19-20, 132-133, 136-137
Organização Internacional para Migração, 392-393
Organização Mundial de Saúde. *Veja* OMS
Organização Mundial do Comércio (OMC), 567-568
Organização para Cooperação e Desenvolvimento Econômico (OCDE), 13-15, 489-490, 501-502, 567-568
Organizações baseadas na fé, 565-567
Organizações das Nações Unidas
  Objetivos de Desenvolvimento do Milênio, 6-7, 85-87, 521-522

Organizações governamentais locais e nacionais, 371-372
Organizações intergovernamentais, 371-372
Organizações multinacionais, 565-569
Organizações não governamentais (ONGs), 147-148, 181-183, 273-275, 289-291, 369-372, 509-512, 565-567
Osler, William, 217-218
Over, M., 492-493
Óvulo "espermatizado", 539-540

P

Pacientes
  com experiência com micobactérias, 267-268
  dependentes de diálise renal, 397-399
  e sistemas de saúde, 512-517
  virgens para micobactérias, 267-268
Pacote de impacto rápido (PIR), 314-315
Pacote de Serviço Mínimo Inicial (PSMI), 388-389
Padrões de atenção, 537-539
Pagamento direto do comprador, saúde, 493-496
Pagamentos, saúde, 494-496
Painel Americano de Especialidades Médicas (ABMS), 235-236
Painel Americano de Prática Familiar, 235-236
Painel Intergovernamental sobre Mudança Climática (IPCC), 22-24
Países de baixa e média renda (PBMR), 500
Países desenvolvidos
  e envelhecimento, 409-412
  e obesidade, 423-425
Países em desenvolvimento
  controle da tuberculose em, 273-275
  e envelhecimento, 409-412
  e ética, 537-538
  e obesidade, 423-425
Pandemias, 71, 539-540
Papilomavírus humano (HPV), 114-116
Paradigma Rwanda-Canadá, 361-362
Paradoxo de Simpson, 58-59
Parcerias, sistema de saúde, 509-511
Parcerias público-privadas (PPPs), 360-361, 509-511
Parteiros tradicionais, 82-83, 93-97
Parto, 12-13, 92-99
Parto obstruído, 97-98
Parto prematuro, 82-83
Pasteur, Louis, 1
Patogênese
  da tuberculose, 264-267
  HIV/AIDS, 277-282
Patogenicidade, 71
Patógenos, como riscos biológicos, 159-160
PBMR (países de baixa e média renda), 500
PCAs (Programas de Controle de Antimicrobianos), 331-332
PCMOs (Oficiais Médicos do Corpo de Paz), 565
Penicilinas antiestafilocócicas, 328-329
Peniciliose, 282-284
PEPFAR (Plano Presidencial de Emergência para Alívio da AIDS), 11-12, 285-288, 528-529, 550-551

Perfil racial, 536-537
Perigos ocupacionais, 143-144
Período de incubação, 71
Período de latência, 71
Período livre de tratamento, 66-67
Personalismo, 462-464
Perspectiva do indivíduo/paciente, sistemas de saúde, 512-515
Perspectiva regional, 505-507
Peso, 198-201, 423-424
Peso da incapacidade (DW), 36-38
Peso muito baixo ao nascer (PMBN), 82-83
Peso para estatura, 185-186, 195-197, 198-200, 205-207
Peso para idade (WFA), 198-200
Pesquisa
 científica e ética, 533-536
 de doenças emergentes, 323-324
 e ajuda de emergência, 381-384
 e educação em saúde global, 560-564
 e *marketing* social, 468-475
 ética de, 536-538
Pesquisa científica e ética, 533-536
Pesquisa participativa baseada na comunidade, 562-564
Pesquisas com células-tronco, 539-542
Pesquisas Nacionais de Exames de Saúde e Nutricionais (NHANES), 61-63, 193-195
Pessoa-anos, 56-57
Pessoal
 atenção primária, 224-227
 parto, 94-97
 saúde, 274-275
Pessoas
 com deficiência física e alívio a desastres, 397-400
 com doenças mentais e alívio a desastres, 399-400
 internamente deslocadas (PIDs), 19-21, 370-372
 que vivem com HIV/AIDS (PLWH), 291-293
 saudáveis 2020, 202-203
Pesticidas, 174-175, 203-205
Pestotnik, S. L., 331-332
Phaedrus, 217-218
PHS (Serviço de Saúde Pública dos Estados Unidos), 564-565
Pirazinamida, 267-268
Planejamento familiar, 87-90
Plano de ação global contra a malária (GMAP), 259-260
Plano de Ação Internacional de Madri sobre o Envelhecimento, 424-425
Plano de saúde privado, 493-494, 497-498
Plano Global para Eliminar a Tuberculose, 273-274
Plano Presidencial de Emergência para Alívio da AIDS (PEPFAR), 11-12, 285-288, 528-529, 550-551
Plasmodium falciparum, 244-245, 247-250, 257-259, 325-327
Plasmodium falciparum, malária, 385-386, 491-492
Plasmodium knowlesi, 247-248
Plasmodium malariae, 244-245, 247-248
Plasmodium ovale, 244-245, 247-248
Plasmodium vivax, 244-245, 247-248

PLWH (pessoas que vivem com HIV/AIDS), 291-293
PMBN (peso muito baixo ao nascer), 82-83
PMR (razão de mortalidade proporcional), 58-59
PMTCT (prevenção de transmissão de mãe para filho), 202-203, 280-281
Pneumonia por *Pneumocystis carinii* (PCP), 277-278, 282-284
Pneumonia por *Pneumocystis jiroveci*, 278-279
PNTs (Programas Nacionais de TB), 272-275
Pobreza
 e ética, 524-532
 e carga global da doença, 46-49
 e controle da tuberculose, 274-275
 como desafio para a saúde pública, 11-13
Poços profundos, 161-162
Poços rasos, 160-161
Pólio, 73-74
Política de governo *Doi Moi*, 232-233
Política Nacional de Saúde, 515-517
Poluição, 21-23, 174-176
Poluição ambiental, 21-23
Poluição do ar, 21-23, 174-176
Poluição do ar em ambientes internos, 21-23, 175-176
População envelhecendo. *Veja* Envelhecimento das populações
Populações deslocadas, 19-21. *Veja também* Trabalho humanitário
Porcentagem feminina, 415-416
Posicionamento, 468-469
Potters for Peace, 164-166
PPG (Problemas Psicológicos em Serviços de Saúde Geral), 437-440
PPPs (parcerias público-privadas), 360-361
Praziquantel, 304-306, 314-315
Prazo, 76-77
Prednisona, 293-294
Pré-eclâmpsia, 97-99
Preparação de *trainees* para posições de saúde global, 558-560
Preparação pré-colocação, 390-391
Preservativos, 285-288
Prestação de serviços, 504-505
Prestadores, saúde. *Veja* Saúde; Sistemas de saúde; Atenção primária à saúde
Prestadores de saúde privados, 511-515
Preston, S. A., 489-490
Prevalência de anemia, 89-91
Prevalência de período, 56-57
Prevalência pontual, 56-57
Prevenção, HIV/AIDS, 288-291
Prevenção de transmissão de mãe para filho (PMTCT), 202-203, 280-281
Prevenção de transmissão de pai para filho (PPTCT), 280-281
Primaquina, 256-257
Primeira infância, 99-103
Primum non nocere, 535-536
Princípio Three Ones, 289-291
Prioridades de saúde imediatas no rescaldo, 381-385
Prioridades de saúde na fase de emergência, 384-389

Prioridades médicas e ajuda humanitária, 379-380
Pritchett, L., 489-490
Privatização, sistema de saúde, 507-510
Probabilidade cumulativa de sobrevida, 60-61
Probabilidade pré-teste, 74-76
Problemas Psicológicos na Saúde Geral (PPG), 437-440
Procedimento de coloração de Ziehl-Neelsen, 265-267
Produtividade, 410-412, 490-491
Profissionais "menos do que totalmente qualificados", 515-517
Profissionais de saúde, 224-226
Profissionais do sexo (PSs), 285-288
Programa de Água, Saneamento e Saúde, 22-23
Programa de Atenção Médica Kaiser Permanente, 530-531
Programa de Controle da Malária (RBM), 257-259
Programa de Desenvolvimento das Nações Unidas (UNDP), 565-567
Programa de Envelhecimento das Nações Unidas, 424-425
Programa de HIV/AIDS das Nações Unidas (UNAIDS), 8-10, 45-47, 289-291
Programa de preparação para ciclones (PPC), 482-483
Programa de Vigilância Antimicrobiana SENTRY, 325-327, 329-330
Programa Especial de Nutrição Complementar para Mulheres, Bebês e Crianças, 201-202
Programa Expandido de Imunizações (PEI), 6-7, 388-389
Programa Internacional de Eliminação do Trabalho Infantil (IPEC), 137-138
Programa Nacional de Medicina Familiar, 235-236
Programa para Reabilitação de Saúde e Evacuação para o Iraque (MEHRPI), 392-393
Programa sobre Envelhecimento e Curso da Vida, 424-425
Programação de Avaliação de Deficiência da OMS, 444-445
Programas de alimentação terapêutica (PATs), 205-206
Programas de Controle de Antimicrobianos (PTAs), 331-332
Programas de suplementação alimentar (PSA), 205-206
Programas Internews e UNAids *"on the ground"*, 477-478
Programas Nacionais de TB (PNTs), 272-275
Proguanil, 256-257
Projeto ARC (avaliação de risco comparativa), 38-39, 42
Projeto de Intervenção Nutricional do Nepal, 189-190
Projeto de Lei de Idosos, 426-427
Projeto de sobrevida infantil, 120-122
Projeto Hollywood, Health & Society (HH&S), 472-474
Projeto Photovoice, 474-475
Projeto SPHERE, 195-197, 379-384

ProMED-mail, 324–325
Promoção e comunicações de saúde, 457–468
　armadilhas e desafios, 464–467
　mensagens, métodos e canais, 464–467
　níveis de influência, 458–459
　programas efetivos, 458–460
　programas interculturais, 462–465
　teorias, modelos e estruturas, 458–459
　visão geral, 457–459
Promotoras, 470–472
Promotores de saúde, 470–474
Proporções de risco atribuíveis à população (PRAPS), 445–452
Proteção por voluntários, 399–401
Protocolo de Palermo, 134–135, 146–147
Província de Cu Chi, 233–234
Pseudomonas aeruginosa, 324–325
Psicoses não afetivas, 433–437
Psicoterapia, 444–445
PSs (profissionais do sexo), 285–288
Publicidade, 464–467

Q
Qualidade de vida relacionada ao trabalho (HRQL), 32–35
Quarentena, 73
Quarentena absoluta, 73
Quarentena modificada, 73
"Quatro Ps," 146–147, 468–469
Quedas, lesões por, 339–340
Queimaduras por escaldadura, 339–340
Questões cirúrgicas na saúde global, 346–366. *Veja também* Atenção cirúrgica internacional
　capacidade de construção, 357–365
　　barreiras à atenção cirúrgica, 361–363
　　compatibilidade com metas de saúde pública, 362–365
　　falta de infraestrutura e suprimentos cirúrgicos, 357–361
　　força de trabalho inadequada, 360–362
　　carga da doença, 350–358
　　visão geral, 346–347
Químicos sintéticos, 174–175
Quimioterapia, 252–256
Quinina, 253–255

R
R_0 (taxa reprodutiva básica de doenças infecciosas), 72–73
Raça
　e desenho de estudo, 537–538
　e desigualdade na saúde, 529–532
Rádio comunitária, 477–478
Radiografia de tórax, 266–267
Radionuclídeos, 173–174
Rádios, 472–474
Rádon, 173–174
Randomização, 54–56, 65–69
Raquitismo, 190–192
Rastreamento, 384–385
Razão de chances (RC), 63–65, 444–452
Razão de mortalidade padronizada (SMR), 58–59
Razão de mortalidade proporcional (PMR), 58–59
Razões de dependência, 410–412

RBM (Rollback Malaria Program – Programa de Controle da Malária), 257–259
Receita para financiar sistemas de saúde, 504–505
Recomendações de política de saúde, 504–505
Recuperação de custo, 494–496
Recursos financeiros, 493–494
Recursos humanos, na atenção primária à saúde, 224–227
Rede de Aprendizagem Ativa de Responsabilidade e Desempenho em Ação Humanitária (ALNAP), 400–401
Rede de Segurança Nacional em Saúde, 329–330
Rede de Sistemas de Alerta Precoce de Fome (FEWSNET), 202–205
Rede Internacional de Epidemiologia Clínica, 538–539
Rede Internacional de Expectativas de Saúde (REVES), 34–35
Rede Sentinela de Infecções Globais Emergentes da Sociedade Internacional de Medicina de Viagem (GeoSentinel), 324–325
Refugiados, 19–21, 370–372. *Veja também* Trabalho humanitário
Registro Epidemiológico Semanal, 324–325
Regulamentações
　sistema de saúde, 505–512
　uso de antimicrobiano, 332–334
Relações públicas, 464–467
Relatório "Vozes dos Pobres", 514–515
Relatório de Desenvolvimento Mundial em 1993, 490–491
Relatório de Drogas no Mundo, 15–17
Relatório do Dia Mundial da AIDS, 8–11
Relatório do *Status* Global de 2009 da OMS, 17–19
Relatos de caso, 61–63, 77–78
Relevância dos programas de comunicação de saúde, 461–462
Religião na ética, 532–534
Reprodutibilidade, 74–76
República Democrática do Congo (RDC), 378–379
Reservatórios, doença infecciosa, 69–71
Reservatórios de pressão de bloqueio, 161–162
Resistência a antimicrobianos, 324–334
　estratégias de controle para combater, 328–332
　impacto de, 328–329
　infecções por *S. aureus* resistentes à meticilina, 327–329
　uso apropriado de antimicrobianos, 331–334
　visão geral, 5–7, 324–328
Resistência a medicamentos
　antimicrobianos, 324–334
　　estratégias de controle para atacar, 328–332
　　impacto de, 328–329
　　infecções por *S. aureus* resistentes à meticilina, 327–329
　　uso apropriado de antimicrobianos, 331–334
　　visão geral, 5–7, 324–328
　na malária, 257–259
　tuberculose, 272–274

Respeito, 462–464
Responsabilidade, ética de, 538–540
Resposta da célula T4, 277–278
Respostas internacionais
　ao envelhecimento das populações, 424–426
　às doenças emergentes, 323–325
Respostas nacionais ao envelhecimento das populações, 426–429
Restos humanos, lidando com, 389–390
Retrolavagem, 164–166
Retrovírus linfotrópico de célula-T humana (HTLV), 277–278
Revolução Cultural, 218–219
Rifampicina, 272–273
Risco moral, dos sistemas de financiamento, 494–496
Risco relativo (RR), 64–65
Riscos ambientais físicos, 172–174
　ambiente construído, 173–174
　visão geral, 172–173
Riscos biológicos à saúde, 159–173
　clima, meio ambiente e saúde, 172–173
　doenças infecciosas e distúrbios ambientais, 170–173
　e ajuda humanitária, 389–393
　entrega de água, 161–163
　exposição recreativa à água, 169–170
　manejo da água e sistemas sanitários, 169–171
　qualidade da água, 163–167
　quantidade de água, 162–164
　saneamento, 166–170
　suprimento de água, 159–162
　visão geral, 159–160
Riscos ocupacionais, 174–175
Riscos químicos, 173–175
　materiais sintéticos, 174–175
　naturais, 173–175
Rockefeller Foundation, 166–167, 509–510, 523–524, 528–529
Ross, J. A., 87–88
Rotary International, 7–8
RR (risco relativo), 64–65

S
Sabedoria ecológica, 533–534
Sachs, J. D., 491–492
Salmonella, 159–160, 172–173, 324–327
Salmonella typhi, 159–160
SAM (má nutrição aguda grave), 202–203
Saneamento, 166–170
Sarampo, 24–26, 102–103, 383, 385–386
Sarcoma de Kaposi, 277–278
Saúde. *Veja* Saúde ambiental; Saúde global; Saúde materna e infantil; Saúde pública
Saúde. *Veja também* Sistemas de saúde
　facilidades e uso de antimicrobianos, 331–332
　financiamento, 492–496
　impacto econômico de, 492–493
　regulamentações sobre o uso de antimicrobianos, 332–334
　trabalhadores, 274–275, 548–549
Saúde ambiental, 158–176
　poluição, 174–176
　riscos biológicos, 159–173
　　clima, meio ambiente e saúde, 172–173

ÍNDICE

doenças infecciosas e distúrbios ambientais, 170-173
exposição recreativa à água, 169-170
fornecimento de água, 161-163
manejo de água e sistemas de saneamento, 169-171
qualidade da água, 163-167
quantidade de água, 162-164
saneamento, 166-170
suprimento de água, 159-162
visão geral, 159-160
riscos físicos, 172-174
ambiente construído, 173-174
visão geral, 172-173
riscos químicos, 173-175
na natureza, 173-175
químicos sintéticos, 174-175
visão geral, 158-160
Saúde do adolescente, 102-104
Saúde global e atenção médica, necessidades de força de trabalho, 548-553
Saúde materna e infantil (SMI), 80-123
abordagens baseadas na comunidade a, 116-123
casamento precoce/infantil, 82-84
direitos reprodutivos, 531-532
e alívio a desastres, 395-397
empoderamento e educação das mulheres, 84-87
igualdade de gêneros e casamento precoce, 85-87
Indicadores e termos básicos, 81-83
mortalidade, 12-15
Objetivos de Desenvolvimento do Milênio da ONU, 85-87
papel dos homens, 117-120
questões importantes, 87-117
acesso ao planejamento familiar, 87-90
anemia, 89-93
anos médios e adolescência, 102-106
câncer reprodutivo, 112-116
doenças crônicas, 111-113
envelhecimento das mulheres, 115-117
gestação e parto, 92-99
mortalidade perinatal e neonatal, 98-100
primeira infância, 99-103
violência doméstica/parceiro íntimo, 105-107
visão geral, 87-88
visão geral, 80-82
Saúde mental, 432-453
carga dos transtornos mentais, 444-453
efeitos adversos, 452-453
em Emergências, 399-400
gravidade dos transtornos de saúde mental, 437-444
inquéritos, 432-453
limitação dos papéis, 445-453
mundial, 432
pesquisa futura, 452-453
prevalência de transtornos mentais comuns, 433-440
uso de serviços, 440-445
adequação do tratamento, 440-445
gravidade e, 440-444
indicadores, 440-444
visão geral, 432-437

Saúde populacional. *Veja* Carga global da doença; Saúde pública
Saúde pública, 1-29. *Veja também* Carga global da doença
compatibilidade com cirurgia, 362-365
ética, 521-523
intervenções relacionadas a desastres, 381-390
marcos em, 1-4
principais intervenções, 381-390
prioridades de parcerias médicas e, 379-380
prioridades e ajuda humanitária, 379-380
visão geral, 1
conquistas e desafios, 4-29
agentes antimicrobianos e resistência a medicamentos, 4-6
crescimento populacional, 20-22
doença cardíaca coronariana e AVE, 8-11
fome e pobreza no mundo, 11-13
HIV/AIDS, 10-12
minas terrestres, 23-26
mortalidade infantil e materna, 12-15
mudança climática e desastres naturais, 22-24
obesidade, 13-17
para controle de doenças infecciosas, 4-6
poluição, 21-23
populações deslocadas e refugiadas, 19-21
segurança de veículos automotores, 15-19
segurança ocupacional no local de trabalho, 19-20
terrorismo biológico e químico, 24-27
vício, 15-17
Saúde reprodutiva, 104-106
SCCmec (cassete cromossômico estafilocócico), 327-328
Schistosoma haematobium, 304-306
Schistosoma japonicum, 304-306
Schistosoma mansoni, 304-306
Schultz, T. P., 490-491
Seca, 172-173
Secularistas, 522-523
Sedentarismo, na expectativa de vida, 44-45
Segmentação e *marketing* social, 468-475
Segunda Assembleia Mundial sobre Envelhecimento, 424-425
Segurança
alimentar, 203-205
automobilística, 17-19
com veículos automotores, 15-19, 337-339
no local de trabalho, 19-20
ocupacional no local de trabalho, 19-20
patrimonial alimentar, 202-205
Seguro, 496-498
Seguro comunitário, 493-494, 496-497
Seguro de saúde, 227-229, 237-239
Seguro social, 493-494, 496-497
Seleção adversa, de sistemas de financiamento, 494-496
Seleção para tratamento médico e ética, 536-537

Seleção sexual, 106-109
Sensibilidade, 69-70, 74-76
Séries de caso, 61-63
Serviço de Inteligência em Epidemia, 563-565
Serviço de Saúde Pública dos Estados Unidos (PHS), 564-565
Serviço Nacional de Saúde do Reino Unido, 501-502, 504-505
Serviços de saúde comunitários, 496-497
Serviços financeiros, administração de, 493-496
Serviços militares, 565-567
Setor privado e controle da tuberculose, 273-274
Sevilla, J., 490-491
Sexo anal, 281-282
Sexo e desigualdade na saúde, 85-87, 529-532
Sexo heterossexual, 264-265
Shigella, 159-160, 169-170, 172-173, 324-325
Sífilis, 537-538
Simpatia, 462-464
Síndrome da angústia respiratória aguda, 318-320
Síndrome da imunodeficiência adquirida (AIDS). *Veja* HIV (vírus da imunodeficiência humana)/AIDS (síndrome da imunodeficiência adquirida)
Síndrome hemolítico-urêmica, 5-6
Síndrome inflamatória de reconstituição imune, 293-294
Síndrome respiratória aguda grave (SRAG), 5-6, 73, 318-320, 539-540
Sistema de assistência clínica, 229-232
Sistema de BACTEC, 266-267
Sistema de Informações Nutricionais de Refugiados (SINR), 193-195
Sistema de rastreamento de informações de relacionamento (RITS), 483-484
Sistema do Centro de Saúde de Comuna, 218-219
Sistema Europeu de Vigilância da Resistência a Antimicrobianos (EARSS), 329-330
Sistema global de posicionamento (GPS), 480-481
Sistemas de esgoto na Babilônia, 1
Sistemas de Informações Geográficas, 380-381
Sistemas de saúde, 500-517
características, 220-221
desempenho de, 502-505
determinantes do comportamento do prestador, 514-517
estrutura de, 504-506
funções de, 503-505
gestão e teorias do comportamento organizacional, 511-512
melhoria do desempenho de, 505-507
ONGs, instituições governamentais e companhias privadas, 511-515
perspectiva do indivíduo/paciente, 512-515
receita para financiar, 504-505
regulamentação de, 505-512
visão geral, 500-503
Sistemas de saúde pluralísticos, 505-506
Sistemas de vigilância passiva, 77-78

Sistemas financeiros, 494–498
Sistemas nacionais de saúde, 501–502, 504–507
Sistemas sépticos, 168–169
Sítios clínicos estéreis, 94–97
SMI (saúde materna e infantil), 80–123
SMR (razão de mortalidade padronizada), 58–59
Sociedades da Cruz Vermelha e do Crescente Vermelho, 369–370, 482–483
Software WHONET, 329–330
SRAG (síndrome respiratória aguda grave), 5–6, 73, 318–320, 539–540
SRAG-CoV (coronavírus da síndrome respiratória aguda grave), 318–319
Srebrenica, Bósnia-Herzegovina, 392–394
Staphylococci, 332–333
Staphylococcus, 324–325
Staphylococcus aureus, 327–329
Staphylococcus aureus com resistência intermediária à vancomicina-intermediário (VISA), 6–7
Staphylococcus aureus resistente à meticilina (MRSA), 324–329
Staphylococcus aureus resistente à vancomicina (VRSA), 6–7
Starfield, Barbara, 239–240, 562–563
Status socioeconômico (SSE), 423–424
Strauss, J., 490–491
Streptococcus pneumoniae, 324–327, 329–330
Styblo, Karel, 268–270
Subestimar, método, 57–58
Subnutrição, 459–461
Subnutrição de proteína-energia (PEM), 184–188, 207–208, 384–385
Suicídio, 340–343
Sulfadoxina-pirimetamina, 255–256
Summers, l. H., 489–490
Surto de fonte pontual, 72–73
Sustentabilidade
    de comunicações de saúde, 461–464
    do *marketing* social, 468–475
Szu-Miao, Taoist Sun, 532–533

T
Tabaco, 46–47, 103–106, 419–423
Tabagismo, 44–45, 105–106
Tafenoquina, 256–257
TARV (terapia antirretroviral), 203–205, 208–210, 281–288, 397–399
Taxa bruta de morte, 57–58
Taxa de caso-fatalidade, 58–59
Taxa de fertilidade total (TFT), 82–83, 406–407
Taxa de mortalidade bruta (TMB), 186–188, 380–381
Taxa de mortalidade de crianças, 232–233
Taxa de mortalidade infantil (TMI, 4–5, 12–15, 47–49, 80–82, 98–100, 219–221, 232–233, 380–381, 406–407
Taxa de mortalidade materna (TMM, 80–83, 94–97, 229–231, 380–381
Taxa de prevalência de contraceptivos (TPC), 82–83
Taxa para serviços de saúde, 495–496
Taxa reprodutiva, básica, de doenças infecciosas ($R0$), 72–73
Taxas do usuário, saúde, 494–496

TB (tuberculose), 263–277, 388–389
TBMs (taxas brutas de mortalidade), 186–188, 380–381
Tecnologias, comunicação, 477–481
Tecnologias de comunicação de informações (ICTs), 477–485
Telefones celulares, 479–480
Temperatura média da superfície global, 23–24
Temperaturas da água, 163–166
Tendências sociais, desafios e
Tênia suína, 203–205
Teorias de comportamento organizacional, 511–512
Terapia antirretroviral (TARV), 203–205, 208–210, 281–288, 397–399
Terapia combinada de medicamentos antimaláricos, 102–103
Terapia de curso breve, 268–270
Terapia de reidratação oral (TRO), 101–102
Terapia de reposição hormonal (TRH), 115–117
Terapia empírica com antimicrobianos, 332–333
Terapia intermitente presuntiva, 256–257
Terapia preventiva com cotrimoxazol, 292–293
Terapia preventiva de infecções por *Staphylococcus aureus* (CA-MRSA) resistentes à meticilina adquiridas na comunidade, 327–329
Terremoto no Haiti, trabalho humanitário, 373–376
Terrorismo, 24–27, 370–372, 374–377
Terrorismo químico, 24–27
Teste cutâneo de tuberculina (TST), 266–268, 274–275
Teste de derivado proteico purificado (PPD), 266–267
Testes de rastreamento, 76–77, 292–293
Tétano, 385–386
Thaddeus, S., 94–97
Thai Nguyen Province, 233–234
THEnet (rede de treinamento para igualdade na saúde), 548–549
Thomas, R., 490–491
Tifoide, 159–160
Tintura de fluorocromo, 266–267
TMI (taxa de mortalidade infantil, 4–5, 12–15, 47–49, 80–82, 98–100, 219–221, 232–233, 380–381, 406–407
TMM (taxa de mortalidade materna), 80–83, 94–97, 229–231, 380–381
Torres de água, 162–163
Towards Unity for Health (TUFH), 568–569
Toxoplasma, 164–167
Toxoplasmose, 282–284
Trabalho humanitário, 368–402
    agências, 369–372
    ameaças químicas, biológicas e radioativas, 389–393
    cobertura da mídia, 400–402
    convenções legais que regem, 376–377
    coordenação de agências diversas, 371–373
    e terrorismo, 374–377
    história de, 368–370

    lidando com restos humanos, 389–390
    morbidade e mortalidade em conflitos e desastres, 379–380
        principais intervenções de saúde pública, 381–390
        reunindo dados, 379–384
        visão geral, 379–380
    necessidades particulares de populações específicas, 392–400
        crianças, 395–397
        homens, 396–397
        idosos e portadores de doenças crônicas, 396–399
        minorias e grupos marginalizados, 394–396
        mulheres, 396–397
        pacientes com HIV/AIDS, 397–399
        pacientes que exigem serviços médicos imediatamente indisponíveis, 392–395
        pessoas com deficiência, 397–400
        pessoas com doenças mentais, 399–400
        voluntários, 399–400
    preparação e prevenção, 378–379
    prioridades médicas e de saúde pública, 379–380
    proteção física e mitigação de conflitos, 399–401
    tendências atuais em, 376–379
    visão geral, 368–369
Tracoma, 307–309
Traços genéticos, 530–531
Traficante, 139–141
Tráfico de mão de obra, 134–136
Tráfico de órgãos, 135–137
Tráfico humano, 131–156
    avaliação inicial de pessoas traficadas, 144–145
    características de, 138–141
    exemplos de caso, 131–132
    fatores de risco, 137–139
    formas de, 134–137
        órgão, 135–137
        parto, 134–136
        sexo, 135–136
    implicações à saúde de, 142–145
        distúrbios neurológicos e psiquiátricos, 142–144
        distúrbios reprodutivos e urogenitais, 142–143
        doenças infecciosas, 143–144
        riscos ocupacionais, 143–144
        traumas e lesões relacionados à violência, 143–144
    modelo de saúde pública de, 136–139
    parcerias, 151–154
    prevenção de, 148–153
    processo de recrutamento, 141–143
    redução da demanda de, 153–155
    repressão de, 151–153
    resposta global a, 146–149
    resposta multidisciplinar, 144–147
    visão geral, 131–134
Tráfico sexual, 135–136
Trajetória ascendente nociva, 181–183
Transformação demográfica, 21–22
Transfusões de sangue, 277–278, 281–282, 388–389

Transição nutricional, 183-185
Transmissão perinatal de HIV, 279-281
Transmissão viral, 319-320
Transtornos comportamentais perturbadores, 433-437
Transtornos de ansiedade, 433-440
Transtornos de humor, 433-440
Transtornos do uso de substâncias, 433-440
Tratamento da água, 163-164
Tratamento de anel, 73
Tratamento falso, 65-67
Tratamento minimamente adequado, 440-445
Tratamento sob supervisão direta (DOT), 268-271, 333
Tratamentos domésticos de água, 163-166
Trauma psicossocial, 388-389
Treinamento em linguagem, 563-564
Treinamento para a rede de igualdade na saúde (THEnet), 548-549
Treinamento pré-partida (TPP), 556-560
Trepanação, 347-348
TRH (terapia de reposição hormonal), 115-117
Triatomina, 464-467
Tribunal de Crimes de Guerra das Nações Unidas para a Antiga Iugoslávia, 393-394
Trimetoprima-sulfametoxazol, 328-329
Tripanossomíase humana africana (HAT), 311-314
TRO (terapia de reidratação oral), 101-102
Trypanosoma cruzi, 311-313, 464-467
TST (teste cutâneo de tuberculina), 266-268, 274-275
Tsunami, 23-24
Tubérculos, infecções fúngicas de, 159-160
Tuberculose (TB), 263-277, 388-389
  controle, 268-275
    desafios em países pobres em recursos, 273-275
    estratégia DOTS, 268-271
    futuro da, 275-277
    resistência a medicamentos, 272-274
  diagnóstico de, 266-268
  e doenças pulmonares (IUATLD), 268-270
  e HIV/AIDS, 291-294
  epidemiologia de, 263-265
  extrapulmonar, 265-268
  impacto econômico de, 492-493
  patogênese da, 264-267
  pulmonar, 266-267
  resistente a multimedicamentos, 266-270, 272, 324-325
  resistente a multimedicamentos (MDR-TB), 5-6, 266-267, 272-273, 324-325, 328-329
  tratamento da, 267-268
  vacina com o bacilo de Calmette-Guérin, 267-270
  visão geral, 263-265
TUFH (Towards Unity for Health), 568-569
Turner, Ted, 528-529

U

UDIs (usuários de drogas injetáveis), 277-278
Úlcera de Buruli, 311-313
Úlcera duodenal (DU), 61-63
Úlceras gástricas (GUs), 61-63
UNESCO, 535-536
UNHCR (UN High Commission for Refugees), 20-21
União Europeia (UE, 35-36
União Internacional Contra
UNICEF, 386-388, 395-396, 521-522
Universidade BRAC (Comitê Rural Avançado de Bangladesh) e um grupo canadense, 511-512
Universidade do Comitê Rural Avançado de Bangladesh (BRAC) e um grupo canadense, 511-512
Universidade Drew de Medicina e Ciência, 560-562
Urbanização, 21-22, 83-84, 408-410, 419-421
Uso ambulatorial de antimicrobianos, 331-332
Usuários de drogas injetáveis (UDIs), 277-278

V

Vacina com o bacilo de Calmette-Guérin (BCG), 267-270, 275-277
Vacina contra *M. vaccae*, 275-277
Vacina RTS, S/AS01, 261-262
Vacinação em anel, 386
Vacinas, 6-7
  e resistência a antimicrobianos, 332-333
  tuberculose, 267-270, 275-277
Validade, 74-76
Valor preditivo negativo, 74-76
Valor preditivo positivo, 74-76
Vancomicina, 328-329
Variação interquartil (VIQ), 437-440
Velocidade e lesões do trânsito, 338-339
Versão Livre do Juramento de Hipócrates, 540-542
Vesalius, Andreas, 217-218
Vibrio cholerae, 170-171
Viés
  de entrevistador, 55-56
  de informação, 55-56
  de memória, 54-56
  de observador, 55-56
  de publicação, 68-69
  de voluntário, 55-56
  em estudos epidemiológicos, 52-56
Vietnã, atenção primária no, 231-236
Vigilância, 390-391
  da resistência a antimicrobianos, 329-332
  de doenças emergentes, 323-324
  e ajuda emergencial, 380-384
  nutrição, 195-197
  visão geral, 76-78
Vigilância ativa, 77-78
Vigilância epidemiológica, 380-384
Vigilância Europeia de Consumo de Antimicrobianos (ESAC), 329-330
Vigilância sindrômica, 77-78
Violência, 340-344
  coletiva, 343-344
  doméstica, 105-107. *Veja também* Violência por parceiro íntimo
  doméstica/por parceiro íntimo, 105-107
  interpessoal, 340-344
  por parceiro íntimo, 105-107, 342-343
    ciclo de, 106-107
    consequências à saúde, 106-107
    rastreamento e manejo, 106-107
  sexual, 105-106
  trauma e lesões relacionados, 143-144
Viremia, 320-322
Virtude, 532-533
Virulência, 71
Vírus da dengue, 320-322
Vírus da febre do Vale do Nilo, 322-323
Vírus da imunodeficiência humana. *Veja* HIV (vírus da imunodeficiência humana)/AIDS (síndrome de imunodeficiência adquirida)
Vírus recombinante humano-aviário, 320-323
VISA (*Staphylococcus aureus* com resistência intermediária à vancomicina), 6-7
Visão geral da emergência global (GEO), 484-485
Visibilidade e lesões no trânsito, 338-339
Vítima de tráfico, 144-145
Vítimas de homicídio femininas, 342-343
Vontade política
  e atenção primária, 237-241
  e estrutura e financiamento da saúde, 494-496
VRE (enterococos resistentes à vancomicina), 324-325
VRSA (*Staphylococcus aureus* resistente à vancomicina), 6-7
Vulnerabilidade, 378-379

W

WFA (peso para idade), 198-200
WFH (peso para altura), 185-186, 195-200, 205-207
WHA (Assembleia Mundial de Saúde), 73-74, 272-273, 424-426
WHS (Levantamento de Saúde Mundial), 35-36, 418-421
Wilkinson, R. G., 489-490
Williamson, J. G., 491-492
Winfrey, W., 87-88
WMH (Saúde Mental Mundial), 432

X

XDR-TB (tuberculose extensivamente resistente a medicamentos), 5-6, 264-265, 273-274, 324-325
(XDR-TB), 5-6, 264-265, 273-274, 324-325
Xeroftalmia, 189-190
Xpert MTB/RIF, 266-267

Z

ZDV (zidovudina), 282-284, 537-538
Zigotos, 531-532, 539-540
Zimmerman, S., 507-509
Zinco, 190-191
Zoonose, 71